Archiv

für

Mikroskopische Anatomie

und

Entwicklungsgeschichte

herausgegeben

von

O. Hertwig in Berlin,

v. la Valette St. George in Bonn

und

W. Waldeyer in Berlin.

Fortsetzung von Max Schultze's Archiv für mikroskopische Anatomie.

Achtundfünfzigster Band.

Mit 35 Tafeln und 5 Textfiguren.

Bonn
Verlag von Friedrich Cohen
1901.

Inhalt.

(Aus dem anatomisch-biologischen Institut zu Berlin.)

Beiträge zur Histologie und Physiologie der Speicheldrüsen.

Von

Dr. med. **Alexander Maximow**

St. Petersburg.

Hierzu Tafel I, II und III und eine Figur im Text.

Die erste Aufgabe der vorliegenden Arbeit bestand im Studium der histologischen Veränderungen, welche in den Speicheldrüsen nach Durchtrennung ihrer secretorischen Nerven bei der darauf folgenden sog. „paralytischen" Secretion stattfinden.

Bei meinen diesbezüglichen Untersuchungen, welche eine beständige Vergleichung der sich unter den angegebenen Bedingungen verändernden Drüsen mit Controlpräparaten von normalen Drüsen erforderten, ist es mir aber öfters vorgekommen, auch bei den letzteren auf Thatsachen zu stossen, die in der einschlägigen Literatur meines Wissens noch keine genügende Berücksichtigung gefunden haben. Es bot in dieser Hinsicht besonders die Retrolingualis des Hundes, eine Drüse, über welche überhaupt nur sehr spärliche Angaben existiren, manche interessante Besonderheiten in ihrer Structur und in den Secretionserscheinungen ihrer Drüsenzellen dar. Ich halte es also für angemessen, im Folgenden auch einige Beiträge zur Lehre vom Bau der normalen Speicheldrüsen und von der Morphologie der Secretionserscheinungen in denselben zu liefern.

1. Literatur über die paralytische Secretion.

Im Jahre 1864 machte Cl. Bernard (3) die Beobachtung, dass nach Durchtrennung des secretorischen Nervs der Unterkieferdrüse, der Chorda tympani, beim Hunde dem zuerst eintretenden vollkommenen Stillstand in der Absonderungsthätigkeit in 2—3 Tagen eine langsame, aber continuirliche, mehrere Wochen dauernde Secretion nachfolgt, wobei die Drüse sich immer mehr und mehr verkleinert und bedeutende, von Cl. Bernard nicht näher studirte mikroskopische Veränderungen erleidet. Nach 5—6 Wochen soll nach Cl. Bernard die Secretion stillstehen und die veränderte Drüse dann nach einer gewissen Zeit ihren früheren Umfang und das normale Aussehen allmählich wieder erhalten. Die Ursache der nach Durchtrennung der Chorda eintretenden paralytischen Secretion erblickte Cl. Bernard in der Paralyse der die Muskelelemente der Drüsengefässe innervirenden motorischen Fasern dieses Nervs, — es soll nach ihm auch eine ähnliche Speichelsecretion eintreten, wenn dem durch die Gefässe der Drüse strömenden Blute Curare beigemischt wird. Da die peripherischen Abschnitte der betreffenden Nervenfasern nach Durchtrennung des Stammes erst allmählich degeneriren, tritt auch die Secretion nicht sofort nach der Operation ein. Und das Aufhören der Secretion und die Wiederherstellung des normalen Zustandes der Drüse sollen eben von Regeneration dieser Fasern abhängen.

Das thatsächliche Eintreten dieser „paralytischen" Secretion nach Durchtrennung der Chorda tympani wurde von allen späteren Beobachtern bestätigt, so vor Allen von R. Heidenhain (17, 18). Schon 24 Stunden nach der Operation — gleichviel, ob die Chorda unter dem Ganglium, oder ob der ramus lingualis des Trigeminus oberhalb desselben, oder ob die Chorda in der Paukenhöhle zerstört wurde, — beobachtete er in jedem Falle eine langsame Secretion, welche in den nächsten Tagen an Intensität zunahm, nach 7—8 Tagen recht lebhaft war, sodass man alle 20—22 Minuten einen Tropfen bekommen konnte, später allmählich sank und nach 3 Wochen schon gering war. Der dabei abfliessende, übrigens niemals sehr reichliche Speichel war dünnflüssig, mucinhaltig und trübe, weil er sehr viele amöboide Körperchen enthielt. Ebenso wie Cl. Bernard, sah auch Heidenhain die Submaxillaris sich nach lange dauernder paralytischer Secretion bedeutend verkleinern und eine gelbliche Färbung annehmen. Bei mikroskopischer Untersuchung scheint die Drüse nach ihm auf den ersten Blick nichts Abnormes zu ergeben, doch sollen in derselben dabei Alveolen mit jungen Zellen, die Heidenhain bekanntlich von sich vermehrenden Randzellen ableitete, in ungleich grösserer Menge vorhanden sein, als in einer normalen Drüse; die paralytische Drüse hat also das Aussehen einer thätigen: zwischen zahlreichen Acinis, deren Zellen den Bau der Zellen unthätiger Drüsen besitzen, liegen andere zerstreut, von der characteristischen Form der Acini thätiger Drüsen, in denen Schleimzellen von gewöhnlichem Habitus nicht vorhanden sind. Bei der paralytischen Secretion werden die Schleimzellen langsam und nicht in allen Acinis gleichmässig zerstört, bilden sich aber aus den jungen Zellen auch wohl allmählich wieder hervor.

Die Frage über die Ursachen der paralytischen Secretion lässt Heidenhain offen und äussert nur den Gedanken, ob dieselbe nicht vielleicht durch die nach der Durchtrennung der Chorda zuerst eintretende Stauung und Zersetzung des Speichels verursacht werden könnte, da nach seinen Versuchen eine chronische Stockung des Secretabflusses die Submaxillaris thatsächlich in eine dauernde Thätigkeit versetzen kann, wobei der Speichel auch reich an amöboiden Körperchen wird.

Die Angabe Cl. Bernards, dass die paralytische Secretion sich erst dann bemerkbar macht, wenn die Fasern der Chorda unerregbar werden, hat Heidenhain nicht bestätigen können: 3—4 Tage nach Zerstörung der Chorda in der Paukenhöhle ist die Secretion in vollem Gange, zu einer Zeit, wo die Reizung des Drüsenastes noch die Secretion stark zu beschleunigen vermag, obwohl dabei allerdings die Beschleunigung des Blutstromes fehlt. Die Gefässfasern der Chorda scheinen also ihre Erregbarkeit früher einzubüssen, als die Absonderungsfasern.

Unter Anderem macht Heidenhain noch auf eine merkwürdige Wirkung aufmerksam, welche die Unterkieferdrüse der einen Seite auf die der anderen Seite ausübt: — die paralytische Secretion der einen Drüse ruft nämlich eine langsame Secretion auch in der anderen, normalen Drüse hervor, weshalb Heidenhain davor warnt, bei solchen Versuchen die Drüse der nicht operirten Seite ohne Weiteres als normales Controlobject zu benutzen.

In einer Arbeit über die Glandula sublingualis (retrolingualis) des Hundes erwähnt Beyer (4), dass er unter Anderem auch die Veränderungen studirte, welche das Drüsengewebe durch die paralytische Secretion erfährt. Dieselben sollen nun ziemlich bedeutend sein, die durch elektrische Reizung oft erzeugte Höhe aber doch durchaus nicht erreichen. Diese kurze Notiz Beyer's ist meines Wissens überhaupt die einzige Angabe über die Retrolingualis des Hundes bei paralytischer Secretion.

Besonders eingehende Untersuchungen über die Physiologie der paralytischen Secretion hat Langley (26) angestellt. Er experimentirte an Katzen und Hunden und behandelt in seiner Arbeit in besonderen Abschnitten: 1) den physiologischen Effect der Durchtrennung der Chorda tympani, 2) die histologischen Veränderungen der Speicheldrüsen bei der paralytischen Secretion, 3) den Effect der Durchtrennung des Sympathicus und bringt im vierten Abschnitte noch Erwägungen über die Natur der secretorischen Nerven im Allgemeinen.

Auf Grund von seinen Versuchen kommt Langley zum Schluss, dass die paralytische Secretion verschiedene Ursachen haben muss, je nach dem Stadium derselben: in frühen Stadien, bei der Katze z. B. nach 3 Tagen, soll sie von Nervenreizen abhängen, die der Drüse von einem centralen secretorischen Centrum zugeführt werden. Ebenso, wie Heidenhain, sah auch Langley ausser der paralytischen Drüse auch die Drüse der anderen, nicht operirten Seite, secerniren; diese Secretion nennt er „antilytische". Die paralytische Secretion sowohl, als auch die antilytische werden nun durch künstlich erzeugte Apnoë und durch anästhetische Mittel, wie Chloroform und Morphium, auffallend geschwächt oder sogar aufgehoben, durch Dyspnoë aber dermassen verstärkt, wie es bei normalen Verhältnissen niemals der Fall ist. Besonders intensiv wird dabei die paralytische Secretion. Wenn man aber auf der operirten Seite ausserdem noch die zur Drüse hinlaufenden Sympathicusfasern durchschneidet, bleibt in diesen frühen Stadien die paralytische Secretion sofort stehen und es vermag dann auch die Dyspnoë dieselbe nur noch in kaum bemerkbarer Weise zu steigern. In den frühen Stadien wird also die paralytische Secretion, sowohl die gewöhnliche, als auch die durch Dyspnoë verstärkte, durch von Sympathicus-Fasern übermittelte centrale Reize verursacht.

Auf der antilytischen Seite bewirkt die Durchtrennung der Chorda eine unbedeutende Abnahme der Secretionsintensität, während die Durchtrennung des Sympathicus dieselbe viel stärker beeinträchtigt. Die antilytische Secretion und die Dyspnoë-Secretion derselben Seite hängen also auch von centralen Reizen ab, die zum kleinsten Theil durch die Chorda tympani, zum grössten aber durch die Sympathicus-Fasern übermittelt werden.

Anders soll sich die Sache bei der Katze nach 13 Tagen verhalten: jetzt wird sowohl die einfache paralytische Secretion, als auch die durch Dyspnoë verstärkte durch Zerstörung der übrig gebliebenen zu der Drüse laufenden Nervenfasern gar nicht oder doch nur sehr schwach beeinflusst. Die Ursache der Secretion muss jetzt also in der Drüse selbst liegen, denn ausserdem giebt es in diesem Stadium meistens auch keine antilytische Secretion mehr. Das centrale secretorische Centrum, welches in den ersten Tagen die peralytische und antilytische Secretion bewirkt hatte, soll also nach Langley jetzt wieder normal geworden sein. Der vorübergehende anormale Zustand soll nach ihm in stark erhöhter Reizbarkeit venösem Blute gegenüber bestehen, so dass sogar das normale Blut sich als sauerstoffarm genug erweist, um auf das in dieser Weise veränderte Centrum einen dauernden Reiz ausüben und dementsprechend Secretion in den Drüsen der operirten und nicht operirten Seite zugleich hervorrufen zu können. Diese erhöhte Reizbarkeit des Nervencentrums führt Langley auf eine durch die Durchtrennung der Chorda herbeigeführte Störung der Ernährungsverhältnisse zurück.

Die Veränderungen in der Drüse selbst, die in den späteren Stadien die paralytische Secretion allein bewirken, beziehen sich nach Langley nicht auf die Drüsenzellen, wie es nach Heidenhain sein soll, sondern auf den peripherischen Nervenapparat, welcher durch die in der Drüse selbst zerstreuten Nervenzellen repräsentirt wird, und sie sollen auch principiell von derselben Natur sein, wie es oben für das centrale Centrum geschildert wurde, also in einer stark erhöhten Reizbarkeit der Venosität des circulirenden Blutes gegenüber bestehen. Ebenso, wie die früheren, werden nämlich auch die späteren Stadien der paralytischen Secretion durch Apnoë und Dyspnoë in derselben Weise beeinflusst. Während sich aber das centrale Centrum rasch wieder erholt, scheint der peripherische Apparat allmählich mitsammt dem Drüsengewebe zu atrophiren, obwohl man durch Pilocarpin sogar 6 Wochen nach Durchtrennung der Chorda Absonderung eines zähen Speichels, wenn auch in nicht besonders grosser Menge, doch noch bewirken kann. Langley will aber bei einem jungen Hunde die Chorda nach 3 Monaten doch regenerirt und wieder functionsfähig gefunden haben. Im Uebrigen bestätigt auch er, ebenso wie Heidenhain, dass die peripherischen Fasern der Chorda nach Durchtrennung derselben nur sehr langsam degeneriren, sodass die Reizung derselben sogar nach 13 Tagen noch eine reichliche Secretion hervorruft. Wie Cl. Bernard und Heidenhain hat ferner auch Langley die Submaxillaris bei paralytischer Secretion sich stark verkleinern sehen; die Behauptung Heidenhains von der Vergrösserung der Zahl der jungen Zellen und des Umfanges der Halbmonde in derselben (beim Hunde) hat er jedoch nicht bestätigen können. Nach ihm gewinnt bei Hund und Katze die Submaxillaris während der paralytischen Secretion ein sogar noch mehr „ruhendes" Aussehen, als im normalen Zustande und sie wird dabei noch schleimiger, da in jeder Schleimzelle die Menge des Mucigens im Verhältniss zum Protoplasma zunimmt. Das letztere wird in der Umgebung des Kerns und in dem den Zellenleib einnehmenden Netzwerke spärlicher, der Kern rückt noch näher zur Membrana propria und die Halbmonde, resp. die serösen Alveolen (Katze) werden kleiner. Dass die Zellen sich nicht im activen Zustande befinden, wird nach Langley noch dadurch bewiesen, dass eine äussere, nicht granulirte Zone in den Zellen im frischen Zustande fehlt: die Zellen erscheinen im Gegentheil in allen Abschnitten ihres Zellleibes granulirt. Langley hebt besonders hervor, dass die beschriebenen Veränderungen nicht scharf ausgeprägt sind; constant soll aber eine regelmässige Verkleinerung aller Zellen eintreten, sodass man bei derselben Vergrösserung im Gesichtsfelde viel mehr einzelne anatomische Elemente zu Sicht bekommt, als in einer entsprechenden normalen Drüse. Die Drüse der entgegengesetzten Seite, die „antilytische", befindet sich nach ihm immer in einem mehr activen Zustande, als eine wirklich normale, und zwar sowohl bei noch thatsächlich existirender antilytischer Secretion, als auch in den späteren Stadien, wenn die letztere längst erloschen ist. In den Nervenzellen der Submaxillaris waren 6 Wochen nach Durchtrennung der Chorda keine Veränderungen zu finden. Die Zahl der auch in normalen Speicheldrüsen bekanntlich vorkommenden Fetttropfen in den Drüsen und Gangepithelzellen war in einer 39 Tage alten paralytischen Drüse von der Katze etwas vergrössert.

Die Untersuchungen, die Langley über die Wirkung der Zerstörung des Halssympathicus auf die Speicheldrüsen und deren Function angestellt hat, haben ihm kein bestimmtes Resultat ergeben. Auf Grund von allgemeinen Betrachtungen über secretorische Nerven kommt er unter Anderem zum Schluss, dass die während jeder Secretion nothwendig anzunehmende Regeneration des Protoplasmas der Drüsenzellen von ganz besonderen Nervenfasern abhängen muss, weder von den sogen. trophischen, die die Bildung gelöster organischer Substanzen aus den Secretionszwischenstufen bedingen, noch von den die Abscheidung des Wassers beherrschenden. Sonst würde es schwer begreiflich sein, wesshalb bei der paralytischen Secretion, während welcher ja sowohl secretorische, als auch trophische Nervenfasern offenbar gereizt werden, sodass eine fortwährende langsame Secretion von Wasser und Mucin stattfindet, die Drüsenzellen sich doch fortwährend verkleinern und keine erkennbare Regeneration ihres Protoplasmas aufweisen.

Ausser den angeführten giebt es in der Literatur noch eine interessante Angabe über die Veränderungen der Speicheldrüsen bei paralytischer Secretion, die R. Krause (22) gehört und der schon von Heidenhain notirten Thatsache, dass der paralytische Speichel ausserordentlich reich an amöboiden Körperchen sein kann, eine einwandsfreie Erklärung giebt. R. Krause erhielt bei einem Hunde, dem er die Chorda tympani in der Paukenhöhle zerstört hatte, nach 8 Tagen eine typische paralytische Secretion mit zahlreichen Leukocyten im Speichel und bei der mikroskopischen Untersuchung der entsprechenden Drüse wurde das Epithel derselben, besonders in den Speichelröhren, ganz enorm von Leukocyten durchsetzt gefunden; überall sah man poly- und mononucleäre Formen der letzteren in allen möglichen Stadien der Durchwanderung durch die Membrana propria in das Epithel der Röhren und weiter in das Lumen derselben fixirt. Im Uebrigen bot das Gewebe der Drüse keine deutlichen Zeichen der Thätigkeit.

II. Material und Methoden der Untersuchung.

Meine Versuche habe ich ausschliesslich an Hunden angestellt und zwar sowohl an erwachsenen Thieren, als auch an jungen. Ursprünglich ist es meine Absicht gewesen, nicht nur die Veränderungen der Speicheldrüsen nach Durchtrennung der Chorda tympani bei der darauf folgenden paralytischen Secretion, wie sie sich beim erwachsenen Hunde mit vollkommen entwickelten Speicheldrüsen abspielen, zu studiren, sondern auch zu ermitteln, wie die postembryonale Histogenese der Speicheldrüsen, deren Bestandtheile und speciell die Drüsenzellen bei jungen, neugeborenen Thieren ja noch nicht vollständig differencirt sind (vgl. Oppel 38, S. 592), im Falle der Zerstörung der entsprechenden secretorischen Nerven verlaufen würde. Zu diesem Zwecke habe ich es mehrmals versucht, neugeborenen Hunden die Operation der Chordazerstörung zu machen, habe aber leider schliesslich doch darauf verzichten müssen, in dieser Richtung zum Ziel zu kommen; die Operation ist zwar gerade an ganz jungen Hunden besonders leicht zu machen, die operirten Thiere konnten aber nicht erfolgreich ernährt werden und gingen sämmtlich in kurzer Zeit an einer Stallseuche ein. Ich sah mich deswegen genöthigt, nicht neugeborene, sondern etwas ältere (9—12 Wochen) Hunde, welche selbst fressen können, zu gebrauchen. Von denselben ist es mir auch gelungen, 4 operirte Thiere dauernd am Leben zu erhalten; sie wurden dann nach 11, 30, 35 und 41 Tagen getötet, bei der mikroskopischen Untersuchung stellte es sich aber heraus, dass bei diesen jungen Thieren die Veränderungen der zu dieser Zeit schon vollständig differencirten Speicheldrüsen nach Durchtrennung der Chorda tympani im Allgemeinen dieselben waren, wie bei erwachsenen Thieren.

Von erwachsenen Hunden mit zerstörter Chorda und paralytischer Secretion besitze ich ein Material von 13 Fällen; die Thiere wurden 6, 9, 12, 13, 14, 16, 19, 25, 31, 45, 46, 48 und 84 Tage nach der Operation getötet und ihre Speicheldrüsen histologisch, in mehreren Fällen auch physiologisch untersucht.

Obwohl die Chorda tympani, dort, wo sie sich vom Stamme des Nervus lingualis abzweigt, um zur Submaxillaris zu verlaufen und mit dem letzteren und dem d. Whartonianus, dem Ausführungsgange der Submaxillaris, ein leicht zu erkennendes Dreieck (trigonum chordo-linguale von Langley 29, S. 123) bildet, sehr oberflächlich liegt und von aussen leicht zugänglich ist, habe ich doch von der Durchtrennung derselben an dieser Stelle Abstand genommen, da ich jedenfalls auch die geringste Schädigung des Wharton'schen Ganges vermeiden musste und eine solche dabei schon durch die unvermeidlichen, sich in der Umgebung der Wunde abspielenden Entzündungsprocesse leicht herbeigeführt werden könnte.

Ich zerstörte daher die Chorda tympani in der Paukenhöhle, wo sie frei zwischen dem Amboss und dem Stiel des Hammers verläuft.

Die untere Wand der Paukenhöhle wird beim Hunde durch die Pars tympanica des Schläfenbeins gebildet, welche eine ventral und medial gerichtete, fast kugelige, äusserlich glatte Knochenblase, die sog. bulla ossea vorstellt (Ellenberger und Baum 9). Zu dieser bulla ossea musste ich mir also Zugang zu verschaffen suchen.

Die Thiere wurden vor der Operation gewöhnlich einer gemischten Morphium- und Chloroformnarcose unterworfen und an ein Operationsbrett angebunden. Wenn nun der Kopf des Thieres dabei stark rückwärts abgebogen wird, was man eventuell noch durch das Unterschieben eines Holzklotzes unter den Hals verstärken kann, so ist an der Unterfläche des Halses, zwischen der Medianlinie und dem vom Corpus und dem Processus ascendens des Unterkiefers gebildeten, vorspringenden Winkel, ein Paar Centimeter hinter dem letzteren die bulla ossea durch die an dieser Stelle freilich ziemlich dicke Schicht von Weichtheilen durchzufühlen. Man führt also den je nach der Grösse des Thieres verschieden langen Hautschnitt der Medianlinie parallel auf solche Weise, dass seine Mitte der Bulla genau entspricht. Nach Durchtrennung der Haut ist die letztere dann sofort noch viel deutlicher mit dem Finger zu fühlen. Nach Unterbindung einer in dieser Gegend constant vorkommenden, schräg dahinziehenden grossen Vene arbeitet man sich zuerst mittelst des Scalpells, dann mittelst stumpfer Instrumente immer tiefer und tiefer hinein, fortwährend die glatte kugelförmige Bulla als Leitfaden benutzend. In unmittelbarer Nähe von der Oberfläche der letzteren begegnet man sehr zahlreichen Nervenstämmen und Arterienästen, Zweigen der Carotis. Dieselben werden vorsichtig zur Seite geschoben und die Oberfläche der Bulla mittelst zwei Pincetten, eventuell nach Durchschneidung des Periostes entblösst. Bei jungen Thieren ist die Bulla noch ganz weich, es ist deswegen in diesen Fällen sehr leicht mittelst eines spitzen Scalpells ein Stück von derselben einfach herauszuschneiden. Bei erwachsenen Thieren benutzt man eine kleine Knochenscheere mit spitzen Branchen und bricht mittelst derselben allmählich kleine Stückchen der dünnen Knochenlamelle ab, bis der Eingang zur Paukenhöhle genügend frei wird. Durch die auf solche Weise geschaffene Oeffnung ist es meistens sehr leicht, die Gehörknöchelchen, besonders den Stiel des Hammers, mitunter auch die Chorda selbst zu sehen. Man kann nun entweder direct mit einer dünnen, aber festen Pincette die Gehörknöchelchen, — den Amboss und den Hammer, gewöhnlich aber nur den letzteren allein — erfassen und herausreissen, wobei die Chorda stets mit zerstört wird, oder man löst die Knöchelchen zuerst mittelst eines feinen Häckchens los und zieht sie dann mit einer Pincette heraus. In einigen Fällen, besonders dann, wenn sich die eröffnete Paukenhöhle mit Blut füllte, wollte es mir aber nicht gelingen, die Gehörknöchelchen rein herauszubekommen und manchmal konnte ich nur einzelne Bruchstücke derselben mit der Pincette herausholen; wie eine nachträgliche Untersuchung ergeben hat, wurde aber auch in diesen Fällen die Chorda durch das energische Operiren mit der Pincette in der Paukenhöhle stets zerstört.

Nach Zerstörung der Chorda wurde die Wunde der Weichtheile zugenäht und sie heilte gewöhnlich ohne jede Complication. Selbstverständlich müssen während der ganzen Operation die strengsten aseptischen Cautele befolgt werden.

Nach verschiedenen, schon angegebenen Zeiträumen wurden die Thiere auf die weiter unten beschriebene Weise getötet. Zur mikroskopischen Untersuchung fixirte ich kleine Stückchen der dem soeben getöteten Thiere entnommenen, noch lebenswarmen Speicheldrüsen in folgenden Flüssigkeiten: concentrirte Lösung von Sublimat in physiologischer Kochsalzlösung, Carnoy's Alkohol-Chloroform-Eisessig-Mischung, Podwyssotzky's Lösung (starke Flemming'sche Flüssigkeit mit Zusatz von Sublimat), Hermann's Lösung und Altmann's Chromosmiumgemisch. Jede von diesen Flüssigkeiten bot in dieser oder jener Hinsicht Vorteile, bloss das Carnoy'sche Gemisch erwies sich den Speicheldrüsen gegenüber als wenig brauchbar. Sämmtliche Präparate wurden mittels Chloroform in Paraffin eingebettet und in Serienschnitte von 5 μ Dicke zerlegt; die Altmann'schen Präparate wurden 2 μ dick geschnitten. Die Schnitte befestigte ich am Objectträger nach Sublimat mit Wasser, nach Podwyssotzky's und Hermann's Fixirung mit Agar-Agar (0,1 % Lösung), nach Altmann's Fixirung mit Eiweiss-Glycerin nach der japanischen Methode. Die in der Podwyssotzky'schen oder Hermann'schen Flüssigkeit fixirten Präparate, – ich werde sie im Folgenden kurz als P- resp. H-Präparate bezeichnen, — wurden sämmtlich mit Saffranin Lichtgrün gefärbt, die in Altmann's Gemisch fixirten (A-Präparate), — mit Fuchsin S und Picrinsäure. Nach Sublimat (S-Präparate) wurden verschiedene Färbungen angewandt: Hämatoxylin-Eosin, Biondi-Heidenhain's Dreifarbgemisch, Eisenhämatoxylin nach M. Heidenhain mit leichter Nachfärbung in schwacher wässeriger Erythrosinlösung; ausserdem machte ich auch an diesen Präparaten, um den Schleim metachromatisch färben zu können, den ausgedehntesten Gebrauch von einem in dieser Beziehung die besten Resultate gebenden Farbstoff — dem Toluidinblau in schwacher wässeriger Lösung. Die Färbung der Schnitte in der letzteren dauert nur wenige Minuten, um jedoch die Metachromasie möglichst stark hervortreten zu lassen, habe ich die Schnitte nach der Vorschrift von Hoyer (19) vor der Färbung stets noch während 15 Minuten mit einer concentrirten wässerigen Sublimatlösung behandelt. Nach der Färbung werden solche Schnitte entweder in der Farblösung selbst untersucht, — da bei allen Versuchen, das Präparat mit Toluidinblaufärbung in Balsam einzuschliessen, die Metachromasie verloren geht, — oder ich wandte noch eine Doppelfärbung an, die mir sehr gute Resultate lieferte (Fig. 68): aus dem Toluidinblau kommen die Schnitte in eine ziemlich starke wässerige Orangelösung für ca. 3 Minuten; dann wird rasch mit Alcohol abgespült, in Xylol aufgehellt und in Balsam eingeschlossen. Dabei behalten die metachromatisch gefärbten Theile — der Schleim meistens, die Mastzellengranula immer, — eine sehr schöne rosenrote Färbung, während die Kerne rein blau, das Bindegewebe, das Protoplasma mancher Zellarten und die rothen Blutkörperchen gelb tingirt erscheinen.

Ausser der Submaxillaris und Retrolingualis selbst wollte ich auch die nach Zerstörung der Chorda tympani im peripherischen Nervenapparat der Speicheldrüsen eintretenden Veränderungen untersuchen. Nervenzellen finden sich bekanntlich sowohl in den Drüsen selbst, im interstitiellen Gewebe, als auch ihren Ausführungsgängen entlang zerstreut, und ihre dichteste und grösste Anhäufung, die aber eigentlich kaum den Charakter eines scharf abgegrenzten Knotens hat und sich im Winkel zwischen Chorda tympani und Nervus lingualis befindet (Langley 29, S. 124), bildet das sog. Ganglium submaxillare. Um alle diese Theile in ihrem natürlichen Zusammenhange histologisch untersuchen zu können, schnitt ich bei jedem Thiere ein ziemlich grosses Stück Gewebe heraus, welches das vorderste Ende der zipfelförmig verlängerten Gland. retrolingualis, einen grossen Abschnitt des Wharton'schen und Bartholin'schen Ganges, des nerv. lingualis und der Chorda enthielt, — also eigentlich das Trigonum chordolinguale von Langley, — und fixirte dasselbe immer in Podwyssotzky'scher Flüssigkeit; da diese Stücke stets ziemlich gross (ca. 1 cm lang, $^1/_2$ cm dick) und namentlich in ihrer ganzen Masse wegen des stark entwickelten Bindegewebes ungleichmässig hart waren, mussten sie in Celloidin eingebettet werden; sie wurden 7,5 μ dick geschnitten und wie gewöhnlich mit Saffranin-Lichtgrün gefärbt. An solchen Präparaten sah man, wenn man Schnitte aus verschiedenen Stellen eines Stückes untersuchte, alle nöthigen Theile, – zahlreiche Nervenzellengruppen, verschiedene Nervenstämme, die grossen Ausführungsgänge, die letzten (vordersten) Drüsenläppchen der Retrolingualis und das alle die genannten Theile umhüllende Bindegewebe.

Es muss noch hinzugefügt werden, dass von jedem Thiere nicht nur die operirte Seite auf die beschriebene Weise histologisch untersucht wurde, sondern ebenso zahlreiche Präparate auch von allen entsprechenden Theilen der normalen Seite zur Controle angefertigt wurden.

III. Physiologisches. Die makroskopischen Veränderungen der Speicheldrüsen nach Durchtrennung der Chorda tympani.

Dass nach Zerstörung der Chorda tympani paralytische Secretion wirklich eintritt, galt für mich als feststehende Thatsache. Mir lag es hauptsächlich daran, die betreffenden Speicheldrüsen in einem dem intra vitam existirenden möglichst nahen Zustande zur Untersuchung zu bekommen. Aus diesen Gründen tötete ich die Mehrzahl meiner Thiere, um die Speicheldrüsen nicht zu verändern, ohne sie irgendwie zu narcotisiren und ohne die Secretion vor dem Töten direct zu beobachten, — ein Experiment, welches in Folge des unumgänglich nöthigen Narcotisirens und Anbindens des Thieres und der immerhin bedeutenden Dauer die Speichelsecretion, also auch das mikroskopische Aussehen der Drüsen ohne Zweifel beeinflussen muss. Die Thiere, welche während der letzten 24 Stunden in der Regel nichts zu fressen bekamen, wurden durch rasche Durchtrennung des Halses oder durch einen Messerstich ins Herz getötet und die Speicheldrüsen sofort herauspräparirt und fixirt.

Nur ein kleinerer Theil der Thiere wurde vor der Tötung mit Morphium und Chloroform narcotisirt, an den Operationstisch angebunden, es wurde dann auf die übliche Weise in den Wharton'schen Gang eine entsprechend dünne Glascanüle eingebunden und die Secretion beobachtet. In allen Fällen (ausser einem von sehr langer Dauer) wurde dabei Secretion wirklich constatirt, in den meisten Fällen allerdings eine sehr schwache, — kaum ein Tropfen gewöhnlich ziemlich klaren, mucinhaltigen Speichels in 20 Minuten. Bei einem Hunde aber (9 Tage nach der Operation), welcher zuerst nur durch Chloroform leicht narcotisirt worden war, konnte ich nach Auffindung der Gänge eine sehr lebhafte Secretion beobachten, so dass aus den in den Gängen, — dem Wharton'schen und dem Bartholin'schen — mit der Scheere gemachten Oeffnungen fast jede Minute je ein Tropfen Speichel abfloss. Da das Thier sehr unruhig war und die Einführung einer Canüle in den Wharton'schen Gang mir deswegen nicht gelingen wollte, sah ich mich schliesslich doch genöthigt, ebenso, wie es in allen anderen Fällen geschah, eine mittlere Dose Morphium (7 cc einer 1 % Lösung) subcutan einzuspritzen. Nach einigen Minuten beruhigte sich auch das Thier, aber zugleich sank auch sofort die Secretion bis zu einer ganz minimalen herab. Es wird durch diesen Fall zur Genüge bewiesen, was für eine starke hemmende Wirkung Narcotica und besonders Morphium auf die paralytische Secretion ausüben. Dasselbe wurde ja, wie erwähnt, auch schon von Langley beobachtet. Es ist also die Möglichkeit nicht ausgeschlossen, dass die paralytische Secretion eigentlich ziemlich energisch verläuft, was ja auch mit den im Folgenden näher erörterten mikroskopischen Befunden übereinstimmen würde, und dass sie in meinen übrigen Fällen nur durch Wirkung von narcotischen Mitteln so stark herabgesetzt wurde.

Von den beiden Speicheldrüsen des Hundes, die uns hier interessiren, der Submaxillaris und Retrolingualis, ist die erstere längst genau bekannt und oft Gegenstand morphologischer und physiologischer Untersuchungen gewesen. Sie ist beim Hund die grösste von den Speicheldrüsen, grösser, als die Parotis, liegt aboral vom Masseter und der Mandibula (Ellenberger und Baum l. c.) und stellt einen unregelmässig sphärischen Körper von grauröthlicher Farbe und ziemlich derber Consistenz vor. An der Oberfläche der Drüse sind die Grenzen der einzelnen Läppchen leicht als feine Furchen zu bemerken; aus der medialen Fläche der Drüse geht der Wharton'sche Gang hervor.

Ganz anders verhält es sich mit der Retrolingualis. Von manchen Autoren wurde diese Drüse als ein Organ für sich überhaupt nicht beachtet: so wurde sie von Bermann (2) irrthümlicher Weise nur als ein besonderer „zusammengesetzt schlauchförmiger Theil" der Submaxillaris beschrieben. Beyer (4) wies diesen Irrthum Bermann's nach und erkannte in der Retrolingualis eine besondere Drüse, verwechselte sie aber doch mit der Speicheldrüse, die bei anderen Thierarten die eigentliche gland. sublingualis genannt wird. Ebenso wurde die betreffende Drüse beim Hunde auch von anderen Forschern, wie z. B. Cl. Bernard (l. c.), R. Heidenhain (l. c.), Reichel (42) ebenfalls als sublingualis bezeichnet.

Ranvier (41) versuchte dann die entstandene Verwirrung im Begriff der gland. sublingualis zu beseitigen und hat gezeigt, dass man beim Hund von einer gland. sublingualis eigentlich nicht reden kann, sondern dass es bei diesem Thiere nur erstens eine wohl charakterisirte gland. submaxillaris giebt, und zweitens noch eine kleinere Drüse von länglicher Form, die sich mit ihrem hinteren Ende an die erstere zwar eng anschliesst, aber eine ganz andere Structur, einen besonderen Ausführungsgang, den duct. Bartholinianus besitzt, der lateral und dorsal vom duct. Whartonianus verläuft, und gland. retrolingualis genannt werden muss.

Zumstein (50), der auch eine makroskopische Untersuchung über die Unterkieferdrüsen einiger Säuger gemacht hat, schliesst sich der angeführten Terminologie Ranvier's an. Nach ihm könnten beim Hund als gland. sublingualis nur einige kleine Drüsenläppchen bezeichnet werden, die vor der Kreuzung des nerv. lingualis mit den grossen Ausführungsgängen liegen.

Wie gesagt, besitzt die Retrolingualis eine längliche Form; ihr aboraler Abschnitt ist ziemlich dick, besitzt an der Oberfläche deutliche, die einzelnen Läppchen begrenzende Furchen und liegt mit seiner concaven Hinterfläche der vorderen Oberfläche der Submaxillaris eng an; der orale, dem Wharton'schen Gang entlang gelegene Abschnitt wird in der Richtung nach vorn immer dünner, verwandelt sich in einen schmalen Streifen und schliesslich sogar in einzelne, ziemlich weit von einander abstehende Läppchen, die ungefähr bis zur Kreuzungsstelle des nerv. lingualis mit dem duct. Whartonianus reichen und als zarte, gelblich weisse, traubenförmige Gebilde besonders deutlich hervortreten, wenn man die Muskelschicht, auf der sie liegen, nach Ablösung der sie verdeckenden Theile auseinander spannt. Die vordersten von den Läppchen der Retrolingualis nehmen auch das oben erwähnte trigon. chordo-linguale ein.

Nach Durchtrennung der Chorda tympani treten während der Dauer der paralytischen Secretion immer deutlicher und deutlicher werdende makroskopische Veränderungen an den Speicheldrüsen der entsprechenden Seite hervor.

Soweit sie sich auf die Submaxillaris beziehen, sind sie, wie erwähnt, auch schon von früheren Beobachtern bemerkt worden. Nach 6 Tagen scheint diese Drüse noch kaum verändert zu sein; sie ist höchstens etwas kleiner und weicher geworden. Allmählich verkleinert sie sich aber weiter, sodass der Unterschied beim Vergleich mit der Drüse der nicht operirten Seite nach 35–48 Tagen schon deutlich ist. Mit der längeren Dauer der Versuche scheint sich die Drüse dann nicht mehr zu verkleinern, obgleich ich andererseits auch eine Rückkehr zur normalen Grösse nicht habe beobachten können. Das Aussehen der Drüse ist nämlich in meinem längsten Falle, der 84 Tage dauerte, ganz dasselbe gewesen, wie in den Fällen von 35—48 Tagen.

Mit der Verkleinerung der Drüse, die natürlich nicht in allen Fällen gleich deutlich ist, aber jedenfalls constant auftritt, geht auch die Veränderung der makroskopischen Beschaffenheit des Gewebes derselben einher. Die Farbe des letzteren wird gewöhnlich, obwohl auch nicht immer, gelblicher, als normal. Regelmässig tritt aber eine bedeutende Verminderung der Consistenz desselben ein, während die Dicke und die Zähigkeit der die einzelnen Läppchen von einander abgrenzenden Bindegewebssepten im Gegentheil stets zunimmt. Die ganze Drüse bekommt auf solche Weise eine viel mehr ungleichmässige Consistenz, als normal, was beim Zerschneiden derselben sofort bemerkbar wird.

Während nun diese, schon von früheren Forschern beobachteten makroskopischen Veränderungen der Submaxillaris bei paralytischer Secretion immerhin nicht als aussergewöhnlich stark bezeichnet werden können, verändert sich unter denselben Bedingungen die Retrolingualis in äusserst intensiver Weise.

Schon nach 6 Tagen sieht diese Drüse verkleinert aus; es verkleinern sich nicht alle Läppchen gleichmässig, sondern die einen mehr, die anderen weniger. Diese Verkleinerung schreitet rasch mit einer so aussergewöhnlichen Intensität immer weiter und weiter vorwärts, dass in Fällen von 25—30 Tagen, wenn man die Drüsen an der operirten Seite frei präparirt, um dieselben zu fixiren, es meistentheils sogar schwer wird, die Läppchen der Retrolingualis überhaupt noch vorzufinden. Nur hier und da sieht man dem Verlaufe des gewöhnlich mit Secret gefüllten

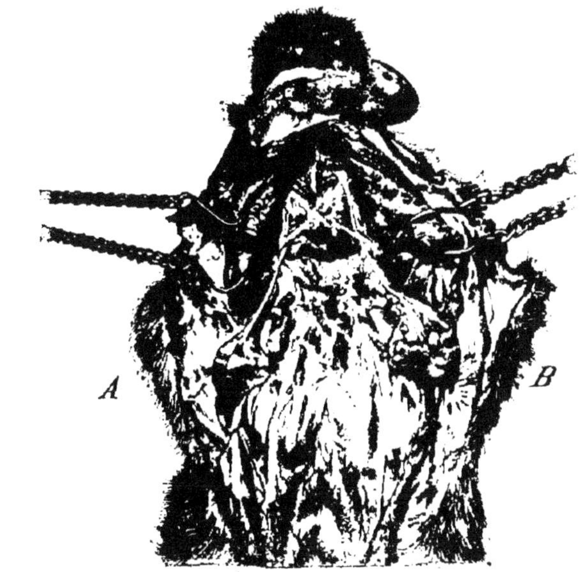

Wharton'schen Ganges entlang kümmerliche Ueberreste derselben liegen. Manchmal kommt es auch vor, dass einzelne, oder sogar viele Läppchen verhältnissmässig gut erhalten bleiben und deutlich sichtbar sind. Besonders prägnant tritt natürlich der

Unterschied der Speicheldrüsen der operirten Seite im Vergleich mit den normalen dann hervor, wenn alle Theile auf beiden Seiten in gleicher Weise sorgfältig abpräparirt sind und wenn sie künstlich auf der Muskelschicht, der sie aufliegen, ausgespannt werden.

Die dem Texte beigefügte Abbildung stellt die Photographie eines auf solche Weise hergestellten Präparates vor. An der operirten Seite (A) sind hier am Wharton'schen Gange entlang nur ganz spärliche Ueberreste der atrophischen Retrolingualisläppchen zu bemerken, während an der normalen (B) die längliche, hinten kolbig verdickte Masse dieser Drüse von der Submaxillaris und dem Wharton'schen Gange leicht unterschieden werden kann.

Hand in Hand mit der Atrophie des Drüsengewebes geht ferner auch in der Retrolingualis, ebenso, wie in der Submaxillaris, aber noch deutlicher, die schon makroskopisch sichtbare Verhärtung und Verdickung der interstitiellen Bindegewebssepten einher. Auch die Retrolingualis scheint sich endlich, nachdem sie das beschriebene Aussehen erhalten hat, makroskopisch nicht weiter zu verändern. Im 84-tägigen Falle wurde sie wenigstens in einem ganz ähnlichen Zustande vorgefunden.

Wie wir weiter unten sehen werden, finden die beschriebenen makroskopischen Veränderungen der Submaxillaris und Retrolingualis durch die mikroskopischen Befunde eine genügende Erklärung.

Um diesen Abschnitt zu schliessen, werde ich noch bemerken müssen, dass der Defect in der bulla ossea nach der Operation der Chordazerstörung sehr rasch durch eine dicke Bindegewebshaut verschlossen wird; allmählich regenerirt sich auch das Knochengewebe von den Rändern aus und in den am längsten beobachteten Fällen habe ich die Paukenhöhle wieder durch eine sehr dicke Knochenplatte verschlossen gefunden. Im Inneren der Paukenhöhle findet man in frühen Stadien reichliches Granulationsgewebe, in welchem Blutgerinnsel und Reste von Gehörknöchelchen liegen. Später vernarbt dasselbe und das Innere der durch die starke Knochenneubildung in der Bulla bedeutend verengten Paukenhöhle wird von dichtem Narbengewebe mit in verschiedenen Stellungen eingeheilten Bruchstücken der Gehörknöchelchen ganz oder theilweise ausgefüllt.

IV. Ueber die normalen Speicheldrüsen des Hundes.

Den grössten Theil meines Materials an normalen Speicheldrüsen bildeten die Organe von der nicht operirten Seite meiner Versuchsthiere. Es ist nun in dieser Beziehung der Umstand von grosser Wichtigkeit, dass, wie besonders Heidenhain (l. c.) hervorgehoben hat, nach der Durchtrennung der Chorda tympani auf der einen Seite nicht nur die entsprechenden Drüsen eine anormale Secretionsthätigkeit zeigen, sondern auch die Drüsen der anderen Seite, mit intacter Chorda, für einen mehr oder weniger bedeutenden Zeitraum ebenfalls in thätigen Zustand versetzt werden, was hier allerdings nicht so lange dauert, wie bei der paralytischen Secretion. Wie sich Langley die Genese dieser sympatischen „antilytischen“ Secretion zu erklären sucht, haben wir bereits gesehen.

In Folge des angegebenen Umstandes warnt Heidenhain, wie erwähnt, davor, die Drüsen der nicht operirten Seite als Controlobjecte zu benutzen. Ich habe es nun aber dennoch gethan und glaube auch, dass solches ganz gut möglich ist. In frühen Stadien lässt sich zwar auf der nicht operirten Seite thatsächlich Secretion nachweisen; obwohl in meinen Versuchen, wie gesagt, die Thiere in der Regel die letzten 24 Stunden nichts frassen, erschienen die Ausführungsgänge auf dieser Seite, ebenso, wie auf der paralytischen, manchmal auch bedeutend mit Speichel gefüllt[1]), und bei der mikroskopischen Untersuchung bot das Drüsengewebe sehr oft unverkennbare Zeichen einer im Allgemeinen übrigens niemals intensiven secretorischen Thätigkeit dar. Diese letztere bleibt aber, soweit man auf Grund von histologischen Untersuchungen urtheilen kann, stets innerhalb normaler Grenzen, unterscheidet sich einerseits gar nicht von einer durch normale Reize, z. B. durch Nahrungsaufnahme in einer normalen Drüse bei einem gesunden Thier hervorgebrachten, andererseits unterscheidet sie sich aber quantitativ und namentlich qualitativ ganz enorm von der im Folgenden ausführlich geschilderten paralytischen Secretion, die einen ausgesprochen pathologischen Character trägt. Das einzige, was man also gegen die Benützung der Drüsen der nicht operirten Seite als Controlmaterial einwenden

[1]) Directe physiologische Beobachtungen über die antilytische Secretion habe ich nicht gemacht.

könnte, ist der Umstand, dass sie sich oft in thätigem Zustande befinden. Diese Thätigkeit ist aber von durchaus normalem Character und ausserdem kommt es gar nicht selten vor, dass die Drüsen doch das Bild einer vollkommenen Ruhe darbieten. Ausserdem habe ich natürlich mehrmals Gelegenheit gehabt, auch ruhende und thätige Drüsen von ganz normalen, nicht operirten Hunden zu untersuchen.

Die Methoden der Untersuchung waren für die normalen Speicheldrüsen durchaus dieselben, wie für die paralytischen.

A. Submaxillaris.

1. Ueber die Form der Drüsenschläuche.

Während die älteren Autoren im Allgemeinen die Speicheldrüsen als acinöse Drüsen beschrieben, in der Annahme, dass die secernirenden Räume kolbig erweiterte, an den Enden der röhrenförmigen Ausführungsgänge traubenförmig sitzende Gebilde vorstellen, wurde in der neueren Zeit diese Anschauung allmählich in den Hintergrund gedrängt und die weitaus grösste Mehrzahl der Autoren nimmt jetzt an, dass sich die secernirenden Drüsenräume, obwohl sie auch buckelförmige Ausbuchtungen besitzen können, doch in ihrer Form mehr oder weniger Schläuchen nähern, somit also eigentlich nicht Drüsenalveolen, sondern Drüsentubuli genannt werden müssen. Ich begnüge mich mit dieser kurzen Notiz, ohne auf die entsprechende Literatur näher einzugehen, da dieselbe in der letzten Zeit u. A. bei Oppel (l. c. S. 502) eine genügende Berücksichtigung schon erfahren hat.

Der neuen herrschenden Hypothese von der tubulösen Natur der Drüsenschläuche entsprechend sind auch von mehreren Autoren für verschiedene Thierarten Schemata entworfen worden, die die wirkliche Form der einzelnen Drüsenräume veranschaulichen sollen, so von Böhm und Davidoff (6), Stöhr (46), R. Krause (22), das letztere für die Submaxillaris des Menschen.

Erst vor Kurzem ist aber eine Arbeit von Maziarski (32) veröffentlicht worden, die sich gegen diese herrschende Vorstellung von der Form der Drüsenendschläuche wendet und für die alte Lehre vom acinösen Bau derselben neue Beweise aufzuführen sucht. Schon durch Betrachtung von einfachen Schnittpräparaten ist **Maziarski** zur Ueberzeugung gelangt, dass die Hauptstücke der Speicheldrüsen keine Tubuli, sondern Acini, resp. Alveolen vorstellen. Um dieses zu beweisen, hat er eine Methode angewandt, die, obwohl umständlich und zeitraubend, in dieser Richtung doch jedenfalls am sichersten zum Ziele führen musste, nämlich die Reconstructionsmethode. Die Modelle von einzelnen Läppchen der menschlichen Speicheldrüsen haben nun gezeigt, dass die serösen Speicheldrüsen einen zusammengesetzten alveolären Bau haben, so dass also die kugelförmigen oder ovalen Alveolen auf den verzweigten Ausführungsgängen wie die Beeren auf ihren Stielen sitzen, während die mit Halbmonden versehenen Schleimdrüsen (die für uns hier am interessantesten sind, da die Submaxillaris und Retrolingualis des Hundes diesem Drüsentypus angehören) einen zusammengesetzt tubulo-alveolären Bau haben. Der secernirende Raum, der auf das Schaltstück folgt, stellt hier zuerst eine Gruppirung vieler miteinander verbundener, sich verzweigender Gangsysteme vor, deren Gestalt sehr mannigfaltig ist: es sind kürzere oder längere Schläuche, die reichlich mit stark erweiterten, wand- oder endständig sitzenden Alveolen versehen sind. Die Halbmonde liegen dabei als flacher Ueberzug auf den Endstücken der alveolär erweiterten Schläuche, indem sie dieselben wie eine Kappe bedecken; manchmal nehmen sie einen grösseren Raum ein und sehen dann wie ein Fingerhut aus. Manchmal erscheinen sie auch wie wandständige kleine Alveolen oder als selbständige seröse Alveolen in Verlängerung der Schleimtubuli oder der Schleimalveolen gelegen.

Es ist noch eine Frage, ob die angeführten Befunde von **Maziarski** thatsächlich im Stande sind, die gegenwärtig herrschenden Anschauungen über die Form der Drüsenräume umzuwälzen. Dass die röhrenförmigen Drüsenräume an den Enden kolbig verdickt sein können, wird ja auch allgemein zugegeben; es ist ja auch leicht verständlich, dass der von grossen Schleimzellen eingenommene secernirende Raum nothwendig viel dicker erscheinen muss, als das aus kleinen Epithelzellen bestehende Schaltstück. Was eigentlich eine echt acinöse Drüse charakterisiren müsste, das wäre eine constante, nicht bloss etwa durch zeitweilige Secretstauung bedingte Erweiterung des Lumens im Hauptstück im Vergleich mit dem Lumen des Ausführungsganges. Von Aehnlichem ist aber auch bei **Maziarski** nirgends die

Rede und man sieht an seinen eigenen Bildern, dass an Stellen, wo die secernirenden Räume am Modell angeschnitten sind, das Lumen ebenso weit ist, wie in den Ausführungsgängen. Wenn die Resultate von Maziarski weiter bestätigt sein werden, so geht aus ihnen nur hervor, dass die secernirenden Drüsenschläuche im Allgemeinen sehr kurz sind. Ein Punkt scheint mir allerdings in der eben genannten Arbeit noch einer besonders genauen Prüfung zu bedürfen: während nämlich alle Autoren übereinstimmend darauf hinweisen, dass die Schaltstücke sehr kurze Gänge vorstellen, die bloss die secernirenden Räume mit den Speicheldrüsen verbinden, sollen gerade sie nach Maziarski ein besonderes, ausserordentlich reich verzweigtes System bilden, sodass der Hauptast eines Schaltstückes, welches von einer Speichelröhre abgeht, mit allen seinen Derivaten zu einem ganzen Läppchen allein führt.

Ich selbst habe zwar keine Reconstructionen gemacht und bloss mit Schnittpräparaten gearbeitet, kann mich aber, wenigstens für die Speicheldrüsen des Hundes, nicht entschliessen, eine so reiche Verzweigung und starke Entwicklung der Schaltstücke, wie es Maziarski will, anzunehmen.

2. Schleimzellen.

Im Körper der Schleimzelle muss man, ebenso, wie in jeder anderen Drüsenzelle, zwei Bestandtheile unterscheiden: erstens das eigentliche Protoplasma, und zweitens das mehr oder weniger reife, vom Protoplasma ausgearbeitete Secretmaterial. Dieses letztere tritt, wenn die Zellen im frischen Zustande untersucht werden, wie es vor Allem durch die sehr eingehenden Arbeiten von Langley (27, 28) und auch Solger (44) bewiesen worden ist, in Form von schwach lichtbrechenden, aber scharf umschriebenen Körnern auf, die die ruhende Zelle dicht erfüllen, sodass das zwischen ihnen befindliche Protoplasma sich in Folge dessen zu einem Gerüstwerk mit mehr oder weniger dicken Lamellen, je nach der Zahl und der Grösse der Secretgranula, gestaltet. Während der Secretion verschwinden die Secretgranula aus den äusseren Abschnitten der Zelle. Dass dieselben wirklich körperliche Elemente vorstellen und nicht bloss mit Flüssigkeit erfüllte Hohlräume im Protoplasma, das hat Langley durch directe

Beobachtung von freien, aus den absichtlich durch Druck auf das Deckglas zerdrückten Zellen herausgetretenen Granulis bewiesen. Er nimmt auch an, dass die Granula nicht einfach im Protoplasma eingebettet liegen, sondern dass zwischen denselben und den Lamellen des Gerüstwerkes noch eine besondere hyaline Substanz existirt, die zusammen mit den Granulis ausgeschieden wird und zusammen mit denselben das Secret bildet.

Mehr, als das eben Beschriebene, lässt sich an frischen Präparaten nicht sehen; ein vollkommnerer Einblick in die Structur der Schleimzelle wird durch die modernen histologischen Untersuchungsmethoden ermöglicht, nur ist dabei stets auch die Möglichkeit von Artefacten nicht aus dem Auge zu lassen, denn gerade in Drüsenzellen sind schon oftmals Dinge als wirklich während des Lebens existirend beschrieben worden, die ihre Entstehung eigentlich nur der Wirkung von Fixirungsmitteln verdankten. Es ist besonders durch die bekannten umfassenden Untersuchungen von Fischer (10) bewiesen worden, dass verschiedene Fixirungsflüssigkeiten in Eiweisslösungen mitunter Zellstructuren sehr ähnliche Bilder hervorrufen können.

Während am Protoplasma der frischen Schleimzelle, welches die Räume zwischen den Secretkörnern einnimmt, keine weiteren Structureinzelheiten hervortreten, beweisen die fixirten Präparate, dass es, ebenso, wie in den meisten Zellarten überhaupt, seinerseits eine bestimmte Structur haben muss (vrgl. E. Müller 36); diese Verhältnisse treten jedoch gerade in der Submaxillaris des Hundes weniger deutlich hervor, als in der Retrolingualis, die wir weiter unten besprechen werden.

Das Protoplasma der Schleimzelle stellt an fixirten Präparaten bekanntlich (Langley 27, 28, Kolossow 20, E. Müller 36, R. Krause 21, 22, Zimmermann 49, Laguesse et Jouvenel 25 u. A.) ein den ganzen Zellleib einnehmendes netzartiges Gerüstwerk vor, welches im Grossen und Ganzen dem Protoplasma zwischen den Secretkörnern im frischen Zustande entsprechen muss; in den Maschen dieses Netzwerkes liegen die mehr oder weniger vollkommen fixirten Secretmassen, welche den im frischen Präparat zu beobachtenden Secretkörnern mehr oder weniger entsprechen. Je nach den angewandten Methoden gestalten sich aber die Verhältnisse sehr verschieden.

Soviel ich nach meinen Präparaten urtheilen kann, muss ich E. Müller (36, S. 640) darin vollkommen Recht geben, wenn er sagt, dass sich die Structurdetails im Zellleibe der Schleimzellen am besten durch das Altmann'sche Chromosmiumgemisch fixiren lassen. Der ganze Zellleib einer Schleimzelle wird von einem zarten protoplasmatischen Gerüstwerk gebildet, dessen Maschen, die natürlich miteinander vielfach communiciren, also kein eigentliches Wabenwerk vorstellen, von annähernd sphärischen, matten, graugelben Körnern eingenommen werden (Fig. 67, Slz.) [1]; zwischen den Körnern und den Lamellen des Gerüstwerkes bleibt nur sehr wenig freier Raum übrig, der seinerseits von der Langley'schen hyalinen Substanz, in welcher die Secretkörner eingebettet liegen, eingenommen ist. Die Lamellen des protoplasmatischen Gerüstwerkes sind sehr dünn, lassen keine innere Structur erkennen, sind roth gefärbt und weisen an ihrer Oberfläche zahlreiche feinste rothe Granula auf. An der Oberfläche der Zelle verdichtet sich das Gerüst zu einer feinen, ebenfalls rothen Membran, die am Lumen wohl etwas dünner erscheint, aber in der Submaxillaris eigentlich nicht, wie es Manche wollen (Kolossow 20), durchbrochen erscheint oder sogar fehlt. An der Basis der Zelle sammelt sich das Protoplasma zu einer etwas dichteren Masse an, die ebenfalls roth gefärbt erscheint und den platten, gelblichen Kern mit manchmal deutlich erkennbarem Kernkörperchen hindurchschimmern lässt.

Im gegebenen Falle lässt das stark reducirte Protoplasma also auch am fixirten Präparat keine Structur erkennen; nach Altmann's (1) Auffassung müsste es sich hier um ein Protoplasma handeln, welches aus so feinen Granulis zusammengesetzt ist, dass es sich gleichmässig roth färbt. Manche Autoren (E. Müller 36) schreiben dem Protoplasma der Schleimzellen einen fädigen Bau zu; ich selbst habe am Protoplasma der Schleimzellen der Submaxillaris keine Structur bemerken können, was aber wohl auf den Umstand zurückzuführen ist, dass die

[1]) Solche Bilder der Schleimzellen der Hundesubmaxillaris, wie sie von Mislawsky und Smirnow (34, Fig. 8) abgebildet werden, — ein dichtes rothes Netz mit feinen rothen Granulis, erhält man nur in Präparaten mit nicht gelungener Altmann'scher Färbung; das sieht man unter Anderem auch an dem Umstand, dass die Zellkerne roth gefärbt sind, was bei gelungener Altmann'scher Färbung nicht der Fall ist.

Masse des Protoplasmas hier überhaupt stark reducirt ist und sogar an der Basis der Zelle nur einen sehr schmalen Saum bildet. Nur bei starker, durch Pilocarpin hervorgerufener Secretion, wo die Entleerung der Schleimzellen in der Submaxillaris einen bedeutenden Grad erreicht, ist es, wie wir sehen werden, möglich, im Protoplasma derselben einige Structurdetails zu bemerken.

Das Aussehen, welches die Schleimzellen der Submaxillaris an P.-Präparaten erhalten, entspricht im Allgemeinen den geschilderten Befunden an A.-Präparaten; das Protoplasma wird ebenso vorzüglich, das Secretmaterial aber doch weniger vollkommen fixirt und namentlich gilt das letztere für die tiefer gelegenen Teile des Präparats. An der Peripherie der Schnitte sieht man (Fig. 1) in den Schleimzellen ein ebenfalls sehr zierliches und feines roth gefärbtes protoplasmatisches Gerüstwerk, welches noch schöner hervortritt, als an A.-Präparaten und sehr deutliche rothe Granula von verschiedener Grösse an der Oberfläche seiner Lamellen aufweist. Mit besonderer Deutlichkeit und Schönheit tritt an solchen Präparaten die äusserste membranartige, grell rothe, mit dem Netzwerk verbundene Protoplasmaschicht hervor. Die Zellgrenzen werden dadurch ausserordentlich scharf durch feine rothe Linien markirt; wo die Oberflächen [1]) benachbarter Zellen aneinander stossen, giebt es aber keine besonders hervortretende, dickere Linien: ein eigentliches Schlussleistennetz scheinen demgemäss die Schleimzellen der Submaxillaris nicht zu besitzen; nur selten bemerkt man an den am Lumen aneinander grenzenden Ecken zweier Zellen eine im optischen Querschnitt punktförmige Verdickung der Membran. An der das Lumen des Endganges [2]) begrenzenden Oberfläche der Schleimzellen ist die Membran auch deutlich zu sehen, obschon sie hier vielleicht auch etwas dünner, als an den anderen Theilen der Zelloberfläche erscheint; es kann also nicht angenommen werden, dass die mit Secret erfüllten Maschen des protoplasmatischen Gerüstwerkes hier klaffen und sich in das Lumen des Endganges direct öffnen. Nach dem Austreten der Secretgranula schliessen sich die durch-

---

[1]) Ich fasse den Begriff der „Oberfläche" einer Drüsenzelle in demselben Sinne auf, wie er von Oppel (l. c. S. 491) aufgestellt worden ist.

[2]) Auch diese Bezeichnung gebrauche ich in demselben Sinne, wie Oppel.

brochenen, wahrscheinlich sehr elastischen Lamellen des Gerüstwerkes sofort wieder und die Oberfläche der Zelle bleibt nach wie vor von einer deutlichen Membran begrenzt.

An der Basis der Zelle, oft in einer Ecke derselben, sammelt sich das Protoplasma zu einer dickeren Schicht an, welche durch sich allmählich verjüngende Ausläufer mit dem Gerüstwerk in Verbindung setzt und den Kern beherbergt; wie im Gerüstwerk selbst, so ist auch hier im Protoplasma keine Structur wahrzunehmen: es ist gleichmässig roth gefärbt. Den Kern sieht man gewöhnlich nicht; er hat die bekannte, stark abgeplattete Form, enthält einen Nucleolus und färbt sich selbst mit Saffranin so gleichmässig und intensiv, dass er vom Protoplasma nicht leicht unterschieden werden kann.

In den miteinander communicirenden Maschen des rothen Gerüstwerkes befindet sich nun das Secretmaterial, welches hier ebenfalls scharf begrenzte, gewöhnlich regelmässige und sphärische Körner darstellt, die grell grün gefärbt sind und in einer farblosen, den Rest des freien Raumes zwischen den Lamellen ausfüllenden Masse eingebettet liegen. Das Bild stimmt also mit dem oben für die A.-Präparate beschriebenen überein, doch scheinen hier die Körner manchmal etwas zahlreicher und namentlich auch kleiner zu sein, so dass der für die hyaline Substanz Langley's übrig bleibende Raum grösser ist.

Es ist natürlich nicht möglich zu entscheiden, ob die durch die A.- und P.-Lösung fixirten Secretkörner mit einander vollkommen identisch sind und ebenso, bei welcher von den beiden Methoden die fixirten Körner den intra vitam wirklich existirenden mehr entsprechen. Wegen der grossen technischen Schwierigkeiten würde sich die Frage auch durch directe Beobachtung der Fixirung von frischem Zellmaterial unter dem Mikroskop wohl kaum entscheiden lassen. Nach meiner Meinung, die, wie gesagt, auch mit den Angaben von E. Müller übereinstimmt, steht das in den A.-Präparaten zur Beobachtung kommende Bild den wirklichen Verhältnissen am nächsten.

Wenn das mit der P.-Flüssigkeit fixirte Gewebsstück etwas grösser ausgefallen war, so bieten die Schleimzellen in den innersten, tiefsten Theilen desselben ein von dem beschriebenen abweichendes Aussehen. Je weiter wir in einem solchen Falle von der peripherischen Zone des Schnittes nach dem Innern vorrücken, desto mehr verändert sich die Form und die Grösse der Secretgranula; es treten statt der sphärischen Körner eckige und unregelmässige auf, auch wird die Grösse der einzelnen Körner sehr verschieden: neben grossen, eckigen, findet man zahlreiche kaum bemerkbare, punktförmige. Das rothe protoplasmatische Gerüstwerk wird auch weniger deutlich und ganz im Inneren des Präparats ist das Secretmaterial schon nicht mehr als einzelne, wenn auch verunstaltete Körner fixirt, sondern es ist zu einer netzartigen Masse coagulirt, welche sich ebenso wie die oben beschriebenen Secretgranula grün färbt und, da sie sich überall an den Lamellen des protoplasmatischen Gerüstwerkes niederschlägt, das letztere vollkommen verdeckt, so dass der ganze Zellleib von einem derben, groben, netzartigen, grün gefärbten Gerüstwerke eingenommen erscheint. Das Protoplasma scheint in diesen weniger vollkommen fixirten Partieen auch überhaupt sich weniger stark mit Saffranin zu färben: es nimmt einen graulichen Farbenton an, kann daher von den ausgefällten Secretmassen noch schwieriger unterschieden werden und verdeckt den Kern nicht mehr, so dass derselbe durch seine platte, oft gezackte Form und seine intensive, fast gleichmässige Färbung sofort auffällt.

Die Hermann'sche Flüssigkeit giebt ähnliche Resultate, wie die von Podwyssotzky.

Sublimat übt auf die Schleimzellen der Submaxillaris wieder eine andere Wirkung aus, die principiell der unvollkommenen Fixirung des Secretmaterials der Schleimzellen durch die P.-Flüssigkeit in den tieferen Schichten eines genügend grossen Gewebsstückchens entspricht. Diese Substanz fixirt eigentlich die Gewebstheile ganz vorzüglich, vor Allem auch das zwischen dem Secretmaterial befindliche protoplasmatische Gerüst; das Secretmaterial behält jedoch auch bei der vollkommensten Sublimateinwirkung seine Granulaform nicht und wird vielmehr in Form eines Netzes ausgefällt und coagulirt, eines Netzes, welches das protoplasmatische Gerüst einschliesst (Stöhr 45, R. Krause 21, 22), viel gröber ist, als das letztere und ganz unregelmässige, verschieden grosse Maschen besitzt. Das Aussehen einer so fixirten Schleimzelle ist nun verschieden, je nach der angewandten Färbung.

Bei den meisten Färbungen bleiben die coagulirten Secretmassen farblos oder hell gefärbt, während das protoplasmatische

Gerüst mehr oder weniger intensiv tingirt wird; man bekommt dann die gewöhnlichen, so oft bereits beschriebenen Bilder einer fixirten Schleimzelle mit hellem, netzartigem Zellleibe.

Nach Färbung mit dem Biondi'schen Dreifarbgemisch, welches bei der Untersuchung von Speicheldrüsen mit grossem Erfolg hauptsächlich von R. Krause (21, 22) benutzt worden ist, nimmt in meinen Präparaten das coagulirte Secretmaterial einen durchsichtigen blauen Farbenton an, während die von ihm umhüllten und verdeckten Lamellen des zarten, den ganzen Zellkörper einnehmenden protoplasmatischen Gerüstwerkes eine ziemlich intensive, schmutzig-rothe Färbung zeigen. Diese feinen Lamellen und Bälkchen entspringen der oberflächlichen membranösen Protoplasmaschicht, die ebenfalls roth gefärbt ist, und an der Basis der Zelle sammelt sich das Protoplasma zu einer dickeren Anhäufung an, welche den Kern enthält. Der letztere hat die gewöhnliche platte, eckige Form, erscheint bei Biondischer Färbung mit blaugrünen Chromatinpartikelchen aufs dichteste erfüllt und enthält einen roth gefärbten Nucleolus.

Einfacher ist das Bild bei der Eisenhämatoxylin-Erythrosin-Färbung: hier bleibt durch das Hämatoxylin nur der Kern tiefschwarz gefärbt; das Erythrosin färbt das Protoplasmagerüst und die Zellmembran rosa, während das coagulirte Secretmaterial ganz farblos und in Folge dessen unsichtbar bleibt.

Ganz anders gestaltet sich aber die Sache, wenn man Färbungen anwendet, die das coagulirte Secretmaterial stark färben, so vor Allem die Färbung mit Thionin oder Toluidinblau.

Hier (Fig. 69) sieht man vom eigentlichen zarten Protoplasmagerüst gar nichts; es wird durch das coagulirte Secretmaterial vollkommen verdeckt und die ganze Zelle besteht aus einem groben, engmaschigen Gerüstwerk von dicken, unregelmässigen Lamellen und Trabekeln, welche, wenn man das Präparat in Wasser oder in der Farblösung selbst untersucht, lebhaft metachromatisch rothviolett, oder, wenn man das Präparat in der gewöhnlichen Weise in Balsam eingeschlossen hat, reinblau gefärbt sind. In beiden Fällen ist der Kern blau, ebenso die dünne Schicht intacten Protoplasmas an der Basis der Zelle. Nach der Eingangs erwähnten Methode ist es möglich, die metachromatische Färbung des coagulirten mucinhaltigen Secretmaterials in den Schleimzellen auch im Balsampräparat zu behalten: man erhält dann unter Umständen recht hübsche Bilder (Fig. 68), ich muss aber besonders hervorheben, dass die Methode aus mir unbekannten Gründen nicht immer das gewünschte Resultat liefert. Manchmal verschwindet die rothviolette Farbe und man erhält ein grobes, schmutzig gelbgrau gefärbtes Netzwerk in der Zelle.

Aus dem Geschilderten ist es klar, dass man sich vom feineren Bau des eigentlichen Protoplasmas in den Schleimzellen der Submaxillaris aus dem einfachen Grunde keine genaue Vorstellung machen kann, weil die Zellen bei normalen Verhältnissen so stark mit mucinhaltigem Secretmaterial erfüllt sind, dass das Protoplasma auf ein zartes netzartiges Gerüstwerk reduzirt erscheint. Je nach dem Secretionsstadium können in der Submaxillaris die Schleimzellen zwar an Secret reicher oder ärmer sein, unter physiologischen Bedingungen werden sie jedoch in dieser Drüse, wie es auch Kolossow (l. c.) hervorhebt, niemals ganz secretleer.

Bei einem Hund, von dem im Folgenden noch oft die Rede sein wird und welchem eine sehr hohe Dosis Pilocarpin eingespritzt wurde, sodass er während des Höhepunktes der Secretionserscheinungen verendete, erschienen in der Submaxillaris die Schleimzellen mit Secret schon viel weniger erfüllt. Da der Tod zu früh eingetreten war, waren sie leider auch hier nicht ganz secretleer, aber es liessen sich doch manche interessante Thatsachen beobachten.

Die Schleimzellen waren vor Allem bedeutend verkleinert; an P.-Präparaten waren in ihnen die fixirten grünen Secretgranula spärlicher und jedes einzelne Granulum auch kleiner; die hellen Räume zwischen dem protoplasmatischen Netzwerk und den Körnern hatten an Umfang zugenommen; an der Oberfläche der Zellen schien die Membran an zahlreichen Stellen jetzt thatsächlich durchbrochen zu sein.

Das protoplasmatische Gerüstwerk selbst liess sich besonders schön an nach Biondi gefärbten S.-Präparaten beobachten (Fig 5); der Abnahme des Secretmaterials und der Verkleinerung der Zelle entsprechend hatte sich das Gerüstwerk zusammengezogen und bestand aus dickeren Lamellen, als gewöhnlich; in der Nähe des Kernes, gewöhnlich in einer Ecke an der Basis des Zellleibes hatte sich schon ein leicht bemerkbarer Protoplasmahof aus rothgefärbter, anscheinend einen netzartigen Bau besitzender

Zellsubstanz gebildet. Im Inneren des Zellleibes selbst trat aber mit grosser Deutlichkeit ein besonderes Gebilde hervor, welches, so viel ich weiss, in den Schleimzellen zuerst von Zimmermann (49) beschrieben worden ist.

Der genannte Forscher hat nämlich in den Schleimzellen der Speicheldrüsen eine in der Mitte des mit Secret erfüllten Zellleibes liegende, fein radiär gestrichelte, hier und da gröbere Klümpchen enthaltende Kugel von schwankendem Durchmesser gefunden; um dieselbe herum sollen die Bälkchen des Protoplasmagerüstes strahlig angeordnet sein, im Inneren derselben soll man aber durch die Eisenhämatoxylinmethode schwarze Körnchen nachweisen können, die Zimmermann für Centrosomen hält, sodass nach ihm das ganze Gebilde vermuthlich einem mechanischen Centrum entsprechen würde.

Während ich nun in den secretgefüllten Schleimzellen der Hundesubmaxillaris etwas Aehnliches nicht habe bemerken können, trat in den beschriebenen, unter dem Einfluss des Pilocarpins schon bedeutend entleerten Schleimzellen in der Mitte des Zellleibes thatsächlich ein deutlich begrenzter, immer in der Einzahl vorhandener, nach Biondi sich roth färbender Protoplasmahof hervor, dessen Substanz, ebenso, wie die sich um den Kern ansammelnde, einen netzartigen Bau zu haben schien und mit dem Protoplasmagerüst durch feine Ausläufer verbunden war. Die Frage über die Bedeutung des beschriebenen Gebildes lasse ich dahingestellt; dunkle Körnchen habe ich in demselben mittelst Eisenhämatoxylin nicht darstellen können, ebensowenig habe ich auch eine Strahlung an der Peripherie jemals bemerken können.

Der Kern der meisten Schleimzellen in der Pilocarpin-Submaxillaris erschien geschwollen, deutlich abgerundet, enthielt schon viel weiter von einander abstehende grüne Chromatinbrocken und einen grossen, rothen Nucleolus.

Zum Schluss kann ich noch hinzufügen, dass ich zwischen Schleimzellen Secretcapillaren nie habe beobachten können; ebensowenig habe ich auch für die Existenz von Zellbrücken zwischen denselben (Kolossow l. c.) Anhaltspunkte gewinnen können.

3. Halbmondzellen.

Es ist bereits so viel über die Form, Anordnung und Lage der Halbmondzellen, sowie über die Secretcapillaren derselben gerade in der Submaxillaris des Hundes geschrieben worden, dass ich diese Punkte gar nicht zu berühren beabsichtige und auf die erschöpfende Zusammenstellung der einschlägigen Literatur in dem Lehrbuch von Oppel (38) verweise.

Was speciell die viel discutirte Frage über die Schichtung der Drüsenzellen in den Drüsenschläuchen der Submaxillaris an der Stelle der Halbmonde betrifft, so ist zu bemerken, dass in der letzten Zeit mit besonderem Nachdruck von Oppel (l. c.) die Lehre von der Einschichtigkeit des Epithels in den Speicheldrüsen vertheidigt wird; er stellt bestimmte Begriffe der Oberfläche, der Seitenflächen und der Basis einer Drüsenzelle fest und vertritt die Anschauung, dass jede Drüsenzelle an der Abgrenzung des Lumens (des Drüsenschlauchlumens selbst resp. der Secretcapillaren, welche beide Begriffe Oppel unter dem Begriff „Endgang“ zusammenfasst) mit ihrer Oberfläche theilnimmt und dass sich andererseits nirgends Drüsenzellen finden, welche ohne Kontakt mit der Membrana propria sind, was bei einem zweischichtigen Epithel nothwendig wäre.

Obwohl es nun ohne Weiteres zuzugeben ist, dass jede Drüsenzelle an den „Endgang“, sei es nun das Drüsenschlauchlumen selbst oder das Lumen einer Secretcapillare, mit einem Theil ihres Zellkörpers grenzen muss, — da sie ja widrigenfalls ihr Secret nicht abgeben könnte, obwohl auch die Nützlichkeit der Bezeichnung gerade dieses Theiles als eigentliche „Oberfläche“ der Drüsenzelle im Sinne Oppel's anzuerkennen ist, muss ich doch für die Hundesubmaxillaris auf Grund meiner Präparate annehmen, dass Drüsenzellen existiren können, die mit der Membrana propria doch thatsächlich nicht in Verbindung stehen. Sehr oft sieht man nämlich am Rande der Halbmonde sich einzelne Schleimzellen über die Zellen der letzteren gänzlich herüberschieben, sodass ihre Basis mit dem Kern dem Zellleibe einer Halbmondzelle und nicht der Membrana propria aufliegt; oft scheinen solche Schleimzellen die letztere überhaupt nicht zu berühren; natürlich bedeutet dieser Umstand, wie gesagt, theoretisch, im Sinne von Oppel, doch keine eigentliche Schichtung, da die unter den Schleimzellen liegenden Halbmondzellen mit dem Endgang durch die an sie herantretenden Secretcapillaren doch verbunden bleiben.

Was die Natur und Bedeutung der Halbmondzellen anbelangt, so ist in der letzten Zeit diese Frage, wie es scheint, endgültig entschieden worden. Die ursprüngliche, sogen. Ersatzlehre von Heidenhain, nach welcher die Halbmondzellen, sich vermehrend, die bei der Secretion zu Grunde gehenden Schleimzellen ersetzen sollten, und die sogen. Phasentheorie von Hebold (16) und Stöhr (45), nach welcher die Halbmondzellen bloss in einem besonderen Secretionsstadium befindliche Schleimzellen vorstellen sollten, sind durch eine ganze Reihe von Arbeiten sowohl älterer, als auch neuerer Autoren, wie v. Ebner (8), Langley (27), Retzius (42a), E. Müller (35, 36), Solger (44), Zimmermann (49) und namentlich R. Krause (21, 22) widerlegt worden. Die Geschichte dieses wissenschaftlichen Streites und die Begründung der wahren Anschauung über die Specifität der Halbmondzellen ist besonders in der citirten Arbeit von R. Krause und erst kürzlich im Lehrbuch von Oppel (38) geschildert worden und werde ich diese Frage daher nicht weiter berühren müssen.

Die Halbmondzellen der Speicheldrüsen sind specifische Zellen mit ganz besonderen Eigenschaften, haben mit den Schleimzellen nichts zu thun, sind thatsächlich secernirende Elemente und liefern nach R. Krause's Meinung wahrscheinlich Albuminate. Ob sie wieder mit den Zellen der serösen Speicheldrüsen ganz identisch sind und direct als seröse Zellen bezeichnet werden können, ist freilich eine andere, durchaus noch nicht entschiedene Frage. (Kolossow l. c., Oppel l. c.)

Meine Untersuchungen können ebenfalls zur Genüge beweisen, dass sowohl die Halbmondzellen der Submaxillaris, als auch die denselben in der Retrolingualis des Hundes entsprechenden Zellen auch unter pathologischen Verhältnissen, bei paralytischer Secretion, Veränderungen erleiden, welche mit den der Schleimzellen nichts Gemeinsames haben und ihre eigenen Wege gehen.

Ebenso, wie in den Schleimzellen, muss auch in den Halbmondzellen erstens das eigentliche Protoplasma der Zelle und zweitens das in demselben liegende Secretmaterial unterschieden werden. Das letztere erscheint auch hier, wie es Langley (28) und Solger (44) durch Untersuchung von frischen Präparaten haben feststellen können, in Form von den Zellleib mehr oder weniger dicht erfüllenden Körnchen, ausser welchen man nach Langley auch noch eine besondere hyaline Substanz annehmen muss, die die Zwischenräume zwischen den Granulis und dem Protoplasmagerüst einnimmt, ebenso, wie in den Schleimzellen. Andererseits besitzt, ebenso wie in den letzteren, aber unter Umständen noch viel deutlicher, auch das Protoplasma eine eigene netzförmige Structur, sodass man in demselben ein Spongioplasma und ein Hyaloplasma unterscheiden kann. Natürlich treten alle diese Bestandtheile der Halbmondzellen, besonders da diese Elemente gerade in der Hundesubmaxillaris ziemlich schwach entwickelt sind, nicht immer deutlich hervor.

An P.-Präparaten (Fig. 2, 3 u. 4) ist der Zellkörper der Halbmondzellen meistens aufs dichteste mit grünen Körnchen erfüllt, die viel kleiner sind, als die Secretkörner in den Schleimzellen und manchmal das eigentliche Protoplasmagerüst, in dessen Maschen sie liegen, ganz verdecken. In anderen Fällen sind sie wieder, besonders in den peripherischen Abschnitten des Zellleibes spärlicher und hier sieht man dann das hellgrün oder graulich gefärbte Protoplasmagerüst deutlich hervortreten.

Der Kern enthält einen, selten zwei Nucleoli und kann von nahezu regelmässiger, sphärischer Form sein. Sehr oft bildet aber die Kernmembran mehr oder weniger deutliche Einstülpungen, sodass der Kern dann eine unregelmässige, im optischen Querschnitte zackige Form erhält, da die Kernmembran zwischen den eingestülpten Stellen vorspringende Ecken bildet. Sehr oft tritt endlich diese Einstülpung der Kernwand an einer Seite derart hervor, dass der Kern eine schalenförmige Gestalt erhält und im optischen Schnitt halbmondförmig und dabei auch gewöhnlich in eine Ecke des Zellleibes verschoben erscheint. Wegen der damit verbundenen Reduction des Kernumfanges treten die einzelnen Chromatinpartikelchen näher zusammen und das Kerngerüst erscheint dichter und dunkler gefärbt. Zellen mit in der beschriebenen Weise veränderten Kernen, die jedenfalls kein Artefact vorstellen, da sie bei den verschiedenen Fixirungen dasselbe Aussehen haben, sind wohl in jeder Submaxillaris zu finden, aber in sehr wechselnder Anzahl; in manchen Drüsen besitzt ein bedeutender Theil aller Halbmondzellen solche geschrumpfte schalenförmige Kerne, in anderen sind wieder nur einzelne solche Zellen aufzufinden. Die beschriebene Erscheinung steht also unzweifelhaft in engem Zusammenhange mit den verschiedenen Functionszuständen der Halbmonde.

An P.-Präparaten treten aber in den Halbmondzellen noch andere Eigenthümlichkeiten hervor; sehr oft ist man im Stande, eine besondere Anordnung der den Zellleib erfüllenden grünen Körnchen in der Umgebung des Kernes wahrzunehmen; der letztere übt auf die Granula eine mechanische Wirkung aus, indem er dieselben zwingt, sich radiär um ihn herum anzuordnen und sich sogar in dieser radiären Richtung in die Länge zu ziehen (Fig. 2 u. 3). Besonders deutlich tritt diese Centrirung der Granula zum Kern an der Oberfläche der Einstülpungen der Kernmembran hervor. Ob und inwiefern hier Artefacte vorliegen, ist schwer zu entscheiden, nach anderen Fixirungen tritt allerdings die Centrirung der Granula, ebenso übrigens, wie die Granula selbst, viel weniger klar hervor.

Oft ist es an denselben Präparaten schliesslich möglich, in den Halbmondzellen noch Granula anderer Art zu unterscheiden (Fig. 4); es befinden sich dann ausser den grünen Körnern noch viel spärlichere, aber etwas grössere, oft eckige, roth, oder sogar sehr dunkel, fast braun gefärbte Körner im Zellleibe, meistens in unmittelbarer Nähe des Kernes; sie machen durchaus nicht den Eindruck von Artefacten und stellen, ebenso, wie wir es in den serösen Zellen der Retrolingualis sehen werden, wahrscheinlich dem Kern entstammende Gebilde vor; über die Art und Weise, wie sie aus demselben eliminirt werden, ebenso über ihr weiteres Schicksal, habe ich mir jedoch keine Gewissheit verschaffen können.

An A.-Präparaten (Fig 67, Hbz.) tritt in den Halbmondzellen, wie es auch Mislawsky und Smirnow (33, 34) beschrieben haben, erstens das netzförmige Protoplasmagerüst ziemlich deutlich hervor, und zweitens in wechselnder Anzahl vorhandene fuchsinophile Granula, die aber stets spärlicher zu sein scheinen, als die oben für die P.-Präparate beschriebenen grünen und eine Centrirung um den Kern herum nicht erkennen lassen; ausser den fuchsinophilen sieht man in den Halbmondzellen manchmal auch grössere Granula von graugelber Farbe.

An S.-Präparaten, die mit Eisenhämatoxylin-Erythrosin gefärbt wurden, lässt sich das netzförmige Protoplasmagerüst noch deutlicher erkennen, Granula sind aber in den Maschen desselben nur in ganz spärlicher Anzahl zu sehen; sie sind tiefschwarz gefärbt und entsprechen wohl den spärlichen feinen blauschwarzen

Körnchen, die Zimmermann (l. c.) in den Randzellen der Menschensubmaxillaris bei derselben Behandlung beschreibt. Ob sich in solchen S.-Präparaten ausser den schwarzen noch ungefärbte Körnchen im Zellleibe befinden, ist bei der Kleinheit der Zellen ausserordentlich schwer zu entscheiden. In mit Toluidinblau-Orange gefärbten S.-Präparaten bleiben in den Halbmondzellen die Granula ganz ungefärbt und daher unsichtbar; es tritt nur das Protoplasmagerüst mit grosser Deutlichkeit hervor (Fig. 68, Hbz.).

Von den sogenannten Basalfilamenten von Solger (44) oder den „formations ergastoplasmiques“ von Garnier (14, 15) habe ich in den Halbmondzellen der Hundesubmaxillaris (ebenso, wie ich hier gleich bemerken will, auch in den serösen Zellen der Retrolingualis) niemals etwas bemerken können.

Eigentliche mit einer stark färbbaren Aussenschicht versehene sogen. Secretvacuolen, wie sie von einigen Forschern in den Halbmondzellen (E. Müller 36, R. Krause 22) beschrieben worden sind, habe ich in den entsprechenden Zellen der Hundesubmaxillaris ebenfalls nach keiner Methode auffinden können. Es erscheint zwar die Zellsubstanz, wahrscheinlich bei besonders intensiver Secretion, oft an mehreren Stellen aufgelockert, aber es bilden sich dabei auf Kosten der Zunahme der die Secretgranula umhüllenden Langley'schen hyalinen Substanz in den sich dabei ausdehnenden Maschen des Protoplasmagerüstes nur einfache helle, augenscheinlich mit Flüssigkeit erfüllte Vacuolen, nicht scharf umschriebene, kreisförmige Gebilde.

In der normalen Submaxillaris des mit Pilocarpin vergifteten Hundes habe ich in den Halbmondzellen, ausser besonders zahlreich vorhandenen, geschrumpften schalenförmigen Kernen gerade diese Vacuolisation sich äusserst stark entwickeln sehen. Es befand sich fast in jeder Zelle (Fig. 6), nach allen möglichen Fixirungen, eine grosse Vacuole, manchmal mehrere. Der oft ganz abgeplattete Kern lag dabei gewöhnlich mit seiner concaven Fläche der Vacuole an. Der Zellleib enthielt aber doch an P.-Präparaten noch zahlreiche grüne Granula, deren radiäre Anordnung um den Kern herum oft ebenfalls deutlich zu sehen war. An A.-Präparaten waren in diesem Falle die fuchsinophilen Granula spärlicher und weniger intensiv gefärbt, als normal; es waren auch nur spärliche gelblichgraue Körner und ausserdem noch feine Fetttröpfchen vorhanden und es trat die starke Auflockerung und enorme Vacuolisation des netzförmigen Protoplasmagerüstes besonders deutlich hervor. An den mit Eisenhämatoxylin gefärbten S.-Präparaten waren im vacuolisirten Zellleibe auch nur noch sehr spärliche schwarze Granula zu sehen.

Es erhellt aus dem Geschilderten, wie schwer es ist, sich auf Grund von Vergleichung der nach verschiedenen Methoden hergestellten Präparate eine Vorstellung über die wahre Structur der Halbmondzellen zu machen; jede Methode bringt im Zellleibe Körnchen zum Vorschein, alle Autoren, die mit den verschiedensten Methoden gearbeitet haben, haben auch Körnchen beschrieben, es ist aber eine Frage, ob alle diese Körnchen einander und den im frischen Zustande wirklich existirenden gleichwerthig sind und ob sie nicht, wenigstens zum Theil, Artefacte, einfache Fällungsproducte vorstellen.

Während die P.-Flüssigkeit im Allgemeinen Zellstructuren vorzüglich conservirt und, wie ich unten schildern werde, gerade in der Retrolingualis sehr naturgetreue Bilder liefert, scheint sie mir gerade in den Halbmondzellen der Hundesubmaxillaris eine so grosse Menge von Körnern im Zellleibe, wie ich es eben beschrieben habe, wenigstens zum Theil auf künstlichem Wege, durch Ausfällung von gelösten Eiweisskörpern hervorzubringen. Es würde sich sonst schwerlich erklären lassen, warum bei intensiver Pilocarpinsecretion, wenn die anderen Methoden eine immer spärlicher werdende Anzahl von Secretkörnern im Zellleibe aufweisen, die genannte Methode noch so grosse Granulamengen zum Vorschein bringt. Die Altmann'sche Methode scheint mir in den Halbmondzellen hingegen mehr naturgetreue Bilder hervorzurufen; dass nach Sublimat die Zahl der schwarzen Körnchen kleiner ist, als die der rothen und gelben in denselben Zellen nach der A.-Fixirung, kann vielleicht dadurch erklärt werden, dass den reiferen Secretkörnern die Fähigkeit, sich mit Eisenhämatoxylin zu schwärzen, abgeht und dass sie daher farblos und unsichtbar bleiben.

4. Ausführungsgänge.

Was die Ausführungsgänge der Hundesubmaxillaris betrifft, so werde ich hier nur Einiges über das Epithel der Speichelröhren bemerken müssen.

Das Protoplasma der Stäbchenepithelzelle besitzt zweifelsohne einen netzartigen Bau (R. Krause 22, Mislawsky und Smirnow 34), obschon derselbe an meinen Präparaten, auch an den Altmann'schen, doch nicht so deutlich hervortritt, wie es von Mislawsky und Smirnow beschrieben und abgebildet wird. An A.-Präparaten (Fig. 70) enthält der Zellleib die bekannten fuchsinophilen Granula, die hier von bedeutender Grösse sind und sich sehr intensiv färben; der innere, dem Lumen zugekehrte Abschnitt der Zellen ist vollkommen granulafrei; die Körner umgeben den Kern mit einem kranzförmigen Haufen, wo sie regellos gelagert sind, in der basalen Hälfte der Zelle ordnen sie sich aber zu Reihen an, in welchen die einzelnen hintereinander liegenden Körnchen oft in die Länge gezogen erscheinen und welche durch ihren parallelen Verlauf die Strichelung des Speichelröhrenepithels bedingen. An der das Lumen begrenzenden Oberfläche des Stäbchenepithels tritt gerade an A.-Präparaten das dunkelroth gefärbte Schlussleistennetz besonders deutlich hervor. Nach anderen Fixationen treten die Granula in den Stäbchenepithelien weniger deutlich hervor, obwohl die Strichelung des äusseren Abschnittes der Zellen stets erhalten bleibt. An mit Eisenhämatoxylin tingirten S.-Präparaten sind z. B. die Körnchenreihen nur an der Peripherie der Schnitte schwarz gefärbt, während sie sich im Inneren der Schnitte, bei im Uebrigen ganz vollkommener Fixation und bei der vorzüglichsten Färbung des Schlussleistennetzes ganz entfärben.

An P.-Präparaten sind aber in zahlreichen Drüsen, obwohl auch nicht in allen, im Stäbchenepithel in der nächsten Umgebung des Kernes noch andere Granula von ganz besonderer Art zu sehen, die ich gern den oben für die Halbmondzellen erwähnten gleichstellen möchte, da sie ein sehr ähnliches Aussehen haben und, wie ich glaube, ebenfalls auf diese oder jene Weise eliminirte Kernbestandtheile vorstellen. Diese Granula sind in den Zellen stets nur in ziemlich spärlicher Anzahl vorhanden, stets um den Kern herum angeordnet und liegen manchmal sogar unmittelbar auf dessen Oberfläche, sodass sie aus ihm gewissermassen hervorzusprossen scheinen; sie sehen hin und wieder etwas eckig aus und fallen sofort durch ihre sehr dunkle, braune, oft aber auch deutlich rothe Färbung auf. Ueber das weitere Schicksal dieser Granula, ob sie als solche ausgestossen werden, oder im Zellleibe selbst aufgelöst werden, vermag ich keine Angaben zu machen; sie stellen jedenfalls den Ausdruck einer besonderen Secretionsthätigkeit des Stäbchenepithels vor und sind nicht in jeder Drüse zu finden.

Dass die Stäbchenepithelzellen thatsächlich secernirende Elemente sind, das wird meiner Meinung nach auch durch das, wahrscheinlich je nach dem Functionszustande derselben variirende Aussehen des Kernes bewiesen. Die einen Kerne haben nämlich an Eisenhämatoxylinpräparaten ein gewöhnliches, lockeres Liningerüst mit Chromatinkörnchen auf den Balken desselben; in anderen ist das ganze Gerüst hingegen viel dichter und solche Kerne treten besonders deutlich durch ihre dunkle, manchmal fast gleichmässig tiefschwarze Färbung hervor. In ein und derselben Speichelröhre kann man stets Uebergangsformen zwischen den beiden Kernarten finden.

Vielleicht hängt mit der secretorischen Function dieser Zellen auch eine besondere, sehr feine, gleichmässige Körnung zusammen, die an mit Toluidinblau-Orange gefärbten S.-Präparaten den inneren Abschnitt der Zellen, vom Kern bis zur Oberfläche einnimmt und violett gefärbt erscheint (Fig. 71).

Im Stäbchenepithel der Pilocarpinsubmaxillaris waren ausser einer deutlichen Verkleinerung der Zellen vor Allem an den Kernen bestimmte Veränderungen zu vermerken. Die Zahl der sich mit Eisenhämatoxylin dunkel färbenden Kerne erschien vergrössert, die letzteren wiesen oft Unregelmässigkeiten der Form auf, da die Kernmembran an zahlreichen Stellen eingesunken erschien und in einigen Zellen waren neben dem Kern (nach allen Fixirungen) noch helle Vacuolen aufgetreten, sodass der letztere eine sichelförmige Gestalt besass. Dann war aber auch der Zellleib verändert, was besonders gut an A.-Präparaten hervortrat. Die Zahl der fuchsinophilen Körner war gering, dieselben waren von sehr verschiedener Grösse, durchschnittlich voluminöser als normal und schwächer gefärbt; sie lagen im Zellleibe auch in dem innersten Abschnitte, der normal vollständig granulafrei ist, unregelmässig zerstreut und von der reihenförmigen Anordnung in dem basalen Abschnitt war nur in ganz vereinzelten Stellen noch eine Spur zu sehen. Das intergranuläre protoplasmatische Gerüstwerk war aufgelockert, hell und trat in Folge der Verminderung der Zahl der Granula deutlicher, als normal hervor.

5. Das interstitielle Gewebe der Submaxillaris.

Hier möchte ich erstens besonderer zelliger Elemente Erwähnung thun, die in den Drüsenschläuchen zwischen Epithel und Membrana propria liegen und wohl den Korbzellen von Boll (7), den muskulösen Elementen von Kolossow (20) und den sternförmigen Basalzellen von Zimmermann (49) entsprechen; da sie jedoch in der Retrolingualis des Hundes noch viel besser entwickelt sind, so werde ich sie bei der Beschreibung dieser Drüse besprechen.

Zweitens muss ich bemerken, dass sich im Zwischengewebe der Hundesubmaxillaris, welches im Allgemeinen sehr spärlich ist und nur in der Umgebung der grösseren Ausführungsgänge und Gefässe an Mächtigkeit zunimmt, typische Mastzellen befinden; sie erscheinen oft in die Länge gezogen oder abgeplattet und liegen manchmal den Halbmonden von aussen eng an. Plasmazellen, wie ich sie weiter unten für die Retrolingualis beschreibe, kommen zwar vor, sind jedoch in der Submaxillaris selten.

B. Retrolingualis.

Im Gegensatz zur Submaxillaris des Hundes giebt es in der Litteratur nur äusserst spärliche Angaben über die feinere Structur dieser Drüse. Nur in den Arbeiten von Beyer (4), Stöhr (45), Seidenmann (43) und Langley (27) wird derselben ziemlich oberflächlich Erwähnung gethan.

Beyer, der noch auf dem Standpunkte der ursprünglichen Heidenhain'schen Ersatztheorie steht, beschreibt die Drüse, die er freilich Sublingualis nennt, makroskopisch ziemlich genau. Von den Drüsenräumen sagt er, dass sie langgestreckte, als Schläuche imponirende Acini vorstellen; die mittleren und kleinen Ausführungsgänge haben einfaches cubisches Epithel, welches beim Uebergange in die Acini cylindrisch wird und in die Zellauskleidung der letzteren, Form und chemisches Verhalten ändernd, continuirlich übergeht. Es sollen in der Drüse Acini dreierlei Art vorhanden sein: 1) Acini mit Schleimzellen, die ihrerseits von dunkleren, granulirten, an die Halbmondzellen der Submaxillaris erinnernden Gebilden umgeben sind; 2) Acini, die ausschliesslich granulirte Zellen letzterer Art enthalten und 3) Acini, welche nur aus Schleimzellen bestehen. Unter den Veränderungen, welche das Drüsengewebe bei mässiger und sehr starker, künstlich hervorgerufener Secretion erleidet, hebt Beyer besonders die Entleerung der Schleimzellen hervor, welche er in ausgedehntem Maasse auch in totalen Zerfall mit nachfolgender Regeneration derselben auf Kosten der Randzellen übergehen lässt.

Stöhr und Seidenmann vertreten auch in Bezug auf die Retrolingualis die sogen. Phasentheorie; nach ihnen sollen hier die den Schleim entleerenden Zellen von den secretgefüllten nach aussen abgedrängt werden, aber doch nicht in so ausgesprochener Weise, wie in der Submaxillaris; echte Halbmonde sollen hier daher selten und das Drüsenepithel überall einschichtig sein. Seidenmann sucht die, wie wir weiter unten sehen werden, eigentlich ganz richtige Thatsache, dass in der Retrolingualis die Schleimzellen sich viel vollkommener, als in der Submaxillaris vom Secretmaterial befreien können, zu Gunsten der Phasentheorie noch zu verwerthen. Die secretleeren Schleimzellen sollen gerade in der Retrolingualis den Eiweisszellen auf das vollkommenste ähnlich werden können.

Langley hält die Frage über das Vorhandensein von Halbmonden in der Retrolingualis für unentschieden, erklärt aber jedenfalls die Zellauskleidung der Drüsenräume für einschichtig. Desintegration von Schleimzellen hat er in dieser Drüse niemals constatiren können.

1. Form und Zusammensetzung der Drüsenräume.

Was die Form der Drüsenräume in der Retrolingualis des Hundes betrifft, so machen dieselben auf mich, der ich allerdings nur Schnittpräparate untersucht habe, den Eindruck von verästelten, breiten, an sehr vielen Stellen unregelmässig ausgebuchteten Schläuchen mit sehr gewundenem Verlauf. Ob die Endabschnitte und Ausbuchtungen derselben ebenso, wie in der Submaxillaris, in Form von Acinis kolbig aufgetrieben sind, wie es Maziarski (l. c.) für den Menschen vermuthet, könnte nur durch Reconstructionen entschieden werden; gerade in der Retrolingualis, die ein zähes, langsam abfliessendes Secret liefert, kommt es nicht selten vor, dass einzelne Ausführungsgänge oder auch Drüsenschläuche durch stauendes Secret etwas ausgedehnt erscheinen, aber solches ist jedenfalls nur eine ganz zufällige, vergängliche Erscheinung.

Die Retrolingualis besitzt sowohl Schleimzellen, als auch seröse Zellen, und diese zwei Zellarten sind in den Drüsenschläuchen auf eine ziemlich complicirte Weise angeordnet. Es giebt Tubuli, die 1. nur seröse, 2. nur Schleimzellen und 3. sowohl Schleim-, als auch seröse Zellen enthalten. Die Zahl der serösen Zellen ist in der ganzen Drüse durchschnittlich viel grösser, als die der Schleimzellen und ich kann Beyer nicht beistimmen, wenn er behauptet, dass die Tubuli der dritten Art am zahlreichsten sind; ich finde, dass weitaus die grösste Mehrzahl der Drüsentubuli nur seröse Zellen enthält; dann kommen die Tubuli mit beiden Arten von Zellen, während die Tubuli, die ausschliesslich Schleimzellen enthalten, schon viel spärlicher sind. Es ist ausserdem noch besonders hervorzuheben, dass die Drüsentubuli mit Schleimzellen oder solche von gemischtem Charakter im Parenchym der einzelnen Läppchen sehr ungleichmässig vertheilt sind: oft findet man auf weiten Strecken keine einzige Schleimzelle, an anderen Stellen wird man wieder in sehr zahlreichen, sogar in den meisten Tubulis mehr oder weniger zahlreicher Schleimzellengruppen gewahr.

Die ausschliesslich Schleimzellen enthaltenden Tubuli kommen meistens in der Umgebung von grösseren Ausführungsgängen vor und den Grund dieser Thatsache findet man sofort, wenn man sich in Schnittpräparaten durch Auffindung von geeigneten Stellen über die Art und Weise des Ueberganges der kleinsten Ausführungsgänge in die Drüsentubuli genauer informirt. Dann sieht man, dass sich ein Ausführungsgang fast stets in einen Drüsentubulus fortsetzt, der ausschliesslich mit Schleimzellen ausgekleidet ist; fast alle Drüsentubuli gewinnen also vor dem Uebergang in den Ausführungsgang einen ausschliesslich schleimigen Charakter; jedenfalls habe ich Stellen, die für den unmittelbaren Uebergang eines serösen, oder auch gemischten Tubulus in einen Ausführungsgang einigermassen überzeugend waren, nur ganz ausnahmsweise finden können.

Je weiter sich der Anfangs sehr breite, buchtige, mit einer regelmässigen Schicht von cylindrischen oder prismatischen Schleimzellen ausgestattete Drüsentubulus vom Ausführungsgang entfernt, desto öfter wird diese regelmässige Schleimzellenschicht unterbrochen, und zwar geschieht solches zuerst nur an den Stellen der Ausbuchtungen der Tubuluswand; diese letzteren enthalten seröse Zellen (Fig. 7), welche an der Uebergangsstelle der manchmal annähernd halbkugelförmigen, manchmal aber ziemlich tiefen oder sich sogar zu einem kurzen serösen Tubulus verlängernden Ausbuchtung an die Schleimzellen grenzen und sich oft zwischen die Membrana propria und die letzteren in verschiedener Weise einschieben; ob hier dabei, ebenso, wie in der Submaxillaris, unter Umständen eine wirkliche Schichtung des Epithels eintreten kann, ist nicht leicht zu entscheiden; obwohl einzelne Schleim- und seröse Zellen die directe Verbindung mit der Membrana propria vielleicht wirklich verlieren, scheint mir die Anordnung der Drüsenzellen in der Retrolingualis des Hundes dem von Oppel aufgestellten Gesetz der Einschichtigkeit doch im Allgemeinen zu entsprechen.

Solange die beschriebene, mit serösen Zellen erfüllte Ausbuchtung des Drüsentubulus nicht tief bleibt und eine annähernd halbkugelförmige Gestalt hat, kann man sie schwerlich anders, als einen Halbmond nennen; wenn sich dieselbe aber verlängert, sodass sie ausser den Secretcapillaren auch ein eigenes Lumen bekommt, muss sie eigentlich schon als seröser Tubulus bezeichnet werden.

Mit dem weiteren Verlauf des Drüsenschlauches treten seröse Zellen nicht nur an Ausbuchtungsstellen, als Halbmonde, sondern in immer grösserer Anzahl auch im Haupttubulus selbst auf, die continuirliche Schicht der Schleimzellen hier immer mehr und mehr unterbrechend, sodass zwischen den serösen Zellen nur kleine Gruppen, schliesslich sogar ganz vereinzelte Schleimzellen zerstreut liegen bleiben und in seinen Endverzweigungen scheint dann der Tubulus stets einen rein serösen Charakter zu bewahren.

Bei allen den beschriebenen Veränderungen bewahrt die Drüsenzellschicht im ganzen Verlauf des Tubulus im Allgemeinen, wie gesagt, doch einen einschichtigen Charakter. Die Schleimzellen, besonders die vereinzelt liegenden, werden z. B. von den benachbarten Eiweisszellen oft stark comprimirt, bleiben aber dabei mit ihrer Basis doch fast stets, mit sehr seltenen Ausnahmen, auf der Membrana propria sitzen.

Da die Drüsenschläuche der Retrolingualis einen stark gewundenen Verlauf besitzen, so ist es jedenfalls ziemlich schwer, sich von der Art und Weise, wie die verschiedenen Drüsenelemente in ihnen angeordnet sind, eine klare Vorstellung zu verschaffen; besonders schwer ist die Frage zu lösen, ob es in dieser Drüse wirkliche Halbmonde giebt oder nicht; wie ich erwähnt habe, wird diese Frage von Langley (27) für offen erklärt; wie aus der Schilderung meiner eigenen Befunde ersichtlich ist, nehme ich die Existenz von Halbmonden an. Freilich wäre es zur absoluten Sicherheit der Entscheidung unumgänglich nothwendig gewesen, die Reconstructionsmethode anzuwenden. Eigentlich scheint mir auch die Frage überhaupt von nicht allzu grosser Wichtigkeit zu sein; denn wie sich die serösen Zellen anordnen, ob nur in Form von serösen Tubulis, oder auch in Form von echten Halbmonden, die ja doch schliesslich nur sehr reducirte und verkürzte seröse Abzweigungen des Haupttubulus vorstellen, — das ändert schliesslich an der Sache selbst nicht viel. Erstens kann eine scharfe Grenze zwischen einem dem Schleimtubulus seitlich aufsitzenden echten Halbmonde und einem sich von demselben abzweigenden serösen Tubulus, wie ich glaube, kaum gezogen werden, und zweitens ist es eine bekannte Thatsache, dass in Serienschnitten ein echter Halbmond oft auf die evidenteste Weise in einen serösen Tubulus übergehen kann und gerade in der Retrolingualis des Hundes kann man diese, besonders von Solger (44) hervorgehobene Thatsache oft bestätigen. Wenn z. B. ein mit Schleimzellen ausgekleideter Tubulus in einen serösen übergeht und die serösen Zellen sich an irgend einer Seite des Tubulus ziemlich weit in den von den Schleimzellen eingenommenen Theil desselben hinein erstrecken, und wenn der Schnitt dann gerade diese Stelle quer trifft, so hat man im Präparat einen mit einem echten Halbmonde versehenen Schleimtubulus vor sich.

Während das Gewebe der Submaxillaris des Hundes in allen Theilen der Drüse stets ein gleichmässiges, je nach dem Thätigkeitszustande des Organs wechselndes Aussehen besitzt und sich auch z. B. durch langes Fasten von normalen Thieren Drüsen leicht erhalten lassen, welche überall das Bild einer vollständigen Ruhe darbieten, befinden sich die secernirenden Elemente der Retrolingualis in ein und derselben Drüse in den verschiedenen Läppchen und sogar in verschiedenen Stellen ein und desselben Tubulus oft nicht in demselben Thätigkeitszustande: man trifft z. B. sehr oft neben Drüsenräumen mit secretvollen Zellen solche mit secretleeren, ruhende Drüsenelemente neben anscheinend in Thätigkeit begriffenen an. Auch ist es gewöhnlich sogar durch lange dauerndes Fasten des Thieres, selbst wenn die Submaxillaris vollkommen ruhend erscheint, nicht möglich, eine Retrolingualis zu bekommen, in welcher nicht wenigstens hier und da deutliche Zeichen von secretorischer Thätigkeit in den Drüsenzellen und wenigstens einige mit Secret gefüllte Ausführungsgänge oder Drüsenschläuche zu constatiren wären. Selbstverständlich kann man Drüsen, die überall eine sehr starke Secretion aufweisen und solche, wo dieselbe nur träge und stellenweise verläuft, stets von einander unterscheiden; jedenfalls scheint die Retrolingualis, wie es u. A. schon Beyer (l. c.) bemerkt hatte, eine beständig secernirende Drüse zu sein.

Sodann muss ich den Umstand hervorheben, dass in der Retrolingualis die Drüsenelemente verschiedener Art, also die Schleimzellen einer- und die serösen Zellen andererseits, sich nicht immer in ganz entsprechendem Zustande befinden müssen. In einer Drüse mit serösen Zellen, die starke Secretion aufweisen, oder sogar fast das ganze Secret schon entleert haben, können z. B. die Schleimzellen mit Schleim noch gefüllt erscheinen und umgekehrt. Die Drüsen der beiden Körperseiten scheinen hingegen stets sich in vollkommen entsprechendem Zustande zu befinden, was auch unter pathologischen Verhältnissen, wie wir sehen werden, in gewissem Grade noch zur Geltung kommen kann.

2. Schleimzellen.

Ebenso, wie in den Schleimzellen der Submaxillaris, ist auch im Zellkörper der Schleimzellen in der Retrolingualis erstens das eigentliche Protoplasma, welches seinerseits eine eigene, netzartige Structur hat, und zweitens das angehäufte Secretmaterial auseinanderzuhalten. Ebenso, wie in der Submaxillaris erscheint hier der Hauptbestandtheil des Secrets in Form von Körnern, die in einer besonderen, farblosen, durchsichtigen Masse, der hyalinen Substanz Langley's eingebettet sind und durch ihre Anwesenheit die Anordnung des Protoplasmas in Form eines im optischen Schnitte netzartigen Gerüstwerkes mit mehr oder weniger regelmässigen, mit einander communicirenden Maschen bedingen. Wie wir im Folgenden sehen werden, unterscheiden sich aber die Schleimzellen der Retrolingualis in manchen sehr wichtigen und interessanten Beziehungen doch sehr erheblich von denen der Submaxillaris.

Erstens ist schon ihre äussere Form verschieden und vor Allem nicht so beständig, wie bei den letzteren; sie wechselt vielmehr bedeutend je nach den Functionsstadien der Zelle. Wenn die letztere mit Secret voll beladen und prall gefüllt ist, so hat sie eine ziemlich unregelmässige Gestalt (Fig. 7 u. 8, Slz.), die sich mit einer Pyramide oder einem Prisma mit sehr stark abgerundeten Kanten und Ecken am ehesten vergleichen lässt. Je mehr sie sich vom Secret befreit, desto deutlicher tritt ihre eigentliche Form hervor, — es entstehen cylindrische oder prismatische, sehr regelmässig nebeneinander auf der Membrana propria stehende Elemente (Fig. 10 u. 38, Slz.), wobei je nach der Biegung der Wand des Drüsentubulus entweder das centrale oder das peripherische, basale Ende der Zelle breiter ist; im ersten Falle hat die letztere die Gestalt eines sich nach dem Lumen des Endgangs zu öffnenden Trichters. Mit der fortschreitenden Entleerung der Zelle wird dieselbe immer schmäler und gleichzeitig auch etwas höher (Fig. 9 u. 77) und in vollkommen secretleerem Zustande wird sie dann oft von den benachbarten Elementen zu einem auf der Membrana propria senkrecht stehenden schmalen Streifen zusammengedrückt (Fig. 7, y). Sehr oft werden auch mit Secret noch voll beladene Schleimzellen, besonders wenn sie einzeln zwischen serösen Zellen liegen, stark comprimirt; ihre Basis mit dem Kern bleibt aber dabei doch immer, wenn auch auf einer sehr begrenzten Strecke, an der Membrana propria fest haften und die Zelle kann dann das Aussehen eines gleichschenkligen Dreiecks mit der Basis am Lumen des Endgangs erhalten (Fig. 7).

Der Zellleib der mit Secret prall gefüllten Zellen stellt, ebenso wie in der Submaxillaris, an A.-Präparaten ein feines, netzförmiges, roth gefärbtes Gerüstwerk mit nahezu regelmässig kreisrunden Maschen, die mit einander an vielen Stellen zu communiciren scheinen, vor (Fig. 75, Slz.). In den Knotenpunkten des Gerüstes sieht man in der Substanz der Protoplasmalamellen eingebettet feine rothe Granula; an der Peripherie der Zelle geht das Gerüstwerk in eine deutliche, sich ebenfalls roth färbende, membranartige Protoplasmaschicht über, die an der Oberfläche der Zelle oft durchbrochen erscheint oder sogar vollkommen fehlt, sodass die Maschen hier geöffnet erscheinen, an der Basis der Zelle aber eine ziemlich dicke, gleichmässig roth gefärbte Protoplasmamasse bildet, die den hier liegenden platten Kern gewöhnlich ganz verdeckt. In der basalen Hälfte der Zelle sind die Lamellen des Gerüstes stets dicker, als in der inneren, oberflächlichen. In den Maschen desselben liegen sphärische, graugelbe Secretkörner, die grösser und schärfer begrenzt sind, als in den Submaxillariszellen; zwischen ihnen und dem Gerüstwerk sieht man überall helle, mit der Langley'schen hyalinen Substanz erfüllte Räume.

Es wird also die wirkliche Structur der Zelle und speziell die Secretkörner durch die A.-Fixirung sehr vollkommen erhalten; das stark reducirte Protoplasma, welches in anderen Secretionsphasen der Schleimzelle deutliche fuchsinophile Granula aufweist, lässt in der secretgefüllten Zelle nur spärliche distincte Granula in den Knotenpunkten des Gerüstes unterscheiden und ist in seiner ganzen Masse homogen roth gefärbt.

An P.-Präparaten erscheinen die vollen Schleimzellen etwas weniger naturgetreu fixirt; ihr Aussehen entspricht hier auch ungefähr dem, was ich oben für die Schleimzellen der Submaxillaris in den centralen Partieen von P.-Präparaten beschrieben habe. Im Secretmaterial sind gewöhnlich nicht mehr distincte Granula und eine dieselben einhüllende hyaline Substanz zu unterscheiden, sondern es bildet dasselbe eine dunkel gefärbte Masse, die die Maschen des protoplasmatischen Gerüstes mehr gleichmässig durchtränkt und die ursprünglichen Granula meistenteils nur in verschwommener Form hervortreten lässt (Fig. 7 u. 8, Slz.). Das protoplasmatische Gerüst erscheint gewöhnlich dunkelgrün, manchmal röthlich gefärbt und ist besonders in der Nähe des Kernes mit seinen Maschen deutlich zu sehen. Der letztere ist plattgedrückt, oft geschrumpft und zackig, grobkörnig, dunkelroth gefärbt und enthält ein oder zwei Kernkörperchen. Für die Zellmembran gilt dasselbe, wie für die A.-Präparate, ausser der grellen rothen Färbung; an der Oberfläche der Zelle, wo die Membran fehlt, sieht man oft gerade hier (Fig. 7 u. 8, Slz.) besonders deutlich und schön, wie sich bei beginnender Entleerung die Maschen des protoplasmatischen Gerüstes thatsächlich nach aussen öffnen und das dunkelgrüne Secretmaterial herausströmen lassen; allen benachbarten Zellen können solche Secretströme entspringen und dann im Lumen des Endganges zu einem dicken, aus coagulirten, ebenfalls dunkelgrün gefärbten Schleimmassen bestehenden Hauptstrom (Fig. 7 u. 8, m) zusammenfliessen.

Das Sublimat coagulirt in den vollen Schleimzellen der Retrolingualis das Secretmaterial in den Maschen des protoplasmatischen Gerüstwerkes zu einer groben, verklumpten, netzartigen Masse, die oft so unbedeutende lichte Maschen hat, dass sie nahezu homogen erscheinen kann (Fig. 72, Slz.); diese coagulirte

Masse giebt eine ausgesprochene metachromatische Färbung mit Toluidinblau, während das protoplasmatische Gerüstwerk mit den Körnchen an den Knotenpunkten und die Membran mit dem Kern an der Zellbasis dabei reinblau gefärbt erscheinen.

An mit Eisenhämatoxylin-Erythrosin tingirten S.-Präparaten, wo die coagulirte Secretmasse farblos bleibt, tritt in den vollen Schleimzellen das feine protoplasmatische Gerüstwerk mit den runden Maschen ebenso schön wie an A.-Präparaten hervor, während an der Oberfläche der Schleimzellen, besonders dort, wo dieselben rein schleimige Tubuli bilden, ein ausserordentlich schönes Schlussleistennetz zu sehen ist. Ueberall an der Oberfläche der Schleimzellen erscheinen die Grenzlinien zwischen denselben tiefschwarz gefärbt und im Querschnitt als distincte schwarze Punkte; die schwarzen Schlussleisten stellen Linien vor, die nur etwas nach Innen convex sind; die von ihnen begrenzten Oberflächen der Schleimzellen aber ragen stets in das Lumen stark halbkugelförmig empor und besitzen entweder noch eine intacte Membran oder es ist dieselbe bereits durchbrochen, so dass sich dann das Secret entleert. Noch viel deutlicher, als an vollen Schleimzellen tritt übrigens das Schlussleistennetz an bereits zur Hälfte entleerten hervor (Fig. 38, Slz.).

Mit der fortschreitenden Entleerung der Schleimzellen ändert sich ausser ihrer äusseren Form (siehe oben) auch ihre innere Structur. Das vermuthlich stark contractile Protoplasmagerüst zieht sich zusammen, die Lamellen desselben werden, besonders in den basalen Abschnitten, dicker, fliessen zusammen, das Protoplasma nimmt an Masse zu und regenerirt sich. Der noch vom Secretmaterial eingenommene Theil des Zellleibes trennt sich in zwei Zonen (Fig. 9, 73 u. 76). In der einen, inneren, an das Lumen grenzenden (a) wird das hier befindliche protoplasmatische Netzwerk immer feiner und feiner, an der Oberfläche fehlt eine Membran vollkommen; in der äusseren basalen (b) bleiben hingegen die einzelnen Secretgranula durch sehr dicke Protoplasmalamellen von einander abgegrenzt. Die erste Zone erscheint im Präparat von der zweiten durch eine bogenförmige Linie (Fig. 9, 73 u. 76, zwischen a u. b, ferner Fig. 38, Slz.), also eigentlich durch eine schalenförmige Fläche scharf abgegrenzt, während die Grenze zwischen der zweiten und dem übrigen Zellkörper oft weniger deutlich hervortritt; die zweite, basale Zone erscheint, wie auf Fig. 73 zu sehen ist, gewöhnlich von zwei concaven Flächen begrenzt und hat demnach im optischen Schnitt die Form eines Halbmondes oder einer Halbkugel; sehr oft hat sie aber auch keine bestimmten Umrisse und Form (Fig. 9, 76 u. 74).

Mit der fortschreitenden Entleerung der Schleimzellen und der Zunahme des Protoplasmas derselben an Masse tritt auch die innere Structur des letzteren deutlicher hervor. Im Bereich der inneren, mit Schleim noch vollbeladenen Zone färbt sich zwar das protoplasmatische Gerüstwerk an A.-Präparaten immer noch roth (Fig.76,a), ebenso nehmen auch im mittleren, halbmondförmigen Zellabschnitt, wo die einzelnen graugelben Secretgranula durch dickere Protoplasmalamellen von einander abgegrenzt bleiben (b), diese Lamellen, ebenso wie früher in der mit Secret noch prall gefüllten Zelle, eine homogene rothe Färbung an. Aber an der Basis der Zelle (Fig. 76, c) sieht man schon zahlreiche distincte kugelförmige oder etwas verlängerte fuchsinophile Granula, während die graugelbe intergranuläre Substanz einen undeutlichen netzartigen Bau aufweist. An P.-Präparaten (Fig. 9 u. 10, c) tritt in diesem Zellabschnitt, der den jetzt nicht mehr platten, sondern ovalen oder sogar schon runden, ein deutliches Liningerüst, zahlreiche Chromatinkörnchen und einige Nucleolen besitzenden Kern beherbergt, eine deutliche netzartige Structur des Protoplasmas hervor, ebenso an S.-Präparaten (Fig. 73 u. 74, c, u. Fig. 38, Slz.)

Die Thatsache, dass die Grenze zwischen dem beschriebenen, noch deutliche einzelne Secretgranula enthaltenden mittleren Zellabschnitte (b) und dem übrigen Protoplasma der sich entleerenden Schleimzelle undeutlich erscheint, beruht einfach darauf, dass schon während der Entleerung des alten Secrets in der Zelle auf Kosten des Protoplasmas neue Secretgranula gebildet werden, in immer wachsender Menge nach innen rücken und sich zu den alten, noch nicht entleerten, hinzugesellen. So sieht man besonders schön an P.-Präparaten oberhalb des Kerns neue, grün sich färbende Körner auftauchen (Fig. 10, Slz.); sie stehen zuerst an der Grenze des Sichtbaren, scheinen in den Maschen des netzförmigen Protoplasmas zu liegen, wachsen allmählich an und vermischen sich mit den noch znrückgebliebenen alten. Es muss aber hervorgehoben werden, dass diese neu entstehenden Secretgranula an Toluidinblau-Präparaten meistens nicht sichtbar sind (Fig. 73 u. 74), da sie die metachromatische Mucinreaction noch nicht geben und folglich aus noch nicht reifer, vom Endproduct noch mehr oder weniger weit stehender Substanz bestehen müssen.

Allmählich verschwinden im innersten Abschnitte der Zelle die Ueberreste des feinen Protoplasmagerüstes vollkommen, die einzelnen Secretkörner fliessen hier zusammen und bilden einen das innere Ende der Zelle verschliessenden, nahezu homogenen Schleimpfropf (Fig. 10, 74 u. 77, a), der in das Lumen mehr oder weniger hervorragt und sich gegen den Zellkörper durch eine bogenförmige Linie ziemlich scharf abgrenzt. Der frühere mittlere, halbmondförmige Abschnitt der Zelle ist mit seinen einzelnen Secretkörnern entweder noch vorhanden (Fig. 74 b), oder er ist als solcher nicht mehr zu erkennen, da die alten Secretkörner aus seinem Bereich entweder ebenfalls in den homogenen Schleimpfropf übergegangen sind oder sich mit den neu hinzugetretenen vermischt haben (Fig. 10 b u. Fig. 77).

Die Zelle richtet sich immer mehr und mehr empor, der Kern verlängert sich schon in zur Membrana propia senkrechter Richtung, der centrale Schleimpfropf wird immer kleiner, bis er an der Zelloberfläche nur eine dünne Schicht oder ein kleines Klümpchen einer sich mit Lichtgrün sehr dunkel färbenden, gewöhnlich etwas körnigen Masse bildet (Fig. 10) und der ganze Zellleib besteht jetzt aus regenerirtem Protoplasma, welches einen netzartigen Bau besitzt (Fig. 10, 73 u. 74 c), an A.-Präparaten (Fig. 77) zahlreiche fuchsinophile Granula von etwas schwankender Grösse und Form enthält und einen ganzen Strom von wachsenden, nach innen rückenden neuen Secretkörnern aus sich hervorgehen lässt. Die letzteren geben zuerst noch keine Schleimreaction, sehen an A.-Präparaten graugelb aus (Fig. 77) und färben sich mit Lichtgrün, aber nicht so dunkel, wie das alte Secretmaterial. Die Granula scheinen im Protoplasma in der nächsten Umgebung des Kernes zu entstehen, eine directe Betheiligung der Bestandtheile des letzteren hat sich jedoch nicht feststellen lassen. In welcher Beziehung die neu entstehenden Secretkörner zu den Altmann'schen Granulis stehen (Fig. 77) ist ebenfalls nicht zu ermitteln gewesen.

Wenn die Zelle nach der Entleerung der Hauptmasse ihres Secrets dann in den Ruhezustand tritt, so wiederholt sich eigentlich dieselbe Veränderungsreihe, nur in umgekehrter Richtung. Die kleinen, neu entstandenen Secretkörner vergrössern sich allmählich und erhalten die Fähigkeit zur metachromatischen Reaction, das Protoplasma wird dem Verbrauche bei der Production von neuen Secretgranulis und wahrscheinlich auch der dieselben einschliessenden hyalinen Substanz entsprechend immer mehr und mehr zu einem netzartigen Gerüstwerk reducirt, der Kern rückt an die Zellbasis, plattet sich wieder ab und man bekommt schliesslich wieder eine mit Secret prall gefüllte Schleimzelle.

Die secretleeren Schleimzellen der Retrolingualis scheinen manchmal bei flüchtiger Betrachtung den serösen Zellen sehr ähnlich zu sein, die ja auch mitunter eine ähnliche cylindrische oder prismatische Form besitzen können und ebenfalls ähnliche sich mit Lichtgrün färbende Granula enthalten (Fig. 19). Ein Unterschied ist aber doch stets leicht möglich, schon auf Grund des Nichtvorhandenseins von Secretcapillaren zwischen den Schleimzellen; es bleibt auch an der Oberfläche der letzteren gewöhnlich immer doch eine gewisse Menge alten, sich mit Lichtgrün in charakteristischer Weise dunkel färbenden Secrets haften. Auch an mit Eisenhämatoxylin gefärbten Sublimatpräparaten können die beiden Zellformen leicht unterschieden werden, da die Schleimzellen an ihrer Oberfläche ein regelmässiges Schlussleistennetz besitzen, dafür aber keine Secretcapillaren haben.

Es kann noch hinzugefügt werden, dass sich in secretleeren Schleimzellen an der Basis derselben hin und wieder, wenn auch ausserordentlich viel seltener, als in den serösen Zellen, eingewanderte und daselbst zerfallende mononucleäre Leukocyten finden lassen.

Es erhellt aus der angeführten Beschreibung, dass sich die Schleimzellen der Retrolingualis von denen der Submaxillaris bedeutend unterscheiden; während die letzteren ihr specifisches Aussehen während aller Functionsstadien im Allgemeinen beibehalten, hat eine volle Schleimzelle der Retrolingualis mit einer leeren keine entfernte Aehnlichkeit aufzuweisen. Das Secret kann vollständig ausgestossen werden, das durch dasselbe bedingte specifische Aussehen der Zelle geht dann verloren und es erhält die letztere das Aussehen einer indifferenten Zelle mit gewöhnlichem Kern und Protoplasma. Es lässt sich dabei, wenn wir die den einzelnen Functionsstadien entsprechenden Bilder mit einander vergleichen, nicht verkennen, dass die Schleimzellen der Retrolingualis in manchen Beziehungen sehr an einfache Becherzellen der Schleimhäute, an selbständige einzellige Schleimdrüsen erinnern. Wir werden, wie ich glaube, nicht fehlschlagen, wenn wir die Schleimzellen der Retrolingualis demgemäss als weniger specifisch entwickelte, weniger hoch differenzirte Elemente im Vergleich mit den Schleimzellen der Submaxillaris bezeichnen werden.

Von den Schleimzellen der Retrolingualis des mit Pilocarpin vergifteten Hundes bot ein Theil das gewöhnliche Bild nahezu vollständig secretleerer Elemente dar; es waren nur hier und da an der Oberfläche spärliche körnige Ueberreste des Secrets zu bemerken (Fig. 23); der aus netzartigem Protoplasma bestehende Zellleib enthielt aber doch eine beträchtliche Menge neu entstehender Secretkörner, die sich noch schwach mit Lichtgrün färben liessen und oft in besonders dichten Schaaren in der nächsten Umgebung des Kerns lagen. An A.-Präparaten (Fig. 83) erschienen sie als verschwommene graugelbe Körner, während zwischen ihnen die Zahl der fuchsinophilen Granula stark reducirt erschien. An vielen Stellen boten die Zellen aber schon Zerfallserscheinungen dar (Fig. 82), — sie waren niedrig, enthielten keine neuen Secretkörner und in ihrem centralen, oft wie ausgefressen aussehenden Abschnitte befanden sich im Protoplasma spärliche, auf Mucin typisch reagirende körnige Reste des alten Secrets.

3. Seröse Zellen.

Was die äussere Form derselben anbelangt, so ist darüber nicht viel zu sagen, da sie dieselbe Form haben, wie überhaupt Zellen von serösen Speicheldrüsen und je nach den Umständen also unregelmässig prismatisch oder mehr pyramidenförmig erscheinen.

Sie besitzen sehr deutliche und weite, mit typischen, an Eisenhämatoxylin-Präparaten hervortretenden Schlussleisten versehene Secretcapillaren (Fig. 7, 11 u. 38, Sc), die gerade in der Retrolingualis sehr oft mit gefärbtem Secret erfüllt gefunden werden (Fig. 11 n); sie verlaufen zwischenzellig, sind kurz, wenig verzweigt und erreichen die Membrana propria niemals, sondern erstrecken sich nur bis zum Niveau des Kernes der serösen Zellen.

Die innere Structur der letzteren bietet sehr viele interessante Besonderheiten und wechselt je nach den verschiedenen Functionsstadien der Zelle ausserordentlich; wie erwähnt, können die Zellen ein und derselben Drüse sehr verschieden aussehen, wenn auch in jedem Falle ein allgemeiner Charakter unter denselben doch vorherrscht.

In ihrer einfachsten Form erscheint eine Zelle, wenn sie ganz secretleer ist, oder, besser gesagt, wenn sie noch kein sichtbares granuläres Secretmaterial enthält (Fig. 10 u. 79, Srz., Fig. 14 x); ihr Zellleib besteht dann aus Protoplasma, welches an P.- und S.-Präparaten (Fig. 38, Srz.) einen fein netzartigen Bau besitzt; das reticuläre Gerüst, das Spongioplasma selbst erscheint entsprechend gefärbt, die vom Hyaloplasma eingenommenen Maschen können weiter oder enger sein.

Der Kern hat eine sphärische oder ovoide Form, enthält ein deutliches Liningerüst mit zahlreichen verschieden grossen Chromatinpartickelchen an den Balken des letzteren und an der Kernmenbran, und ausserdem ein oder mehrere echte Nucleolen, die an P.-Präparaten ebenso aussehen, wie die Chromatinpartickelchen, an S.-Präparaten jedoch bei der Eisenhämatoxylinfärbung im Gegensatz zum echten Chromatin die tief schwarze Farbe sehr zäh zurückhalten und noch besser nach Biondi'scher Färbung hervortreten, wo sie nicht grün, wie das Chromatin, sondern schmutzig rosa erscheinen. Solche echte Nucleolen sind gewöhnlich von zahlreichen feinen Chromatinkörnchen dicht umlagert. In einigen Zellen findet man Kerne, die sich an mit Eisenhämatoxylin gefärbten S.-Präparaten fast gleichmässig schwarz färben (Fig. 38 x), was wahrscheinlich von besonderen Functionszuständen der Zelle abhängt; solche Kerne werden aber auch in mit Secret beladenen Zellen gefunden. Im Vorausgehenden habe ich bereits einer ganz ähnlichen Beobachtung am Stäbchenepithel der Speichelröhren in der Submaxillaris Erwähnung gethan.

Besonders differenzirte Theile des protoplasmatischen Gerüstwerkes mit basophiler Reaction, besondere „formations ergastoplasmiques" oder Basalfilamente (Solger 44, Garnier 14, 15) an der Basis der serösen Zellen habe ich auch in der Retrolingualis des Hundes nicht finden können. Es erscheint zwar oft genug das Spongioplasma an einzelnen Stellen dichter, an anderen lockerer, aber die Bedeutung von besonderen Zellorganen mit specifischer Function und charakteristischem Aussehen war diesen Abschnitten des Zellleibes nicht beizumessen.

An A.-Präparaten tritt der netzartige Bau des Protoplasmas nur undeutlich hervor. Es befinden sich im letzteren, — ob innerhalb, oder zwischen den Lamellen des Gerüstwerkes, ist schwer zu entscheiden, — zahlreiche fuchsinophile Granula (Fig. 78 u. 79, Srz), die nur zum kleinsten Theil frei liegen, grösstentheils zu mehr oder weniger langen Ketten, die zur Membrana propria gewöhnlich senkrecht stehen, angeordnet sind; innerhalb der Ketten erscheinen oft auch die Granula selbst in die Länge gezogen. Gewöhnlich häufen sich besonders dichte Massen von rothen Körnchen an der Basis der Zelle an; hier sind sehr oft auch noch besondere, kreisrunde, helle, vacuolenartige Gebilde zu sehen, die stets von einem dichten Kranz von rothen Körnchen umringt erscheinen (Fig. 79, Srz); wenn es sich schon über die Präexistenz der fuchsinophilen Granula intra vitam streiten lässt, so stellen diese Vacuolen meiner Meinung nach sicherlich Artefacte vor.

Ein interessantes Bild stellen die Zellen in Toluidinblau-Orange-Präparaten vor (Fig. 80, Srz.). Der hellblaue Kern bietet nichts besonderes; im Zellleibe ist die netzartige Structur, die an Eisenhämatoxylin-Erythrosin-Präparaten so deutlich hervortritt (Fig. 38, Srz.), stark verschleiert und undeutlich; dafür sieht man aber das ganze Protoplasma, namentlich den peripherischen, basalen, der Membrana propria anliegenden Bezirk von einer dichten Körnung erfüllt, die sich in einzelne Granula nicht gut auflösen lässt, auch vom Protoplasmagerüst nur schwer unterschieden werden kann, aber einen auffälligen blauen, mehr oder weniger ins metachromatische röthliche übergehenden Farbenton annimmt. Es ist natürlich leicht möglich, dass auch die körnige Substanz in den genannten Präparaten bloss ein Artefact, eine vielleicht an den Lamellen des Spongioplasmas durch Sublimat niedergeschlagene Eiweisssubstanz vorstellt, — das Wichtige ist aber, dass sie ganz ebenso aussieht, wie die eigenthümliche Körnung, welche sich unter denselben Bedingungen in den Plasmazellen des interstitiellen Gewebes (Fig. 80 u. 81, Plz) constatiren lässt.

Es treten in den serösen Zellen verschiedene Arten von Secretmaterial auf, die, soweit es die morphologische Forschung zu entscheiden gestattet, einen verschiedenen Ursprung und, wenigstens am Anfange, verschiedene Entwickelungs- und Reifungswege haben und dementsprechend im Präparat als besondere, mit mehr oder weniger charakteristischen Eigenschaften ausgestattete morphologische Bestandtheile der Drüsenzelle erscheinen.

Am schönsten sieht man das erste Auftreten von sichtbarem Secretmaterial in den Zellen an P.-Präparaten (Fig. 7, 11, 12, 13 u. 19). Es treten im Zellleibe sehr kleine, sich mit Lichtgrün noch ziemlich hell färbende Granula auf; solches geschieht gewöhnlich in der nächsten Nähe des Kerns, an der dem Lumen zugekehrten Seite des letzteren; erst sieht man nur einige wenige Granula, dann vergrössert sich ihre Zahl allmählich, sie werden auch grösser, färben sich immer deutlicher und dunkler grün und rücken dabei dem Lumen näher, indem sie sich auf die benachbarten Abschnitte des Zellleibes ausbreiten; in der Nachbarschaft des Kernes sieht man aber in der Regel die jüngsten, kleinsten und hellsten Körner (Fig. 7, Srz. u. Fig. 19); diese jüngsten Granula scheinen noch in der Substanz der Lamellen des Protoplasmas selbst zu liegen, sobald sie aber etwas grösser geworden sind, sieht man deutlich, dass sie in den Maschen desselben eingebettet sind.

Auf die beschriebene Weise entstehen Bilder (Fig. 7 u. 19), welche zu den gewöhnlichsten in der Retrolingualis des Hundes gezählt werden müssen: die Zellen mit ihrem feinen, reticulären, graugrünen Protoplasma und den rothen Kernen enthalten in den inneren zwei Dritteln eine wechselnde Anzahl von runden, grünen, gewöhnlich ziemlich gleich grossen Körnern. Während in früheren Stadien, bei der ersten Entstehung der Granula, dieselben vorzugsweise in der nächsten Umgebung des Kernes liegen, sammeln sie sich später mit Vorliebe in dichter Schicht unter der Oberfläche der Zelle, sowohl am eigentlichen Drüsenlumen, als auch an den Secretcapillaren entlang an (Fig. 11), die basalen Bezirke des Zellleibes mehr oder weniger frei lassend.

An A.-Präparaten sind die beschriebenen Secretkörner ebenfalls deutlich und sicher zu bemerken (Fig. 75, Srz); sie erscheinen hier als gelbgraue Granula, die im Protoplasma zwischen den kleineren, aber schärfer begrenzten fuchsinophilen liegen; sie scheinen mit den letzteren durch in verschiedenen Nüancen der rothen und gelben Farbe tingirte Granula verbunden zu sein, und würden sich also, vorausgesetzt, dass die fuchsinophilen Granula wirklich präexistirende Gebilde sind, nach der Altmann'schen Theorie von denselben durch Wachsthum und Verlust der specifischen Reaction herleiten lassen. Doch sind diese Verhältnisse von so minutiöser Natur, dass man sich über dieselben bei den jetzigen optischen Hilfsmitteln schwerlich ein entscheidendes Urtheil erlauben dürfte.

An S.-Präparaten, die mit Eisenhämatoxylin-Erythrosin tingirt sind, erscheinen die reiferen, grösseren Secretgranula ganz deutlich als rosafarbene, sphärische Körner (Fig. 38, Srz.); was die jüngsten Entwickelungsstadien derselben betrifft, so kann man sie hier nicht mit Bestimmtheit herausfinden: — bei nicht zu weit vorgeschrittener Entfärbung sieht man zwar im Zellleibe zahlreiche, feine, dunkelschwarze Granula, — es ist aber nicht leicht zu entscheiden, ob dieselben wirklich in derselben Weise, wie es E. Müller annimmt, die jüngsten Stadien der beschriebenen Secretkörner sind, die die Fähigkeit, sich schwarz zu färben, mit dem weiteren Wachsthum einbüssen, oder ob sie Granula ganz eigener Art oder gar Artefacte sind. Ihre Lage im Zellleib, — sie sind nicht nur in der Umgebung des Kerns, sondern im ganzen Zellleib zerstreut, — würde auch nicht ganz dem, was man an P.-Präparaten für die jüngsten Secretgranula feststellen kann, entsprechen; es sind auch beweisende Uebergangsformen zwischen den schwarzen, kleinen und den rosafarbenen, grösseren Körnern nicht so leicht zu finden, wie man es doch, wenn die E. Müller'sche Vorstellung hier passen würde, gewiss hätte erwarten müssen. Zimmermann (l. c.) hat in den Zellen der menschlichen Parotis ganz ähnliche tiefschwarze Granula gesehen, — er ist der Meinung, dass dieselben mit der Secretion nichts zu thun haben. Vielleicht sind diese Körner am Besten den ins Protoplasma austretenden Kernbestandtheilen zuzurechnen, die ich weiter ausführlich beschreiben werde und die auch an P.-Präparaten zu sehen sind, wo sie sich roth färben. Artefacten sehen sie jedenfalls nicht ähnlich aus; auch sind sie z. B. in den Schleimzellen niemals zu finden.

Wie aus der ganzen angeführten Schilderung ersichtlich ist, muss als Entstehungsort der beschriebenen Secretgranula das Protoplasma der Zellen angesehen werden und speciell die Substanz des Spongioplasmas. Es stellen also diese Granula ein Secret protoplasmatischer Herkunft dar.

Durch eine grosse Reihe von Beobachtungen sehr zahlreicher Autoren, die an Drüsenzellen der verschiedensten Thiere und Organe angestellt wurden, ist es bewiesen, dass es von allen Zellfunctionen gerade die secretorische Thätigkeit ist, bei welcher sich die active Theilnahme des Kernes unter Umständen mit besonderer Anschaulichkeit beobachten lässt. Solches geschieht nun entweder direkt auf solche Weise, dass Kernbestandtheile ins Protoplasma gelangen und sich zum Secret umbilden, oder es äussert sich die Theilnahme des Kernes an der Production des Secretmaterials, welches im Protoplasma entsteht, durch diese oder jene Veränderung in der Lage, der Form und der inneren Structur desselben.

Dass auch in unserem speciellen Falle der Kern an der Production der Secretgranula und gerade in der an zweiter Stelle genannten Art und Weise eine Rolle mitspielen muss, das wird sofort klar, wenn man die zwischen dem Kern und den beschriebenen Secretkörnern protoplasmatischen Ursprungs existirenden Verhältnisse einem genauen Studium unterzieht. Noch viel deutlicher werden wir diese letzteren freilich unter abnormen Bedingungen hervortreten sehen.

Die jüngsten, kleinsten und hellsten Granula treten, wie gesagt, stets in unmittelbarer Nähe vom Kern auf (Fig. 7, 13, 19 u. 75). Sie liegen dabei der Oberfläche des letzteren derartig eng an, dass ein kleiner flacher Haufen von ihnen (Fig. 19, y) eine locale, grün gefärbte, mehr oder weniger vorspringende Verdickung der Kernmembran simuliren kann. Manchmal bilden die grünen Granula, sich zusammenballend, eine grosse Kugel (Fig. 19, x), die dem Kern ebenfalls dicht anliegt, sich oft sogar in einer Vertiefung der Oberfläche desselben befindet und einer Attractionssphäre nicht unähnlich aussieht, da sich zumal im Inneren der Kugel mitunter ein grosser, sphärischer, grüner, homogener Körper nachweisen lässt.

Schiesslich ist es auch in der normalen Drüse, wenn auch selten, möglich, Zellen zu finden, deren Kern an irgend einer Stelle seiner Oberfläche eine Einbuchtung besitzt, die von einem besonders grossen, grünen Granulum direct ausgefüllt ist.

Es muss noch die Frage beantwortet werden, auf welche Art und Weise das beschriebene körnige Secretmaterial protoplasmatischen Ursprungs von den Drüsenzellen ausgeschieden wird.

Von den meisten Autoren der Gegenwart (Nicolas 37s Solger 44, E. Müller 35, 36) wird für die serösen Speicheldrüsenzellen angenommen, dass die Secretgranula, sobald sie einen gewissen Reifungsgrad erreicht haben, sich verflüssigen und in sogen. Secretvacuolen verwandeln, die sich dann in die Secretcapillaren entleeren. Diese Vacuolen werden als sphärische Gebilde mit differenzirter, verdichteter Aussenschicht beschrieben und sollen mit Seeretcapillaren oft in directer Verbindung mittelst feiner Canälchen angetroffen werden.

Solche charakteristische Secretvacuolen habe ich nun in den serösen Zellen der Retrolingualis niemals sehen können. Die mit dichten Massen von Secretkörnern erfüllte oberflächliche Schicht des Zellleibes grenzt direct an das Lumen des Endganges (Fig. 11 u. 75). Im letzteren, also ausserhalb der Zellen, habe ich aber die Granula als solche niemals antreffen können. Die Secretcapillaren und auch die Lumina der eigentlichen Drüsenschläuche selbst sind, wie gesagt, sehr oft mit Secret angefüllt und sogar erweitert, aber es stellt das letztere stets schon eine homogene Masse vor, die sich gewöhnlich ganz ebenso, wie die Granula in den Zellen an P.-Präparaten grün und nur selten roth oder rothbraun färbt und die Endgänge manchmal so vollkommen ausfüllt, dass dieselben, auch die Secretcapillaren, wie künstlich injicirt erscheinen. Obwohl sich also die Substanz der Secretkörner vor dem Austritt aus der Zelle augenscheinlich nur wenig verändert, fliessen die Granula, sobald sie aus den Maschen des Protoplasmagerüstes in den Endgang ausgestossen werden, doch sofort zu einer flüssigen Masse zusammen; vor dem Heraustreten aus den Zellen erreichen sie in den meisten Fällen weder excessive Grössen, noch sintern sie zu grösseren flüssigeren Tropfen schon innerhalb der Zellen zusammen.

Dieser Excretionsmodus der in den Zellen angehäuften Granula scheint aber oft zu variiren und zwar hängt solches nach meiner Meinung hauptsächlich vom wechselnden Wassergehalt des von der Zelle ausgearbeiteten Secretmaterials ab; das letztere scheint nämlich die Drüsenzelle in mehr oder weniger verflüssigtem Zustande verlassen zu können.

R. Krause (22) hebt hervor, dass die Bezeichnung „Secretvacuole“ überhaupt unzutreffend ist und dass die so genannten Gebilde mitunter im Lumen der Secretcapillaren als echte Tropfen oder Körner anzutreffen sind. Ich glaube auch, dass diese Bezeichnung eigentlich nur in dem beschränkten Fall brauchbar sein könnte, wo sich die in der Zelle befindlichen Secretgranula vor dem Ausstossen dermaassen verflüssigen würden, dass sie schon nicht körperliche, sphärische Gebilde, sondern in den Maschen des Spongioplasmas liegende und dieselben ausfüllende Tropfen einer flüssigen Substanz vorstellen würden. Solches kann allerdings, wie wir gleich sehen werden, gerade für die serösen Zellen der Retrolingualis unter Umständen zutreffen, aber in der Regel verlassen hier, wie aus der eben angeführten Beschreibung ersichtlich ist, die Granula den Zellleib noch als echte Körner oder zähflüssige Tropfen, die dann allerdings im Lumen des Endganges sofort zu einer homogenen Masse confluiren.

Stellen, wo das Secretmaterial vor der Ausstossung aus den Zellen stärker, als gewöhnlich, verflüssigt wird, finden sich sehr oft, fast in jeder Drüse, wobei sich Schläuche mit solchen Zellen gewöhnlich gruppenweise zwischen anderen, gewöhnlichen zerstreut befinden (Fig. 12). Schon auf den ersten Blick fällt hier eine mehr oder weniger ausgesprochene Vacuolisirung des Zellleibes der serösen Zellen auf. Die Maschen des Protoplasmas werden grösser, heller und verwandeln sich schliesslich in echte Vacuolen, also in mit Flüssigkeit von schwachem Brechungsindex erfüllte und daher leer erscheinende Hohlräume, die manchmal so zahlreich sind, dass sie einem Teil des Zellleibes ein schaumiges Aussehen verleihen können.

Bei dieser Vacuolisation des Protoplasmas werden die in den sich vergrössernden, hellen Maschen des letzteren liegenden Secretkörner, welche dabei im Inneren der Vacuolen zuerst gewöhnlich ganz deutlich zu sehen sind, so rasch verflüssigt, dass sie dabei verklumpen, verschwommene Umrisse bekommen, sich immer schwächer und schwächer färben und schliesslich vollständig, schon innerhalb des Zellleibes, zu einem Secret zerfliessen, welches viel flüssiger als gewöhnlich ist und dementsprechend am fixirten Präparat kaum oder gar nicht sichtbar ist. Die hellen Vacuolen (Fig. 12) mit den zerfliessenden oder schon zerflossenen Granulis im Inneren öffnen sich direct in das Lumen des Drüsenschlauches oder der Secretcapillaren; diese letzteren sehen an solchen Stellen (Fig. 12, Sc) gewöhnlich stark dilatirt aus und enthalten ebenfalls ein so dünnes Secret, dass dasselbe im fixirten

Präparat nicht zu sehen ist. In einigen seltenen Fällen habe ich auch in normalen Drüsen so grosse Vacuolen in den serösen Zellen auftreten sehen, dass sie den Kern zur Seite drängten und demselben eine halbmondförmige Gestalt verliehen.

Eine weitere Abweichung vom gewöhnlichen Secretionsvorgang stellen seröse Zellen vor, die in der normalen Drüse, wenn auch nicht gerade selten, so doch nur vereinzelt angetroffen werden. Sie erscheinen vergrössert, haben gewöhnlich ein besonders helles, lockeres Protoplasma, die Secretgranula in denselben weisen aber zum Teil eine ausserordentlich starke Vergrösserung ihres Umfanges auf; von den kleinsten, ganz jungen Körnern sind alle Uebergangsstufen zu sehr grossen, dem Kern an Umfang manchmal fast gleichkommenden Tropfen vorhanden. Diese grossen Secrettropfen färben sich in gewöhnlicher Weise mit Lichtgrün und auch nach anderen Methoden ganz ebenso, wie die gewöhnlichen Granula, sie sehen aber manchmal nicht mehr sphärisch, sondern unregelmässig, eckig aus und sind oft in entsprechend grossen, hellen Vacuolen liegend anzutreffen.

Wie solche grosse Secrettropfen die Zelle verlassen, darüber kann ich keine genauen Angaben machen. Vermuthlich werden sie schon im Inneren der Zellen ganz verflüssigt und dann ausgestossen.

Ausser der beschriebenen giebt es noch eine andere Art von Secretmaterial, welches von den serösen Zellen der Hunderetrolingualis ausgearbeitet wird. Wenn schon bei der Entstehung der eben beschriebenen Secretart die Theilnahme des Kerns an der Production der Granula deutlich hervortrat, so steht das Secretmaterial, über welches ich im Folgenden berichten werde, in einem noch viel innigeren Zusammenhange mit dem Kern; es stellt in letzter Instanz geradezu Bestandteile des letzteren vor.

Dass Kernbestandtheile in das Protoplasma gelangen und daselbst unter Anderem auch zu Secretionszwecken verwendet werden können, ist eine längst bekannte Thatsache. Die einschlägige Literatur ist zur Genüge bekannt und brauche ich sie deswegen an dieser Stelle im Allgemeinen nicht ausführlich zu berücksichtigen.

Speciell für die Speicheldrüsen giebt es auch schon entsprechende Angaben. R. Krause (21) hat z. B. in der Parotis des Igels das Heraustreten von Nucleolen aus den Kernen der Drüsenzellen ins Protoplasma constatiren können. Auch Garnier (15) hat Aehnliches in den serösen Zellen der Speicheldrüsen der Maus beobachtet; nach ihm soll sich die Kernmembran hier stellenweise verdünnen, in kleine basophile Körner zerfallen, sich schliesslich ganz auflösen und dann treten die intranucleären Granulationen mit den aus der Kernmembran entstandenen in das Cytoplasma über, wo sie dann mittelst der besonders differenzirten Teile des letzteren, der Basalfilamente, weiter verarbeitet werden. Der ganze Kern kann nach Garnier auf die beschriebene Weise seine Individualität verlieren; wenn die Nucleolen in das Protoplasma gelangen, so schwellen sie öfters stark an, oder sie zerfallen oder degeneriren auch fettig. Garnier nimmt also an, dass sich beim Process des Uebertretens von Kernbestandtheilen ins Protoplasma in der Kernmembran Oeffnungen bilden müssen, durch die dann der Kern einfach entleert wird. In ähnlicher Weise scheint dieser Vorgang auch von Galeotti (12, 13) aufgefasst zu werden; dieser Autor findet in Drüsenzellen niederer Thiere schon im Inneren des Kernes selbst fertige Körnchen, die dann in das Protoplasma übertreten und sich dort weiter verändern; wie die Körnchen die Membran eigentlich passiren, ist man allerdings aus der Schilderung Galeotti's nicht im Stande, zu ersehen; er scheint jedenfalls die Existenz von wirklichen Oeffnungen in der Membran doch anzunehmen. Auch Nucleolen sollen nach ihm auf dieselbe Weise in das Protoplasma manchmal gelangen können, wo sie zerfallen und Secretkörnern besonderer Art den Ursprung geben. Ganz entsprechende Befunde theilt in der neuesten Zeit Vigier (48) für die Zellen der Hautdrüsen im Schwanze von Triton mit. Hier sollen die Secretgranula ebenfalls von den Nucleolen stammen, die in das Protoplasma durch Oeffnungen in der Kernmembran gelangen.

In den serösen Zellen der Retrolingualis des Hundes verläuft jedoch der Process in einer von den geschilderten Vorstellungen abweichenden Weise; von einem einfachen Uebertreten schon im Inneren des Kernes in fertigem Zustande befindlicher granulärer Gebilde ins Protoplasma durch Oeffnungen in der Kernmembran kann nicht die Rede sein.

An irgend einer Stelle der Kernoberfläche sieht man zuerst ein ganz kleines, kaum bemerkbares, knopfförmiges, in das Protoplasma hineinragendes Körperchen auftreten (Fig. 18 u. 20); es giebt die Reactionen der Nucleolen, färbt sich also mit Saffranin-Lichtgrün roth, mit Eisenhämatoxylin tief schwarz, mit Biondi rosa. Es entsteht auf die Weise, dass sich eins von den im Kerninneren vertheilten Partickelchen von Nucleolensubstanz zuerst an die Innenfläche der Kernmembran anschmiegt (Fig. 10, Srz.), und dass dasselbe dann auf der äusseren Oberfläche der Membran wieder hervorkommt. Ob das Körperchen dabei durch eine Oeffnung der Membran hindurchtritt, oder ob es die letztere bloss hervorstülpt, ist nicht direct zu entscheiden; da die Körperchen jedoch bald frei werden können, halte ich das erstere für wahrscheinlicher; jedenfalls ist aber in keinem Stadium eine wirkliche, sichtbare Oeffnung in der Kernmembran vorhanden; wenn auch eine Oeffnung beim Durchtritt des Körperchens selbst existirt, so muss sie sich jedenfalls hinter dem letzteren sofort wieder schliessen.

Das in das Protoplasma hineinragende Körperchen wächst nun zusehends, indem es oft zuerst mit der Kernoberfläche durch einen deutlichen, feinen Stiel verbunden bleibt (Fig. 18); dann verschwindet der Stiel, das Körperchen wird frei, bleibt aber vorerst noch dicht neben dem Kern liegen (Fig. 10, Srz.), die Membran desselben sogar oft stark eindrückend; es behält auch die sphärische Form und die erwähnten Reactionen.

Allmählich vergrössert es sich immer mehr und mehr, bis sein Durchmesser ein Drittel des Kerndurchmessers, oder noch mehr erreicht (Fig. 17); es kann sich vom Kern etwas entfernen, immer jedenfalls im basalen Abschnitte der Zelle bleibend und man erblickt dann in der letzteren ein Gebilde, welches eigentlich die Bezeichnung eines sog. Nebenkernes in vollem Maasse verdient. Es ist ein grosser, sphärischer, manchmal mit einseitiger, tiefer, schalenförmiger Einbuchtung (Fig. 17) oder mit einer centralen helleren vacuolenähnlichen Partie versehener Körper, der aus einer stark Licht brechenden, homogenen, an P.-Präparaten intensiv roth gefärbten Substanz besteht. In Eisenhämatoxylin-Präparaten ist die Färbung dieser grossen Körper, im Gegensatz zu den noch sehr kleinen, die tiefschwarz, wie echte Nucleolen tingirt erscheinen, eine graue, nach Biondi behalten sie stets einen schmutzig-rosafarbenen Ton und nach Toluidinblau-Orange (Fig. 80, Srz.) sehen sie intensiv gelb aus. An A.-Präparaten erkennt man die grossen Körper sofort nach ihrem Glanz und ihrer rothen, manchmal ins Orange stechenden Farbe (Fig. 78.)

In der Mehrzahl der Fälle sind die beschriebenen Körper in der Zelle in der Einzahl vorhanden (Fig. 10, 13 x); sehr viele Zellen enthalten aber auch mehrere, die sich in allen Entwicklungsstadien befinden können (Fig. 18).

Sie sind übrigens keine nothwendigen Bestandtheile der serösen Zellen; sie fehlen in manchen Drüsen ganz, in anderen sind sie zahlreich, jedenfalls stellen sie also den Ausdruck eines besonderen Functionszustandes der Zellen vor. Es muss hervorgehoben werden, dass sich die grössten Körper meistentheils in Zellen befinden, welche keine, oder nur spärliche grüne Granula enthalten, also secretleer sind; eine allgemeine Gültigkeit hat diese Regel aher nicht.

Wie verschwinden nun diese Nucleolenkörper, wie ich sie fortan nennen werde, aus den Zellen? Es sind manchmal, allerdings nicht allzu häufig, Zellen anzutreffen (Fig. 22), wo dieselben tiefgreifende Veränderungen erleiden, während andererseits zu gleicher Zeit aus dem Kern neue sich entwickeln können. Ihre Form behalten sie dabei, ihre Substanz verändert sich aber derart, dass sie ihren Farbenreactionen nach die Eigenschaften der Substanz des gewöhnlichen Secretmaterials, welches an P.-Präparaten grün erscheint, annimmt. Es entstehen auf solche Weise grosse, sphärische, grüne Körper im Zellleibe; oft kann man ganz überzeugende Uebergangsformen vorfinden, wo das Centrum der Kugel roth, die peripherische Schicht derselben schon grün erscheint. Des Weiteren scheinen also die in der angegebenen Weise veränderten Nucleolenkörper wie das gewöhnliche Secret ausgestossen zu werden und, in der normalen Retrolingualis wenigstens, nur sehr selten im Protoplasma fettig zu degeneriren, wie es Garnier (15) für die herausgetretenen Nucleolen beschreibt.

Wenn sich in der Zelle ausser Nucleolenkörpern zahlreiche gewöhnliche grüne Secretgranula protoplasmatischer Herkunft befinden, so erreichen die letzteren manchmal und sogar besonders oft riesige Dimensionen und liegen dann im ganzen Zellleibe unregelmässig zerstreut (Fig. 13, y). Wie sich solche mit theils rothen, theils grünen, verschieden grossen Körpern überladene Zellen, deren Kern zumal oft sehr blass erscheint, entleeren können, ist schwer zu begreifen; vielleicht können sie zum Theil auch in der normalen Drüse wirklich zu Grunde gehen.

Ausser den beschriebenen Körpern zweifellos nucleolären Ursprungs findet man hin und wieder in den serösen Zellen an P.-Präparaten, wenn auch seltener, granuläre Einschlüsse, die ebenfalls wahrscheinlich vom Kern stammen, deren Ursprung jedoch genauer nicht verfolgt werden kann (Fig. 11, x). Sie entsprechen durchaus den für die Halbmondzellen und das Stäbchenepithel der Speichelröhren in der Submaxillaris beschriebenen, sich mit Saffranin-Lichtgrün roth oder braun färbenden Körnern und treten nur sehr selten in so grossen Massen auf, wie in der Zelle, die auf Fig. 21 abgebildet ist, gewöhnlich (Fig. 11, x) sind es kleine, manchmal eckige Granula, die hauptsächlich in der Umgebung des Kernes gelagert sind, sich mit den grünen, gewöhnlichen Secretkörnern dabei vermischen, von denselben aber leicht durch ihre rothe, oft dunkle Färbung unterschieden werden können. Ich habe sie nur in einigen Drüsen finden können und kann nur das Bestimmte sagen, dass sie vom Kern stammen und an der Oberfläche des letzteren auf ähnliche Weise, wie die Nucleolenkörper, hervorzusprossen scheinen. Ob ihre Substanz aber auch wirklich ebenfalls nucleolärer Natur ist, ist angesichts der oft bedeutenden Zahl der Körnchen und ihrer kleinen Dimensionen etwas zweifelhaft. Chromatinpartikelchen können es schwerlich sein, da sie an Biondi'schen Präparaten niemals als grüne Granula zu finden waren; für die Nucleolennatur würde jedenfalls der schon oben erwähnte Umstand sprechen, dass sie es wahrscheinlich an S.-Präparaten (Fig. 38, Srz) sind, die sich ausser den unzweifelhaften Nucleolenkörpern mittelst Eisenhämatoxylin, wie die echten Nucleolen, auch tiefschwarz darstellen lassen. Vor ihrer Ausstossung aus der Zelle verwandeln sich vielleicht auch diese Körnchen in gewöhnliche, grüne Secretgranula.

Von den Kernen der serösen Zellen der Retrolingualis ist besonders zu bemerken, dass sie sehr oft amitosenähnliche Veränderungen erleiden. Es sind amitotische Erscheinungen in Drüsenzellen verschiedener Art oft genug beobachtet worden, und in der letzten Zeit schreibt Garnier (14) der Amitose in den serösen Zellen der Speicheldrüsen eine grosse Bedeutung für die secretorische Thätigkeit derselben zu; amitotisch sich abschnürende Kernteile sollen sich nach ihm zu Nebenkernen oder, unter activer Theilnahme der Basalfilamente, zu Secretmaterial umbilden. Ich muss jedoch gestehen, dass es, wenigstens für unser Object, sehr schwer zu entscheiden ist, ob wirkliche Vermehrung der Kerne durch Amitose vorliegt, oder ob die verschiedenen Formveränderungen der Kerne keine Trennung derselben in einzelne Theile zur Folge haben und bloss Ausdruck einer regen activen Theilnahme an den intracellulären Processen, speciell an der Secretion sind. Man sieht zwar sehr oft Kerne (Fig. 10 Srz, 16, 19 x u. 80 Srz) mit sehr typischen, einseitigen oder ringförmigen Einschnürungen, die manchmal ziemlich tief sind und denen entsprechend sogar im noch nicht zerschnürten Inneren des Kernes eine Art Scheidewand vom Kerngerüst schon gebildet werden kann (Fig. 14 y u. 19 x); in einem, übrigens ganz vereinzelten Falle habe ich, gerade entsprechend der Kerneinschnürung, im Protoplasma eine dunkelgrün gefärbte, mit dunkelrothen Körnern besetzte, einer Attractionssphäre sehr ähnliche Kugel liegen sehen (Fig. 16). Ueberzeugende Uebergangsbilder für die Annahme, dass die Einschnürung wirklich bis zur vollständigen Trennung des Kernes in 2 Hälften verlaufen kann, habe ich leider nicht finden können; ebenso habe ich auch mehrkernige seröse Zellen, wie sie von Garnier (14) in so grosser Anzahl beschrieben und gezeichnet werden, mit Sicherheit nicht beobachtet. Ich muss also doch eher an der Anschauung festhalten, dass sich die Einschürungen allmählich wieder ausgleichen können und dass sie keine Amitose bedeuten, sondern nur eine vorübergehende Formveränderung des Kerns von unbekannter Bedeutung. Ebenso habe ich eine totale Auflösung eines ganzen Kernes in Secretkörner oder eine Verwandlung eines Kernes in einen Nebenkern, wie es Garnier beschreibt, nicht gesehen.

Es ist eine bekannte Thatsache, dass an den Zellen der Speicheldrüsen gewöhnlich keine Wucherungserscheinungen zu beobachten sind, da ja dieselben während der Secretion nicht zerstört werden. In der im Uebrigen nichts Besonderes vorstellenden Retrolingualis eines erwachsenen Hundes habe ich aber doch zwei seröse Zellen in mitotischer Kernteilung begriffen gefunden.

Es muss noch einer Thatsache Erwähnung gethan werden, die manchmal zur Complication der histologischen Bilder der serösen Drüsenschläuche erheblich beiträgt. Es können nämlich aus dem interstitiellen Gewebe in die Drüsentubuli einkernige Leukocyten einwandern (Fig. 14, 15 u. 75 Lkc); dieselben bleiben zunächst zwischen der Membrana propria und den Drüsenzellen, dann zwängen sie sich zwischen die letzteren selbst hinein, liegen in Nischen, die sie im Zellleibe derselben bewirken und dringen mitunter auch in das Innere des letzteren ein, wo sie dann in einer Vacuole eingebettet erscheinen. Nach der Einwanderung verfallen sie der Degeneration und geben Zelleinschlüssen Ursprung, die Nucleolenkörper leicht vortäuschen können. Mit der

Zeit werden diese Leukocytenreste entweder in den Zellen selbst resorbirt, indem sie sich allmählich verkleinern und bis zur Unkenntlichkeit abblassen, oder sie gelangen in das Lumen und werden fortgeschwemmt. Immerhin ist die Zahl der auf solche Weise einwandernden Leukocyten in der normalen Drüse sehr bescheiden.

In der Retrolingualis des pilocarpinisirten Hundes habe ich die serösen Zellen bedeutend verkleinert gefunden. Sehr viele zeigten eine ausgesprochene Vacuolisation des Zellleibes; die Vacuolen waren viel grösser, als in der Norm, nahmen hauptsächlich den inneren Abschnitt der Zellen ein, wo sie manchmal von einander durch ganz dünne Protoplasmareste abgegrenzt erschienen, drückten den Kern oft ganz zusammen, so dass er eine im optischen Schnitte sichelförmige Gestalt annahm und waren mit heller Flüssigkeit erfüllt, in der man keine Spuren von coagulirter Substanz erblicken konnte (Fig. 24 u. 26).

Im Protoplasma, welches an P.-Präparaten seine reticuläre Structur klar hervortreten liess, sah man durchschnittlich nur ziemlich spärliche Ueberreste von grünen Secretkörnern. Sie lagen zwischen den Vacuolen zerstreut, hatten verschwommene Umrisse, färbten sich zum Theil auch schon hell und äusserten eine besondere Neigung zu verklumpen und dadurch grössere, grüne Körper mit unregelmässigen Umrissen zu bilden; ziemlich oft habe ich hier ausserdem in den serösen Zellen auch grosse grüne Granula finden können, die in besonderen Einsenkungen der Kernoberfläche eingebettet lagen. Die Kerne erschienen im Allgemeinen chromatinarm und oft von unregelmässiger Form, mit Einstülpungen und Einschnürungen versehen (Fig. 24—28). An A.-Präparaten waren in den verkleinerten und vacuolisirten Zellen (Fig. 84) ausser Fetttröpfchen und dunkelrothen Nucleolenkörpern nur noch ziemlich spärliche fuchsinophile Granula, zum Theil einzelne, zum Theil zu Ketten verbundene, vorhanden.

Ueberhaupt schien die Secretionsthätigkeit und der ganze Lebensmechanismus der serösen Zellen in diesem Falle durch das Pilocarpin stark in degenerativer Richtung verändert zu sein. Das äusserte sich erstens schon im Auftreten von ziemlich reichlichem Fett in den Zellen; obwohl auch unter normalen Umständen in den serösen Zellen der Retrolingualis, wie oben erwähnt wurde, Fett mitunter nachgewiesen werden kann, so ist das Auftreten von Fett in unserem Falle doch ohne jeden Zweifel als eine degenerative Erscheinung aufzufassen. Zum Theil lagen feine Fetttröpfchen einfach im Protoplasma (Fig. 26 x), zum Theil liess sich aber bestimmt nachweisen, dass sich das granuläre Secretmaterial selbst in Folge des perversen Stoffwechsels der Zelle, statt in normaler Weise ausgeschieden zu werden, fettig verwandelt hatte; zwischen grünen Secretkörnchen lagen mit verschiedener Intensität durch Osmium geschwärzte, besonders deutlich war aber die fettige Entartung an den grossen safranophilen Nucleolenkörpern zu beobachten (Fig. 26, 27 u. 28); die grossen dabei entstehenden kugeligen Fetttropfen behielten die typische Lage neben dem Kern nnd drückten denselben manchmal noch mehr oder weniger tief ein.

Ferner äusserte sich der degenerative Charakter der Veränderungen der Drüsenelemente im Auftreten von zahlreichen Zellen, die mit Secret überfüllt erschienen (Fig. 25). Sie waren gross, sahen wie aufgebläht aus, besassen ein ganz aufgelockertes, helles Protoplasma und waren mit sehr zahlreichen Secretkörnern von kaum bemerkbaren bis zu enorm vergrösserten vollbeladen. Die Körner waren an P.-Präparaten zum Theil roth, zum Theil grün, an A.-Präparaten zum Theil gelb, zum Theil gelbroth gefärbt, liessen dadurch ihre doppelte Abstammung von Secretkörnern protoplasmatischen Ursprungs und von Nucleolenkörpern deutlich erkennen und hatten auch schon zum Theil verschwommene Umrisse und unregelmässige Formen; sehr viele von ihnen waren ferner in mehr oder weniger tief sich schwärzende Fetttropfen verwandelt. Die Nucleolenkörper waren gerade in diesem Falle mit dem grünen Secret durch besonders zahlreiche und deutliche Uebergangsformen verbunden (Fig. 25.) Der Kern sah gewöhnlich blass und geschrumpft aus und lag mitunter ganz isolirt in einer grossen hellen Vacuole. Schliesslich muss noch bemerkt werden, dass die Einwanderung von mononucleären Leukocyten aus dem interstitiellen Gewebe in die Drüsentubuli bedeutend intensiver war, als normal.

4. Ausführungsgänge.

Ueber das System der Ausführungsgänge in der Hunderetrolingualis habe ich nicht viel zu sagen. Es scheint im Vergleich mit den langen, gewundenen Drüsenschläuchen ziemlich schwach entwickelt zu sein, so dass man an Schnittpräparaten überhaupt verhältnissmässig nur selten Ausführungsgänge zu Sicht bekommt.

Wie erwähnt, ist der in einen Ausführungsgang übergehende Abschnitt eines Drüsenschlauches in der Regel mit Schleimzellen ausgekleidet. Die letzten Schleimzellen werden immer kleiner, niedriger, erhalten eine unregelmässige, oft rundliche Form und dann treten an ihre Stelle kleine, niedrige Epithelzellen, ebenfalls von nicht regelmässiger Form, was besonders auch für ihre Kerne zutrifft. Dies Epithel ist in den ersten, kleinsten Gängen einschichtig. Allmählich wird die Epithelschicht mit dem weiteren Verlauf des Ganges und mit dessen Erweiterung immer dicker und zuerst tritt an einzelnen Stellen, dann überall eine zweite Schicht von ganz ähnlichen, unregelmässigen, platten oder kubischen Zellen auf. In diesen Gängen findet man, wie es auch schon von Beyer (l. c.) erwähnt wird, regelmässig viele aber stets begrenzte, isolirte Stellen, wo das Epithel dicker ist, und wo die tiefere Schicht des letzteren zu mehr oder weniger typischen Stäbchenzellen differenzirt erscheint; die letzteren besitzen eine sehr deutliche, typische parallele Strichelung im basalen Abschnitt und ganz ähnliche, reihenförmig angeordnete fuchsinophile Granula, wie in der Submaxillaris, haben aber gewöhnlich doch nicht die richtige regelmässige Form und sind ausserdem an vielen Stellen noch von einer zweiten, wenn auch mehrfach unterbrochenen Schicht von Epithelzellen überlagert.

In den grösseren Gängen besteht die oberste Zellschicht schon aus cylindrischen Elementen und es tritt hier also ein mehrschichtiges Cylinderepithel auf.

5. Interstitielles Gewebe.

Das interstitielle Gewebe der Retrolingualis des Hundes beansprucht ein besonderes Interesse, weil es in grosser Anzahl eigenthümliche Zellformen enthält, welche zur Secretionsthätigkeit der Drüsenelemente in engster Beziehung zu stehen scheinen.

Der Zellreichthum des interstitiellen Gewebes mancher Speicheldrüsen, auch speciell der Retrolingualis (resp. Sublingualis) des Hundes ist schon von verschiedenen Autoren bemerkt worden. So unterscheidet Beyer (l. c.) im interstitiellen Gewebe der Sublingualis des Hundes 3 Arten von Zellen: 1. Lymphkörperchen, bisweilen reihenförmig angeordnet und ganze Strassen bildend, — diese Zellen dürften wohl den von mir im Folgenden als Plasmazellen beschriebenen Elementen entsprechen; 2. Bindegewebszellen mit Ausläufern und 3. grosse Plasmazellen. Schon R. Heidenhain hat ebenfalls die Aufmerksamkeit auf diesen Zellreichthum des genannten Gewebes gelenkt. Frenkel (11) findet im interstitiellen Gewebe der Submaxillaris des Hundes, welches in der ruhenden Drüse nur aus Capillarenedothelien und spärlichen einfachen Bindegewebszellen bestehen soll, bei starker Thätigkeit eine ausserordentliche Vermehrung der Zellen, wobei er die Entstehung der letzteren im Sinne der Grawitz'schen Schlummerzellentheorie erklärt. Gerade für die Retrolingualis des Igels beschreibt endlich R. Krause (21) im interstitiellen Gewebe den Drüsentubulis eng angeschmiegte, grosskernige Zellen mit metachromatisch sich färbenden Granulis im Zellleibe; in der gereizten Drüse sind diese Zellen sehr selten. Sie spielen nach R. Krause bei der secretorischen Thätigkeit der Drüse eine gewisse Rolle; sie finden sich auch am häufigsten gerade bei solchen Drüsenschläuchen, deren Zellen thätig sind. Aehnliche granulirte Zellen werden auch für das interstitielle Gewebe der Zungenwurzeldrüsen desselben Thieres von Garnier (14) erwähnt.

Ausser Gefässen, gewöhnlichem lockerem Bindegewebe, typischen Mastzellen, die hier etwas weniger häufig, als in der Submaxillaris sind, spärlichen, fetthaltigen Wanderzellen und vereinzelt zerstreuten grossen Fettzellen finde ich im interstitiellen Gewebe der Retrolingualis eine über alle andere prävalirende Art von zelligen Elementen, die ich in Anbetracht der vollkommenen Aehnlichkeit derselben mit den von zahlreichen Autoren (Unna 47, v. Marschalko 30, Krompecher 24 u. A.) bei verschiedenen pathologischen, namentlich entzündlichen Processen beschriebenen Zellformen fortan Plasmazellen nennen will.

Es entsprechen diese Zellen auch jedenfalls den von R. Krause (21) für die Retrolingualis des Igels beschriebenen und ebenso wie die letzteren scheinen auch sie eine grosse Rolle beim Secretionsprocesse zu spielen.

Besonders schön und demonstrativ treten sie an mit Toluidinblau-Orange gefärbten S.-Präparaten hervor (Fig. 80 u. 81 Plz.). Sie erscheinen hier als ziemlich grosse, gewöhnlich polygonale oder rundliche, in der Regel einkernige, protoplasmareiche Elemente; der Kern hat eine himmelblaue Farbe und ist viel dunkler, als die Kerne der Drüsenzellen; der Zellleib ist mit einer dichten Körnung erfüllt, die die einzig wahrnehmbare Structur desselben vorstellt; obwohl aber das Protoplasma grobkörnig erscheint, sind in demselben einzelne distincte Körnchen nicht gut zu unterscheiden, genau so, wie es für die echten Plasmazellen z. B. von v. Marschalko und Krompecher geschildert wird. Diese Körnung wird durch Toluidinblau intensiv gefärbt und zwar in einer röthlichen, metachromatischen Nüance, genau ebenso, wie die schon beschriebene Körnung in den Drüsenzellen selbst, in deren basalen Abschnitten. Ganz ausgesprochen metachromatisch, wie es z. B. die groben sphärischen Granula der Mastzellen sind, erscheint sie aber jedenfalls nicht; abgesehen von der Form und Grösse der Granula unterscheidet sie sich also auch in ihrer chemischen Beschaffenheit von der Granulation der Mastzellen.

Eine weitere Besonderheit, die sofort in die Augen fällt und an den hellen perinucleären Hof der Plasmazellen von v. Marschalko und Krompecher lebhaft erinnert, ist die, dass im dunklen, gekörnelten Zellleibe, überall, wo die Zellen vom Schnitt günstig getroffen sind, neben dem excentrisch liegenden Kerne ein kreisrunder, granulafreier, vollkommen homogener, durch Orange gelbgefärbter Hof zu sehen ist, — ohne Zweifel eine Attractionssphäre.

In den eckigen, unregelmässigen Räumen zwischen den Drüsenschläuchen liegen die beschriebenen Plasmazellen in kleineren oder grösseren Haufen, gewöhnlich immer in Gruppen, in welchen die einzelnen Zellen durch gegenseitigen Druck die polygonale Form eben bekommen. Die äussersten Zellen, die an oder zwischen die eng aneinander grenzenden Drüsenschläuche zu liegen kommen, sind oft platt oder einseitig ausgezogen.

Fast überall sieht man nun, wie sich die Plasmazellen von aussen der Wand der Drüsenschläuche uud zwar hauptsächlich, wenn auch nicht ausschliesslich, der serösen, anlagern und sich gegen dieselbe oft platt drücken, um von den Drüsenzellen dann nur durch eine äusserst feine Lamelle, die Membrana propria, abgegrenzt zu ercheinen (Fig. 80 mp). Unwillkürlich drängt sich der Gedanke auf, dass diese Zellen gewisse Stoffe, wahrscheinlich in gelöster Form, den Drüsenzellen dabei übermitteln und diese Annahme gewinnt eine gewisse Stütze in der schon hervorgehobenen Thatsache, dass die Körnung in den beiden einander so innig anliegenden Zellarten die gleichen Farbenreactionen giebt.

An A.-Präparaten (Fig. 79 Plz.) erscheint der Zellleib der beschriebenen Elemente mit distincten, tiefroth sich färbenden Körnern dicht erfüllt, wobei auch hier der granulafreie, helle Hof neben dem Kern oft genug deutlich hervortritt.

An P.-Präparaten (Fig. 40 Plz.)[1]) erscheint das Protoplasma der Plasmazellen grün gefärbt und nur undeutlich granulirt, dafür sieht man aber die Structur des Kerns besonders deutlich; er ist gewöhnlich sphärisch und enthält ausser einem zarten, hellen Gerüst, welches sein Innere durchsetzt, mehrere grosse, scharf umschriebene Chromatinbrocken, die die Innenfläche der Kernwand mit regelmässigen Abständen zwischen einander auskleiden und die Form von Kugelsegmenten, die mit der flachen Seite der Kernmembran von innen aufliegen, besitzen. Hin und wieder trifft man solche Kerne mit einseitigen oder ringförmigen, mehr oder weniger tiefen Einschnürungen versehen; Zellen mit zwei Kernen habe ich aber nur äusserst selten finden können, so dass eine regelrechte amitotische Kerntheilung hier, wenn überhaupt, so doch nur in Ausnahmefällen eintritt. Allerdings habe ich ziemlich oft im interstitiellen Gewebe Stellen finden können, wo in einer Gruppe von Plasmazellen die Grenzen zwischen den einzelnen Elementen ganz unkenntlich waren, sodass man eigentlich die ganze Gruppe eine echte polynucleäre Riesenzelle hätte nennen können; solche Gebilde waren hier aber jedenfalls durch Zusammenfliessen von einzelnen Zellen entstanden, nicht durch Kernvermehrung. Einwandsfreie Mitosen habe ich in Plasmazellen nicht gesehen. Zwei Mal habe ich Zellen gefunden, die an Stelle des Kernes merkwürdig gestaltete Chromatinmassen enthielten, es konnte sich aber auch bloss um degenerative Kernverklumpungen handeln.

Auch in der normalen Drüse kann man stets, wenn auch nicht gerade häufig, Plasmazellen begegnen, die sich im Zustande der Degeneration befinden und besonders deutlich an P.-Präparaten hervortreten; sie liegen gewöhnlich der Wand der Drüsentubuli schon nicht mehr eng an, ihr Zelleib ist verdichtet, homogenisirt und mit Lichtgrün intensiv gefärbt. Der Kern sieht stark geschrumpft und pyknotisch aus und stellt eigentlich einen einzigen homogenen, oft vacuolisirten, tief roth gefärbten Chromatinklumpen vor. An Toluidinblau-Orange-Präparaten färbt sich der Zellkörper dieser degenerirenden, auch im Ganzen sehr verkleinerten, geschrumpften Elemente ebenfalls diffus und sehr intensiv mit

[1]) Eigentlich gehört diese Figur einer pathologischen Retrolingualis an, doch ist auf derselben eine normale Plasmazelle zu sehen.

Toluidinblau, ohne eine distincte Körnung mehr hervortreten zu lassen. Solche necrobiotische Zellen zerfallen dann an Ort und Stelle gänzlich und verschwinden.

Was den Ursprung der Plasmazellen betrifft, so muss ich mich nach dem, was ich in meinen Präparaten beobachtet habe, v. Marschalko und Krompecher in dieser Beziehung anschliessen und die Plasmazellen für ausgewanderte und in besonderer Weise speciell differenzirte einkernige Leukocyten erklären. Es ist auch in der normalen Drüse keine Seltenheit, dass man aus kleinen Blutgefässen in das interstitielle Bindegewebe mononucleäre Leukocyten emigriren sieht; die letzteren wandern dann weiter und gelangen zwischen die Drüsentubuli.

Es ist nun unter normalen Verhältnissen zwar nicht leicht, die nöthigen Uebergangsformen bis zur ausgebildeten Plasmazelle mit allmählich hypertrophirendem Protoplasma und mit der an Masse immer zunehmenden Körnung im letzteren herauszufinden, aber sie finden sich doch und treten, wie wir sehen werden, unter bestimmten Verhältnissen pathologischer Art mit einer so ausserordentlichen Deutlichkeit hervor, dass in dieser Beziehung wohl kein Zweifel mehr bestehen kann (Fig. 102). Die Structur des Kernes in den Plasmazellen ist für die Beurtheilung ihrer Entstehung auch von grosser Bedeutung: wenn derselbe auch grösser und chromatinreicher ist, entspricht er sonst doch sehr den Kernen der mononucleären Leukocyten, der Lymphocyten.

Ich stelle mir also den Sachverhalt so vor, dass im interstitiellen Gewebe der Hunderetrolingualis aus kleinen Blutgefässen einkernige Leukocyten auswandern, dass sie in diesem Gewebe geeignete Bedingungen dazu finden, um zu hypertrophiren und in ihrem Zellleibe eine besondere Substanz auszuarbeiten und aufzuspreichern, die gewisse charakteristische Reaktionen giebt und dass sie dann, sich an die Drüsenschläuche, hauptsächlich an solche mit serösen Zellen, eng anlagernd, den Drüsenzellen diese Substanz übermitteln; die letztere muss dabei natürlich die Membrana propria passiren und thut solches wahrscheinlich in gelöstem Zustande, nicht in Form von körperlichen, granulären Elementen.

Analoge Beobachtungen existiren auch für manche andere Drüsen: so soll z. B. nach Plato (39, 40) beim Kater und auch anderen Thieren ein Uebertritt von Fett aus den interstitiellen Zwischenzellen des Hodens in die

Sertoli'schen Zellen stattfinden; dieser Forscher nimmt allerdings an, dass das Fett die Membrana propria direct in Form von Tropfen, nicht in gelöstem Zustande, durch besondere Canälchen passirt.

Vom angeführten Standpunkte betrachtet, hat es noch ein besonderes Interesse, dass in der Retrolingualis des pilocarpinisirten Thieres auch die Plasmazellen deutliche Veränderungen aufwiesen. Es waren unter denselben erstens besonders zahlreiche, auf die beschriebene Weise degenerirende Exemplare zu sehen; auch von den übrigen Plasmazellen sahen aber viele nicht normal aus, indem im Zellleibe die specifische Körnung durch Toluidinblau nur noch in ziemlich spärlicher Menge darzustellen war; die Zellen schienen leer zu sein und besonders in den abgeplatteten, den Drüsenschläuchen eng anliegenden, sah man im Protoplasma nur spärliche Ueberreste der specifischen Körnung. Diese Beobachtung liefert, wie mir scheint, einen weiteren Beweis für die Annahme, dass die von den Drüsenzellen secernirten Stoffe zum Theil von den interstitellen Plasmazellen stammen und dass bei einer die Drüsenzellen erschöpfenden Secretion auch diese Elemente die nöthigen Stoffe nicht mehr in genügender Menge liefern können.

Die Befunde bei der paralytischen Secretion einer- und nach Unterbindung der Ausführungsgänge der Speicheldrüsen andererseits werden dieser Vorstellung weitere Stützen geben.

Da die von mir beschriebenen Plasmazellen den typischen Plasmazellen der Autoren so sehr entsprechen, kann ein Zweifel an der Zusammengehörigkeit dieser beiden Zellarten kaum entstehen; es muss angenommen werden, dass die aus den Gefässen auswandernden mononucleären Leukocyten im interstitiellen Gewebe der normalen Retrolingualis des Hundes für ihre weitere Entwickelung und Differenzirung ähnliche Bedingungen finden können, wie es bei verschiedenen pathologischen Processen, namentlich entzündlichen, der Fall ist. In den normalen Speicheldrüsen übermitteln die reifen Plasmazellen gewisse Stoffe an die Drüsenzellen, die dieselben dann ausscheiden; vielleicht hat diese merkwürdige Zellform auch unter pathologischen Umständen eine ähnliche Function zu verrichten.

Ich muss ferner hinzufügen, dass sich im interstitiellen Gewebe der Retrolingualis manchmal begrenzte Haufen von homogenen, sphärischen, runden Körpern finden lassen, die sich an P.-Präparaten meistens leuchtend roth färben, zum Theil auch leicht geschwärzt erscheinen können. Sie erinnern sehr an die Russel'schen Fuchsinkörperchen und sind auch den Nucleolenkörpern in den serösen Drüsenzellen ziemlich ähnlich. Die Körper liegen frei in der Zwischensubstanz, oft sind neben denselben noch Kernreste vorhanden. Sie stammen vermuthlich von den Plasmazellen, etwas Genaueres über ihren Ursprung habe ich nicht ermitteln können. Krompecher (l. c.) beschreibt ebenfalls Entstehung von Russel'schen Körpern aus Plasmazellen.

Am Schlusse dieses Abschnittes will ich schlieslich noch einer Zellart Erwähnung thun, die gerade in der Retrolingualis und zwar an mit Eisenhämatoxylin tingirten S.-Präparaten besonders deutlich hervortritt und nach meiner Meinung, wenigstens vorläufig, am Besten zum interstitiellen Gewebe gerechnet werden muss.

Es sind dies zellige Elemente, welche zwischen der Membrana propria und den Drüsenzellen liegen und schon längst als sogenannte Korbzellen bekannt sind. Sie wurden zuerst von W. Krause (23) entdeckt, dann von Boll (7) besonders ausführlich beschrieben und in der letzten Zeit gerade an Eisenhämatoxylinpräparaten von Speicheldrüsen von Zimmermann (49) als sternförmige Basalzellen beobachtet. Später sind sie auch noch von Garnier (14) gelegentlich erwähnt worden.

In Uebereinstimmung mit den Angaben Zimmermann's finde ich diese Zellen, welche besonders zahlreich in den Schleimtubulis sind, aber auch in den serösen nicht fehlen, als platte oder ovale, zwischen den Drüsenzellen und der Membrana propria liegende, oft tief schwarz gefärbte Kerne, die von einer kleinen Protoplasmamenge umgeben sind. Das Protoplasma entsendet zahlreiche lamellenförmige, dünne Ausläufer, die der inneren Oberfläche der Membrana propria anliegen und mit den Ausläufern der benachbarten Zellen wahrscheinlich anastomosiren, — an Schnittpräparaten kann man das letztere natürlich nicht direct sehen. Den Zellen sind nun tiefschwarze Fibrillen oder zum Theil schmale Bänder einverleibt, die, isolirt bleibend, die ganze Zelle und ihre Ausläufer durchziehen, sich besonders in der Umgebung des Kernes vielfach kreuzen und den ganzen Drüsenschlauch umflechten; besonders intensiv werden diese Gebilde in den peripherischen Schichten der Sublimatpräparate gefärbt (Fig. 38 Kbz.).

Diesen Elementen wird fast allgemein, als conctractilen oder elastischen Gebilden, eine mechanische Bedeutung zugeschrieben. Die Ansichten über die Herkunft derselben gehen hingegen weit auseinander, da die einen Autoren sie für epithelial, die anderen für bindegewebig erklären. Die erste Ansicht vertreten z. B. v. Ebner (vergl. Oppel l. c. S. 649) und Kolossow (l. c.), welch' letzterer die Korbzellen direct als Muskelzellen bezeichnet. Die zweite ist aber bis jetzt jedenfalls die herrschende. Wie Oppel in seinem Lehrbuche (l. c. S. 650) hervorhebt, kann diese Frage nur durch embryologische, die Histogenese der fraglichen Elemente betreffende Untersuchungen endgültig gelöst werden.

V. Die Veränderungen der Speicheldrüsen nach Durchtrennung der Chorda tympani.

A. Submaxillaris.

Dass die Unterkieferdrüse des Hundes nach Durchtrennung der Chorda tympani bei der darauffolgenden paralytischen Secretion gewisse mikroskopische Veränderungen thatsächlich erleidet, erscheint, wenn man eine ganze Reihe von Fällen genau mikroskopisch untersucht, über alle Zweifel erhaben. Die Veränderungen haben aber einen solchen Charakter, dass es nicht leicht ist, in jedem einzelnen Falle dieselben zu constatiren und noch schwieriger ist es, dieselben zu beschreiben.

Es hängt dies einerseits davon ab, dass die Veränderungen des Drüsengewebes qualitativ nur wenig charakteristisch sind und wenig in die Augen fallen, und andererseits davon, dass dieselben ohne sichtbare Ursache bei gleich vollkommener Zerstörung der Chorda in dem einen Falle mehr, in dem anderen weniger deutlich erscheinen können.

Die oft sehr auffallende, längst bekannte Verkleinerung des Umfanges der Drüse erfordert vor Allem eine genügende mikroskopische Erklärung. In Uebereinstimmung mit den oben erwähnten kurzen Angaben von Langley (26) finde ich nun diese Erscheinung durch eine gleichmässige Verkleinerung [1]) der parenchy-

[1]) Messungen von Schleimzellen und auch von Stäbchenepithelien habe ich öfters ausgeführt und sie haben mir auch ein positives Resultat ergeben — eine Verkleinerung der Elemente im Vergleich mit der normalen Drüse; die Zahlendifferenzen selbst waren aber so unbeständig, dass ich von einer Anführung derselben absehen kann.

matösen Elemente der Drüse und vor Allem der Schleimzellen verursacht.

1. Schleimzellen.

Es verkleinern sich die Schleimzellen der Submaxillaris bekanntlich auch bei gewöhnlicher, mehr oder weniger intensiver Secretion, ob sie nun durch normale oder künstliche electrische Reize hervorgerufen wird; dabei treten aber auch entsprechende qualitative Veränderungen in den Zellen ein, die im Präparat auf den thätigen Zustand derselben schliessen lassen: — das protoplasmatische Gerüstwerk gewinnt an Masse, besonders im basalen Zellabschnitt, der Kern rundet sich etwas ab und rückt von der Membrana propria weg.

Die Verkleinerung der Schleimzellen bei der paralytischen Secretion trägt hingegen einen ganz anderen Charakter: qualitative, dem thätigen Zustande entsprechende Veränderungen fehlen dabei und die Zellen nehmen, wie es auch Langley hervorhebt, ein sogar noch mehr „ruhendes" Aussehen an. Die Zelle erscheint kleiner, als ob sie mittelst eines schwächeren Objectivs betrachtet wird, es enthält in Folge dessen auch dasselbe Gesichtsfeld mehr zellige Elemente, als es für die Drüse der normalen Seite der Fall ist.

An A.- (Fig. 85) und P.-Präparaten erscheint das protoplasmatische Gerüstwerk feiner, als normal, die von ihm gebildeten Maschen sind kleiner, ebenso die dabei auch spärlicher werdenden rothen Granula in den Gerüstlamellen. Nur selten, in einigen Fällen von verhältnissmässig kurzer (z. B. 9-tägiger) Dauer, wo durch das physiologische Experiment eine besonders reichliche paralytische Secretion constatirt werden konnte, sahen die Schleimzellen insofern thätigen Schleimzellen etwas ähnlicher aus, als in der Mitte ihres Zellleibes der von Zimmermann als mechanisches Centrum gedeutete, von mir oben bereits beschriebene, verdichtete Protoplasmahof ziemlich deutlich hervortrat; es lässt solches immerhin auf eine stattgefundene partielle Entleerung des in den Zellen angehäuften Secretmaterials schliessen.

Gewöhnlich behält auch bei der stärksten Verkleinerung der Schleimzellen deren Kern dasselbe Aussehen, welches für den ruhenden Zustand der Zelle charakteristisch ist. Er bleibt platt an der Basis der Zellen liegen und wird nach wie vor intensiv und gleichmässig gefärbt. Nur in den verhältnissmässig spärlichen, zuletzt genannten Fällen sah ein Theil der Kerne doch etwas geschwollen aus, wobei man im Inneren der letzteren einen Nucleolus und ein sehr dichtes Chromatingerüst erkennen konnte, besonders wenn der Kern von der Fläche angesehen wurde.

Das in den Maschen des protoplasmatischen Gerüstwerkes liegende Secretmaterial scheint aber doch gewisse qualitative Veränderungen zu erleiden und zwar äussert sich das hauptsächlich in einem abweichenden Verhalten desselben den fixirenden Flüssigkeiten gegenüber. Wie die im frischen Zustande sichtbaren Secrettropfen in einer paralytischen Submaxillaris verändert erscheinen, vermag ich leider nicht anzugeben, da ich nicht Gelegenheit hatte, die Zellen frisch zu untersuchen An A.-Präparaten (Fig. 85) sieht man aber in den verkleinerten und von den verdünnten Protoplasmalamellen begrenzten Maschen meistens nicht mehr so deutliche, sphärische, graugelbe Granula liegen, wie es für die normale Drüse (Fig. 67 Slz.) beschrieben worden ist, sondern die Secretmassen haben verschwommene, undeutliche Umrisse, sind schwächer graugelb gefärbt und äussern eine besondere Neigung, zu einer unregelmässigen netzigen Masse zusammenzusintern. Entsprechendes beobachtet man auch an P.-Präparaten: hier ist es schwerer, als unter normalen Verhältnissen distincte runde grüne Granula in den Maschen des Spongioplasmas zu bekommen; es wird das Secretmaterial hier ebenfalls viel leichter in Form einer netzartigen grünen Masse coagulirt.

An mit gewöhnlichen Farben tingirten S.-Präparaten sieht man nur das feine, atrophische Protoplasmagerüst in den verkleinerten Schleimzellen, nach Toluidinblaufärbung (Fig. 86) erhält man dasselbe grobe, aus coagulirtem Secretmaterial bestehende, das Protoplasmagerüst verdeckende, metachromatisch gefärbte Netz, wie im normalen Zustande, doch sind hier in diesem Netz die Balken dünner und die Maschen kleiner.

Die Schleimzellen verändern sich also auch qualitativ; sie befinden sich zweifelsohne im Zustande einer anhaltenden, nicht intensiven Thätigkeit, die aber dadurch besonders charakterisirt wird, dass sich das Protoplasma nach Entfernung des aufgespeicherten Secretmaterials nicht so vollkommen regenerirt, wie unter normalen Bedingungen; es fährt fort, Secret zu liefern, verliert aber dabei selbst immer mehr an Masse, der Kern nimmt auch an der Regenerationsthätigkeit nicht mehr in genügendem Grade Anteil. Dementsprechend wird schliesslich auch ein Secret geliefert, welches sich vom normalen in gewisser Hinsicht unterscheiden lässt. Es müssen diese Veränderungen der Schleimzellen also als atrophische bezeichnet werden. Die veränderte Beschaffenheit des Secretmaterials im Inneren der Schleimzellen und die Atrophie des protoplasmatischen Gerüstwerkes in denselben dürften wahrscheinlich auch die Ursache der verminderten Consistenz des Drüsengewebes vorstellen.

Wenn die beschriebene Verkleinerung der Schleimzellen, besonders im Vergleich mit den weiter unten geschilderten Veränderungen der Retrolingualis, auch als im Allgemeinen das ganze Organ gleichmässig betreffend bezeichnet werden kann, so trifft man doch in jeder paralytischen Submaxillaris Stellen, in denen die Schleimzellen besonders stark verändert erscheinen. Diese Stellen entsprechen gewöhnlich der Umgebung der dicken Bindegewebssepten mit grösseren Gefässen und Ausführungsgängen; hier können sich in zahlreichen Drüsenschläuchen die Schleimzellen bedeutend verkleinern, wobei sie, ebenso, wie die aus ihnen bestehenden Drüsenschläuche, zusammenschrumpfen und als kleine, kubische Elemente erscheinen; der Kern bleibt aber dabei meistens doch platt.

Alle die beschriebenen Veränderungen der Schleimzellen sind in der paralytischen Submaxillaris mitunter schon nach 10 Tagen deutlich zu sehen; im Allgemeinen entwickeln sie sich aber langsam und allmählich im Laufe der ersten 30 Tage; dann scheinen sie still zu stehen und, so viel ich nach meinem Material, dessen längster Fall 84 Tage alt war, urteilen kann, einerseits nicht weiter vorzuschreiten, andererseits aber sich auch nicht zurückzubilden.

Da die Schleimzellen in der Submaxillaris des Hundes die Hauptmasse der ganzen Drüse überhaupt ausmachen, so hängen die makroskopisch wahrnehmbaren Veränderungen der letzteren hauptsächlich von den beschriebenen Alterationen der Schleimzellen ab. Es sind aber auch an anderen Drüsenbestandtheilen während der Dauer der paralytischen Secretion mehr oder weniger charakteristische Veränderungen zu constatiren.

2. Halbmondzellen.

Für diese Elemente ist es noch viel schwerer, als für die Schleimzellen, die Veränderungen zu bestimmen; in der paralytischen Drüse unterscheiden sie sich zwar gewöhnlich von den Halbmondzellen in der entsprechenden normalen, aber in den einzelnen Fällen können sie wieder ganz verschieden aussehen; zumal sind die Veränderungen auch an und für sich nicht sehr bedeutend.

Jedenfalls befinden sich die Halbmondzellen bei der paralytischen Secretion auch in Thätigkeit, vielleicht sogar in einer intensiveren, als die Schleimzellen; im Allgemeinen kann man sagen, dass sie in den früheren Stadien, etwa während der ersten 10—15 Tagen, verhältnissmässig vergrössert erscheinen, sich dann allmählich verkleinern und in den spätesten Stadien gewöhnlich kleiner, als in der entsprechenden normalen Drüse sind. Was die feinere Structur betrifft, so ist in ihnen während des Vergrösserungsstadiums absolut nichts von der Norm abweichendes zu entdecken, obwohl ihr Aussehen, wie gesagt, in jedem einzelnen Falle sehr verschieden ist. An P.-Präparaten sieht man sie wie gewöhnlich mehr oder weniger mit grünen Granulis erfüllt, die um den Kern herum radiär angeordnet sind. An A.-Präparaten sieht man das Gerüstwerk und die fuchsinophilen und graugelben Granula. In manchen Fällen schien mir die Zahl der letzteren im Verhältniss zu den fuchsinophilen vergrössert zu sein.

In den späteren Stadien, besonders in den Fällen resp. an den Stellen, wo die Schleimzellen am stärksten verkleinert waren, boten die hier ebenfalls mehr oder weniger bedeutend verkleinerten Halbmondzellen gewöhnlich doch ein von der Norm abweichendes Aussehen dar; ihr Protoplasma war dunkel, an P.-Präparaten (Fig. 29) mit grünen Körnern dicht erfüllt, während der Kern meistens in eine Ecke des Zellleibes verschoben, eckig und geschrumpft erschien und eine starke Verdichtung des Gerüstes aufwies. Die grünen Granula waren, besonders an den eingedrückten Stellen der Kernoberfläche, in gewöhnlicher Weise zu derselben radiär angeordnet; in der Umgebung des Kerns sah man ferner besonders zahlreiche und grosse roth gefärbte, oft etwas eckige Körner, die, dem oben Erörterten gemäss, vom Kern stammen müssen und gerade in den verkleinerten Halbmondzellen sehr oft dicht der Kernmembran anliegend gefunden wurden. An A.-Präparaten ist dabei die Zahl der fuchsinophilen Granula in den Halbmondzellen vermindert.

3. Ausführungsgänge.

Prägnanter sind die Veränderungen der Ausführungsgänge, die in der paralytischen Submaxillaris gewöhnlich nur wenig coagulirtes Secret in den Schnittpräparaten enthalten, und hauptsächlich in den Speichelröhren.

Das Stäbchenepithel der letzteren scheint an der paralytischen Secretion auch Theil zu nehmen und dementsprechend erleidet es ziemlich typische und constante mikroskopische Veränderungen.

Dieselben bestehen ebenfalls hauptsächlich in einer Verkleinerung der Stäbchenepithelzellen, einer Verkleinerung, die schon nach 11 Tagen augenfällig werden kann, besonders deutlich in den späteren Stadien hervortritt und, ebenso wie die Veränderungen der übrigen Elemente, schliesslich weder weiter zu progressiren, noch sich zurückzubilden scheint. Die Zellen verkleinern sich sowohl im Längs- als auch im Querdurchmesser und das letztere hat zur Folge, dass die Kerne viel näher aneinander zu liegen kommen und dabei oft zwei oder sogar mehrere unregelmässige Reihen bilden.

Die zweite, sehr constante, obwohl auch nur herdweise auftretende Erscheinung ist die Auflockerung des Protoplasmas im mittleren Abschnitte der Zelle, in der Umgebung des Kernes. Die Maschen des netzartigen Protoplasmagerüstes werden hier immer grösser und heller und schliesslich liegt der Kern in einem hellen Hof, sodass er mit der Zellsubstanz nur noch durch dünne Brücken von Spongioplasma verbunden bleibt. Die ganze bedeutend verkleinerte Zelle kann dabei ein bläschenförmiges Aussehen annehmen und an A.-Präparaten (Fig. 87) sieht man dann, wie die so typische Lagerung der fuchsinophilen Granula ganz verschwunden ist. Von der stäbchenförmigen Anordnung derselben an der Basis der Zellen ist kaum eine Spur noch zu sehen, alle Granula liegen wirr durcheinander, befinden sich auch im innersten Abschnitte der Zellen, wo sie normal fehlen, lassen aber den hellen perinucleären Hof frei. Sie werden von hier durch die sich ansammelnde Flüssigkeit nach der Peripherie der bläschenförmigen Zelle abgedrängt.

Auch an Präparaten anderer Art vermisst man in den basalen Abschnitten der vacuolisirten Epithelzellen die charakteristische Stäbchenstructur.

Die Kerne des Stäbchenepithels zeichnen sich, ausser ihrer unregelmässigen Lage, durch eine manchmal sehr bedeutende, zu einer eckigen, oft sogar halbmondförmigen Gestalt führende Schrumpfung und durch Chromatinarmuth aus; während die Kerne normal dabei stets gelbgrau erscheinen, färben sich viele von den eckigen, geschrumpften Kernen nach der Altmann'schen Methode (Fig. 87) bräunlich roth. Die Zahl der an Eisenhämatoxylin-Präparaten tiefschwarz erscheinenden Kerne scheint im Stäbchenepithel der paralytischen Submaxillaris vermindert zu sein.

Die in der Umgebung des Kernes im Protoplasma in der normalen Drüse mitunter auftretenden, sich an P.-Präparaten eigenthümlich dunkelroth oder braun färbenden, oben beschriebenen Körner nucleären Ursprungs sind in dem Stäbchenepithel der paralytischen Submaxillaris, dort, wo dasselbe wenig oder nicht vacuolisirt erscheint, gewöhnlich in noch grösserer Menge, als normal, vorhanden (Fig. 30). Die im Auftreten von solchen Körnchen ihren Ausdruck findende secretorische Thätigkeit des Stäbchenepithels scheint also bei der paralytischen Secretion an Intensität noch zu gewinnen.

In den grösseren Ausführungsgängen und den Schaltstücken habe ich keine Veränderungen gefunden.

Der von vielen Forschern beobachtete Reichthum des paralytischen, aus dem Wharton'schen Gang gewonnenen Speichels an Leukocyten ist mit den Veränderungen in der Submaxillaris leider kaum in Zusammenhang zu bringen. Während das paralytische Secret der Retrolingualis, wie wir sehen werden, in der That an Leukocyten sehr reich sein muss, sind in der Submaxillaris mit Leukocyten infiltrirte Ausführungsgänge, die ich in einigen Fällen allerdings, ebenso wie R. Krause (22), gesehen habe, im Allgemeinen doch nur ganz vereinzelte, zufällige Befunde. Es handelte sich in solchen Fällen gewöhnlich nicht um Speichelröhren, sondern um grössere Ausführungsgänge mit mehrschichtigem Cylinderepithel. Sowohl das letztere, als auch die angrenzenden Drüsentubuli mit dem dazwischen liegenden Bindegewebe waren mit grossen Mengen von meistens mehrkernigen Leukocyten erfüllt, die zum Theil an Ort und Stelle degenerirten, zum Theil aber auch das Epithel selbst zum Schwunde brachten, in das Lumen gelangten und vom Speichel dann fortgeschwemmt wurden.

4. Interstitielles Gewebe.

Die scheinbar grössere Zähigkeit der Bindegewebssepten zwischen den Läppchen der paralytischen Drüse findet ihre Erklärung erstens in der entsprechend weicheren Consistenz des Drüsengewebes, und zweitens in einer thatsächlich zu constatirenden, übrigens ganz geringfügigen Verdichtung des interstitiellen Bindegewebes.

5. Paralytische Submaxillaris bei jungen Hunden.

Merkwürdiger Weise waren alle die beschriebenen Veränderungen besonders deutlich bei den jungen Hunden ausgeprägt. Bei diesen fanden sich ausserdem in einigen Fällen in der Submaxillaris kleine, begrenzte Stellen, wo das Gewebe sehr tiefgreifende Alterationen aufwies, welche an die für die Retrolingualis weiter unten beschriebenen lebhaft erinnerten. An solchen Stellen waren alle parenchymatöse Elemente stark verkleinert und atropisch, besonders die Schleimzellen, welche zum Theil sogar Zerfallserscheinungen darboten; die Lumina der Drüsenschläuche und der Ausführungsgänge waren durch dicke, geronnene, intensiv sich färbende Secretmassen dilatirt. Die Zellen der Speichelröhren waren besonders stark atrophisch, oft sogar abgeplattet und vacuolisirt. Die Halbmondzellen sahen meistentheils verkleinert aus und hatten geschrumpfte Kerne.

In einigen Halbmondzellen und auch im Schaltstückepithel habe ich ausserdem an einer solchen Stelle bei einem von meinen jüngsten Thieren noch Mitosen gefunden und dieser Umstand scheint mir bestimmt dafür zu sprechen, dass sich die Zellen in diesem Falle in einem noch nicht vollkommen differenzirten Zustande befunden haben.

Auch das interstitielle Gewebe war an den beschriebenen Stellen stark verändert; es war mit Leukocyten infiltrirt, die auch in die Drüsenschläuche und die Ausführungsgänge in reichlichen Mengen einwanderten, erschien ödematös durchtränkt und in einigen Bindegewebszellen waren Mitosen zu constatiren; ausserdem befanden sich hier oft noch zahlreiche fetthaltige Zellen.

Ich muss allerdings zugeben, dass die beschriebenen Veränderungen einfachen entzündlichen sehr ähnlich waren und dass man dieselben also einfach für die Folge eines bei der Operation zufällig verursachten localen Traumas erklären könnte. Es würden jedoch bei dieser Annahme die Erscheinungen der intensiven Secretion an solchen Stellen, welche eine starke Füllung der Drüsenschläuche und Gänge mit Secretmassen bewirkten, unerklärt bleiben.

6. Wirkung des Pilocarpins auf die paralytische Submaxillaris.

In der paralytischen Submaxillaris des mit Pilocarpin vergifteten Hundes waren Veränderungen zweierlei Art zu constatiren: erstens die für das entsprechende Stadium (48 Tage) der paralytischen Secretion charakteristischen und zweitens solche, die auf die noch hinzugekommene Wirkung des Giftes zurückzuführen waren.

Die Schleimzellen waren im Vergleich mit den gewöhnlichen Fällen der paralytischen Secretion von derselben Dauer noch stärker verkleinert. Das protoplasmatische Gerüstwerk sah in der üblichen Weise atrophisch aus und in den Maschen desselben habe ich sowohl an P.- (Fig. 31 Slz.), als auch an A.-Präparaten nur sehr verschwommene und ganz unregelmässige Secretkörner finden können; das in den Zellen noch übrig gebliebene Secretmaterial wurde bei allen Fixirungen mehr in Form einer unregelmässigen, verschwommenen Masse coagulirt. In vielen Schleimzellen war der oben schon mehrmals erwähnte centrale verdichtete Protoplasmahof sichtbar (Fig. 31 Slz.), die Kerne waren aber meistentheils in der für die paralytische Drüse charakteristischen Weise platt und geschrumpft an der Basis der stark verkleinerten Zellen liegen geblieben; nur ein verhältnissmässig kleiner Teil derselben sah etwas angeschwollen und abgerundet aus. Stellenweise boten die Schleimzellen (Fig. 32 Slz.) sogar deutliche Zeichen eines durch die starke Pilocarpinsecretion verursachten Zerfalles dar: der Zellleib war hell und aufgelockert, indem das Protoplasma und das Secretmaterial körnig zu zerfallen und zu zerfliessen schienen.

Besonders deutlich war die Pilocarpinwirkung jedoch an den sehr stark verkleinerten Halbmondzellen zu sehen; sie enthielten an P.-Präparaten nur sehr wenig grüne Granula mehr, ebenso waren auch die rothen Körnchen nucleären Ursprungs äusserst spärlich vorhanden (Fig. 31 Hbz.). Die Kerne waren meistens geschrumpft, eckig, zum Teil schon sehr chromatinarm, das Protoplasmagerüst war aber fast überall durch Ansammlung von Flüssigkeit in den Maschen dermaassen aufgelockert, dass sich grosse Vacuolen entwickelten (Fig. 32 Hbz.), die den Kern an die Peripherie der Zelle zurückdrängten und denselben zusammendrückten, — in derselben Weise, wie solches auch für die Drüse der nicht operirten Seite beschrieben worden ist (Fig. 24 u. 26). Zu erwähnen ist noch, dass sich als ein weiteres Zeichen des degenerativen Charakters der Zellveränderungen, sowohl in den Schleimzellen, als auch in den Halbmondzellen, zahlreiche mehr oder weniger stark durch Osmium geschwärzte Fetttropfen finden liessen. In den Schleimzellen lagen dieselben in den Maschen des atrophischen Protoplasmagerüstes und stellten zum Theil wohl auch fettig entartete Secretgranula vor.

In den Ausführungsgängen, die mit Secretmassen erfüllt waren, war ausser den für die paralytische Submaxillaris üblichen Veränderungen nichts Besonderes zu bemerken.

Obwohl also die Chorda tympani längst zerstört gewesen war, typische paralytische Secretion existirte und sich in der Submaxillaris und Retrolingualis die charakteristischen Veränderungen in der gewöhnlichen Weise entwickelt und in der letztgenannten Drüse einen ziemlich hohen Grad erreicht hatten, ist das Pilocarpin, welches bekanntlich (vgl. Binz 5) zum Theil auf den centralen, zum Theil auf den peripherischen secretorischen Nervenapparat der Speicheldrüsen einwirkt, doch im Stande gewesen, auf das Gewebe der Submaxillaris seine specifische Wirkung auszuüben. Es ist also anzunehmen, dass entweder bei der Zerstörung der Chorda tympani in der Paukenhöhle nicht alle zur Submaxillaris gehörenden secretorischen Fasern zerstört werden, oder dass wenigstens der peripherische secretorische Nervenapparat dieser Drüse auch bei 48 Tage lang dauernder paralytischer Secretion noch intact bleiben und die Einwirkung des Pilocarpins auf das Drüsengewebe ermöglichen kann. Die paralytische Retrolingualis bietet in dieser Beziehung, wie wir weiter sehen werden, abweichende Verhältnisse.

B. Retrolingualis.

Während die Veränderungen der Submaxillaris des Hundes bei der paralytischen Secretion eines eingehenden Studiums und einer fortwährenden genauen Vergleichung mit der entsprechenden normalen Drüse bedürfen, um überhaupt erkannt und in genügender Weise geschätzt zu werden, erleidet die Retrolingualis, wie es auch schon a priori auf Grund der dabei zu Tage tretenden oben beschriebenen makroskopischen Erscheinungen zu erwarten war, nach Durchtrennung der Chorda tympani so tiefgreifende und typische Veränderungen, dass die Bedeutung des genannten Nervs für die normale Function der Retrolingualis zweifellos noch viel höher augeschlagen werden muss, als für die Submaxillaris.

Während aber in der letzteren die Veränderungen im ganzen Organ ziemlich gleichmässig vertheilt sind, gilt für die Retrolingualis trotz der Intensität und des typischen Charakters der sich an die Durchtrennung der Chorda anschliessenden pathologischen Erscheinungen gerade das Gegentheil. Nach vollständiger Durchtrennung des Nervs ist es zwar in allen Stadien der paralytischen Secretion nicht möglich, einen mikroskopisch vollkommen normal aussehenden Drüsenabschnitt oder sogar Drüsenschlauch zu bekommen; doch betreffen die im Folgenden ausführlich geschilderten intensiven pathologischen Processe nicht in allen Fällen das ganze Organ mit allen seinen Läppchen ohne Ausnahme. Gewöhnlich wird nur ein grösserer oder kleinerer Theil der Läppchen hochgradig afficirt, und dieselben wechseln dann mit solchen ab, in welchem das Drüsengewebe zwar nicht normal aussieht, aber doch nur verhältnissmässig leichte Veränderungen aufweist, die am Besten mit den oben für die Submaxillaris geschilderten zu vergleichen wären. Manchmal giebt es nur wenige stark veränderte Läppchen, manchmal hingegen nur wenige oder gar keine schwach veränderte. Sehr oft trifft man auch mitten im schwach veränderten Drüsengewebe inselförmig verstreute, grössere oder kleinere Gruppen, manchmal sogar einzelne Schläuche, die die tiefgreifendsten Alterationen aufweisen. Wahrscheinlich entspricht diese so ungleichmässige Verteilung der Veränderungen von verschiedenem Charakter und Intensität dem Verlaufe einzelner Nervenfasern von verschiedener Function und Bedeutung.

Ich möchte die sich nach Durchtrennung der Chorda in der Retrolingualis abspielenden Processe in drei bestimmte, zeitlich aufeinanderfolgende Perioden trennen; die Erscheinungen jeder einzelnen Periode gehen natürlich sehr oft in die der anderen Perioden ganz gleichmässig über und es ist diese Einteilung deswegen eine durchaus künstliche. Dieselbe wird jedoch die Beschreibung der complicirten, mit einander aufs innigste verbundenen Vorgänge bequemer machen und ausserdem ist sie doch im Stande, die für die einzelnen Perioden charakteristischen Haupterscheinungen klar hervortreten zu lassen.

Die erste, früheste Periode möchte ich Zerfallsperiode nennen, da sie, obwohl auch schon dann eine ziemlich stürmische, anormale, unregelmässige Secretion eines dünnflüssigen Secrets von Seiten gewisser Drüsenelemente existirt, hauptsächlich doch durch eigenthümliche, als unmittelbare Folge der Zerstörung der zur Drüse gehörenden secretorischen Nervenfasern aufzufassende intensive sich an den Drüsenelementen abspielende Zerfallserscheinungen gekennzeichnet wird. Sie umfasst ungefähr die ersten 12 Tage.

Während der zweiten Periode sind keine eigentlichen Zerfallserscheinungen an den Drüsenelementen mehr zu beobachten, die Secretion von Seiten bestimmter, am Leben gebliebener Zellen dauert aber in sehr intensiver und charakteristischer Weise regelmässig fort, wobei das Secret immer dichter, an festen Substanzen immer reicher, aber zugleich spärlicher wird. Diese Periode bezeichne ich als die eigentliche Secretionsperiode.

Während der dritten, der Schlussperiode, in welche die zweite ganz allmählich übergeht, steht die Secretion allmählich still, oder sie sinkt doch stark herab und das durch die äusserst intensive, einen deutlichen degenerativen Charakter tragende vorhergehende Thätigkeit total erschöpfte Drüsengewebe bietet dann Erscheinungen einer vollständigen Atrophie dar, — ein Zustand, dem man eine Fähigkeit zu weiteren Veränderungen wohl kaum zumuthen kann. Diese Schlussperiode verdient in vollem Maasse den Namen der atrophischen Periode.

1. Zerfallsperiode.

Bei der mikroskopischen Untersuchung meines frühesten Falles von 6-tägiger Dauer habe ich die für die Zerfallsperiode charakteristischen Erscheinungen in der Retrolingualis schon in voller und sehr intensiver Entwickelung vorgefunden. Um den ersten Anfang derselben direct beobachten zu können, müsste man allerdings noch frühere Stadien untersuchen, entsprechende Objecte habe ich mir aber leider äusserer Umstände wegen nicht verschaffen können. Jedenfalls ist es aber auch nach 6 Tagen ganz gut möglich, die Bedeutung und die Entstehung aller Einzelheiten richtig zu beurtheilen.

Der Schilderung aller Veränderungen werde ich stets zuerst mit Saffranin-Lichtgrün gefärbte P.-Präparate zu Grunde legen, um dann nachher das Nöthige auf Grund von in anderer Weise hergestellten Präparaten zu ergänzen.

Der sich makroskopisch schon nach 6 Tagen bemerkbar machenden Verkleinerung der ganzen Drüse entsprechend, sehen die Drüsenelemente auch mikroskopisch während der Zerfallsperiode in allen Drüsenläppchen überhaupt etwas verkleinert aus, insbesondere die serösen Zellen. In den von den herdförmigen intensiven Veränderungen verschont gebliebenen Partieen, die in einigen von meinen diesem Stadium angehörenden Fällen zufällig gerade sehr klein waren, in anderen hingegen den grössten Theil des ganzen Organs ausmachten, konnte man ausser dieser Verkleinerung nur ganz unbedeutende qualitative Veränderungen bemerken. Die Schleimzellen sind hier allerdings, wie es für die intensiv afficirten Herde weiter unten beschrieben ist, überall auch paralysirt und voll von Secretmaterial, es bieten jedoch weder sie, noch die verkleinerten serösen Zellen Zerfallserscheinungen dar; die serösen Zellen enthalten hier eine wechselnde, manchmal sehr geringe Anzahl von grünen Secretkörnern, gewöhnliche Nucleolenkörper und sehen öfters auch etwas vacuolisirt aus. Die Secretcapillaren sind aber gewöhnlich erweitert, ebenso, wie die Lumina der Drüsenschläuche selbst. Es existirt also auch in diesen Bezirken ebenfalls lebhafte Secretion, nur ist der pathologische Charakter der letzteren hier wenig ausgeprägt und das Secret ist so dünnflüssig, dass es von den Fixirungsflüssigkeiten höchstens nur als eine aus spärlichen zerstreuten Körnchenhaufen bestehende oder wolkige Masse coagulirt wird.

In den intensiv afficirten Herden, die manchmal, wie gesagt, ganze grosse Drüsenabschnitte, oder auch die ganze Drüse einnehmen, sieht hingegen das Gewebe dem normalen gar nicht mehr ähnlich aus.

a. Schleimzellen.

Die Schleimzellen treten nicht in den activen Entleerungszustand ein; es wird, im Gegentheil, den Thatsachen vollkommen entsprechen, wenn ich sage, dass sie paralytisch werden. Sie verlieren anscheinend die Fähigkeit, das in ihrem Zellleibe enthaltene Secretmaterial auszuscheiden, während das Protoplasma neue Quantitäten von demselben immer noch ausarbeitet, ohne sich dabei jedoch in genügender Weise zu regeneriren; die Folge davon ist, dass sich die Schleimzellen oft zuerst etwas vergrössern, aufblähen, abrunden und mit ihren grossen, runden blasigen Körpern von den übrigen Elementen besonders deutlich unterschieden werden können, namentlich wenn sie mit Lichtgrün gefärbt sind (Fig. 33 Slz.). Der Kern schrumpft dabei noch mehr zusammen, wird ganz klein, eckig, fast homogen und durch das Secret an die äusserste Peripherie der Zelle verschoben. Die oberflächliche, membranöse Protoplasmaschicht, welche durch die den Zellleib prall erfüllenden Secretmassen stark ausgedehnt wird, ist so sehr verdünnt, dass die Grenzen zwischen zwei benachbarten Schleimzellen oft kaum bemerkbar werden. Im Zellleibe selbst wird aber einerseits das protoplasmatische Gerüstwerk immer atrophischer, dünner und schmächtiger, — da es neues Secretmaterial noch auszuarbeiten fortfährt, ohne sich selbst genügend regeneriren zu können, so dass es mit einiger Deutlichkeit oft nur mehr in der nächsten Umgebung des Kernes sichtbar bleibt, — andererseits nimmt das in den Maschen desselben liegende Secretmaterial, welches normal (Fig. 8) mehr weniger distincte Granula vorstellt, fortwährend zu, quillt auf und die einzelnen Secrettropfen fliessen schliesslich zu einer fast homogenen, die stark vergrösserten Maschen des atrophischen Protoplasmas erfüllenden Masse zusammen (Fig. 33 u. 39 Slz), welche nur an einigen Stellen an fixirten Präparaten die ursprünglichen einzelnen Tropfen an begrenzten, dunkler tingirten Feldern noch erkennen lässt (Fig. 36 Slz.), sich an S.-Präparaten aber mit Toluidinblau doch stets in typischer Weise metachromatisch färbt.

In den Bezirken, die ich jetzt beschreibe, verfallen aber solche paralytische Schleimzellen noch massenhaft der Degeneration und dem direkten Zerfalle. Es kann nun dieser necrobiotische Prozess auf äusserlich etwas verschiedene Weise verlaufen.

Es kann in einer paralytischen Schleimzelle das protoplasmatische Gerüst vollkommen atrophiren und verschwinden; es bleibt nur die einen prall gefüllten Sack vorstellende Membran mit dem kleinen, geschrumpften Kern zurück; der Inhalt des Sackes stellt eine homogene, wahrscheinlich halbflüssige Masse vor, welche aber noch die charakteristischen Mucinreactionen mit Farben giebt und aus dem nach Schwund des Spongioplasmas zusammengeflossenen Secretmaterial entstanden ist. Solche Schleimzellen lösen sich ab, sind manchmal frei im Lumen der Drüsenschläuche liegend anzutreffen und platzen hier dann, ihren Inhalt entleerend und einen schlaffen, leeren Sack aus atrophischem Protoplasma mit einem geschrumpften Kern hinterlassend (Fig. 88 x); an der inneren Wand des Sackes sieht man gewöhnlich noch körnige, allmählich zerfliessende und verchwindende Ueberreste des ehemaligen Secrets. An Toluidinblaupräparaten sind diese Ueberreste stets deutlich rothviolett gefärbt, während die Wand des Sackes und der Kern blau sind. Die aus den zerfallenden Zellen stammenden Schleimmassen fliessen zusammen und bilden im Lumen der Schläuche unregelmässige, manchmal sehr ausgedehnte, klumpige Anhäufungen (Fig. 34 u. 35 m[1]) von einer homogenen oder gekörnten Substanz, die die typischen Farbenreactionen des Schleimes immer noch giebt.

In anderen, sogar noch häufigeren Fällen treten in den prall gefüllten paralytischen Schleimzellen (Fig. 36 Slz.) im Inneren des Zellleibes helle Vacuolen auf, die auf einer mit Einbüssung der charakteristischen Farbenreaction einhergehenden Verflüssigung und Auflösung des Secretmaterials beruhen und sich rasch vergrössern und ausdehnen. Immer grösser und zahlreicher werden die hellen Räume, das gefärbte Secret und die spärlichen, noch sichtbaren Lamellen des Protoplasmagerüstes lösen sich mehr und mehr auf, verblassen, werden ausgelaugt und verschwinden, und schliesslich bleibt auch in diesem Fall nur die sackförmige Zellmembran (Fig. 88) mit dem Kern und einigen noch gefärbten Körnchen im Inneren zurück, die dann ohne zu platzen allmählich ganz zusammenschrumpft.

Schliesslich kann der Zerfall der paralytischen Schleimzellen auch auf solche Weise vor sich gehen, dass sich dieselben einfach von der Peripherie her verflüssigen und zerfallen (Fig. 34 Slz.); die Membran wird an einem Theil der Oberfläche zuerst aufgelöst, die angrenzenden Partieen des Zellleibes werden aufgelockert, sehen hier wie angefressen und manchmal mit sich rasch vergrössernden Vacuolen durchsetzt aus und in dem Maasse, wie sich diese Auflockerung vergrössert, verkleinert sich der atrophische, mit den benachbarten sich ebenso verändernden Zellen zusammenfliessende Zellrest immer mehr und mehr, bis nur der geschrumpfte kleine dunkelrothe Kern mit spärlichen grünen Körnchen übrig bleibt.

An S.-Präparaten, die nicht metachromatisch, sondern in gewöhnlicher Weise gefärbt sind, sieht man nur die atrophischen und degenerativen Veränderungen von Zellsubstanz und Kern. An A.-Präparaten verschwindet auch sehr bald das rothe Protoplasmanetz mit den rothen Körnchen und es bleiben nur der röthlich-gelbe geschrumpfte Kern und die gelbgrauen Zerfallsproducte des Zellleibes sichtbar (Fig. 89 Slz.).

Alle die beschriebenen Zerfallstypen der paralytischen Schleimzellen können sich auch verschiedentlich combiniren.

b) Seröse Zellen.

Während also die Schleimzellen nach Durchtrennung der Chorda jede Fähigkeit zur activen Thätigkeit zu verlieren scheinen, Veränderungen von ausschliesslich atropischem oder sogar degenerativem Character durchmachen und nur noch zum Theil an Ort und Stelle im beschriebenen „paralytischen" Zustande für längere Zeit verbleiben können, geht in den stark afficirten Herden, die ich jetzt beschreibe, von den serösen Zellen nur ein verhältnissmässig geringer Theil durch ähnliche Zerfallserscheinungen direct zu Grunde.

Die meisten steigern hier im Gegentheil ihre Secretionsthätigkeit bis zu einer am Anfange stürmischen Intensität und bleiben dann noch für lange Zeit in thätigem Zustande; diese Secretion trägt aber jedenfalls einen durchaus anormalen, pathologischen Character und führt schliesslich zu einer völligen Erschöpfung der Zellen.

Obwohl die serösen Zellen auch hier, ebenso, wie es für die übrigen Drüsenabschnitte beschrieben worden ist, eigentlich schon während der Zerfallsperiode verkleinert und an lebendiger Zellsubstanz ärmer als normal erscheinen, tritt solches vorläufig aus dem Grunde nicht deutlich hervor, weil das von ihnen gelieferte Secret, welches die Lumina der Drüsengänge ausfüllt, in den ersten Stadien der pathologischen Thätigkeit dünnflüssig zu sein scheint und die Zellen dementsprechend mit Flüssigkeit stark durchtränkt und aufgebläht sind; das Protoplasma, welches reichlich Secretmaterial liefert, ist also in Wirklichkeit schon jetzt in Folge von besonders im Verhältniss zur intensiven Secretproduction reducirtem Regenerationsvermögen in gewissem Grade atrophisch; das Spongioplasmagerüst besteht auch aus dünneren, helleren und spärlicheren Lamellen, als normal, sieht stark aufgelockert, durchsichtig aus und besitzt unregelmässige, zum Theil sehr grosse und an vielen Stellen sich schon in echte Vacuolen verwandelnde Maschen. Solche Zellen erhalten oft eine ganz abnorme unregelmässige Form.

Trotz der erhöhten secretorischen Thätigkeit der Zellen wird doch so viel Secretmaterial vom Protoplasma ausgearbeitet, dass die Zellen nicht nur nicht leer, sondern mit grünen Secretmassen sogar überladen erscheinen (Fig. 33—37 Srz.); die letzteren liegen so massenhaft in dem stark aufgelockerten, mit Flüssigkeit durchtränkten Protoplasma, dass sie dasselbe oft ganz verdecken und deswegen noch viel deutlicher, als normal, hervortreten.

Die Substanz des Secrets hat aber auch nicht die normale Beschaffenheit; es erscheint nicht, wie normal, in Form von fast immer regelmässig sphärischen, eine gewisse Grösse nur selten überschreitenden, einen bestimmten Theil des Zellleibes einnehmenden Körnern, sondern stellt jetzt Massen vor, die zwar auch als sphärische Granula von sehr verschiedener Grösse erscheinen können, aber erstens eine sehr ausgesprochene Neigung zur Verklumpung und manchmal sehr unregelmässige Formen zeigen und zweitens oft innerhalb der Zellen ganz excessive Grössen erreichen; ein einziger grosser grüner Secretklumpen nimmt oft die ganze Zelle ein (Fig. 34 u. 35 Srz'.), dehnt das helle, lockere Protoplasma aus und drückt manchmal auch den Kern so zusammen, dass derselbe eine platte oder sichelförmige Gestalt bekommt.

Ausser dem grünen Secret können die Zellen auch rothe Nucleolenkörper enthalten (Fig. 36 Srz.); dieselben befinden sich in solchen pathologischen Zellen in den frühen Stadien oft in grosser Anzahl und können hier auch zuweilen bedeutende Dimensionen erreichen. An der Oberfläche des Kerns kann man mitunter mehrere in der oben beschriebenen Art und Weise hervorsprossende und sich vergrössernde junge rothe Körperchen erblicken und in einigen Fällen erhält der Kern, der bei dieser Production von Nucleolenkörpern auffallend chromatinarm wird, eine sehr unregelmässige Form mit zahlreichen, tiefen, grubenförmigen Einsenkungen an der Oberfläche, die die Körper beherbergen. Die oben beschriebenen Uebergangsformen zwischen rothen und grünen Körpern, in Form von Gebilden, die einen centralen rothen Kern und eine peripherische grüne Schicht besitzen, sind in den pathologisch veränderten serösen Zellen auch in den späteren Stadien ebenfalls gewöhnlich zu finden (Fig. 43); andererseits scheint sich jedoch die Substanz der gewöhnlichen grünen Secretgranula protoplasmatischen Ursprungs in den pathologischen Zellen oft derart zu verändern, dass sie vor der Ausstossung aus den Zellen eine röthliche Färbung bekommen kann; solche röthliche Körner, die also pathologisch veränderte grüne vorstellen, sehen aber erstens nur hell- und schmutzigroth im Vergleich mit den grellrothen Nucleolenkörpern aus und zweitens haben sie gewöhnlich mehr verschwommene Umrisse, als die letzteren. Sie sind also mit denselben nicht zu verwechseln.

Am Kern der im Zustande der pathologischen Secretion befindlichen serösen Zellen ist meistentheils, abgesehen von den Fällen, wo seine Form durch grosse Secretklumpen (Fig. 34 u. 35 Srz.') oder Vacuolen mechanisch verändert wird, nichts specifisches zu bemerken. Bloss in den Fällen, wo im Zellkörper besonders zahlreiche Nucleolenkörper liegen, scheint er, wie gesagt, erschöpft und chromatinarm zu sein. Es sind zwar sehr oft Kerne mit amitosenähnlichen Formveränderungen zu finden, dasselbe findet man aber auch nicht viel seltener in der normalen Drüse und es ist noch eine Frage, ob diese Formveränderungen eine wirkliche Kernteilung zur Folge notwendig haben müssen.

Die geschilderten pathologischen Secretionserscheinungen der serösen Zellen treten mit grosser Deutlichkeit auch an S.- und A.-Präparaten hervor.

Nach Sublimat und Eisenhämatoxylin-Erythrosin ist das Bild besonders elegant (Fig. 37 Srz.); das mit Flüssigkeit stark durchtränkte Protoplasma hat einen sehr zarten lockeren netzartigen Bau, ist sehr durchsichtig und zwischen den den Zellleib meistens massenhaft erfüllenden Secretkörnern oft kaum sichtbar. Die letzteren haben hier einen stärkeren Glanz und schärfere Umrisse, als an P.-Präparaten, regelmässig sphärische oder unregelmässige Formen und sind meistens gelblich rosa gefärbt. Die grössten Körper aber, die oft den Kern zusammendrücken, lassen jetzt schon innerhalb der Zelle selbst dieselbe typische Farbenreaction hervortreten, wie sie in späteren Stadien für die das Lumen der Drüsenschläuche ausfüllenden Secretmassen so charakteristisch ist. Die centralen Partieen der Körper leisten nämlich der Extraction des Farbstoffes durch die Beize grossen Widerstand und erscheinen daher schwarz, während die peripherischen Schichten die Erythrosinfärbung annehmen. Die etwaigen im Zellleibe liegenden Nucleolenkörper sind, wie gewöhnlich, schwarz oder grau gefärbt; ebenso findet man auch hin und wieder (Fig. 37 x) die für die normalen Zellen beschriebenen feinen schwarzen Granula.

Die Secretcapillaren sind zwischen den Zellen nur selten und undeutlich zu sehen.

An A.-Präparaten (Fig. 90) sieht man das Secretmaterial protoplasmatischen Ursprungs als gelbgraue, verschieden grosse Körner hervortreten, die den aufgeblähten Zellkörper in grosser Menge dicht erfüllen und das intergranuläre lockere Gerüstwerk ganz verdecken. Viele von ihnen, besonders die grösseren, haben eine dunklere, röthliche Farbe, während ich fettige Entartung in diesem frühen Stadium nicht habe constatiren können. Die fuchsinophilen Granula sind in solchen Zellen, der Atrophie des Protoplasmas, dem sie angehören, entsprechend, in der Zahl reducirt, liegen zusammengedrängt zwischen den graugelben Secretkörnern, besonders an der Basis der Zellen, während sie in den centralen Abschnitten der letzteren oft ganz fehlen und zeigen nur an einigen wenigen Stellen die ursprüngliche kettenförmige Anordnung. Die Nucleolenkörper zeichnen sich, wenn vorhanden, durch ihre gewöhnliche gelblich-rothe Farbe aus.

Das aus den serösen Zellen in diesem Stadium heraustretende Secretmaterial, sowohl protoplasmatischer, als auch nucleolärer Herkunft, zerfliesst zu einem dünnen Secret, welches im Lumen der Drüsenschläuche und Ausführungsgänge bei Fixirung selten homogene Massen (Fig. 90), gewöhnlich nur fädige oder körnige, sich an P.-Präparaten teils roth, teils grün, aber immer sehr hell färbende Massen, an vielen Stellen auch gar nichts hinterlässt.

Die meisten in der beschriebenen Weise veränderten serösen Zellen bleiben am Leben, um ihre anormale Thätigkeit noch für lange Zeit aufrecht zu erhalten; nur verhältnissmässig wenige theilen während der Zerfallsperiode das Schicksal der Schleimzellen und verfallen in den intensiv veränderten Abschnitten der Drüse der Necrobiose. Es kann solches sowohl mit Zellen, die ihre anormale Secretion noch gar nicht begonnen haben, als auch mit solchen, die schon mit Secretmaterial überfüllt sind, geschehen. Es treten im Zellleibe sich rasch vergrössernde Vacuolen auf, das Protoplasma zerfliesst, das Secretmaterial zerfällt zu feinkörnigen Massen, unter welchen die anscheinend besonders widerstandsfähigen Nucleolenkörper lange unverändert liegen bleiben. Das Chromatin wird aus dem Kern ausgelaugt, derselbe wird ganz blass, schrumpft zusammen, bewahrt aber noch die Kernkörperchen. Die kleine atrophische Zelle wird bald ganz durchsichtig und ausser dem blassen Kern (Fig. 34 u. 35 Srz.") sieht man in ihrem Inneren nur noch spärliche Körnchen und an A.-Präparaten (Fig. 89 Srz.) Reste der fuchsinophilen Granula und des protoplasmatischen Gerüstwerkes. Es können ferner Zellen auch noch viel schneller zu Grunde gehen, indem der Zellleib mitsammt dem Inhalt von aussenher direct körnig zerfällt, sodass in kürzester Zeit nur der nackte, blasse, geschrumpfte Kern übrig bleibt.

c. Das Schicksal der zerfallenden Drüsenzellen.

Während die secernirenden serösen Zellen, ebenso, wie die nicht direct zerfallenden Schleimzellen an der Membrana propria sitzen bleiben, löst sich der grösste Teil der zerfallenden Drüsenzellen von der letzteren ab und bildet im Lumen der Drüsenschläuche mehr oder weniger ausgedehnte netzartige Massen, mit grossen, unregelmässigen, hellen, Flüssigkeit und spärliche Körnchenreste enthaltenden Zwischenräumen (Fig. 34, 35 u. 89); das Netz selbst besteht aus den Ueberbleibseln des degenerirten Protoplasmas und zum Teil auch aus dicken Klumpen (Fig. 34, 35 u. 89 m') und Strängen von zerfallenen Schleimzellen entstammendem Secret. In den netzförmigen Massen liegen überall degenerirte Kerne zerstreut, — eckige, oft strichförmige, dunkelroth gefärbte Schleimzellenkerne (Slk.) und geschrumpfte blasse, an ihren Nucleolen kenntliche Kerne der serösen Zellen (Srk.); ausserdem kann man oft auch noch ganze ziemlich wohl erhaltene isolirte Schleim- oder seröse Zellen frei liegend vorfinden.

An den Stellen, wo sich im Zustande der pathologischen Secretion begriffene, aber nicht zerfallende seröse Zellen befinden, nehmen die beschriebenen netzartigen Massen gewöhnlich das Lumen des Drüsenschlauches ein; sie fahren fort, selbst zu zerfallen und zu zerfliessen und werden ausserdem durch den Strom des von den serösen Zellen gelieferten Secrets nach und nach fortgeschwemmt. Ueberall findet man dann im Präparat diese zerfallenden Massen, mitunter auch abgefallene gut erhaltene Drüsenzellen in den Ausführungsgängen wieder. Der Drüsenschlauch verkleinert sich nach Entfernnng des degenerirten Inhalts bedeutend, schrumpft zusammen, sodass die Membrana propria auf dem Querschnitt wellenförmig gefaltet erscheint, was später allmählich noch viel deutlicher hervortritt, die zurückgebliebenen serösen Zellen nähern sich aber einander und bilden schliesslich eine mehr oder weniger regelmässige einschichtige Zellbekleidung.

Die Tubuli, die ursprünglich nur aus Schleimzellen bestanden hatten, können nach Degeneration derselben und nach Entfernung der Degenerationsproducte vollkommen collabiren und veröden; solches kommt aber nur selten vor, sodass auch Stauungserscheinungen in den höher gelegenen Abschnitten der Drüsenschläuche nur sehr selten zu verzeichnen sind und niemals bedeutende Grade erreichen. Gewöhnlich bleiben erstens in solchen Tubulis einzelne Schleimzellen, wenngleich paralytisch und atrophisch, doch vom vollständigen Zerfall verschont und ausserdem wird nur ein Theil der zerfallenen Zellen ganz verflüssigt und weggeschwemmt. Es bleibt an der Membrana propria, die sich hier, der Schrumpfung des Drüsenschlauches entsprechend, noch bedeutender zusammenzieht, eine dünne Schicht von ganz atrophischen, zu einem blassen netzartigen Geflecht verbundenen Schleimzellen mit ihren typischen, eckigen, oft verzerrten, dunklen Kernen zurück. Das Lumen bleibt somit frei und die dasselbe noch ausfüllenden Zellreste und Schleimmassen werden bald ausgewaschen.

Auch in den Drüsenschläuchen von gemischtem Charakter werden sehr oft nicht alle zerfallene Schleimzellen entfernt; ausser den zwischen den secernirenden serösen Zellen liegen bleibenden paralytischen Schleimzellen findet man daher an vielen Stellen auf der Membrana propria (Fig. 54) auch eine ähnliche Schicht von gewöhnlich netzartig aussehenden atrophischen Zellkörpern, die an den typischen Kernresten als ehemalige Schleimzellen zu erkennen sind.

d) Ausführungsgänge.

An den Ausführungsgängen der Retrolingualis ist während der Zerfallsperiode im Allgemeinen nichts Besonderes zu bemerken. Die atrophischen Erscheinungen, die später deutlich hervortreten, sind noch schwach ausgeprägt und nur an einzelnen Stellen findet man das Epithel mit Leukocyten infiltrirt, die in das Lumen emigriren. Die kleinen Ausführungsgänge sind durch Secret deutlich erweitert und in ihnen sowohl, als auch in den grösseren und grössten sind im Lumen die spärlichen geronnenen Secretmassen und die beschriebenen zerfallenden Zellreste zu sehen.

e) Interstitielles Gewebe.

Im interstitiellen Bindegewebe treten schon frühzeitig deutliche Veränderungen auf, die allerdings mit der Zeit noch viel ausgesprochener werden.

Während der Zerfallsperiode sieht dasselbe, besonders in den Herden mit intensiver Affection, oft etwas ödematös aus und unter den Plasmazellen wird man degenerirender Exemplare in viel grösserer Anzahl, als normal, gewahr; sie haben an P.-Präparaten einen homogenen grünen Zellleib und einen geschrumpften, pyknotischen, oft ausserdem noch vacuolisirten Kern.

Schon beim Studium der normalen Drüse findet man, wie wir gesehen haben, manche Thatsachen, die für innige, zwischen den Plasmazellen und den Drüsenelementen bestehende Beziehungen sprechen; in der paralytischen Retrolingualis, unter pathologischen Bedingungen, wird dieser Zusammenhang noch deutlicher, obgleich diese interessanten Erscheinungen am ausgeprägtesten in der zweiten Periode hervortreten.

Im Zerfallsstadium findet man auf den ersten Blick an mit Toluidinblau-Orange gefärbten S.-Präparaten keine deutlichen Veränderungen in den Plasmazellen; wenn man aber die Stellen, wo sich besonders intensiv secernirende seröse Zellen befinden, eingehend prüft, bemerkt man, dass hier die der Membrana propria von aussen anliegenden Plasmazellen etwas anders aussehen, als unter normalen Bedingungen. Sie sind kleiner geworden, platten sich oft noch mehr als gewöhnlich ab, in dem Zellleibe hat aber die typische, mit Toluidinblau intensiv sich färbende Körnung etwas abgenommen. Es tritt hier also ein ähnlicher Zustand ein, wie ich ihn für die Retrolingualis des pilocarpinisirten Hundes bereits beschrieben habe.

In dem Zerfallsstadium begegnet man an einigen Stellen, und zwar in der Umgebung der bedeutenden Gefässe, in den dickeren Bindegewebssepten, gerade besonders grossen und schön ausgebildeten Plasmazellen; auch sind hier Uebergangsformen zwischen emigrirten mononucleären Leukocyten und fertigen Plasmazellen reichlicher, als in der normalen Drüse zu finden.

Obwohl also jetzt schon zahlreiche Plasmazellen degeneriren, andere sich an den Stellen der intensiven Secretion allmählich erschöpfen und an charakteristischer Körnung ärmer werden, wird in diesem Stadium für die Ausbildung neuer Plasmazellen auf Kosten der Leukocyten immer noch in genügendem Grade gesorgt.

An vielen, aber immer klein und begrenzt bleibenden Stellen, besonders natürlich in den stark afficirten Herden, sieht man ferner aus Blutgefässen sehr zahlreiche Leukocyten, hauptsächlich polynucleäre auswandern. Dieselben wandern dann im interstitiellen Gewebe weiter, infiltriren, wie bei einem entzündlichen Processe, die Räume zwischen den Schläuchen und dringen auch in die letzteren ein; in besonders grosser Anzahl sieht man sie in die Schläuche mit den netzförmigen degenerirenden Zerfallsmassen einwandern; sie liegen hier mitten zwischen zerfallenden Zellresten zerstreut und werden mitsammt den letzteren zum grössten Theile fortgeschwemmt und dann in den Ausführungsgängen verschiedenen Calibers, wohin sie, wie gesagt, auch direkt gelangen können, wiedergefunden; ein Theil degenerirt und zerfällt auch an Ort und Stelle.

Zwischen in voller secretorischer Thätigkeit befindlichen serösen Zellen sieht man öfters mehr oder weniger zahlreiche einkernige Leukocyten liegen. Es scheint nicht nur in den stark veränderten Herden, sondern auch im ganzen Organ überhaupt dieser, schon für die normale Drüse oben beschriebene

Process der Einwanderung von einkernigen Leukocyten in das seröse Drüsenepithel etwas intensiver, als normal zu sein.

2. Secretions-Periode.

Nachdem die intensiven, die erste Periode charakterisirenden Zerfallserscheinungen der Hauptsache nach abgelaufen und die Zerfallsprodukte zum grössten Theil mit dem Secret fortgeschwemmt sind, nimmt die paralytische Retrolingualis ein Aussehen an, welches sich im Folgenden in einer weniger stürmischen Weise, als es für die Zerfallsperiode der Fall ist, in gesetzmässiger Weise weiter verändert und ganz allmählich in den die letzte Periode der paralytischen Secretion charakterisirenden atrophischen Zustand übergeht.

Auch jetzt bleibt die Localisation der Veränderungen im Drüsengewebe ebenso unregelmässig, wie vorher. Auch jetzt muss man erstens Veränderungen unterscheiden, die das ganze Organ gleichmässig betreffen, und zweitens solche, welche sich auf verschieden grosse, manchmal freilich auch das ganze Organ einnehmende Herde beschränken, wo im ersten Stadium die Drüsenelemente, namentlich die Schleimzellen, so massenhaft durch Zerfall zu Grunde gehen. Allerdings muss man hervorheben, dass sich die intensiv veränderten Herde allmählich noch etwas zu vergrössern scheinen und dass ihre Abgrenzung vom übrigen Gewebe auch während der Secretionsperiode oft ebenso undeutlich bleibt, wie sie früher gewesen ist.

Im ganzen Organ sieht man jedenfalls alle Drüsenelemente, ganz ähnlich, wie in der Submaxillaris, sich allmählich bei im Ganzen wenig veränderter Form und Lagerung bedeutend verkleinern; auch hier erreicht aber diese Verkleinerung, diese quantitative Atrophie, schliesslich eine Grenze, die dann nicht weiter überschritten wird. In meinem längsten Fall war die Verkleinerung jedenfalls nicht bedeutender, als in Fällen von ca. 30tägiger Dauer. Dabei scheint die Secretion auch in den verhältnissmässig wenig veränderten, leicht atrophischen Drüsenabschnitten bis zum längsten, von mir untersuchten Termin fortzudauern. Die Lumina der Drüsenschläuche klaffen, die Secretcapillaren sind erweitert; das im Endgange hier befindliche Secret scheint überall dünn zu sein, leicht abzufliessen, und bleibt im fixirten mikroskopischen Präparat selten sichtbar; die qualitativ wenig veränderten serösen Zellen enthalten eine wechselnde Anzahl von Secretkörnern, ihr netzförmiges Protoplasmagerüst ist lockerer und heller, als normal, und enthält oft Vacuolen, auch scheint der Kern chromatinärmer, als normal zu sein.

Ueberall sind in der ganzen Drüse die Schleimzellen im oben beschriebenen paralytischen Zustande geblieben; ohne das Secretmaterial zu entleeren, verändern sie sich eigentlich ebenso, wie ich es für die Schleimzellen in den intensiv alterirten Herden gleich beschreiben werde, aber in viel mässigerem Grade. Zusammen mit den serösen Zellen verkleinern sie sich auch, aber es tritt schliesslich auch für sie ein stationärer Zustand ein. Manchmal vergrössern sich sogar einige von ihnen ganz bedeutend, entweder in Folge von Quellung des sie erfüllenden Secrets, oder in Folge von Production neuer Secretmengen auf Kosten des atrophirenden Protoplasmagerüstes. Solche Gruppen, in welchen die Grenzen zwischen den einzelnen enorm aufgeblähten, überfüllten Zellen gar nicht mehr sichtbar sind und nur die kleinen geschrumpften Kerne an der Peripherie die Zusammensetzung aus einzelnen Zellen bekunden, werden nicht selten, aber stets vereinzelt, zwischen serösen Schläuchen zerstreut liegend gefunden und heben sich besonders deutlich an P.-Präparaten durch ihre tiefgrüne Färbung vom blassen Grunde ab.

a) Schleimzellen.

Nach Ablauf der intensiven Zerfallserscheinungen und nach Wegschaffung des grössten Theils der Degenerationsproducte bleiben die in den stark afficirten Drüsenabschnitten noch vorhandenen Schleimzellen sämmtlich in durchaus passivem Zustande; ihre weiteren Veränderungen sind ausschliesslich regressiver Natur und sie betheiligen sich in keinerlei Weise an den Erscheinungen der paralytischen Secretion in der Retrolingualis.

Sie sind alle paralytisch, entleeren nicht das in ihnen angehäufte Secretmaterial, — es sei denn, dass die ganze Zelle zerfallen sollte — und atrophiren und verkleinern sich während der Secretionsperiode immer mehr und mehr, sogar bis zum vollkommenen Schwunde.

Im Zellleibe, welcher zuerst, da er mit Secret prall gefüllt ist, gewöhnlich eine runde Form besitzt, schwindet das protoplasmatische Gerüstwerk; seine Lamellen werden immer feiner und dünner (Fig. 91 Slz.), wobei die an A.-Präparaten in ihnen liegenden rothen Granula unsichtbar werden und schliesslich sieht man das Gerüstwerk, wenn das Secret stark gefärbt ist, wie z. B. an P.-Präparaten oder an mit Toluidinblau gefärbten S.-Präparaten (Fig. 92 und 93 Slz.) nur noch in der nächsten Umgebung des Kerns einigermaassen deutlich hervortreten. An mit Eisenhämatoxylin-Erythrosin oder mit Biondi gefärbten S.-Präparaten sieht man dann in einigen Fällen im zarten atrophischen Netzwerke im Centrum des Zellleibes den verdichteten Hof von Zimmermann (Fig. 52 Slz.). Während das Protoplasmagerüst atrophirt, bildet sich vielleicht in den verhältnissmässig immer grösser werdenden Maschen desselben auf Kosten der zerfallenden Zellsubstanz noch neues Secretmaterial; die normale Produktion von Schleim durch das Protoplasma geht hier also in eine schleimige Entartung desselben über. Das Secretmaterial erscheint in den atrophirenden Schleimzellen nicht mehr in Form von distincten granulären Gebilden; es durchtränkt die Maschen des atrophischen Protoplasmagerüstes als eine mehr einheitliche Masse, in der sich nur selten durch Farbstoffe einzelne verschwommene, den Secretkörnern entsprechende dunklere Flecke differenziren lassen; gewöhnlich erscheint es nur als eine Masse mit ganz verschwommener grobnetziger Structur oder es kann auch nahezu vollständig homogen werden. Es tritt hier also im ganzen Zellleibe dasselbe ein, was sich bei der Secretausstossung durch die Schleimzellen der normalen Retrolingualis nur im innersten Abschnitte der letzteren, in der hier in Form eines Pfropfes am längsten zurückbleibenden Secretanhäufung (Fig. 74 u. 77a) beobachten lässt. Immer aber bewahrt dabei das Secretmaterial die Fähigkeit, sich in der für Mucin typischen Weise zu färben. Die Reaction mit Toluidinblau tritt sogar besonders deutlich hervor und die mit der homogenen oder gefleckten rothvioletten Masse prallgefüllten kleinen blasenförmigen Zellkörper heben sich von den benachbarten Elementen und besonders von dem blaugefärbten dicken paralytischen Secret im Endganglumen auf das schönste ab (Fig. 92).

Bei der Rückbildung des Protoplasmas in den atrophirenden Schleimzellen entsteht ausser Schleim noch Fett, wenn auch in sehr geringer Quantität. Es tritt in Form von feinsten an

A.-Präparaten besonders deutlichen Fetttröpfchen auf, die in der schleimigen Secretmasse eingebettet liegen.

Allmählich verwandeln sich die Schleimzellen in kleine Körper, die aus einem unförmlichen, gewöhnlich homogenen, schleimigen Klumpen bestehen (Fig. 40 Slz) und an der Oberfläche einen kleinen, geschrumpften pyknotischen Kernrest besitzen; während das Gerüstwerk im Inneren des Zellleibes atrophirt, verdünnt sich auch die äussere Protoplasmaschicht, die Zellmembran, ausserordentlich; sie ist kaum noch als eine feinste Linie zu bemerken und an vielen Stellen sind in einer Gruppe von solchen Schleimzellen überhaupt keine Zellgrenzen mehr zu sehen, so dass die ganze Gruppe einen einzigen, grossen, unregelmässig begrenzten Klumpen von schleimiger, intensiv gefärbter Substanz mit zahlreichen geschrumpften Kernen an der Peripherie vorstellt. Die atrophischen Schleimzellen erhalten manchmal eine sphärische Gestalt und dadurch ein blasenförmiges Aussehen; da sie aber nach dem nahezu vollständigen Schwund des Protoplasmas vermuthlich eine sehr weiche Consistenz bekommen, so sieht man sie sehr oft von den benachbarten Elementen, hauptsächlich den serösen Zellen, in der verschiedensten Weise zusammengedrückt und in ihrer äusseren Form verändert; sie stellen dann oft prismatische, dreieckige, selbst platte Gebilde vor. Auch verlieren sie dabei manchmal die feste Verbindung mit der Membrana propria (Fig. 40) und werden durch den Druck der benachbarten Zellen von derselben abgehoben.

Mit der Zeit werden diese, einzeln oder in Gruppen zwischen den serösen Elementen zerstreute Schleimzellenreste immer kleiner und kleiner, wobei der Kern jedoch seine ursprüngliche Gestalt beibehält. Es kann schliesslich zwischen den serösen Zellen nur der letztere übrig bleiben mit einem kleinen homogenen Anhängsel von unregelmässiger Form, welches sich mit Toluidinblau immer noch in charakteristischer Weise rothviolett färben lässt; viele solche Schleimzellenreste können dann nachträglich, noch in den spätesten Stadien, eventuell mit Hilfe von in die Drüsenschläuche einwandernden Leukocyten ganz isolirt und in das Lumen abgestossen werden und man trifft sie dann in den Ausführungsgängen im endgiltigen Zerfalle begriffen liegend.

Sehr oft treten während des beschriebenen langsamen atrophischen Processes in den Schleimzellen Vacuolen auf (Fig. 51 Slz). Der Inhalt der Zellen wird progressiv verflüssigt, schwindet ganz und es bleibt nur der platte oder zackige Kern mit kümmerlichen Protoplasmaresten übrig. Zwischen den serösen Zellen an der Innenfläche der Membrana propria präsentiren sich dann diese Schleimzellenreste als ein blasses Netzwerk mit Schleimzellenkernen, — ganz ebenso, wie es im Zerfallsstadium direct im Anschluss an den intensiven Zerfall der Schleimzellen geschehen kann (Fig. 54 Slk). Auch im Secretionsstadium können ferner einzelne paralytische und atrophische Schleimzellen, ebenso, wie im ersten Stadium, direct zerfallen; die Zerstörung verläuft auf die bereits beschriebene Art und Weise, aber langsamer und die spärlichen Zerfallsproducte werden entweder mit dem Secret fortgeschwemmt oder an Ort und Stelle spurlos, gewöhnlich aber bis auf den Kern resorbirt.

In meiner vorläufigen Mittheilung (31) findet sich die Angabe, dass ein kleiner Theil der Schleimzellen während der Atrophie doch vielleicht nach Entfernung des schleimigen Inhaltes und nach Abrundung des Kernes von den ebenfalls atrophirenden serösen Zellen nicht gut unterschieden werden kann. Diese Angabe muss ich jetzt zurücknehmen. Obwohl sich hin und wieder eine leichte Abrundung des Kernes in den Schleimzellen der paralytischen Retrolingualis auch constatiren lässt, kann dieser Umstand doch keine grosse Bedeutung haben, denn eine eigentliche Entleerung des Inhaltes aus den paralytischen Schleimzellen tritt niemals ein, auch sind sie bei genauem Studium der Präparate von den serösen Zellen stets leicht zu unterscheiden. Es giebt jedoch besondere Stellen in der Drüse, die mir Veranlassung gegeben haben, die genannte Angabe früher zu machen. Merkwürdiger Weise finden sich nämlich atrophische Schleimzellen mit besonders deutlich abgerundeten und in die Höhe gerichteten Kernen besonders häufig an den Stellen, wo die Drüsentubuli in die ersten Ausführungsgänge übergehen (Fig. 39 x). Sie enthalten manchmal auch im Zellleibe ähnliche körnige Gebilde, wie die sich entleerenden Schleimzellen der normalen Retrolingualis. Vielleicht könnte man solche Schleimzellen als weniger vollständig differenzirt ansehen, sodass sie gewissermaassen den Uebergang des Epithels (E) des Ausführungsganges in den Drüsentubulus vermitteln.

b) Veränderung der Form der Drüsenschläuche und der Anordnung der Drüsenzellen in denselben.

Wenn schon in der ganzen Drüse überhaupt bei der paralytischen Secretion eine deutliche Verkleinerung der Drüsenelemente und eine dadurch bedingte Schrumpfung der Drüsenschläuche stets eintritt, so erreicht diese Rückbildung in den stark afficirten Bezirken allmählich einen so enormen Grad, dass das mikroskopische Bild jede Aehnlichkeit mit der normalen Drüse verliert.

Schon der die Zerfallsperiode charakterisirende massige Untergang der Schleimzellen und die tiefgreifende Atrophie derselben in der Secretionsperiode verursachen an und für sich eine Schrumpfung der Drüsenschläuche. Ausser den ebenfalls direkt zerfallenden lässt sich auch an den diesem Schicksal entgehenden serösen Zellen, an allen ohne Ausnahme, eine sich im Laufe der Secretionsperiode allmählich immer weiter entwickelnde Verkleinerung des Umfangs, auch natürlich von atrophischem Charakter, constatiren. Die Folge davon ist, dass sich die Membrana propria, welche in ihren elastischen Eigenschaften noch durch die ihrer inneren Fläche anliegenden, oben beschriebenen Korbzellen unterstützt wird, dem Schwunde des Inhaltes der Drüsenschläuche und der Abnahme des intratubulären Druckes entsprechend, immer mehr und mehr contrahirt und sich dabei zusammenfaltet, so dass sie an Schnitten nicht mehr als eine feine und gerade, sondern als eine wellige und etwas dickere Linie erscheint.

Besonders stark schrumpfen natürlich die Drüsenschläuche dort, wo sich ausschliesslich oder vorwiegend Schleimzellen befunden haben. Doch tritt, wie gesagt, auch hier nur äusserst selten ein so vollkommener Zerfall und Schwund derselben ein, dass die Tubuli vollständig collabiren und obliteriren. In den Abschnitten der Drüsentubuli, die ausschliesslich oder vorwiegend Schleimzellen enthalten, und, wie erwähnt, dann gewöhnlich unmittelbar an die ersten Ausführungsgänge grenzen, bleiben erstens stets einzelne, wenn auch paralytische und allmählich atrophirende Schleimzellen doch vom Zerfalle verschont und zweitens werden nicht alle zerfallene Schleimzellenreste fortgeschwemmt; sie bleiben zum Theil zurück und kleiden dann, wie ich oben beschrieben habe, bis in die spätesten Stadien die Innenfläche der Membrana propria mit einer atrophischen Protoplasmaschicht mit eingestreuten geschrumpften Schleimzellenkernen doch noch aus und begrenzen das Lumen, wodurch freier Abfluss für das in den oberen Abschnitten ausgearbeitete Secret gesichert bleibt. Drittens, und das ist das wichtigste Moment, ändert sich bei der Schrumpfung der Tubuli die gegenseitige Lage der übrig bleibenden Drüsenelemente in denselben vollkommen. Sobald eine Drüsenzelle degenerirt und abfällt, wird ihre Stelle sofort durch die benachbarten, atrophischen oder noch secernirenden, an der Innenfläche der sich contrahirenden elastischen Membrana propria sitzen bleibenden eingenommen; die Zellen verschieben sich dabei fortwährend und drängen sich immer mehr und mehr zusammen. Da es zum grössten Theil die Schleimzellen sind, die zerfallen und verschwinden, so ist es leicht begreiflich, dass in solchen Drüsenabschnitten die serösen Zellen über die Schleimzellen quantitativ immer mehr und mehr prävaliren werden. Schliesslich kann man als Resultat des beschriebenen Processes schon während der Secretionsperiode grosse Drüsenabschnitte mit dicht zusammengedrängten, geschrumpften, engen Drüsenschläuchen bekommen, wo man in den letzteren überall fast ausschliesslich seröse Zellen sieht; nur hier und da findet man zwischen denselben noch kleine blasige atrophische Schleimzellen, einzeln oder in kleinen Gruppen zerstreut liegend, oder auch nur die oben beschriebenen spärlichen Ueberbleibsel der Zellsubstanz der Schleimzellen mit geschrumpften Kernen; manchmal fehlen hier jedoch auch diese letzten Schleimzellenreste.

Bei Betrachtung solcher Stellen scheint es auf den ersten Blick schwer begreiflich zu sein, wohin alle die Schleimzellen, welche früher so viel Raum beansprucht haben, vorschwunden sind und auf welche Art und Weise nach ihrem Schwunde Drüsentubuli mit einem mehr oder weniger regelmässigen und ununterbrochenen Zellbelag doch bestehen bleiben konnten. Wenn man aber bedenkt, wie eng und stark geschrumpft die Tubuli im Vergleich mit den normalen erscheinen und wie gross also die Reduction der inneren Fläche der Membrana propria bei diesem Schrumpfungsprocess gewesen sein muss, so wird der Umstand, dass die übrig bleibenden Drüsenelemente, obwohl sie selbst immer kleiner werden, doch ausreichen, um die nach Art von ausgedehnten Gummischläuchen sich contrahirenden Tubuli auszukleiden, ganz natürlich erscheinen. Die letzteren scheinen sich übrigens sogar noch stärker zu contrahiren, als es der Anzahl der verschwundenen Zellen entsprechend nöthig ist. Die in den Schläuchen übrig bleibenden Zellen sind wenigstens an vielen Stellen noch viel dichter zusammengedrängt, als es in der normalen Drüse der Fall ist.

c) Seröse Zellen.

Es sind also während der Secretionsperiode in den intensiv afficirten Bezirken der Retrolingualis eigentlich alle Drüsentubuli als serös zu bezeichnen, da die noch vorhandenen Schleimzellen sehr spärlich sind, nur wenig Raum einnehmen und bei der paralytischen Secretion gar nicht in Betracht kommen.

In den Schläuchen, die auch im normalen Zustande nur seröse Zellen enthalten hatten, bleiben die letzteren jetzt gewöhnlich ziemlich regelmässig einschichtig angeordnet, und trotz der Verkleinerung bewahren sie hier auch im Allgemeinen ihre äussere Form. Für die Schläuche, welche im normalen Zustande einen gemischten Charakter hatten, liefern die serösen Zellen, dem Beschriebenen gemäss, jetzt auch eine ziemlich vollkommene Auskleidung, doch können hier erstens an einigen Stellen noch einzeln oder in kleinen Gruppen atrophische Schleimzellen oder deren Reste liegen und ausserdem bilden die serösen Zellen nicht überall eine gleichmässige einfache Schicht. Oft findet man an den einen Stellen der Canalwand die Zellen dicht zusammengedrängt (Fig. 48 u. 52), so dass die Kerne viel näher von einander und manchmal auch übereinander zu liegen kommen, während die Zellleiber in Folge von gegenseitigem Druck sehr mannigfaltige unregelmässige Formen annehmen, sich z. B. in die Höhe strecken und in das Lumen vorspringen; einzelne Zellen scheinen von den benachbarten so stark zusammengedrückt zu werden, dass sie die Verbindung mit der Membrana propria verlieren und das Epithel dann an solchen Stellen zweischichtig machen. An anderen Stellen (Fig. 49 u. 51) liegen hingegen die serösen Zellen viel weiter von einander entfernt und erhalten die Gestalt von mehr platten Gebilden.

An sehr vielen Stellen, besonders dort, wo die Zellen dicht zusammengedrängt liegen und unregelmässige Formen besitzen, gehen ferner die in der normalen Drüse stets so distincten

Zellgrenzen mehr oder weniger vollständig verloren; bei der unregelmässigen Lagerung und dem nahen Zusammentreten von einzelnen Kernen in der auf solche Weise entstehenden Protoplasmaschicht mit nur undeutlichen Zellgrenzen kann leicht fälschlicher Weise die Existenz von mehrkernigen Drüsenzellen angenommen werden.

Bei der starken Schrumpfung der Tubuli gehen zwischen den sich dabei so bedeutend verlagernden und verschiebenden serösen Zellen die Secretcapillaren an den meisten Stellen auch ganz verloren; sie sind nur dort zu sehen, wo die Schicht der Zellen ganz regelmässig bleibt und dieselben sich noch nicht zu sehr verkleinert haben, stellen jedoch auch hier gewöhnlich nur noch sehr kurze, breite, in das Lumen des Drüsenschlauches trichterförmig ausmündende Röhren vor.

Die secretorische Thätigkeit, welche schon im Zerfallsstadium begonnen hatte, dauert, indem sie ihren Charakter etwas ändert, beständig fort und verleiht dem Gewebe in den betreffenden Drüsenteilen ein für den paralytischen Zustand des Organs ausserordentlich charakteristisches Aussehen.

Während in der Zerfallsperiode von den serösen Zellen ein dünnes, leicht abfliessendes Secret geliefert wird, und der Zellleib, trotz der schon dann deutlichen Atrophie des Protoplasmas, doch meistens aufgebläht, aufgelockert und mit Flüssigkeit durchtränkt erscheint, wird mit der Zeit die Flüssigkeitsabsonderung durch die serösen Zellen augenscheinlich immer geringer, das Secret immer dicker und zähflüssiger. Im Zellleibe ist das netzförmige Gerüstwerk des Spongioplasmas im Allgemeinen nicht mehr locker, wie in den früheren Stadien, andererseits zeigt es jedoch, der fortschreitenden Verkleinerung der Zelle entsprechend, eine in Folge von mangelhafter Regeneration während des intensiven Secretionsprocesses stets progressirende Atrophie, wobei die Maschen, besonders an der Basis der Zelle, allmählich grösser werden und sich die Lamellen des Spongioplasmas zwischen ihnen immer mehr und mehr verdünnen (Fig. 52). Das Aussehen des Protoplasmas der serösen Zellen bietet also im Allgemeinen wenig charakteristisches.

Das Secretmaterial protoplasmatischer Herkunft, welches vom atrophirenden Protoplasma fortdauernd in reichlicher Menge ausgearbeitet wird, tritt, wie gewöhnlich, in Gestalt von Körnchen von sehr verschiedener Grösse auf, die in den Maschen des protoplasmatischen Netzwerkes liegen; es erscheint jetzt manchmal im ganzen Zellleibe zerstreut (Fig. 40 Srz), gewöhnlich sammelt es sich jedoch im innern Abschnitte der Zelle, zwischen Kern und Oberfläche an (Fig. 33, 41—48 u. 51), — so, wie es in der normalen Drüse der Fall ist. Diese Zellen mit pathologischer Secretion in der paralytischen Retrolingualis unterscheiden sich aber stets sehr deutlich von den normalen serösen Zellen. Es wird in denselben das Secretmaterial, obwohl es fortwährend ausgeschieden wird und ein reichlich abfliessendes Secret liefert, doch in so grosser Menge vom Protoplasma ausgearbeitet, dass es sich in dem Zellleibe in grossen Massen anhäuft, wie es unter normalen Bedingungen niemals beobachtet wird. Wenn man zwar auch in der normalen Retrolingualis hin und wieder mit Secretmaterial überladene seröse Zellen (Fig. 13 y) finden kann, so stellt solches dann doch immerhin einen vereinzelten Befund vor. In der paralytischen Retrolingualis sind hingegen gewöhnlich alle oder wenigstens weitaus die meisten serösen Zellen in den intensiv afficirten Bezirken, manchmal auch in der ganzen Drüse, mit Secretmassen aufs dichteste erfüllt. Ausserdem nehmen hier die letzteren, obwohl sie im Allgemeinen die gewöhnlichen Farbenreactionen geben, also sich z. B. an S.-Präparaten (Fig. 52) mit Eisenhämatoxylin-Erythrosin rosa, an A.-Präparaten (Fig. 94 Srz) gelbgrau färben, an P.-Präparaten (Fig. 33 u. 41—48) eine viel dunklere und gesättigtere grüne Färbung an, als normal und manchmal auch einen schmutzig rothen Farbenton, wie ich es schon für das Zerfallsstadium hervorgehoben habe. Endlich liegen die Secretgranula in den paralytischen serösen Zellen so dicht aneinander, dass sie in der verkleinerten Zelle das atrophirende Protoplasmagerüst zwischen sich ganz verdecken uud manchmal sogar die Form des Kerns beeinflussen, indem sie ihn verschiedentlich znsammendrücken und an die Basis oder in eine Ecke des Zellleibes verdrängen.

Die Secretgranula können die verschiedenste Grösse und sehr mannigfaltige Formen haben; bald sind es sphärische, winzig kleine Körnchen (Fig. 33, 47, 48 u. 51), bald grosse, ebenfalls sphärische Tropfen (Fig. 42), bald unregelmässige, verklumpte Schollen (Fig. 40 Srz) von oft bedeutendem Umfange. Die grössten Körner erscheinen manchmal von einem hellen Hofe umgeben (Fig. 40). Es können in den einen Fällen in einem serösen Tubulus in den inneren Partieen der denselben zusammensetzenden Zellen, welche oft alle von derselben Grösse sind, ganz regelmässig sehr feine oder gröbere sphärische Granula äusserst dicht angehäuft erscheinen (Fig. 33, 47 u. 48), in anderen Fällen ist das Bild weniger regelmässig und ein und dieselbe Zelle enthält Secretgranula von verschiedenster Form und Grösse (Fig. 40 Srz). Stets bleibt aber die Erscheinung im Grunde dieselbe — trotz fortwährender reichlicher Secretion Ueberfüllung des Zellleibes mit auf Kosten des atrophirenden Protoplasmas entstehendem Secretmaterial.

Wie man das Protoplasma der serösen Zellen, besonders in den basalen Abschnitten, an P.-Präparaten (Fig. 48 u. 51) deutlich atrophiren sieht, so wird man auch an A.-Präparaten in den basalen Zellabschnitten einer immer geringer werdenden Anzahl von fuchsinophilen Körnern gewahr (Fig. 94 Srz); die letzteren sind hier jetzt noch viel spärlicher vertreten, als in der Zerfallsperiode und fast der ganze verkleinerte Zellleib erscheint mit dichten Massen von graugelben Körnern erfüllt, zwischen welchen weder fuchsinophile Granula, noch das intergranuläre Protoplasmanetz zu sehen sind.

An mit Eisenhämatoxylin-Erythrosin gefärbten Präparaten ist das Secret, wie gesagt, rosenroth gefärbt (Fig. 52); zwischen den Körnern desselben, wenn es nicht in sehr grossen Massen angehäuft ist, tritt hier das atrophirende, manchmal sehr grosse, vacuolenartige Maschen besitzende Protoplasmagerüst besonders deutlich hervor. Die feinen schwarzen Granula, die oben für die normalen Zellen in solchen Präparaten beschrieben worden sind, sind jetzt nur sehr selten, ganz ausnahmsweise mehr zu finden; die Frage über ihre Bedeutung und Herkunft gewinnt also auch durch das Studium der pathologischen Veränderungen keine Aufklärung.

Nach Färbung mit Toluidinblau-Orange (Fig. 91 Srz.) nehmen die Secretmassen einen hellen gelblichen Ton an und treten undeutlich und verschwommen hervor; man bemerkt aber gerade an diesen Präparaten sehr schön, wie das blaue Protoplasmagerüst allmählich atrophirt und wie an der Basis der Zelle die oben beschriebene blaue Körnung immer spärlicher wird.

Merkwürdiger Weise erfährt der Process der Bildung von Nucleolenkörpern in den serösen Zellen bei der paralytischen Secretion keine sichtbare Veränderung. Es können in vielen Fällen diese Körper in der ganzen Drüse vermisst werden oder in deren grösserem Theile; wo sie aber auftreten, — gewöhnlich einzeln, oft aber auch zu mehreren (Fig. 50) in ein und derselben Zelle, — dort sehen sie trotz der so tiefgreifenden Veränderungen in den übrigen Zellbestandtheilen ganz ebenso aus, wie unter normalen Verhältnissen. Auch ihre Entstehung auf Kosten der Kernnucleolen scheint dabei in der gewöhnlichen Art und Weise zu erfolgen. Nur in Bezug auf ihr weiteres Schicksal scheinen sie von den pathologischen Bedingungen doch beeinflusst zu werden: manchmal werden sie nämlich (ebenso, wie bei Pilocarpinsecretion, siehe oben) durch Osmium deutlich geschwärzt (Fig. 48 Srz!) und ausserdem scheint ihre Substanz schneller, als normal die Beschaffenheit des grünen Secrets protoplasmatischer Herkunft anzunehmen. Typische Uebergangsformen Fig. 43) in Gestalt von rothen, mit einer grünen Aussenschicht versehenen Körpern sind stets zu finden.

In Hinsicht auf diese, dem Kern entstammende Körper ist der Umsand von hohem Interesse, dass sich dieselben auch in der paralytischen Drüse nur dann finden lassen, wenn sie in der normalen Retrolingualis der anderen Seite vorhanden sind, was ja, dem oben Erörterten gemäss, nicht nothwendig der Fall zu sein braucht, und sie sind dabei ganz ebenso, wie bei einem normalen Thiere auf beiden Seiten nahezu gleich zahlreich vertreten. Es scheinen somit auch nach Durchtrennung der Chorda, trotz der tiefgreifenden Alterationen, die die Drüse der operirten Seite in Folge dessen erleidet, doch besondere Einflüsse unverändert bestehen zu bleiben, die auf die gleichnamigen Drüsen der beiden Seiten in gleicher Weise einwirken.

Der Kern der serösen Zelle atrophirt während der Secretionsperiode ebenfalls allmählich, aber langsamer, als der Zellleib, indem eine Verkleinerung und eine progressive Verarmung an Chromatin eintritt. Nur verhältnissmässig selten bleibt dabei die äussere Form des Kerns regelmässig sphärisch, gewöhnlich sieht man sich eine mehr oder weniger deutliche Schrumpfung entwickeln; besonders stark ändert sich die äussere Form dort, wo in den geschrumpften Canälchen die Zellen zusammengedrängt und deformirt erscheinen, die Grenzen zwischen denselben unkenntlich werden und auch die Kerne dann sehr nahe an einander zu liegen kommen. Aber auch überhaupt im ganzen Organ findet man Kerne mit Einschnürungen noch viel häufiger, als in der Norm.

Schon beim Studium der Secretionsprocesse in den serösen Zellen der normalen Retrolingualis haben wir Thatsachen kennen gelernt, die für eine rege active Theilnahme des Kerns an der Erzeugung des Secrets protoplasmatischer Herkunft sprachen. Noch viel mehr Beweise für diese Annahme liefert das mikroskopische Bild der paralytischen Retrolingualis. Diese Verhältnisse treten am deutlichsten an P.-Präparaten hervor.

Die den Zellleib dicht erfüllenden grünen Secretgranula reichen stets bis dicht an den Kern heran; hier sind meistens auch die kleinsten von ihnen, die noch kaum sichtbaren Granula am zahlreichsten repräsentirt (Fig. 33, 44 u. 47); die letzteren entstehen im Protoplasma zweifellos in der nächsten Umgebung der Kernmembran, rücken aber dann zur Oberfläche der Zelle, wo sie sich vergrössern. In den paralytischen serösen Zellen bleiben jedoch einige Granula an ihrem Entstehungsorte viel länger, als gewöhnlich liegen, erreichen hier bedeutende Dimensionen und dann treten gerade ihre interessanten Beziehungen zum Kern äusserst scharf und deutlich hervor (Fig. 33 x, 41—46 u. 47 x). Man gewinnt in solchen Fällen im ersten Augenblick die Ueberzeugung, dass sich ein kleineres oder grösseres, deutlich und scharf umschriebenes grünes Granulum oder oft auch mehrere im Innern des Kernes selbst befinden (Fig. 43, 44, 46 u. 47), wo sie im hellen Kernsaft zwischen den mit rothen Chromatinkörnchen besetzten Bälkchen des Liningerüstes zu liegen scheinen. Beim Drehen der Mikrometerschraube sieht man auch gewöhnlich, dass der grüne Körper die schärfsten Umrisse bei derselben Stellung der Schraube erhält, wie die Umrisse des Kerns selbst; es kann derselbe mithin weder unter. noch über dem Kerne liegen. Dieses, anscheinend im Kerninneren liegende grüne Korn gleicht vollkommen den den Zellleib erfüllenden, nur dass es vielleicht noch etwas heller ist; da man aber bei einer Stellung der Mikrometerschraube, bei welcher die Umrisse des grünen Körpers und der Kernmembran gleich scharf sind, in der letzteren nirgends einen Defect nachweisen kann, so ist man gezwungen anzunehmen, dass sich in der Kernmembran eine Oeffnung erst beim Heraustreten des Granulums bildet und sich nachher sofort wieder schliesst.

Die meisten Autoren, z. B. Galeotti (12, 13), die für die Entstehung von Secretkörnern unter activer Mitwirkung des Kerns eingetreten sind, nehmen auch an, dass sich die kleinsten, aber schon sichtbaren Körner thatsächlich im Innern des Kerns befinden und dass sie aus dem letzteren durch Oeffnungen in der Membran in das Protoplasma übertreten. Entsprechende Angaben habe auch ich selbst für die serösen Zellen der Retrolingualis in meiner vorläufigen Mittheilung gemacht.

Ohne mir ein Urtheil über andere Objecte, die ich nicht speciell untersucht habe, zu erlauben, muss ich aber jetzt doch behaupten, dass für die serösen Zellen der Retrolingualis ein directes Heraustreten von im Innern des Kerns entstehenden Secretkörnern ins Protoplasma nicht angenommen werden kann, ebenso wie auch bei der Entstehung von Nucleolenkörpern nicht einfach Nucleolen aus dem Kerninneren in das Protoplasma gelangen können.

Die grünen Granula scheinen nämlich nur im Inneren des Kernes zu liegen; ein genaues Studium zeigt die Unrichtigkeit dieser Annahme und klärt den wahren Sachverhalt auf.

Man findet oft Zellen, in welchen bei gleich scharfen Umrissen des Kerns und des grünen Körpers, der hier nicht im Centrum des Kernes, sondern an der Peripherie des letzteren liegt (Fig. 41 u. 42), die Kernmembran an der dem grünen Körper entsprechenden Stelle aussen vollkommen fehlt oder nur ganz undeutlich über oder unter dem grünen Körper hindurchschimmert. An der inneren, dem Kern zugekehrten Fläche des letzteren sieht man aber die Kernmembran stets als feine, röthliche Linie, obwohl sie hier oft stark verdünnt erscheint. Es liegt an dieser Stelle der grüne Körper also nicht im Kerninneren, sondern er ist vielmehr von aussen in die Kernmembran tief eingedrückt; die letztere bildet für ihn eine schalenförmige Vertiefung, die oft einen nur engen offenen Hals besitzt und in deren Bereich sich die Kernmembran verdünnt. Es ist klar, dass dieser Sachverhalt ganz verborgen bleiben muss, wenn der Kern zufällig mit der den grünen Körper beherbergenden Einstülpung der Membran nach oben oder nach unten zu liegen kommt; dann hat es eben durchaus den Anschein, als ob sich der grüne Körper thatsächlich im Inneren des Kerns, im Kernsaft befindet. Es giebt aber andererseits auch ganz klare, überzeugende Bilder (Fig. 45). Ein und derselbe Kern kann mehrere Einstülpungen mit grünen Körpern besitzen und dann wird seine Gestalt und sein Aussehen noch complicirter und noch schwerer verständlich.

Es entstehen also die grünen Granula im Protoplasma in der unmittelbaren Nähe der Kernoberfläche; während sie bei normaler Secretion bald zur Oberfläche der Zelle abrücken und sich dann erst vergrössern, bleiben sie in der paralytischen Drüse an der Kernoberfläche, an ihrem Ursprungsort, viel länger liegen und stülpen dann die Kernwand bei ihrer Vergrösserung mehr oder weniger bedeutend ein. Die beigefügten Zeichnungen werden für das Verständniss des Vorganges noch mehr als die Beschreibung beitragen.

d) Die Veränderungen des Secrets im Lumen der Drüsenschläuche.

Trotz der progressirenden Schrumpfung der Drüsentubuli bleibt in sehr vielen von denselben während der Secretionsperiode das Lumen mehr oder weniger weit klaffend. In einzelnen Schläuchen, in denen das Secret vermuthlich in Folge von bedeutender Verengung und Verödung der weiter unten liegenden Abschnitte eine leichte Stauung erfährt, ist das Lumen noch mehr erweitert und die Drüsenzellen mehr oder weniger platt gedrückt (Fig. 49 u. 51).

Während der Secretionsperiode ist das Secret in der ersten Zeit dünn und fliesst leicht ab. Es können auch stets Schläuche gefunden werden, wo das Lumen ganz fehlt (Fig. 47) oder sehr klein ist (Fig. 40) und einen hellen, im Präparat leer erscheinenden Spalt vorstellt. Auch wenn das Lumen klafft, wie es meistentheils der Fall ist, enthält es dann im Präparat doch nur ein spärliches körniges oder netziges Gerinnsel (Fig 49 L).

Je länger aber die Secretion dauert, je mehr die Drüsenelemente sich verkleinern, die Canälchen schrumpfen und die Secretgranula in den serösen Zellen dunkler erscheinen, desto reicher scheint auch das im Lumen befindliche Secret an festen Substanzen zu werden. Es stellt im Präparat eine sich zuerst noch ziemlich hell färbende, aber schon umfangreichere körnige oder homogene Masse vor. Die Verdichtung schreitet immer vorwärts, die aus den Zellen heraustretenden Granula fliessen zu einem Secret zusammen, welches immer zäher und dickflüssiger wird und dann bekommt man in den Drüsenschläuchen ganz compact erscheinende, zuerst nur die axialen Partieen (Fig. 51 n), dann das ganze Lumen gleichmässig einnehmende, homogene, glänzende Massen (Fig. 48 u. 54), die für das mikroskopische Bild der paralytischen Retrolingualis ausserordentlich charakteristisch sind und nicht etwa bloss künstliche, durch Einwirkung von Fixirungsflüssigkeiten entstandene Gebilde vorstellen, sondern auch intra vitam zweifellos existiren müssen, da sie nach allen Fixirungsmethoden ganz gleich aussehen. Natürlich sind es keine wirklichen festen Körper mit bestimmter Form und Umrissen, sondern einfach Massen von sehr zähflüssigem Secret, welches sich durch die Reagentien leicht coaguliren lässt.

Oft sind diese compacten Massen, besonders wenn sie nicht das ganze Lumen einnehmen (Fig. 51n), von kugelförmigen Flächen begrenzt und in ihrem Inneren nach Art von Concrementen oder Colloidmassen deutlich geschichtet; in anderen Fällen sind sie ganz homogen und füllen das Lumen mit allen Ausbuchtungen desselben und den etwa noch vorhandenen verkürzten und weiten Secretcapillaren vollständig aus (Fig. 48, 52, 54 u. 92). In einigen blinden Aussackungen der Drüsenschläuche werden bei der Schrumpfung derselben die serösen Zellen oft so zusammengedrängt, dass sie ganz unregelmässige Haufen bilden und mit ihren Zellleiben selbst das Lumen verstopfen und den freien Abfluss des von ihnen ausgearbeiteten dicken Secrets verhindern. Dann sammelt sich das letztere im Inneren einer solchen Zellgruppe an; die ersten Portionen des Secrets bilden hier gewöhnlich einen compacten sphärischen Körper (Fig. 53 n), dann werden auf denselben weitere Schichten abgeschieden und man erhält ein Gebilde, welches sehr an eine Cancroidperle erinnert, besonders weil die verdichtete Secretmasse intensiv gefärbt erscheint und sich an der Oberfläche derselben einzelne seröse Zellen (Srz') während ihrer Atrophie ganz abplatten und ebenfalls schichtenweise anordnen können.

Die compacten Secretmassen in den Drüsenschläuchen sehen an P.-Präparaten stets intensiv gefärbt aus; in einigen Fällen nehmen sie dabei, ebenso, wie das noch im Inneren der Zellen befindliche Secretmaterial, eine dunkelgrüne Färbung an, in anderen können sie tiefroth sein (Fig. 48); gewöhnlich tritt jedoch eine Doppelfärbung ein, indem die centralen, älteren Partieen roth, die äusseren, neu hinzugekommenen Schichten hingegen grün tingirt erscheinen (Fig. 51).

An mit Eisenhämatoxylin-Erythrosin gefärbten S.-Präparaten tritt gewöhnlich ebenfalls Doppelfärbung ein (Fig. 52) und zwar dieselbe, wie sie auch schon während der Zerfallsperiode für die noch in den Zellen selbst liegenden (Fig. 37) besonders grossen Secrettropfen charakteristisch ist: die centralen Partieen sind schwarz. die peripherischen werden leichter entfärbt und nehmen den rosenrothen Ton des Erythrosins an.

Nach Toluidinblau-Orange sind die Massen (Fig. 96) grünlichgelb, an A.-Präparaten röthlich gelb. Jedenfalls kann man aber an ihnen im reinen Toluidinblau-Präparat (Fig. 92 n) niemals auch nur eine Spur von metachromatischer Färbung bemerken, obwohl in den betreffenden Drüsenschläuchen Schleimzellen noch reichlich vertreten sein können und obwohl die letzteren an P.-Präparaten durch das Lichtgrün ebenso intensiv gefärbt werden, wie die verdichteten Secretmassen. Das Toluidinblau ermöglicht es stets, die rothvioletten Schleimzellen und die tiefblauen Secretmassen auf das Deutlichste von einander zu unterscheiden.

e) Ausführungsgänge.

Während der Secretionsperiode verfällt das Epithel der Ausführungsgänge der Retrolingualis, sowohl in den grösseren, wo es mehrschichtig ist, als auch besonders in den kleineren, wo es nur eine Schicht von Zellen vorstellt, der Atrophie. Der Umfang der Epithelzellen wird kleiner, die Zahl der Altmann'schen Granula in denselben geringer. Die Grösse des Kerns bleibt gewöhnlich wenig verändert, derselbe erscheint nur etwas chromatinärmer, was aber am meisten ausser der Verkleinerung der Zellen auffällt, das ist eine Veränderung der Form, welche sowohl den Zellleib, als auch den Kern betrifft. Wenn schon in der normalen Drüse das Epithel nicht aus regelmässigen Zellen besteht, so nehmen die letzteren jetzt ganz unregelmässige Formen an; sie werden ebenso, wie die Drüsenzellen in den Schläuchen, an einzelnen Stellen, besonders in den kleineren Gängen, durch das sich im Lumen ansammelnde und schwer abfliessende Secret plattgedrückt und verdünnt, wobei die einzelnen Zellen sich manchmal dachziegelartig übereinander lagern. Die Kerne werden dabei ebenfalls abgeplattet und deformirt. In den grösseren Gängen, in welchen die obere Zellschicht aus cylindrischen Zellen besteht, verlieren die letzteren diese Form und nehmen bei ihrer Atrophie ebenfalls ein plattes Aussehen an.

In den mittelgrossen, mit zweischichtigem Epithel versehenen Gängen, welche in der normalen Drüse die oben beschriebenen Inseln von mehr oder weniger gut ausgebildetem Stäbchenepithel führen, wird das letztere ganz unkenntlich. Die Zellen verkleinern sich bedeutend, verlieren die typische Strichelung im basalen Abschnitt und die hier liegenden reihenförmig angeordneten fuchsinophilen Granula (an A.-Präparaten) und können von den benachbarten und zum Theil über ihnen liegenden gewöhnlichen Epithelzellen dann nicht mehr unterschieden werden.

f) Interstitielles Gewebe.

Während das interstitielle Gewebe der Retrolingualis in den verhältnissmässig wenig afficirten Abschnitten des Organs nur unbedeutende Veränderungen erleidet, die den für die Submaxillaris oben beschriebenen etwa entsprechen könnten, gewinnt es im Laufe der Secretionsperiode in den stark afficirten Bezirken resp. auch in der ganzen Drüse dem allmählichen Schrumpfen der Tubuli genau entsprechend, immer mehr und mehr an Masse. Während im normalen Organ die einzelnen Drüsenschläuche so eng an einander grenzen, dass zwischen ihnen nur ganz kleine, unregelmässige Räume übrig bleiben, erscheinen sie jetzt in einem bedeutend entwickelten, zuerst noch ziemlich zellreichen, aber allmählich in Folge von Verdickung und Vermehrung der collagenen Fasern immer derber werdenden Bindegewebe eingebettet. Besonders derbe, glänzende, collagene Fasern mit welligem Verlaufe sieht man gewöhnlich in der Umgebung der schrumpfenden Canälchen an der Aussenseite der Membrana propria auftreten (Fig. 48 u. 54 Bgw).

Die Zunahme des Bindegewebes hängt nun natürlich zum Theil einfach davon ab, dass sich die Bindegewebssepten bei der Schrumpfung der Drüse verkürzen und verdicken. Es muss aber auch eine wirkliche Zunahme angenommen werden und zwar hauptsächlich, wenigstens für die späteren Stadien, eine Zunahme der Zwischensubstanz, der collagenen Fasern. Dass ein Zuwachs an Zellen thatsächlich existiren kann, beweisen die Mitosen, die ich hin und wieder in den Zellen des interstitiellen Bindegewebes während der Secretionsperiode gefunden habe; doch sind dieselben stets selten und diese wirkliche Vermehrung der Zellen, die man als eine in Folge von Aufhebung der Wachsthumswiderstände in Form von normal gefüllten Drüsenräumen entstehende Wucherung ansehen könnte, wahrscheinlich nicht bedeutend. Die Verdichtung des Bindegewebes und die Verdickung der collagenen Fasern beruht einfach auf einer narbigen Verwandlung des ersteren, wobei die schon vorhandenen Zellen die Masse der Zwischensubstanz vergrössern und sich selbst verkleinern. Ausserdem können aber in dieser Beziehung auch die Plasmazellen von Bedeutung sein.

Während die letzteren in den leicht veränderten Bezirken ebenfalls keine nennenswerthen Alterationen zeigen, sieht man jetzt in ihnen beim Studium der intensiv afficirten Drüsenabschnitte die schon während der Zerfallsperiode angebahnten Veränderungsprocesse sich immer stärker und stärker entwickeln. Schon damals haben wir die Plasmazellen bei der starken Secretion in den serösen Zellen an der specifischen Körnung, die sie vermuthlich an die letzteren zu übermitteln haben, etwas verarmen sehen; es wurde aber damals noch für genügenden Nachschub von Seiten der aus den Gefässen neu emigrirenden und hinzukommenden Leukocyten gesorgt.

Während der Secretionsperiode, wo die serösen Zellen so grosse Massen von an Trockensubstanz vermuthlich sehr reichem Secret liefern müssen, reichen die Plasmazellen noch weniger aus; obwohl noch immer neue Leukocyten emigriren und in das interstitielle Gewebe gelangen, kann in denselben doch nicht rasch genug für die Ansammlung neuer Vorräthe der nothwendigen Substanz gesorgt werden. Normale, gut ausgebildete Plasmazellen werden in Folge dessen in den betreffenden Bezirken immer seltener, da neue nicht in genügender Menge, später auch gar nicht mehr hinzukommen, die früheren aber zum Theil degeneriren, zum grössten Theil ganz erschöpft werden und atrophiren.

Die Zellen letzterer Art (Fig. 40 und 91 Plz.[1]) liegen der Wand der Drüsentubuli dort, wo sich die secernirenden serösen

Zellen befinden, wie auch früher, eng an; sie sind gewöhnlich schon sehr klein, oft dreieckig, manchmal ganz platt oder ausgezogen; der Kern sieht geschrumpft und blass aus, in dem ebenfalls stark verkleinerten Zellleibe sieht man aber an A.-Präparaten (Fig. 94 Plz[1]) eine nur noch sehr geringe Anzahl von fuchsinophilen Körnern und an Toluidinblau-Orange-Präparaten (Fig. 91) nur noch ganz spärliche Ueberreste der sich dabei charakteristisch färbenden Körnung; die letztere ist also fast vollständig in die serösen Zellen schon übergeführt worden, ohne dass die erschöpften Plasmazellen den Verlust genügend zu decken vermochten. Auch in den serösen Zellen ist jetzt meistens, wie wir gesehen haben, die blaue Körnung schon äusserst spärlich (Fig. 91 Srz), da sie bei Fabrication von Secretmaterial zum grössten Theil ebenfalls aufgebraucht worden ist.

In der letzten Zeit machen sich wiederum Stimmen geltend (v. Marschalko 30, Krompecher 24), welche für hämatogene Zellen und speciell gerade für die zu Plasmazellen differenzirten Leukocyten die Möglichkeit, sich in fixe Bindegewebszellen zu verwandeln, beanspruchen. Da an den in der beschriebenen Weise sich entleerenden Plasmazellen, ausser quantitativen atrophischen Veränderungen, keine eigentlichen degenerativen Erscheinungen zu beobachten sind, und sie gewöhnlichen Bindegewebszellen schliesslich äusserst ähnlich werden, so liegt die Annahme sehr nahe, dass sich dieselben nach vollständigem Schwund der specifischen Körnung in der That vielleicht zu einfachen Bindegewebszellen verwandeln und auf solche Weise die Masse des interstitiellen Gewebes ihrerseits vermehren können.

Auch während der Secretionsperiode tritt in allen Fällen, besonders stark natürlich in den intensiv afficirten Drüsenabschnitten, eine mehr oder weniger deutliche Infiltration des interstitiellen Gewebes mit emigrirten Leukocyten hervor. Es sind zum Theil ein-, zum Theil mehrkernige Formen (Fig. 54 Lkc[1]).

Die ersteren treten durch die Membrana propria zwischen, auch in die serösen Zellen selbst ein und degeneriren hier ganz ebenso, wie in der normalen Drüse, indem sie sehr verschiedenartig aussehende inter- oder intracellulär liegende Körper hinterlassen.

Die polynucleären Leukocyten, die man im Inneren von Drüsenschläuchen in einer normalen Drüse niemals trifft, wandern in grossen Massen entweder an begrenzten Stellen in die Epithelbekleidung und in das Lumen der Ausführungsgänge, besonders der grösseren ein, oder sie dringen mit besonderer Vorliebe in die atrophirenden, mit dicken Secretmassen erfüllten Drüsenschläuche selbst ein, wo sie dann zwischen die noch erhalten gebliebenen Drüsenelemente oder in die homogenen, dichten Secretmassen (Fig. 54) zu liegen kommen. Auch diese Leukocyten sind sehr oft im Zustande des Zerfalles anzutreffen.

3. Atrophische Periode.

Die Erscheinungen der Secretionsperiode gehen in die der atrophischen ganz allmählich über, sodass eine auch nur annähernd genaue Grenze gar nicht gezogen werden kann. Auch tritt dieser Uebergang für verschiedene Theile ein und derselben Drüse oft gar nicht gleichzeitig ein; so kann in sehr lange dauernden Fällen nur ein verhältnissmässig kleiner Theil des Drüsengewebes ganz atrophisch sein, während in den übrigen Abschnitten noch rege Secretion herrscht. Jedenfalls findet man natürlicher Weise atrophische Stellen desto häufiger, je länger der Fall dauerte.

Auch während der atrophischen Periode bleiben die Veränderungen sehr ungleichmässig in der Drüse verteilt; während in den schwach veränderten Abschnitten, ebenso, wie in der Submaxillaris, die Veränderungen schon während der Secretionsperiode stehen bleiben, entwickeln sie sich in den intensiv afficirten Herden immer weiter, bis hier eine vollständige Atrophie des Drüsengewebes eintritt, — ein Zustand, der sicherlich auch weiterer Veränderungen nicht mehr fähig sein kann. In einem von meinen längsten Fällen erstreckten sich die intensiv afficirten Herde zufällig auf das ganze Organ und dementsprechend war auch die ganze Drüse total atrophisch.

a) Drüsenzellen.

Die atrophischen Bezirke bieten ein ausserordentlich charakteristisches Bild dar. Alle Drüsentubuli sind hochgradig geschrumpft und erscheinen in der mannigfaltigsten Weise zusammengeknickt. Von Schleimzellen sieht man in denselben gewöhnlich gar nichts mehr, oder nur ganz kümmerliche Protoplasmareste mit geschrumpften Kernen (Fig. 57 Slz.). Ihre Wand ist mit serösen Zellen ausgekleidet, die entweder eine ziemlich regelmässige Schicht kleiner, kubischer Zellen bilden (Fig. 55, 56 u. 57), oder mehr unregelmässige Formen besitzen und an manchen Stellen dicht zusammengedrängt, hin und wieder sogar zweischichtig angeordnet erscheinen (Fig. 95 u. 96). Von Secretcapillaren ist zwischen denselben keine Spur mehr zu sehen, die die Oberfläche der Zellen jetzt begrenzenden Linien sind aber doch oft wie echte Schlussleisten geschwärzt (Fig. 55).

Wenn man eine solche Zelle (Fig. 56) mit einer normalen (Fig. 38 Srz.) vergleicht, tritt die ausserordentliche Atrophie derselben aufs deutlichste hervor; auch hier haben die Zahlangaben der Messungen, die ich ausgeführt habe, keine grosse Bedeutung, da die beigefügten Zeichnungen, wo die Zellen genau in den entsprechenden Grössen dargestellt sind, das Gesagte viel besser veranschaulichen werden.

Der Zellleib (Fig. 54—57 u. 96) besteht aus einem ganz hellen, durchsichtigen, äusserst lockeren Protoplasmanetz; an der Basis der Zelle vergrössern sich gewöhnlich die Maschen des letzteren zu grossen, unregelmässigen, hellen Vacuolen. An A.-Präparaten (Fig. 95) sind im Protoplasmagerüst nur noch sehr spärliche blasse fuchsinophile Granula zu sehen und ausser denselben in vielen Fällen noch mehr oder weniger zahlreiche, feinste Fetttröpfchen.

Secretgranula protoplasmatischer Herkunft findet man entweder gar nicht mehr, oder nur als spärliche Ueberreste dicht am Lumen, unter der Zelloberfläche; sie erscheinen, wenn vorhanden, als äusserst feine, blasse, kaum sichtbare Körnchen.

Die Nucleolenkörper in den serösen Zellen scheinen, wie wir es schon oben für die Zerfallsperiode gesehen haben, in ihrer Entstehung und Beschaffenheit von den Veränderungen der übrigen Zellbestandtheile ziemlich unabhängig zu sein. Sie verhalten sich im Allgemeinen ebenso sogar in den schon total atrophischen, keine Secretion mehr aufweisenden Drüsenabschnitten, die unser Interesse jetzt in Anspruch nehmen. In einigen Fällen findet man nämlich in den beschriebenen, ganz atrophischen, kleinen serösen Zellen (Fig. 55 x) neben dem Kern ganz typische, an P.- und A.-Präparaten rothe, an Eisenhämatoxylin-Präparaten schwarz oder dunkelgrau gefärbte Nucleolenkörper: manchmal befinden sich an der Kernoberfläche oder in der Nähe derselben noch ganz winzige, eben entstehende Körperchen (Fig. 57 y). Und wenn man in solchen Fällen die Retrolingualis der normalen Seite untersucht, so findet man in derselben stets ebenfalls die besagten Gebilde, sogar in mehr oder weniger vollkommen entsprechender Verbreitung. Auch im atrophischen Stadium der paralytischen Secretion bleiben also gewisse die Drüsen der beiden Körperseiten in gleicher Weise beeinflussende Momente doch unverändert bestehen.

Der Kern der beschriebenen atrophischen serösen Zellen ist stets verkleinert, sehr chromatinarm und sieht wie ein blasser, schlaffer Sack mit gefalteter Oberfläche (Fig. 55—57, 95 u. 96), manchmal auch tiefen Einschnürungen aus. Hin und wieder, wenn auch viel seltener, als in der normalen Retrolingualis, findet man Kerne, die an Eisenhämatoxylin-Präparaten tiefschwarz aussehen (Fig. 57 x).

Das Lumen (Fig. 55—57, 95 u. 96 n) der atrophischen Drüsenschläuche ist nur selten leer; meistens ist es vollständig ausgefüllt mit dem letzten von den Zellen gelieferten Secret, — einer homogenen, anscheinend sehr dichten, glasigen, glänzenden Masse, welche sich ebenso färbt, wie das Secret während der Secretionsperiode und gewöhnlich besonders schön an Eisenhämatoxylin-Erythrosin-Präparaten eine centrale dunkle Partie und eine äussere, rosenrothe Schicht aufweist.

Die Drüsenabschnitte, die aus in der beschriebenen Weise veränderten atrophischen Schläuchen bestehen, sehen Dank den dieselben erfüllenden eingedickten Secretmassen so aus, als ob sie mit einer intensiv gefärbten Masse künstlich injicirt worden wären (Fig. 57).

b. Ausführungsgänge.

Dieselben klaffen nicht mehr so stark, wie vorher, enthalten weniger Secret und das Epithel sieht ebenso, oder noch etwas stärker atrophisch aus, als im Secretionsstadium.

c. Interstitielles Gewebe.

In den wenig alterirten Drüsenabschnitten bietet jetzt das interstitielle Gewebe im Vergleich mit der Secretionsperiode keine weiteren Veränderungen dar. Es ist etwas verdichtet, enthält jedoch typische Plasmazellen in genügender Anzahl, die sich auch meistenteils durch nichts Abnormes auszeichnen. In den stark afficirten Bezirken sind hingegen die für die Secretionsperiode bereits beschriebenen intensiven Veränderungen noch weiter vorgeschritten und zwischen den atrophischen, mit verdichteten Secretmassen angefüllten Drüsenschläuchen ist jetzt nur noch stark entwickeltes, derbes, narbenähnliches, an collagener Zwischensubstanz sehr reiches Gewebe vorhanden (Fig. 57 u. 96 Bgw), in welchem zahlreiche einfache, meistentheils schon platte oder langausgezogene gewöhnliche Bindegewebszellen liegen, Plasmazellen aber entweder vollkommen fehlen oder nur als stark verkleinerte, mit geschrumpftem, blassem Kern und spärlichen Ueberresten der Körnung im Zellleibe versehene Elemente (Fig. 96 Plz[1]) noch zu sehen sind. Mastzellen (Fig. 96 Mtz) scheinen in diesem verdichteten Gewebe ziemlich reichlich vorzukommen, dieser Umstand ist jedoch wahrscheinlich nur darauf zurückzuführen, dass dieselben jetzt, ohne selbst verändert zu sein. in Folge der colossalen Schrumpfung des Gewebes über einen verhältnissmässig viel geringeren Raum vertheilt sind.

Im verdichteten Bindegewebe zwischen den atrophischen Drüsenschläuchen sieht man nur noch selten einzelne Leukocyten; ebenso selten trifft man dieselben im Inneren der Schläuche.

Wenn sich in der paralytischen Retrolingualis ausser atrophischen noch solche Stellen befinden, wo die Secretion fortdauert, so sieht hier das interstitielle Gewebe so aus, wie es für die Secretionsperiode beschrieben worden ist.

Es muss noch hervorgehoben werden, dass in den atrophischen, mit Secretmassen angefüllten Drüsenschläuchen die oben beschriebenen, der Membrana propria von innen anliegenden Korbzellen ganz anders aussehen, als in der normalen Drüse. Im Gegensatz zu den Drüsenzellen zeigen sie keine Spur von Atrophie oder Degeneration; sie scheinen sich vielmehr sogar bei der Schrumpfung der Tubuli wie wirkliche contractile Elemente zu verhalten. Sie liegen (Fig. 55 u. 56 Kbz) der verdickten und wellig gefalteten Membrana propia von innen an, wiederholen aber ihre Falten nicht, sondern umschreiben die Tubuli auf Querschnitten als kreisförmige schwarze Linien. Sie sind im Allgemeinen kürzer und dicker geworden, der Kern (Fig. 48 u. 56 Kbz) ist etwas vergrössert und geschwollen. der Zellkörper verdickt, so dass er manchmal eine spindelförmige Gestalt bekommt und in demselben sind jetzt an Eisenhämatoxylin-Präparaten gewöhnlich nicht mehr isolirte distincte schwarze Fasern oder Bänder zu bemerken, wie in der normalen Drüse, sondern es erscheint das ganze Protoplasma gleichmässig schwarz oder grau gefärbt.

4. Die Wirkung des Pilocarpins auf die paralytische Retrolingualis.

Während beim pilocarpinisirten Thiere (es handelte sich, wie gesagt, um einen Fall von 48 Tagen), wie wir gesehen haben, in der paralytischen Submaxillaris durch das Gift verursachte typische Structurveränderungen in den Drüsenzellen nachgewiesen werden konnten, hat mir in dieser Beziehung die entsprechende Retrolingualis fast ganz negative Resultate ergeben. Grosse Gewebsbezirke zeigten in der letzteren die für die paralytische Secretion üblichen Veränderungen und an vielen Stellen fanden sich auch schon ganz atrophische, mit alten Secretmassen angefüllte Schläuche, während in den übrigen Drüsentheilen die beschriebenen gleichmässigen leichten Veränderungen vorhanden waren.

Ausser diesen, zur paralytischen Secretion gehörenden Befunden habe ich nun fast gar nichts finden können, was auf eine durch Pilocarpin gesteigerte Secretionsthätigkeit schliessen lassen würde. Speciell boten im ganzen Organ die Schleimzellen das für die paralytische Retrolingualis typische Aussehen dar (Fig. 58 u. 97 Slz.).

Nur eine Thatsache könnte man geltend machen, dass nämlich in den Bezirken mit intensiver paralytischer Secretion die serösen Zellen im Allgemeinen etwas ärmer an Secretmaterial waren (Fig. 58 u. 97 Srz.), als es gewöhnlich der Fall ist, und dass sie das letztere also vielleicht unter dem Einflusse des Pilocarpins schneller als gewöhnlich ausgeschieden hatten. Der Unterschied war aber nicht markant genug und ausserdem findet man ja in jeder paralytischen Retrolingualis hin und wieder Stellen, wo, bei fortdauernder Secretion, die Zellen verhältnissmässig arm an Sekretkörnern sind (Fig. 49 u. 50).

Somit muss man also annehmen, dass mit der Durchtrennung der Chorda der ganze nervöse Apparat der Retrolingualis so vollkommen zerstört wird, dass das Pilocarpin auf die Drüse nicht mehr einwirken kann.

5. Veränderungen des Nervenapparats der Drüsen.

In allen meinen Fällen habe ich eifrig nach den etwa vorhandenen Veränderungen in den zur Submaxillaris und Retrolingualis gehörenden Nervenzellen, sowohl den in den Drüsen selbst zerstreuten, als auch den ausserhalb derselben in den kleineren und grösseren Ganglien angesammelten gesucht, bin aber dabei nicht glücklicher als Langley (26) gewesen und habe keine bestimmten Veränderungen nachweisen können, selbst in den Fällen, wo das Drüsengewebe, besonders in der Retrolingualis, sehr tiefgreifende Alterationen darbot.

In der Retrolingualis, deren nervöser Apparat nach Durchtrennung der Chorda jedenfalls besonders starke Veränderungen erfahren muss, sind leider im Drüsengewebe selbst gerade nur äusserst selten Ganglienzellen zu finden. In einem Fall von 19 tägiger Dauer mit sehr starken Veränderungen im Drüsengewebe der Retrolingualis habe ich nun zwar in der letzteren eine aus 3 Nervenzellen bestehende Gruppe gefunden, wo dieselben blasse, etwas geschrumpfte Kerne und zum Theil mit intensiv grün gefärbten Massen angefüllte grosse und kleine Vacuolen im Zellleibe besassen, also zweifellos degenerative Veränderungen darboten, dieser Befund steht aber so vereinzelt da, dass er Anspruch auf Bedeutung kaum erheben kann.

VI. Die Veränderungen der Speicheldrüsen nach Unterbindung der Ausführungsgänge.

Ausser den Erscheinungen der paralytischen Secretion interessirten mich besonders die noch sehr wenig bekannten Veränderungen, welche in den Speicheldrüsen nach Unterbindung ihrer Ausführungsgänge stattfinden. Ich habe leider nicht über die genügende Zeit verfügen können und mich deswegen nur auf einen einzigen diesbezüglichen Versuch beschränken müssen; ich will in diesem Schlussabschnitte die Resultate desselben kurz wiedergeben, da dieselben doch ziemlich interessant erscheinen und vielleicht weitere Untersuchungen in derselben Richtung anregen könnten.

Einem erwachsenen Hunde wurden an der einen Seite der Wharton'sche und Bartholin'sche Gang mittelst einer doppelten Seidenligatur unterbunden und die entsprechenden Drüsen dann nach Ablauf von 31 Tagen untersucht.

Makroskopisch war sowohl die Submaxillaris, als auch die Retrolingualis bedeutend verkleinert, die Consistenz des Drüsengewebes war schlaff, während die die einzelnen Läppchen abgrenzenden Bindegewebssepten bedeutend dicker und zäher als normal erschienen. Die Ausführungsgänge beider Drüsen waren oberhalb der Unterbindungsstelle bis zur Dicke eines Gänsekieles erweitert und mit trübem Speichel erfüllt.

A. Submaxillaris.

Bei der mikroskopischen Untersuchung derselben waren nur noch die grösseren Gänge durch das stauende Secret deutlich ausgedehnt; die Drüsenschläuche selbst und die kleineren Gänge sahen geschrumpft aus, während die Lumina in denselben fehlten oder nur ganz unbedeutend waren. Zwischen den geschrumpften Drüsenschläuchen war das interstitielle Bindegewebe colossal entwickelt und mit sehr verschiedenen Zellarten dicht erfüllt.

Besonders stark hat sich die Form und das Aussehen der Drüsenschläuche geändert; während dieselben in der normalen Drüse wegen der bedeutenden Grösse der Schleimzellen auch an Schnittpräparaten den Eindruck von acinös erweiterten Schläuchen machen, hatten sie jetzt, in Folge der hochgradigen Atrophie der Schleimzellen, mehr das Aussehen von einfachen, gewundenen Röhren. Das ganze Bild und speciell die Anordnung der noch erhalten gebliebenen Drüsenelemente in den Schläuchen (Fig. 59 u. 61) erinnerte merkwürdiger Weise sehr an das gewöhnliche mikroskopische Aussehen der normalen Retrolingualis. In den schlauchförmigen, engen Drüsenräumen waren sowohl die Schleim- als auch die Halbmondzellen im Allgemeinen einschichtig angeordnet, doch bot der Zellbesatz an vielen Stellen, besonders dort, wo ein Lumen ganz fehlte (Fig. 61 u. 62) und die Drüsenelemente stark zusammengedrängt erschienen, grosse Unregelmässigkeiten; einige Zellen sassen auch der Membrana propria nicht mehr direct auf und machten hier also die Zellauskleidung der Schläuche mehrschichtig.

Während normal die Schleimzellen der Submaxillaris die Hauptmasse des ganzen Organs ausmachen, waren sie jetzt in allen geschrumpften Schläuchen nur noch in sehr geringer Anzahl zu sehen, — die meisten von ihnen waren verschwunden; über die Art des Degenerationsprocesses, dem sie zum Opfer gefallen waren, kann ich leider nichts angeben, da ich, wie gesagt, nur über einen Fall verfügen konnte. Die übrig gebliebenen Schleimzellen sahen aber auch schon normalen gar nicht mehr ähnlich aus: sie waren durchweg sehr klein, bläschenförmig und ihr Zellleib bestand aus einem weitmaschigen Gerüstwerk von dünnen, atrophischen Protoplasmalamellen (Fig. 60 Slz.); in den Maschen desselben sah man in vielen Zellen überhaupt kein Secretmaterial mehr liegen: nach allen Fixirungs- und Färbungsmethoden blieben diese Maschen ganz leer. Ein Theil der Zellen enthielt aber ausser leeren Maschen in den anderen noch Reste des Secretmaterials; die letzteren bildeten hier aber nur selten regelmässige, sphärische Granula, resp. (an S.-Präparaten) ein grobes Netzwerk, sondern meistens nur noch zerbröckelte, aus unregelmässigen, kleinen und kleinsten Schollen bestehende Massen. Die letzteren gaben mit Toluidinblau stets doch eine schöne metachromatische Schleimfärbung, an Eisenhämatoxylin-Präparaten blieben sie farblos, an P.-Präparaten (Fig. 61 Slz.) nahmen sie immer einen sehr dunklen grünen Ton an.

Der an der Peripherie des Zellleibes gebliebene Kern dieser Schleimzellen war sehr polymorph, bald platt oder in die Länge gezogen, bald hantelförmig, bald mehrfach geknickt oder sternförmig (Fig. 61 Slz.). Er war auch nicht mehr so dicht und intensiv gefärbt, sondern wies in seinem Inneren zahlreiche feine isolirte Chromatinkörnchen und ein Kernkörperchen auf.

Die Halbmondzellen machten weitaus die grösste Mehrzahl aller Drüsenelemente aus; in vielen Schläuchen waren überhaupt nur sie allein noch vorhanden, während Schleimzellen vollkommen fehlten; die Frage ist schwer bestimmt zu beantworten, aber es schien mir, dass die Zahl der Halbmondzellen sogar absolut grösser war, als in der normalen Drüse und solches könnte auch seine Erklärung in den weiter unten erwähnten Wucherungserscheinungen finden.

Nur an wenigen Stellen (Fig. 60) waren aber die Halbmondzellen noch wirklich in Form von typischen Halbmonden angeordnet; fast überall sah man sie vielmehr als echte, freilich ziemlich kleine Zellen von serösem Habitus auftreten (Fig. 59), welche sogar noch mit Resten von Secretcapillaren in Form von plumpen, breiten, röhren- oder trichterförmigen, zwischen die Zellen hineinragenden Fortsetzungen des Lumens und auch mit einem Schlussleistennetz versehen waren und in einer mehr oder weniger regelmässigen Schicht die geschrumpften Drüsentubuli auskleideten, ganz ähnlich, wie in der Retrolingualis.

Der aus einem sehr durchsichtigen protoplasmatischen Netzwerke bestehende Zellleib enthielt in grosser Menge ziemlich grobe Körnchen von unregelmässiger Form und Grösse, deren Ursprung, Bedeutung und Beziehungen zu den in den normalen Halbmondzellen (s. ob.) vorkommenden granulären Einschlüssen bei so spärlichem Material leider nicht genügend aufgeklärt werden konnten. Die Körnchen waren an P.-Präparaten, wo sie oft zum Kern in ähnlichen Beziehungen standen (Fig. 66), wie ich es für die serösen Zellen der Retrolingualis beschrieben habe, intensiv grün (Fig. 61 u. 62 Hbz.), an S.-Präparaten nach Eisenhämatoxylin (Fig. 59 u. 60 Hbz.) tief schwarz, nach Biondi rosenroth gefärbt. An A.-Präparaten entsprachen diesen Körnchen wahrscheinlich die hier (Fig. 98) in grosser Anzahl vorhandenen gelbgrauen Granula, ausser den letzteren gab es hier aber noch gewöhnliche fuchsinophile Granula und, ebenso wie in den P.-Präparaten, mehr oder weniger zahlreiche Fetttröpfchen.

Der Kern in den Halbmondzellen bot keine bemerkenswerthen Besonderheiten dar; er war ziemlich chromatinreich und hatte oft sehr zahlreiche gruben- oder furchenförmige Einsenkungen an der Oberfläche. Was aber einer besonderen Erwähnung verdient, das ist der Umstand, dass sich sogar in einem Versuche von so langer Dauer vereinzelte, etwa in jedem Schnitte eine oder zwei in mitotischer Kerntheilung begriffene Halbmondzellen fanden; die Ursache der scheinbaren Vergrösserung der absoluten Zahl der Halbmondzellen, von der ich oben sprach, dürfte also vielleicht thatsächlich ihren Grund in einer wirklichen Vermehrung derselben haben.

Von den Ausführungsgängen waren die Schaltstücke nicht mit Sicherheit als solche zu erkennen, da sie von den stark verengten Drüsenschläuchen mit den Halbmondzellen schwer zu unterscheiden waren. Es fanden sich allerdings Canälchen mit einschichtig angeordneten kleinen Zellen ohne besondere granuläre Einschlüsse und ziemlich oft mit Mitosen (Fig. 63), die man mit grosser Wahrscheinlichkeit für Schaltstücke halten konnte.

Das Epithel der Speichelröhren war nicht atrophisch, aber stark verändert: die Zellen hatten meistens die regelmässige cylindrische Gestalt verloren und sahen polygonal, sogar rundlich aus. Am Kern war nichts besonderes zu bemerken, aber im Protoplasma war von der typischen Strichelung des basalen Zellabschnittes nichts mehr zu sehen (Fig. 64).

Ein Theil der Zellen fiel an allen Präparaten durch die grobe Körnung des ganzen Zellleibes, auch der innersten Abschnitte desselben auf. An P.-Präparaten war diese Körnung schwach zu sehen, an Eisenhämatoxylin-Präparaten war sie tiefschwarz gefärbt, besonders schön sah man aber an A.-Präparaten (Fig. 99 x.) das Protoplasma mit sehr grossen, tiefrothen Körnern aufs dichteste erfüllt. Eine reihenförmige Anordnung der letzteren war nirgends zu bemerken. Ausser diesen Körnern sah man in solchen Zellen auch noch Fetttröpfchen. Die beschriebenen grobgranulirten Stäbchenepithelzellen bildeten in den Speichelröhren mehr oder weniger scharf begrenzte Inseln.

Die übrigen Zellen, die ebenfalls nicht mehr gestrichelt aussahen, entbehrten der beschriebenen groben Granula; in ihrem Protoplasma sah man aber ausser den spärlichen an A.-Präparaten sichtbaren fuchsinophilen Granulis (Fig. 99 y) und Fetttröpfchen an P.-Präparaten (Fig. 64) die auch für die normalen Stäbchenepithelien oben beschriebenen eigenthümlichen granulären Einschlüsse, die vermuthlich vom Kerne abstammen und in der Umgebung des letzteren liegen. Hier waren dieselben nur viel stärker entwickelt; sie erschienen als manchmal sehr grosse, oft eckige Körner von einer eigenthümlichen grünlich-braunen Färbung; einige Körner hatten einen besonderen Glanz und sahen Pigmentpartickelchen sehr ähnlich aus.

Es mag hier daran erinnert sein, dass Solger (l. c.) gerade im Stäbchenepithel der Submaxillaris des Menschen Pigment gefunden hat.

Dieselben granulären Einschlüsse sah man auch in den oberflächlichen Epithelzellen der grösseren Ausführungsgänge; in den letzteren war das Epithel jetzt nicht mehr ein mehrschichtiges cylindrisches, sondern es bestand aus mehrschichtig angeordneten unregelmässigen Zellen und glich oft mehr einem mehrschichtigen platten Epithel.

Das der Hauptsache nach aus dicken, derben, an vielen Stellen glasig aussehenden collagenen Fasern bestehende interstitielle Bindegewebe enthielt ausser gewöhnlichen Bindegewebszellen von verschiedener Form und Grösse, unter denen in ziemlich bedeutender Anzahl mitotisch sich teilende Exemplare zu sehen waren, sehr grosse Massen von Leukocyten und mannigfaltigen granulirten Zellen. Unter den Leukocyten waren besonders zahlreich die mononucleären vertreten, namentlich in der Umgebung von Gefässen; an vielen Stellen sah man die Leukocyten in das Epithel und in das Lumen der erweiterten Ausführungsgänge eindringen.

Mastzellen waren ebenfalls viel zahlreicher, als in der normalen Drüse; es fanden sich ausserdem noch Leukocyten mit acidophilen, an Biondi-Präparaten roth gefärbten Granulis und Zellen, die vollgeladen waren mit Körnchen einer Substanz, die sich nach allen Methoden ebenso färbte, wie das Chromatin. Diese letztere Zellart, die wahrscheinlich mit Zerfallsproducten von Zellen beladene Leukocyten vorstellt, war übrigens ziemlich spärlich vertreten.

Ausser den genannten Elementen waren auch sehr zahlreiche, schön ausgebildete Plasmazellen vorhanden, die, wie gesagt, in der normalen Submaxillaris nicht häufig zu finden sind. Am zahlreichsten waren aber im hypertrophischen interstitiellen Gewebe besondere Zellen vertreten, die zweifellos, ebenso, wie die bisher genannten Zellarten, veränderte, mit besonderen Substanzen beladene Leukocyten vorstellten: sie waren verhältnissmässig sehr gross und erschienen an P.-Präparaten (Fig. 65) aufs dichteste mit verschieden grossen, grünen Körnern erfüllt. Ein Theil der Körner war oft fettig verändert und nahm dementsprechend in verschiedenem Grade die Osmiumschwärzung an, ausser den grünen Körnern sah man aber in vielen Zellen auch rothe Körner und manchmal waren auch Uebergangsformen zwischen den grünen und rothen vorhanden. Der Kern war, wie bei allen Wanderzellen, in hohem Grade polymorph. Besonders zahlreich waren die beschriebenen Zellen in den dicksten Bindegewebssepten angesammelt. Oft (Fig. 64 x) traf man dieselben auch im Epithel der Ausführungsgänge und in den geschrumpften Drüsenschläuchen selbst liegend.

Es stellen diese Zellen offenbar Leukocyten vor, die durch gewisse, bei Stauung des Secrets in der Drüse entstehende Substanzen angelockt werden, in das interstitielle Gewebe emigriren, oft sogar bis ins Innere der Drüsenschläuche eindringen und dort dann hypertrophiren und sich mit verschiedenen, als Granula in ihrem Körper auftretenden Stoffen beladen.

Merkwürdige, sehr interessante Veränderungen waren schliesslich an den Korbzellen zu beobachten, Veränderungen, welche diesen Elementen noch mehr, als die für die paralytische Secretion in der Retrolingualis oben beschriebenen, die Bedeutung von wirklichen elastischen oder contractilen Gebilden zuzuschreiben zwingen. In Folge der wenigstens in den früheren Stadien sehr bedeutenden Steigerung des Druckes innerhalb der Drüsenschläuche scheinen sich nämlich diese Elemente in allen ihren Bestandtheilen stark zu hypertrophiren, während sie in der normalen Submaxillaris sogar viel weniger deutlich sind, als in der Retrolingualis. Der grosse, dicke, chromatinreiche sichelförmige Kern (Fig. 62 Kbz.) war in den geschrumpften Drüsenschläuchen an der inneren Fläche der Membrana propria an allen Präparaten sehr schön zu sehen. Der Zellleib, der im optischen Schnitt eine spindelförmige Gestalt hatte, war mitsammt den verzweigten Ausläufern ebenfalls bedeutend verdickt und an Eisenhämatoxylin-Präparaten ziemlich intensiv und gleichmässig schwarz gefärbt (Fig. 59 Kbz.).

B. Retrolingualis.

Die Retrolingualis erschien verhältnissmässig noch stärker verändert, als die Submaxillaris, denn es waren hier die Schleimzellen schon total verschwunden und in den schlauchförmigen, sehr bedeutend geschrumpften Drüsenräumen waren nur die serösen Zellen als einschichtig angeordnete, kleine, cubische oder unregelmässige, ganz indifferent aussehende epitheliale Elemente ohne jede Spur von Secretcapillaren noch vorhanden (Fig. 100 Srz.). Die Zellen enthielten keine Secretgranula, hatten einen runden oder unregelmässigen, oft geschrumpften, etwas blassen Kern und an A.-Präparaten im Protoplasma noch ziemlich zahlreiche fuchsinophile Granula und kleine Fetttröpfchen.

In den Ausführungsgängen war das Epithel etwas atrophisch und unregelmässig, bot aber keine weitere Besonderheiten.

Das interstitielle Gewebe war ausserordentlich stark hypertrophirt und es waren durch dasselbe die geschrumpften Drüsenschläuche weit auseinandergeschoben. Auch hier bestand es der Hauptsache nach aus sehr dicken, derben, collagenen Fasern; an der Aussenseite der Membrana propria der Schläuche erreichten diese Fasern überall eine besondere Mächtigkeit, erschienen in eine homogene, glänzende, hyaline Substanz verwandelt und bildeten an Querschnitten um einen jeden Schlauch herum einen dicken, intensiv sich färbenden, keine Zellen enthaltenden Ring.

Auch in der Retrolingualis waren im interstitiellen Gewebe ausser sich oft vermehrenden fixen Bindegewebszellen grosse Mengen von verschiedenartigen anderen, neu hinzugekommenen zelligen Elementen zu sehen. Es befanden sich da verschiedene Leukocyten, auch acidophile, sehr zahlreiche Mastzellen. — viel zahlreicher, als in der normalen Retrolingualis, ferner grosse, hypertrophische Zellen mit polymorphen Kernen, die aber an P.-Präparaten keine grünen und rothen Granula, wie in der Submaxillaris, sondern nur noch schwarze Fetttropfen und helle Vacuolen, an A.-Präparaten aber ausserdem auch fuchsinophile Körnchen (Fig. 101) enthielten.

Besonders zeichnete sich aber das hypertrophische interstitielle Gewebe durch grossen Reichthum an schönsten, manchmal sehr grossen Plasmazellen aus; dieselben erfüllten hier massenhaft die Räume zwischen den geschrumpften Canälchen, lagen aber den letzteren wegen der starken Verdichtung der hyalinen Zwischensubstanz an der Aussenfläche der Membrana propria nirgends mehr eng an, wie in der normalen Drüse. In besonders dichten Schaaren sah man sie sich in der Umgebung der kleinen, dünnwandigen Gefässe ansammeln und hier konnte man ausserdem die reichste Auswahl von allen möglichen Uebergangsformen (Fig. 102 x) zwischen den emigrirenden einkernigen Leukocyten (Lkc.) und den fertigen Plasmazellen (Plz.), wie sie in der normalen Drüse zwar auch, aber nur viel seltener vorkommen, finden. Der Kern einer ausgewanderten Blutzelle vergrössert sich allmählich, ohne seine typischen Eigenschaften dabei zu verlieren, das Protoplasma nimmt ebenfalls allmählich an Masse zu und es häuft sich in demselben bei dieser Hypertrophie die typische Körnung in immer zunehmender Menge an, den der Attractionssphäre entsprechenden Hof freilassend.

Wenn man diesen Befund mit den beim Studium der paralytischen Secretion in der Retrolingualis erhobenen vergleicht, so bemerkt man, dass die pathologischen Erscheinungen der oben erörteten Hypothese über die Bedeutung und Function der Plasmazellen eine weitere Stütze verleihen, da sie durch diese Hypothese leicht verständlich gemacht werden.

Während bei der erschöpfenden Thätigkeit der serösen Drüsenzellen im Laufe der paralytischen Secretion die schon vorhandenen Plasmazellen allmählich ganz erschöpft werden, die typische Körnung verlieren und beim grossen Verbrauche der von denselben an die Drüsenzellen übermittelten Substanzen auch für entsprechenden Nachschub von neuen, sich aus emigrirenden mononucleären Leukocyten heranbildenden Zellen nicht mehr in genügender Weise gesorgt werden kann, so dass die Plasmazellen schliesslich aus den Bezirken mit der intensivsten Secretion ganz verschwinden, werden die sich in den Plasmazellen anhäufenden Substanzen bei der Stauung des Secrets nach Unterbindung des Ausführungsganges der Drüse nicht verbraucht, da die Plasmazellen jetzt an die Drüsenzellen, wegen der Verdickung und hyalinen Entartung des die Drüsenschläuche umgebenden Bindegewebes auch schliesslich gar nicht mehr herankommen können, um ihnen diese Substanzen zu übermitteln. Die aus den Gefässen wegen der entzündlichen Veränderungen im interstitiellen Gewebe in noch grösserer Menge als gewöhnlich auswandernden Leukocyten finden aber im letzteren immer noch die nöthigen Bedingungen, um in ihrem Zellleibe die specifische Körnung aufzuspeichern und so entstehen die grossen Massen der schön entwickelten Plasmazellen.

Zum Schluss gestatte ich mir, Herrn Geheimrath Prof. Dr. O. Hertwig für die gütige Aufnahme in seinem Institut und für die Ueberlassung des interessanten Themas meinen verbindlichsten Dank auszusprechen. Dem Prosektor des Instituts, Herrn Privatdocenten Dr. R. Krause, bin ich für das rege Interesse, welches er meiner Arbeit stets entgegenbrachte und für den thatkräftigen Beistand bei meinen Operationen ebenfalls zu grossem Danke verpflichtet.

Literatur-Verzeichniss.

1. Altmann, Die Elementarorganismen und ihre Beziehungen zu den Zellen. Leipzig 1894.
2. Bermann, Ueber die Zusammensetzung der gland. submaxillaris etc. Würzburg 1878.
3. Cl. Bernard, Du role des actions reflexes paralysantes dans le phénomène des sécrétions. Leçon faite à la Sorbonne l. 25. juin 1864. Journal de l'anat. et de la physiol norm. etc. V. 1, 1864.
4. Beyer, Die glandula sublingualis, ihr histologischer Bau und ihre functionellen Veränderungen. Inaug.-Diss. Breslau 1879.
5. Binz, Vorlesungen über Pharmakologie II. Aufl. Berlin 1891.
6. Böhm und v. Davidoff. Lehrbuch der Histologie etc. II. Aufl. Wiesbaden 1898.
7. Boll, Die Bindesubstanz der Drüsen. Arch. f. mikrosk. Anatomie Bd. 5. 1869.
8. v. Ebner, Ueber die Anfänge der Speichelgänge in den Alveolen der Speicheldrüsen. Arch. f. mikr. Anat. Bd. 8. 1872.
9. Ellenberger und Baum, Systematische und topographische Anatomie des Hundes. Berlin 1891.
10. Fischer, Fixirung, Färbung und Bau des Protoplasmas. Jena 1899.
11. Frenkel, Sur les modifications du tissu conjonctif des glandes etc Anatom. Anzeiger Bd. 8. 1893.
12. Galeotti, Ueber die Granulationen in den Zellen. Internationale Monatsschrift für Anatomie und Physiologie Bd. 12.
13. Derselbe, Beitrag zur Kenntniss der Secretionserscheinungen in den Epithelzellen der Schilddrüse. Arch. f. mikr. Anat. Bd. 48. 1897.
14. Garnier, Contribution à l'étude de la structure et du fonctionnement des cellules glandulaires séreuses. Nancy 1899.
15. Derselbe, De quelques détails cytologiques concernant les élements séreux des glandes salivaires du rat. Bibliographie anatomique Th. 7. 1899.
16. Hebold, Ein Beitrag zur Lehre von der Secretion und Regeneration der Schleimzellen. Inaug.-Diss. Bonn 1879.
17. R. Heidenhain, Studien des Physiologischen Instituts zu Breslau. Heft IV. Leipzig 1868.
18. Derselbe, Handbuch der Physiologie der Absonderung und Aufsaugung in Hermann's Handbuch der Physiologie, Bd. 5, Th. 1. Leipzig 1883.
19. Hoyer, Ueber den Nachweis des Mucins in Geweben etc. Arch. f. mikr. Anat. Bd. 36. 1890.
20. Kolossow, Eine Untersuchungsmethode des Epithelgewebes etc. Arch. f. mikr. Anat. Bd. 52. 1898.
21. R. Krause, Zur Histologie der Speicheldrüsen. Die Speicheldrüsen des Igels. Arch. f. mikr. Anat. Bd. 45. 1895.
22. Derselbe, Beiträge zur Histologie der Speicheldrüsen. Die Bedeutung der Gianuzzi'schen Halbmonde. Arch f. mikr. Anat. Bd. 49. 1897.

23. W. Krause, Ueber die Drüsennerven. Zeitschr. f. rat. Medicin Bd. 23. 1865
24. Krompecher, Beiträge znr Lehre von den Plasmazellen. Ziegler's Beiträge Bd. 24. 1898.
25. Laguesse et Jouvenel, Description histologique des glandes salivaires chez un supplicié. Bibliographie anatomique T. 7 1899.
26. Langley, On the Physiology of the salivary secretion. Part III: the paralytic Secretion of Saliva. Journal of Physiology. V. 6, 1885.
27. Derselbe, On the Structure of mucous salivary glands. Proceedings of the Royal society of London, V. 40, 1886.
28. Derselbe, On the histology of the mucous salivary glands etc. Journal of Physiology, V. 10.
29. Derselbe, On the physiology of the salivary secretion. Journal of Physiology, V. 11, 1890.
30. v. Marschalko, Ueber die sogenannten Plasmazellen etc. Arch. f. Dermat. u. Syphilis, 1895.
31. Maximow, Die Veränderungen der Speicheldrüsen nach Durchtrennung der Chorda tympani. Centralblatt für Physiologie, 1900.
32. Maziarski, Ueber den Bau der Speicheldrüsen. Extrait du bulletin de l' Académie des sciences de Cracovie, 1900.
33. Mislawsky und Smirnow, Zur Lehre von der Speichelabsonderung. Arch. f. Anat. u. Physiol., phys. Abth., Supplmtbd. 1893.
34. Dieselben, Weitere Untersuchungen über die Speichelsecretion. Arch. f. Anat. u. Physiol., phys. Abth., 1896.
35. E. Müller, Drüsenstudien I. Archiv für Anatomie und Physiologie, anat. Abth., 1896.
36. Derselbe, Drüsenstudien II. Zeitschr. f. wissensch. Zoologie, Bd. 64. 1898.
37. Nicolas, Contribution à l'étude des cellules glandulaires etc. Arch. d. physiologie norm. et pathol. V. 24. 1892.
38. Oppel, Lehrbuch der vergleichenden mikroskopischen Anatomie der Wirbelthiere B. III. Jena 1900.
39. Plato, Die interstitiellen Zellen des Hodens etc. Arch. f. mikrosk. Anatomie. Bd. 48. 1897.
40. Derselbe, Zur Kenntniss der Anatomie und Physiologie der Geschlechtsorgane. Arch. f. mikrosk. Anatomie. Bd 50. 1897.
41. Ranvier, Etude anatomique des glandes, connues sous les noms de sous-maxillaire et sublinguale chez les mammifères. Arch. d. physiologie norm. et pathol. Sér. III, V. 8. 1886.
42. Reichel, Beitrag zur Morphologie der Mundhöhlendrüsen der Wirbelthiere. Morphologisches Jahrb. Bd. 8. 1883.
42a. Retzius, Ueber die Anfänge der Drüsengänge und die Nervenendigungen in den Speicheldrüsen etc. Biolog. Untersuchungen, N. F. Bd. 3. 1892.
43. Seidenmann, Beitrag zur Mikrophysiologie der Schleimdrüsen. Internat. Monatsschr. f. Anat. u. Phys. Bd. 10. 1893.
44. Solger, Ueber den feineren Bau der glandula submaxillaris etc. Festschrift z. 70. Geburtstage v. C. Gegenbaur II. Leipzig 1896.
45. Stöhr, Ueber Schleimdrüsen. Festschrift, A. v. Kölliker zur Feier seines 70. Geburtstages gewidmet v. seinen Schülern. Leipzig 1887.

46. Derselbe, Lehrbuch der Histologie etc. 8. Aufl. Jena 1898.
47. Unna, Ueber Plasmazellen etc. Monatsschr. f. pract. Dermat. Bd. 12. 1891.
48. Vigier, Note sur le rôle du nucléole dans la sécrétion. Comptes rend. hebd. d. l. Soc. d. biologie, T. 52. 1900. N. 17.
49. Zimmermann, Beiträge z. Kenntnis einiger Drüsen etc. Arch. f. mikrosk. Anatomie, Bd. 52. 1898.
50. Zumstein, Ueber die Unterkieferdrüsen einiger Säuger. Habilitationsschrift. Marburg 1891.

Erklärung der Abbildungen auf Tafel I, II und III.

Sämmtliche Figuren wurden unter Benutzung der Zeiss'schen Oelimmersion $^1/_{12}$ n. Ap. 1,30 und des Oculars No. 5 entworfen.

Alle Figuren illustriren das im Text Geschilderte und es befindet sich also im Text auch ihre ausführliche Erklärung. An dieser Stelle werde ich nur einige Punkte zu ergänzen haben.

Für alle Figuren gültige Bezeichnungen:

Bgw = interstitielles Bindegewebe; *Hbz* = Halbmondzellen; *Kbz* = Korbzellen; *L* = Lumen des Drüsenraumes; *Lkc* = mononucleäre Leukocyten; Lkc' = polynucleäre Leukocyten; *m* = schleimige Secretmassen; m' = dieselben, zerfallenen Schleimzellen entstammend; *mp* = membrana propria; *Mtz* = Mastzellen; *n* = serösen Zellen entstammendes Secret; *Plz* = Plasmazellen; *Plz'* = atrophische Plasmazellen; *Sc* = Secretcapillare; Srz = seröse Zellen; *Srk* = Kerne seröser Zellen; *Slz* = Schleimzellen; *Slk* = Kerne der Schleimzellen.

Fig. 1—4 = normale Submaxillaris des Hundes; P.-Präparate.

Fig. 1. Aus Schleimzellen bestehender Drüsenschlauch

Fig. 2, 3 u. 4. Halbmondzellen.

Fig. 5 u. 6 = Submaxillaris eines mit Pilocarpin vergifteten Hundes.

Fig. 5. Schleimzelle. S.-Präparat, Biondi-Färbung.

Fig. 6. Halbmondzelle. P.-Präparat.

Fig. 7—22 = normale Retrolingualis des Hundes; P.-Präparate.

Fig. 7. Aus secretvollen Schleimzellen (Slz.) bestehender Drüsenschlauch mit aus serösen Zellen (Srz.) bestehender Ausbuchtung; y = leere, zusammengedrückte Schleimzellen; x = Schleimzellenkern von der Fläche gesehen.

Fig. 8, 9 u. 10. Verschiedene Entleerungsstadien der Schleimzellen, in welchen dabei 3 Zonen auftreten, a, b und c; x = Reste von degenerirten Leukocyten in einer Schleimzelle; y = Wanderzellen (Leukocyten?) zwischen Membrana propria und Schleimzellen.

Fig. 11. Seröser Tubulus; x = Zellen mit rothen aus dem Kern stammenden Körnchen.

Fig. 12. Seröser Tubulus mit vacuolisirten Zellen.

Fig. 13. y = mit verschiedenartigem Secretmaterial überladene seröse Zelle; x = Zellen mit spärlichen grünen Secretkörnern und Nucleolenkörpern.

Fig. 14. u. 15. Seröse Zellen mit eingewanderten einkernigen Leukocyten Lkc.

Fig. 16. Amitosenähnliche Kernveränderungen in serösen Zellen.

Fig. 17 u. 18. Verschiedene Entwicklungsstadien der Nucleolen-Körper.

Fig. 19. Entstehung von grünen Secretkörnern in der Nähe und unter dem Einflusse des Kerns.

Fig. 20. 2 secretleere seröse Zellen mit einem eingewanderten Leukocyt dazwischen; in den Zellen je ein Nucleolenkörper.

Fig. 21. Mit rothen, vermuthlich aus dem Kern stammenden Körnern erfüllte seröse Zelle.

Fig. 22. Seröse Zelle mit Uebergangsformen zwischen rothen Nucleolenkörpern und grünen Secretgranulis.

Fig. 23—28 = Retrolingualis eines mit Pilocarpin vergifteten Hundes. P.-Präparate.

Fig. 23. Leere Schleimzelle, mit in der Umgebung des Kerns entstehenden, hellen, jungen Secretkörnern.

Fig. 24. Vacuolisirte, nur wenig grüne Granula noch enthaltende seröse Zellen; bei x ein junger Nucleolenkörper.

Fig. 25. Mit Secret überladene Zelle; Kern atrophisch.

Fig. 26—28. Zellen mit fettig entarteten Nucleolenkörpern.

Fig. 29 u. 30 = Paralytische Submaxillaris (45 Tage); P.-Präparate.

Fig. 29. Halbmondzellen.

Fig. 30. Speichelröhrenepithel mit dunklen Granulis.

Fig. 31 und 32. Paralytische Submaxillaris (48 Tage) eines mit Pilocarpin vergifteten Hundes. P.-Präparate.

Fig. 31. Slz. = kleine Schleimzellen mit Zimmermann'schen Centren; Hbz. = kleine, leere, vacuolisirte Halbmondzellen.

Fig. 32. Slz. = zerfallende Schleimzellen.

Fig. 33—35 = Paralytische Retrolingualis. Zerfallsperiode. P.-Präparate.

Fig. 33. Drüsenschlauch von gemischtem Charakter, in dem die paralytischen Schleimzellen (Slz.) stark angeschwollen sind; x = Zelle mit einem grünen Secretkorn in einer Vertiefung der Kernmembran. Fall von 9 Tagen.

Fig. 34. Drüsenschlauch von gemischtem Charakter mit intensiven Zerfallserscheinungen in den Schleimzellen (Slz., Slk.) und zum Theil auch in den serösen Zellen (Srz.''), die meisten serösen Zellen enthalten Secretgranula (Srz.), manchmal sehr grosse (Srz.'). Fall von 6 Tagen.

Fig. 35. Dasselbe; Entstehung von netzförmigen Massen aus zerfallenden Zellen. Derselbe Fall.

Eig. 36 und 37. Paralytische Retrolingualis, Zerfallsperiode.

Fig. 36. Tubulus von gemischtem Charakter, mit intensiv secernirenden serösen Zellen (Srz.) und zum Theil schon zerfallenden paralytischen Schleimzellen (Slz). Fall von 6 Tagen, P.-Präparat.

Fig. 37. Im Tubulus, der aus mit grossen Secretklumpen erfüllten serösen Zellen (Srz.) besteht, ist bei y in Folge von Zerfall der Schleimzellen eine Höhle entstanden; x = seröse Zelle mit feinen schwarzen Körnchen. S.-Präparat, Eisenhämatoxylin-Erythrosin.

Fig. 38. Normale Retrolingualis des Hundes. Dieselbe Bearbeitung. Drüsentubulus von gemischtem Charakter, mit zur Hälfte entleerten Schleimzellen.

Fig. 39—53. Paralytische Retrolingualis. Secretionsperiode. Fälle von 12 bis 45 Tagen; P.-Präparate, ausser Fig. 52, die einem Eisenhämatoxylin-Erythrosin-Präparat entspricht.

Fig. 39. Uebergangsstelle eines schleimigen Tubulus in einen Ausführungsgang; Slz. = typische paralytische Schleimzellen; x = atypische Uebergangszellen.

Fig. 40. Tubulus von gemischtem Charakter; die Schleimzellen (Slz.) sind total atrophirt, die serösen Zellen (Srz) sind in lebhafter Thätigkeit begriffen; mehrere Plasmazellen (Plz.') sind atrophisch.

Fig. 41—47. Entstehung des pathologischen Secrets unter Mitwirkung des Kerns.

Fig. 48. Seröser Schlauch mit dicker, rother, homogener Secretmasse im Lumen; Srz.' = seröse Zellen mit fettig entarteten Nucleolenkörpern; das interstitielle Bindegewebe (Bgw.) ist verdichtet.

Fig. 49. Geschrumpfter Tubulus mit sehr atrophischen serösen Zellen und etwas erweitertem Lumen L.

Fig. 50. Atrophische seröse Zellen mit Nucleolenkörpern.

Fig. 51. Verzweigungsstelle eines Drüsenschlauches von gemischtem Charakter; Slz. = atrophische, vacuolisirte Schleimzellen; das Lumen ist stellenweise erweitert, enthält im Centrum dichte Secretmassen, die atrophischen, mit feinen Secretkörnern dicht erfüllten serösen Zellen, zwischen welchen an vielen Stellen die Grenzen schon unsichtbar sind, sind plattgedrückt.

Fig. 52. Zwischen den serösen Zellen mit durchsichtigem atrophischen Protoplasma und ziemlich spärlichen Secretkörnern befindet sich noch eine paralytische atrophische Schleimzelle (Slz.). Das dicke Secret nimmt das ganze Lumen ein und ist in charakteristischer Weise doppelt gefärbt.

Fig. 53. Concrementbildung, auf Kosten von stauendem Secret; Srz.'' = atrophische, Srz.' = platte, sich schichtenweise concentrisch anordnende seröse Zellen.

Fig. 54-57 = Paralytische Retrolingualis, atrophische Periode; 2 Fälle von 46 und 84 Tagen; Fig. 54 = P.-Präparat, die übrigen Eisenhämatoxylin-Erythrosin-Präparate.

Fig. 54. Geschrumpfter Drüsenschlauch mit atrophischen, nicht mehr secernirenden serösen Zellen (Srz.) und spärlichen Schleimzellenresten (Slk.); im Lumen dicke Secretmassen (n) und Leukocyten (Lkc').

Fig. 55. Theil eines geschrumpften serösen Tubulus; x = Zellen mit Nucleolenkörpern, die keine Veränderungen zeigen.

Fig. 56. Aehnliche Stelle; Kbz. = hypertrophische Korbzellen.

Fig. 57. Stark geschrumpfter, zusammengeknickter Schlauch, der wie künstlich mit einer gefärbten Masse injicirt erscheint. Die serösen Zellen sind ganz atrophisch, ganz granulafrei, enthalten noch zum Theil schwarze Kerne (x) und ganz junge Nucleolenkörper (y). Slz. = zufällig noch vorhandene, kaum zu erkennende Schleimzelle.

Fig. 58. Paralytische Retrolingualis (48 Tage) eines mit Pilocarpin vergifteten Hundes. P.-Präparat; Slz. = paralytische atrophische Schleimzelle von gewöhnlichem Aussehen; Srz = an Secretkörnern arme, atrophische seröse Zelle.

Fig. 59—66 = Submaxillaris nach Unterbindung des Wharton'schen Ganges (31 Tage).

Fig. 59. Stark geschrumpfter Drüsenschlauch, in welchem nur die Halbmondzellen erhalten geblieben sind; dieselden bilden ein ziemlich regelmässiges einschichtiges Epithel und besitzen auch noch Ueberreste von Secretcapillaren (Sc.); Kbz. = hypertrophische Korbzellen. Eisenhämatoxylin-Erythrosin-Präparat.

Fig. 60. Ebenfalls stark geschrumpfter Schlauch, in demselben sind aber noch Schleimzellen (Slz) vorhanden, und die Halbmondzellen bilden noch einen echten Halbmond. Dasselbe Präparat.

Fig. 61—66 = P.-Präparate.

Fig. 61 u. 62. Geschrumpfte Drüsenschläuche, mit unregelmässig angeordneten Drüsenelementen und ohne Lumen; Kbz. = stark hypertrophische Korbzellen.

Fig. 63. Schaltstück mit wucherndem Epithel.

Fig. 64. Speichelröhre; die Epithelzellen sind unregelmässig angeordnet, besitzen keine Strichelung mehr und enthalten sehr grosse dunkle Granula; x = granulirte Wanderzelle.

Fig. 65. Wanderzellen aus dem interstitiellen Gewebe.

Fig. 66. Halbmondzelle mit in besonderen Beziehungen zum Kern stehenden grünen Secretkörnern.

Fig. 67—71 = normale Submaxillaris des Hundes.

Fig. 67. A.-Präparat.

Fig. 68. Mit Toluidinblau-Orange gefärbtes S.-Präparat; der Halbmondzelle (Hbz) liegt eine grosse Mastzelle (Mtz) eng an.

Fig. 69. Schleimzelle, Toluidinblau, S.-Präparat.

Fig. 70. Stäbchenepithel einer Speichelröhre, A.-Präparat.

Fig. 71. Dasselbe, Färbung mit Toluidinblau-Orange, S.-Präparat; im centralen Abschnitte der Zellen befindet sich eine feine rothviolette Körnung.

Fig. 72—81 = normale Retrolingualis des Hundes.

Fig. 72—74. Verschiedene Stadien des Entleerungsprocesses der Schleimzellen; in den letzteren treten dabei drei Zonen (a, b und c) auf; Toluidinblau, S.-Präparate.

Fig. 75—79 = A.-Präparate.

Fig. 75. Slz. = mit Secretmaterial gefüllte Schleimzellen; in den serösen Zellen (Srz.) ausser fuchsinophilen Körnern graugelbe Secretkörner; Lkc. = eingewanderter Leukocyt.

Fig. 76 u. 77. Entleerung der Schleimzellen.

Fig. 78. 2 seröse Zellen mit Nucleolenkörpern.

Fig. 79. Abschnitt eines serösen Schlauches mit dem angrenzenden interstitiellen Gewebe, welches dichte Schaaren von Plasmazellen (Plz.) enthält.

Fig. 80 u. 81 = Toluidinblau-Orange, S.-Präparate. Im interstitiellen Bindegewebe (Bgw) liegende Plasmazellen (Plz); in Fig. 80 liegen dieselben der Membrana propria (mp) eng an, und in den serösen Zellen (Srz) befindet sich ausser gelben Nucleolenkörpern ebenfalls eine violette Körnung.

Fig. 82—84 = Retrolingualis eines mit Pilocarpin vergifteten Hundes.

Fig. 82. Schleimtubulus mit verkleinerten, zerfallenden Schleimzellen. Toluidinblau, S.-Präparat.

Fig. 83. Leere Schleimzellen, A.-Präparat.

Fig. 84. Leere seröse Zelle; ausser einem Nucleolenkörper Vacuolen und Fetttröpfchen.

Fig. 85—87 = paralytische Submaxillaris (31 Tage).

Fig. 85. 2 Schleimzellen, A.-Präparat.

Fig. 86. Dasselbe, Toluidinblau, S.-Präparat.

Fig. 87. Vacuolisirtes Stäbchenepithel mit geschrumpften, röthlichen Kernen Strichelung nur an wenigen Stellen sichtbar.

Fig. 88—90 = paralytische Retrolingualis, Zerfallsperiode.

Fig. 88. Degeneration der Schleimzellen; Toluidinblau, S.-Präparat; Fall von 6 Tagen.

Fig. 89. Drüsenschlauch mit zerfallenen Schleimzellen (Slz) und atrophischen serösen Zellen (Srz); A.-Präparat; Fall von 9 Tagen.

Fig. 90. Seröser Tubulus, dessen Zellen mit graugelbem Secretmaterial überfüllt sind und dessen Lumen schon ganz ausgefüllt ist mit einer homogenen Masse (n). Dasselbe Präparat.

Fig. 91—94 = paralytische Retrolingualis, Secretionsperiode, Fälle von 12—45 Tagen.

Fig. 91. In den serösen Zellen (Srz) ist die violette Körnung sehr spärlich, ebenso ist auch die hier vorhandene Plasmazelle atrophisch; Slz. = atrophische Schleimzelle. Mit Toluidinblau-Orange gefärbtes S.-Präparat.

Fig. 92 u. 93. Drüsenschläuche mit atrophischen, paralytischen Schleimzellen; n = das dicke, paralytische Secret, welches keine Metachromasie zeigt. Toluidinblau, S.-Präparate.

Fig. 94. Srz = atrophische seröse Zellen mit spärlichen fuchsinophilen Körnern und graugelben Secretkörnern; die Plasmazellen Plz.' sind deutlich atrophisch. A.-Präparat.

Fig. 95 u. 96 = paralytische Retrolingualis, atrophische Periode; Fall von 48 Tagen.

Fig. 95. Colossal geschrumpfter Drüsenschlauch mit ganz atrophischen serösen Zellen und einer dicken Secretmasse (n) im Lumen. A.-Präparat.

Fig. 96. Aehnliche Stelle, Toluidinblau-Orange, S.-Präparat; im verdichteten interstitiellen Bindegewebe (Bgw) befinden sich ganz atrophische Plasmazellen (Plz.') und Mastzellen (Mtz).

Fig. 97. Paralytische Retrolingualis (48 Tage) eines mit Pilocarpin vergifteten Hundes. A.-Präparat.
Die Schleimzellen (Slz) und serösen Zellen (Srz) stellen das gewöhnliche Bild von einer einfachen paralytischen Drüse vor.

Fig. 98 u. 99 = Submaxillaris nach Unterbindung des Wharton'schen Ganges (31 Tage); A.-Präparate.
Fig. 98. Halbmondzelle.
Fig. 99. Stäbchenepithel einer Speichelröhre, in dem man 2 Arten von Zellen unterscheiden kann; x = grobgranulirte Zellen; y = Zellen mit sehr spärlichen fuchsinophilen Körnchen.
Fig. 100–102 = Retrolingualis nach Unterbindung des Ausführungsganges (31 Tage).
Fig. 100. Drüsenschlauch mit zu einem indifferenten Epithel umgewandelten serösen Zellen (Srz); Kbz. = hypertrophische Korbzelle. A-Präparat.
Fig. 101. Wanderzelle aus dem interstitiellen Gewebe. Dasselbe Präparat.
Fig. 102. Im stark hypertrophischen interstitiellenGewebe befindliche emigrirte einkernige Leukocyten (Lkc), typische, ausgebildete Plasmazellen (Plz) und Uebergangsformen zwischen diesen beiden Zellarten. Toluidinblau-Orange, S.-Präparat.

(Aus dem I. anatom. Institut in Wien.)

Das Labyrinthpigment des Menschen und der höheren Säugethiere

nebst Bemerkungen über den feineren Bau des perilymphatischen Gewebes.

Von

Dr. Gustav Alexander,

Assistent an der Universitäts-Ohrenklinik in Wien.

Hierzu Tafel IV—VII und 2 Textfiguren.

Inhalt.

Einleitung, Material, Untersuchungsmethode.

Beobachtungen über das Vorkommen von Pigment im Ohrlabyrinth finde ich nur gelegentlich von einigen Autoren verzeichnet. Zum Gegenstand einer besonderen Untersuchung ist das Labyrinthpigment bisher nicht gemacht worden.

Ich bin bei meiner Untersuchung vom Labyrinth des Meerschweins ausgegangen, indem ich gelegentlich einer anderen Arbeit (3) dem Verhalten des bei diesem Thiere reichlichen Labyrinthpigments Aufmerksamkeit schenkte. Ich habe am III. österreichischen Otologentag über meine ersten Beobachtungen berichtet (1), die mir bemerkenswerth genug erschienen, um mich bei den dürftigen Angaben, welche die Literatur über diesen Gegenstand bietet, zu veranlassen, die Untersuchung an andern Säugern und am Menschen fortzusetzen. Dabei stellte ich mir vor Allem die Aufgabe der Feststellung der topischen Beziehungen des Pigments zum häutigen Labyrinth, die im Princip dadurch gegeben sind, dass bei einer Reihe von Säugern das Pigment sich in ganz bestimmter Form und Ausbreitung regelmässig findet. Weiters sollte die Klärung der normalen Verhältnisse dem derzeit völlig unklaren Gebiet der pathologischen Labyrinthpigmentation zugutekommen. Endlich gibt das Ohrlabyrinth wegen der distincten Lage seiner Zellen (vor Allem der perilymphatischen Gewebszellen) für das Studium des feineren Baues und der Morphologie des Pigments ein sehr günstiges Objekt ab, das bisher gar nicht benützt worden ist.

Literatur.

Rüdinger (21) fand bei der Ratte die knöchernen Bogengangkanäle von netzförmigen Bindegewebszügen und eingestreuten Pigmentzellen durchzogen.

Lucae (15) gibt an, regelmässig sehr reichliche Pigmentanhäufungen in den Säckchen und den Ampullen des Kaninchens getroffen zu haben und berichtet über 2 Fälle von Pigmentation im Labyrinth des Menschen.

Siebenmann (24) erwähnt, ohne sich auf eine bestimmte Species zu beziehen, bei Beschreibung des perilymphatischen Gewebes des menschlichen Gehörorganes, dass durch die spaltförmigen perilymphatischen Räume ligamentöse, pigmenthaltige Fäden quer durchgespannt sind.

Körnige Ablagerungen gelblichen Pigments in den Zellen zwischen den Capillaren der Stria vascularis und in den cylindrischen Zellen des Sulcus spiralis externus wurden von Schwalbe (23) an der Meerschweinchenschnecke beobachtet. Endlich beschreiben Henle (9), Retzius (20) und Schwalbe (23) für das Labyrinth des Menschen den Befund von Pigment in Form kleinster Körner in den Sinneszellen des Cristae und Maculae acusticae.

Henle (9) gibt an, an der Macula acustica (nähere Bezeichnung fehlt) öfter eine gelbröthliche Färbung wahrgenommen zu haben, welche von unregelmässig zerstreuten, grösseren und kleineren Körnern eines dem Blutfarbstoff alter Extravasate ähnlichen Pigmentes herrührte.

Retzius (20) fand Pigment am trichterförmig erweiterten oberen Ende der Stützzellen der Maculae und Cristae acusticae am erwachsenen Menschen und Pigmentzellen an der Membrana vestibularis.

Polizer (17) beschreibt mehrere Fälle von Pigmentation des Ohrlabyrinthes beim Menschen.

Constantes Vorkommen von Pigment im Labyrinth der Fische finde ich von Hasse (8) und Retzius (20) verzeichnet.

Material.

Mein Material bilden 63 vollständige Schnittserien (s. Tabelle) vom Ohrlabyrinthe des Menschen und der im Folgenden angeführten Wirbelthiere, die ich im Laufe meiner Untersuchung über die Onto- und Phylogenese der Pars inferior des Labyrinthes bisher angefertigt habe. Ueber die Untersuchungsmethode habe ich (3) bereits berichtet. Zum Studium des Pigmentes im Besonderen wurde daneben reichlich frisches und conserviertes Material in Glycerin untersucht. Weiters habe ich Objecte in toto nach vorheriger Fixation, Entkalkung und Entwässerung in Nelkenöl aufgehellt und die häutigen Theile präparirt; hier lässt sich im durchfallenden Lichte besonders mit der binocularen Lupe (Zeiss) die Ausdehnung der Pigmentation sehr gut erkennen. Leider dunkeln die Stücke im Nelkenöl aufbewahrt im Laufe einiger Monate bis zur Unbrauchbarkeit nach, in anderen Flüssigkeiten (Xylol, Terpentinöl etc.) verlieren sie die Durchsichtigkeit.

Ueber mikrochemische Reactionen s. S. 177.

Tabelle des untersuchten Thiermateriales.

		Anzahl der untersuchten Labyrinthe.	Davon in Schnittserien
Perissodactyla:	Equus caballus	4	—
Artiodactyla:	Sus scrofa dom.	6	—
	Ovis aries	4	1
	Bos taurus	4	2
	Cervus elaphus	2	—
	Cervus tarandus	2	—
Rodentia:	Mus musculus	3	3
	Mus rattus	5	5 { 2, 3 albinot.
	Lepus timidus	2	—
	Lepus cuniculus	10	2
	Cavia cobaya	30	5
	Spalax typhlus	1	1
Insectivora:	Talpa europaea	1	1
	Erinaceus europaeus	2	1
Pinnipedia:	Phoca vitulina	2	1
Carnivora:	Felis dom.	16	10
	Canis familiaris	8	3
	Lupus vulgaris	2	—
	Lutra vulgaris	2	1
	Putorius vulgaris	2	1
Chiroptera:	Rhinolophus hipposideros	2	2
	Rhinolophus ferrum equin.	2	2[1])
	Plecotus auritus	2	2[1])
Prosimiae:	Chiromys Madagascarensis	1	1
Primates:	Semnopithecus entellus	1	1
	Macacus rhesus	2	1
	Macacus nemestrinus	2	1
	Ateles paniscus	2	1
	Homo	30	15
	Summa	152	63

Es war in der Natur der Arbeit gelegen, ein möglichst grosses Material der Untersuchung zuzuführen. War es ja nur so möglich, zu entscheiden, ob das Labyrinthpigment bestimmter Thiere in regelmässigen oder variablen Formen auftritt. Dass dabei vor Allem die mir in grösserer Menge leicht erreichbaren

[1]) Diese Serien wurden mir von meinem verehrten Collegen, Prosektor Dr. Grosser, zur Durchsicht überlassen, wofür ich demselben verbindlich danke.

Thiere in Betracht kamen, ist natürlich. Beim Meerschwein, bei welchem Züchtungsvarietäten zu vermuthen waren, wurde Material verschiedener Stall-Herkunft herangezogen und endlich bei Meerschwein und Katze auf die Entscheidung principiell hier in Betracht kommender Fragen, fragliche Abhängigkeit der Labyrinthpigmentirung von der Pigmentation der Haut, von Alter und Geschlecht, Verhalten bei unvollkommenem und vollkommenem Albinismus, Rücksicht genommen.

Wenn ich trotzdem in mancher Beziehung nicht zu wünschenswerter Klarheit vorgedrungen bin, liegt die Schuld zum kleineren Theil in der Schwierigkeit der Untersuchung, zum grösseren in der Unkenntnis, mit welcher wir in morphologischer und physiologischer Hinsicht dem Labyrinthpigment gegenüberstehen.

A) Beschreibender Theil

I. Der feinere Bau des perilymphatischen Gewebes.

Aus dem ursprünglich fest gefügten mesodermalen Bindegewebe, das den Raum zwischen der Epithelwand des membranösen Labyrinthes und der Labyrinthkapsel erfüllt, geht durch Umwandlung in bleibendes Bindegewebe und stellenweise eintretende schleimige Metamorphose (Rüdinger) ein Bindegewebsgerüst hervor, das, wie man allgemein annimmt, vornehmlich dem Zweck der Fixierung der membranösen Theile im knöchernen Hohlraum dient.

Ueber die Natur dieses Gewebes muss ich hier ausführlich berichten, weil sein Bau und seine Anordnung für das Verständniss des Labyrinthpigments wichtig ist und die in der Literatur vorhandene Darstellung und Benennung für unseren Fall nicht ausreicht.

Wenn wir den bindegewebigen Apparat als Ganzes dem epithelialen Labyrinth einerseits, dem knöchernen anderseits gegenüberstellen, so ergibt sich nach Lage und Beziehungen folgende Eintheilung:

a) Das perilymphatische Gewebe der Pars superior labyr.:

1. Eine einfache Zellschicht bekleidet nach Art eines Endosts die Innenfläche des Knochenlabyrinths: ich nenne sie endostale

Schichte (Fig. 1, e). Ich fand sie meist aus einer einfachen Lage platter, stellenweise der Fläche nach verästelter Bindegewebszellen zusammengesetzt, (Taf. IV Fig. 5, 6, e; Taf. VI Fig. 14, 15, e) welche der Knochenfläche anliegen. Bei manchen Thieren (Katze u. a.) findet sich in einzelnen Regionen, die sich topisch nicht scharf begrenzen lassen, eine doppelte Lage solcher

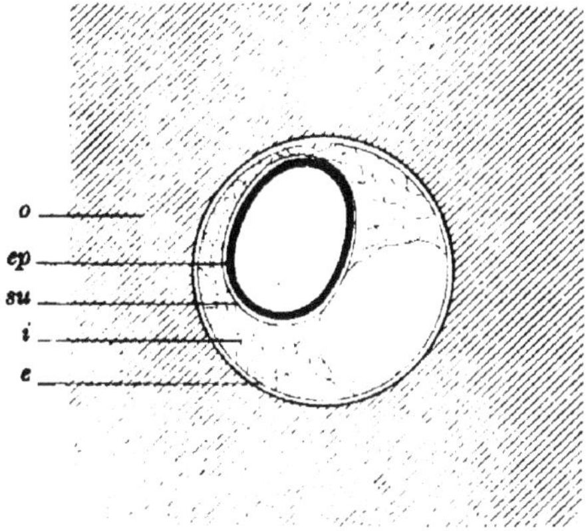

Fig. 1. (schem.)

o knöcherner Labyrinthabschnitt.
ep epithelialer „
su subepitheliale
i intermediäre
e endostale
} Zone des perilymphatischen Bindegewebes

Zellen; beide Schichten sind gleichartig zusammengesetzt. Besonders schön ist die endostale Schichte an den grösseren perilymphatischen Hohlräumen (Cysternen) entwickelt.

2. Die subepitheliale Schichte: sie wird von den Autoren als bindegewebige Grundlage des membranösen Labyrinthes bezeichnet und nicht mit Unrecht dem membranösen Labyrinth zugerechnet, mit welchem sie ja präparativ ein Ganzes bildet (Fig. 1, su). Sie überzieht in ein- oder mehrfacher Zelllage die epitheliale Labyrinthwand (Taf. VI Fig. 16, su) entweder unmittelbar oder unter Einschaltung einer homogenen eosinrothen, structurlosen Schicht, (Taf. VI Fig. 17, su), die eine ziemliche

Ausdehnung zeigen kann. Sie besteht aus platten, in der Fläche verästelten Zellen. Rüdinger (l. c.)nannte die homogene Schichte Tunica propria labyrinthi membr. und gibt an, sie besonders an denjenigen Stellen gut ausgebildet gefunden zu haben, zu welchen sich reichliche Ligamente (peril. Bindegewebsfäden) erstrecken. Ich habe die homogene Zone besonders gut im Umkreis der Nervenendstellen (Cristae ac. der Ampullen und Macula utriculi) entwickelt getroffen.

3. Die intermediäre Schichte (Fig. 1, i) (perilymphatisches Gewebe Schwalbes), die sich zwischen der endostalen und der subepithelialen Schichte als bindegewebiges, gefässführendes Balkenwerk erstreckt. (Taf. IV Fig. 3, 5, 6, i; Taf. VI Fig. 14, 15, 18, i). Das Balkenwerk setzt sich aus körperlich verästelten, sternförmigen Bindegewebszellen (Taf. V Fig. 8, a, 12, i) zusammen. Dieselben besitzen zumeist einen ovoiden gut färbbaren Kern, der Zellleib entsendet mehr minder zahlreiche Fortsätze; die Fortsätze benachbarter Zellen anastomosieren untereinander, aber auch frei endende Ausläufer können wahrgenommen werden. Die intermediäre Schichte wird besonders reichlich und engmaschig an der convexen Seite der Bogengänge, am Sinus utricularis superior, am medialen und oberen Abschnitt des ovalen Sackes und in der Nähe der Nervenendstellen getroffen und ist dort, wo die Nervenstämmchen zum Nervenepithel ablenkend das perilymphatische Gebiet durchziehen, mit der Bindegewebshülle der Nerven verwebt (Taf. VI Fig. 15, i, nal.), den zusammenhängenden, grossen perilymphatischen Räumen und der Cysterna perilymphatica vestibuli fehlt sie, ist aber gegen sie durch bindegewebige Platten begrenzt, so dass förmliche perilymphatische Bogengänge und ein perilymphatisches Säckchen unterschieden werden können. (Canalis semicirc. membran. major und drittes Vorhofsäckchen Rüdingers). Ich möchte da besonders auf die Bindegewebsplatte hinweisen, welche constant von der Crista ampullaris inferior entspringt und reichlich gefässhaltig an der Vorderfläche des ovalen Sackes sich bis zur Macula utriculi erstreckt. Seitlich strahlt sie in die endostale Schichte der Umgebung. Sie bildet die innere Begrenzung der Cysterna perilymphatica vestibuli und verdeckt in der Ansicht vom Vorhoffenster den Sinus utricularis posterior.

b) Das perilymphatische Gewebe der Pars inferior labyrinthi:

1. Die endostale Schichte, die wie die gleichnamige Zone der Pars superior gebaut und gelegen ist.

2. Die subepitheliale Schicht, welche die freie Wand des Sacculus, des Ductus reuniens, des Vorhofblindsackes, und die vestibulare und tympanale Wand des Ductus cochlearis als einfache Zellschicht bekleidet. (Taf. VII Fig. 21, su).

3. Ein grosses, zusammenhängendes, festgefügtes Bindegewebspolster, durch welches die häutigen Theile an die Knochenwand befestigt sind.

Dieses Polster kann in drei Abschnitte gegliedert werden:

α) der Abschnitt des Sacculus (derselbe wird von den Fäden des Nervus saccularis durchzogen).

β) der des Ductus reuniens (Taf. VII Fig. 22, b) und des Vorhofblindsackes.

γ) der des Ductus cochlearis = Ligamentum spirale mit dem bindegewebigen Theil der Stria vascularis.

Solches festgefügte Bindegewebe wird an der Pars superior nicht getroffen, es charakterisirt die Pars inferior, da ihr anderseits die oben erwähnte intermediäre Schichte des perilymphatischen Bindegewebes in Form des lockeren Balkenwerkes, welches sich im Bereich der Pars superior findet, vollständig fehlt.

Individuelle Verschiedenheiten in der Menge und Anordnung des perilymphatischen Gewebes finden sich schon bei ein und derselben Species, grössere Verschiedenheiten, die im Folgenden Erwähnung finden, ergibt der Vergleich verschiedener Species.

Am einzelnen Individuum jedoch ist seitengleiche Ausbildung vorhanden, soweit überhaupt mikroskopisch von Seitengleichheit gesprochen werden kann.

Huschke (12) unterschied am perilymphatischen Gewebe 2 Schichten, eine äussere periostale und eine innere, seröse, welche die Labyrinthflüssigkeit absondert und wie die Arachnoidea gebaut sei.

Hensen (10) fand das Endost der Scalen aus einer durchsichtigen, feinkörnigen Grundsubstanz, aus ziemlich reichlichen ovalen Kernen ohne nachweisbare Zellkörper und aus netzartig verbundenen Fasern zusammengesetzt. Ein Epithel, welches diese Naut etwa gegen die Scalen begrenzt, sah er nicht.

Hensen wies auch schon auf die Epithelzellen der Stria vascularis hin, sie seien buchtig und zackig und ragen stark in die Tiefe, so dass die Capillaren in den Bereich des Epithels zu liegen kommen.

Auch Gottstein (6) und Schwalbe (23) unterscheiden einen epithelialen Abschnitt der Stria von einem bindegewebigen, welcher Meinung ich mich nach meinen Präparaten vollständig anschliesse. Retzius (20) hält die Stria für durchaus epithelialer Abkunft: die Capillaren erstrecken sich secundär zwischen die Epithelzellen. Ein Endothel, das die endostale oder die perilymphatische Labyrinthschicht gegen die perilymphatischen Räume bekleidet (Schwalbe, Siebenmann) habe ich nirgends gefunden. Auch Grimm (7) gibt ausdrücklich an, in der periostalen Schichte bei der Katze Nichts dergleichen gesehen zu haben. Rüdinger (lc.), der hier ursprünglich die Existenz eines bekleidenden Epithels annahm, liess später von seiner Meinung ab.

Die perilymphatischen Räume communiciren untereinander, ebenso muss man auch annehmen, dass das Protoplasma aller perilymphatischen Bindegewebszellen eine vielfach verästelte, jedoch zusammenhängende Masse darstellt.

II. Das Labyrinthpigment der höheren Säugethiere.

Perissodactyla.

Equus caballus.

Pars superior. Spärliche verästelte Pigmentzellen in der intermediären Zone an den Bogengängen, und in der subepithelialen Zone in der Umgebung der Macula utriculi und der Cristae acusticae. An den Letzteren gruppiren sich die flächenförmig verzweigten Zellen zu den beiden langen Seiten der Crista in erkennbaren, aber nicht so schön wie etwa bei Cavia entwickelten Sicheln.

Pars inferior. Nur die Stria vascularis erscheint pigmenthaltig: sie enthält in einem Fall beiderseits nur wenig Pigment, in einem anderen fand ich reichliches Pigment in der Stria der Spitzenwindung in verästelten, von Elementarkörnchen strotzend erfüllten Zellen, mit grossem, plumpen Zellleibe. Die einzelnen Zellen waren untereinander zu zierlichen Verbänden angeordnet, zwischen welchen die Capillaren der Stria verlaufen.

Freie Körnchen habe ich nicht nachweisen können. Gegen die Schneckenbasis hin nahm die Pigmentmenge ab, an der Basis selbst fanden sich nur vereinzelte Pigmenteinschlüsse.

Farbe der Elementarkörner: dunkelbraun. Unter dem Vestibulumboden Pigmentzellen, die graubraun durch den Knochen schimmern.

Artiodactyla.

Sus scrofa dom.

In der Labyrinthschicht der Bogengänge finden sich vereinzelte Pigmenteinschlüsse. Alle übrigen Labyrinthabschnitte sind nicht pigmenthaltig.

Ovis aries.

Reichliches Pigment in der intermediären perilymphatischen Zone der Pars superior.

Sichelförmige Pigmentflecke, zu beiden Längsseiten der Cristae ac. Die Sicheln sind subepithelial gelegen und erstrecken sich gegen die Nervenendstelle der Crista bis an diejenige Stelle, an welcher das höher gewordene Ampullenepithel in das hohe Cylinderepithel übergeht. Dieses Cylinderepithel ist als schmaler Streif rundum zwischen das Neuroepithel der Crista und das Epithel der Ampulle eingeschoben.

Pars inferior. Reichliches Pigment in und zwischen den Bindegewebszellen der Stria vascularis in Form einzelner Körner und kugeliger Haufen.

Weiter findet sich reichliches Pigment in verästelten Zellen in den Markräumen knapp unterhalb des Vestibulumbodens, welcher am frischen Präparat dasselbe durch die dünne Knochendecke bräunlich durchschimmern lässt. Spärliche braune Pigmenteinschlüsse im Plattenepithel der freien Wand des Sacculus.

Das Pigment zeichnet sich durch die intensive, braunschwarze Färbung seiner Elementarkörner aus, auch findet sich in ihm als besondere Form der Anordnung die Conglobierung zu kleinen Kugeln (Tropfen) besonders häufig.

Bos taurus.

Reichliche verästelte Pigmentzellen im Periost des inneren Gehörgangs und in den Bindegewebsscheiden der in ihm verlaufenden Nerven.

Pars superior. In der intermediären und der subepithelialen Schicht der Bogengänge vereinzelte verästelte, spinnenförmige Pigmentzellen. Ihre Kerne sind pigmentfrei, das Protoplasma des Zellkörpers und der Fortsätze ist gleichmässig von sehr dunkelgefärbten, kugeligen Elementarkörnern erfüllt. In der subepithelialen Zone sind die Pigmentzellen scheibenförmig, nur nach der Fläche verästelt und in die Richtung des Wandverlaufes der Bogengänge gestellt.

An den Cristae acusticae treffe ich subepithelial sehr schöne, schwarzbraun gefärbte Pigmentsicheln (Taf. IV Fig. 3, p, p[1]). Innerhalb dieser wird das Pigment in flächenförmig verästelten Zellen, aber auch in freien Häufchen angetroffen. In der endostalen Zone finden sich nur spärliche Pigmentzellen an den Seitenwänden und am Boden des Vestibulum: Dieselben bestehen aus plumpen, mit lappigen Rändern versehenen Zellkörpern mit wenigen kurzen, keulenförmigen Fortsätzen, die Kerne sind, wie überall anderwärts, pigmentfrei. Am Utriculus finden sich in der intermediären perilymphatischen Schichte mehr weniger reichliche, spinnenförmige Pigmentzellen mit braunem, körnigen Pigmentinhalt, der die Zellen ganz oder theilweise erfüllt. Die Elementarkörner sind dunkler gefärbt als diejenigen des Pigments der Pars inferior. In der subepithelialen Schichte des Utriculus kleine Pigmentstrata mit Ausschluss des Gebietes der Nervenendstelle, ähnliche am Sinus utricularis superior.

An den Cristae acusticae je 2 freie, aus dunklen, verästelten Pigmentzellen bestehende Pigmentsicheln. Die Plana semilunata pigmentfrei.

Am Sinus utricularis posterior findet sich stellenweise heller gefärbtes Pigment in gleichfalls verästigten Zellen.

Pars inferior. Im Epithel der Sacculuswand abzüglich der Macula sacculi, finden sich besonders in der freien Wand reichliche Pigmenteinschlüsse. Die Elementarkörner zeichnen sich hier durch besondere Grösse aus, sind stellenweise braungelb, an anderen schwarzbraun gefärbt, in der Flächenansicht ergiebt sich, dass die Pigmentkörner in einfacher Schichte liegen und der Kern pigmentlos ist (Taf. IV, Fig. 1). Am ungefärbten Präparat erscheint der Letztere stellenweise als heller Fleck. Einzelne Zellen sind so sehr mit Pigment gefüllt, dass sie über den Epithelcontour convex, ja stellenweise halbkugelig vorragen.

Im Flächenbild formiren diese Pigmentzellen ein zusammenhängendes Pigmentfeld (Taf. IV, Fig. 1), das bei schwacher

Vergrösserung mit dem Aussehen des Pigmentepithels der Retina übereinstimmt.

Am Insertionsrand der Membrana tympani secundaria reichliche, plumpe, mit klumpigen Fortsätzen versehene Pigmentzellen.

In der Stria vascularis wird das Pigment zumeist in polygonalen Zellen gefunden, die keine oder nur wenige, kurze Fortsätze besitzen (Taf. IV, Fig. 2). Manche sind strotzend von Pigment erfüllt, manche enthalten nur wenig Pigment. In den Letzteren ist darin der unpigmentirte Kern deutlich ersichtlich, in den ersteren ist er verdeckt.

Der epitheliale Abschnitt der Stria ist pigmentfrei, im Ligamentum spirale findet sich spärliches Pigment in Form gelbbrauner Elementarkörnerhaufen (Taf. IV, Fig. 2, a).

Ausserhalb der Zellen, also in den Zellzwischenräumen habe ich nirgends Pigment gefunden. Besondere Orientirung zu den Blutcapillaren fehlt.

Im Bindegewebe des axialen Schneckentheiles spärliches Pigment.

Spärliche Pigmentzellen an den Bogengängen.

Pigmentzellen im Vestibulumboden, der wie „angeraucht" aussieht. Im mikroskopischen Verhalten finde ich mit dem Schaf Uebereinstimmung.

Beim Kalb ergiebt sich ein durchaus ähnlicher Befund, doch habe ich im axialen Theil der Schnecke und an der Membr. tymp. sec. kein Pigment, auch kein endolymphatisches Pigment, im Sacculus angetroffen. Besonders dunkle Färbung der Elementarkörner ist hervorzuheben.

Cervus elaphus.

Pars superior. Je zwei Pigmentsicheln an den Cristae acusticae. Verästelte Pigmentzellen an den Bogengängen und dem Utriculus.

Pars inferior. Gelbbraunes Pigment in der Stria vascularis.

Reichliches, dunkelbraunes Pigment in den Bindegewebshüllen der im inneren Gehörgang verlaufenden Nerven. Ein schöner, dichter Pigmentkranz umgibt den Schneckennerv am Tractus foraminosus.

Der Vestibulumboden erscheint bräunlich pigmentirt.

Cervus tarandus.[1])

Pars superior. Unvollständige Pigmentsicheln an den Cristae acusticae; kleine, unregelmässige Pigmentflecke in der subepithelialen Schichte des Utriculus.

Pars inferior. Hellbraunes Pigment in vereinzelten Körnern und Häufchen als Zelleinschlüsse des bindegewebigen Theiles der Stria vascularis.

Rodentia.

Spalax typhlus.

Pars superior. Unvollständige, subepitheliale Pigmentsicheln an den Cristae acusticae. Vereinzelte Pigmentflecke in der subepithelialen Schichte des ovalen Sackes. Die Region der Maculi utriculi ist wie die ganze intermediäre Zone der Pars superior pigmentfrei.

Pars inferior. In den Bindegewebszellen der Stria vascularis Pigmenteinschlüsse.

Cavia cobaya.

An der Pars superior findet sich reichlich Pigment in den Zellen des perilymphatischen Gewebes.

Die endostale Schicht, durch eine einfache Lage platter Bindegewebszellen dargestellt, enthält nur selten und spärlich Pigmenteinschlüsse.

Die subepitheliale Schicht ist an umschriebenen Bezirken mit Pigment versehen, (Taf. IV, Fig. 7. Taf. VI, Fig. 14, 15), so dass sich hier an gewissen Stellen an die epitheliale Wand nach aussen ein Pigmentstratum anschliesst. Hinsichtlich der topischen Anordnung ist Folgendes zu sagen:

Die obere[2]) Wand des ovalen Sackes ist, von der am meisten medial gelegenen Partie abgesehen, allenthalben gleichmässig pigmentirt, sie erscheint dunkel gesprenkelt. Von der oberen Wand setzt sich die Pigmentschicht auf die beiden langen Seitenwände des Säckchens (vordere und hintere Wand) fort. Die vordere Wand ist durchaus pigmentirt, das Pigment hört am Uebergang der vorderen in die untere Wand auf. Die hintere

[1]) Hier fanden sich auch reichliche, verästelte Pigmentzellen in der Substantia propria des Trommelfelles.

[2]) Die Angaben: oben, unten etc. beziehen sich auf die Lage des Präparates im Schädel bei natürlicher Stellung des ganzen Individuums.

Seitenwand ist an der Mündungsstelle des äusseren Bogenganges pigmentfrei, von ihr setzt sich die Pigmentschicht auf den vorderen Abschnitt der unteren Wand, auf den Sinus utric. post., denselben vollständig umgreifend, endlich auf den Sinus utricularis superior fort. Die untere Wand ist in der Ausdehnung des Recessus utricularis und des vor demselben gelegenen Wandabschnittes pigmentfrei. Der Sinus utricularis superior ist nicht allseitig pigmentirt, sondern trägt nur an seiner lateralen Fläche einen allmählich schmäler werdenden, spitz endenden Streifen.

Unvermittelt setzt sich die Pigmentschicht vom Säckchen auf vordere und äussere Ampulle, vom Sinus utricularis post. auf die hintere Ampulle fort (Taf. V, Fig. 11 a, b). Der grösste Theil der Ampullenwand (die Ampullen verhalten sich in dieser Hinsicht untereinander gleich) ist jedoch nicht pigmentirt, nur in der Umgebung der Crista acustica (Taf. V, Fig. 10 a, b, 11 a, b) findet sich Pigment und zwar in Form zweier der Längsrichtung der Crista parallelgestellter Sicheln. Die eine liegt zwischen Crista acustica und Säckchen: utriculare Sichel (p^1), die andere zwischen Crista ac. und Bogengang: tubulare Sichel (p). In der Region der Plana semilunata findet sich kein Pigment, ebenso ist die Crista selbst nicht pigmentirt. Der convexe Rand jeder Sichel ist gegen die Crista gerichtet, der concave der tubularen gegen den Bogengang und ist frei; der concave Rand der utricularen ist dem Sacke zugewendet, an ihn schliesst sich an Ampulla ant. und ext. meist ohne scharfe Grenze der Pigmentbelag des Säckchens an (Taf. V, Fig. 10 a, b, p^1, u), während an der hinteren Ampulle die Sichel (Taf. V, Fig. 11 a, b, p^1, p'') nur an ihren beiden Enden mit der Pigmentschicht des Sinus utric. post. zusammenhängt; nur sehr selten bieten die Sicheln der vorderen Ampullen ein ähnliches Verhalten.

Die pigmentirten Stellen sind am frischen Object nach oberflächlicher Entfernung des Knochens als dunkel durchscheinende Flecke ohneweiters sichtbar.

Das Pigmentstratum setzt sich aus einer einfachen Lage eigenthümlich geformter Pigmentzellen zusammen (Taf. IV, Fig. 7, Taf. V, Fig. 13, cp). Von einem grossen, unregelmässig gestalteten Zellleib laufen (etwa 3—18) Fortsätze peripherwärts, der ellipsoide Kern liegt in der Mitte oder wandständig. Zelle und Fortsätze sind gleichmässig von dunkelbraunem Pigment erfüllt, das sich (apochr.

Homog Imm. Ap. 1.30) aus kleinsten, stark lichtbrechenden, kugeligen Körnern zusammengesetzt erweist. Der Pigmentgehalt der Zellen ist ein verschiedener, wonach die Zellen als Ganzes heller oder dunkler erscheinen (Taf. V, Fig. 13, cp). Man kann lichte, gelbbraune, und dunkle, tiefbraune Körnchen unterscheiden. Die Fortsätze sind mehr weniger zart, die Zellen den Pigmentzellen der Chorioidea ähnlich gestaltet. Die Ausläufer benachbarter Zellen stehen mit einander in Zusammenhang, auch frei endende Fortsätze konnten wahrgenommen werden. Der Zellkern ist immer pigmentfrei.

An senkrecht zur Flächenausdehnung des Labyrinthes gelegten Schnitten erscheinen die Pigmentzellen in Form langgestreckter, schmaler Spindeln (Taf. VI, Fig. 14, 15, p, p^1). Die Zellkörper besitzen also linsen- oder scheibenförmige Gestalt und verästeln sich nur in der Fläche, welche den Formen der Labyrinthwände parallel läuft. Weiters ist an solchen Schnitten wahrzunehmen, dass nur eine einfache Lage von Pigmentzellen vorhanden ist (Taf. VI, Fig. 14, 15); die Schicht liegt unter dem Epithel der häutigen Labyrinthwand, meist demselben dicht angeschlossen, an wenigen Regionen durch die eingangs erwähnte structurlose Lage oder durch einen schmalen Spalt von ihm getrennt (Taf. VI, Fig. 15, a); das letztere Verhalten erachte ich als Kunstproduct.

An gefärbten Präparaten (Hämalaun-Eosin) ist der blaue Kern meist durch die braunen Pigmentmassen hindurch zu sehen, an ungefärbten erscheint die Stelle, an welcher der Kern liegt, bei hoher Einstellung lichter gefärbt als die Umgebung und von einem dunklen Contour umgeben (Taf. IV, Fig. 7). Manche der Zellen sind so intensiv pigmentirt, dass weder die Stelle des nicht gefärbten Kernes (Taf. IV, Fig. 7), noch der gefärbte (Taf. V, Fig. 13, cp) wahrgenommen werden können.

In der Mitte jeder Crista, wo dieselbe eine schmale Basis besitzt und sehr hoch ist, reicht die Pigmentschicht bis vor den Uebergang des Ampullenepithels in das Neuroepithel der Christa (Taf. VI, Fig. 14, 15, p, p^1, s, s^1). Gegen die Enden der Crista wird die Basis breiter, die Crista selbst niedriger, der Pigmentsaum weicht nach und nach von der Crista zurück: daher die Form der beiden von einander abgekehrten Sicheln. Nicht selten konnte ich am Saum der Sicheln zwischen die Epithelzellen sich erstreckende Fortsätze der Pigmentzellen beobachten

(Taf. V, Fig. 9, p, p[1], s, s[1]). Die Epithelzellen selbst enthielten jedoch kein Pigment.

Auch in den Zellen der intermediären Schicht sind Pigmenteinschlüsse zu finden. Dieselben setzen sich aus Körnchen zusammen, welche den oben beschriebenen gleichgestaltet und gleichgefärbt sind, sie erfüllen jedoch das Plasma nicht diffus, sondern sind zu kleinen Kugeln vereinigt (Taf. V, Fig. 8). Sind solche in einer Zelle in grösserer Zahl vorhanden, so ballen sie sich (Taf. V, Fig. 8, c), kugelige Haufen bildend, zusammen, ohne miteinander zusammenzufliessen, die Zelle schwillt mächtig an, die Fortsätze werden dünn und kurz: mit der Vergrösserung des Centrums sind die centralen Abschnitte der Fortsätze in den Zellleib einbezogen worden, ja bei der ersten Betrachtung glaubte ich, mit freiem, ausserhalb der Zellen befindlichem Pigment zu thun zu haben; auch sonst sind die Fortsätze meist pigmentfrei, nur selten enthalten sie spärliche Körnchen oder sind ganz und gleichmässig von solchen erfüllt (Taf. V, Fig. 8, d), verdickt und an den Enden kolbig aufgetrieben. Der Kern enthält kein Pigment, ist meist wandständig (er wird wohl durch das sich ansammelnde Pigment peripherwärts gedrängt) und in der Regel sichtbar. Nur bei massiger Pigmentansammlung in der Zelle (Taf. V, Fig. 8, c) gelingt es nicht, ohne Entfärbung des Pigments den Kern sichtbar zu machen.

Auch in der Umgebung des Ductus endolymphaticus, dessen perilymphatisches Gewebe ziemlich fest gefügt ist, werden nicht selten verästelte Pigmentzellen angetroffen.

Die Pigmentzellen dieser Schichte sind unregelmässig zwischen die nicht pigmentirten eingestreut, ein zusammenhängendes Stratum wird nicht gebildet. An manchen Stellen, (so z. B. in der Umgebung der oberen, der vorderen und hinteren Säckchenwand) sind sie in grösserer Zahl vorhanden, doch sind sie in Ausbreitung und Menge nicht constant, manche hängen durch ihre Fortsätze mit den Pigmentzellen der subepithelialen Zone zusammen.

Pilcz (16) hat eine ähnliche Gruppirung der Elementarkörnchen im Pigment von Nervenzellen beobachtet. Ebenso fand er auch helle und dunkle, freilich nicht wie hier immer kugelige Körnchen; die hellgelben färbten sich mit OsO_4 dunkler, wurden bei der Pal'schen Methode nicht verändert, die dunklen färbten sich bei der Pal'schen Methode dunkler.

An die Mündungsstelle des Canalis utriculo-saccularis reichte in einem Falle der subepitheliale Pigmentbelag von der vorderen Wand des Säckchens heran, um an der Mündungsstelle scharf begrenzt zu enden, die Umgebung des Canälchens selbst enthielt kein Pigment. Die Pigmentzellen der intermediären Zone fehlen natürlich dort, wo diese selbst nicht entwickelt ist (s. o.), mitunter fanden sie sich besonders in der Umgebung von Capillaren (Taf. V, Fig. 12).

Endlich fand ich auch Reihen anscheinend freiliegender Elementarkörnchen; Aehnliches giebt Kromajer an, der erwähnt, Pigmentlinien gesehen zu haben, die des Zusammenhanges mit einer Zelle entbehrten (Taf. V, Fig. 13, f).

Pars inferior. In der Stria vascularis sieht man in und zwischen den Zellen Pigment: Die kugeligen oder ellipsoiden Elementarkörnchen (1/3 μ) sind zu Reihen oder Häufchen (9 μ) geordnet und liegen, wie auch Schwalbe (l. c.) beschreibt, in und zwischen den Zellen der Stria. Die Körnchen sind von gelb- bis dunkelbrauner Farbe. Der Pigmentinhalt ist schon am frischen Präparat als dunkles, spiral verlaufendes Band an der Schnecke äusserlich sichtbar.

Im Uebrigen ist das Bindegewebe der Pars inf. gewöhnlich pigmentfrei, höchst selten und auch da nur in geringer Menge werden verästigte Pigmentzellen angetroffen.

Das Pigment der Zwischenschicht verhält sich der Menge und Ausbreitung nach nicht immer gleich und Schwankungen sind ja aus der Art des Auftretens von vorneherein zu erwarten. Mit zunehmendem Alter scheint die Zahl der partiell pigmentirten Zellen ab, der diffus pigmentirten zuzunehmen. Die Pigmentfelder jedoch bilden in Gestalt und Grösse einen charakteristischen Befund am Labyrinth des Meerschweins. Sie fehlen, wie alles übrige Pigment bei der albinotischen Form, sind aber sonst vom Grad der Pigmentirung des Körpers und vom Alter und Geschlecht des Thieres ganz unabhängig, finden sich in gleicher Weise entwickelt bei dreifarbigen, schwarz-weissen und gelb-weissen Individuen. Ebenso verhält sich das Pigment der Stria vascularis.

An der Basis der Cristae acusticae finden sich je 2 seitliche Furchen (Taf. VI, Fig. 14, 15, s), die in der Mitte der Cristae am tiefsten sind und nach beiden Enden verstreichen. Sie sind als Sulci cristae beschrieben und haben sich an fast allen von mir untersuchten Säugern gefunden (Taf. IV, Fig. 5, 6, s, Taf. VI, Fig. 16, 18, s). Beim Meerschwein fand ich nun in der Mitte jeder Csrista zwei weitere über den erwähnten gelegene, ähnliche Furchen, die ich als Sulci cristae accessorii bezeichne (Taf. VI, Fig. 14, 15, s'). Ich habe sie bei keinem anderen Säuger gesehen.

Mus musculus.

Pars superior. Vereinzelte Pigmentzellen in der endostalen Zone, die durch eine einfache Lage platter Bindegewebszellen dargestellt wird.

Spärliches Pigment im perilymphatischen Gewebe der Bogengänge, reichliches am Sinus utricularis superior und inferior, neben den Pigmentzellen sind hier auch frei in den perilymphatischen Maschen gelegene Körner nachzuweisen. Spärliches Pigment an der Abgangstelle des Ductus endolymphaticus.

In der subepithelialen Schichte und um die Macula utriculi, sowie an den Crista acusticae Pigmentstrata, welche in Gestalt und Form mit den an Cavia beobachteten übereinstimmen (Taf. IV, Fig. 4, p, p[1]).

Pars inferior. Das Pigment der Stria vascularis, das reichlich vorhanden ist, lässt stellenweise Orientirung zu den Blutgefässen der Stria erkennen, die es umspinnt. Die epithelialen Elemente der Stria sind pigmentfrei, sonst wird in ihr sowohl in als zwischen den Zellen Pigment getroffen.

Lepus timidus.

Das Labyrinth verhält sich bezüglich des Pigments wie das von Lepus cuniculus (s. d.).

Lepus cuniculus.

Pars superior. Die endostale und die intermediäre Schichte pigmentfrei. In der subepithelialen Zone finden sich an den Cristae acusticae charakteristische Pigmentsicheln; die Sichelenden reichen gegeneinander nahe heran, so dass sie bei oberflächlicher Betrachtung als Ringe erscheinen. Die Tubulus-Sicheln sind frei, von den utricularen Sicheln stehen diejenigen der vorderen und der äusseren Ampulle mit dem Pigmentbelag des ovalen Sackes in Zusammenhang, die der hinteren Ampulle ist frei. Am Utriculus findet sich in der unmittelbaren Umgebung der Macula ein Pigmentstratum, Sinus superior und posterior enthalten kein Pigment.

An den Cristae acusticae fehlt der Sulcus cristae accessorius, den ich beim Meerschwein gefunden habe. Die Sicheln reichen gegen die Crista bis in die Region cylindrischer Zellen, die sich zwischen das Ampullenepithel und die Härchenzellen einschieben. Einrollung des Sichelrandes (s. Meerschwein) ist nicht zu bemerken.

Pars inferior. In der Stria vascularis vereinzelte Pigmenteinschlüsse in den Zellen der Stria und freie, zwischen den Zellen gelegene Körner.

Pars inferior im Uebrigen nicht pigmentirt.

Mus rattus.

Im Bindegewebe der Umgebung des Labyrinths, im Periost der Gehörknöchelchen, in der Paukenschleimhaut, in den Bindegewebshüllen der im Felsenbein verlaufenden Nerven und besonders entlang den Venen des inneren Gehörganges findet sich reichliches Pigment in verästelten und spindelförmigen Zellen. Die endostale perilymphatische Schicht wird fast durchaus pigmentfrei getroffen.

Pars superior. Spärliches Pigment an der Abgangstelle des Ductus endolymphaticus aus dem runden Sack. In der subepithelialen Zone finden sich an den Cristae der Ampullen sichelförförmige, jedoch lückenhafte Pigmentflecke, weitere Pigmentflecke an der oberen Wand des Utriculus und in der Umgebung der Macula utriculi, spärliches Pigment an den übrigen Wänden des Säckchens. An den Cristae reicht das Prigment bis an die Uebergangsstelle des cubischen in das cylindrische Epithel der Cristae und bildet die paarigen Sicheln. (Taf. IV, Fig. 5, 6, p, p¹).

Stellenweise war an der Ratte sehr schön ersichtlich, dass sich die subepitheliale, perilymphatische Zone unter der Crista acustica fortsetzt (Taf. IV, Fig. 6, a) und nach Art einer Lamina cribrosa vom Nerv der betr. Crista acustica durchbrochen wird.

Pars inferior. Vereinzelte Pigmentkörner als Einschlüsse der subepithelialen Gewebszellen der freien Sacculuswand, kein endolymphatisches Pigment.

In der Stria vascularis Pigment in den Bindegewebszellen der Stria in Form vereinzelter Einschlüsse oder grösserer kugeliger Haufen.

Im axialen Bindegewebe der Schnecke verästelte Pigmentzellen entlang den Blutgefässen und den Nervenstämmchen, vereinzelt sogar zwischen den Nervenzellen des Ganglion spirale, ähnliche Zellen in der Membrana tympani secundaria.

Nach der Farbe können stellenweise lichtbraune und dunkelbraune Elementarkörner unterschieden werden, von welchen die Letzteren den weitaus grösseren Theil der Pigmentmenge ausmachen.

Insectivora.

Erinaceus europaeus.

Pars superior. An der Crista acustica des vorderen und des äusseren Bogenganges findet sich nur an der dem Bogengang zugekehrten Seite ein zartes, sichelförmiges Pigmentstratum, das vielfach unterbrochen ist und aus verästelten, scheibenförmigen Pigmentzellen mit sehr zarten Fortsätzen besteht (Taf. VI, Fig. 16).

Pars inferior. In der Stria vascularis spärliches Pigment in den Bindegewebszellen der Stria in Form einzelner Körner und kugeliger Haufen.

Reichliche verästelte Pigmentzellen in der Insertionslinie der Membrana tympani secundaria.

Die Elementarkörner zeigen gelbbraune Färbung.

Talpa europaea.

Das innere Ohr enthält kein Pigment.

Pinnipedia.

Phoca vitulina.

Pars superior. Ziemlich reichliche, spindelförmige Pigmentzellen finden sich in der intermediären Schichte der Bogengänge (besonders des hinteren Bogenganges). Die Zellen sind parallel der Verlaufsrichtung der häutigen Wände plattgedrückt, in der Flächenansicht ist am ungefärbten Präparat der Kern als helles Feld sichtbar. Die Kerne werden nicht pigmentirt gefunden. Das Protoplasma ist gleichmässig von den dunkelbraunen Elementarkörnchen erfüllt, oder die Letzteren liegen in netzartig angeordneten Zügen (Taf. VI, Fig. 17). Aehnliche Zellen finden sich spärlich in der subepithelialen Schichte des ovalen Sackes, besonders an seiner oberen und inneren Wand, die Region der Macula utriculi ist jedoch pigmentlos. In der Nähe der Seitenränder der Cristae ac. ampullarum spärliche verästelte Pigmentzellen und freie Pigmentkörnchen.

Pars inferior. In der Sacculuswand findet sich in den Epithelzellen Pigment in Form gleichmässig im Protoplasma verstreuter kugeliger Körner, die Kerne enthalten kein Pigment.

In der Ansicht von der Fläche bietet sich namentlich dort, wo reichliche Pigmenteinschlüsse vorhanden sind (im oberen, dem Utriculus benachbarten Theil des Sacculus) ein Bild wie am Sacculus des Rindes (s. o.).

Manche der Epithelzellen springen convex gegen das Sacculuslumen vor.

Die Macula sacculi ist wie das perilymphatische Gewebe der Sacculus pigmentfrei.

In der Stria vascularis finde ich vereinzelte, distincte, kugelige Häufchen von Elementarkörnern, die in und zwischen den Bindegewebszellen der Stria, vielfach in schöner Orientirung zu den Blutgefässen gelegen sind.

Carnivora.

Felis domestica.

In einem Falle war das innere Ohr nicht pigmentirt. Sonst ergab sich übereinstimmend folgender Befund:

Pars superior. In der subepithelialen Zone des Utriculus vereinzelte Pigmentzellen, dieselben sind zum Theil verästelt, zum Theil aber polygonal und bieten dann das Aussehen von Epithelzellen (Taf. VI, Fig. 19). In dem Epithel der oberen Utriculuswand fanden sich in einem Falle rings um die Kerne angeordnete Pigmenteinschlüsse (endolymphatisches Pigment).

Unvollständige Pigmentsicheln an den Cristae acusticae der Ampullen (Taf. VI, Fig. 18, p).

Intermediäre Zone der Pars superior spärlich pigmenthaltig.

Freie Pigmentkörner werden vereinzelt in der Umgebung von Pigmentzellen gefunden.

Die Elementarkörner sind äusserst klein, schwach lichtbrechend und braungelb gefärbt.

Pars inferior. Die Bindegewebszellen der Stria enthalten spärliches Pigment, nicht selten ist die Stria pigmentfrei.

Spärliches Pigment an der Membrana tympani secundaria und ihrer unmittelbaren Umgebung.

Canis familiaris.

In mehreren Fällen (auch an einem 16 cm langen Embryo) wurde das innere Ohr durchaus unpigmentirt gefunden, in einzelnen fand sich Pigment in isolirten Körnchen und unregelmässigen Haufen angeordnet in und zwischen den Bindegewebszellen der Stria vascularis. Das Labyrinth war im Uebrigen stets pigmentfrei.

Lupus vulgaris.

Spärliches Pigment im axialen Bindegewebe der Schnecke.

Putorius vulgaris.

Pars superior. An den Cristae acusticae kleine an die Sicheln der Rodentia erinnernde Pigmentstreifen in nach der Fläche sehr zart verästelten Zellen.

Pars inferior. Kleine, unregelmässige Pigmentflecke in der subepithelialen Zone der freien Sacculuswand.

Stria vascularis pigmentlos.

Die Elementarkörner sind hellbraun und schwach lichtbrechend, daher nicht glänzend.

Lutra vulgaris.

Im inneren Ohr kein Pigment. Verästelte Pigmentzellen verstreut in den Hirnhäuten und im Periost der Schädelknochen, sowie in dem die Fossa subarcuata auskleidenden Bindegewebe.

Manche Zellen enthalten nur gelbbraune, die meisten aber dunkelbraune Elementarkörner.

Chiroptera.

Rhinolophus hipposideros.

Pars superior. Das Endost des Knochenlabyrinthes ist wie die intermediäre Zone pigmentfrei. In der subepithelialen Schichte findet sich ein Stratum pigmentosum verästigter Zellen an der oberen Wand des Utriculus und unterbrochene Strata oder nur einzelne Pigmentzellen zu beiden Seiten der langen Ränder der Cristae acusticae (Taf. VI, Fig. 20). Vereinzelte Pigmentzellen, freie Körner und Pigmentstrassen in der Umgebung der Macula utriculi und an den Bogengängen.

Pars inferior. Spärliches Pigment in und zwischen den Bindegewebszellen der Stria; in einem Fall war die Stria nicht pigmentirt.

Die Elementarkörner sind stark lichtbrechend und von dunkelbrauner Farbe.

Rhinolophus ferrum equinum.

Befund mit dem von Rhinolophus hipposideros übereinstimmend.

Plecotus auritus.

Pars superior. Hier fanden sich isolirte, verästigte Pigmentzellen in der subepithelialen Zone der Bogengänge, sowie ein Pigmentstreif (Stratum) längs des Sinus utricularis superior. Im Uebrigen der gleiche Befund wie bei Rhinolophus hipposideros.

Die Pars inferior erweist sich pigmentlos.

Prosimiae.

Chiromys Madagascarensis.

Pars superior. In der subepithelialen Schichte Pigmenteinschlüsse in der Umgebung der Cristae acusticae und der Macula utriculi, doch keine zusammenhängende Pigmentstrata, vereinzelte anscheinend (das Präparat war für mikroskopische Zwecke nicht zureichend conservirt) frei gelegene Pigmentkörner isolirt und in kleinen Haufen.

Die Elementarkörner zeigen dunkelbraune Farbe.

Pars inferior. In den Bindegewebszellen der Stria vascularis gelbbraunes Pigment.

Primates.

Semnopithecus entellus.

Vereinzelte verästelte Pigmentzellen in den Bindegewebszellen der im inneren Gehörgang verlaufenden Nerven.

Das Ohrlabyrinth wurde nicht untersucht.

Ateles paniscus.

Pars superior. Die endostale und intermediäre Zone sind pigmentfrei, an den Cristae acusticae spärliches Pigment, das unvollständige Sicheln formirt. Kleine Pigmentstrata in der subepithelialen Schichte des Utriculus in der Umgebung der Macula utricula und am Sinus utricularis posterior in Form eines länglichen Pigmentstreifens.

Pars inferior. Spärliche Pigmentkörnerhaufen in den Bindegewebszellen der Stria. Das Pigment ist von dunkelbrauner Farbe.

Macacus rhesus.

Pars superior. Unvollständige, zum grössten Theil aus spindelförmigen Pigmentzellen bestehende Sicheln an den Cristae acusticae. Der Zellleib über und unter dem Kern, sowie der letztere selbst pigmentfrei, so dass sich Bilder wie beim Seehund (Taf. VI, Fig. 17) ergeben.

Die Pigmentzellen sind auffallend klein und zeigen kolbige und höckerige Anschwellungen.

Spärliche Pigmentzellen an den Bogengängen. In der Umgebung des Utriculus kein Pigment.

Pars inferior. Reichliches röthlichbraunes Pigment in kugeligen Haufen und Körnern in der Stria vascularis als schönes bräunliches Spiralband.

Am Nervus acusticus kein Pigment. Es können 2 Arten von Elementarkörnern (dunkle, stark lichtbrechende und helle, schwach lichtbrechende) von einander unterschieden werden.

Macacus nemestrinus.

Pars superior. Die endostale Zone ist pigmentlos, die intermediäre enthält in den Zellen nur spärliche Pigmenteinschlüsse. In der subepithelialen Schichte des ovalen Sackes ein ausgedehntes Pigmentstratum, das sich aus spindelförmigen Pigmentzellen mit wenigen Fortsätzen zusammensetzt. Das Stratum lässt die Gegend der Macula frei und setzt sich in Streifenform auf den Sinus utricularis superior und posterior fort. Spärliche Pigmenteinschlüsse in der subepithialen Zone der Cristae acusticae.

Das Pigment ist von hell- bis dunkelbrauner Farbe und äusserst feinkörnig.

Pars inferior. Das Epithel der freien Sacculuswand weist dunkelbraune Pigmenteinschlüsse auf. Aeusserst spärliches, hellbraunes Pigment in den Bindegewebszellen der Stria vascularis. Spärliches Pigment in den Markräumen des knöchernen Vestibulumbodens.

Homo.

Pars superior. Am Neugeborenen habe ich die Pars superior nur spärlich pigmentirt getroffen. An den Cristae acusticae spärliche Pigmenteinschlüsse in der subepithelialen Zone.

Am Erwachsenen fand ich gelegentlich Pigment in der intermediären Zone des Sinus utricularis posterior und der hinteren Ampulle, in anderen Fällen Pigment in verästelten Zellen in Orientirung zu den Cristae acusticae und der Macula utriculi. An den Bogengängen habe ich kein Pigment gefunden.

Pars inferior. Pigmenteinschlüsse im Epithel der freien Sacculuswand habe ich in 2 Fällen getroffen (Taf. VII, Fig. 21).

Am Neugeborenen ergaben sich in einem Fall verästelte Pigmentzellen im Endost der Scalen und im axialen Bindegewebe der Schnecke. Der gleiche Befund ergibt sich nicht selten am Erwachsenen (Taf. VII, Fig. 23). Die Pigmentkörner erscheinen hier licht- bis dunkelbraun gefärbt. In der Schneckenspindel werden auch Gruppen von Pigmentzellen gefunden, welche sich zum Theil den Capillaren entlang erstrecken und mit ihren Fortsätzen dieselben umspinnen. Reichliche, verästelte Pigmentzellen fanden sich an Objecten verschiedenen Alters am Insertionsrand der Membrana tympani secundaria (Taf. VII, Fig. 24).

Weiters ergeben sich Pigmenteinschlüsse in der Stria vascularis, die an Menge variirend bald nur in den Bindegewebszellen der Stria, bald ausserdem auch zwischen denselben, ja sogar im epithelialen Theil der Stria gelegen sind.

Als seltener Befund sei das Vorkommen von Pigmentzellen in der an der Scala vestibuli gelegenen Zellschicht der Membrana vestibularis, in der Crista spiralis, an der Lamina spiralis ossea und den Nervenzügen des inneren Gehörganges verzeichnet.

Endlich wird ziemlich häufig im Vestibulumboden Pigment in Form von im Weichgewebe und den oberflächlichen Markräumen gelegenen, verästelten Pigmentzellen gefunden (Taf. VII, Fig. 22).

Das Pigment variirt in seiner Farbe von hell- bis dunkelbraun, zeigt jedoch in einem und demselben Fall gewöhnlich gleiche Färbung der Elementarkörner. Dieselben sind stark lichtbrechend.

B) Vergleichender Theil.

I. Morphologie und feinerer Bau des Labyrinthpigments.

Es ist schon oben hervorgehoben worden, dass nach dem feineren Bau und der Gestalt der das Pigment enthaltenden

Zellen eine Gruppeneintheilung des Pigments auf morphologischer Grundlage erfolgen kann, und es soll nun in diesem Abschnitt ausführlich davon die Rede sein.

Die charakteristische Labyrinthpigmentzelle stimmt morphologisch durchaus mit der Chorioidealpigmentzelle des Auges überein (Taf. IV, Fig. 7, Taf. V, Fig. 8, 13); wir finden Zellen, deren runder oder ovaler, platter oder spindelförmiger Zellleib eine variable Zahl von Fortsätzen (5—12) besitzt, die Fortsätze dieser Zellen stehen untereinander in continuirlichem Zusammenhang, und so entsteht in den Fällen, in welchen die Zellkörper ovoide Spindelform und nach allen Richtungen abzweigende Fortsätze zeigen, ein Maschenwerk, während sich bei Plattenform des Zellleibes und Erstreckung der Fortsätze in vorzüglicher einer Ebene ein flächenhaftes Netzwerk ergibt. Die erstere Form findet sich im intermediären Maschenwerk des perilymphatischen Gewebes, sehr schön bei den meisten Rodentia und Ruminantia und in der Schneckenspindel beim Menschen (Taf. VII, Fig. 23, 24). Die zweite Form bildet die flächenförmigen Pigmentflecke der subepithelialen perilymphatischen Labyrinthschicht.

Der Zellleib und die Fortsätze sind gleichmässig von Pigmentkörnern erfüllt, die Kerne stets pigmentfrei.

Vergleicht man die Fortsätze solcher pigmenterfüllter Zellen mit denjenigen pigmentloser, perilymphatischer Bindegewebszellen, so sieht man, dass die Ersteren dicker sind, und gewinnt nach dem histologischen Bild die Anschauung, dass die Zelle mit Pigment angestopft, geschwollen und die Fortsätze verdickt sind. Auch zeigen sowohl Zellleib als Fortsätze nicht selten kleine Höcker (Taf. IV, Fig. 7) und keulenförmige Anschwellungen, die offenbar auch der nöthigen Volumszunahme Ausdruck geben. Die Fortsätze der einzelnen Zelle stehen untereinander in keinem Zusammenhang, wohl aber die keulenförmigen Fortsätze an ihren peripheren Enden.

Die Endigung der Fortsätze anlangend, kann dort, wo ein dichtes Maschenwerk, ähnlich dem Chorioidealpigment gefunden wird, deutlich erkannt werden, dass die pigmentirten Fortsätze benachbarter Zellen untereinander durchaus in continuirlichem Zusammenhang stehen.

In Regionen, in welchen nur vereinzelte Pigmentzellen beobachtet werden, ist der Zusammenhang der Hauptfortsätze mit pigmentlosen Fortsätzen benachbarter Bindegewebszellen oft, aber nicht immer nachzuweisen und vollends in solchen Gebieten, in welchen die Umgebung kaum ähnliche, wenn auch unpigmentirte Zellen aufzuweisen hat, wie im Modiolus, erscheinen die Pigmentzellen frei, ohne Zusammenhang mit den umgebenden Zellen, in das Gewebe eingetragen (Taf. VII, Fig. 23). Die Kerne dieser Pigmentzellen sind stets pigmentfrei, ein Verhalten, welches Pilcz (16) auch an den pigmentirten Nervenzellen beobachtet hat (Taf. IV, Fig. 7, Taf. VI, Fig. 17).

Die spinnenförmigen Pigmentzellen zeigen bestimmte, topische Beziehungen zu anderen Gebieten:

1. Zu den Nervenendstellen und den Nervenstämmen, indem die Nervenendstelle gleichsam den Pol bildet, der von bestimmten Seiten die Pigmentzellen attrahirt; es entstehen so, wie bei der Wirkung eines Magnetpoles auf Eisenfeile, charakteristische Formen und Gruppirung der attrahirten Gebilde, in unserem Fall chrakteristische Pigmentflecke (Taf. V, Fig. 10, 11).

2. Zu den Blutgefässen, indem sich die Pigmentzellen zu einer eigenen Schicht ordnen, die das Gefäss aussen umgibt (Taf. V, Fig. 12), eine Anordnung die nach ihrem Wesen im Allgemeinen bekannt ist: Retzius (20) hat sie an der Chorioidea beschrieben und abgebildet, und ich selbst habe bei manchen Thieren (Kalb, Fischotter) ausgedehnt in Pigmenthüllen steckende Gefässe in der Dura mater gefunden und konnte bei den Extremitätengefässen von Reptilien und Amphibien häufig Analoges beobachten.

Pigmentirte Hirnhäute und Nervenscheiden anlangend, hebe ich eine Beobachtung hervor, die ich beim Kalb gemacht habe: In der stark pigmentirten Dura ist im ganzen Stirnabschnitt das Pigment um die beiden Lobi olfactorii als Centrum geordnet, peripheriewärts an Menge abnehmend. Auch fand ich da den Abducens beiderseits von einer continuirlichen Pigmentscheide umhüllt. Bei der Fischotter fand ich reichliches Pigment im periostalen Ueberzug der Fossa subarcuata. Die Zellgrössen (Zellleib) sind verschieden und betragen 5 μ : 10 μ bis 12 μ : 19 μ.

Der Zellkern erweist sich stets pigmentfrei: ist in der scheibenförmigen Zelle über und unter ihm Pigment vorhanden, so erscheint die Stelle des Kernes am ungefärbten Object heller als die Umgebung (Taf. IV, Fig. 7), am gefärbten Präparat ist er durch das Pigment hindurch meist sichtbar; nur selten ist es an massig pigmenterfüllten Zellen nicht möglich, den Kern mikroskopisch nachzuweisen (Taf. V Fig. 13, cp, Taf. IV Fig. 7, linke Zelle). Ist über und unter dem Kern kein Pigment vorhanden, so erscheint der Kern am ungefärbten Object als rundliche Lücke. (Taf. VI Fig. 17).

Als 2. Form sind die pigmenthaltigen Bindegewebszellen zu nennen, welche durch die Zellform als gewöhnliche Bindegewebszelle charakterisiert sind. (Taf. V Fig. 8).

Diese Zellen erscheinen als verästelte Bindegewebszellen mit blasigem, rundlichem Kern, homogenem Protoplasma mit zarten, linearen Fortsätzen, die selten gegabelt sind und, benachbarten Zellen angehörend, untereinander anastomosiren. Diese Zellgattung stellt die Pigmentzellen der intermediären Schichte des perilymphatischen Gewebes dar. Es finden sich da Pigmenteinschlüsse, die an Menge sehr verschieden sein können: zunächst Pigmentgranula in der Umgebung des Kerns (Taf. V Fig. 8 a), dann Pigmentkugeln (von 4—8 μ mittlerem Durchmesser), die im Zellleib verstreut sind und einzeln oder in Haufen beisammen liegen. (Taf. V, Fig. 8 b). Die Kugeln (Globuli) setzen sich aus gleich grossen Elementarkörnern zusammen. Enthält die Zelle eine grössere Zahl solcher Globuli, so schwillt der Zellleib mächtig an, (bis auf 20—25 μ Durchmesser) die Fortsätze, die zum Theil in den Zellkörper aufgegangen sind, erscheinen verkürzt (Taf. V, Fig. 8 c). Der Kern (Taf. V Fig. 8) liegt neben dem Pigment, ist im Schnitt nicht selten zum Theil von ihm bedeckt, jedoch selbst immer pigmentfrei. Ist der ganze Zellleib von Pigment erfüllt, so ist er durch das Pigment hindurch blau gefärbt zu erkennen, häufig aber färberisch nicht nachzuweisen, (Taf. V, Fig. 8 c) so dass solche Zellen bei der ersten Betrachtung als freie Pigmenthaufen imponiren. Nur die genaue Untersuchung, welche das Vorhandensein rothgefärbter Zellgrenzen und spärlichen Protoplasmas zwischen den Pigmentkugeln und zarte Fortsätze ergiebt, lässt diese Körper als Zellen erkennen.

Bemerkenswerth ist, dass hier selbst bei ziemlicher Anhäufung des Pigments die Zelle nicht gleichmässig von Pigment erfüllt ist, die Globuli sich erhalten und die Zellfortsätze nie pigmentirt erscheinen. Nur äusserst selten überschwemmt das Pigment die ganze Zelle: es entstehen dann Formen, welche den in der Gruppe I beschriebenen Pigmentzellen sehr ähnlich sind und sich von ihnen nur dadurch unterscheiden, dass sie eine geringe Zahl von Fortsätzen besitzen, die keulenförmigen, kurzen Vorragungen fehlen, und die Verzweigung in verschiedenen Ebenen erfolgt ist. (Taf. V, Fig. 8, d).

Die 3. Gruppe der pigmentführenden Zellen im Labyrinth umfasst alle jene Bildungen, in welchen Zellen, die einer anderen, bestimmten Gewebsgruppe angehören, Pigment enthalten.

Dahin gehören:

a) pigmenthaltige Epithelzellen des membranösen Labyrinthes, wie ich sie besonders beim Mensch, Rind, Seehund, und Macacus rhesus gefunden habe (Taf. IV Fig. 1; Taf. VII Fig. 21), eine Anordnung, die morphologisch dem Pigmentepithel der Retina vergleichbar wäre, jedoch durch die besondere Gattung des Retinapigments (die Wetzsteinform seiner Elementarkörner) sich wesentlich von ihm unterscheidet.

b) pigmentführende Neuroepithelzellen, welche von einigen Autoren erwähnt werden, die ich aber bei keinem der Untersuchungsobjekte finden konnte (s. u.).

c) das Pigment der Stria vascularis. In dieser fanden sich pigmenthaltige Perithelzellen der Blutgefässe, welche auch circulär um die Capillaren der Stria geordnet sind; weiters pigmenthaltige Epithelzellen der Stria (Taf. IV Fig. 2).

Was das freie, nicht innerhalb der Zellen befindliche Pigment anlangt, so sind hier erstlich Pigmentkörner zu nennen, die frei und vereinzelt im perilymphatischen Raum getroffen werden. Weiters gehören die Pigmentkörnerreihen hieher, die ich an Cavia, Felis, Chiromys und Rhinolophus hippos. im lockeren Gefüge des perilymphatischen Gewebes unzweideutig nachweisen konnte. Bei Cavia erstrecken sich von einer Pigmentzelle des Pigmentstratum zu benachbarten Pigmentzellen schmale, stellenweise nur aus einer einfachen Reihe von Elementarkörnern bestehende Pigmentlinien (Taf. V Fig. 13, f); an diesen ist durch keine Färbung ein Protoplasmafortsatz, in welchem sie etwa gelegen wären, nachzuweisen, sie liegen frei zwischen den Zellen.

Weiters gehört das Pigment hieher, das frei zwischen den Zellen der Stria vascularis bei vielen der untersuchten Säuger getroffen wurde.

II. Die Topographie des Labyrinthspigments.

Soweit die Untersuchungsergebnisse selbst die Grundlagen der Eintheilung abgeben, lässt sich folgende Gruppirung herstellen: zunächst ist das perilymphatische Labyrinthpigment vom endolymphatischen zu unterscheiden; das erstere findet sich im bindegewebigen, das letztere im epithelialen Theil des Weichtheillabyrinths. Der Vollständigkeit halber wollen wir eine 3. Gruppe, Pigment der Labyrinthkapsel und der Weichtheile des Felsenbeines, zufügen.

Das perilymphatische Labyrinthpigment gestattet eine weitere Dreitheilung nach seinem Vorkommen:

a) in der endostalen,
b) in der intermediären,
c) in der subepithelialen Zone des perilymphatischen Gewebes.

Der Gruppe b) ist dasjenige Pigment, das sich in der Umhüllung der Blutgefässe findet, der Gruppe c) dasjenige, das bestimmte Orientirnng zu den Nervenendstellen zeigt, zuzurechnen. Eine Zwischenstellung zwischen dem perilymphatischen und dem endolymphatischen Pigment nimmt das Pigment der Stria vascularis ein, indem es sich sowohl im epithelialen als im bindegewebigen Theil der Stria findet.

Eine andere Eintheilung ermöglichen die Abschnitte des Labyrinthes selbst, und danach lässt sich vom Pigment der Pars superior, dem der Pars inferior labyrinthi und dem des Nervus acusticofacialis sprechen.

Endlich ergeben sich verschiedene Gesichtspunkte aus dem feineren Verhalten des Pigments:

1. Aus seiner Farbe: So fallen bei schwacher Vergrösserung bei Betrachtung der ganzen Pigmentflecke Farbenunterschiede auf, die vornehmlich aus der mehr oder weniger dichten Anhäufung der Elementarkörner folgen, wonach dunkelbraune, intensiv gefärbte und hellgelbe, schwächer gefärbte Regionen unterschieden werden können.

2. Nach seiner Morphologie (s. o.)

A) in Zellen befindliches Pigment

α) sog. „Pigmentzellen", Chromatophoren, deren Zellleib durchaus und gleichmässig von Pigmentkörnern erfüllt ist, β) pigmenthaltige Bindegewebszellen, die in Masse variirende, nicht den ganzen Plasmaschlauch erfüllende Einschlüsse aufweisen.

γ) pigmenthaltige Epithelzellen.

δ) freies Pigment, das sich ausserhalb der Zellen findet.

3. Nach seinem mehr oder weniger constanten Auftreten.

Rückkehrend zu der oben gegebenen Eintheilung, sollen zunächst das peri- und endolymphatische Pigment Besprechung finden:

Nach den drei Zonen des perilymphatischen Gewebes (endostale, intermediäre, subepitheliale) lässt sich auch das perilymphatische Pigment in Gruppen bringen, welchen jedoch wichtigere als blosse topographische Unterschiede zu Grunde liegen.

a) Das endostale Pigment kommt bei allen Säugern nur spärlich und inconstant vor, es findet sich in Form vereinzelter, spinnenförmig nach der Fläche verästelter Zellen, deren Zellleib und Fortsätze von Pigmentkörnern erfüllt sind. Ich habe es nie in erheblicher Menge und nie in auffallender topischer Orientirung zu anderen Labyrinththeilen getroffen. Sein Vorkommen ist von der absoluten Menge des Labyrinthpigments des betreffenden Thieres nicht abhängig, oft findet sich bei übrigem reichlichen Labyrinthpigment die endostale Schicht sogar pigmentfrei oder ist andererseits bei sonst spärlichem Pigment pigmentirt.

b) Das Pigment der intermediären Schichte wird reichlich bei denjenigen Säugern gefunden, die viel Labyrinthpigment besitzen, so bei den Ruminantia und den Rodentia. Bei spärlichem Labyrinthpigment ist die intermediäre Zone zumeist pigmentfrei. Spindelförmige Zellen werden darin nur selten und vereinzelt getroffen, zumeist enthalten die Zellen des Maschenwerkes einzelne (Taf. V, Fig. 8, a, b, c) Pigmenteinschlüsse in Form von Klumpen oder kugeligen Haufen, die Zellfortsätze sind nur ausnahmsweise pigmentirt.

Als Regionen reichlicher Pigmentanhäufung ist hier bei den Rodentia die Umgebung des Sinus utricularis superior zu nennen, im Uebrigen wird es auch in der Umgebung des Utriculus, der Ampullen und Bogengänge gefunden. Das Pigment der intermediären Zone ist wie diese nur im Bereich der Pars superior labyr. vorhanden (s. o.) und fehlt der Pars inferior; es kann daher auch als besonderes Pigment der Pars superior bezeichnet werden. Eine strenge, topische Beziehung besteht zwischen diesen Pigmentzellen und den die intermediäre Zone durchsetzenden Blutgefässen derart, dass häufig verästelte Zellen, deren Zellleib und Fortsätze gleichmässig von Pigment erfüllt sind, die Blutgefässe, besonders Capillaren umspinnen, sodass sich eine Tunica pigmentosa als adventitielle Gefässscheide ergiebt.

c) Das Pigment der subepithelialen Schichte erfordert das grösste Interesse, weil es zumeist und besonders schön bei solchen Thieren, die reichliches Labyrinthpigment besitzen, in vollständig constanter Form und Anordnung auftritt, ja wenn wir diese Formen als Paradigmata gelten lassen, so ergiebt sich, dass selbst bei denjenigen Thieren, deren Labyrinth nur spärliches Pigment besitzt, dieselbe Anordnung in einem nach der geringen Pigmentmenge entsprechend verändertem Zustand sich ergiebt.

Das Pigment der subepithelialen Zone stellt das charakteristische Labyrinthpigment dar. Wir finden nämlich das Pigment dieser Zone im Bereich der Pars superior in Form charakteristischer Felder und Flecke in der unmittelbaren Umgebung der Nervenendstellen und es liegt nahe, in Analogie mit den eigenthümlichen Formen, welche Eisenfeile unter der Wirkung eines Magnetpoles bildet, eine Wechselwirkung zwischen der betr. Nervenendstelle und dem Pigment, etwa eine pigmentattrahirende Wirkung des Nervenepithels. anzunehmen. Genaues lässt sich da nach dem anatomischen Bilde allein (und Untersuchungen anderer Art sind nicht vorhanden) nicht angeben.

Die in solcher Weise an den Ampullen entstehenden Formen ergeben schöne Sicheln, welche zu beiden Seiten der Cristae acusticae jeder Ampulle gelegen sind, und die ich als tubulare und utriculare Sicheln bezeichne. Sie erzeugen bei den Rodentia sehr schöne, eigenthümliche Figuren (Taf. V, Fig. 10, 11, p, p^1, Taf. IV, Fig. 3—6).

Auch in der Umgebung der Macula utriculi werden Pigmentflecke getroffen, welche die Nervenendstelle umrahmen und ohne charakteristische, leicht benennbare Gestalt bei den Rodentia in ganz bestimmtem Contourverlauf auftreten (siehe Beschreibung der Theile, S. 146 u. ff).

Bei pigmentarmen Labyrinthen finden sich an den Cristae ampullares unvollständige Sicheln, in der Umgebung der Macula utriculi nur verstreute Pigmentflecke (Taf. VI, Fig. 16, 18, 20), aber im Zusammenhalt mit dem Befund bei reichlichem Labyrinthpigment ist die principielle Uebereinstimmung in der Anordnung dieses Pigments bei allen untersuchten Säugern deutlich: die Sicheln sind nur (was sich aus der geringeren Menge des Pigments leicht ergibt) nicht so schön und scharf contourirt, löcherig, unvollständig, ja es kann die eine Sichel ganz fehlen (Taf. VI, Fig. 16, 18). (Igel, Katze.)

Was den Bau der Pigmentzellen der subepithelialen Zone anlangt, so verweise ich auf den Abschnitt über die Morphologie des Labyrinthpigments.

Im Bereich der Pars inferior wird das Pigment der subepithelialen Schicht durch das Pigment der Stria vascularis (das allerdings zum Theil auch der Gruppe des endolymphatischen Pigments angehört) repräsentirt (s. endolymphatisches Pigment).

Das endolymphatische Pigment habe ich nur bei Ovis aries, Bos taurus, Phoca vitulina, Macacus rhesus, Homo und stets im Bereich der Pars inferior angetroffen. Während also die perilymphatischen Pigmentflecke nur in der Pars superior gefunden werden, bildet das endolymphatische Pigment einen charakteristischen Befund der Pars inferior labyrinthi.

Ein bilateral symmetrisches, endolymphatisches Pigmentfeld fand ich bei den obengenannten Species in der freien Sacculuswand (Taf. IV Fig. 1, Taf. VII Fig. 21), dabei ergibt sich aus den polygonalen, platten Epithelzellen, welche diese Wand zusammensetzen, in der Flächenansicht ein Bild, das bei oberflächlicher Betrachtung dem des Pigmentepithels der Retina gleicht.

Auch die anliegende Wand des Sacculus wurde in der Umgebung der Macula sacculi pigmentirt getroffen, doch stellt dieses Pigment einen verhältnissmässig seltenen und nicht constanten Befund dar.

Pigmentkörner als Einschlüsse der Sinneszellen (solche werden [s. Einleitung] von Retzius und Schwalbe (20, 23) erwähnt, habe ich nicht finden können und ich muss ihre Existenz nach meinen Präparaten in Abrede stellen. Osmiumsäure-Präparate weisen allerdings in den Sinneszellen osmiumgeschwärzte Granula auf, die für Pigment gehalten werden könnten, deren dunkle Färbung aus dem Vergleich mit nicht in Osmium fixirten Präparaten sich jedoch unzweifelhaft als Osmiumschwärzung darstellt.

Was das Pigment der Labyrinthkapsel betrifft, so verdient das Pigment der Membrana tympani secundaria Erwähnung, das ich in einem Fall (auch bei Bos taurus, Erinaceus eur. Felis dom.) beim Menschen sehr schön und regelmässig entwickelt vorgefunden habe (Taf. VII, Fig. 24, Mts.). Weiters finden sich nicht selten verästelte Pigmentzellen in den Weichtheilen des Schläfebeines, während der Knochen stets pigmentfrei gefunden wurde.

Vereinzelt wurde auch der Duraüberzug der cerebralen Felsenbeinflächen pigmentirt getroffen, ein Verhalten, das sich der Pigmentation der Hirnhäute der Ruminantia anschliesst. Hieher gehört auch der Befund von Pigment im Neurilemm des N. acusticofacialis im inneren Gehörgang und im Bindegewebe der Schneckennerven innerhalb der Schneckenspindel.

Auch verdient noch der gelegentliche Befund an der Ratte hervorgehoben zu werden, in welchem ich im Ductus endolymphaticus reichliche, mit Pigmentkörnern vollgepfropfte, weisse Blutkörperchen angetroffen habe.

Pigment findet sich auch in der Umgebung der Blutgefässe des Knochens, ja selbst das Endothel, welches die spärlichen Markräume des Felsenbeines auskleidet, weist gelegentlich Pigmenteinschlüsse auf. Mit Sicherheit kann dabei der Vestibulumboden als Praedilectionsstelle angegeben werden (Taf. VII, Fig. 22, Vb):

Beim Rind, Schaf, Pferd und auch am Menschen findet sich sehr häufig der Vestibulumboden braunschwarz gefärbt, versucht man daselbst die dunkel gefärbten Stellen durch Schaben zu entfernen, so ergibt sich sofort, dass ungefärbter Knochen die Decke bildet, durch welche das unterliegende Pigment durchschimmert. Das Schnittpräparat bringt übrigens volle Aufklärung: unter dem Vestibulumboden finden sich Pigmentzellen innerhalb der daselbst befindlichen Markräume.

Eine Zwischenstellung zwischen dem perilymphatischen und dem endolymphatischen Pigment nimmt das Pigment der Stria vascularis ein, indem es sich sowohl im epithelialen als im bindegewebigen Theil der Stria findet, morphologisch weicht es von dem übrigen Labyrinthpigment nicht ab, auch die typische Anordnung zu den Capillaren (dieselben sind von den Pigmentzellen umsponnen) ist daran häufig zu sehen. Die Gestalt der einzelnen Zellen lässt sich infolge der dichten Textur der Stria nicht so deutlich und klar erkennen, wie im lockeren perilymphatischen Maschenwerk. Ausführliches ist darüber oben gesagt worden.

Nach der vom membranösen Labyrinth selbst gebotenen Eintheilung lässt sich endlich, wie oben erwähnt,

a) das Pigment der Pars superior

b) „ „ „ „ inferior und

c) „ „ des Nervus acusticofacialis

unterscheiden.

Da ist nun zu erwähnen, dass in allen Fällen das Pigment der Pars superior das der Pars inferior an Menge weit überragt und, dass die schönen, charakteristischen Anhäufungen (Pigmentsicheln, Pigmentflecke) nur an der Ersteren angetroffen werden, während an der Pars inferior nur bei Auftreten reichlichen Pigments die Stria vascularis schon makroskopisch als spirallaufendes, braunes Band sich darstellt.

Das dicke Bindegewebspolster der Pars inferior, auf welchem Sacculus, Ductus reuniens und Vorhofblindsack ruhen und dessen Analogon am Schneckenkanal das Ligamentum spirale darstellt, ist höchst selten pigmentirt (1 Fall [Mensch] Taf. VII, Fig. 22, b). Vollständig variirend ist das Auftreten von Pigment an den Nerven des inneren Gehörganges, typisch in Anordnung, aber nicht regelmässig vorkommend das Pigment in der Schneckenspindel.

III. Die Stellung des Labyrinthpigments zum übrigen Körperpigment.[1])

Zieht man zunächst zur Untersuchung Thiere mit verschieden stark pigmentirter Haut und mit verschieden gefärbtem Fell

---

[1]) Die im Folgenden mitgetheilten Thatsachen bilden die Untersuchungsergebnisse an einem labyrinthpigmentreichen (Cavia cobaya) und einem labyrinthpigmentarmen Thier (Felis domestica).

heran, so sieht man, dass das Labyrinth in allen Fällen die gleiche Pigmentation zeigt, und es wird bis in feine Einzelheiten der Anordnung des Pigments Uebereinstimmung gefunden:

Ich untersuchte zu diesem Zweck, ein stark pigmentirtes, dunkelfelliges, ein braunscheckiges, sodann weissfellige (Cavia) Thiere mit spärlichen rothbraunen oder spärlichen dunkelbraunen Flecken, endlich solche, deren Fell bis auf wenige, braune Härchen weiss und deren Haut nicht pigmentirt war. Desgleichen verwendete ich verschiedenfarbige Katzen von weissfelligen nicht albinotischen (darunter eine taube Katze, l. c.) bis zu solchen mit fast durchaus dunkelpigmentirter Haut. An allen diesen Objecten fand sich durchaus gleiches Verhalten des Labyrinthpigments, das nur bei vollkommenem Albinismus vollständig fehlt.

Danach ergibt sich der Satz, dass das Labyrinthpigment, was Anordnung und Menge seines Auftretens betrifft, in keiner Weise mit dem Verhalten des Haut- und Haarpigmentes in Zusammenhang steht. Allerdings ist noch zu bemerken, dass die oben dargestellten, morphologischen Unterschiede der genannten Pigmentgattungen einen solchen Zusammenhang von vornherein unwahrscheinlich gemacht haben.

Desgleichen erweist sich das Labyrinthpigment vom Alter oder Geschlecht der Thiere nicht beeinflusst.

Versuchen wir einen Vergleich des Pigments des Gehörorganes mit dem des Sehorgans, so ist vor allem Ranvier (19) zu nennen, der in seinem Traité d' histologiedas Labyrinthpigment, das ihm allerdings nur als Pigment der Stria vascularis bekannt war, mit dem Retinapigment in Analogie brachte und seine Ansicht durch zwei Schemata illustrirt, ein Vergleich, der der Kritik nicht Stand hält, zumal das Pigmentepithel der Retina schon durch die besondere Gestalt (Spindelform) seiner Elementarkörner (s. o.) sich vom Labyrinthpigment principiell unterscheidet, und auch das Auftreten des Retinapigments in Epithelzellen einen Vergleich mit dem dem perilymphatischen Gewebe angehörenden Labyrinthpigment ausschliesst.

Nur das endolymphatische Pigment, und auch dieses nur unvollständig, könnte mit dem Pigmentepithel der Retina verglichen werden.

Ganz anderen Verhältnissen begegnen wir jedoch, wenn wir es unternehmen, das perilymphatische Labyrinthpigment mit dem Chorioidealpigment zu vergleichen, wie dies Kölliker (14), allerdings ohne auf Einzelheiten einzugehen, vor Jahren bereits unternommen hat.[1])

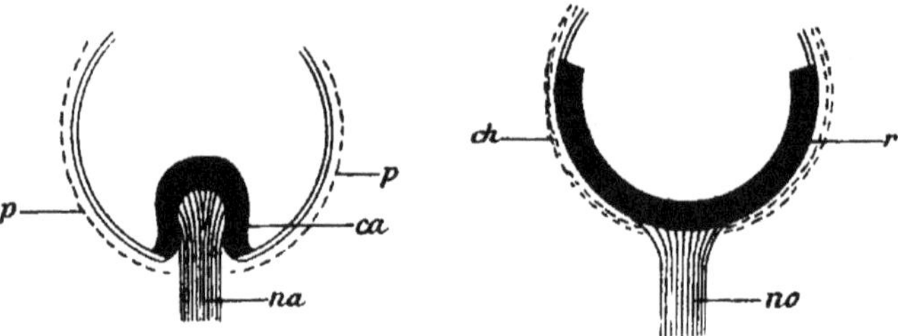

Fig. 2 (schem.)

na = Nervus ampullaris
ca = Neuroepithel der Crista acustica
p = Pigmentbelag.

no = Nervus opticus
r = Retina
ch = Pigmentschichte der Chorioidea.

Schon oben habe ich hervorgehoben, dass das Labyrinthpigment nach der Farbe und Grösse seiner Elementarkörner und nach seiner Zellform mit dem Chorioidealpigment übereinstimmt: eingehende vergleichende Betrachtung und Messung haben dies unzweifelhaft ergeben: wir finden (labyrinthpigmentreiche Thiere z. B. Rodentia vorausgesetzt) in der subepithelialen perilymphatischen Labyrinthschicht gleiche Formen wie in der Chorioidea: beide bilden die directe Hülle des epithelialen Sinnesorgans, beide sind Abkömmlinge des mittleren Keimblattes und, wie am Meridionalschnitt (Fig. 2) die Pigmentfelder der Chorioidea zu beiden Seiten an den die Bulbuswand durchsetzenden

---

[1]) Die bezügliche Stelle bei Kölliker (l. c.), von welcher ich erst nach Fertigstellung meiner Arbeit Kenntniss erhalte, lautet:

„Die im Verhältniss zur Kleinheit der Theile ziemlich dicken und festen, durchsichtigen und elastischen Wandungen derselben (Vorhofsäckchen und Bogengänge) zeigen zu äusserst eine aus netzförmigen feinen Fasern gebildete Haut, welche der äussern Pigmentlage der Chorioidea oder der Lamina fusca sehr nahe kommt und auch stellenweise unregelmässige bräunliche Pigmentzellen enthält wie diese".

Opticus angeschlossen sind, so zeigt sich auch an den Ampullen inschöner Regelmässigkeit die charakteristische Anordnung der Pigmentfelder um das Nervenstämmchen der Crista acustica oder der Macula utriculi, unter völliger Pigmentlosigkeit der Nervenendstelle und des Nerven selbst (Fig. 2, a, b).

An der Stria vascularis, an welcher die epithelialen und die bindegewebigen Elemente innig mit einander verbunden auftreten, gelingt ein directer Vergleich mit dem Chorioidalpigment nicht, doch verhält sich ihr Pigment sonst wie das des Vorhofes.

Auch die Erfahrung am Embryo unterstützt meine Ansicht:

Ich werde über die Entwicklung des Labyrinthpigments noch ausführlich berichten und hebe jetzt nur hervor, dass das Retinaepithel am frühesten pigmenthaltig gefunden wird, ihm reiht sich die Chorioidea und das Labyrinth an, an welchen beiden zur gleichen Zeit Pigment auftritt, das im mikroskopischen Verhalten, wie später am Erwachsenen, sich als eine und dieselbe Pigmentart darstellt. In eine viel spätere Zeit fällt das Auftreten des Hautpigments.

Ich gelange so zur Meinung, dass das perilymphatische Labyrinthpigment dem Chorioidealpigment analog ist. Danach müssen aber für das Auftreten dieser beiden Pigmente neben verschiedenen auch gemeinsame ursächliche Momente vorhanden sein: es geht daher nicht an, das Chorioidealpigment als ein nur dem optischen Zweck (der dunklen Auskleidung der Camera des Augapfels) dienendes Pigment darzustellen, da am Labyrinthpigment eine derartige Entstehungsursache überhaupt nicht denkbar ist.

Es besteht für mich kein Zweifel, dass die Anhäufung des Pigments auch mit der Thätigkeit der Sinnesnervenendstelle als solcher zusammenhängt, hier mit derjenigen des Acusticus dort mit der des Opticus.

Was die feineren Vorgänge und die Ursächlichkeit betrifft, so befinden wir uns hinsichtlich des Pigments in völliger Unklarheit, und wir besitzen nicht einmal für eine Hypothese ausreichendes Material.

Vor allem wird die Frage gelöst werden müssen, ob die phylogenetische Entwicklung des Labyrinthes mit einer Zu- oder einer Abnahme der Labyrinthpigmentmenge einhergeht.

IV. Das vergleichend-anatomische Verhalten des Labyrinthpigments.

Vergleicht man die untersuchten Thiere hinsichtlich der Menge des im Labyrinth vorhandenen Pigments, so ergeben sich für die einzelnen Species einer und derselben Ordnung, zumeist auch noch im Bereich derselben Thierclasse übereinstimmende Resultate.

Diesem gleichartigen Verhalten innerhalb derselben Classe stehen verschiedene Bildungen nach den verschiedenen Thierclassen gegenüber und so lässt sich nun eine Reihe von Vergleichspunkten heranziehen.

Es sind schon im beschreibenden Theil verschiedene Formen der Pigmentanhäufungen unterschieden worden, und es fragt sich zuvörderst, ob an einer Vermehrung oder Verminderung des Pigmentgehaltes des ganzen Labyrinthes die einzelnen Formen gleichen oder nahezu gleichen Antheil nehmen, oder ob das nicht der Fall ist. Bei so variablen Bildungen, wie sie das Pigment überhaupt darstellt, ist bei einer solchen Entscheidung grosse Vorsicht nöthig, doch lässt sich sagen, dass die innerhalb der einzelnen Species oder Classen constanten Formen (im Bereich der Pars sup. die Pigmentsicheln an der Cristae der Ampullen, an der Pars inf. das Pigment der Stria vascularis) auch innerhalb der untersuchten Säugerreihe sich als constant darstellen, indem sie, wenn auch nicht schön und voll ausgebildet, mit wenigen Ausnahmen (s. u.) bei allen Thieren, welche überhaupt Labyrinthpigment besitzen, nachweisbar waren.

Uebersicht über die Menge des Labyrinthpigments der einzelnen untersuchten Säuger verschafft die folgende Tabelle:

		Gesammte Pigmentmenge des Labyrinths	Farbe der Elementarkörner des Labyrinthpigments.
Perissodactyla:	Equus caballus	spärlich	dunkelbraun
Artiodactyla:	Sus scrofa dom.	„	dunkelbraun
	Ovis aries	reichlich	braunschwarz
	Bos taurus	„	gelbbraun-dunkelbraun
	Cervus elaphus	„	„ „
	Cervus tarandus	„	„ „
Rodentia:	Mus musculus	„	„ „
	Mus rattus	„	„ „
	Lepus timidus	„	„ „
	Lepus cuniculus	„	„ „
	Cavia cobaya	„	„ „
	Spalax typhlus	spärlich	„ „
Insectivora:	Talpa europea	—	— —
	Erinaceus europ.	spärlich	gelbbraun
Pinnipedia:	Phoca vitulina	reichlich	dunkelbraun
Carnivora:	Felis domestica	spärlich	gelbbraun
	Canis familiaris	„	dunkelbraun
	Lupus vulgaris	„	dunkelbraun
	Lutra vulgaris	—	—
	Putorius vulgaris	spärlich	gelbbraun
Chiroptera:	Rhinolophus hippos.	mässig	dunkelbraun
	Rhinolophus ferrum equ.	reichlich	„
	Plecotus auritus	„	„
Prosimiae:	Chiromys Madagascarensis	spärlich	gelbbraun-dunkelbraun
Primates:	Semnophithecus entellus	„	„ „
	Macacus rhesus	„	„ „
	Macacus nemestrinus	„	„ „
	Ateles paniscus	„	„ „
Homo:		mässig reichlich	„ „

Nach dieser Zusammenstellung erscheinen zunächst die Artiodactyla und Rodentia als labyrinthpigmentreiche, die Carnivoren und Primaten als labyrinthpigmentarme Thierclassen. Die Mitte halten die Chiroptera und der Mensch. Was die übrigen Classen anlangt, habe ich zu wenige Vertreter untersucht, als dass ich Allgemeines sagen könnte, doch erscheinen nach dem vorliegenden Material die Perissodactyla, Insectivora, Pinnipedia und Prosimiae als labyrinthpigmentarme Thiere.

Auf Ausnahmen ist noch hinzuweisen: so finde ich unter den labyrinthpigmentreichen Artiodactyla das Schwein und unter den Rodentia den Spalax typhlus, deren Labyrinth nur wenig Pigment enthält. Endlich verdient noch der gänzliche Pigmentmangel in den untersuchten Fällen von Talpa europaea und Lutra vulgaris hervorgehoben zu werden.

Die Regelmässigkeit des Vorhandenseins des Labyrinthpigments betreffend lassen sich die einzelnen Labyrinthabschnitte in 3 Gruppen bringen, von welchen die erste diejenigen Labyrinthabschnitte umfasst, die nach Form und Anordnung des Pigments typisch pigmentirt erscheinen, die zweite diejenigen, welche typisch unpigmentirt gefunden worden. Zur dritten Gruppe sind endlich diejenigen Theile des Labyrinths zu zählen, an welchen nur unregelmässiges und nicht oder nur für wenige Thierformen constantes Auftreten von Pigment beobachtet wurde.

Zur ersten Gruppe gehören:

1) Die unmittelbare Umgebung der Nervenendstellen der Pars superior labyrinthi (der Cristae acusticae ampullarum und der Macula utriculi). An den Ersteren wurden sichelförmige Pigmentflecke, welche den beiden Längsrändern der Crista angeschlossen sind, an der letzten Pigmentfelder beobachtet, welche die Macula umgeben.

Die Pigmentsicheln waren nahezu an allen Untersuchungsthieren, an welchen überhaupt Labyrinthpigment nachweisbar war, vorhanden, schön ausgebildet[1]) bei Thieren mit reichlichem, oft nur skizzenhaft oder in Form weniger an der Crista acustica gelegener Pigmentzellen angedeutet bei Thieren mit spärlichem Labyrinthpigment.

Eine Ausnahme machen Sus scrofa, Canis fam. und Lupus vulg., bei welchen an den Cristae acusticae kein Pigment gefunden wurde.

Am Menschen ergab sich in den verschiedenen Fällen ein verschiedenes Verhalten: vom gänzlichen Fehlen der Sicheln bis zu ihrer vollständig charakteristischen Ausbildung, ohne dass allerdings die schönen Formen der Rodentia erreicht worden wären. — Bei

---

[1]) In Bezug auf die Schönheit der Sicheln stehen die Rodentia mit Cavia cobaya, Lepus timidus und cuniculus, Mus musculus und rattus obenan.

allen Thieren bestehen die Sicheln aus Pigmentfeldern, welche in der subepithelialen Zone des perilymphatischen Gewebes gelegen sind.

Auch die Pigmentfelder des Utriculus werden bei den labyrinthpigmentreichen Thieren schön, bei labyrinthpigmentarmen nur rudimentär und unregelmässig ausgebildet gefunden. Ihr völliges Fehlen beobachtete ich bei Sus scrofa, Erinaceus europ., Canis familiaris und Lupus vulgaris. Auch diese Pigmentausbreitungen liegen in der subepithelialen Zone.

2) Die Stria vascularis: Sie finde ich zumeist pigmentirt und zwar in geradem Verhältniss zum totalen Pigmentgehalt des betreffenden Labyrinths. In ihr fehlte, von den labyrinthpigmentlosen Thieren abgesehen, das Pigment nur bei Sus scrofa, Lupus vulgaris, Putorius vulgaris, Plecotus auritus und in mehreren Fällen bei Canis familiaris. Meist findet sich das Striapigment in und zwischen den Bindegewebszellen der Stria, oft circulär um die Blutgefässwände, selten in den Epithelzellen der Stria.

Als typisch pigmentfreie Theile des Labyrinths nenne ich

1) die Sinneszellen der Nervenendstellen,

2) die Epithelwand der Pars superior labyrinthi.

Von Orten, die nicht constant, aber an einer kleinen Anzahl verschiedener Species charakteristisch pigmentführend getroffen werden, erwähne ich:

1. den knöchernen Vestibulumboden (Pigment in den knapp unter der Oberfläche befindlichen Markräumen); (Equus caballus, Ovis aries, Bos taurus, Cervus elaphus, Macacus, Homo [in einigen Fällen]),

2. die Membrana tympani secundaria (Bos taurus, Erinaceus europaeus, Felis domestica, Homo),

3. die epitheliale Wand des Sacculus (endolymphatisches Pigment) (Taf. I, Fig. 1), (Ovis aries, Bos taurus, Phoca vitulina, Macacus, Homo).

4. Als besonderer Lieblingssitz von Pigment in der intermediären Zone an den labyrinthpigmentreichen Rodentia sind der mediale Abschnitt des Utriculus und die Gegend des Sinus utricularis superior und posterior zu nennen.

Zu den durchaus unsicheren, zufälligen Befunden gehört:

1. Das Vorkommen von Pigmentzellen entlang den häutigen Bogengängen;

2. das Auftreten von Pigment in den übrigen Theilen der intermediären Zone;

3. in der endostalen Zone (selten) oder an den Knochengefässen;

4. im Bindegewebspolster der Pars inferior labyr., in der Crista spiralis, Lamina spiralis oder in der periostalen Bekleidung der Scalen;

5. im Periost des inneren Gehörganges, in den Bindegewebshüllen der in ihm verlaufenden Nerven und Blutgefässe (Bos taurus, Cervus tar., Mus rattus, Semnopithecus entellus, Homo);

6. im axialen Bindegewebe der Schnecke: (Mus rattus, Lupus vulgaris, Homo);

7. in der Umgebung des Ohrlabyrinthes: Fossa subarcuata, (Lutra vulgaris), Labyrinthfläche der Paukenhöhle, Gehörknöchelchen, (Mus rattus).

Die besondere Orientirung zu den Blutgefässen gelangte in den verschiedensten Abschnitten des Labyrinths zur Beobachtung.

Das der I. und II. Gruppe angehörende Pigment zeigte in seiner Ausbreitung am einzelnen Thier bilaterale Symmetrie.

Was die Farbe der Elementarkörner betrifft, so brauche ich auf die Schwierigkeit der Beobachtung der fallweise vorhandenen, an der Grenze der Wahrnehmbarkeit gelegenen Farbenunterschiede kaum hinzuweisen. Ueber den Farbeneindruck der Pigmentfelder bei schwacher Vergrösserung s. o.

Die Elementarkörner zeigen verschieden intensive Braunfärbung: bei manchen Thieren habe ich nur Elementarkörner einer Farbe gefunden (s. Tabelle S. 173) (gelbbraun, dunkelbraun oder braunschwarz). Bei den übrigen fand ich gelbbraune und dunkelbraune Körner gemischt, wobei die letzteren die ersteren an Menge überragten.

Bei den meisten Säugern zeigten sich die Elementarkörner stark lichtbrechend, glänzend, Abweichung davon ergab sich bei Felis domestica und theilweise bei Macacus rhesus.

Die Grösse der einzelnen Elementarkörner schwankt zwischen $^1/_8$ und 3 μ, sie zeigen stets mehr weniger Kugel-, nie Schollenform.

V. Das mikrochemische Verhalten des Labyrinthpigments.

Das Labyrinthpigment erweist sich als nicht eisenhaltig, gibt weder die Ferrocyankalium[1]) noch die Schwefelammoniumprobe (diese wurde nach den Vorschriften Hofmann's[2]) und Hall's[3]) angestellt). Ebenso fällt die Fóa'sche Probe[4]) negativ aus. Nach Behandlung mit 1 % Chromsäure nehmen die Körnchen bei Färbung mit Thionin oder dem Fóa'schen Anilinwassermethylenblau eine braunschwarze Farbe an.

Alle Proben wurden wiederholt am frischen oder in Alkohol conservirten Object vorgenommen. Mit Wasserstoffsuperoxyd (frisch bereitet und häufig gewechselt) konnte ich am Meerschwein nach 3 ½ monatlicher Behandlung totale Entfärbung erzielen. Mit Salzsäure gelang die Bleichung selbst nach wochenlanger Behandlung nur unvollständig, ebenso mit dem Chlorkalk-Natrium carbonicum-Gemisch[5]), das im Uebrigen die Gewebe schon nach wenigen Tagen zerstört, oder in der von P. Mayer angegebenen Lösung[6]).

In dem von Fick angegebenen Gemisch[7]) sind frische oder fixirte Präparate nach 24 Stunden fast vollständig gebleicht, in in 2—3 Tagen vollkommen entfärbt.

Uebereinstimmend mit Rabl (18) kann ich berichten, dass an Präparaten, welche in Pikrin-Sublimat fixirt wurden, die Pigmentkörner dunkler erscheinen als an anders fixirten oder frischen Objecten.

---

1) Schnittfärbung in 3 Th. Lithioncarmin, 1—2 % Ferrocyankalium in Wasser durch 10 Minuten, Differenzirung in salzsaurem Alkohol.

2) Von Hofmann am Darm verwendet:

Nach Spülung der Stücke in physiologischer Kochsalzlösung Härtung in 70 % Alkohol, dem nach Hall's Angaben etwas Schwefelammonium zugesetzt ist, am nächsten Tag Uebertragung in absoluten Alkohol, Einbettung in Paraffin. Die Schnitte werden nach Entfernung des Paraffins auf ¾ h in $(NH_4)_2S$ gebracht, Abspülen in destill. Wasser, Glycerineinschluss.

Ich habe, um das Eindringen der Flüssigkeit und das Präpariren der membranösen Theile (mit Glasnadeln) zu erleichtern, das frische Felsenbein im Bereich des Vestibulum mit der Kneipzange in 2 Theile zerlegt, von welchen der hintere den ovalen Sack, die 3 Bogengänge und die vordere und die äussere Ampulle, der vordere die hintere Ampulle und die ganze Pars inferior labyrinthi umfasste. Entkalkung und Zerlegung in Schnitte entfiel, da die membranösen Theile in Glycerin präparirt und untersucht wurden.

Erklärung der Abkürzungen.

al = Ampulla lateralis; *alo* = Ampulla lateralis ossea; *ap* = Ampulla posterior; *apo* = Ampulla posterior ossea; *as* = Ampulla superior; *c* = Cupula; *caal* = Crista acustica ampullae lateralis; *caap* = Crista acustica ampullae posterioris; *caas* = Crista acustica ampullae superioris; *csl* = Canalis semicircularis lateralis; *csp* = Canalis semicircularis posterior; *dr* = Ductus reuniens; *e* = endostale Zone, *i* = intermediäre Zone des perilymphatischen Gewebes; *lsp* = Ligamentum spirale; *mts* = Membrana tympani secundaria; *n* = Neuroepithel der Crista ac.; *nal* = Nervus ampullaris lateralis; *nap* = Nervus ampullaris posterior; *nas* = Nervus ampullaris superior; *nc* = Nervus cochleae; *p* = tubulare Pigmentsichel; *p*[1] = utriculare Pigmentsichel; *pu* = Pigmentfeld des Utriculus; *s* = Sulcus cristae; *s* = Sulcus cristae accessorius; *sa* = Sacculus; *stv* = Stria vascularis; *su* = subepitheliale Zone des perilymphatischen Gewebes; *sup* = Sinus utricularis posterior; *u* = Utriculus; *vb* = Vestibulumboden.

---

[3]) Nach Schmorl's (22) Angaben: Das frische Gewebe kommt ohne vorherige Fixirung auf 24 h

in { Schwefelammonium 30.0
Alkohol absol. 70.0

od. in { Schwefelammonium 5.0
Alkohol absol. 70.0
Aqu. destill. 25.0

Das erste Gemisch ist von Hall für Milz und Leber, das zweite für Darm angegeben.

Nachhärtung im Alkohol, Einbettung in Paraffin. Die entparaffinirten Schnitte werden mit der Schwefelammoniumlösung wiederbehandelt oder auf 20 Minuten in ein Gemisch von

1.5 % Ferrocyankalium
0.5 % Salzsäure

gebracht. Abspülen in Wasser, Entwässerung, Aufhellung, Balsam.

[4]) Die in Alkohol gehärteten Stücke kommen auf einige Minuten in eine Lösung von Metylenblau in Anilinwasser. Auswaschen in Wasser, allmähliches Eintragen in 0.5—1 % Chromsäure, Auswaschen. Entwässern in absol. Alkohol; Nelkenöl, Canadabalsam.

[5]) Natrium carbonicum
Calcaria chlorata 12.5 aa.
Aqua destill. 100.0

danach 24 h in Wasser zu waschen, Entwässerung in Alkohol.

[6]) Die zu bleichenden Objecte kommen in ein mit Alkohol gefülltes Glas, auf dessen Boden Krystalle von Kalium chloricum deponirt sind. Es wird nun Salzsäure (bis 1 %) zugefügt und das Gefäss verschlossen (nach Böhm und Oppel (4)).

[7]) Kalium bichromicum (conc. wässerige Lösung) 2 Th.
Acidum sulfuricum dilutum 1 Th.,

Auswaschen in Wasser, Nachhärtung in Alkohol.

Erklärung der Abbildungen auf Tafel IV—VII.

1. Rind: endolymphatisches Pigment der peripheren Sacculuswand, Flächenansicht, ungefärbt (Glycerin). Zeiss Obj. D, Oc. 3 Tubl. 16 cm.
2. Rind: Radiärschnitt durch den Ductus cochlearis: Stria vascularis (Cochenillealaun).
   a, Pigmenthaufen im Ligamentum spirale. Zeiss, Obj. D, Oc. 2. Tubl. 16 cm.
3. Rind: seitlicher Verticalschnitt durch die Crista acustica der hinteren Ampulle (Cochenillealaun). Zeiss, Obj. B, Oc. 2, Tubl. 16 cm.
4. Maus: Verticalschnitt durch die Crista acustica der äusseren Ampulle (Cochenillealaun). Zeiss, Obj. B, Oc. 4, Tubl. 18½ cm.
5. Ratte: Verticalschnitt durch die Crista acustica der hinteren Ampulle (Cochenillealaun). Zeiss, Obj. B, Oc. 4, Tubl. 18½ cm
6. Ratte: Object der Figur 5. Die subepitheliale, perilymphatische Bindegewebszone bildet zwischen den beiden Pigmentsicheln (p, p') eine Lamina cribrosa, (a) welche vom Nervus ampullaris posterior (Nap) durchzogen ist.
   Zeiss. Obj. B, Oc. 4, Tubl. 18½ cm.
7. Meerschwein (neugeboren): Pigmentzellen aus dem subepithelialen Pigmentbelag des Utriculus; ungefärbt, Flächenansicht in einem Schnitt. 800:1. Die Stelle des pigmentlosen Kernes als heller Fleck an 2 der Zellen sichtbar.
8. Meerschwein (neugeboren): Pigmentzellen aus der intermediären Zone des perilymphatischen Gewebes des Utriculus. Haemalaun-Eosin. Zeiss. Compens. Oc. 6, 1/12 Immers. Tubl. 16 cm.
9. Meerschwein (neugeboren): Verticalschnitt durch die Crista acustica der äusseren Ampulle: am Sulcus cristae erstrecken sich vom Rand der Sichel (p, p') pigmentirte Fortsätze zwischen die Cylinderepithelzellen des Sulcus. Ungefärbter Schnitt in Glycerin. Zeiss, Obj. B, Oc. 4, Tubl. 18½ cm.
10. Meerschwein (neugeboren): Membranöse, äussere Ampulle mit dem benachbarten Stück des äusseren Bogenganges (csl).
    a) von oben;
    b) von aussen gesehen.

    Aus einem entkalkten, in toto in Nelkenöl aufgehellten Labyrinth. 25:1.
11. Meerschwein (erwachsen): Membranöse, hintere Ampulle mit dem benachbarten Stück des hinteren Bogenganges (csp) und des Sinus utricularis posterior (sup):
    a) von der Seite,
    b) von hinten gesehen,

    p'' Pigmentbelag des Sinus utricularis posterior, in welchen die Sichelenden der utricularen Sichel (p') übergehen. Aus einem entkalkten, in toto in Nelkenöl aufgehellten Labyrinth. 25 : 1.
12. Meerschwein (erwachsen): Pigmentzellen entlang einer Blutcapillare (b) des perilymphatischen Gewebes. Hämalaun. 800 : 1.

Fig. 13. Meerschwein (erwachsen): subepitheliales Pigmentfeld am Uebergang des Sinus utricularis posterior in die hintere Ampulle.

m = membranöse Sinuswand im Flächenschnitt.

cp = Pigmentzellen.

f = In Linien geordnete, anscheinend frei zwischen den Zellen gelegene Elementarkörner. Hämalaun, 800 : 1.

Fig. 14. Meerschwein (neugeboren): Verticalschnitt durch die Crista acustica der äusseren Ampulle.

l = pigmentlose Grenze zwischen der utricularen Pigmentsichel (p^1) und dem Pigmentbelag des Utriculus (pu). Leistenförmige verdickte Cristaenden der beiden Sicheln. Hämatoxylin — Eosin. Zeiss. Obj. B, Oc. 4, Tub. 18½ cm.

Fig. 15. Meerschwein: Embryo von 77 mm Länge. Verticalschnitt durch die Crista acustica der äusseren Ampulle.

Die utriculare Sichel (p_1) geht continuirlich in den Pigmentbelag des Utriculus (pu) über. An einer Stelle (a) ist die subepitheliale Pigmentschichte vom Epithel abgehoben. Zeiss, Obj. B, Oc. 4 Tubl. 18,5 cm.

Fig. 16. Igel: Verticalschnitt durch die Crista acustica der oberen Ampulle Hämalaun — Eosin, Zeiss, Obj. B, Oc. 4, Tubl. 16 cm.

Fig. 17. Seehund: Verästelte Pigmentzellen aus der intermediären perilymphatischen Zone der Bogengänge und des Utriculus; ungefärbtes Zupfpräparat, Glycerin. Zeiss, Obj. D, Oc. 3, Tubl. 16 cm.

Die Stelle des pigmentlosen ungefärbten Kernes als Lücke sichtbar.

Fig. 18. Katze: Verticalschnitt durch die Crista acustica der äusseren Ampulle. Hämatoxylin — Eosin. Zeiss, Obj. B, Oc. 4, Tubl. 18½ cm.

Fig. 19. Katze: Spindelförmige Pigmentzellen (pu) aus dem subepithelialen Pigment des Utriculus in der Umgebung der Macula utriculi. Hämalaun. Zeiss, Obj. D, Oc. 4, Tubl. 16 cm.

Fig. 20. Rhinolophus hipposideros: Verticalschnitt durch die Crista acustica der äusseren Ampulle. Cochenillealaun. Zeiss, Obj. B, Oc. 4, Tubl. 18½ cm.

Fig. 21. Mensch (erwachsen): Verticalschnitt durch die freie Wand des runden Sackes; endolymphatisches Pigment. Hämatoxylin — Eosin, Zeiss, Obj. D, Oc. 4, Tubl. 18 cm.

Fig. 22. Mensch (erwachsen): Vestibulumboden mit der anliegenden Wand des Ductus reuniens.

a = pigmenthaltiger Markraum des Vestibulumbodens.

b = Bindegewebspolster des Ductus reuniens.

Hämatoxylin — Eosin. Zeiss, Obj. D, Oc. 2, Tub. 18 cm.

Fig. 23. Mensch (erwachsen): Axenschnitt durch die Schneckenspindel. Hämalaun — Eosin. Zeiss, Obj. B, Oc. 4, Tubl. 18 cm.

Fig. 24. Mensch (neugeb.): Verticalschnitt durch den Insertionsrand der Membrana tympani secundaria (Mts).

a = Sulcus fenestrae cochleae Cochenillealaun. Zeiss, Obj. B, Oc. 2, Tubl. 18 cm.

Literaturverzeichniss.

1. Alexander, G.: Ueber Pigment am membranösen Gehörorgan des Meerschweines (Cavia cobaya). Bericht d. Vhdlgn. des 3. österr. Otologentages. Wien 1898.
2. Alexander, G.: Gehörorgan und Gehirn einer unvollkommen albinotischen, weissen Katze. Archiv f. Ohrenheilkunde L. Bd. 1900.
3. Alexander, G.: Ueber Entwicklung und Bau der Pars inferior labyrinthi der höheren Säugethiere. Denkschriften der k. Akademie d. Wissenschaften. 70. Bd. Wien 1900.
4. Böhm & Oppel: Taschenbuch der mikroskopischen Technik. 1893.
5 Foa, P.: Sur une réaction du pigment hématogène. Archives Italinnes de Biologie. T. XII. 1889.
6. Gottstein, J.: Ueber den feineren Bau und die Entwicklung der Gehörschnecke beim Menschen und den Säugethieren. 1871.
7. Grimm v. O.: Bulletin de l'Acad. imp. d. Sciences d. St. Petersbourg. T. XIV 1870.
8. Hasse, C.: Die vergleichende Morphologie und Histologie des häutigen Gehörorganes der Wirbelthiere. Anatom. Studien. 1873. Supplem.
9. Henle: Handbuch der Anatomie des Menschen. 1871.
10. Hensen, V.: Zur Morphologie der Schnecke des Menschen und der Säugethiere. Zeitschrift f. wissenschaftl. Zoologie. 1863. Bd. 13.
11. Hofmann, A.: Ueber Eisenresorption und Ausscheidung im menschlichen und thierischen Organismus. Virchow's Archiv Bd. 151.
12. Huschke, E.: Soemmering's Lehre von den Eingeweiden und Sinnesorganen des menschlichen Körpers. 1844.
13. Key, A. & Retzius, J.: Studien in der Anatomie des Nervensystems und des Bindegewebes. 1875.
14. Kölliker, A.: Handbuch der Gewebelehre. 1863.
15. Lucae, A.: Anatomisch-physiologische Beiträge zur Ohrenheilkunde. Virchow's Archiv. Bd. 29.
16. Pilcz, A.: Beitrag zur Lehre d. Pigmententwicklung in den Nervenzellen. Arbeiten aus dem Institut für norm. u. path. Anat. d. Nervensystems. Bd. 1.
17. Politzer, A.: Lehrbuch der Ohrenheilkunde. 1901.
18. Rabl, H.: Pigment und Pigmentzellen in der Haut der Wirbelthiere. Merkel und Bonnet. Ergebnisse der Anat. u. Entwickggesch. 1897.
19. Ranvier, L.: Technisches Lehrbuch der Histologie (übers. v. Nicati u. von Wyss). 1888.
20. Retzius, G.: Das Gehörorgan der Wirbelthiere. 1884.
21. Rüdinger: Das häutige Labyrinth. Stricker's Handbuch der Gewebelehre. 2. Bd. 1872.
22. Schmorl: Grundriss der pathologisch-histologischen Technik.
23. Schwalbe, G.: Anatomie der Sinnesorgane. 1887.
24. Siebenmann: Gehörorgan (Mittelohr und Labyrinth) in Bardelebens Buch der Anatomie. 1898.

Beobachtungen an Helminthen des Senckenbergischen naturhistorischen Museums, des Breslauer zoologischen Instituts und anderen.

Von

Dr. v. Linstow

in Göttingen.

Hierzu Tafel VIII u. IX.

Trichocephalus globulosus n. sp.

Fig. 1—3.

aus Camelus dromedarius.

Senckenbergisches Museum in Frankfurt a. M.

Die Seitenbänder sind nur am dünnen, dem Oesophagus entsprechenden Vorderkörper sichtbar; ihre Breite beträgt genau $^{1}/_{2}$ des Querdurchmessers und sie werden gebildet von sehr kleinen, dicht gedrängten Kreisen, eigentliche Stäbchen sind nicht erkennbar. Die Haut ist schräg quergeringelt im Abständen von 0,0033 mm.

Das Männchen ist 42,3 mm lang und vorn 0,12, hinten 0,71 mm breit; der Oesophagus nimmt etwa $^{2}/_{3}$, genau $^{77}/_{107}$ der Körperlänge ein; das Spiculum ist 4,3 mm lang, an der Wurzel verdickt, das Hinterende ist gleichmässig und fein zugespitzt; die Cirrusscheide ist bedornt, das Ende ist kugelförmig aufgetrieben und hinten abgestutzt; sie ist 0,75 mm weit vorgestreckt; die Stacheln der Cirrusscheide sind mit den Spitzen rückwärts gerichtet, 0,0054 mm lang und ausserordentlich dicht gestellt, während diejenigen der kugelförmigen Auftreibung locker gestellt und radiär gerichtet sind, ihre Länge beträgt 0,0130 mm (Fig. 2); der Cirrus zeigt feine Querlinien; die Samenblase ist 7,9 mm lang.

Das Weibchen erreicht eine Länge von 48,2 mm; die Breite beträgt ganz vorn 0,079 mm, die grösste Breite hinten aber 0,87 mm; der Oesophagus nimmt etwa $^3/_4$ der ganze Länge, genau $^{45}/_{61}$ ein; die Vagina mündet dicht hinter dem Ende des Oesophagus. Die dicke Eischale hat an den Polen eine kreisrunde Oeffnung, die durch ein Knöpfchen verschlossen ist; die Länge beträgt mit den Knöpfchen 0,068 mm, ohne dieselben 0,060 mm, die Breite 0,036; der Dotterinhalt ist an den Polen von den Knöpfchen durch einen kleinen Zwischenraum getrennt und hier gradlinig abgegrenzt (Fig. 3).

Das Genus Trichocephalus besteht zur Zeit aus 18 Arten, unter denen 3 provisorisch benannte sogen. species inquirendae sind; alle leben in Säugethieren, meisten im Coecum.

Eine verwandte Art ist Trichocephalus affinis Rud. aus Bos, Cervus, Ovis, Capra, angeblich auch aus Camelus; ist letzteres richtig, so kommen in Camelus 2 Arten vor.

Schneider,[1] Raillet[2] und Müller[3]) haben sie beschrieben, und geben an, die Stacheln der Cirrusscheide seien an der Kloake grösser und stünden in grösseren Abständen als hinten, das Ende der Scheide aber sei ohne Verdickung, jedenfalls ohne kugelförmige Auftreibung; so habe auch ich es gefunden; bei Tr. globulosus sind umgekehrt die Stacheln der Endverdickung etwa 3 mal länger und viel lockerer gestellt als die der übrigen Scheide. Die Eier von Tr. affinis (Fig. 4) sind mit Knöpfchen 0,070 mm lang, ohne dieselben 0,052 mm und 0,032 mm breit; die aussen verdünnten Knöpfchen ragen in den Eiraum hinein.

Trichocephalus dispar Rud. und seine Seitenfelder:

Fig. 25—26.

Ein reiches, gut conservirtes Material von Trichocephalus dispar aus Troglodytes niger gab mir Gelegenheit, diese Art auf ihre Seitenfelder zu untersuchen, über welche die Ansichten der Forscher getheilt sind. Angeregt wurde ich hierzu durch die Arbeit von Heine[4]), welcher bei Trichocephalus affinis im dünnen Vorderkörper Seitenfelder findet, welche sich wulstförmig

---

1) Schneider, Monogr. d. Nematoden. Berlin 1866. pag. 161, tab. XIII Fig. 6.

2) Raillet, Traité de zool. médic., Paris 1893—95. pag. 481—483, Fig. 335.

3) Müller, Archiv für Naturgesch., Berlin 1894, pag. 118, tab. VII Fig. 3.

4) Centralbl. für Bakter., Parask. und Infkr., I. Abth., Bd. XXVIII, Nr. 22, Jena 1900, pag. 779—817, Taf. I—II.

in das Körperinnere hineinwölben, so dass sie den Hautmuskelschlauch an diesen beiden Stellen verdrängen; im Hinterleibe ist ihm der Nachweis der Seitenfelder nur an einzelnen Präparaten gelungen, und an diesen immer nur an der einen Seite; ein Porus excretorius fehlt.

Der erste, welcher Trichocephalus dispar auf diesen Punkt untersucht hat, ist Eberth [1]); er sagt, dass die Muskeln einen geschlossenen Schlauch bilden, und so bildet er sie auch auf Querschnitten ab; in einer späteren Arbeit aber ändert er [2]) seine Ansicht und erklärt, dass der ganzen Länge nach, sowohl in dünneren wie im dickeren Körpertheil Seiten„linien" vorhanden sind, und zwar jederseits 3, in der Seitenlinie eine dickere und ventral und dorsal von ihr je eine dünnere.

Schneider [3]) erklärt, Seitenfelder habe er bei keiner der von ihm untersuchten Trichocephalus-Arten gefunden, die Hauptmedianlinien aber seien deutlich.

Leuckart spricht sich unbestimmt aus; er sagt, dass die Muskelfasern bei den Trichocephalen zu einem vollständigen Schlauche an einander schliessen, und weder ihm noch Schneider habe es gelingen wollen, die von Eberth nachträglich beschriebenen Seitenfelder aufzufinden. Trotzdem glaube er sich von der Existenz besonderer Seiten„linien" überzeugt zu haben, im Hinterleibe zwar nicht; in den Seitenlinien im dünnen Vorderkörper habe die Cuticula eine schmale, innere First, welche die Muskelsubstanz unterbreche, und hier liege ein cylindrischer Längsstrang, welcher als Seiten„linie" gedeutet wird; ein Porus excretorius ist nicht vorhanden; die Marksubstanz der Muskeln geht über die angeblichen Seitenfelder hin, sodass letztere ganz von der Muskelmasse eingeschlossen werden, während sonst die Längsfelder die Muskulatur völlig unterbrechen.

Meinen Wahrnehmungen nach wird im dünnen Vorderkörper von Trichocephalus dispar die Muskulatur in den ventralen Submedianlinien durch einen Strang unterbrochen, über den, wie Leuckart

---

[1]) Zeitschr. für wissensch. Zoolog., Bd. X, Leipzig 1860, pap. 233—252. tab. XVII—XVIII.

[2]) ibid. Bd. XI., 1862, pag. 96—97.

[3]) Monographie d. Nematod., Berlin 1866, pag. 169—171, tab. XIII, Fig. 5.

[4]) Die menschlichen Parasiten, 1. Aufl. Bd. II. Leipzig und Heidelberg 1876, pag. 472—473, Fig. 263.

es sah, die Marksubstanz der Muskeln, die hier sogar verdickt ist, hinzieht (Fig. 25 s), die Entfernung von hier zur Dorsallinie und andererseits zur Ventrallinie verhält sich wie 3 : 2; in den Seitenlinien stehen Muskeln, sodass die Form zu den Pleuromyariern gehört; im Hinterkörper sehe ich diese Stränge, denen ein Gefäss fehlt, nicht; das Dorsalfeld ist hier 0,0104 mm breit und von den mit ihm verbundenen Längsnerven strahlen rechtwinklig nach rechts und links Nerven aus, die sich nach aussen büschelförmig verbreiten und an die Muskeln treten; man erkennt diese Verhältnisse leicht, wenn man den Hautmuskelschlauch der Länge nach aufschneidet nnd von der Innenseite betrachtet.

Der Oesophagus ist links und rechts von der Ventrallinie durch zwei Bänder mit dem Hautmuskelschlauch verbunden (Fig. 25, me), die man als Mesenterialblätter bezeichnen kann, und in dem von ihnen gebildeten Hohlraum liegt in der hinteren Hälfte ein aus 0,0031—0,0048 mm grossen Kügelchen gebildeter Körper; diese Kügelchen finden sich im Hinterleib der jungen Exemplare massenhaft, wo sie den Darm und die Geschlechtsorgane umgeben und wohl den Fettkügelchen der Mermis-Larven gleich zu setzen sind, welche das Bildungsmaterial der inneren Organe darstellen (Fig. 25, f).

Am männlichen Schwanzende bemerkt man, wenn Cirrus und Cirrus-Scheide ganz eingestülpt sind, 3 papillenartige Vorwölbungen, 1 vordere, mediane, dicht vor der Cloakenöffnung, und etwas dahinter nebeneinander 2 seitliche, links und rechts von der Cloakenöffnung; sie sind bei vorgestrekter Cirrus-Scheide nicht erkennbar, und der einzige, der sie vermuthlich gesehen hat, ist Mayer[1]) (Fig. 26). Nicht richtig ist die Angabe Schneider's[2]), dass das Männchen nach der Rückenlinie hin eingerollt ist; die innere concave Fläche entspricht der Bauch-, die äussere, convexe der Rückenseite; wenn es anders wäre, würde die Cloakenöffnung der Rückenseite genähert sein, was sonst bei Nematoden nicht beobachtet wird.

Den Körper, welcher an der Innenseite der Stäbchenschicht (Fig. 25 st) liegt und von Eberth gelb gezeichnet wird, halte ich für ein elastisches Band (Fig. 25, e).

---

[1]) F. J. C. Mayer, Beiträge zur Anatomie der Entozoen, Bonn 1841, pag. 4—14. Tab. I—II.

[2]) l. c., pag. 170.

Heterakis maculosa Rud.

Fig. 5—9.

In der Sammlung des Senckenbergischen Museums in Frankfurt a. M. fand sich ein Glas, das den Darm von Columba livia Gm. enthielt, der stark ausgedehnt war bis zu einem Durchmesser von 20 mm, und gänzlich vollgestopft mit Nematoden, die als Heterakis maculosa bestimmt wurden. Der Parasit hatte augenscheinlich den Tod der Taube hervorgerufen, was schon mehrfach beobachtet ist, da er schon ganze Taubenzuchten zerstört hat. Das massenhafte Vorkommen wird durch den Umstand erklärt, dass Heterakis maculosa, wie Unterberger gefunden hat, keines Zwischenwirths bedarf; auf dieselbe Ursache ist auch das oft so ausserordentlich zahlreiche Auftreten von Strongylus und Ankylostomum zurückzuführen; noch massenhafter können natürlich die Nematoden auftreten, deren Weibchen vivipar sind, wie wir es bei Atractis und Pterocephalus finden, da hier die Jungen in den Darm des Wohnthieres hinein geboren werden, in dem sie weiter wachsen und sich entwickeln, während bei Heterakis, Strongylus, Ankylostomum u. A. entweder die Embryoendenentwicklung der Eier im Freien durchgemacht werden muss, oder die Embryonen die Eihülle im Freien verlassen, um als Larven wieder vom Wohnthier aufgenommen zu werden.

Unterberger[1]) berechnete, dass eine Taube in 24 Stunden mit dem Excrementen 12 000 Eier entleeren könne; in 17 Tagen wird im Freien der Embryo im Ei entwickelt, der 0,266 mm lang und 0,0152 mm breit ist; nach der Fütterung mit solchen Embryonen enthaltenden Eiern traten nach 17—18 Tagen Eier in den Excrementen von Tauben auf, deren Darm bisher frei von Heterakis war. Da die Haustauben meistens an demselben Platze gefüttert werden, und hier auch ihre Excremente lassen, so fehlt es an Gelegenheit zur Infection nicht.

Systematisch ist Heterakis maculosa von Schneider[2]) und mir[3]) beschrieben, das reichliche vorliegende Material aber gab

[1]) Vierteljahrsschrift für wissenschaftl. Veterinärkunde, Bd. XXX, Wien 1868, Heft 1, pag. 38—42, 1 Tab.

[2]) Monographie der Nematoden, Berlin 1866, pag. 72, Tab. III, Fig. 11.

[3]) Mittheil. der zoolog. Samml. d. Museums für Naturkunde, Bd. I, Berlin 1899, Heft 2, pag. 11, Tab. II, Fig. 17.

mir Gelegenheit, einige anatomisch-histologische Punkte zu untersuchen.

Am Kopfende stehen drei Lippen, die eng an einander liegen (Fig. 5): die Grenzflächen, mit denen sie einander berühren, zeigen in der Mitte eine Einbuchtung, so dass an den Berührungsorten drei rundliche Lücken entstehen; die Mundöffnung ist regelmässig dreieckig. Wie bei den Ascariden trägt die Dorsallippe zwei Papillen, während die beiden lateroventralen nur eine zeigen; die Pulpa der Dorsallippe ist an der Innenseite zu zwei Vorsprüngen ausgezogen (Fig. 6).

Die Cuticula ist an der Halsgegend in den Seitenlinien verdickt und die äussere Lamelle ist hier unterbrochen und etwas nach aussen umgeschlagen, so dass eine prominente Seitenleiste entsteht (Fig. 7).

Der Oesophagus hat das gewöhnliche dreischenklige Lumen und in der Dorsallinie verläuft eine starke Drüse, die ganz vorn in einen dickwandigen Ausführungskanal übergeht (Fig. 7, d).

Der merkwürdige Saugnapf an der Bauchseite des männlichen Schwanzendes bei Heterakis ist noch nicht näher untersucht; es ist ein flaches, schüsselförmiges Organ, das von der Bauchfläche gesehen fast kreisrund ist; auf Querschnitten erkennt man, dass die Höhlung von einer feinen Cuticula ausgekleidet ist und dass der Rand von einem von ersterer überzogenen Chitin-Ringe gebildet wird (Fig. 9, s). An Totalpräparaten sieht man, dass Muskeln von beiden Seiten, nach der Mitte convergirend, herantreten; auf Querschnitten erkennt man, dass diese Muskeln, die in den Seitenlinien entspringen und nach der Ventralseite zu immer mächtiger werden, frei durch die Leibeshöhle verlaufen; sie setzen sich mit breiter Basis an die Rückenseite des Saugnapfes und haben offenbar die Function, dessen Lumen zu vergrössern, so dass, wenn der Ring des Saugnapfes sich an einen Körper, etwa den des Weibchens legt, durch die Contraction ein luftverdünnter oder luftleerer Raum entsteht, so dass das Organ sich ansaugt (Fig. 9, m).

Das mit Spermatozoen erfüllte Vas deferens (Fig. 8, v) verläuft an der dorsalen, der mit sehr hohen Epithelzellen ausgekleidete Darm (Fig. 8, d) an der ventralen Seite, nach aussen von letzterem die Cirren, bis Vas deferens und Darm sich zur

Cloake (Fig. 9, cl) vereinigen, die von grossen Zellen (Fig. 9, z) umgeben ist.

Die Cirren sind hohl, und am Hinterende mit zwei gekrümmten Flügeln versehen (Fig. 9, c); sie sind von einer muskulösen Hülle, dem musculus protrusor, eingeschlossen (Fig. 8 u. 9, p).

Aprocta orbitalis n. sp.

Fig. 10—11.

Breslauer Sammlung.

Das Genus Aprocta stellte ich[1]) für die Art cylindrica aus der Orbita von Petroeca cyanea auf; das Kopf- und Schwanzende ist abgerundet, ersteres ist verdünnt und ohne Lippen; der Oesophagus ist kurz, ein Anus fehlt, am männlichen Schwanzende stehen keine Papillen, bei A. cylindrica findet sich nur eine unpaare ganz hinten. Die Seitenfelder sind sehr breit, $^1/_6$ der Peripherie einnehmend, und niedrig, ohne Gefäss, ein Porus excretorius fehlt; die Gattung ist also mit Filaria verwandt und gehört zu den Resorbentes; die beiden bekannten Arten leben in der Orbita von Vögeln.

Aprocta orbitalis wurde in der Orbita von Falco fuscoater gefunden.

Das Kopfende ist abgerundet, conisch verdünnt und ohne Papillen. Die niedrigen Seitenfelder haben die angegebene Breite, die Muskeln sind weit dicker, der dorsale und ventrale Wulst ist sehr schmal (Fig. 10).

Das Männchen, dessen Schwanzende zweimal eingerollt ist, ist 21 mm lang und 1,03 mm breit; das kurze Schwanzende ist hinten abgerundet und nimmt $^1/_{69}$ der Gesammtlänge ein, der Oesophagus $^1/_{25}$; die ungleichen, kurzen Cirren messen 0,40 und 0,47 mm; die Cloakenöffnung ist etwas prominent (Fig. 11).

Beim 38 mm langen und 1,26 mm breiten Weibchen prominirt die Vulva ebenfalls etwas, die ganz vorn, 0,79—1,03 mm vom Kopfende entfernt liegt; der Oesophagus hat $^1/_{39}$ der Körperlänge, die dickschaligen Eier mit entwickeltem Embryo sind 0,055 mm lang und 0,036 mm breit.

---

[1]) Archiv für Naturgeschichte, Berlin 1880, pag. 289—290, Tab. VII, Fig. 21.

Cheilospirura palpebrarum n. sp.

Fig. 12—13.

Breslauer Sammlung.

Cheilospirura Dies. e. p., = Spiroptera Molin, v. Drasche, = Oxyspirura v. Drasche, = Ceratospira Schneider.

Gehört zu den Secernentes, mit Spiroptera verwandt; Schwanzende fein zugespitzt, am männlichen Schanzende jederseits 0—11 Papillen; Kopf ohne Lippen; Cirren sehr ungleich; unter der Membrana nictitans von Vögeln, seltner unter den Augenlidern von Säugethieren.

Cheilospirura palpebrarum fand sich unter den Augenlidern vom Cebus capucinus.

Cuticula ungeringelt, Kopfende mit kurzem Mundbecher, der eine kreisförmige Oeffnung hat und in ein kurzes Vestibulum führt; der Nervenring liegt 0,22, der Porus excretorius 0,29—0,34 mm vom Kopfende; der Oesophagus ist schmal und nimmt beim Männchen $^1/_{10,5}$, beim Weibchen $^1/_{13}$ der Gesammtlänge ein; der Darm ist ebenso breit wie der Oesophagus; das Schwanzende ist fein und beim Weibchen lang zugespitzt; die schmalen Seitenwülste nehmen $^1/_{24}$ des Körperumfanges ein und überragen nach innen die Muskelschicht; sie sind nach innen verbreitert und führen an der Innenseite ein grosses Längsgefäss (Fig. 12 l).

Das Männchen ist 7,3 mm lang und 0,28 mm breit; das Schwanzende, das $^1/_{28}$ der ganzen Länge einnimmt und nach der Bauchseite hakenförmig gekrümmt ist, trägt jederseits 3 prä- und 2 postanale Papillen; die Cirren sind sehr ungleich; der eine ist 0,62 mm lang und 0,0088 mm breit, der andere 0,18 und 0,0352 mm (Fig. 13).

Das Weibchen hat eine Länge von 10,9 und eine Breite von 0,55 mm, der Schwanz nimmt $^1/_{46}$ der ganzen Länge ein; die Vagina mündet ganz hinten und theilt den Körper im Verhältniss von 13 : 1; die Eier sind 0,047 mm lang und 0,029 mm breit.

Filaria coronata Rud.

Fig. 14.

Breslauer Sammlung.

aus Coracias garrula; Ventric. (letztere Bezeichnung ist wohl irrthümlich, es muss vermuthlich heissen sub cute.) Filaria coronata

Rud. ist schon wiederholt unter der Haut, besonders an Kopf und Hals von Coracias garrula gefunden, ist aber noch nicht näher beschrieben und noch nicht abgebildet worden.

Der Kopf hat eine kreisförmige Mundöffnung, die in einen flachen Mundbecher führt; hinter ersterer stehen 6 Papillen im Kreise; die Cuticula ist ungeringelt, der Oesophagus ist kurz und schmal, beim Männchen nimmt er $^1/_{22,5}$, beim Weibchen $^1/_{38}$ der ganzen Thierlänge ein; auch der Darm ist schmal und das Schwanzende ist bei beiden Geschlechtern kurz und abgerundet.

Das Männchen ist seiner ganzen Länge nach korkzieherförmig gewunden; die Länge beträgt 16 mm, die Breite 0,51 mm, das Schwanzende macht $^1/_{225}$ der Gesammtlänge aus; dicht vor der Cloakenmündung und am äussersten Schwanzende steht je eine kleine, unpaare Papille; die Cirren sind etwas an Grösse verschieden, der eine misst 0,19, der andere 0,22 mm und beide sind am Ende kolbenförmig verdickt (Fig. 14).

Das Weibchen ist 39 mm lang und 0,63 mm breit; das Schwanzende ist $^1/_{244}$ der ganzen Länge gross; die Vagina mündet ganz vorn, 0,55—0,67 mm vom Kopfende; die dickschaligen, 0,057 mm langen und 0,036 mm breiten Eier enthalten einen entwickelten Embryo.

Atractis spec.?

Fig. 15.

Herr Professor Spengel hatte die Freundlichkeit, mir Nematoden zuzuschicken, die in grosser Menge im Darm von Metopocerus (Iguana) cornutus Daud. aus Haiti gefunden waren. Die Beschreibung und Benennung der Art wird nach Herrn Professor Spengel im zoologischen Institut in Giessen vorbereitet.

Die Form gehört zu dem Genus Atractis, von dem bis jetzt nur 2 Arten bekannt waren, Atractis dactylura Rud. aus Testudo graeca und Atractis opeatura Leidy aus Cyclura baeolopha. Die Männchen dieser Gattung haben ungleiche Cirren und bei den viviparen Weibchen liegt die Vagina ganz hinten, dicht vor dem Anus.

Da mir Exemplare der beiden genannten Arten nicht zur Verfügung standen, benutzte ich die Gelegenheit, die neue Art auf die Stellung der Gattung Atractis im System zu untersuchen.

Am geeignetsten erwiesen sich die neben den geschlechtsreifen Männchen und Weibchen zahlreich vorhandenen Larven, welche zeigten, dass die Gattung zu den Secernentes gehört; ein Excretionsporus ist vorhanden, und die Seitenwülste (Fig. 15, l) sind bei den Larven kolossal entwickelt; an ihrer Innenseite verläuft ein grosses Gefäss von viereckigem Querschnitt (Fig. 15, g); nach aussen von demselben liegt ein dunkler Strang; die Dorsal- und Ventralwülste sind stark (Fig. 15, d u. v); der Darm lässt grosse Epithelzellen erkennen (Fig. 15, d), die gekernt sind; die das Lumen auskleidende Schicht besteht aus Längslamellen.

van Benedens Genus Coronilla und Spiropterina scillicola van Bened.

Fig. 27—30.

Van Beneden[1]) stellte in seinem Werke Les poissons de la côte de Belgique et leurs commensaux ein neues Nematoden-Genus Coronilla aus 3 neuen Arten bestehend auf; Coronilla scillicola[2]) wurde gefunden in Haut, Oesophagus, Darm und Cloake von Scyllium canicula, Coronilla robusta[3]) in Darm und Magen von Raja clavata und Raja circularis, später auch in Scyllium canicula und Scyllium stellare, endlich Coronilla minuta[4]) im Magen und Oesophagus von Raja rubus = R. clavata. Weder die neue Gattung noch die drei neuen Arten werden auch nur mit einem Worte beschrieben, nur 6 Zeichnungen sind beigegeben, welche auffallender Weise, sei es absichtlich oder aus Versehen, auf zwei Arten zugleich, C. scillicola und C. robusta bezogen werden.

Schon lange war es mein Wunsch, dieses neue Genus kennen zu lernen, meine Bemühungen aber waren vergeblich; Herr Professor Gilson in Louvain schrieb mir auf meine Anfrage, die typischen Exemplare van Beneden's seien nicht zu finden, vor kurzem aber hatte er die grosse Freundlichkeit, mir eine grosse Menge frischer Nematoden aus Scyllium canicula zu senden, die nach van Beneden's Abbildungen zu urtheilen

[1]) Mém. Acad. sc. Bruxelles t. XXXVIII. 1870.

[2]) pag. 3, tab. III Fig. 2—7.

[3]) pag. 18, tab. III Fig. 2—7.

[4]) pag. 17.

sicher zu Coronilla gehörten; nochmals sage ich dem gütigen Sender für seine grosse Freundlichkeit meinen verbindlichsten Dank.

Die Cuticula lässt Flüssigkeit ausserordentlich schwer eindringen; eine Anzahl der Thiere, welche vor mehr als 48 Stunden in Müller'sche Flüssigkeit gelegt waren, kam lebend hier an, und in Glycerin lebten einige Exemplare mehrere Stunden; in letzterem schrumpfen die Thiere so, dass später eine Untersuchung nicht möglich ist. Die Cuticula ist sehr dick, mehrschichtig und höchst fein quer geringelt in Abständen von 0,0052 mm. Der Körper ist in beiden Geschlechtern spiralig eingerollt und zwar so, dass die Rückenseite die innere, concave Fläche bildet und Vulva, Anus und Cloake an der äusseren, convexen liegen.

Am abgerundeten Kopfende stehen 2 stumpfe Zähne und nach innen je ein kleiner, spitzer Kegel; die Cuticula ist bei jungen Thieren dicht hinter dem Kopfende ringförmig verdickt; später löst sich diese Verdicknng hinten von der inneren Cuticularschicht und bleibt nur vorn an einem schmalen Ringe mit ihr verwachsen, so dass die Verdickung wie eine zurückgeschlagene Kappe aussieht; dieselbe kann nun aber auch nach vorn vorgestülpt werden, und überragt dann den vorderen Kopftheil schüsselförmig (Fig. 27 u. 28).

Der Nervenring umgiebt den Oesophagus und lag bei einem erwachsenen Weibchen 0,40 mm. vom Kopfende, der Excretionsporus aber 0,67 mm in der Ventrallinie.

Auf Querschnitten erkennt man, dass die Seitenwülste mächtig entwickelt sind; sie entspringen aus der Subcuticula mit schmaler Basis und verbreitern sich nach innen sehr stark und sind besonders nach der Ventralseite hin ausgedehnt; die dorsale und ventrale Hälfte ist durch einen feinen Spalt geschieden, an dessen innerem Ende ein enges Längsgefäss verläuft; der Dorsalwulst ist schmal und an seiner Basis spitz im Querschnitt; der Ventralwulst erscheint etwas breiter und nach innen verdickt (Fig. 29 s, d, v).

Das Männchen ist im Mittel 38 mm lang und 0,55 mm breit; der Oesophagus nimmt $^1/_{7,7}$, das Schwanzende $^1/_{21,6}$ der Gesammtlänge ein; an der Bauchseite vor der Cloakenmündung in der Gegend der Cirren ist die Cuticula mit Längsreihen von länglich runden Erhabenheiten besetzt; das Schwanzende ist abgerundet und von einer 2 mm langen, breiten Bursa eingefasst;

die sehr ungleichen Spicula messen 1,97 und 0,39 mm; das linke, längere, ist am Ende hakenförmig gebogen und trägt da, wo die Biegung beginnt, an der Convexseite einen rundlichen Buckel; das rechte, kleinere, ist fast gerade, nur die Spitze ist gekrümmt (Fig. 30); van Beneden zeichnet nur das kleinere Spiculum.

Die durchschnittliche Länge des Weibchens ist 49 und die Breite 0,91 mm, die relative Länge des Oesophagus zum ganzen Thier beträgt $^1/_{7,8}$ die des Schwanzendes $^1/_{88,7}$; letzteres ist hinter dem Anus fingerförmig verdünnt und nach der Rückenseite gekrümmt; die Vagina mündet ganz hinten, dicht vor dem Anus, 0,39 mm von demselben entfernt, die Mündung ist prominent; der durch die Vaginalmündnng gebildete vordere Körperabschnitt verhält sich zum hinteren wie 111 : 5. Die Vagina theilt sich nach einem Verlauf von 0,59 mm Länge in die beiden Uteri. Die dickschaligen Eier sind 0,047 mm lang und 0,031 mm breit.

Ein ganz junges, geschlechtlich noch unentwickeltes Exemplar war 11,45 mm lang und 0,18 mm breit; der Oesophagus machte $^1/_{6,4}$ und das zugespitzte Schwanzende $^1/_{41,4}$ aus; der Anus war prominent und das Kopfende hatte die in Fig. 27 wiedergegebene Form.

Van Beneden gab an, die von Mc' Intosh[1]) in Carcinus maenas gefundenen Nematoden seien wohl die Larven von Coronilla, und Vaullegeard[2]) beschrieb Nematoden von weissem, eingerolltem Körper, mit Papillen am Kopfende, einem zugespitzten Schwanzende und einem Oesophagus, der $^1/_8$ der ganzen Länge einnahm, als Larven von Coronilla robusta, die er in Carcinus maenas, Pagurus Bernhardus, Portunus depurator und Hyas arenaria gefunden hatte. Herr Dr. Vaullegeard schickte mir gütiger Weise die Präparate dieser Larven, welche zweifellos zu dieser Gattung gehören.

Damit ist es ausser Zweifel gestellt, dass die beschriebene Art zum Genus Spiropterina gehört, dessen Repräsentanten in Rochen und Haien leben, und dass die Gattung Coronilla eingehen muss; die bekannten zu Spiropterina gehörigen Arten habe

[1]) Quanntenly Journ. of microscop. science, vol. V, London 1857 tab. VIII.

[2]) Bullet. soc. Normand, 4. sér., t. X, Caën 1896, pag. 50—53.

ich[1]) bei Beschreibung von Spiropterina inflata aus Scyllium immoratum aufgeführt.

Diplogaster clavus n. sp.

Fig. 16—19.

An den Blättern von Allium vineale Lin., das auf den Bergen um Göttingen wächst, fiel mir auf, dass sie wellig und gekräuselt waren; die Pflanzen machten einen kranken Eindruck, und ich kam auf die Vermuthung, ein Nematode möchte etwa die Ursache der Erkrankung sein, wie ähnliches bei Gartenzwiebeln und Hyacinthen wiederholt gefunden ist.

In der That fand ich die Zwiebeln zum Theil verfault und von zahllosen Nematoden bewohnt, einer Diplogaster-Art.

Die Cuticula ist quergeringelt und ohne Längslinien; der Oesophagus trägt hinter der Mitte einen ovalen Bulbus; der Schwanz ist lang und fein zugespitzt.

Das Männchen (Fig. 16) ist 0,72 mm lang und 0,031 mm breit; der Oesophagus nimmt $^1/_{5,6}$, der Schwanz $^1/_5$ der ganzen Länge ein; eine Bursa fehlt; die Cuticula ist an der Cloakenmündung vorgewölbt; vor ihr steht eine fingerförmige Verlängerung, und jederseits stehen 1 prä- und 2 postanale, sehr kleine, längliche Papillen; die beiden gleichen Cirren sind gebogen, an der Wurzel verdickt und 0,029 mm lang; hinter ihnen findet sich ein fast gerader, nagelförmiger Stützapparat, durch den diese Art sich von allen übrigen desselben Genus unterscheidet (Fig. 17).

Das 0,75—0,84 mm lange und 0,044—0,048 mm breite Weibchen hat einen Oesophagus von $^1/_{5,5}$ und ein Schwanzende von $^1/_{5,2}$ Körperlänge; die Vagina liegt etwas vor der Körpermitte und theilt die Länge im Verhältniss von 11 : 13; die wenigen, grossen Eier sind 0,052 mm lang und 0,029 mm breit (Fig. 18).

Die Larven haben eine Länge von 0,39 und eine Breite von 0,018 mm.

In Allium vineale ist auch Tylenchus devastatrix Kühn gefunden.

---

[1]) Archiv für Naturgesch., Berlin 1890, Bd. I, Heft 3, pag. 180—181, Tab. X, Fig. V—VIII.

Chromadora salinarum n. sp.

Fig. 20–23.

Herr J. Jeffrey Bell hatte die Freundlichkeit, mir von London Nematoden zu schicken, welche Herr E. Vaughan Jennings im Salinen-Wasser von Nauheim gefunden hatte.

Es war eine Chromadora; die Cuticula hat keine Borsten und ist in Abständen von 0,0013 mm dicht und scharf quergeringelt; der Oesophagus, welcher beim Männchen $^1/_{6,8}$, beim Weibchen einen ebenso grossen Theil der Gesammtlänge einnimmt, endigt mit einem Bulbus, der einen Kern einschliesst, so dass man hier keine Muskeln erkennt (Fig. 20); das Schwanzende, beim Männchen $^1/_{10}$, beim Weibchen $^1/_{8,5}$ der ganzen Länge ausmachend, ist abgerundet und endigt mit einer kleinen, fingerförmigen Verlängerung; das Oesophagus-Lumen ist am Kopfende trichterförmig erweitert, davor stehen im Kreise 12 Stäbchen; Seitenorgane fehlen.

Das Männchen ist 0,89 mm lang und 0,026 mm breit; die 0,027 mm langen Cirren sind an der Wurzel verdickt, dahinter steht ein stäbchenförmiger, gebogener Stützapparat (Fig. 21 u. 22).

Das 0,90 mm lange und 0,036 mm breite Weibchen hat eine prominente Vulva, die genau in der Körpermitte liegt; die Eier sind 0,039 mm lang und 0,029 mm breit (Fig. 23). Die Vertreter des Genus Chromadora leben in feuchter Erde, im Süsswasser, Brakwasser und Meerwasser; das Vorkommen in dem 2,18 % Salz enthaltenden und 31,6 ° C warmen Nauheimer Wasser ist jedenfalls merkwürdig.

Distomum maculosum Rud.

Fig. 24.

In einer Phryganide, Drusus trifidus Mc' Lachl. fand ich, eingeschlossen in dickwandigen, ovalen, 0,44 mm langen und 0,33 mm breiten Cysten die Larven eines Distomum, das eine Länge von 0,62–1,07 mm und eine Breite von 0,28–0,35 mm hatte. Die Cuticula ist, besonders vorn, dicht bedornt; der Mundsaugnapf ist 0,18 mm lang und 0,16 mm breit, das Lumen ist von vorn nach hinten gestreckt; der kreisrunde Bauchsaugnap ist 0,12 mm gross und dadurch ausgezeichnet, dass das Lumen ganz nach dem Hinterrande gerückt ist; hinter ihm liegen schräg hintereinander die beiden Hoden; dicht hinter dem Bauchsaugnapf liegt rechts der Keimstock und der Cirrusbeutel umgeht in einem Bogen den Bauchsaugnapf an dessen rechter Seite; der kleine Schlundkopf liegt dicht hinter dem Mundsaugnapf, der Oesophagus ist sehr kurz und die Darmschenkel reichen bis ans Hinterende. Der Stamm des Excretionsgefässes gabelt sich vor dem vorderen Hoden.

Herr Staatsrath Braun machte mich darauf aufmerksam, dass diese Form zu Plagiorchis gehören müsse, und in der That fand ich die Uebereinstimmung mit Distomum maculosum Rud.[1]), das Dujardin und Stossich zu Brachylaimus, Olsson zu Dicrocoelium und Braun zu Plagiorchis stellen, so vollkommen, dass ich nicht Anstand nehme, die Larve als zu maculosum gehörig zu erklären.

Distomum maculosum lebt im Hirundo urbica, rustica, riparia, Cypselus apus und Caprimulgus europaeus.

Die Länge beträgt 2,13—2,30 mm, die Breite 0,71—0,83 mm; der Mundsaugnapf ist 0,26 mm lang und 0,24 mm breit; der Bauchsaugnapf ist 0,24 mm gross und das Lumen steht ganz am Hinterrande. Die Dotterstöcke liegen an den Seitenrändern, das vordere Viertel des Körpers freilassend; der grosse Cirrusbeutel umgeht in einem Halbkreis rechts den Bauchsaugnapf; die Hoden liegen schräg hintereinander, der kleine Keimstock steht rechts dicht hinter dem Bauchsaugnapf; die Vagina umgeht in einem Bogen links den Bauchsaugnapf und trifft dicht vor ihm mit dem Cirrusbeutel, der von rechts kommt, zusammen; das Excretionsgefäss gabelt sich dicht vor dem vorderen Hoden, die Cuticula ist vorn stark bedornt, die Eier sind 0,034 mm lang und 0,022 mm breit.

Sowohl bei der Larve wie bei der Geschlechtsform kommt in einzelnen Fällen eine Amphitypie vor; der Keimstock kann links und Cirrusbeutel und Vagina können beide rechts liegen; ähnliche Vertauschungen von rechts und links sind bei Distomen oft beobachtet.

Die Phryganide Drusus trifidus Mac' Lachl. ist merkwürdig dadurch, dass sie hier, und Klapalek giebt für Böhmen dasselbe an, als Larve nur in klaren Quellteichen lebt, aus deren Grunde beständig Blasen von leichtem Kohlenwasserstoff aufsteigen, im Gronespring, Weendespring und Rasespring; im Sommer fliegen die Imagines im Schilf umher, sobald die Sonne verschwunden

[1]) Olsson, Bidrag, 1876, pag. 14, tab. II, Fig. 29.

ist, und können so den über dem Wasserspiegel hin fliegenden Schwalben leicht zur Beute werden; die Art kommt in gebirgigen Gegenden von Deutschland, Frankreich, der Schweiz und Oesterreich vor.

Die Eientwicklung von Distomum maculosum hat Moulinié[1]) beobachtet, die Cercarien aber leben nach de Filippi[2]) in Valvata piscinalis und Paludina impura; unter dem Namen Cercaria virgula beschreibt derselbe eine kurzgeschwänzte Form, deren Körper mit feinen Stacheln besetzt ist; am Kopfende steht ein Bohrstachel; die Sporocyste, in welcher die Cercarien entstehen, sind länglich rund und können sich durch Einschnürung theilen.

Die hierzu gehörigen Distomum-Larven fand de Filippi[3]) in 0,19 mm grossen Cysten in den Wasserlarven von Perliden; in seiner Zeichnung Fig. IX, welche ein aus der Cyste befreites junges Distomum darstellt, erkennt man 5 helle Körper, von denen die beiden hintersten vermuthlich die Hoden darstellen; de Filippi vermuthet, und wohl mit Recht, in diesen Distomum-Larven, deren Haut bestachelt ist, die Larven von Distomum maculosum; Perla und Drusus sind ja beide Neuropteren, deren Larven im Wasser leben.

Herr Staatsrath Braun in Königsberg macht mich darauf aufmerksam, dass schon Frölich[4]) sagt: Die Oeffnung des Bauchsaugnapfes (bei Fasciola hirundinis = Distomum maculosum) liegt mit dem Wurm in horizontaler Fläche.

Erklärung der Abbildungen auf Taf. VIII und IX.

Fig. 1—3. Trichocephalus globulosus, 1. männliches Schwanzende von der Seite; 2. Ende der Cirrusscheide stärker vergrössert; 3. ein Ei.

Fig. 4. Ei von Trichocephalus affinis.

Fig. 5—9. Heterakis maculosa. 5. die drei Lippen von der Scheitelfläche; 6. Dorsallippe von der Rückenseite; 7. Querschnitt durch die Oesophagusgegend, ö = Oesophagus, d = Drüsengang; 8. Querschnitt durch die Cirren (c), p = Muskelscheide, das Vas deferens (v) und

[1]) Mémoires de l'inst. Genèvois, vol. III, Genève 1856, pag. 73.

[2]) Mém. Acad. sc. Turin, 2. ser. t. XVI, Turin 1855, pag. 5—10, tab. I Fig. V—VI, t. XVIII, 1857, pag. 6—7, tab. I Fig. IX.

[3]) ibid. tab. I Fig. VII—X.

[4]) Naturforscher, 25 Stück, Halle 1791, pag. 75—76.

den Darm (d); 9. Querschnitt durch das männliche Schwanzende in der Gegend des Saugnapfes (s); d = Dorsal-, l = Lateralwulst, c = Cirrus, z = Analzellen, cl = Cloake, m = Muskel des Saugnapfes, p = Muskelscheide.

Fig. 10—11. Aprocta orbitalis. 10. Querschnitt durch die Leibeswand, d = Dorsal-, v = Ventral-, l = Lateralfeld, m = Muskeln; 11. männliches Schwanzende von der Seite.

Fig. 12—13. Cheilospirura palpebrarum. 12. Querschnitt durch die Leibeswand, Bez. wie bei 10; 13. männliches Schwanzende von der Seite.

Fig. 14. Filaria coronata, männliches Schwanzende von der Seite.

Fig. 15. Querschnitt durch die Larve von Atractis spec.? d = Dorsal-, v = Ventral-, l = Lateralwulst, g = Gefäss, d = Darm, m = Muskeln.

Fig. 16—19. Diplogaster clavus. 16. Männchen; 17. dessen Cloakengegend stärker vergrössert; 18. Weibchen; 19. Kopfende.

Fig. 20—23. Chromadora salinarum. 20. Kopfende; 21. Männchen; 22. dessen Schwanzende stärker vergrössert; 23. Weibchen.

Fig. 24. Larve von Distomum maculosum; c = Cirrusbeutel, k = Keimstock, h = Hoden, eingekapselt in Drusus trifidus.

Fig. 25—26. Trichocephalus dispar. 25. Querschnitt durch die Oesophagus-Gegend; ö = Oesophagus, d = Dorsalwulst, s = Subventralleiste, c = contractile Substanz der Muskulatur, m = Marksubstanz, k = Kern einer Oesophaguszelle, l = Lumen des Oesophagus, me = Mesenterialblatt, f = Fettkörper, st = Stäbchenschicht, e = elastisches Band; 26. männliches Schwanzende von der Bauchseite.

Fig. 27—30. Spiropterina scillicola. 27. Kopfende eines jungen, 28. eines älteren Thieres, bei letzterem die Cuticularkappe vorgestülpt; 29. Querschnitt durch den hinteren Körpertheil; d = Dorsal-, v = Ventral-, s = Seitenwulst, g = Gefäss des letzteren, d = Darm, m = Muskulatur; 30. männliches Schwanzende von der Bauchseite.

Die Entwicklung der Binnenmuskeln des Auges der Wirbelthiere.

Von

M. Nussbaum.

(Hierzu Tafel X und XI).

I. Der M. retractor lentis von Salmo salar.

Leydig[1]) hat im Jahre 1852 in der Campanula der Knochenfische einen glatten Muskel entdeckt und die Nerven und Gefässe desselben beschrieben. Ausdrücklich regte er zu Untersuchungen über die physiologische Bedeutung dieses Muskels für den Vorgang der Accommodation im Fischauge an. Vor ihm war die Campanula, z. B. von Stannius,[2]) als ein anscheinend knorpelartiges Knötchen beschrieben worden. Die Entdeckung Leydig's hat somit mehr Werth als die einer histologischen Analyse gehabt, indem sie zur Gewinnung einer klaren Einsicht in den Accommodationsvorgang des Fischauges den ersten Anstoss gab.

In der Darstellung Leuckart's[3]) über die Organologie des Auges wird der Processus falciformis des Fischauges als eine Bindegewebsfalte beschrieben, „die der sogenannten Chorioidalspalte aufsitzt und durch die Retina hindurch in den Glaskörper hineinragt. Sie beginnt an der Eintrittstelle des Sehnerven und verläuft als eine im Ganzen nur niedrige Falte auf der Innenfläche des unteren Augensegmentes, fast in der Mitte aufsitzend, bis dicht an die Iris, hinter der sie zipfelförmig sich erhebt, um dann mittelst eines mehr oder minder grossen und bauchigen (bei Orthagoriscus 7 mm langen, 5 mm breiten)

---

[1]) Rochen und Haie, Leipzig 1852, pag. 26 sq.

[2]) Vergleichende Anatomie der Wirbelthiere, Berlin 1846, pag. 79

[3]) Handbuch der gesammten Augenheilkunde, II. Bd. Anatomie u. Physiologie, pag. 226. 1875.

conischen Knöpfchens, der sog. Campanula Halleri, an den Aequator der Linsenkapsel sich zu befestigen. Die Aussenfläche des Knöpfchens ist bei der Mehrzahl der Fische stark pigmentirt, und ebenso hat auch die Falte oftmals einen bräunlichen oder schwarzen Anflug".

Von der Function der Campanula oder besser gesagt, des darin enthaltenen glatten Muskels, glaubt Leuckart annehmen zu sollen, dass er dazu diene, die Linse abzuplatten oder dieselbe der Netzhaut zu nähern oder gar beide Veränderungen zu erzeugen. „In allen Fällen aber geschieht durch die Wirkung des Muskels eine Accommodation für die Ferne, so dass wir annehmen dürfen, es sei das Auge der Fische, im Gegensatz zu dem der übrigen Wirbelthiere, während der Ruhe für die Nähe eingestellt".

Dass die Contraction des M. retractor lentis, des in der Campanula von Leydig entdeckten Muskels, in der That die Linse der Netzhaut nähere, hat Th. Beer[1]) experimentell nachgewiesen. In der Beer'schen Abhandlung findet sich auch eine Zusammenstellung der hierhergehörigen Literatur.

Es würde unbillig sein, wollte man an dieser Stelle nicht erwähnen, dass schon im Jahre 1867 S. L. Schenk[2]) an Sagittalschnitten des Auges von Forellenembryonen in den Glaskörperraum hineinragende Stiele der secundären Augenblase aufgefunden hat, die er mit dem zwischen ihnen gelegenen Mesoderm als die Anlage zum Processus falciformis des Fischauges deutete. Die Untersuchung ist freilich nicht erschöpfend; sie hat aber historisches Interesse, wenn sie auch bis jetzt unberücksichtigt geblieben ist.

Wie man die Entstehung der Campanula sich vorstellte, geht aus der Schilderung Leuckart's[3]) hervor, der den Sichelfortsatz der Fische mit dem Pecten des Vogelauges vergleicht und von diesem sagt: „Obwohl bei den ausgebildeten Thieren durch die allseitig in die Netzhaut umbiegenden Opticusfasern von der Gefässhaut abgetrennt, erscheint derselbe doch nach Entwicklung und Bau als ein Anhangsorgan der Chorioides, das

---

1) Pflueger's Archiv, Bd. 58.

2) Sitz. Ber. der k. Ac. d. W. zu Wien, LV. Bd., Math. naturw. Cl., II. Abth., pag. 480.

3) l. c. pag. 224.

in Form einer mehr oder minder keilförmigen Falte durch die Netzhaut hindurch in den hinteren Augenraum hineinragt. Die Eintrittstelle des Fächers ist ein Ueberrest der bekanntlich bei den Wirbelthieren auf früher Entwicklungstufe ganz allgemein an der sog. secundären Augenblase vorkommenden Spalte."

Man wird somit nicht fehlgehen, wenn man die Entstehung des Processus falciformis und der Campanula des Fischauges nach der bisher gültigen Auffassung auf das Mesoderm zurückführt. Bei der Beschreibung dieses Accommodationsmuskels im Fischauge wird man jedoch künftig noch eindringlicher als bisher den Processus falciformis von der Campanula zu unterscheiden haben; da die Musculatur der Campanula, wie hier gezeigt werden soll, von der Augenblase, und der Processus falciformis vom Mesoderm der Augenspalte sich herleitet. Bezüglich des Pigmentes lässt sich an der Campanula Halleri ein doppelter Ursprung nachweisen; indem es zum Theil von der Augenblase, zum Theil, auch der Form nach verschieden, vom Mesoderm des Augenspaltes abstammt. Der Processus falciformis wird eine Strecke weit von dem nur wenig veränderten inneren und dem pigmentirten äusseren Blatt der secundären Augenblase begleitet, die sich über ihm aber nicht schliesst. Auf seiner dorsalen Seite liegen, wie auf an der gleichen Stelle der Campanula, Chromatophoren der Chorioides.

Für den Fächer des Vogelauges habe ich schon früher angegeben (d. Arch., Bd. 57, pag. 347), dass er nicht allein vom Mesoderm des Augenspaltes aus entsteht, sondern dass sich über diesem mesodermalen Antheil desselben die Augenblase mit ihren freien Rändern weit in den Glaskörperraum erhebt und schliesslich im Bereich des Fächers völlig verwächst.

Die Entwicklung des Processus falciformis und der Campanula des Fischauges verläuft nun in folgender Weise.

Wenn in der That die Augenblase in der Gegend des Augenspaltes den musculösen Elementen der Campanula der Fische den Ursprung gibt, so wird es für eine Beschreibung dieses Vorganges genügen, das Augenmerk auf die Umwandlung der ventralen Seite des Auges von Fischembryonen zu richten. Da die Entwickelungsperiode des Lachses eine hinlänglich ausgedehnte ist, und das Material mir aus vielen früheren Untersuchungen einigermassen bekannt war, so wurden für den vorliegenden Zweck die Embryonen von Salmo salar verwendet und entweder in Sublimatessigsäure oder Flemming'scher Flüssigkeit fixirt. Am vortheilhaftesten für das Erkennen des Entwicklungsganges im Augenspalt erwiesen sich sagittale Schnittserien durch den Kopf der Embryonen. Vergleiche mit Quer- und dorsoventralen Schnitten wurden nicht vernachlässigt. Weitere Bemerkungen voraufzuschicken bedarf es nicht, da sich der Vorgang aus der Beschreibung der einzelnen Entwickelungsstadien wohl wird erkennen lassen.

Nachdem die Umgestaltung der primären zur secundären Augenblase und die Einwanderung der Linse abgelaufen sind, treten Veränderungen auf, die zur Verengerung des Augenspaltes führen. Es ist nicht nöthig, weiter als bis zum 24. Brütetage zurückzugehen, und es genügt, von da die weitere Entwicklung zu verfolgen.

Da die Augen der Fischembryonen nicht wie die des Menschen orientirt, sondern seitlich am Kopf angebracht sind, so wird die mediale Seite des menschlichen Auges der vorderen oder apicalen des Fischauges entsprechen. Es folgt daraus, dass auch die laterale Seite des menschlichen Auges bei den Fischembryonen mit occipitaler oder caudaler Seite zu vertauschen ist. Der vordere und hintere Linsenpol des menschlichen Auges liegen im Fischauge lateral und medial.

Embryo vom 24. Tage.

Sagittalschnittserie durch den in Sublimatessigsäure fixirten und in Hämatoxylin gefärbten Kopf.

Im Ganzen liefert das Auge 29 Schnitte, die Linse 17 Schnitte von 0,01 mm Dicke. Vier Schnitte lateral vom N. opticus[1]) liegt die Art. hyaloidea. Sechs Schnitte weit lateral vom N. opticus dringt Mesoderm bis zur inneren Begrenzungslinie der Augenblase, vom siebenten Schnitt nur bis zum äusseren Blatt. Von da nimmt die Mächtigkeit des Mesoderms ab und verschwindet im 12. Schnitt gänzlich an der lateralen Begrenzung des Auges. Der Augenspalt ist demgemäss noch ganz offen und fliesst mit der zur Aufnahme der Linse bestimmten Oeffnung zusammen. Die Form des Augenspaltes ist die einer vom N. opticus bis zum vorderen Linsenpol sich gleichmässig verbreiternden Bahn, in die nur wenig Mesoderm eingedrungen ist.

[1]) Um diese Zeit sind noch keine Fasern im Opticusstiel vorhanden; der Einfachheit halber ist hier jedoch schon der Ausdruck N. opticus gebraucht worden.

In der Aussenzone des inneren Blattes der secundären Augenblase liegen viele Mitosen; in dem abgebildeten Präparat (Fig. 1) bei Zählung eines optischen Querschnittes an der ganzen Peripherie 16, ausserdem noch eine Mitose tiefer im inneren Blatte bei x. Im äusseren Blatte der secundären Augenblase finden sich um diese Zeit nur vereinzelte Mitosen; das Blatt kann also nur gedehnt werden, da ausser dem Mangel an Zellvermehrungen auch noch Abnahme der Höhe der Zellen gegen jüngere Stadien nachweislich ist.

Das Pigment beginnt dorsal in den Zellen des äusseren Blattes der Augenblase sich in Spuren abzulagern; die freien Ränder des Augenspaltes stehen weit von einander ab und der laterale Linsenpol ist noch nicht vom Ectoderm abgedrängt.

Der in Fig. 1 abgebildete Schnitt liegt soweit median, dass auf ihn nur noch zwei Schnitte durch die Linse folgen. Der Augenspalt ist breit, das Mesoderm dringt nur bis zum Niveau des äusseren Blattes der secundären Augenblase in ihn ein. Die freien Ränder der Augenblase erheben sich kaum aus der Richtung eines regulären Kreises.

Embryo vom 28. Tage.

Sagittalschnittserie durch den in Sublimatessigsäure fixirten und in Hämatoxylin gefärbten Kopf.

Das Auge liefert bis zum Opticus 41 Schnitte von 0,01 mm Dicke. Die Linse ist in 23 Schnitten getroffen. Im ersten Schnitt median von der Linse ist der Augenspalt schon stark verengt; lateral dazu, im Bereich der Linse selbst, ist er dagegen breit und geht in die für die Aufnahme der Linse bestimmte Oeffnung ohne Unterbrechung über. Der Glaskörper enthält reichlicher Gefässe als vorher und deutliche Bindegewebszellen. Die Glaskörpergefässe liegen im Augenspalt vier Schnitte medial vom medialen Linsenpol. Der laterale Linsenpol ist noch nicht völlig durch Mesoderm vom Ectoderm abgetrennt; eine einfache Lage von Bindegewebszellen geht aber dicht bis an ihn heran. Im Bindegewebe finden sich Mitosen.

Das innere Blatt der secundären Augenblase enthält an der äusseren Peripherie zahlreiche Mitosen; doch finden sich auch einige im äusseren Blatte. Das Pigment des äusseren Blattes, das sich im 24tägigen Embryo in Spuren in der dorsalen Partie zeigte, ist ventral weiter vorgerückt, erreicht aber noch nicht die Gegend des Augenspaltes.

Die freien Ränder der Augenblase liegen in den ersten, lateralen Schnitten zu den Seiten der Linse. Vom 12. Schnitte an rücken sie ventral weiter vor und nähern sich von da an nicht allein, sondern erheben sich auch dorsal, sodass sie, namentlich gilt dies von dem caudalen freien Rande, die Linse berühren. Der caudale Rand ist oben, wie Fig. 2 zeigt, nicht nur weiter dorsal umgebogen, sondern auch weit mächtiger, als der apicale Rand. Vergleicht man Schnitte aus gleicher Zone des Auges im vorher beschriebenen, 24 Tage alten und im vorliegenden 28tägigen Embryo, so würde der Fig. 1 entsprechende Schnitt die Augenblasenränder nicht allein stärker in den Glaskörperraum gegen die Linse vorgerückt, sondern auch bedeutend genähert zeigen. Der in Fig. 2 vom 28tägigen Embryo abgebildete ventrale Abschnitt eines sagittal durch das Auge geführten Schnittes liegt weiter lateral als der vom 24tägigen Embryo in Fig. 1. Die Linsenhöhle ist noch vorhanden; im Augenspalt ist trotz der weiter lateral befindlichen Lage des Schnittes in Fig. 2 das Mesoderm weiter vorgerückt wie in dem Schnitt, der als Vorlage für Fig. 1 gedient hat.

Embryo vom 32. Tage.

Sagittalschnittserie durch den in Sublimatessigsäure fixirten und in Hämatoxylin gefärbten Kopf.

Das Auge ist in 33 Schnitte zerlegt; auf die Linse kommen 17 Schnitte von 0,015 mm Dicke; die Grösse des Auges beträgt also am 24. Tage 0,29 mm, am 28. 0,41 mm und am 32. Tage 0,495 mm.

Die auffälligste Veränderung gegen die vorhergehenden Stadien besteht in der Vermehrung der Pigmentkörnchen in den Zellen des äusseren Blattes der Augenblase. Aber nicht allein die dorsalen Partien enthalten das Pigment so stark angehäuft, dass nur der Kern davon frei bleibt, sondern auch die ventral gelegenen Zellen des Pigmentblattes der Retina sind bis nahe an die Umschlagstelle der beiden Blätter der secundären Augenblase im Augenspalt pigmentirt. Hier freilich enthalten die Zellen, wie anfangs auch die weiter oder ganz dorsal gelegenen, nur an der Basis wenige Pigmentkörnchen, wobei unter Basis dieser Zellen die dem inneren Augenblatte zugewandte Seite zu verstehen ist.

In den gegenseitigen Verhältnissen der Grösse des caudalen und apicalen Randes der Augenblase im Augenspalt sind ganz wesentliche Veränderungen eingetreten. Beide sind im Vergleich zu dem 28 tägigen Embryo nicht unerheblich gewachsen. Die dorsalwärts umgebogenen freien Ränder sind länger und dicker geworden, aber der caudale Rand reicht noch im Allgemeinen weiter dorsalwärts vor als der apicale. Da aber zugleich der Glaskörperraum sich ausdehnt, so liegen die freien Ränder des Augenspaltes medial nicht mehr so dicht an der Linse wie früher; lateral bleiben sie in Berührung mit der Linse.

Das Bindegewebe ist in der lateralen Zone des Auges weiter im Augenspalt vorgewachsen; in der medialen Zone sind die Ränder des Spaltes nur durch Gefässe getrennt und einander stark genähert.

Die Linsenhöhle ist noch erhalten, wie Fig. 3 erläutert. Im N. opticus sind Nervenfasern vorhanden, wie auch in der apicalen Zone des Augenhintergrundes in der nächsten Nähe des N. opticus.

Zugleich macht sich, was für die weitere Entwicklung bedeutungsvoll wird, ein Unterschied im Verhalten der schon säulenartig in den Glaskörperraum hineinragenden Ränder der Augenblase in der lateralen und in der medialen Zone des Auges geltend. (Beim Menschen würden wegen der stattgefundenen Wanderung der Augen aus einer Sagittal- in eine Frontalebene diese Zonen die ventrale und dorsale oder wie allgemein üblich, vordere und hintere Hälfte des Auges heissen müssen.)

In der lateralen Zone nun ist bei dem vorliegenden, 32 Tage alten Lachsembryo der apicale, d. h. der dem vorderen Körperende zugewandte freie Rand der Augenblase um Weniges mächtiger als der nach dem hinteren Körperende sehende freie Rand der Augenblase; während in der medialen Zone zuerst die Länge, dann aber auch die Breite des apicalen Randes abnimmt, und beide Ränder zugleich niedriger werden.

Der Augenspalt ist nicht nur stärker verengt, sondern auch der Form nach gegen früher so verändert, dass sein Durchschnitt umgekehrt ⊤förmig geworden ist; der senkrechte Schenkel nimmt lateral bis zu einem gewissen Punkte an Länge und Breite zu, um von da sich verbreiternd und abflachend in die vordere Linsenöffnung überzugehen.

Zur genauen Orientirung über die Verschiedenheiten der Gestalt des Augenspaltes und der ihn begrenzenden Ränder an der ventralen Seite der Augenblase mögen folgende Angaben dienen.

Schnitt hinter der Kuppe des Auges	Breite des Augenspaltes an seinem dorsalen Rande	Breite der apicalen Säule der Augenblase am dorsalen Rande	Höhe derselben	Breite der caudal. Säule der Augenblase	Höhe derselben
No. 13	0,171 mm	—	flach	—	flach
No. 15	0,056 „	—	0,077 mm	—	0,07 mm
No. 16	0,035 „	0,056 mm	0,084 „	0,049 mm	0,084 „
No. 17	0,021 „	0,056 „	0,084 „	0,049 „	0,091 „
No. 18	0,014 „	0,056 „	0,119 „	0,049 „	0,140 „
No. 19	0,005 „	0,049 „	0,105 „	0,056 „	0,119 „
No. 21	0,005 „	0,049 „	0,105 „	0,056 „	0,119 „

Um die Veränderungen an den Zellen und Kernen der uns interessirenden ventralen Partie der Augenblase deutlicher demonstriren zu können, sind in Fig. 5 und den folgenden bis Fig. 10 Präparate bei stärkerer Vergrösserung als den vorigen Figuren gezeichnet worden. Fig. 5 ist bei Leitz 7, Oc. 2 mit eingeschobenem Tubus nach dem 22. Schnitte hinter der Kuppe des des Auges unter Benutzung der Camera lucida entworfen worden. Die Zahlen der obigen Tabelle sind mit einer schwächeren Vergrösserung (Zeiss CC., Oc. II) gewonnen und dürfen also nicht direct mit den Maassen dieser Zeichnung verglichen werden, wenn sie auch annähernd übereinstimmen. Da die Figur, wie alle nach Sagittalschnitten gezeichneten so orientirt ist, dass die ventrale Seite nach unten, die apicale nach rechts gewendet ist, so lehrt dieser erste auf den medialen Linsenpol folgende Schnitt, dass sowohl an der breiten Basis als an der in den Glaskörperraum ragenden Spitze des Augenspaltes Gefässlumina (g) getroffen worden sind, und dass in der Gegend der Augenspaltbasis das Mesoderm (m) gewuchert ist und in einfacher Schicht sich zwischen Ectoderm (e) und Pigmentschicht der Augenblase einschiebt, um an dieser Stelle später Chorioides und Sclera zu liefern. In der Mitte seines Verlaufs verengt sich der Augenspalt, führt jedoch Mesodermelemente und wird an seiner Spitze zur Aufnahme des Gefässquerschnittes wieder etwas breiter. Mesodermzellen decken auch die in den Glaskörper ragenden Kuppen der aufgebäumten Augenblasenränder. Die Höhle der sekundären Augenblase ist bei x erhalten, sonst liegt das innere Blatt derselben (i) dem äusseren (a) glatt an. Das Pigment des äusseren Blattes geht in den Zellen des caudalen Randes nur wenig weiter aufwärts im Augenspalt, ist aber auch in diesem Schnitt auf der caudalen Seite weiter entwickelt als auf der apicalen. Da beim Lachs das Pigment in den Zellen auf der basalen, d. h. der dem inneren Blatt der Augenblase zugewandten Seite zuerst auftritt, so ist der Unterschied an den beiden Rändern der Augenblase in Fig. 5 hinlänglich zu erkennen. Am caudalen Rand sind die ersten und die darauf zunächst folgenden Zellen dichter mit Pigment und nicht allein an der Zellenbasis gefüllt, als die entsprechenden Zellen des apicalen Randes der Augenblase. Die dem Augenspalt an seiner Spitze anliegenden Theile des inneren sowohl, als des äusseren Blattes der Augenblase enthalten nur eine Reihe von Zellen und die Kerne dieser Zone sind gleich geartet und gleich gross, wie die weiter abwärts folgenden im inneren Blatte der Augenblase, die sich allmälig auf zwei und dann drei in jeder radialen Reihe vermehren. Die Mitosen liegen basal im inneren Blatt der Augenblase; im vorliegenden Schnitt ist ein Zelltheilungsstadium im caudalen Rand getroffen.

Embryo von 35 Tagen.

Querschnittserie von 0,01 mm Dicke des in Flemmingscher Lösung fixirten Kopfes.

Zur Orientirung über Formen des Augenspaltes und der Anlage des Processus falciformis mit Einschluss der Campanula soll auch eine Querschnittserie beschrieben werden aus einer Zeit, wo die Entwicklung dieser Theile schon einigen Fortschritt gemacht hat. Die Serie ist nur ungefähr symmetrisch zerlegt, da das rechte Auge in fünf Schnitten früher getroffen wird und eher aufhört, als das linke.

Jedes Auge liefert 64, jede Linse 25 Schnitte. Das Mesoderm trennt die Linse als ein dünner Schleier vom Ectoderm. Die Linsenhöhle ist verschwunden. Der N. opticus ist angelegt und führt feine marklose Fasern (siehe Fig. 12, N. o.). In der Retina ist ausser den in der Gegend des medialen Augenpoles vorhandenen Nervenfasern noch eine weitere Schicht differenzirt. Der Opticusstiel ist noch hohl, und nur in der ventralen Wand verlaufen die Nervenfasern, deren Kreuzung im 29. Schnitt, (siehe Fig. 11) getroffen ist. Das Chiasma selbst ist wie die N. optici noch sehr zart und erstreckt sich nur durch zwei Schnitte. Der linke N. opticus liegt im Chiasma occipital, daher in Fig. 11 unter dem rechten N. opticus. Was den Augenspalt anlangt, so geht er durch 12 Schnitte, vom achtundzwanzigsten hinter dem nasalen Rand des Auges beginnend. Im sechsten Schnitt, der durch den Augenspalt und die zu seinen Seiten verdickten Ränder der Augenblase geht, ist er schräg, nahe der Linse getroffen, und hier zieht ein Gefäss aus der Arteria hyaloidea quer durch ihn hindurch zu der ventral gelegenen grossen Vene. Im achten Schnitt ist er weiter medial, d. h. näher dem Opticuseintritt, schräg getroffen. Im siebenten, achten und neunten Schnitt liegt die Durchtrittstelle des N. opticus; in den beiden ersten dieser Schnitte ist der Nerv schräg, im neunten dagegen in der Längsrichtung seiner Fasern getroffen.

Der Augenspalt hat somit einen schrägen, von der nasalen zur occipitalen Seite gerichteten Verlauf.

Während vor und hinter dem Augenspalt die Augenblase zu den Seiten der Linse, dorsal und ventral von ihr im Schnitt verdünnt ist, siehe Fig. 11 und Fig. 13, ist im Bezirk des Augenspaltes selbst, wie Fig. 12 ergiebt, die Augenblase ventral verdickt. Doch kann an den Querschnitten die wahre Natur dieser Verdickung nur schwer, oder kaum erkannt werden. Dazu dienen die bei dieser Untersuchung vorzugsweise studirten Sagittalschnitte.

Die beigegebenen Figuren sind so orientirt, dass die dorsale Seite nach oben gerichtet ist, und Fig. 12 und 13 den zehn resp. vierzehn Schnitte weiter occipital gelegenen Durchschnitt des in der Figur 11 rechts, im Embryo also links gelegenen Auges darstellen. In Fig. 11 sind beide Augen mit ihrer Umgebung abgebildet, um keinen Zweifel über die Schnittrichtung aufkommen zu lassen. Das linke Auge dieser Figur ist wie die leichte Verdickung des ventralen Randes der Augenblase ergiebt, das in der Serie zuerst getroffene, weil hier schon die Gegend des Augenspaltes erreicht ist; während in dem rechts gelegenen Auge die Verdickung der Augenblase im Augenspalt erst fünf Schnitte später erscheint.

In den Zeichnungen ist das Pigmentblatt der Augenblase von dem inneren, retinalen medianwärts abgehoben, was möglicherweise nichts weiter als ein Kunstproduct darstellt. Die Figur 11 zeigt ausser dem Auge, dem Augenstiel, dem Chiasma N. opticorum den Durchschnitt des dritten Ventrikels (III), sowie die quergetroffenen Augenmuskeln Rectus superior, Obliquus inferior und Rectus inferior. Der zu Fig. 13 benutzte Schnitt liegt 0,02 mm vor dem occipitalen Linsenrand, wo die Augenblase im Schnitt natürlich geschlossen, wenn auch im ciliaren Theil verdünnt erscheint. Der Glaskörper enthält um diese Zeit Blutgefässe und Glaskörperzellen.

Embryo von 37 Tagen.

Sagittalschnittserie des in 51 Schnitte von 0,01 mm Dicke zerlegten Auges.

Auf die Linse kommen 23 Schnitte; die Linsenhöhle besteht noch; das Mesoderm trennt die Linse vom Ectoderm. Im 17., von der Kuppe des Auges an gerechneten Schnitte sind die Ränder der Augenblase noch flach und bis auf 0,14 mm genähert; der Augenspalt ist also hier noch sehr breit, und das Mesoderm ragt nicht bis an das innere Blatt der Augenblase heran. Im folgenden Schnitt schlagen sich die Ränder der Augenblase gegen die Linse zu um und in den Glaskörperraum hinein; das Mesoderm wird mächtiger, der Augenspalt verengert sich aber, und ist im 22. Schnitt nur 0,021 mm breit; im darauffolgenden nur noch 0,014; um sich dann, durch die im Präparat zusammengefallenen Glaskörpergefässe getrennt, hinter dem letzten die Linse treffenden Schnitte bis zur Berührung der Augenblasenränder zu verschmächtigen. Die umgeschlagenen Ränder der Augenblase zu den Seiten des Augenspaltes sind nicht hoch; sie berühren jedoch in dieser Serie die Linse, soweit sie in den Schnitten getroffen wurde.

Im lateralen Theile des Auges ist der apicale Rand der Augenblase breiter als der caudale Rand.

Die Veränderungen dieses Stadium gegen das vorhergehende bestehen vorzugsweise in der Verengerung des Augenspaltes im medialen Theile seines Verlaufes. Eine eingehendere Schilderung erfordert erst die folgende Serie, wo die Vermehrung der Zellen an der Spitze des apicalen Randes der Augenblase weitere augenfällige Unterschiede herbeiführt.

Der Embryo war in Sublimatessigsäure fixirt und mit Hämatoxylin gefärbt.

Embryo von 41 Tagen.

Serie von 55 Sagittalschnitten von durchschnittlich 0,01 mm Dicke durch das Auge.

Die Linse ist in 20 Schnitten getroffen, die aber nicht alle gleichmässig dick sind. Der Augenspalt hat sich gegen das vorher beschriebene Stadium bedeutend verengert, und die umgeschlagenen Ränder der Augenblase sind höher geworden. Während der Spalt in der Augenblase des 37 tägigen Embryo im Bereich der Linse noch weit klaffte, ist es bei diesem 41 Tagen alten Embryo zu einer so starken Verengerung des Spaltes gediehen, dass er auch schon im Bereich der Linse nur noch durch eine Reihe von Mesodermkernen erfüllt wird, und seine Ränder somit fast bis zur Berührung genähert sind. Eine Verschliessung des Spaltes hat jedoch nicht stattgefunden.

Die apicale Säule der umgeschlagenen Augenblase ist lateral im Auge zuerst grade so lang als die caudale; wird dann niedriger, so dass im medialen Theile des Auges die caudale Säule sowohl höher als auch breiter ist.

In den lateral gelegenen Schnitten ist die Verbreiterung der apicalen Säule, wie die Fig. 4 erläutert, auf die Vermehrung der Zellen an der Kuppe und am Anfangstheil des äusseren Blattes der Augenblase zurückzuführen.

Die Zellen des äusseren Blattes bleiben am caudalen, aufgeworfenen Rand der Augenblase einreihig; am apicalen Rand dagegen drängen sie sich zu mehreren Reihen zusammen. Die Erscheinung, dass beim 32 tägigen Embryo das Pigment auch die Zellen des äusseren Blattes der secundären Augenblase, welche hoch im Augenspalt liegen, durchsetzt, hat hier noch Fortschritte gemacht. Apical reicht die Pigmentirung der Zellen des äusseren Blattes der Augenblase nicht soweit hinauf als caudal.

Die Linsenhöhle ist jetzt geschwunden; das Mesoderm, welches Chorioides und Sclera bilden wird, ist mächtiger geworden, und im immer noch zweischichtigen Ectoderm treten Becherzellen auf. Die Zellen des inneren Blattes der Augenblase sind vermehrt und in Reihen geordnet. Die Entwicklung der einzelnen Schichten der Retina ist in der Nachbarschaft des N. opticus caudal und dort auch apical am weitesten gediehen; in der Nähe der Linse nur caudal vom Augenspalt vorhanden. Man kann die Nervenfaserschicht und die innere granulirte Schicht unterscheiden: die Ganglienzellenschicht hat noch keine vergrösserten Zellen, und die innere Zone der inneren Körnerschicht ist an den Stellen, wo die Differenzirung in Schichten begonnen hat, heller als die äussere Zone dieser Schicht; eine Erscheinung, die auch noch in späteren Stadien gefunden wird.

Um die Veränderungen, welche in den Zellen der apicalen, in den Glaskörper vorgedrungenen Säule der Augenblase vor sich gegangen sind, besser erläutern zu können, ist Fig. 6 bei stärkerer Vergrösserung (Leitz 7, Oc. 2) entworfen worden.

Der apicale Rand der Augenblase ist in diesem aus dem lateralen Bereich der Linse (e) stammenden Schnitt breiter und kürzer als der caudale Rand, der die laterale Linsenfläche berührt. Der Augenspalt ist auch an der Basis, wo ein Gefäss im Querschnitt getroffen wurde (g), stark verengt und von wenigen Mesodermzellen angefüllt.

Das Pigment geht in den Zellen des äusseren Blattes der Augenblase am caudalen Rande weiter dorsal aufwärts als am apicalen Rande. Die Zahl der Zellreihen ist an der Basis im inneren Blatte der Augenblase vermehrt; die Grösse der Kerne hat abgenommen; man vermisst auch hier nicht eine radiale Anordnung; Mitosen kommen in der basalen Zellenschicht vor.

Während nun die Kuppe des caudalen Randes, wie das ganze äussere Blatt nur eine Reihe von Zellen führt, ist die des apicalen Randes verdickt, und die Vermehrung der Zellen erstreckt sich von der Kuppe aus auch in einen ansehnlichen, dabei unpigmentirten Theil des äusseren Blattes der Augenblase am apicalen Rande. Es lässt sich nicht leicht unterscheiden, ob die Zellenkerne hier in anderer Richtung als die übrigen getroffen, und ob die kleinen Dimensionen auf den Querschnitt langer, aber dünner stäbchenförmiger Kerne zurückzuführen sind; jedenfalls liegen sie dichter beieinander und sind im Schnitt auch kleiner als die der Nachbarschaft; nur zwei oder drei erreichen die Länge der übrigen.

Die wahre Form der Zellenkerne ist späterhin leichter zu entscheiden, worauf wir alsdann noch zurückkommen werden. Ebenso wird später die Abnahme der färbbaren Kernbestandtheile in den Zellen der apicalen Augenblasenkuppe deutlicher als am vorliegenden Präparat, wenn sie auch hier nicht zu verkennen ist.

Der Embryo war in Sublimatessigsäure fixirt und mit Hämatoxylin gefärbt.

Von hier an beginnt der Augenspalt im iridociliaren Theil der Augenblase sich zu schliessen, indem die Ränder der Augenblase auf eine freilich nur relativ kurze Strecke verwachsen.

Embryo von 42 Tagen.

Sagittalschnittserie durch den Kopf.

Vom Auge sind 75 Schnitte von 10 μ Dicke vorhanden, die Linse erstreckt sich durch 29 Schnitte. Der Augenspalt ist nur in zwei Schnitten und auch da nur ganz dicht an der Linse durch Verwachsung der Ränder des Pigmentblattes geschlossen. An der Basis ist er im ganzen Verlauf offen und lateral am breitesten, während er nach der Mitte des Auges zu sich stark verengt. Hinter den beiden lateral gelegenen Schnitten, in denen die Verwachsung am Linsenrande eingetreten ist, ist er auch an der Spitze noch ganz durchgängig. Die Augenblase ist also auf eine kurze laterale Strecke dorsal zum Verschluss gekommen; das Mesoderm und die Gefässe trennen ventral ihre Ränder im Augenspalt, der einem langen Keil gleicht: im Augenhintergrunde schmal und niedrig, nach vorn erhöht und an der Basis verbreitert, während die am weitesten lateral gelegene dorsale oder obere Kante wegen der hier erfolgten Verwachsung der Augenblasenränder abgerundet ist.

Der apicale Rand der Augenblase ist, wo er der Linse in den ersten Schnitten anliegt, und auch wenn er sich allmählig weiter und weiter von ihr entfernt, je mehr man sich der Mitte des Auges nähert, dicker als der caudale Rand und zugleich länger. Im zehnten Schnitt, nach seinem ersten Auftreten wird er kürzer als der caudale Rand, obschon noch bis zum 15. Schnitt seine Verdickung im Vergleich zum caudalen Rande deutlich bleibt.

An der Hand der beigegebenen Figuren werden die Unterschiede des apicalen und caudalen Randes, in den mehr lateral und den mehr medial gelegenen Schnitten sich leicht erläutern lassen.

Fig. 19 ist ein Theilstück aus dem sechsten Schnitt nach dem ersten Erscheinen des Augenspaltes in der Serie. Die in den Glaskörper hineinragenden Ränder der Augenblase sind durch ein Gefäss getrennt; das Pigmentblatt des apicalen Randes ist etwas bis über die Mitte des Augenspaltes hinaus pigmentirt und schon früher durch Zellvermehrung verdickt, die gegen den freien Rand hin weiter vorschreitend dem durchschnittenen Rande ein keulenförmiges Aussehen giebt. Der caudale Rand ist niedriger und schmaler; die Pigmentirung geht im Pigmentblatt dorsal bis fast zur Spitze des Randes. Der Contour der Linse (l) ist eingezeichnet, um zu zeigen, dass dieser Schnitt noch im Bereich der Linse liegt, wenn auch die Ränder der Augenblase nicht mehr so dicht an die Linse heranreichen, als dies weiter lateral der Fall ist.

In Fig. 18 ist der sechszehnte Schnitt medial vom Anfang des Augenspaltes, also 10 Schnitte weiter medial wie der vorige, zum Theil abgebildet. Der Augenspalt ist niedriger und enger geworden. Der apicale Rand der Augenblase ist kürzer als der caudale. Das Pigmentblatt beider Ränder ist nicht mehr verdickt; die Pigmentirung reicht aber auch hier noch am caudalen Rande höher hinauf als am apicalen. Die Linse ist fünf Schnitte weiter lateral schon zu Ende gegangen.

In beiden Schnitten sind die abgebildeten freien Ränder der Augenblase und ihre nächste Nachbarschaft nicht in die Schichten der Retina differenzirt, während in einiger Entfernung vom caudalen Rande und zwar im Augenhintergrunde die Nervenfaserschicht, die innere und äussere granulirte Schicht deutlich hervortreten. Apical ist noch keine Differenzirung vorhanden.

Nur die den Augenspalt begrenzenden Theile und die in ihm gelegenen Gefässe (g) sind in die Zeichnungen eingetragen worden. In Figur 18 ist die medial gelegene, für den Durchtritt der Glaskörpergefässe bestimmte Zone getroffen.

Der Embryo war in Flemming'scher Flüssigkeit fixirt und mit Safranin gefärbt.

Embryo von 52 Tagen.

Schnittfolge in dorsoventraler Richtung.

Um diese Zeit hat sich schon eine tiefe vordere Augenkammer ausgebildet. Die Ränder der Augenblase sind vor der Linse verdünnt; die Pigmentirung des äusseren Blattes greift vom Linsenrande eine Strecke weit auf das innere über. Irismuskeln sind noch nicht vorhanden; wohl ist die Anlage der Iris, soweit sie von der Augenblase geliefert wird, bis zum Linsenrande aussen von Mesoderm und Gefässen überzogen. Das Mesoderm der Iris legt sich als einzellige Schicht mit Aussparung der vorderen Augenkammer vom Iriswinkel aus an das um diese Zeit schon vielschichtige Epithel der Cornea an. Im Mesoderm der Iris sind wie in der Chorioides schon Chromatophoren vorhanden.

Wenn der ventrale Rand der Linse in den Schnitten verschwindet, vereinigen sich die Ränder der Augenblase in einer Linie, die von einem Auge zum anderen, quer durch den Kopf gezogen, näher dem caudalen als dem apicalen Rande der Augenblase gelegen ist. In den beiden ersten Schnitten von je 15 μ Dicke sind sowohl der apicale als der caudale Zipfel der Augenblase an der Berührungsstelle in der Augenspalte verdickt und jeder von ihnen springt, wulstartig gegen den Ciliartheil zurückgebogen, in den Glaskörperraum vor. Von da an ist der caudal in der Augenspalte gelegene freie Rand der Augenblase schmal und nur der apicale bleibt noch in vier Schnitten von je 15 μ verdickt, um dann, je mehr er sich der ventralen Seite des Auges in den Schnitten nähert, gleichfalls sich abzuflachen.

Es erhebt sich somit während dieses Stadiums die Augenblase zu den Seiten des Augenblasenspaltes von der Bauchseite aus dorsalwärts in den Glaskörperraum, und ihr apicaler Rand ist in der seitlichen Partie des Auges an der dorsal gelegenen Kuppe verdickt. Vom caudalen Rande der Augenblase ist nur der am weitesten lateral gelegene Theil auf eine Strecke von ungefähr 30 μ dorsalwärts verdickt und hier mit dem apicalen Rande verwachsen, während gegen die Mittelebene hin, gegen den N. opticus zu, beide Ränder unvereinigt bleiben.

Die Anlage des M. retractor lentis ist also am apicalen Rande der Augenblase lateral in einer Höhe von 90 μ vorhanden.

Fig. 14 giebt das Bild einer Kopfhälfte, 4 Schnitte weiter ventral vom unteren Rande der Linse wieder.

In die Abbildung sind nicht alle Details der Umgebung des Auges eingetragen worden. Man sieht, wie zur Nasengrube der N. olfactorius (N. ol.) hinzieht; erkennt die Lage des M. rectus medialis (M. r. m.), den Querschnitt des N. opticus (N. o.), den M. rectus inferior (M. r. i.), die Kiemenhöhle (Kh) und an dem Schnitt durch den Augapfel selbst das Folgende:

Der ventrale Zipfel der vorderen Augenkammer (v. Ak.) ist von Mesoderm ausgekleidet, das beim Uebergang des ciliaren in den retinalen Theil der Augenblase zum Mesodermüberzug des hinteren Bulbusabschnittes zusammenfliesst. Dieses Mesoderm, das später Chorioides und Sclera liefert, ist noch überaus spärlich entwickelt.

Der ciliare Theil der Augenblase ist stark verdünnt; verhält sich jedoch im apicalen, nasenwärts gerichteten Theile durchaus anders als in dem gegen den Schwanz gerichteten, caudalen Abschnitt. Die apicale Parthie ist länger ausgezogen als die caudale, so dass der Augenspalt, dessen Lage durch den Vereinigungspunkt der beiden Ränder der Augenblase und den Verlauf der caudalen Säule gekennzeichnet wird, nicht median, sondern caudal an der ventralen Peripherie des Auges gelegen ist.

Die Pigmentschicht der Augenblase ist durch die im Lauf der Entwicklung in der Gegend dieses Schnittes erfolgte Verwachsung ihrer im Augenspalt anfänglich freien Ränder zu einer zusammenhängenden Schale geworden. Beim Uebergang auf die seitlich zum Augenspalt säulenartig in den Glaskörperraum hineinragenden Ränder der Augenblase trennen sich die Pigmentblätter und hören in diesem Schnitt an der apicalen Seite früher auf als an der caudalen. Apical gehen sie in das am Augenspalt wulstartig aufgetriebene Ende des ciliaren Theiles vom inneren Blatt der Augenblase über. Dieses aufgetriebene Ende ist die Anlage des im Querschnitt getroffenen M. retractor lentis. Der caudale Theil der in den Glaskörperraum säulenartig hineingewachsenen Augenblase trägt etwas weiter gegen den Augengrund in diesem Schnitt pigmentirte Zellen und ist in seiner ganzen Ausdehnung getroffen worden, weil dieser caudal gelegene Rand der Augenblase, wie die Sagittalschnitte zeigen, weiter in den Glaskörper vorragt, als der apicale Rand, wenn man der Gegend des Augengrundes, d. h. des medialen Augenpoles, sich nähert. Im Glaskörper und auch im lateralen Theil des Augenspaltes sind capillare Gefässe getroffen. Von der Retina sind an bestimmten Stellen die einzelnen Schichten deutlich geworden, Stäbchen und Zapfen aber noch nicht ausgebildet. Caudal vom Augenspalt ist noch keine Differenzirung eingetreten und apical reicht die deutliche Schichtbildung noch nicht bis an den ciliaren Theil heran. Medial liegt in der Figur 14, vom Querschnitt des N. opticus durch die Elemente der Augenblase getrennt, ein schräg getroffenes Nervenbündel, das in weiter ventral gelegenen Schnitten continuirlich vom N. opticus in die Nervenfaserschicht der Retina verfolgt werden kann.

Die wulstartige Verdickung am freien apicalen Rande der Augenblase, die Anlage der Campanula oder des M. retractor lentis, ist noch durch zwei weitere Schnitte zu verfolgen; dann wird auch der apicale Rand in seiner ganzen Länge im Schnitt getroffen, so dass der Augenspalt in diesen Präparaten ganz von den beiden Blättern der Augenblase begrenzt wird. Er bleibt aber ganz schmal bis zu seiner Basis. Wo die Glaskörpergefässe durch ihn im Augenhintergrund eintreten, dringen auch Chromatophoren der Chorioides mit in den Glaskörperraum ein; hinter dieser Stelle, in weiter ventral gelegenen Schnitten der Serie, wird der N. opticus durch den medialen Theil des Augenspaltes hindurch auf dem Längsschnitt getroffen, so dass er im weiteren Verlauf zum Gehirn sich aufwärts krümmen muss; denn in dem in Fig. 14 abgebildeten dorsal von der Durchtrittstelle durch den Augenblasenspalt gelegenen Schnitt ist der N. opticus im Querschnitt getroffen worden.

Embryo von 52 Tagen.

Sagittalschnittserie durch den in Flemming'scher Lösung mit Zusatz von $^1/_3$ wässriger, gesättigter Pikrinsäurelösung gehärteten Kopf.

Auf das Auge gehen 51 Schnitte, auf die Linse 22 Schnitte von 0,015 mm Dicke. Im dreizehnten Schnitt, von der lateralen Kuppe des Auges an gerechnet, ist der ventral gelegene Augenspalt in einer dicht an der Linse gelegenen Zone durch Verwachsung des Pigmentblattes der secundären Augenblase geschlossen. Auch im folgenden Schnitt ist diese Verwachsung vorhanden, gegen die ventrale Seite des Kopfes ist der Spalt von capillarer Enge; die beiden Ränder der Augenblase berühren die

Linse; der apicale Rand ist breiter als der caudale. Im 16. Schnitt ist die Verwachsung am Linsenrande noch vorhanden; der apicale Rand der Augenblase wird keulenförmig; bleibt es im folgenden, wo er ebenfalls noch den Linsenrand berührt, während der caudale Rand weit zurücktritt. Von hier an ist der Augenspalt in seiner ganzen im Schnitt getroffenen Verlaufsrichtung, von seiner Basis bis zur Spitze, offen. Der apicale Rand wird im 20. Schnitt gleich lang gefunden wie der caudale; seine Verdickung hört hier auf; von da wird er kürzer und auch schmaler als der caudale Rand. Gleichzeitig beginnen hier Glaskörpergefässe durch den Spalt auszutreten, wenn auch schon früher Gefässe im Augenspalt selbst gefunden wurden.

Embryo von 54 Tagen.

Dieser Embryo wurde genau wie der vorhin beschriebene hergerichtet und soll dazu dienen, die feineren Veränderungen an der Kuppe der in den Glaskörper vorgewachsenen Ränder der Augenblase zu erläutern. Zu dem Zweck ist Fig. 8 nach dem vom medialen Linsenpol 0,08 mm entfernten Schnitt bei Leitz 7, Oc. 2 gezeichnet worden, soweit er sich auf die zu beschreibende Theile bezieht.

Der apicale Rand ist bedeutend länger als der caudale und enthält bei einer ansehnlicheren Breite auch mehr Zellen als der caudale Rand. Die Kerne sind im apicalen Rande kleiner als in den basalen zur Retina sich entwickelnden Partien des inneren Blattes der Augenblase; nur einige derselben sind schlank und zugleich schmal. Zellgrenzen sind in die Zeichnung nicht eingetragen, und von dem basalen Abschnitt der Augenblase nur die Contouren angegeben.

Was diese Stadien gegen die vorhergehenden auszeichnet, ist der Umstand, dass auch an der Spitze des caudalen Schenkels der Augenblase eine, wenn auch geringe, Zellwucherung stattgefunden hat, die sich auf beide Blätter erstreckt. Die Pigmentirung des äusseren Blattes geht hier weiter in den Zellen aufwärts als am apicalen Rande.

Im Augenspalt liegt ein Gefäss mit Blutkörperchen im Lumen; die Glaskörpergefässe treten erst weiter gegen den medialen Augenpol durch den Augenspalt aus. Das Gefäss an der Spitze des Augenspaltes, lateral vom Durchtritt der Glaskörpergefässe, ist auf Sagittalschnitten stets im Querschnitt getroffen; an Querschnitten und solchen, die in dorsoventraler Richtung durch den Kopf gelegt sind, in der Längsrichtung. Ein günstig geführter Querschnitt durch einen Embryo von 35 Tagen zeigte deutlich, dass dies Gefäss in eine am ventralen Irisrande beginnende und aussen am Auge ventral nach dem medialen Augenpol weiterziehende Vene übergeht.

Embryo von 66 Tagen, (11. Januar 1899).

Sublimatessigsäurehärtung und Färbung in Hämatoxylin.

Die Linse ist in der Sagittalschnittserie in 43 Schnitten von 0,01 mm Dicke getroffen.

Die der Linse zugewandten Ränder der in den Glaskörper vorgewachsenen Augenblase sind auf eine kurze Strecke, in sieben Schnitten, mit einander verwachsen. Der basale Theil dieser Schnitte ist auch hier von Mesoderm angefüllt. Weiter median, d. h. gegen den N. opticus zu, ist der ganze Augenspalt offen und von Gefässen durchzogen. Fig. 9 stellt den 33. Schnitt hinter dem lateralen Pol der Linse dar. Die Linse ist im Schnitt getroffen; ihr ventraler Contour ist in die Zeichnung (Fig. 9 bei l) eingetragen. Von dem Schnitt ist dann weiter nur die Kuppe der Augenblasenränder mit dem Augenspalt bei einer Vergrösserung von Leitz 7, Oc. 2 gezeichnet. Die Verdickung des apicalen Randes hat Fortschritte gemacht; die Kerne in dieser verdickten, dorsal gerichteten Zone sind meist gestreckt. Das Pigment reicht am caudalen Rande weiter gegen den Glaskörperraum hinauf, als am apicalen Rande. Der Augenspalt enthält an der Spitze einen Gefässquerschnitt und in seinem übrigen Verlauf ein längsgetroffenes Gefäss mit Blutkörperchen.

Die Veränderungen, welche der Augenspalt und die ihn begrenzenden Ränder der Augenblase bis jetzt durchlaufen haben, bestehen in einer nahe der Iris gelegenen und an Ausdehnung gewinnenden Verwachsung der dorsalen Kuppe' derselben. Mit anderen Worten: im Pupillargebiet verwächst der Spalt zuerst, während er in jedem Schnitt, selbst bis zum vorliegenden Stadium, radial dazu, also weiter ventral, offen bleibt. Zugleich nimmt die Verwachsung nach dem medialen Augenpol an Ausdehnung zu. Im Embryo von 52 Tagen war die Verwachsung in der Richtung vom lateralen zum medialen Augenpol nur 0,045 mm breit; im Embryo von 66 Tagen erstreckt sie sich schon auf eine Länge von 0,07 mm. Von da an bis zum N. opticus bleibt der Augenspalt offen. Die verdickte Kuppe des apicalen Randes der Augenblase hat an Mächtigkeit zugenommen, und die Form der Kerne erinnert schon an die von glatten Muskelfasern.

Dazu kommt noch etwas Anderes. Es waren schon in den Embryonen von 52 Tagen an der Stelle, wo die Glaskörpergefässe durch den Augenspalt in den Glaskörper eintreten, Chromatophoren der Chorioides sichtbar geworden, die sich auf der medialen Fläche der Augenblasenränder nunmehr schon weiter lateral vorgeschoben haben.

Die Entwicklung der Retinaschichtung hat medial in der ganzen Ausdehnung eines Schnittes bis dicht an den Augenspalt heran Platz gegriffen; in der Richtung nach dem äusseren oder lateralen Augenpol dagegen ist die Entwicklung in der caudalen Zone der Schnitte am weitesten und in der dorsalen am wenigsten weit vorgeschritten. Das Pigmentblatt der Retina wird gegen den medialen Augenpol im Augenspalt beständig dünner, der apicale Rand der Augenblase schmaler und niedriger.

Auch der Scleraknorpel wird in Uebereinstimmung mit den local verschiedenen Entwicklungszuständen der einzelnen Augenbestandtheile an der ganzen Peripherie des Augapfels nicht gleichzeitig angelegt und ausgebildet. Im medialen Augenabschnitt fehlt er caudalwärts; weiter lateral ist nur eine ventrale und dorsale Spange vorhanden, wovon die ventral gelegene erst in dem in Fig. 9 abgebildeten Schnitt sich soweit entwickelt hat, dass sie über die Basis des Augenspaltes hinzieht. Die bei schwacher Vergrösserung aufgenommenen Figuren 16 und 17 sollen dazu dienen, die Unterschiede in der Ausbildung des apicalen und caudalen Randes der Augenblase zur Seite des Augenspaltes in der lateralen — Fig. 16 — und in der medialen Zone des Auges — Fig. 17 —, die Unterschiede in der Ausbildung der Retinaschichten und des Scleraknorpels in den verschiedenen Gegenden des Augapfels zu demonstriren.

Beide Figuren stellen nur einen kleinen ventralen Ausschnitt der Augenhäute dar. Figur 16 giebt den Schnitt aus der Linsenregion wieder, von dem in Fig. 9 ein Theil bei stärkerer Vergrösserung abgebildet ist. Die Kuppe des apicalen Randes der Augenblase ist verdickt und länger als der caudale Rand. Im

Augenspalt liegt Mesoderm; an seiner Basis und an seiner Kuppe sind Gefässe im Querschnitt getroffen. Im caudalen Gebiet ist die Retina differenzirt, wenn auch nicht bis dicht an den Augenspalt heran; der apicale, hier abgebildete Bereich der Retina zeigt keine Schichtenbildung. Caudal endet der Scleraknorpel mit einer schmalen Zunge und geht in das Mesoderm über, das vor der Knorpelentwicklung schon die Augenblase umgeben hatte.

Im weiter median gelegenen Schnitt, der als Vorlage für die Figur 17 gedient hat, ist der caudale Augenblasenrand dicker und länger. An der Basis des Augenspaltes liegt ein Gefässquerschnitt; durch den Augenspalt treten Gefässe in den Glaskörper ein, die in dieser Zone auch von Chromatophoren der Chorioides begleitet werden. Die Schichtung der Retina ist nicht nur caudal zum Augenspalt, sondern auch apical davon vorgerückt. Der Scleraknorpel reicht nicht mehr soweit caudal als in Fig. 16. Bei 52 Tage alten Embryonen war noch gar kein Scleraknorpel entwickelt; bei 59 Tage alten Embryonen ist nur lateral im Auge auf der dorsalen und ventralen Seite eine kleine Knorpelanlage vorhanden, die aber den Augenspalt noch nicht überzieht.

Junger Lachs derselben Brutperiode, am 10. Mai getödtet.

In diesem Stadium ist die Campanula deutlich ausgebildet; in der Sagittalschnittserie des in Sublimatessigsäure gehärteten und mit Hämatoxylin gefärbten Auges ist dieser Accomodationsmuskel in 14 Schnitten getroffen, denen sich dann weiter medial im Auge der Processus falciformis anschliesst.

Fig. 9 ist dem ersten Schnitt entnommen, in dem die Campanula beim Vorschreiten vom lateralen Augenpol getroffen wurde; die Figur ist wie alle übrigen orientirt, so dass der aufwärts sehende Zipfel der Zeichnung im Präparat gegen die Linse hin gerichtet ist; x deutet die Ausdehnung des im Schnitt schräg getroffenen ciliaren Theiles der Augenblase an. Umgeben wird die Kuppe der Campanula von pigmentirten Zellen der Augenblase; im Inneren liegen die gestreckten Zellen der glatten Muskelfasern, deren Zellgrenzen an Sublimatpräparaten nicht deutlich hervortreten.

Geht man um acht Schnitte weiter nach dem medialen Augenpol dieser Serie, so bleibt die Campanula als einheitliche Muskelmasse erhalten; es liegt aber auf dem dorsal gerichteten Zipfel eine Reihe von Pigmentzellen der Chorioides (Fig. 9), die durch den Augenspalt in den Glaskörperraum eingedrungen und jetzt schon weit auf der Campanula vorgerückt sind. Die Chromatophoren der Chorioides, die auf jene Weise auf die Campanula gerathen, sind um diese Zeit durch die grösseren und auch helleren Pigmentkörnchen sowohl, als auch durch ihre verzweigte Form leicht von den Pigmentzellen der Augenblase mit dunklem und aus kleineren Körnchen bestehendem Pigment zu unterscheiden.

Dieser Unterschied in der Grösse der Pigmentkörnchen bleibt freilich bei älteren Thieren (junge Lachse von 2,4 cm Länge) nicht bestehen; dagegen nehmen die Chromatophoren der Chorioides an Zahl der verästigten Fortsätze zu, während die Retinapigmentschicht ein mosaikartiges, aus mehrkantigen Zellen zusammengesetztes Flächenbild liefert.

Die Differenzirung des Pigmentes im ciliaren Theil der Augenblase und in der Umgebung des Augenspaltes und seiner Derivate geht nicht soweit als in der Pigmentschicht der Retina, wo die früheren Körnchen sich um diese Zeit in der Nähe der Stäbchen und Zapfen zu gestreckten, zierlichen Stäbchen umgewandelt haben. Am entgegengesetzten, der Chorioides zugewandten Ende der Zellen ist das Pigment auch jetzt noch körnig, lässt sich aber wegen der kleineren und zugleich dunkleren Kügelchen, aus denen es hier besteht, leicht von dem grobkörnigen, helleren Pigment der Chorioides-Chromatophoren unterscheiden.

In Fig. 7 ist bei g ein Gefäss im Augenspalt getroffen. Der Schnitt geht schräg durch die Augenblase hindurch; dem Augenspalt angelagert ist das Pigment der Retina; zu den Seiten liegen die noch undifferenzirten Zellen des inneren Blattes der Augenblase. In der Campanula sind bei sehr starker Vergrösserung die Zellengrenzen der glatten Muskelfasern an diesem Präparat sichtbar, in die Zeichnung aber nur die stäbchenförmigen Kerne derselben eingetragen worden.

Weiter medial im Auge, gegen den N. opticus zu, bleibt die caudale Säule der umgeklappten Augenblase als seitliche Begrenzung des Augenspaltes erhalten. Die Pigmentschicht der Retina ist an dieser caudalen Säule breit, während sie an der verkürzten apicalen Säule zu einer ganz platten Schicht reducirt ist. Der Augenspalt enthält auch hier noch medosermatische Zellen, unter ihnen Gefässe und Chromatophoren der Chorioides, so dass der Augenspalt medial vom Ursprung der Campanula im ganzen Bereich des Processus falciformis beim Lachs bis zur Austrittstelle des N. opticus hin offen bleibt.

Junger Lachs von 2,4 cm Körperlänge.

Die Campanula hat an Grösse zugenommen; sie findet sich in 20 Schnitten einer sagittal durch den Kopf gelegten Serie. Die Muskelfasern sind deutlicher und grösser geworden. Das Organ lässt sich jetzt schon mit Leichtigkeit aus dem Auge herauspräpariren. An diesen Präparaten sieht man ohne Weiteres, wie die dorsale Seite derselben von Chromatophoren der Chorioides bedeckt ist, die mit den Glaskörpergefässen in das Innere des Auges eingedrungen sind. Der Augenspalt bleibt bis zur Wurzel der Campanula offen.

Fig. 15 stellt aus dem 10. Schnitt die ventrale Zone des Auges bei schwacher Vergrösserung dar. Die Retina ist apical vom Augenspalt differenzirt; der Spalt selbst reicht bis zur Basis der Campanula, in der Gefässe bei g getroffen sind, an deren caudalem und apicalem Rande Pigmentzellen der Augenblase (r) und an deren dorsalem Zipfel Chromatophoren der Chorioides (ch) gefunden werden.

Die Pigmentirung aussen an der apicalen und caudalen Seite der Campanula könnte auf den ersten Blick überraschend erscheinen; es handelt sich hier jedoch um ein Weitergreifen der Pigmententwicklung, die im Auge ja im Bereich des ciliaren Theiles auch bei der Ausbildung des hinteren Irispigmentes stattfindet. Auch hier werden die anfänglich unpigmentirten Zellen, die in der Flucht des inneren Blattes der Augenblase sich finden, später pigmenthaltig. Der ganze Vorgang beruht darauf, dass die Pigmententwicklung in dem zuerst unpigmentirten äusseren Blatt der Augenblase normal in ganz gesetzmässiger Weise fortschreitet; von der dorsalen Zone, wo sie zuerst beginnt, ventralwärts gegen den Augenspalt. Später unterliegen auch noch andere Partien derselben Veränderung.

Die Veränderungen, welche der Augenspalt und die ihn begrenzenden Ränder der Augenblase erleiden, vollziehen sich demgemäss in folgender Weise.

Am 28. Tage nach der Befruchtung des Lachseies und bei einer Bruttemperatur von 7° — 8° C. erheben sich die Ränder der Augenblase seitlich vom Augenspalt in den Glaskörper hinein. Mit der Zeit verengt sich der Spalt, und der apicale Rand der Augenblase wird lateral im Auge länger und an seiner Spitze dicker. Durch die Verwachsung der Ränder im lateralen Theile des Auges und durch die Umwandlung der innen gelegenen Zellen zu glatten Muskelfasern entsteht die Campanula. Sie wird von pigmentirten Zellen der Augenblase und am dorsalen Rande auch von Chromatophoren der Chorioides bedeckt und von dem offen gebliebenen Theile des Augenspaltes aus mit Gefässen und Nerven versorgt.

In der Iris erhält sich kein Rest des Augenspaltes; wohl bleibt beim Lachs der Spalt median von der Campanula bestehen. Hier bildet sich aus dem im Augenspalt befindlichen Mesoderm, das zu den Seiten ventral eine Strecke weit von den nicht zur Retina umgewandelten Rändern der Augenblase bedeckt wird, der Processus falciformis. In der Region des Processus falciformis ist der caudale Rand der Augenblase kräftiger und auch länger als der apicale Rand. Weiter medial im Auge treten die Glaskörpergefässe durch den Augenspalt in den Glaskörperraum ein, und dann folgt zuletzt die Durchtrittstelle des N. opticus.

Die Muskelfasern der Campanula oder des M. retractor lentis sind somit umgewandelte Zellen der Augenblase. Die am dorsalen Rande der Campanula vorhandenen Chromatophoren ziehen am dorsalen Rande des Processus falciformis weiter bis zur Chorioides, indem sie von dort aus besonders reichlich den Glaskörpergefässen in der medialen Zone des Auges folgen. Das übrige, mosaikartig angeordnete Pigment von Campanula und Seitenflächen des Processus falciformis stammt aus der Augenblase. Die Pigmentirung greift dabei, an der Berührungstelle der Campanula mit der Linse beginnend, vom äusseren Blatte der Augenblase auf die Zellen des inneren Blattes über. Bei der Umwandlung der anfänglich pigmentirten und nach der Verwachsung der Augenblasenränder, im lateralen Theile des Auges mitten in der Campanula gelegenen Zellen zu Muskelfasern wird das Pigment später wieder resorbirt.

Der Augenspalt verschwindet also beim Lachs in der Iris und in der Campanula; während er im Processus falciformis bis zur Durchtrittstelle des N. opticus erhalten bleibt.

Augen von erwachsenen Fischen habe ich nicht besonders untersucht, da hier die classischen Zeichnungen Sömmering's hinlänglich darthun, dass der Augenspalt bei den verschiedenen Arten der Fische sich späterhin durchaus verschieden verhält. Beim Hecht bleibt er wie Sömmering's Figur ergibt in der ganzen Ausdehnung erhalten, indem er ciliarwärts die Campanula und von da bis zum N. opticus hin den Processus falciformis liefert. Bei Gadus morrhua vergeht der mediale Theil der Spalte, indem es hier nach der Zeichnung Sömmering's zu schliessen, zur völligen Verwachsung der Augenblase kommt: ciliar folgen Processus falciformis und Campanula. Am weitesten ciliarwärts muss nach J. Carrière der Augenspalt bei Hippocampus verwachsen (vergl. Fig. 45 auf Seite 65 und Fig. 48 auf Seite 68 in: Die Sehorgane der Thiere 1885). Processus falciformis und Campanula werden an der Grenze von retinalem und ciliarem Theil der Augenblase im erwachsenen Thiere gefunden: die ganze Strecke des Augenspaltes muss somit von da bis zur Eintrittsstelle des N. opticus im Laufe der Entwicklung zur Verwachsung gekommen sein. Bei Hippocampus tritt nach demselben Autor auch die Arteria hyaloidea an der Grenze des ciliaren Theiles in das Augeninnere ein.

Aehnlich verhält es sich unter den Selachiern bei Mustelus vulgaris, wie ich bei einer anderen Gelegenheit nach einem mir gütigst von Herrn Dr. Redeke überlassenen, vortrefflich conservirten Bulbus schon angegeben habe. Im Ciliartheil liegt auf der ventralen Fläche, hier aber ganz median, der M. retractor lentis; im retinalen Theil der zur Retina differenzirten Augenblase ist keine Spur des einst bestandenen Augenspaltes aufzufinden.

Aehnlich liegt die Sache bei den verschiedenen Arten von Sauriern. Einige haben ein Pecten als Rest des medialen Theiles des Augenspaltes, am Opticuseintritt beginnend; andere entbehren desselben. So besitzt Lacerta monitor nach Sömmering ein Pecten, Testudo midas aber nicht.

Bei den Amphibien und Säugern bleibt keine Spur des ursprünglichen Augenspaltes zurück. In einer vor Kurzem erschienenen Mittheilung zeigte ich, dass beim Huhn im medialen Theil des Augenspaltes das Pecten sich entwickelt und im lateralen ciliaren Theil ein Spaltrest zeitlebens erhalten bleibt, während die dazwischen gelegene Zone des Augenspaltes glatt verwächst und auch an dieser Stelle normale Retina ausbildet.

Die mitgetheilten Befunde haben unzweifelhaft etwas Befremdendes, wenn nicht gar Paradoxes. Und doch wird man sich nicht allein mit den Thatsachen abzufinden haben, sondern auch ein Verständniss dafür gewinnen müssen. Aus der Augenblase entsteht ein Muskel, und mit ihm eine Reihe anderer, über die später berichtet werden soll, die alle zum Einlass des Lichtes ins Auge in Beziehung stehen. Man braucht sich hier nur zu erinnern, dass doch auch die Pigmentzellen der Retina aus der Augenblase gebildet werden, um zuzugeben, dass die Augenblase nicht allein nervöse, sondern auch secretorische und bewegungsfähige Zellen liefert. Es ist also nur ein gradueller Unterschied, wenn schliesslich neben den zeitlebens amöboid beweglichen Pigmentzellen auch wirklich contractile Elemente aus der Augenblase entstehen. Vorweg zu nehmen aus den Untersuchungen am Vogelauge wäre hier die Thatsache, dass nicht allein glatte Muskelfasern, wie bei Fischen, Amphibien und Säugethieren aus der Augenblase entstehen, sondern auch die quergestreiften des Vogelauges.

Das wird Alles keinem gar zu grossen Widerstand begegnen; weiss man doch, dass bei den Cölenteraten das Ectoderm nicht allein die schützende Decke und den secretorischen Apparat, sondern durch die Ausbildung von Muskelfasern in denselben Zellen auch den Bewegungsapparat liefert und dass das Gleiche beim Entoderm der Fall ist, wie ich dies vor Jahren an Hydra[1]) gezeigt habe.

Schwieriger mit alt eingelebten Vorstellungen zu vereinigen ist der Umstand, dass die von der Augenblase abstammenden Muskeln aus einem anderen Gebiete als dem N. opticus innervirt werden.

Man denkt sich noch ziemlich allgemein die Bedeutung der Metamerie des Körpers in der Weise, dass zu einem bestimmten

---

¹) D. Arch., Bd. 29, pag. 277 u. 314.

Myotom unveränderlich ein bestimmter Bezirk des Gehirns und Rückenmarks gehöre. Ich habe früher schon darauf hingewiesen,[1]) indem ich die älteren Beobachtungen Kupffers und Mays bestätigte, dass am M. rectus abdominis jedes Metamer nicht allein seinen zugehörigen Hauptnerven, sondern auch Zweige der den benachbarten Metameren angehörenden Nerven erhalte.

Am Auge geht die Abweichung von der allgemeinen Regel noch weiter. Der M. retractor lentis der Knochenfische entsteht aus der Augenblase, also aus dem ersten Körpermetamer, wie van Wijhe in seinen Untersuchungen festgestellt hat. Innervirt wird der M. retractor lentis aber vom N. oculomotorius. Es kann also, da der N. oculomotorius als zu einem viel weiter caudal gelegenen Metamer, zum mindestens dem dritten zugehörig angesehen wird, kein primärer Zusammenhang zwischen den zu einem Metamer gehörigen nervösen und muskulösen Elementen bestehen; die Verbindung muss später erst auftreten und, wie die Entwicklung der Binnenmuskeln des Auges lehrt, sie kann anders ausfallen, als man dies, auf die bisherigen Beobachtungen gestützt, erwarten sollte.

Bei der Beschreibung der Entwicklungsvorgänge an den Irismuskeln der Batrachier wird sich zeigen lassen, dass auch hier Uebergänge existiren. Die Irismuskeln dieser Thiere antworten auf Lichtreize mit Bewegung, als wären sie Pigmentzellen der Retina, ohne Dazwischenkunft der Nervenbahnen und Centren, wie sie für die Irismuskeln bei den anderen Wirbelthieren vorhanden und nöthig sind. Das ausgeschnittene Froschauge reagirt auf Licht; das ausgeschnittene Säugethierauge kann auf Lichtreiz die Pupille nicht mehr verengern.

Erklärung der Abbildungen auf Tafel X und XI.

Tafel X.

Fig. 1. Sagittalschnitt, 0,02 mm lateral vom medialen Linsenpol eines 24 Tage alten Embryo von Salmo salar. Sublimatessigsäurepräparat. Leitz 5, Oc. O. Aus dem Schnitt ist nur die Augenblase mit der Linse und das der Augenblase direct anliegende Mesoderm

---

[1]) Anatom. Ges. Versammlung in Basel 1895, pag. 29.

dargestellt. x Mitose mitten im inneren Blatt der Augenblase. Die dorsal im äusseren Blatt der Augenblase gelegenen feinen Pigmentkörnchen sind nicht eingezeichnet.

Fig. 2. Sagittalschnitt, 0,05 mm lateral vom medialen Linsenpol eines 28 Tage alten Embryo von Salmo salar. Sublimatessigsäurepräparat. Leitz 5, Oc. O. Aus dem Schnitt ist nur der ventral gelegene Theil des Auges mit dem zugehörigen Mesoderm und Ectoderm dargestellt. In dem abgebildeten Abschnitt der Linse ist die Linsenhöhle sichtbar. Die Pigmentirung des äusseren Blattes der Augenblase ist ventralwärts vorgerückt, hat aber den Augenspalt noch nicht erreicht.

Fig. 3. Sagittalschnitt, 0,075 mm lateral vom medialen Linsenpol eines 32 Tage alten Embryo von Salmo salar. Sublimatessigsäurepräparat. Leitz 5, Oc. O. Aus dem Schnitt ist nur der ventrale Theil des Auges mit dem zugehörigen Ectoderm und Mesoderm abgebildet. Die Linsenhöhle ist sichtbar. Der Augenspalt ist verengt; Mesoderm ist in ihm vorgedrungen; die ventralen, freien Ränder der Augenblase haben sich aufgebäumt und gegen die Linse gewandt. Das Pigment des äusseren Blattes der secundären Augenblase ist apical bis an den Augenspalt, caudal schon in den Zipfel desselben hineingerückt, der gegen die Linse gekehrt, in den Glaskörperraum hineinragt. k = Linsenkern, h = Linsenhöhle, e = vorderes Linsenepithel.

Fig. 4. Sagittalschnitt, 0,09 mm lateral vom medialen Linsenpol eines 41 Tage alten Embryo von Salmo salar. Sublimatessigsäurepräparat. Leitz 5, Oc. O. Aus dem Schnitt ist wie bei Fig. 2 und 3 nur der ventrale Theil gezeichnet. Die Linsenhöhle ist geschwunden. Der Augenspalt ist stark verengt. An seiner Basis ist das Mesoderm gewuchert; wo die Augenblasenränder näher zusammentreten, liegt ein Gefässdurchschnitt. Die Pigmentbildung ist namentlich in der caudal vom Augenspalt gelegenen und in den Glaskörperraum hineinragenden Umschlagfalte der Augenblase weiter im äusseren Blatt der Augenblase vorgerückt.

Fig. 5. Sagittalschnitt, direct folgend auf den medialen Linsenpol eines 32 Tage alten Lachsembryo. Sublimatessigsäurepräparat. Leitz 7, Oc. II. Aus dem Schnitt ist nur der ventrale Theil des Auges mit dem angrenzenden Mesoderm und Ectoderm dargestellt; in der Serie liegt dieser Schnitt 0,09 mm weiter medial als der in Fig. 3 abgebildete. Der Unterschied in der Breite und Höhe des Augenspaltes ist trotz der verschiedenen Vergrösserung der beiden Figuren deutlich nachweisbar. g = Gefässe des Augenspaltes. x = Höhlenrest der secundären Augenblase, i = inneres, a = äusseres Blatt der secundären Augenblase, m = Mesoderm, e = Ectoderm, v = Glaskörperzelle.

Fig. 6. Sagittalschnitt, 0,1 mm vor dem medialen Linsenpol durch die Linsenregion. Die Linsenhöhle ist verschwunden, das vordere Kapselepithel e ist getroffen. Der caudale Schenkel der secundären Augenblase ist länger, berührt die Linse; der apicale Schenkel ist kürzer, aber an seiner Kuppe breiter. Der Augenspalt ist auch an der Basis eng, aber im ganzen Verlauf von Mesodermzellen erfüllt; basal liegt ein Gefässquerschnitt g. Vergrösserung, Leitz 7, Oc. II. Das Ectoderm ist nicht gezeichnet, das anstossende Mesoderm nur zum Theil.

Tafel XI.

Fig. 7. 18. Schnitt, einwärts vom lateralen Pol der Linse aus einer Sagittalschnittserie von einem am 10. Mai getödteten Lachs (ca. 6 Monate alt). Die Figur zeigt einen Schrägschnitt der Campanula mit den angrenzenden Theilen des Augenspaltes und der Retina. ch = Chorioidalpigmentzellen am dorsalen Rande der, Campanula, r = Retinapigment am caudalen Rande derselben g = Gefäss im Augenspalt. Vergr. Leitz 7, Oc. 2.

Fig. 8. 19. Schnitt, einwärts vom lateralen Pol der Linse aus einer Sagittalschnittserie eines 54 Tage alten Lachsembryo. Am caudalen Rand der Augenblase, links in der Figur geht das Retinapigment höher hinauf als am verdickten apicalen Rande der Augenblase. Im Augenspalt Gefässe mit Blutkörperchen. Nur der dorsale Theil des Schnittes ist ausgeführt. Wie bei der vorigen Figur, die auch aus dem Linsengebiet stammt, ist die Lage der Linse nicht angegeben. Vergr. Leitz 7, Oc. 2.

Fig. 9. 33. Schnitt, einwärts vom lateralen Pol der Linse aus einer Sagittalschnittserie eines 66 Tage alten Lachsembryo. Die Figur zeigt nur den dorsalen Theil der Augenblasenränder und des Augenspaltes, sowie die Lage der Linse l. Im Augenspalt Mesoderm; die Kuppe des apicalen Augenblasenrandes, Anlage der Campanula, ist stark verdickt; das Retinapigment reicht am caudalen Rande weiter hinauf als am apicalen. Vergr. Leitz 7, Oc. 2.

Fig. 10. 10. Schnitt, einwärts vom lateralen Pol der Linse aus einer Sagittalschnittserie vom 6 Monate alten Lachs Der vorhergehende 9. Schnitt enthielt nur die die Mitte dieses Schnittes der Campanula deckenden Retinapigmentzellen. Die Figur zeigt peripher Retinapigmentzellen, median die gestreckten Kerne der Muskelzellen der Campanula; die angrenzenden Theile sind bei x nur angedeutet; die Lage der Linse ist nicht eingezeichnet. Die Schnittdicke der zu den Fig. 7—10 benutzten Präparate beträgt 0,01 mm. Vergr. Leitz 7, Oc. 2.

Fig. 11. 29. Schnitt (vom nasalen Rande des Auges aus gerechnet) einer Querschnittserie vom 35 Tage alten Lachsembryo. Der Schnitt ist nicht ganz symmetrisch geführt. Der ciliare Theil der Augenblase ist auf beiden Augen in diesem Schnitte dorsal verdünnt, ventral im links in der Figur gelegenen Augenschnitt etwas breiter als rechts. Der Schnitt geht durch die erste, noch ganz zarte Anlage des Chiasma nervorum opticorum. Der N. opticus des rechten Auges geht vor dem des linken her (in der Figur sind rechts und links des Embryo miteinander vertauscht, weil man von der Kopfspitze aus auf die Vorderseite des Schnittes sieht).

Unter dem dritten Ventrikel, III., liegen die noch hohlen Opticusstiele. — Fixirt in Flemming'scher Lösung. Vergr. Leitz 2, Oc. O, eingeschobener Tubus.

Fig. 12. Auge aus dem 39. Schnitt derselben Serie. (Das Auge entspricht dem in der Figur rechts gelegenen.) N. o. = N. opticus. Dieselbe Vergrösserung wie vorher.

Fig. 13. Auge derselben Seite aus dem 43. Schnitt derselben Serie. Dieselbe Vergrösserung wie in den vorhergehenden Figuren.

Fig. 14. Aus dem vierten Schnitt ventral zur unteren Linsengrenze einer in dorso-ventraler Richtung angefertigten Serie vom Kopf eines 52 Tage alten Lachsembryo. Sublimatessigsäurepräparat in Hämatoxylin gefärbt.

N. ol. = N. olfactorius; M. r. m = M. rectus medialis oder anterior, wenn man von der für den Menschen gültigen Bezeichnung absieht und in den Fischkopf den Muskel richtig orientirt; N. o = N. opticus, M. r. i. = M. rectus inferior, M. r. lts. = M. retractor lentis, v. Ak. = vordere Augenkammer, Kh = Kiemenhöhle.

Der caudale Rand der in den Glaskörper zu beiden Seiten des Augenspaltes vorragenden Augenblase ist der ganzen Länge nach im Schnitt getroffen, weil er nach dem medialen Pol des Auges zu nicht so rasch an Länge abnimmt, als der in dem lateralen Theile verdickte apicale Rand. Im Glaskörper und Augenspalt ein Gefäss. Der N. opticus ist im Querschnitt getroffen, weil er in seinem weiteren Verlauf zum Hirn stark ansteigt. In der im Schnitt getroffenen mittleren Zone der Nasengrube fehlt das Deckepithel des Ectoderm, das an den seitlichen Parthien der Nasengrube wie am sonstigen epithelialen Ueberzug des Körpers vorhanden ist. Vergr. Leitz 2, Oc. O.

Fig. 15. 10. Schnitt nach dem ersten Auftreten der Campanula aus einer Sagittalschnittserie durch den Kopf eines 2,4 cm langen Lachses. Kleiner, ventraler Ausschnitt des Auges. ch = Chorioidalpigment an der dorsalen Seite des Campanula, r = retinales Pigment auf der apicalen und caudalen Seite derselben, g = Gefäss der Campanula, R = Retina, Ch = Chorioides, Sc = Scleraknorpel. Vergr. Leitz 2, Oc. O, eingeschobener Tubus.

Fig. 16 und 17. Ventrale Abschnitte des Auges aus einer Sagittalschnittserie vom Kopf eines 66 Tage alten Lachsembryo. Sublimatessigsäurepräparate, Hämatoxylinfärbung. Fig. 16 aus der lateralen Zone, Fig. 17 aus der medialen Zone des Auges.

R = Retina, M = das den Augapfel noch stellenweise umgebende undifferenzirte Mesoderm; Ch = Chorioides, Sc = Scleraknorpel.

In Fig. 16 ist der Scleraknorpel auf eine kürzere Strecke hin entwickelt als in der medialen Zone des Auges in Fig. 17; ebenso ist in Fig. 16 die Differenzirung der Retina nicht so weit vorgeschritten als in Fig. 17. In Fig. 17 ist der caudal zum Augenspalt gelegene Rand der Augenblase relativ länger. In

Fig. 17 sind ausser den Gefässen im Augenspalt noch Glaskörpergefässe vorhanden. Vergr. Leitz 2, Oc. 0, eingeschobener Tubus.

Fig. 18 und 19. Ventrale Abschnitte des Auges aus einer Sagittalschnittserie vom Kopf eines 42 Tage alten Lachsembryo, fixirt in Flemming'scher Lösung.

Fig. 18 aus der medialen Zone, Fig. 19 aus der lateralen Zone des Auges. Dasselbe Verhältniss zwischen apical und caudal zum Augenspalt gelegenen freien Rändern der Augenblase wie in den vorhergehenden Figuren. Die Retina ist hier noch nicht soweit differenzirt, als dass man ihre Schichten erkennen könnte. g = Gefässe im Augenspalt und im Glaskörper. Vergr. Leitz 5, Oc. 2, eingeschobener Tubus.

(Aus der Prosectur des städtischen Spitals in Odessa).

Weitere Untersuchungen über die Veränderungen der Nervenzellen in verschiedenem Alter.

Von

Dr. med. **M. Mühlmann**, Odessa.

Hierzu Tafel XII und XIII.

In meinen vorigen Untersuchungen (5 u. 6) habe ich nachzuweisen gesucht, dass in den menschlichen Nervenzellen schon in frühem Alter eine degenerative Erscheinung in Form von Fettpigmentbildung zu Tage tritt. Dabei habe ich im Anschluss an Rosin und gewissermassen auch an Obersteiner als den Termin der anfänglichen Entwicklung des Fettpigmentes im Allgemeinen das Pubertätsalter genannt. Seit der Publication meiner letzten Arbeit auf der Versammlung Deutscher Naturforscher und Aerzte in Aachen im September 1900 habe ich die Studien weiter fortgesetzt und bin nunmehr zum Schluss gekommen, dass der Termin viel früher zurückverlegt werden muss. Wie auf S. 152 der letzten Abhandlung entwickelt, beruhte die Feststellung des Pubertätsalters, als der Zeit der beginnenden Entwicklung des Fettpigmentes, auf folgende Thatsachen. Das Fettpigment tritt in den Nervenzellen des Erwachsenen in Form von hellgelbglänzenden Körnergruppen auf, die in einem bestimmten Theile des Zellleibes sitzen, ohne sich über das ganze Protoplasma zu zerstreuen, wie es bei der Fettmetamorphose der Fall ist; da bei den Kindern die mit Osmium geschwärzten Fettkörner keine festlocalisirte Lage im Zellleib hatten, sondern vereinzelt über das ganze Protoplasma zerstreut waren, da ausserdem die Körner bei frischer Untersuchung der kindlichen Nervenzellen den gelben Ton beinahe gänzlich verlieren und keinen Eindruck von Pigment, sondern direct von Fett machen, so nahm ich an, es handle sich dort um eine Fettmetamorphose, die durch die Infection, welcher die untersuchten Kinder unterlegen waren, verursacht wurde. Ich habe deshalb alle Kinder, bei welchen ich das Auftreten von Fettkörnchen in den Nervenzellen beobachtete, aus meiner Fettpigmentstatistik ausgeschlossen, und nur von dem Alter an das Auftreten des Fettpigments gerechnet, wo das letztere in Haufenform zur Beobachtung gelangt. Damals wurden der Untersuchung Nervenzellen von 6 Kindern im Alter von 1, 2, 3 und 8 Jahren ausgesetzt. Fettkörnchen wurden nur beim drei- und achtjährigen Kinde gefunden. Das erste starb an Lyssa, das zweite an septische Scharlach. Beim ersten war das Pigment, wie erwähnt, hellglänzend und ziemlich regelmässig über die Zellen, sowohl aus dem Rückenmark als aus dem verlängerten Mark und den Spinalganglien zerstreut; dabei waren einzelne Zellen gänzlich von den Körnchen frei. Beim zweiten war allerdings in einzelnen Zellen eine geringe Anhäufung von Körnchen zu constatiren, die schwache gelbe Tinction derselben hielt mich jedoch davon ab, sie zum Fettpigment zu rechnen, umsomehr als solche Anhäufungen auch bei der Fettmetamorphose beobachtet werden können.

Der weiteren Untersuchung wurde das Centralnervensystem von 8 Kindern ausgesetzt, wobei derselbe Plan wie früher beibehalten wurde. Die Kinder waren 2, 3 (2 Kinder), 4, 8, 9, 12 und 15 Jahre alt. Diagnosen: Nephritis, Hydrophobia, Combustio, Scarlatina und Typhus abd. Ausser der frischen Untersuchung der Präparate wurden Stückchen von verschiedenen Theilen des Rückenmarks, vom verlängerten Mark (Boden des 4. Ventrikels), von der Centralwindung des Gehirns und von den Spinalganglien auf verschiedener Höhe in Flemming'scher Lösung gebracht resp. nach Marchi behandelt.

Fettkörner wurden bei allen Kindern ausser dem 2 jährigen und einem 3 jährigen Kinde gefunden; das erste starb an Nephritis acuta, das zweite an Typhus. Beim 8, 9, 12 und 15 jährigen war eine gelbe Tinction der Körner zu constatiren; ebenso gut konnten einzelne Häufchen von ihnen nachweisbar werden, dann wurde auch die goldgelbe Färbung stärker ausgesprochen. Bei dem einen dreijährigen, ebenso wie beim 4, 8 und 9 jährigen Kinde waren die Fettkörner vereinzelt über die ganze Zelle unregelmässig zerstreut, wie auf Fig. 1 zu sehen ist. Ebenso war dies hauptsächlich die morphologische Vertretung der

Körnchen beim 12jährigen und die vorwiegende beim 15jährigen Knaben, obwohl bei beiden, besonders aber beim letzteren die Häufchenform ziemlich regelmässig beobachtet werden konnte.

Worum handelt es sich in den vorliegenden Fällen: um die normale Fettpigmenterscheinung oder um pathologische Fettmetamorphose? Ausser dem 4jährigen Fall von Combustio handelt es sich in den übrigen Fällen um Infectionsprocesse.

Gegen die Fettmetamorphose spricht ganz besonders ein Umstand, den Virchow in den Vordergrund für die Charakteristik der Fettmetamorphose stellt, die Abwesenheit von einer weiteren Stufe derselben, einem Zellzerfall. Wir finden nicht eine zerstörte Zelle, wir finden keine Fettkörnerkugel. Wenn ich die Abwesenheit derselben in zwei Fällen bei meiner ersten Untersuchung einem Zufall zuschreiben konnte, so lässt die vermehrte Zahl der Beobachtungen jetzt keinem Zufall den Raum. Gegen die Bedeutung dieses Merkmales der Fettmetamorphose treten alle übrigen zurück: das Betroffensein des Kernes, die Ungleichmässigkeit der Fettkörnchen, welche beide in unseren Fällen fehlen, was aber aus Rücksichten, die ich bereits hervorhob, von nebensächlicher Tragweite ist.

Wir dürfen also der Abwesenheit der gelben Tinction der Fettkörnchen in kindlichen Nervenzellen für die Analogie zwischen ihnen und erwachsenen keine Bedeutung zuschreiben und kommen dazu, der alten Virchow-Conheim'schen Auffassung zuzustimmen, dass die Nervenzellen von der pathologischen Fettmetamorphose gewissermassen eliminirt sind. Die Fettkörnchen der Kinder gehören zu denselben, welche bei Erwachsenen stärker goldgelb tingirt sind und in Häufchen den Nervenzellleib eingreifen. Sie stellen eine normale Erscheinung dar. Die morphologische Form ihres Auftretens beim Erwachsenen in Haufenform ist also für die Kinder nicht nöthig. Die gelbe Tinction ist bei Erwachsenen ganz besonders durch die massenhafte Anhäufung derselben stark ausgesprochen; bei der Betrachtung der einzelnen Körnchen kann man sich überzeugen, dass der Unterschied zwischen dem Kinde und dem Erwachsenen hierbezüglich minimal ist.

Fassen wir also die Ergebnisse dieser erweiterten Untersuchungen mit den früheren zusammen, müssen wir sagen, dass beim Menschen von den ersten Lebensjahren (nach meinen Beobachtungen vom dritten resp. vierten) an regelmässig in den Nervenzellen pigmentirte Fettkörnchen auftreten, die zuerst zerstreut, dann sich allmählich anhäufend das Protoplasma der Zelle besetzen und bereits im zweiten Lebensdecennium einen festen Platz im Zellraum einnehmen. Mit dem Alter häuft sich das Fettpigment im Centralnervensystem an, immer mehr Zellen und immer mehr Platz in den Zellen eingreifend, so dass bei Greisen die meisten Zellen mit den Körnchen gestopft sind und oft nur ein kleiner Protoplasmasaum in der Zelle davon frei bleibt. Der Kern scheint in der Regel unlädirt zu sein.

Obwohl die geschilderte Erscheinung ein regelmässiges Vorkommen darstellt, hat man es erst in den letzten Jahren als solches kennen gelernt. Pilcz (1) hat im Jahre 1895 hauptsächlich frische Präparate untersucht und mit der Natur der Erscheinung sich wenig beschäftigt; da er an einigen Zellen die Osmiumreaction probirte und die Körnchen dadurch dunkler gefärbt sah, so vermuthet er, es handle sich um Fett. Das erste Auftreten des Pigmentes, wie er es nennt, soll in den Spinalganglien im 6. Lebensjahr, im Rückenmark im 8. Jahr und im Gehirn im 20. Lebensjahr zur Beobachtung gelangen. Dies wurde von mir nicht bestätigt. Es lässt sich kein Unterschied im Auftreten der Fettkörnchen zwischen den verschiedenen Theilen des Centralnervensystems constatiren. Ich habe beim dreijährigen Kinde dieselben sowohl im Rückenmark als in den Spinalganglien, als in den Pyramidenzellen der Hirnrinde gefunden. Dass Pilcz „das Pigment“ in so frühem Alter noch nicht sehen konnte, darf Niemand wundern, wenn man berücksichtigt, dass er blos frische Objecte untersuchte. In diesen lassen sich die hellglänzenden Körnchen der kindlichen Nervenzellen im Zellleibe zerstreut sehr oft vermissen; sie waschen sich auch leicht ab. Für das Aufsuchen der Körnchen ist in diesem Fall die Osmiummethode unersetzbar: sie lässt kein Körnchen aus dem Auge fallen. Rosin (2), im Jahre 1896, trug zur Eruirung der Natur der Körnchen sehr bei, indem er die Fettnatur derselben hervorhob. Abgesehen von der Osmiumschwärzung ist von ganz besonderer Tragweite die Löslichkeit der Körnchen in Alkohol und Aether, worin man sich sehr leicht überzeugen kann, wenn man dünne Präparate nach 2—3 Tage langer Behandlung mit Alkohol und Aether in Osmium bringt: man erhält dann keine Schwärzung mehr. Ebensogut bewährt sich für den Beweis der fettigen Natur der Körnchen die Sudanfärbung, welche hierfür Rosin und Fenyvessy (3) vorschlugen. Allerdings konnte ich mich nicht im Unterschied überzeugen, welchen Sudan zwischen der Färbung der Körnchen und den Myelinscheiden bewirken soll; dass die Körnchen stärker roth gefärbt sind als die letzteren erklärt sich leicht aus dem Umstand, dass sie in Haufen liegen, vereinzelte Körnchen der Kinder färben sich mit Sudan ebenso, wie die Myelinscheiden der Nervenfasern. Indem die Lipochrombezeichnung einen chemischen Begriff darstellt, dessen Rechtfertigkeit für die Körnchen wissenschaftlich nicht festgestellt ist, enthalte ich mich dieser von Rosin vorgeschlagenen Bezeichnung derselben, umsomehr als dadurch den Körnchen eine bestimmte biologische Bedeutung zugeschrieben wird, mit welcher ich nicht einverstanden bin. Ich ziehe die von mir bereits angewandte Bezeichnung Fettpigment oder einfach Fett vor, um die Forschung durch zweifelhafte Terminologie nicht zu hemmen.

Die Entwickelung des Pigmentes in verschiedenen Altersstufen hat Rosin wenig interessirt; von jungen Individuen hat er blos zwei untersucht: ein 14 Monate altes und ein 17 jähriges. Die Nervenzellen des ersteren waren durch Osmium wie bestäubt, die des zweiten enthielten bereits reichliche Körnchen; indem er den Lipochrombefund beim ersteren als zweifelhaft hinstellt, sagt er in seiner ersten Arbeit, dass das Pigment vom Pubertätsalter, in der zweiten aber (mit Fenyvessy), dass es von der Kindheit an sich entwickelt, ohne neue Thatsachen zur Rechtfertigung dieser Behauptung anzuführen.

Das jüngste der von Obersteiner (4) untersuchten Individuen war 14 Jahre alt; von diesem Alter an stellte Obersteiner die Anwesenheit des Fettpigmentes in den Gliazellen der Mollecularschicht der menschlichen Hirnrinde fest.

Wenn wir eine Erscheinung feststellen, die sehr leicht zu beobachten ist und die regelmässig in jeder menschlichen Leiche, nach meinen Untersuchungen vom 3. Lebensjahre an, zu finden ist, so entsteht unwillkürlich die Frage, warum man denn dieselbe bis zu den allerletzten Jahren vermass, und wenn man sie sah, man derselben keine Achtung schenkte. Dafür giebt es mehrere

Ursachen. Erstens, werden zu den Untersuchungen normaler Nervenzellen der Säugethiere Kaninchen, Meerschweinchen gebraucht, bei welchen das Fettpigment, namentlich bei nicht sehr alten Thieren, beinahe fehlt. Zweitens, störte sehr die Untersuchung die Bezeichnung Pigment, welche den Körnchen zugeeignet war. Die Pigmente haben bis jetzt eine ziemlich stiefmütterliche Stellung in der Biologie; sollte jemand die Erscheinung in den Zellen gesehen haben, so glaubte er dadurch, dass er sagte, es wäre Pigment, die Frage nach der Natur derselben gelöst zu haben.

Aber am meisten schadeten der Untersuchung des Fettpigmentes die herrschenden Methoden der histologischen Untersuchung der Nervenpräparate. Die Labilität der frischen Objecte zwingt behufs Untersuchung der Nervenzellen dieselben künstlich zu fixiren und zu härten. Zu diesem Zweck gebraucht man Chromsäure, Sublimat etc., worauf die Präparate in Alkohol kommen, oder aber die Präparate werden direkt mit Alkohol behandelt, welcher die Fettkörnchen auflöst. Falls der zur Fixation oder zur Härtung gebrauchte Alkohol dies noch nicht gethan, beendigen die Auflösungder Fettkörnchen die üblichen Methoden des Einschlusses der Präparate in Celloidin oder in Paraffin, wobei sie vorerst in Aether oder in Xylol, Chloroform etc. kommen müssen. Auf diese Weise gelangt zur Untersuchung ein Präparat, welches kein Fett mehr enthält, und vom Fettpigment nur ein bald gelbliches, bald bräunliches Netz hinterbleibt, welches fälschlich für den natürlichen Befund gehalten wird; es ist dabei gar nicht der böse Wille des Beobachters Schuld, wenn er von „Pigment“ in den Nervenzellen spricht. Besonders rückte Nissl's Methode diese normale Erscheinung in den Hintergrund. Nachdem die Präparate mehrere Tage mit Alkohol bearbeitet werden, wodurch das Fett gänzlich eliminirt wird, werden sie mittelst Anilinfarben gefärbt, welche jeden Rest von Pigment dem Auge entwischen; auf diese Weise werden wir durch diese Methode, welche uns der Natur näher bringen will, von der Natur noch mehr entfernt. Die einzige Methode, welche die Möglichkeit bieten könnte, das Fettpigment näher kennen zu lernen, wäre diejenige von Marchi, weil dabei Osmiumsäure angewendet wird (die nachträgliche Behandlung mit Alkohol löst bekanntlich die erhaltene schwarze Färbung nicht mehr). Aber

Marchi's Methode wird gewöhnlich zu pathologischen Zwecken angewandt, und beinahe jeder Befund von schwarzen Körnchen in den Zellen wird als pathologische Erscheinung gedeutet.

Meistens aber werden die Marchi'schen Präparate dick geschnitten und bei schwacher Vergrösserung betrachtet, weil die Behandlung die Feststellung von Fasern- resp. von Systemerkrankung bezweckt; auf Zellen wird dabei wenig geachtet.

Ich darf vielleicht nochmals daran erinnern, dass ich für die fettige Natur der Körnchen nicht allein die Osmiumschwärzung massgebend halte, sondern ganz besonders die Löslichkeit derselben in Alkohol und Aether. Was die Frage betrifft, ob nicht etwas anderes ausser Fett in den Zellen geschwärzt wird, so wird sie theilweise durch die Untersuchungen von Ledermann (7) theilweise durch diejenige von Wlassak (8) in der Weise gelöst, dass nur Fett sich durch Osmiumsäure in jeder Beimischung (Chromsäure) schwarz färbt, während andere verwandte Substanzen sich dabei anders verhalten. Da die Hornschicht der Haut bei Osmiumbehandlung tiefschwarz gefärbt wird, so kann die Frage aufgestellt werden, ob nicht etwa Hornsubstanz durch Osmium geschwärzt wird: dann würde man noch an die Möglichkeit von Keratingehalt in den Nervenzellen denken müssen. Als ich aber die Haut vom Menschen, Kaninchen, Meerschweinchen und weisser Ratte mit Alkohol und Aether 3 Tage behandelte, ergab die nachträgliche Osmiumbehandlung keine Schwärzung mehr. Keratin löst sich weder in Alkohol noch in Aether; es wird also in der Haut nicht durch die Osmiumsäure geschwärzt. Die Schwärzung wird in der Haut wohl durch diffus gelöstes oder vertheiltes Fett verursacht.

Bezüglich der Bedeutung des Fettpigmentes finden wir in der Literatur keine Angaben. Pilz und Obersteiner sagen, dass darüber nichts bekannt ist. Rosin meint, dass die Erscheinung nichts pathologisches darstellt; dafür spricht auch die Bezeichnung Lipochrom.

Ich habe schon mehrmals den regressiven Charakter der Erscheinung hervorgehoben und will diesmal meinen Standpunkt etwas ausführlicher begründen.

Zunächst berief ich mich (5) auf die Thatsache des rückständigen Wachsthums des Gehirns im Allgemeinen. Diese Thatsache ist durch Gewichtsstudien an mehreren Tausenden von Gehirnen mit sorgfältiger Wahl von Material ausreichend festgestellt. Das Gehirn erreicht sein maximales Gewicht bei Männern im 15. Lebensjahre (1490 gr.), bei Frauen im 14. Jahre (1345 gr.); darauf sinkt das Hirngewicht bis zum Alter (näheres finde man in Vierordt's Tabellen bis zum 25. Lebensjahre und bis zum Greisenalter bei mir). Warum hört das Hirnwachsthum früher auf als das Wachsthum des Organismus? Es müssen also Hemmungen vorhanden sein, die sein Wachsthum aufhalten. Die Berechnungen des relativen Hirnwachsthums zeigen, dass diese Hindernisse viel früher als im Pubertätsalter (14—15 Jahren) zu wirken anfangen. Wenn man das Wachsthum des Gehirns mit demjenigen des ganzen Körpers vergleicht, so erweisst sich, dass beim Neugeborenen das Hirngewicht 12,6 % des Körpergewichtes ausmacht, beim zweijährigen Knaben 10,8 %, beim dreijährigen 9,5 % u. s. w. immer weniger und weniger, so dass das Hirngewicht des 14 jährigen Knaben 4 % und das des Erwachsenen 2 % des Körpergewichtes beträgt. Im Vergleich mit dem Körperwachsthum wird das Hirnwachsthum schon von den ersten Lebensjahren an gehemmt. Hier ist nicht der Platz, die Ursache dieser Erscheinung zu suchen; darüber habe ich in meiner Alterstheorie das Nähere vorgebracht. Für uns ist jetzt wichtig die Thatsache selbst festzustellen.

Nachdem wir aus den makroscopischen Untersuchungen erfuhren, dass in der Entwickelung des Gehirns von den ersten Lebenstagen an Störungen auftreten, die, sich immer mehrend, im 14—15. Lebensjahr gänzlich das Hirnwachsthum stillstehen lassen und darauf sogar sein Gewicht herunterbringen, wollen wir auf mikroscopischem Wege nachsehen, worin sich diese Wachsthumshemmung äussert. Dass karyokinetische Theilungsfiguren der Nervenzellen selbst beim wachsenden Organismus nach der Geburt fehlen, ist eine bekannte Thatsache. Directe Theilung der Ganglienzellen des Menschen nach der Geburt hat ebensowenig Jemand beobachtet. Aber durch die Hemmung der Zellvermehrung kann man den Gang des Hirnwachsthums noch nicht erklären. Die gehinderte Vermehrung kann eine Verlangsamung und Sistirung des Wachsthums erklären. Wir sehen aber, dass das Hirngewicht vom 15. Lebensjahre an sinkt; es muss denn von dieser Zeit an unbedingt ein Verlust, eine Zerstörung von Substanz statthaben.

Die Untersuchung des Hirnwachsthums hat uns von selbst dazu gebracht, dass wir uns fragen müssen, ob nicht vielleicht die von uns beobachtete systematische Fettpigmententwickelung in den Nervenzellen eben jene mikroscopische Zeichen der Substanzzerstörung darstellen, welche wir behufs Erklärung des sinkenden Hirngewichtes suchen. Hierbezüglich müssen wir mit folgenden Thatsachen rechnen (dies werden also die zweite Reihe von Thatsachen sein, auf welche ich mich zur Begründung meiner Hypothese berufe).

An Stelle des Protoplasmas häuft sich in der Nervenzelle mit dem Wachsthum des Organismus stets vermehrend Fett an, welches hier in derjenigen morphologischen Form vertreten ist, welche wir bei der Fettmetamorphose gewöhnt sind zu sehen, mit dem Unterschied, dass es hier an Pigment gebunden ist. Fett, eine leblose Substanz, tritt an Stelle des Protoplasmas, der lebenden Masse auf. Unter den Bestandtheilen des Protoplasmas der Nervenzelle spielen Eiweisskörper, als mit lebenden Eigenschaften bewaffnete Substanzen, dieselbe grosse Rolle, wie sonst im thierischen Körper, und wenn wir alle Gründe haben sie als gleichmässig im Protoplasma vertheilt sich vorzustellen, so müssen wir einsehen, dass das Fett hier auch an Stelle des Eiweisses auftritt. Obwohl die Nervenzelle beim Erwachsenen um etwas grösser ist, als beim Kinde, sehen wir doch, dass das Fettpigment ein unverhältnissmässig immer viel grösseren Raum im Zellleib einnimmt. Auf Grund der von mir unternommenen Messungen der Spinalganglien nervenzellen konnte ich feststellen, dass, nachdem die Zelle eine gewisse Grösse beim Erwachenen erreicht hatte, sie mit dem fortschreitenden Alter des Individuums nicht mehr wächst. Der Fettpigmentgehalt der Zelle nimmt aber bis zum Greisenalter hin stets zu; das Fett tritt also ganz sicher an Stelle des Protoplasmas auf, welches aufgeht, zerstört wird. Aus diesem Grunde nannte ich den ganzen Process Fettpigmentmetamorphose.

Ich verstehe sehr wohl, dass das Sinken des Gewichtes irgend eines Organes aus ganz verschiedenen Ursachen zu Stande kommen kann; aber wozu brauchen wir alle mögliche Vermuthungen anzustellen, wo wir vor Augen den Zerstörungsprocess haben, welcher sehr leicht die regressive Entwickelung des Gehirnes erklären kann?

Nach den Untersuchungen von Weisbach (9) enthält das kindliche Gehirn mehr Wasser, als das Gehirn des Erwachsenen (selbstverständlich ist dabei der Blutgehalt ausgeschlossen). Sollte das Wasser als selbständiger Bestandtheil der Zelle beim Kinde stärker vertreten sein, so muss es wohl eine wichtige Rolle spielen, wenn es im wachsenden und rege thätigen Gehirn reichlich vorhanden ist; seine Verminderung wird dann wohl keinen Fortschritt, sondern einen Rückschritt bedeuten. Sollte aber der Wassergehalt des kindlichen Gehirns desshalb grösser sein, weil das letztere mehr hygroscopische Bestandtheile enthält, so kann der Wasserverlust durch die Verminderung der Eiweisskörper auf Kosten des gebildeten Fettes zustande gebracht werden. In beiden Fällen haben wir mit einem regressiven Process zu thun; der erste Fall stellt aber eine Vermuthung dar, der weiter keine Thatsachen zur Stütze stehen, für die zweite haben wir unabweisliche mikroscopische Bilder.

Es könnte vielleicht noch eine Möglichkeit Platz greifen, dass die Verminderung des Hirngewichtes mit dem Wachsthum des Organismus durch die Vermehrung von Myelin auf Kosten der schwereren Substanzen verursacht wird. Dies würde aber ebensowenig die Thatsache umstürzen, dass ein Substanzverlust vorliegt und dass wir mit einem atrophischen Process zu thun haben. Geben wir aber einmal zu, dass das Gehirn im normalen Zustande regressive Vorgänge durchmacht, so müssen wir in den normalen Grenzen ebensogut die Möglichkeit regressiver Vorgänge in seinen Zellen zulassen.

Die Betrachtung der Fettpigmentbildung als eines regrestiven Processes könnte noch durch folgende Thatsache gerechtfertigt sein. Bis zur letzten Zeit war die fettige Pigmentirung der Nervenzellen als eine Greiseneigenthümlichkeit gut bekannt. Alle Histologen und Neurologen, welche das Pigment in den Greisenhirnen beobachteten, zweifelten im Mindestens nicht daran, dass man hierin mit einem Zeichen der senilen Atrophie der Zelle, also mit einem degenerativen Process zu thun hat. Leyden (10), der die fettige Pigmentirung bei einem Greise beobachtete, war über dessen Ausdehnung in den Rückenmarkszellen derart erstaunt, dass er die progressive Muskelatrophie der alten Menschen der Pigmentatrophie der Ganglienzellen der Vorderhörner zuschreiben möchte. Ebenso sind die Beobachter, welche diese Erscheinung bei verschiedenen Kranken sahen, geneigt, an der Erkrankung der betreffenden Personen (paralysis progressiva, paralysis agitans u. A.) die Fettpigmentirung der Nervenzellen schuldig zu machen. Wir bringen somit nichts Neues hinein in der bereits vorhandenen Schätzung der fettigen Pigmentirung der Nervenzellen als eines degenerativen Processes: wir theilen blos mit, dass *man dieser Erscheinung falscher Weise eine irgendwelche specifische krankheitserregende Eigenschaft zuzueignen Recht hat, weil sie nicht allein bei Greisen und nicht allein bei Kranken, sondern auch bei Leuten jeden Alters, in gewöhnlichem Sinne vollkommen normalen, beobachtet wird.*

Wie reimen sich, wird vielleicht Jemand fragen, zwei so scheinbar entgegengesetzte Behauptungen: einerseits stellt die Fettpigmentirung einen degenerativen, atrophischen Process dar, andererseits kommt er im normalen Organismus vor? Das ist es ja, dass wir hier gerade mit einer derartigen atrophischen Erscheinung zu thun haben, welche dem normalen Organismus als unbedingtes Wachsthumspostulat eigen sind. Bekanntlich kommt im Organismus während des ganzen Lebens Verhornung, also Necrotisirung des Hautepithels vor, schleimige Metamorphose des Schleimhautepithels, Fettdegeneration des Talgdrüsenepithels, bei Frauen rege Zerstörung der Eizellen etc., kurz eine ganze Reihe von Processen, die ich im Allgemeinen zum dritten Stadium der während des Wachsthums zu beobachteten Atrophien zuzählte und als *necrotisirende Atrophie* chrakterisirte (11). Hierzu gehört also auch die Fettpigmentirung der Nervenzellen, welche somit eine normale Erscheinung regressiven Charakters darstellt.

Die Betrachtung der Fettpigmentirung der Nervenzellen als eines degenerativen Processes könnte vom Standpunkte der herrschenden pathologischen Schule auf die Erwiderung stossen, dass ein degenerativer Process in sich den Begriff von einer gänzlichen Rückumwandlung, Zerstörung, Necrotisirung trägt; so führt die Fettmetamorphose zu einem völligen Zerfall der Zelle, die hyaline, amyloide Degeneration bringen das lebende Protoplasma gleichfalls um und vernichten die normale Function der Zelle, wogegen wir von der Nervenzelle diesbezüglich nichts wissen. Ob die Fettpigmentirung zur völligen Zerstörung der Zelle führt oder nicht, ist vorläufig wirklich unbekannt. Solange dies nicht bewiesen ist, müssen wir jedenfalls mit Lukjanow (12) daran erinnern, dass auch die Fettmetamorphose nicht überall einen gleichen Process darstellt; die Fettpigmentirung der Nervenzelle stellt einen Process sui generis dar, und es ist gar nicht nöthig ihn in die herrschende chablonmässige Gruppirung der regressiven Vorgänge hineinzuschieben, umsomehr als die Nervenzelle selbst sich in vieler Hinsicht sehr von den übrigen Körperzellen unterscheidet, in welchen die pathologischen Vorgänge sorgfältiger untersucht sind.

Man braucht deshalb keinen grösseren Werth einer anderen Entgegnung, die vielleicht eingeworfen wird, beimessen, dass bei den meisten Degenerationsprocessen und namentlich bei der Fettmetamorphose der Kern der Zelle früher oder später in Mitleidenschaft gezogen wird, wogegen er hier eigenthümlicherweise unangetastet bleibt. Wenn wir uns daran erinnern, wie wesentlich der Kern der Nervenzelle von dem der anderen Zellen sich unterscheidet, dass er in morphologischer Hinsicht keinen Prototypus in den jeglichen Kernformen des vielzelligen Organisums hat, wenn wir erwägen, wie verschieden das Protoplasma der Nervenzellen vom Protoplasma anderer Zellen in chemischer Beziehung reagirt, und zwar in dem Sinne, dass die Reactionen des Protoplasma der Nervenzellen in vielem den Reactionen der Kernstubstanzen anderer Zellen analog sind, indem sie basophile Körner (Nissl's) enthält und somit viel mehr Kernsubstanz vielleicht in sich birgt, als das Protoplasma anderer Zellen, werden wir nichts wunderbares darin finden, dass die Nervenzelle auf pathologische Einwirkung anders reagirt, als die sonstigen Körperzellen. Es ist wohl möglich, dass die Läsion der chromophilen Protoplasmakörner, welche hier unzweifelhaft stattfindet, indem bei älteren Personen beinahe der ganze Zellleib in den Process der fettigen Pigmentirung eingegriffen wird, der Läsion der Kerne anderer Zellen analog ist.

Ich brauche wohl kaum noch die Frage discutiren lassen zu müssen, ob wir hier nicht etwa mit einer Fettinfiltration zu thun haben. Die letztere stellt übrigens einen physiologischen Vorgang vor, wenn Fett an bestimmten Orten abgelagert wird oder wenn es transitorisch, wie z. B. manchmal in der Leber, vorkommt, sonst ist der Process ebenso pathologisch wie die Fettmetamorphose und nach neuen Untersuchungen wird die Grenze zwischen beiden sehr schwer zu ziehen sein. In unserem Fall liegt ein ziemlich regelmässiger morphologischer Unterschied sowohl von der Fettinfiltration als von der Fettmetamorphose vor: erstens bei Erwachsenen die Lage des Fettpigmentes an ganz bestimmten Orten der Zelle, zweitens aber gewöhnlich die Gleichheit der Körnergrösse, welche sowohl bei der Fettmetamorphose, als namentlich bei der Fettinfiltration fehlt. Bei der ersteren werden oft ebenso kleine Fettkörnchen gefunden, wie bei der Fettpigmentirung, sie sind aber nie so regelmässig gleich an Grösse wie hier. Auch ist die Form der Fettpigmentkörner nicht geometrisch rund, wie bei den echten Fettprocessen; da wo die Fettpigmentkörnchen in Gruppen angehäuft sind, sind sie oft durch die Anlagerung aneinander eckig.

Was den Einwand betrifft, dass ein Degenerationsprocess eine Abschwächung resp. eine Vernichtung der Function postulirt, so wissen wir doch über die Function der Nervenzelle so wenig, dass es wirklich kaum lohnend ist diese Frage zu berühren. Wir wissen aber sehr gut, dass keine einzige Zelle im Organismus in so ausgedehnter Weise wie die Nervenzelle die Fähigkeit compensatorischer Thätigkeit besitzt. Es genügt desshalb zu wissen, dass nicht alle Zellen in den Zerstörungsprocess eingegriffen sind oder dass in der Zelle noch unveränderte Theile vorhanden sind, besonders aber dass der Kern mit dem Kernkörperchen unlädirt sind um zu verstehen, dass die regressiven Veränderungen einen hohen Grad der Ausbreitung erreichen können ohne Abschwächung der Function und sichtbare krankhafte Veränderungen in den Verrichtungen des Körpers unbedingt hervorzurufen. Diese Ansicht hat eine morphologische Stütze in der Thatsache, dass es wirklich Wunder erregen kann, wie unangetastet derjenige Theil der Nervenzelle aussieht, welcher von der Fettpigmentbildung verschont bleibt. Er mag noch so gross oder klein sein, er mag bis zu einem schmalen Ring, wie z. B. in der Fig. 3 bei einem 80jährigen Individuum (die centrale Zelle) zu sehen ist, reducirt sein, er zeigt keine abnorme Veränderung, keine Vacuolisirung, keine sonstigen Zerklüftungen oder Hyalinisirung, die Farbenreactionen sind darin gut erhalten, kurz, es scheint, dass wir mit einem vollkommen gesunden Zellentheil zu thun haben. Ebenso gut sieht der Kern aus. Ich konnte zwischen dem Kern der kindlichen und dem der senilen Nervenzellen keinen Unterschied sowohl im Verhalten zu Farbstoffen als in frischen Präparaten constatiren; die Körnelung desselben, welche bei den Kindern beobachtet wurde, rührte wahrscheinlich von der Wirkung des Infectionsprocesses her. Der Fettpigmentirungsprocess scheint schleichend von Mollecül zu Mollecül in Appositionsform, ohne Tendenz Theile zu überspringen, das Protoplasma der Nervenzelle zu zerstören. Von den zahlreichen Folgerungen, welche sich aus meinen Untersuchungen ziehen lassen, will ich zwei hervorheben.

Es wurde bereits erwähnt, dass einige Neuropathologen den Befund von fettiger Metamorphose der Ganglienzellen bei nervösen Kranken (progressiver Paralyse, Paralysis agitans, bei Systemerkrankungen) mit der Krankheit in ursächliche Beziehung bringen. Die Ergebnisse der obigen Untersuchungen zeigen, wie vorsichtig man bei derartigen Schlüssen sein muss. Es soll damit nicht gesagt sein, dass die Nervenzellen etwa nicht spezifisch durch die eine oder die andere pathologische Einwirkung erkranken können; es sei damit blos an besondere Vorsicht gemahnt, welche jeden einzelnen Fall individualisiren und vor Allem die Frage lösen lässt, inwiefern die pathologischen Veränderungen diesem oder jenem Alter als normale Erscheinungen eigen sind. Wir besitzen vorläufig noch kein genaues Kriterium, um zu sagen, wie hochgradig die Veränderungen in jedem einzelnen Alter sein müssen; unsere Untersuchungen ergeben blos eine allgemeine Vorstellung von der Sache, indem sie lehren, dass die Veränderungen beim Kinde schwach und mit dem Alter stärker werden. Man kann also sicher nur dann von specifisch-pathologischer Fettdegeneration sprechen, wenn man beim Kinde ebenso starke Fettmetamorphose findet, wie beim Erwachsenen. Beim Erwachsenen wird man dagegen dann von Anomalie sprechen können, wenn man in seinen Zellen gar nicht oder wenig Fettpigment finden wird, wie beim Kinde, oder wenn die Fettkörnchen bei frischer Untersuchung keine Goldgelbfärbung zeigen werden. Auf Grund des Osmiumpräparates wird man in Fällen starker Fettmetamorphose nie ein richtiges Urtheil in Bezug auf die Pathologie des Falles abgeben können.

Die andere Schlussfolgerung betrifft die biologische Bedeutung des Fettpigmentes. Wenn man bedenkt, dass in Zellen des normalen Organismus systematische Veränderungen regressiver Natur von den ersten Lebenstagen bis zum Tode hin beobachtet werden, wenn man in Rücksicht zieht, dass diese degenerativen Veränderungen die Zellen des centralen Nervensystems ergreifen, wird man wohl in Anbetracht der hervorragenden Rolle, welche das Nervensystem in der Wirthschaft des Organismus spielt, kaum Wunder nehmmen, dass ich mir auf Grund der vorgeführten Beobachtungen eine weite Verallgemeinerung bezüglich der Ursache der senilen Atrophie und des Todes erlaubte. Eine specielle Besprechung dieser Frage begann ich bereits an einem anderen Orte (5). Indem ich hier mich mit dem Hinweis auf mein Buch beschränken muss, will ich mir blos eine kurze deutlichere Formulirung meiner Ansicht vom Zusammenhang zwischen dem morphologisch regressiven Process in den Nervenzellen und den Functionen des Organismus gestatten.

Dank der hochgradigen compensatorischen Fähigkeit des Protoplasmas der Nervenzelle übt der degenerative Vorgang, welcher von den ersten Lebensjahren sich in demselben beobachten lässt, keinen schädlichen Einfluss auf die Verrichtungen des Organismus aus. Auf diese Weise vermag die Compensationsthätigkeit des unversehrten Protoplasmas die Aeusserung der pathologischen Wirkung der Fettmetamorphose gewissermaassen zu verschleiern. Mit dem Maasse aber, als die Zahl der Fettkörnchen sich in den Nervenzellen vermehrt und die Zahl der betroffenen Zellen vergrössert wird, vermindert sich sowohl die Masse des activen Protoplasmas und damit in Zusammenhang seine compesatorische Thätigkeit, so dass schliesslich die pathologische Seite die Oberhand nimmt und in der Functionsausübung des Organismus sich Defecte merkbar machen, welche das höhere Alter charakterisiren. Der stets weiter fortschreitende Degenerationsprocess in den Zellen vermindert die functionelle Fähigkeiten des Organismus in immer höherem Grade, und wenn die Läsion in die wichtige

Lebenscentra, in die Medulla oblongata stärker eingreift, kommt das Leben zu Ende.

An der Läsion der letzteren Centra kann man sich durch unmittelbare Beobachtung überzeugen: die Fig. 3 giebt ein Urtheil ab von der Fettpigmentmetamorphose, welche der Hypoglossuskern einer 80jährigen Greisin erlitten hat. Analoge Fettpigmentphänomene kann man bei hohen Greisen im Vaguskern beobachten.

Vergleichshalber füge ich noch eine Abbildung von den Zellen aus derselben Hirnstelle bei einem 18jährigen Manne hinzu (Fig. 2). Wir treffen hier gerade die Mittelstufe zwischen dem kindlichen und dem Greisenbefund. Einerseits treten hier die Körnchen noch ziemlich zerstreut über den ganzen Zellleib auf und häufen sich noch nicht dicht an einer Stelle des Protoplasmas an, wie es nach dem 20. Lebensjahre meist der Fall ist. Andererseits sind sie zwar auf dem ganzen Querschnitt der Zelle zu sehen, sie sind aber viel dichter an einem Orte aneinander gedrängt, als es beim Kinde der Fall ist.

Literatur.

1. Pilcz, Beitrag zur Lehre von der Pigmententwicklung in den Nervenzellen. Arbeiten aus dem Institut von Obersteiner Bd. III. 1895.
2. Rosin, Ein Beitrag zur Lehre vom Bau der Ganglienzellen. D. m. W. 1896. No. 31.
3. Rosin und Fenyvessy, Ueber das Lipochrom der Nervenzellen. Virchow's Archiv. 1900.
4. Obersteiner, Zur Histologie der Gliazellen der Molecularschichte der Grosshirnrinde. Arbeiten aus dem Institut von Obersteiner. 1900.
5. Mühlmann, Ueber die Ursachen des Alters. Grundzüge der Physiologie des Wachsthums. Wiesbaden 1900.
6. Idem, Ueber die Veränderungen der Nervenzellen in verschiedenem Alter. Verhandl. der Deut. Pathol. Gesellschaft Bd. III. 1901. Refer. in Central. für Allg Pathol. und pathol. Anat. 1900.
7. Ledermann, Ueber die Osmirung der normalen Haut. Berl. klin. Woch. 1892.
8. Wlassak, Die Herkunft des Myelins. Arch. f. Entwickelungsmechanik Bd. VI. 1898.
9. Weisbach, Cit. nach Hammarsten. Lehrbuch d. phys. Chemie. 1899.
10. Leyden, Klinik der Rückenmarkskrankheiten. 1875.
11. Mühlmann, Atrophie und Entwickelung. Deut. med. Wochen. No. 41. 1900.

12. Lukjanow, Grundzüge der allgemeinen Pathologie der Zelle. Warschau 1890 (es giebt auch eine deutsche Uebersetzung).

Erklärung der Abbildungen auf Tafel XII und XIII.

Fig. 1. Theil eines lumbalen Spinalganglions eines 3jährigen Knaben. Flemming. Saphranin. Leitz Oc. 3. Ob. 7. Die durch Osmiumsäure schwarz gefärbten Fettkörnchen sind regelmässig über die ganze Zelle zerstreut. Viele Zellen sind noch von der Fettpigmentbildung frei.

Fig. 2. Aus dem Hypoglossuskern eines 18jährigen jungen Mannes. Flemming. Leitz Oc. 3. Ob. 7. In einzelnen Zellen sieht man bereits eine Anhäufung der Fettkörnchen; im übrigen Zellraum sind ausserdem vereinzelte Fettkörnchen, wie beim Kinde, sichtbar.

Fig. 3. Der Hypoglossuskern einer 80jährigen Frau. Flemming. Saphranin. Leitz Oc. 4. Ob. 4. In der Zeichnung ist der zellenlose Zwischenraum zwischen der Ependymauskleidung und der Zellenschicht abgekürzt dargestellt. Einige Zellen sind vollständig von den Körnchenhaufen ausgefüllt und nur ein geringer Protoplasmasaum bleibt davon frei. Es giebt hier keine körnchenfreie Zellen mehr.

(Aus dem anatomischen Institut in Strassburg).

Das Gefässsystem der menschlichen Milz.

Von

Dr. **Franz Weidenreich,**
Assistent am anatomischen Institut.

Hierzu Tafel XIV und XV und 1 Textfigur.

Inhaltsverzeichniss.

Einleitung.

Die alte Frage nach dem näheren Verhalten der Blutgefässe in der Milz, bestimmter ausgedrückt, die Frage, ob ein directer Zusammenhang zwischen dem das Blut zuführenden und dem zurückleitenden Gefässsystem besteht, oder ob zwischen diesen beiden Bahnen eine wandungslose Zone eingeschoben ist, haben neuere Untersuchungen wieder etwas zeitgemässer gemacht, ohne jedoch einwandsfreie Beweise für die Richtigkeit der einen oder der anderen Annahme bringen zu können. Die Thoma'schen Versuche und der als erbracht hingestellte Nachweis einer directen Verbindung des arteriellen und venösen Systems beim Hunde sind nicht ohne Widerspruch geblieben (Hoyer 00). Auch das genauere Studium der Wandung der capillaren Venen Billroth's, bes. durch Böhm und von Ebner, haben zu keinem besseren Resultate geführt, wenn auch letzterer Autor in dem Nachweis einer continuirlichen Membran ein wesentliches Argument für die geschlossene Blutbahn zu erblicken glaubt. Die Möglichkeit, eine Lösung der Streitfrage allein auf dem Wege der directen Injection in die Milzgefässe eines toten oder (nach Thoma 99) sterbenden Thieres herbeizuführen, ist nach einem genaueren Einblick in die einschlägige Literatur so gut wie ausgeschlossen, da stets auch bei dem sorgfältigsten und schonendsten Verfahren ein Austritt der Injectionsmasse aus der Blutbahn beobachtet wurde, ein Phänomen, das die Anhänger der geschlossenen Bahn als „Extravasat" bezeichnen, während es die Verteidiger der „intermediären" Bahn als einen positiven Beweis für die Richtigkeit ihrer Annahme zu deuten pflegen. Wer unbefangen, d. h. ohne von vornherein Stellung zu nehmen, die gesammte Literatur studirt, muss zu der Ueberzeugung kommen, dass, so absonderlich es auch zunächst ja erscheinen mag, beide Behauptungen vieles für sich haben, dass also neben einer unterbrochenen Bahn ein directer Uebergang zwischen Arterien- und Venen-System besteht. Solche „Vermittlungssüchtigen", wie sie Krah (77) zu nennen beliebt, hat es in dieser Frage immer gegeben und Anhänger beider Extreme liessen hie und da eine Bemerkung fallen, die zu dem Schlusse berechtigt, dass sie an die Möglichkeit dieser Einigung auf einer Mittellinie gedacht haben. Von den neueren Autoren ist Kultschitzky (95) und in gewissem Sinne auch Mall (00) hierher zu rechnen — auch Böhm (99) erwähnt z. B. kurz, dass er Bilder gesehen hat, die auf einen freien Beginn der Venen in der Peripherie des Malpighi'schen Körperchens bei „sonst geschlossener Blutbahn" hinweisen. Ich möchte gleich hier hervorheben, dass meine Befunde, die ich im Vorliegenden mittheile, die Richtigkeit dieser „vermittelnden" Annahme, wenn auch in etwas modificirter Form, mit, wie ich glaube, absoluter Sicherheit und einwandsfrei beweisen, mag auch die Thatsache ungewöhnlich erscheinen; eine Deutung derselben will ich am Schlusse der Abhandlung geben.

Untersuchungsmethoden.

Um an menschlicher Milz zu brauchbaren Resultaten zu kommen, ist m. E. die Verwertung von Leichenmaterial, das doch bestenfalls erst mehrere Stunden nach dem Tode entnommen werden kann, auszuschliessen und nur Material von Hingerichteten zu verwenden, das man sofort zu fixiren in der Lage ist. Aber auch hierbei sind gewisse Kautelen zu berücksichtigen und da ich besonders gute Erfahrungen mit der von mir angewandten Fixationsmethode gemacht habe, möchte ich besonders darüber berichten. Ich hatte Gelegenheit die Section eines 26 jährig. kräftigen und gesunden Justificierten c. 20 Minuten nach dem Fallen des Kopfes vorzunehmen. Von der sofort herausgenommenen Milz wurde die untere Hälfte abgetrennt und in kleinen Stückchen in die verschiedensten Fixirungsflüssigkeiten eingelegt, während der Rest von dem entsprechenden Venenast aus mit Zenker'scher Flüssigkeit injicirt wurde. Unmittelbar nach Beginn der Injection, die selbstverständlich unter kaum merklichem Druck vorgenommen wurde, floss zuerst Blut aus der angelegten Schnittfläche aus und schliesslich die reine Fixirungsflüssigkeit. Dabei war keine Vergrösserung des Volumens eingetreten und um absolut sicher zu gehen, kein irgendwie lädirtes Gewebe zu erhalten, wurde nur die untere Hälfte, die also von der Injectionsstelle am entferntesten war, in Scheiben geschnitten und in Zenker'scher Lösung auf 6 Stunden eingelegt. Dieser ganze Theil war überall vorzüglich fixiert und zeigte keinerlei Zerreissung des Gewebes; die capillaren Venen waren, wie die später mitgetheilten Maasse beweisen werden, nicht erweitert und mit Blut in normaler Weise gefüllt; dieses fehlte nur in den grösseren Balkenvenen, wo es eben durch die Injection ausgeschwemmt war. Die Präparate des nicht injicirten Theiles können zur Controlle verwendet werden. Weiterhin ist es ein unbedingtes Erforderniss, Serien anzufertigen, die am zweckmässigsten mehrere Hundert Schnitte betragen, damit man stets in der Lage ist, Gefässe auf grössere Strecken zu verfolgen; jedoch sollen diese Schnitte 3,5 μ nicht überschreiten, für besonders feine Structurverhältnisse ist eine noch geringere Dicke Erfordernis. Als Färbemittel habe ich als ausserordentlich vorteilhaft eine Dreifachfärbung mit Hämalaun, Orange und Rubin S. gefunden; man bringt den Objectträger einige Minuten in Hämalaun, dann 3—5 Minuten in die von Stöhr (01 S. 21) angegebene Lösung von Orange in 96 % Alcohol [1]), führt nach Abspülen die Schnitte für sehr kurze Zeit in absoluten Alkohol über und bringt sie dann für einen Augenblick (ausprobiren!) in eine concentrirte Lösung von Rubin S. in absolutem Alkohol, dann spült man kurz in absolutem Alcohol ab; weitere Behandlung wie üblich. Das Resultat der Färbung ist: Kerne dunkelblau, Protoplasma rosa, rothe Blutkörperchen und glatte Muskelzellen orange, Bindegewebe leuchtend rot. An Stelle von Hämalaun lässt sich sehr vorteilhaft, namentlich für Zellstructuren, Heidenhain'sches Eisenhämatoxylin verwenden, dann erscheinen die Kerne blauschwarz, das Protoplasma graurötlich, das übrige Gewebe bei genügender Differenzirung wie oben. Von Injectionen, wie sie bisher angewandt wurden, habe ich Abstand genommen aus Gründen, auf die ich später zurückzukommen haben werde, hauptsächlich aber deswegen, weil auf diesem Wege allein kaum wirklich unzweideutige Resultate zu erwarten waren. Es können hier nur solche Injectionen überhaupt in Frage kommen,

[1]) Es empfiehlt sich dabei soviel von der Orangestammlösung zuzusetzen, bis der Alkohol tiefgelb gefärbt ist.

bei denen die Injectionsmasse durch die Herzthätigkeit des lebenden Thieres selbst in die Circulation gebracht wird, also durch eine vitale Injection in die Vena jugularis, wie sie thatsächlich für diesen Zweck schon vor vielen Jahren und neuerdings wieder von Trzaska-Chrzonszczewsky (98) auf wärmste empfohlen wurde. Erst nachdem ich diese Methode bereits angewandt hatte, erlangte ich Kenntnis davon, dass sie von diesem Autor für die Milzuntersuchung schon befürwortet worden war. Zu einer derartigen Injection können natürlich nur solche Stoffe verwendet werden, die körniger Natur sind und sich im Gewebe leicht nachweisen lassen; hierzu gehören in erster Linie Tusche und Zinnober; allein in reiner Verreibung, und das ist selbstverständlich Erfordernis, damit der Lungenkreislauf passiert werden kann, sind die einzelnen Partikelchen wesentlich kleiner als rote Blutkörperchen, könnten also eventuell deswegen an Stellen gelangen, wo normaler Weise die Passage für diese Zellen unmöglich ist. Um auch diesem Einwand zu begegnen, machte ich auf den Rat meines Collegen des Herrn Dr. Gurwitsch hin Transfusionsversuche mit fremdem Blut. Dabei ergab sich als zweckmässigste die Transfusion von Hühnerblut, da die ovale Form und der Kerngehalt der roten Blutkörperchen der Vögel ihren leichten Nachweis im Gewebe ermöglicht. Hierbei besteht der, wie wir sehen werden, allerdings nur theoretische Nachtheil, dass die roten Blutkörperchen des Huhnes grösser sind als die der zum Versuche zu verwendenden Säugetiere (Kaninchen und Hund); der Durchmesser der Blutkörperchen beträgt nach Rollett (71 S. 276) für das Kaninchen 6,9 μ, für den Hund 7,3 μ und für das Huhn der kurze Durchmesser der Elipse 7,2 μ, der lange dagegen 12,1 μ; die Möglichkeit, dass die Vogelblutkörperchen zu Verstopfungen im Lungenkreislauf Anlass geben könnten, wenn sie sich mit ihrem längsten Durchmesser quer stellen würden, lag also vor; practisch aber passirten sie den Kreislauf ohne weiteres. Das Kaninchen starb zwar $2^1/_2$ Minuten nach Beginn der Injection, allein nicht an einer Lungenembolie, sondern anscheinend durch die Giftwirkung des fremden Serums, seine Blutkörperchen sahen auffallend hell und wie gequollen aus; was aber die Hauptsache war, die Vogelblutkörperchen fanden sich in grossen Mengen in der Milz. Im Gegensatz zum Kaninchen ertrug der Hund die Injection vorzüglich und wurde

6 Minuten nach Beginn derselben getötet. Dieser Befund steht also in Einklang mit den Angaben Landois' (93. S. 192) über die Transfusion. Selbstverständlich ist es für den von uns verfolgten Zweck völlig gleichgiltig, ob das Tier die Injection erträgt oder nicht; es genügt, wenn es nur solange lebt, bis die injicirte Masse den Kreislauf passirt hat und dafür sind nach Vierordt (citirt nach Landois 93 S. 173) für das Kaninchen 7,79'', für den Hund 16,7'' erforderlich. Nach Abschluss der Injection muss das Tier sofort und rasch getötet werden, am besten durch Nackenschlag; die Milz wird ohne Unterbindung der Hilusgefässe herausgenommen und in kleine Stücke zerschnitten und am besten in Zenker'scher Flüssigkeit fixiert.

Was die Bereitung der Injectionsmasse angeht, so empfehle ich folgendes Verfahren. Von der Tusche macht man sich eine sorgfältige Verreibung in physiologischer Kochsalzlösung, bis die Flüssigkeit tiefschwarz erscheint; für die Zinnoberaufschwemmung nimmt man $^1/_2$ Gelatinetafel und löst dieselbe durch Erwärmen in 100 ccm physiologischer Kochsalzlösung; da die Flüssigkeit leicht sauer reagirt, setzt man tropfenweise 10% Lösung von Natr bicarbonic. bis zur schwach alkalischen Reaction zu; dieser dünnen Gelatine wird unter stetem Verreiben portionsweise ein Kaffeelöffel Zinnober in der Reibschale zugefügt. Die Masse fault sehr leicht und ist daher erst kurz vor der Verwendung anzufertigen. Das Vogelblut zur Transfusion wird gewonnen, indem man einem Huhn den Hals durchschneidet und ausbluten lässt, durch Schlagen mit einen Holzstab wird es defibrinirt und durch engmaschigen Stoff filtrirt; es ist dann ohne weiteres injicirbar. Die zu injicirenden Flüssigkeiten werden auf ca. 35° erwärmt.

Es wurden vier derartige vitale Injectionen unter gütiger Assistenz des Herrn Privatdocenten Dr. Faust, dem ich deswegen zu besonderem Danke verpflichtet bin, vorgenommen und zwar 3 am Kaninchen und eine am Hunde:

Kaninchen I. Tuscheinjection in die V. jugularis dextra; zunächst wurden 5 ccm, nach $2^1/_2$ Minuten weitere 3 ccm langsam injicirt; das Thier zeigt keine besondere Reaction und wird ca. 5 Minuten nach Beginn der ersten Injection durch Nackenschlag getötet. Keine Lungenembolie. Milz in Stückchen zerschnitten und 6 Stunden in Zenker'scher Flüssigkeit fixirt.

Kaninchen II. Zinnoberinjection in die Vena jugular. dextra; 15 ccm wurden langsam und auf einmal injicirt; Thier ohne besondere Reaction; 3 Minuten nach Beginn der Einspritzung durch Nackenschlag getötet. In der rechten Lunge eine unbedeutende Embolie. Milz fixirt wie oben.

Kaninchen III. Injection von defibrinirtem Hühnerblut in die Vena jugul. dextra; es wurden langsam 10 ccm auf einmal eingespritzt; das Thier wird unruhig; nach 1$^1/_2$ Minuten weitere 5 ccm; es treten lebhafte Krämpfe auf. Das Thier stirbt $^1/_2$ Minute nach Beendigung der 2. Injection, also 2$^1/_2$ Minuten nach Beginn der ersten; unbedeutende Embolie im unteren Theile der rechten Lunge. Milz fixirt wie oben.

Hund (Spitz). Injection von defibrinirtem Hühnerblut in die Vena jugularis dextra; es werden langsam 20 ccm injicirt; das Thier ist unruhig, nach 1$^1/_2$ Minuten weitere 10 ccm injicirt ohne besondere Reaction; das Thier wird ca. 7 Minuten nach Beginn der Einspritzung durch Chloroform getötet. Kein Lungenembolie. Milz fixirt wie oben. Diese Hundemilz zeigte nach der Fixation dunkelbraune Flecke zwischen den Malpighi'schen Körperchen.

Auf die durch dieses Verfahren gewonnenen Resultate und ihre Verwerthbarkeit für die Frage nach den Circulationsverhältnissen in der menschlichen Milz werde ich unten zurückkommen.

Begriffsbestimmung.

Die Nomenklatur für die einzelnen Bildungen, welche die Milz zusammensetzen, ist in den vorliegenden Arbeiten eine so vielfach wechselnde, dass es oft schwer fällt, zu verstehen, was der Autor unter dieser oder jener Bezeichnung meint. Daher erscheint es mir zweckmässig, bevor ich mit der Beschreibung beginne, kurz die von mir angewandte Namengebung zu skizziren; ich halte mich dabei, soviel wie möglich, an die alten Bezeichnungen. Im verschiedensten Sinne ist das Wort Pulpa gebraucht worden, während ursprünglich darunter alles, was zwischen dem groben Maschenwerk der Balken gelegen ist, verstanden wurde, wenden viele Autoren diesen Namen auf das zwischen den capillaren Venen Billroths gelegene reticuläre Gewebe, der „Pulpa im engeren Sinne", an. Demgegenüber möchte ich an der alten, eben definirten Bezeichnung festhalten. Positiv ausgedrückt wäre also unter

Milzpulpa zusammenzufassen, die Blutgefässe nach ihrem Austritt aus den Balken nebst ihren mannigfachen Modificationen, die Lymphscheide der Arterien und die Malpighi'schen Körperchen und endlich das zwischen den dem Gefässsystem zugehörigen Bildungen gelegene Netzgewebe. Die Trennung in weisse Pulpa, Lymphscheide und Malpighi'sche Körperchen, und rothe Pulpa, das übrige Gewebe, halte ich zum Zwecke einer übersichtlichen Beschreibung für eine Erleichterung. Die Umhüllung der Arterien bezeichne ich als Lymphscheide, die Malpighi'schen Körperchen als Milzknötchen; die Bedeutung der Namen der einzelnen Abschnitte der Arterien ergiebt sich aus der folgenden Beschreibung. Für die capillaren Venen schlage ich die Benennung „Milzsinus" vor, für das zwischen ihnen gelegene Gewebe den Namen „Milzparenchym", entsprechend einer schon von älteren Autoren gewählten Bezeichnung, die ja allerdings bei der letzteren den Nachtheil hat, dass man zu dem Glauben gelangen könnte, als ob dieses reticuläre Gewebe den Haupt- und physiologisch wichtigsten Theil der Milz ausmachen würde, was genau genommen, nicht zutrifft; richtiger wäre jedenfalls der Namen „intervasculäres Netzgewebe", wie er von Billroth (61a S. 413) vorgeschlagen wurde; wohl ihrer Länge wegen hat sich aber diese passende Bezeichnung nicht einbürgern können.

Zurückleitende Gefässbahnen.

A. Balken- und Pulpavenen.

Es sind lediglich Zweckmässigkeitsgründe, die mich veranlassen, bei der Beschreibung des Gefässsystems gewissermassen von hinten zu beginnen, durch den bedeutenden Antheil, den aber gerade die Venen d. h. die damit im Zusammenhang stehenden Sinus an dem Aufbau der Milz nehmen, erscheint es angebracht und gerechtfertigt, sie zum Ausgangspunkte der Betrachtung zu machen. Da das Verhalten der grossen Aeste der Vena lienalis innerhalb der Milz gut bekannt ist, wende ich mich gleich zu den in Balken verlaufenden Venen; diese Balkenvenen sind nichts weiter als weite Gänge, die gewissermassen in das fibrilläre Gewebe der Trabekel eingegraben sind, als einzige Scheidewand von diesen besitzen sie eine einfache endotheliale Auskleidung, die aus spindelförmigen ca. 35 μ langen Zellen besteht mit ovalem

8 μ langen Kern; eigentlich abgeplattet sind die Zellen nicht (Fig. 1 u. 2 pe), sondern springen in das Lumen vor (5 μ an der Stelle des Kernes). Das gleiche Verhalten zeigen auch die Venen, die von den Balkenvenen sich abzweigen und in die Pulpa übertreten — Pulpavenen; am Anfange sind sie noch von dünnen Bündeln des Trabekels begleitet, die ihrer Wand noch in geringem Umfange anliegen, bis sich schliesslich keine Bindegewebszüge mehr in ihrer Umgebung finden; das Endothel bleibt unverändert, dagegen beobachtet man deutlich eine dichtere concentrische Anordnung von Fasern (Fig. 1 f) theils elastischer Natur — die Fortsetzung elastischer Trabekelfasern — um das Endothel herum, die aber im einzelnen von einander und von der Venenwand selbst durch dazwischen gelagerte freie Zellen, Leucocyten (l) und rothe Blutkörperchen (e) getrennt sind.

B. Milzsinus.

In die Pulpavenen münden in Form von breiten seitlichen Ausbuchtungen (Fig. 2, s_1, s_2, s_3) grössere bluthaltige Räume, immer mehrere gemeinsam, ein, die den wesentlichsten Theil der rothen Pulpa ausmachen. Diese Räume, die auf dem Schnitte bald als längere Kanäle, bald als Kreise erscheinen, stehen sämmtlich miteinander in Zusammenhang, bilden also einen dichten Plexus und vermitteln auf diese Weise auch eine Verbindung zwischen den Pulpa- und so auch den Balkenvenen. Der Querdurchmesser dieser Milzsinus (der capillären Venen Billroths) variirt, er schwankt nach meinen Messungen zwischen 12 und 40 μ; daneben aber beobachtet man häufig äusserst enge nach demselben Typus gebaute Kanälchen, deren Querdurchmesser nur 5 — 8 — 12 μ beträgt und welche die eigentlichen Anastomosen zwischen den grösseren Sinus zu sein scheinen, die in diese Kanälchen ab und zu unter Verengerung in Trichterform übergehen, ich bezeichne sie als Verbindungsröhrchen. In Fig. 3 vr ist ein solches auf dem Längsschnitte wiedergegeben, das allerdings den oben beschriebenen Uebergang in den Sinus nur auf der einen (rechten) Seite erkennen lässt.

Literatur: die erste genauere Angabe über die Milzsinus verdanken wir Billroth (61 a S. 412 u. f), der vor allem ihren Zusammenhang mit den Venen richtig erkannt und für sie ihres eigenthümlichen Baues und ihrer Anordnung wegen die Bezeichnung, „capilläre Venen" vorschlug, die er späterhin (62 a S. 459) durch cavernöse Milzvenen ersetzt wissen wollte. Die Angabe, die er über ihre Breite macht, 90—100 μ, stimmt jedoch nicht, offenbar liegt hier aber ein Versehen vor, da er den Durchmesser der Venen, die „aus einer Anzahl kleiner capillärer Venen entstehen“, also der Pulpavenen, auf 60 μ bestimmt. Entschieden verkannt worden ist ihre Bedeutung von Grohe (61 S. 327); seine als Milzkolben beschriebene drüsenartige Anhänge eines Kanalsystems sind, wie aus der genannten Beschreibung und den Abbildungen hervorgeht, identisch mit den Milzsinus. Schweigger-Seidel (63 S. 475) bestimmt ihre Breite im Mittel auf 35 μ, Koelliker (67 S. 458) auf 29—40 μ, Frey (74 S. 446) auf 11—27 μ. Legros und Robin (74 S. 394) auf 20 μ im Mittel, Böhm (99 S. 705) auf 30—70 μ und endlich v. Ebner (90 S. 267) auf 12—30 μ. Lange vor Billroth war übrigens schon bekannt, dass bluthaltige communicirende Hohlräume in der Milz beständen, die mit den Venen als in irgendwelcher Beziehung stehend gedacht wurden, sie wurden schon von Malpighi (1687 S. 298) durch Einblasen von Luft in die Venen dargestellt; de la Sône (1754 S. 80) behauptete ihren Zusammenhang mit der Milzvene mit Bestimmtheit; mit den corpora cavernosa penis sind sie von Johannes Müller (34 S. 89) verglichen worden, nach ihm haben sie keine deutliche Wand.

a) Endothelzellen.

Während, wie wir gesehen haben, noch die Wand der Pulpavenen den gleichen Bau wie die Balkenvenen, wenigstens in Bezug auf die endotheliale Auskleidung zeigt, weichen die Milzsinus um ein bedeutendes von jenen beiden venösen Räumen ab. Die concentrischen stärkeren Bindegewebszüge sind nicht mehr nachweisbar, an ihre Stelle treten eigenthümlich angeordnete Fasern, von denen weiter unten die Rede sein wird. Ebenso auffallend ist die Veränderung, die mit dem Endothel vor sich gegangen ist. Auf einem reinen Querschnitte durch einen Sinus Fig. 4 oder ein Verbindungsröhrchen erscheint das Lumen von lauter kurzen in das Innere vorspringenden Strichen (sz) begrenzt, die in regelmässigen Abständen von einander angeordnet sind und im wesentlichen ungefähr die gleiche Dicke und Breite mit minimalen Schwankungen aufweisen. An einzelnen Stellen findet man einen grossen, ziemlich weit in das Lumen vorspringenden Kern, der dort, wo er der Wand aufsitzt, abgeplattet (Fig. 3 u. 6 sk) und mit derselben durch eine breite protoplasmatische Brücke verbunden ist; ab und zu erscheint diese Verbindungsbrücke länger und dünner, ihr zur Seite liegen dann die bereits geschilderten Striche, überlagert von dem nun bedeutender ins Innere vorspringenden Kern (Fig. 4 sk). Dieser zeigt in keinem Falle eine irgendwie deutliche protoplasmatische Umhüllung nach dem Lumen hin, sondern seine Membran liegt völlig nackt, vom Blutstrom bespült (Fig. 6 sk). Bei Färbung mit Eisenhämatoxylin nehmen die Striche eine dunkelgraue Farbe an, bei starker Vergrösserung erkennt man dann, dass ihnen nach dem Lumen zu und etwas an den Seitenrändern noch eine spärliche weniger differenzirte Protoplasmaschicht aufsitzt, während die Zwischenräume zwischen den einzelnen Strichen nicht von Plasma ausgefüllt sind (Fig. 5 sz). Das Bild wird verständlicher, wenn man einen Längschnitt betrachtet. Schneidet derselbe durch die Mitte eines Sinus oder eines Verbindungsröhrchens durch, ohne dass die Wand in der Fläche zu Gesicht kommt, so erscheint das Lumen von einer *langen schmalen protoplasmatischen Faser begrenzt* (Fig. 3 sz.), einzelne tragen eine mittlere Anschwellung nach Innen zu, auf der dann der längsovale ziemlich grosse Kern aufsitzt. Ein Flächenbild der Sinuswand lässt eine grobe *Streifung* in der *Richtung der Achse* erkennen (Fig. 7—11), diese Streifung beruht auf der Anwesenheit sehr langer schmaler protoplasmatischer Fibrillen von c. 2 μ Durchmesser; die Fibrillen laufen alle unter einander parallel und enden ziemlich zugespitzt (Fig. 10 f); fast genau in der Mitte ihrer Länge liegt ein ziemlich grosser kugeliger, meistens aber längsovaler Kern (Länge 6—8 μ, Breite 5—7 μ), der die Fibrille an Breite bedeutend übertrifft, trotzdem diese in seinem Bereiche eine nicht unbeträchtliche Verbreiterung erfährt, (Fig. 7, 8, a); die Kerne liegen nicht in einer Reihe nebeneinander, sondern alternierend. *Man überzeugt sich leicht, dass jeder einzelnen Fibrille ein Kern zukommt* (Fig. 7 u. 8) und dass nicht etwa, wie das von *Böhm* (99 S. 705—707) behauptet worden ist, etwa ein halbes Dutzend dieser Fibrillen einen einzigen Kern besitzen (das Nähere bei der Besprechung der Literatur). Aus diesem Verhalten erklären sich die oben beschriebenen Bilder des Querschnitts; fällt derselbe etwa in die Ebene 1 von Fig. 8, so erscheint eine gleichmässige Strichelung wie in Fig. 4 bei sz, fällt er dagegen in die Ebene 2, so enstehen Bilder wie bei sk in Fig. 4, wo die Fibrillen unter dem Kern der Nachbarzelle durchlaufen.

Diese zelligen Elemente lassen sich an der frischen Milz *sehr leicht isolieren*, indem man mit einem Messer etwas stark drückend über eine neu angelegte Schnittfläche fährt, dazu braucht die Milz keineswegs macerirt zu sein; ich habe die Zellen auf die angegebene Weise erhalten aus Milzen, die nur wenige Stunden nach dem Tode und der noch völlig warmen und noch nicht totenstarren Leiche entnommen waren. Es genügt etwas von der ausgepressten rothen Masse einem Tropfen physiologischer Kochsalzlösung zuzusetzen, um reichlich Bilder zu erhalten, wie ich sie in Fig. 12 wiedergegeben habe. Im gestreckten Zustande (a) zeigen diese isolierten Zellen genau dieselbe Form, wie die von Schnitten (cf. Fig. 7 u. 8); es sind lange schmale Stäbe (Länge 70—120 μ, 95 μ im Mittel), weder „spindel"- noch „kahn"förmig, die in der Mitte einen seitlich und, wie Profilbilder lehren, auch nach innen stark vorspringenden längsovalen Kern erkennen lassen; ihres eigenthümlichen Habitus wegen möchte ich die Zellen mit dem kurzen Namen „Stabzellen" bezeichnen. Das Zellprotoplasma ist am frischen Object fein granulirt und weist keinerlei Andeutung einer fibrillären Structur auf. Die isolirten Zellen haben die Neigung sich nach innen halbkreisförmig umzubiegen und sich auf die Seite zu legen. Dann erscheint der in situ nach aussen gerichtete Rand in ziemlich regelmässigen Abständen eingekerbt (Fig. 12 i) und die Hervorragungen nach aussen (d) deutlich verdickt; wie Ansichten der Zelle von oben (a) beweisen, handelt es sich hierbei nicht um eine seitliche Verbreiterung, sodass diese Verdickung wohl auf eine Verdichtung des Protoplasmas an den zwischen den Einkerbungen gelegenen Stellen zurückzuführen ist. Ferner sind die isolirten Stabzellen im Allgemeinen etwas (c. 0,5—1 μ) breiter als die in situ befindlichen nicht nur in der Vorder-, sondern auch in der Profilansicht, so dass man wohl sagen kann, dass die Zellen in Folge ihrer Isolirung im Längsdurchmesser etwas ab und im Breiten- und Dickendurchmesser etwas zunehmen, dass sie sich also gewissermassen zusammenziehen.

Eine besonders auffallende Eigenthümlichkeit, die ich nirgends erwähnt finde, bietet nun noch der Kern der Stabzellen, sie ist um so wichtiger, weil sie ausschliesslich diesen Kernen zukommt und daher in zweifelhaften Fällen bei ungünstiger Schnittführung die Erkennung der Zellen ermöglicht. Wie ein Blick auf die Fig. 13 zeigt, finden sich in den Kernen, zwar nicht bei allen, aber doch bei den meisten, zwei in der Längsrichtung verlaufende, ziemlich breite und mehr oder weniger parallele doppeltconturirte Streifen (f), die bei Färbung mit Hämalaun oder Eisenhämatoxylin den Eindruck von Chromatinfäden machen; auch ihre Zahl ist nicht constant, manchmal beobachtet man nur einen Streifen (a), manchmal sogar deren drei (b). Sie laufen oft nach beiden Enden spitz zu, oft auch nur nach einem, während sie dann an dem andern zusammenhängen und in die Kernmembran überzugehen scheinen; im ersteren Falle haben sie deutliche Lancettform und erinnern so an Krystalloide. Die Conturen zeigen keinerlei Körnelung und der von ihnen begrenzte Raum sieht homogen und heller aus. Die Bedeutung dieser Bildung wird klar, wenn man einen reinen Querschnitt (Fig. 6f) betrachtet. An der Basis des Kernes bemerkt man in solchen Fällen eine, meistens zwei oder auch drei Einfaltungen der Kernmembran in das Innere des Kerns hinein; diese Falten gehen selten bis über die Mitte hinaus, erreichen sie in der Regel sogar nicht; sie sind auffallend schmal und mit Zellprotoplasma von der Basis her in Form von Leisten ausgefüllt. Wir haben also das eigenthümliche Aussehen des Kernes in der Ansicht von oben auf Faltenbildung seiner Membran zurückzuführen, die das besondere hat, dass sie stets nur in der Längsrichtung des Kernes, also parallel dem Sinuslumen, angeordnet ist. Dass es sich hierbei nicht etwa um ein Kunstproduct, ein Schrumpfungsvorgang oder ähnliches, handelt, sondern dass wir es mit einer wirklichen Structureigenthümlichkeit des Kernes zu thun haben, geht daraus hervor, dass man auch an frisch isolirten und in physiologischer Kochsalzlösung untersuchten Stabzellen bei richtiger Abblendung die gleichen Streifen im Kern unter dem Bilde einer stärkeren Granulirung nachweisen kann (Fig. 12 f). Derartige Faltungen der Kernmembran sind ja bekannte Erscheinungen; allein in so regelmässiger und auffallender Form, dass sie geradezu ein Characteristicum des Kernes bilden, sind sie wohl meines Wissens noch nirgends beobachtet worden. Ueber ihre Bedeutung vermag ich nichts auszusagen. Man könnte daran denken, dass sie dem Kern einen gewissen Spielraum zur Ausdehnung in der Quere geben, wenn dieser Durchmesser durch eine übermässige Füllung vergrössert wird; einen entsprechenden Versuch habe ich nicht gemacht. Jedenfalls kann man aber soviel sagen, dass, da die Faltung nur den Kernen der Stabzellen zukommt, jeder Kern, der sie zeigt, sicher dem Endothel eines Milzsinus oder einer Verbindungsröhre angehört; leider ist die Umkehrung dieses Satzes, d. h. dass ein Kern, der die Faltung nicht zeigt, nicht diesem Endothel angehört, nicht möglich.

Was die Bedeutung der Stabzellen angeht, so vermag ich hierüber ein bestimmtes Urteil nicht abzugeben. Sie unterscheiden sich jedenfalls in Form und Grösse vollständig von allen übrigen bekannten Gefässendothelzellen; am meisten ähneln sie entschieden Muskelzellen, an Isolationspräparaten glaubte ich auch einigemale etwas wie eine Theilung der Fibrille in zwei Fasern gesehen zu haben, das würde also die Aehnlichkeit vermehren; dass sie sich in 20% Salpetersäure und 32,5% Kalilauge isoliren lassen, beweist nichts, da ihre Isolirung überhaupt sehr leicht gelingt; eine Prüfung auf Anisotropie gab kein deutliches und verwerthbares Resultat. Nicht passt zum Character der Muskelzelle, die vorspringende Lage des Kernes und das Fehlen einer feinen fibrillären Zeichnung, auch liessen sie sich nicht durch Orange färben, wie das im Gegensatze dazu die Muskelzellen in den Balken in der schönsten Weise thun. Dagegen stimmen sie gerade in Bezug auf die Lage des Kerns, als auch in ihrem übrigen Habitus und ihrer Anordnung ausserordentlich mit den Muskelzellen der Schweissdrüsen überein, wie ein Vergleich mit den Abbildungen v. Brunn's (97 Fig. 86 A u. B S. 75) und Heerfordt's (00 Taf. 29 Fig. 47) ohne weiteres zeigt; auch die Aehnlichkeit mit den von diesem letzteren Autor aus der Pigmentschicht der Iris isolirten und für contractil gehaltenen Zellen (Taf. 23 Fig. 10 und Taf. 26 Fig. 30 und 34) springt in die Augen. So neige ich dazu, die Stabzellen für contractil zu halten, besonders auch deswegen, weil sich beim Menschen eine Entleerung der weiten, plexusbildenden Sinus ohne eine Muskelwirkung nicht gut denken lässt, und bei der nur geringen Entwicklung der Muskelzellen in den Trabekeln diesen nicht der Hauptantheil bei jener Function zugesprochen werden kann; wenn wir die Zellen der Pulpa aber daraufhin betrachten, welchen eine derartige Thätigkeit ihrer Form und Anordnung nach zuzuschreiben wäre, so können thatsächlich nur die Stabzellen in Betracht kommen. Auch aus der physiologischen Nothwendigkeit der Beteiligung von Wandelementen für die Entleerung der sinösen Bluträume möchte ich also die contractile Natur der Stabzellen für im höchsten Grade wahrscheinlich halten.[1])

Literatur: Ich sehe davon ab, hier alle die Autoren zu citiren, namentlich aus der älteren Literatur, die sich über die Frage der Endothel-

[1]) Weiteres s. unt. unter „C Blutbewegung in den Milzsinus" S. 287.

zellen geäussert haben. Bekanntlich wurden sie lange als Milzfasern beschrieben, bis man ihre Zugehörigkeit zum Gefässsystem erkannt hat. Allerdings hat noch im Jahre 1889 Malinin (S. 306) behauptet, dass diese Fasern die einzigen Zellelemente des eigentlichen Milzgewebes wären. Kowalewsky (60. S. 221) hat sie bei den verschiedensten Thieren isolirt und giebt auch vom Menschen (Taf. II Fig. 12. 2.) eine ziemlich gute Abbildung; Teilungen der Faser in zwei oder drei dünne Aeste sind von ihm beobachtet worden (S. 223); besonders hebt er hervor, dass sie nicht leicht mit Muskelfasern zu verwechseln seien. Billroth (61 a S. 414) vermisst die „spindelförmigen“ Zellen in den grösseren Venen und hebt (62 b S. 332) hervor, dass sie beim Menschen besonders auffallend seien, weil sie hier mehr isolirt bleiben, während sie bei einzelnen Thieren zu membranartigen Bildungen zusammenfliessen würden. Müller (65. S. 88) gibt die Länge der Zellen zu 20—50 μ, ihre Breite auf 3—8 μ an, auch er hat bisweilen verästelte Formen beobachtet und spricht ihnen eine gewisse Elasticität zu, vermittels deren sie nach Erweiterung des Gefässlumens rasch ihre frühere Form wieder annehmen könnten. Koelliker (67. S. 459) hielt sie für Muskelzellen, bevor er ihre endotheliale Natur erkannt hatte. Kyber (70. S. 565) gibt die Länge der Zellen auf 30 μ, ihre durchschnittliche Breite auf 3 μ an auf Grund von Isolationspräparaten aus frischer Milz; der Zellkörper sei durch den 3—7 μ breiten Kern seitlich ausgebuchtet. Henle (73 S. 579) bestimmt die Länge der Stabzellen auf 90—120 μ, die Kernbreite auf 10 μ und betont ausdrücklich, dass sie an glatte Muskelzellen erinnern, allein sich durch Form und Lage des Kernes von diesen unterscheiden würden; die Kerne sind nach ihm nicht nur im Querschnitt, sondern auch der Länge nach dicht aneinandergereiht; dies sei nur durch eine theilweise Deckung der Zellen ermöglicht. Whiting (97 S. 289 u. f.) beschreibt sie als Muskelzellen und hilft sich über die Schwierigkeit, einer Endothelzelle contractilen Character zuzuschreiben, einfach damit hinweg, dass er erklärt, den Sinuswänden käme überhaupt kein Endothel zu; in Fig. 16, Taf. 3 gibt er eine Abbildung davon aus der kindlichen Milz, woraus deutlich zu sehen ist, dass jeder einzelnen Fibrille ein Kern zukommt. Nach Böhm (99. S. 705 - 707) würde sich jede „spindel-“ im Modell „kahnförmige“ Endothelzelle, aus 3—7 dicken Stäben zusammensetzen, deren einzelner den Durchmesser eines auf die Kante gestellten rothen Blutkörperchens haben würde; diese Stäbe würden nach dem Ende der Zelle hin dünner werden und zusammenlaufen. Die Zwischenräume zwischen den einzelnen Stäben einer Zelle wären durch Protoplasma ausgefüllt; auf diese Structureigenthümlichkeit wäre die „Strichelung“ der Sinusräume auf den Querschnitten, die bald aus grösseren, bald aus kleineren Strichen bestände, zurückzuführen; es sei ihm nach vieler Mühe gelungen, die fraglichen Zellen auch an frischer Milz zu isoliren, man würde dann deutlich an ihnen die fibrilläre Streifung erkennen können, besonders nach Färbung mit Orcein. Auch v. Ebner (99 b. S. 268) beschreibt an den Zellen, deren Länge er auf 20—60 μ angibt, eine streifige Structur, die auf Querschnitten von Präparaten „als längslaufende, ziemlich dicke Fibrillen“ erscheinen würden. Aus diesem Grunde und wegen der Neigung zur welligen Biegung der Zellfortsätze hält er die Stabzellen für glatte Muskelzellen.

Kritische Besprechung der Literatur: Von meiner oben gegebenen Schilderung der Stabzellen weichen sehr wesentlich nur die Angaben von Böhm und auch v. Ebner's ab. Während ich behaupte, dass jede Fibrille, die auf dem Querschnitte als ein kurzer Strich, auf dem Flächenbild als lange Faser erscheint, einen Kern besitzt, lässt Böhm erst auf 3—7 solcher Striche, bezw. Fasern, einen Kern kommen, hält demnach die Zelle für grob gestreift. Zum Beweis der Richtigkeit meiner Ansicht habe ich nur nöthig auf meine Abbildungen Fig. 7 u. 8 zu verweisen und zum Vergleiche Fig. 12 heranzuziehen. Wäre die Böhm'sche Ansicht richtig, so müsste die isolirte Zelle den 4—5fachen Durchmesser besitzen, den sie thatsächlich hat. Ein einfaches Rechenexempel wird dies ergeben. Böhm sagt, jede Fibrille habe etwa die Dicke eines auf die Kante gestellten rothen Blutkörperchens, nach Rollett (71 S. 275) beträgt diese 1,9 μ; nehmen wir nun die Mittelzahl der von Böhm behaupteten Fibrillen, also 5, so würde der Durchmesser einer in Sublimat fixirten Zelle $5 \times 1{,}9\ \mu = 9{,}5\ \mu$ betragen, dabei ist das nach Böhm zwischen den Fibrillen gelegene Protoplasma noch nicht mitgerechnet, schlagen wir dafür nur den dritten Theil an, so erhalten wir die hübsche Breite von 13 μ; nach meinen Messungen beträgt aber die Breite der frisch isolirten Zelle am Kern 2,5—3,5 μ, gegen das Ende nur 1,5—2 μ, differirt also von der Breite einer Fibrille des fixirten Präparates nur um ca. 1 μ. Dass ich nicht etwa falsch gemessen habe, beweisen die Zahlenangaben der citirten Autoren; Müller berechnet die Breite auf 3—8 μ, Kyber auf 3 μ, Henle die des Kerns, der nach ihm bedeutend breiter ist als die Faser, auf 10 μ. Auch von Ebner scheint Böhm beizustimmen, wiewohl die Breite der von ihm in Fig. 1045 bei a (Flächenbild) abgebildeten isolirten Zellen bei Berücksichtigung der angegebenen Vergrösserung 500 nur 3 μ am Kern beträgt; (in der gleichen Weise berechnet sich übrigens auch die Zelllänge aus dieser Abbildung auf 85 μ und nicht auf 20—60 μ, wie es im Text heisst, es stimmt also auch die Länge factisch mit meinen und Henle's Messungen). Nun bildet Böhm seine isolirten Endothelzellen thatsächlich sehr breit ab (Fig. 2, S. 706), allein ich zweifle daran, ob diese Zellen wirklich Endothelzellen der Sinusräume sind, sie sind nämlich auffallend breit und kurz, und der Zellleib ragt zu beiden Seiten des Kernes vor; so sehen aber isolirte Stabzellen nicht aus, besonders nicht, wie sie im Schema Fig. 3 dargestellt sind, was ohne Weiteres ein Vergleich mit den Abbildungen Kowalewsky's, Koelliker's, Henle's, Whiting's, v. Ebner's, Stöhr's (01 Fig. 82, S. 115) und mit meiner Fig. 12 zeigt. Bestärkt werde ich in meinem Zweifel durch die Bemerkung Böhm's, dass es ihm erst nach vieler Mühe gelungen sei, die Zellen frisch zu isoliren; thatsächlich ist, wie ich oben angegeben habe und wie übrigens z. B. auch Stöhr (01 S. 124) erwähnt, nichts leichter als das, sodass aller Grund besteht zu der Annahme, dass die von Böhm in seiner Fig. 2 und 4 (S. 706 und 708) abgebildeten Zellen nicht Endothelzellen der Sinusräume sind, sie erinnern eher in ihrer Form an die Zellen der Pulpavenen, wie ich sie in Fig. 1 (pe) dargestellt habe. Ausserdem möchte ich noch bemerken, dass ich eine protoplasmatische Schicht zwischen den Strichen des Querschnittes, wie sie Böhm annimmt und wie sie thatsächlich auch vorhanden sein müsste, wenn mehrere zusammen einen Zellleib bilden würden, niemals wahrgenommen habe, noch auch ein Zusammenstreben der Fibrillen gegen ein Zellende hin, wie es Böhm im Schema (Fig. 3, S. 107) darstellt; die Fibrillen laufen vielmehr stets parallel und die Art ihrer Endigung ergiebt sich aus Fig. 10 f. Auf einen weiteren Beweis gegen die Böhm'sche Annahme werde ich noch zurückkommen. Bilder, wie sie Böhm (Fig. 1 d, S. 706) in Querschnitten durch die Sinus abbildet, wo zu dem vorspringenden Zellkerne von der Basis her mehrere Striche zu ziehen scheinen, sodass dieser den Strichen gewissermassen aufsitzt und ihnen allen gemeinsam zu sein scheint, erklären sich einfach dadurch, das der Kern bedeutend breiter ist als der Zellleib und über diesen, wie Profilansichten zeigen, sich weit gegen das Lumen hin erhebt, dadurch haben die Fibrillen der Nachbarzellen Platz unter ihm hinwegzulaufen (cf. meine Fig. 8 bei 2 im Querschnitt gedacht und Fig. 4 sk); dass dieses Verhalten schon Henle richtig gesehen hat, geht daraus hervor, dass er sagt, die Zellen würden sich theilweise decken. Was nun noch die Form betrifft, so sind sie, wie meine genauen Abbildungen zeigen, in situ weder „spindel-“ noch „kahnförmig“, sondern gleichen einem sehr langen Stabe mit einer im Verhältniss zur Länge kaum in Betracht kommenden, allerdings etwas spindelförmigen Verdickung in der Mitte, welcher der Kern aufsitzt; isolirt krümmen sich einzelne und zwar unter unbedeutender Zunahme ihres Breitendurchmessers, ihre Aussenfläche erscheint dann convex, aber nicht in der übertriebenen Form des Böhm'schen Schemas (Fig. 3, S. 707), sondern wie ich sie in Fig. 12 b wiedergegeben habe. Nach all dem besteht also keine grobe fibrilläre Streifung der Sinusendothelzellen im Böhm'schen Sinne, jeder Strich des Sinusquerschnittes und jede Fibrille des Längsschnittes stellt eine einzige schmale Zelle dar mit eigenem Kern (Stabzelle), wie auch der von Böhm selbst citirte (S. 710) russische Autor Woronin (98) behauptet und wie es auch Whiting (97) in Fig. 16 wiedergiebt.

b) Verbindung der Stabzellen und Membran.

Ich habe bereits hervorgehoben und auch in den Fig. 4 und 5 wiedergegeben, dass auf dem Querschnitt durch einen Sinus oder eine Verbindungsröhre keine protoplasmatische Verbindung der einzelnen Striche, d. h. also der Stabzellen, nachweisbar ist. Anders verhält es sich dagegen auf einem Flächenschnitte (Fig. 7—10). Hat man mit Eisenhämatoxylin gefärbt, so sieht man, dass der Raum zwischen den einzelnen Fibrillen von einer grauen, dünnen, anscheinend leicht granulirten protoplasmatischen Substanz (m) völlig ausgefüllt ist Schwerer als die Constatirung ist die Deutung dieser Bildung. Dabei kommen zwei Möglichkeiten in Betracht, entweder handelt es sich um eine nicht differenzirte Protoplasmaschicht der Stabzellen, wie sie an diesen nach der Lumenseite hin thatsächlich nachzuweisen ist (Fig. 5 sz.), oder aber um eine structurlose, continuirliche und nach aussen gelegene Membran, auf der die Zellen unmittelbar aufsitzen würden. Im ersteren Falle würde sich der Antheil der einzelnen Zelle an der interfibrillären Schicht (Fig. 7 m) auf die Hälfte derselben beschränken; die eigentliche Zellgrenze würde also in der Mitte zwischen den Zellen verlaufen. Es lässt sich aber nun mit den stärksten Vergrösserungen absolut nichts nachweisen, das irgendwie wie eine derartige Grenzlinie aussieht. Nimmt man an, dass entsprechend dem Bau der Capillarendothelien eine Kittsubstanz die Zellen verbindet, so müsste sie sich durch Versilberung nachweisen lassen, event. auch durch Färbung mit Eisenhämatoxylin. Im letzteren Falle zeigt sich keine Kittleiste; mit der ersteren Darstellungsmethode habe ich brauchbare

Resultate nicht erzielt. Robertson (85 S. 514) war darin glücklicher, er bildet in Fig. 2, Taf. 15 Silberlinien ab, die aber nicht identisch sein können mit den proponirten Kittleisten der Stabzellen, da sie quer zur Achse des Sinus verlaufen; in der Beschreibung heisst es: the canals (die Milzsinus, d. Ref.) were found to be lined with an exceedingly delicate endothelial layer of cells, the outlines of the cells being faintly silvered, their shape long and narrow, and arranged generally across the direction of the canal, while outside this endothelium the fusiform cells . . . were arranged in the long axis of the vessel. Daraus geht hervor, dass er die Silberlinien einem Endothel zurechnet, das nach innen von den Stabzellen gelegen wäre; eine solche Zelllage existirt aber nicht; was Robertson mit Silber geschwärzt hat, liegt vielmehr nach aussen von den Zellen und stellt, wie aus seiner Abbildung ohne weiteres hervorgeht, die unten zu besprechenden Ringfasern dar, die bei Silberbehandlung, wie wir sehen werden, sehr schön hervortreten. Eine Kittleiste ist also bisher zwischen den Stabzellen nicht nachgewiesen worden. Würde nun ein Theil der protoplasmatischen Zwischenschicht den Stabzellen zugehören, so müssten sie sich isolirt noch von einer Zone undifferenzirten Protoplasmas bei der Flächenansicht umgeben zeigen. Etwas breiter (ca. 1 μ) sind sie, wie wir gesehen haben; allein von einem homogenen Exoplasma, das sich von der Mittelfibrille absetzen müsste, ist absolut nichts zu sehen, auch nicht bei nachträglicher Fixirung und Färbung der isolirten Zellen, sodass die breitere Form der isolirten Zelle gegenüber der in situ nicht auf das Hinzukommen eines Theiles der Interfibrillarschicht zurückzuführen ist; sie beruht vielmehr, wie bereits erwähnt, darauf, dass die isolirte Zelle nicht mehr auf ihrer Unterlage ausgespannt ist, infolgedessen sich krümmen kann und nun unter Abnahme der Länge an Breite etwas zunimmt.

Es bleibt also nur die Möglichkeit, dass die darstellbare Interfibrillarschicht ein dünnes structurloses Häutchen ist, auf dem die Stabzellen in gewissen Abständen nebeneinander aufgereiht sind; es bestände dann allerdings keinerlei Verbindung zwischen den einzelnen Zellen, die Intercellularräume, wenn ich sie so nennen darf, hätten dann eine recht beträchtliche Breite (vgl. Fig. 7 u. 9 m). Dieses Verhalten stimmt aber sehr gut zu der bekannten Beobachtung, dass die Zellen sich so ausserordentlich leicht isolieren lassen; äusserst selten nur trifft man bei Ausstrichpräparaten zwei oder mehrere nebeneinander liegend; die Stabzellen sind eben schon in situ von ihren Nachbarn vollständig isolirt und sitzen nur lose dem Häutchen auf. Diese Grundmembran für sich ohne die Zellen in den Schnitt zu bekommen, ist mir nicht gelungen, wenigstens nicht auf grössere Strecken; dagegen sieht man gelegentlich auf Flächenbildern, wenn sie so wie in Fig. 7 und 9 getroffen sind, dass sich die Membran noch etwas weiter erstreckt als die Fibrille d. h. die Fibrille ist abgeschnitten und die Membran, die ja in einer anderen Ebene liegt, noch nicht. Auch diese Beobachtung deutet darauf hin, dass die interfibrilläre Schicht nicht den Stabzellen angehört. Um Missverständnissen vorzubeugen, möchte ich darauf aufmerksam machen, dass die Fig. 10 und 11, welche die Membran nicht so deutlich zeigen, nicht nach Mikrotompräparaten, sondern nach dünnen Rasiermesserschnitten, die ausgepinselt, bezw. ausgeschüttelt und mit Congoroth gefärbt sind, gezeichnet wurden; das dünne Häutchen ist bei dieser Methode nur undeutlich zu sehen. Dem Häutchen kommt, wie ich noch erwähnen möchte, eine grosse Dehnbarkeit zu, indem es bei einer Vergrösserung des Sinusvolumens sich ausdehnt und bei einer Abnahme desselben sich wieder zusammenzieht; im ersteren Falle müssen natürlich die Abstände der Stabzellen voneinander vergrössert, in letzterem wieder verringert werden.

Nun habe ich noch eine eigentümliche Erscheinung zu besprechen, die man verhältnismässig häufig an der Sinusmembran beobachten kann. Das sind auffallend deutliche Lücken in derselben (Fig. 9 st). Sie sind characterisirt durch Unterbrechungen in der Continuität der Membran und zeigen im Allgemeinen eine ovale Form, ihre Anordnung in der Wand ist keine regelmässige, man findet bald auf grössere Strecken keine einzige, bald wie z. B. in Fig. 9, zwei fast unmittelbar nebeneinander. Ihre Grösse variirt, jedoch füllen sie stets in der Querrichtung den Raum zwischen zwei Stabzellen aus, die öfter eine geringe Abbiegung in ihrer Verlaufsrichtung an jener Stelle zeigen (Fig. 9 sz_1 u. sz_2); in der Längsrichtung reichen sie dagegen nicht ganz von einer Ringfaser bis zur andern; in Zahlen ausgedrückt beträgt ihr Querdurchmesser 2—3,5 μ, ihr Längsdurchmesser 3—4 μ. Zur Erklärung der Fig. 9 möchte ich bemerken, dass die zwischen den Lücken der Wand aufliegende Zelle bedeutend kleiner ist als ein rotes Blutkörperchen, für das es etwa gehalten werden hönnte; es ergiebt das ein Vergleich mit den naheliegenden, in der Zeichnung weggelassenen Erythrocyten; entweder ist die Zelle eine Jugendform derselben oder ein Blutplättchen. Das Auftreten dieser Lücken ist übrigens ein weiterer Beweis, dass die Interfibrillarschicht als Membran zu denken ist. Wenn man allerdings die Lücken identisch hält mit den sogen. Stomata, wie sie zwischen den Kittleisten von Capillarendothelien beobachtet werden, könnten sie gegen diese Annahmen sprechen; abgesehen davon, dass hier aber eine Kittsubstanz nicht nachgewiesen und eine Zellgrenze in diesem Sinne nicht sichtbar ist, beobachtet man stets, dass die Lücke bis unmittelbar an die Zellfibrille heranreicht und diese, wie erwähnt, oft dort ausweicht; das könnte natürlich nicht der Fall sein, wenn die Lücke in einer Grenzlinie der Stabzelle liegen würde, weil dann das zur Seite gedrängte Exoplasma derselben zwischen Lücke und Fibrille noch als dünner Saum nachweisbar sein müsste. Auch daraus folgt, dass wir es mit einer Membran zu thun haben und die Lücken in dieser selbst gelegen sind. Mehr Schwierigkeiten macht die Lösung der Frage, ob diese Löcher in der Membran persistirende, d. h. ein für allemal an derselben Stelle gelegene Bildungen sind, ähnlich wie die Stomata an den Lymphgefässen der serösen Häute oder ob sie nur vorübergehende Unterbrechungen der Continuität des Häutchens darstellen. Ich halte aus Beobachtungen, die ich nach Angabe der Literatur über die bis jetzt besprochenen Punkte ihrer Wichtigkeit wegen in einem besonderen Abschnitt mittheilen werde, die letztere Annahme für die richtige. Hervorheben möchte ich noch, dass ich auch an die Möglichkeit gedacht habe, ob nicht durch die zu Fixirungszwecken vorgenommene Injection etwa eine künstliche Durchbrechung der Wand verursacht wurde; dagegen spricht aber einmal die gleichmässige abgerundete Form der Lücken, die beschriebene Art ihrer Anordnung und endlich die Thatsache, dass sie sich auch an den nicht injicirten Milzstückchen nachweisen liessen.

Literatur über Membran und Verbindung der Endothelzellen: Die Aufstellung, dass die Endothelzellen der Milzsinus wahrscheinlich einer structurlosen Membran aufsitzen, ist mit Bestimmtheit erst in der neuesten Zeit gemacht worden. Billroth (61 a. S. 414) hebt ausdrücklich hervor, dass ihre Wand einer derartigen Bildung entbehre. Müller (65. S. 88) will nur an den feinsten Verzweigungen „eine Verschmelzung der Zellwände zu einer zarten kernführenden Membran" beobachtet haben. Nach Fenenko (66. S. 21) besitzen die capillaren Venen „eine structurlose Membran, an deren Innenseite man zuweilen die Kerne der Epithelien sehen kann". Kyber (70. S. 566 u. f.), nach dem ich diesen Autor citirt habe, bestreitet dem gegenüber das Vorhandensein eines solchen Häutchens; er glaubt, dass die Endothelzellen durch eine Kittsubstanz zu einer continuirlichen Haut zusammengehalten würden, konnte aber mit Silberbehandlung zu keinem Resultat kommen; neben der von diesen Zellen gebildeten Wand würde eine zweite nicht existiren. Rindfleisch (72. S. 545) beobachtete an einer Stauungsmilz, dass die benachbarten Endothelzellen Zwischenräume zwischen sich liessen, die durchschnittlich eben so breit waren als die Zellleiber selbst; jedoch gelang es ihm nicht, dazwischen eine Membran nachzuweisen, nur soll der Zellrand fast gezähnelt oder gezackt ausgesehen haben. Lebedjoff (73 citirt nach Hofmann u. Schwalbe's Jahresbericht von 1873 S. 172) leugnet gleichfalls das Vorhandensein eines structurlosen Häutchens, ebenso wie Kultschitzky (95. S. 692). Whiting (97. S. 290) findet, dass die Stabzellen mit ihrer Basis auf etwas aufsitzen, das wie eine Bindegewebe-Basalmembran aussähe. von Ebner (99 a, S. 483) hat an Längsschnitten der capillaren Venen von Präparaten, die mit Orcein gefärbt waren, zwischen den Querschnitten der Ringfasern ein „äusserst feines Häutchen, von höchstens wenigen Zehntelmikromillimeter" im Querschnitte beobachtet, dem nach innen die Endothelzellen aufsitzen würden; in seinem Handbuche (99 b. S. 267 u. 270) stellt er die Verhältnisse so dar, als ob diese Ringfasern in das Häutchen eingelagert wären, so zwar, dass diese Fasern „gleichsam nur Verdickungen" dieser Membran wären; aus seiner Abbildung (Fig. 1047) lässt sich leider etwas genaueres nicht ersehen, da die Endothelzellen nicht eingezeichnet sind. Woronin (98 citirt nach Böhm 99. S. 710) gibt an, dass die Endothelzellen durch breite Brücken in gewissen Abständen miteinander verbunden seien. v. Schumacher (00 a. S. 156) findet, dass das von v. Ebner beschriebene Häutchen an der menschlichen Milz schwer nachweisbar ist, sehr leicht dagegen beim Murmelthier, auch am Macacus konnte er es beobachten und gibt davon eine Abbildung (Fig. 5, Taf. IX), die an demselben Nachtheile leidet wie die Ebner'sche. Hoyer (00. S. 492 u. 494) konnte sich beim Menschen von der Existenz eines Häutchens nicht überzeugen und glaubt, dass Ebner und Schuhmacher die stark an die Ringfasern angepresste Endothelzellen für eine Membran gehalten hätten.

Literatur über Lücken in der Venenwand: Billroth (62 b S. 331) schliesst aus Injectionsergebnissen, dass „unter hohem Druck in den Venen Blutkörperchen durch feine Oeffnungen in der Venenwand hindurch passiren können", wenn er auch stets nur die Wand vollkommen geschlossen gesehen hat. Tigri (47 citirt nach Müller 65. S. 62) hält die Venenwand zwischen den Endothelien für durchbrochen, sodass das Blut in das Milzparenchym übertreten könne. Müller (65 S. 88) sieht dagegen die Wand selbst für geschlossen an und lässt nur die Venenanfänge gitterförmig durchbrochen sein. Die Beobachtung Rindfleich's (72) ist oben bereits citirt. Sechtem (75 S. 15) glaubt, dass ein Canalsystem in der Milz existire, das mit den Blutgefässen durch Stomata in Verbindung stehe, sein Canalsystem wäre also das Milzparenchym. Sokoloff (88 S. 221) fand bei venöser Hyperämie an der Kaninchenmilz und der Stauungsmilz beim Menchen, dass die Zellen des Venenendothels von einander getrennt waren und Lücken zwischen ihnen bestanden, durch die sich rothe Blutkörperchen in die Maschen des Milzparenchyms hineindrängten, solche Lücken fänden sich besonders häufig in der Peripherie der Milzknötchen, wodurch deren lymphoide Zellen gewissermassen hier die Venenwand bilden würden; ob sie sich auch an normalen Milzen finden, weiss er nicht; er erwähnt ferner, dass man auf Querschnitten durch die Sinus kleinere und grössere Spalten zwischen den Endothelzellen sähe, die sich also demnach nicht berühren würden. Bannwarth (91 S. 364) findet an der Katzenmilz präformirte weite Lücken, durch welche die Venen mit dem Parenchym in Verbindung stünden und die bei Contraction der Gefässe sich verengern würden. Wicklein (91 S. 22) spricht von offenen Lücken zwischen den Endothelzellen bei venöser Stauung. Mall (00 S. 22) sagt von den Sinus der Hundemilz: It is soon seen that the walls of the veins are not by any means complete but there are numerous stomata between endothelial cells which are greatly increased in size when the lobule is distended; weiter unten heisst es: the spaces between them (den Endothelzellen d. Ref.) in distended organs are considerably larger then the diameter of their nuclei, large enough to allow cinnaba granules to pass into the tissue with ease when injected into the veins but too small to allow many ultra-marine blue granules to escape. S. 27 heisst es ferner: the endothelial lining of the venous plexus is very incomplete having openings between them large enough to allow the passage of red blood corpuscles with ease, and of course blood plasma with the greatest freedom. These openings are the largest when the spleen is distended to its maximum and smallest when it is completely contracted.

Kritische Besprechung der Literatur: Wenn man diese Angaben, die ich hier über Verbindung der Endothelzellen, Membran und Lücken mitgetheilt habe, prüft, so erkennt man, dass die meisten Autoren zweifelsohne die Abstände zwischen den Stabzellen, wie sie auf dem Querschnitte erscheinen, für Lücken in der Venenwand gehalten haben, durch welche unter besonderen Umständen eine Communication mit den angrenzenden Räumen des Milzparenchyms stattfinden könnte. Sind sie Anhänger der geschlossenen Blutbahn, so neigen sie dazu, diese Lücken so anzunehmen, dass gelegentlich rothe Blutkörperchen hindurch passiren können, vertreten sie die offene Bahn, so betrachten sie eben die Venenwand als durchbrochen und frei passirbar für den Blutstrom. Müller macht hiervon eine Ausnahme, er hält die

Sinuswände für geschlossen und lässt die feinen Venen, die erst in diese Sinus einmünden, frei im Parenchym beginnen, ja er geht noch weiter, trotzdem er die offene Bahn vertheidigt, als selbst die Anhänger der geschlossenen Bahn. Er behauptet nämlich (S. 88), dass den Endothelzellen, die zu einer continuirlichen Lage vereinigt wären, eine gewisse Elasticität zukomme, sodass sie bei einer starken Füllung der Sinusräume trotz der Dehnung fest zusammenhielten und später von selbst wieder in ihre ursprüngliche Lage zurückkehren würden. Dies steht also im Gegensatz zu Rindfleisch's Beobachtung, der bei grosser Ausdehnung weite Lücken gesehen haben will; allein Rindfleisch hat nur Querschnittsbilder vor sich gehabt, die Zwischenräume zwischen den Stabzellen brauchen also keine Lücken zu sein, sondern können die normalen, durch die Dehnung wohl etwas vergrösserten Abstände vorstellen, die aber nach aussen noch durch die von mir beschriebene Membran, auf der die Zellen aufsitzen, abgeschlossen sind. Da diese auf Querschnitten, wie v. Ebner betont, ungemein dünn ist und sicher noch mehr im gedehnten Zustande, so kann sie sehr wohl (vergl. die Bemerkung Schumacher's) der Beobachtung entgehen. Für die Beurtheilung der Frage sind demnach nur dünne Flächenbilder entscheidend, die aber, abgesehen von v. Ebner und Schumacher, von keinem der citirten Autoren beschrieben oder abgebildet wurden. Es ist nun allerdings möglich, dass bei Stauungsmilzen eine häufige Durchbrechung der Membran vorkommt — warum ich diese Erscheinung für wahrscheinlich halte, davon im nächsten Abschnitt — und die Beobachtung Rindfleisch's, dass die Zellränder wie gezähnelt erschienen, kann eventuell so gedeutet werden, dass hier viele kleinere Lücken oder Stomata in der Länge der Zelle nebeneinander lagen und so nur durch dünne Membranstreifen getrennt waren; dies kann wohl die Täuschung erwecken, als wäre der Zellrand von Zähnchen besetzt. Auch Sokoloff hat jedenfalls keine wirklichen Lücken gesehen, was er als solche beschreibt, sind zum Theil sicher Zerreissungen der Venenwand, wie in seinen Fig. 7 und 9 Taf. VI, entweder bei der Präparation entstanden oder durch die Stauung selbst bedingt, da sie für Stomata viel zu gross sind; zum Theil aber handelt es sich dabei, wie in seinen Fig. 2 und 3 um einen freien Beginn der Vene im Parenchym, worauf ich ausführlich noch zu sprechen kommen werde. Ob Mall die von mir beschriebenen Stomata an der Hundemilz gesehen hat, geht nicht mit Deutlichkeit aus seiner Schilderung hervor; es scheint mir, als wenn auch er die Abstände zwischen den Stabzellen für solche Lücken halten würde. Jedenfalls sind die Lücken in der von mir beschriebenen und abgebildeten Form beim Menschen in normaler Milz bisher noch nicht gesehen worden. Zu der Membranfrage und der der Verbindung der Stabzellen möchte ich noch erwähnen, dass alle die Autoren, die angeben, dass die Zellen selbst eine continuirliche Membran bilden, jedenfalls keine Flächenbilder vor Augen gehabt und die Verhältnisse so nicht richtig gesehen haben; so lässt sich z. B. aus der Abbildung Kyber's Fig. 6, Taf. XXX, auf die er verweist, (das Präparat entstammt einer injicirten Milz) unmöglich die von ihm gegebene Deutung herauslesen. v. Ebner hat jedenfalls völlig recht in seiner Beschreibung, nur kann ich ihm darin nicht beistimmen, dass die Ringfasern dem Häutchen eingelagert sein sollen, davon jedoch weiter unten. Intercellularbrücken, wie sie Woronin beschreibt, existiren nicht; ich stimme hierin völlig Böhm (99, S. 710) bei, der glaubt, dass hier eine Verwechslung mit den Ringfasern vorliege.

c) Durchwanderung farbloser Blutelemente durch die Sinuswände und Diapedesis.

Ich komme nunmehr zu einer Besprechung von Erscheinungen, die mit dem vorhergegangenen in enger Beziehung stehen. Die Thatsache, dass sich rothe Blutkörperchen stets in dem Parenchym in mehr oder minder reichlicher Zahl finden, war ursprünglich für die Anhänger der völlig geschlossenen Blutbahn eine schwer zu erklärende Erscheinung. Man half sich entweder damit, dass man ihr Vorhandensein zum Theil leugnete, theils aber nahm man eine grössere Durchlässigkeit, eine „Permeabilität", der Wandung an, wie sie eben für die Capillaren der Milz eigenthümlich wäre, ohne aber für diese Behauptung andere Beweise erbringen zu können, als die Thatsache, dass bei Injectionen leicht „Extravasate" entstünden und bei Stauungen des Blutabflusses die Ueberschwemmung des Milzparenchyms mit rothen Blutkörperchen nach einer gewissen Zeit und an bestimmten Stellen zunähme. Für die Anhänger der offenen Bahn, die in der Sinuswand weite Lücken annahmen oder wenigstens die Venenanfänge frei beginnen und die Arterien im Parenchym sich auflösen liessen, bot natürlich die Erklärung für die Anwesenheit der farbigen Blutelemente in den Parenchymmaschen keine Schwierigkeit. Die Vertheidiger der ersteren Ansicht mussten natürlich lange auch eine gewisse „Permeabilität" der Wand annehmen, um den auffallend grossen Reichthum der zurückleitenden Gefässbahnen der Milz an farblosen Blutelementen, die nachweislich in der weissen Pulpa entstanden, zu erklären. Als man dann späterhin die Vorgänge bei der Entzündung kennen lernte, wo farbige und farblose Blutelemente durch die Gefässwand hindurchtreten, war man geneigt, dieses Phänomen auch für die Erklärung der normalen Verhältnisse in der Milz heranzuziehen, wenn auch, wie wir sehen werden, von keinem Beobachter diese Erscheinung jemals an normalen und auch nicht mit Bestimmtheit an pathologischen Milzen beobachtet worden ist, ja sogar von einzelnen die Möglichkeit direct geleugnet wurde.

Nun ist thatsächlich nichts leichter als den Durchtritt farbloser Blutelemente durch die Sinuswände festzustellen. Es gehört dazu nur eine gute Fixirung, dünne Schnitte (ca. 3,5 μ), passende Färbung (am besten Eisenhämatoxylin und Rubin S.) und endlich ein Immersionssystem. Sind diese Vorbedingungen erfüllt, so wird man erstaunt sein über die ungeheure Menge von farblosen Blutelementen, die durch die Sinuswände durchtreten, 5—10 im Gesichtsfeld sind gar keine Seltenheiten. Als ich das Bild zum ersten Male sah, war ich davon so überrascht, besonders da ich die Literaturangaben kannte, dass ich an irgendwelche Entzündungsvorgänge dachte, obwohl dafür bei dem jugendlichen, gesunden Hingerichteten keine Anhaltspunkte vorhanden waren. Zur Controlle durchmusterte ich nun meine Präparate von Kaninchen- und Hundemilzen und konnte auch hier das Phänomen in derselben Reichhaltigkeit mit Leichtigkeit constatiren. Dass es sich um eine postmortale Erscheinung handelt, ist nicht anzunehmen, da ich sie beim Kaninchen sah, wo die Milz dem tief narkotisirten Thiere herausgeschnitten war, und dass ich sie beim Menschen etwa durch meine Fixirungsinjection hervorgerufen hätte, ist ebenso unwahrscheinlich, da diese kaum eine Minute dauerte und, wo sie überhaupt hindrang, selbstverständlich die Zellen sofort zum Absterben bringen musste. Ich habe den Vorgang in den Fig. 3—5 auf Quer- und Längsschnitt wiedergegeben.

Auf dem Längsschnitte Fig. 3 (l) sieht man, dass der Leucocyt durch die Wand tritt genau zwischen den Querschnitten zweier aufeinander folgenden Ringfasern (r), die an dieser Stelle etwas näher bei einander liegen, das ist jedoch nichts besonderes, an der gegenüberliegenden Wand finden sich gerade solche engeren Stellen. Der Kern und das Protoplasma sind deutlich in dem Theil, wo sie in der Wand stecken, eingeschnürt, der grössere Theil der Zelle liegt ausserhalb, der kleinere innerhalb des Lumens. In Fig. 4 (l) sieht man gleich 4 Leucocyten, drei in demselben Sinus, auf einem Querschnitte durch die Wand treten; sie liegen zwischen zwei Stabzellen und sind innerhalb der Wandpartie am Kern und Zellplasma ebenfalls eng eingeschnürt. In Fig. 5 endlich liegen drei unmittelbar nebeneinander (l_1, l_2, l_3) in der Wand eines querdurchschnittenen Sinus, sie zeigen dieselbe Formeigenthümlichkeit wie die übrigen beschriebenen, weisen aber insofern eine Besonderheit auf, als sie zwischen benachbarten Stabzellen durchtreten; zwischen l_1 und l_2 sind zwei Stabzellen als kurze Striche bemerkbar, zwischen l_2 und l_3 nur eine. Ich mache besonders deswegen darauf aufmerksam, weil dieses Verhalten entschieden gegen die oben (S. 263) besprochene Böhm'sche Ansicht spricht, wonach mehrere solcher Striche einer einzigen Zelle zugehören würden, man müsste sonst annehmen, dass die Leukocyten anstatt in den „Intercellularräumen" durch die Zelle selbst und zwar gleich zwei oder drei durch die nämliche durchwandern.

Literatur: Die Literaturübersicht über diesen Punkt fällt sehr kurz aus, da überhaupt nur eine Beobachtung an der Hundemilz vorliegt, die allenfalls als eine Auswanderung von Leukocyten in der von mir beschriebenen Form gedeutet werden könnte. Die Angaben über Permeabilität der Wandung, die Lücken von Sokoloff (88) und anderen haben bereits oben ihre Besprechung gefunden. Theils handelt es sich dabei nur um eine durch einen wirklichen anatomischen Befund nicht gestützte Hypothese, theils aber werden die Lücken so breit beschrieben, als durchgängig für grosse Mengen von rothen Blutkörperchen, dass sie nicht für identisch gehalten werden können mit meiner Beobachtung, besonders noch da es sich in jenen Fällen immer um pathologisch veränderte Milzen handelt. Von analogen Befunden könnte also hier nur vielleicht der Kultschitzkys (95. S. 690) an der Hundemilz in Betracht kommen, er erwähnt einen Fall, wo „durch eine Oeffnung in der Capillarwand ein Leucocyt und zwei farbige Blutelemente gleichzeitig eindringen", in seiner Abbildung (Fig. 8. Taf. 36) sieht man diese drei Zellen auf einem Längsschnitt fast in einer Linie anscheinend in der Wand liegen; allein es ist weder ihr Verhältnis zu den Ringfasern, noch zu den

Stabzellen zu sehen, ausserdem müsste hier eine Lücke von mindestens 15 μ in der Wand sein, um den „gleichzeitigen" Durchtritt zu gestatten. All dies macht es wahrscheinlich, dass auch diese Beobachtung nicht als eine richtige Durchwanderung eines Leucocyten oder gar als Diapedese gedeutet werden kann. Bannwarth (91. S. 357) hält die Hypothese, dass die Leucocyten durch Einwanderung in die Milzsinus gelangen würden, für wenig plausibel, da er an der Katze niemals eine Durchwanderung beobachtet hat. Hoyer (94. S. 292) schliesst sich der Ansicht Flemmings an, wonach eine Durchwanderung von Leucocyten durch die Gefässwand eine sehr gezwungene Annahme sein würde; Flemming (85. S. 358) selbst hält die Venenwand für durchbrochen, bezw. er nimmt offene Bahnen zwischen ihr und dem Parenchym an, weil die Einwanderung von Leucocyten durch die Wand wenig annehmbar sei, da diese doch sonst immer in umgekehrter Richtung wanderen würden. Eine Kritik dieser Angaben erfolgt weiter unten.

Wenn wir uns nun fragen, an welcher Stelle der Sinuswand findet der Durchtritt statt, so lautet die Antwort in dem Raum zwischen zwei benachbarten Stabzellen und zwei aufeinander folgenden Ringfasern, dieser Raum misst etwa 3 μ in der Breite und 5 μ in der Länge; da die Grösse der einzelnen Leucocyten zwischen 5 und 15 μ schwankt, so können sie nicht einfach durch den Raum hindurchtreten, sondern müssen bestimmte Formveränderungen eingehen, d. h. sie müssen sich allmählich durchzwängen und nehmen dabei Formen an, wie ich sie geschildert habe und wie sie überhaupt bei der Durchwanderung durch Gefässwände bei entzündlichen Vorgängen beobachtet werden. Nun ist aber normaler Weise dieser Durchtrittsraum durch eine Membran verschlossen, in der ab und zu die beschriebenen Stomata sich finden; da wäre an die Möglichkeit zu denken, dass diese Lücken präformirt seien und die Leucocyten sich zum Durchtritt gerade diese Stellen aussuchen. Thatsächlich habe ich nun die Beobachtung an Flächenbildern machen können, dass in einem solchen Stoma ein punktartiges Gebilde lag, das die Lücke nicht völlig ausfüllte und das für ein durch den Schnitt ober- und unterhalb der Lücke abgetrenntes farbloses Blutkörperchen genommen werden könnte. Damit ist aber keineswegs bewiesen, dass die Lücke in der Membran auch wirklich präformirt ist, sie kann ebenso gut durch den Leucocyten selbst gewissermassen gebohrt werden und nach dem Durchtritt noch offen bleiben. Dass für die Passage eine Lücke in dem dünnen Häutchen Voraussetzung sein müsste, ist absolut nicht nöthig, nachdem wir wissen, dass auch unter normalen Verhältnissen farblose Blutelemente, wie das von Stöhr (89. S. 265 u. f.) ja nachgewiesen ist, activ die Darmwand durchwandern, ja sogar selbst in deren Epithelzellen eindringen können und dass an Blutcapillaren die Zahl der Stomata mit der der durchtretenden Leucocyten wächst. Die dem scheinbar entgegenstehenden Beobachtungen von Arnold (73. S. 219 u. f), dass die rothen Blutkörperchen bei Entzündungsvorgängen stets an der Stelle von Stomata austreten, kann in unsrem Falle deswegen nicht als Beweis herangezogen werden, weil ja möglicherweise diese Oeffnungen durch vorher durchgetretene Leucocyten gebildet sein können, wie das Lavdowsky (84. S. 202) annimmt, wenn er sagt, „die Extravation der rothen Blutkörperchen beginnt erst dann, wenn die farblosen Blutelemente durch ihr Auswandern eine abnorme Porosität der Gefässwände vorbereitet haben". Dagegen hat Thoma (73. S. 37) den Nachweis erbracht, dass die Einwanderung der Leucocyten in Lymphgefässe stets an der Stelle der Stomata stattfinde. Trotzdem glaube ich nicht, dass sie in unserem Falle präformirt sind, da ihre Anordnung, wie beschrieben, eine völlig unregelmässige ist, namentlich im Vergleich zu den an den Lymphgefässen beobachteten, wo sie immer in gewissen Abständen nachweisbar sind; ich halte vielmehr dafür, dass sie erst durch den Durchtritt der Leucocyten durch die Sinusmembran gebildet werden; dafür spricht auch die erwähnte Beobachtung, dass die Stabzellen an der Stelle der Stomata eine Abbiegung erleiden, die doch sicher bei dem häufigen Wechsel des Sinusvolumens eine vorübergehende Erscheinung ist und ganz bestimmt dann, wenn diese Zellen contractil sind. Endlich behauptet Engelmann (93. S. 70 u. 74), dass die breiten mit Silber nachgewiesenen Stomata gar keine Oeffnungen in der Gefässwand seien, sondern Silberniederschläge darstellenwürden, die entstehen sollen, wo weisse Blutkörperchen der Gefässwand anhaften; nur bei Circulationsstörungen entstünden punktförmige Verbreiterungen der Kittsubstanz, während dagegen bei Diapedesisblutungen wirkliche Oeffnungen in der Gefässwand sich bilden würden.

Eine wichtige Frage ist nun die: In welcher Richtung wandern die Leucocyten? Verlassen sie die Sinusräume oder treten sie in diese ein? Aus den fixirten Bildern lässt sich natürlich die Frage nicht entscheiden, die Zellen stecken in der Wand und ragen bald auf der einen, bald auf der anderen Seite mehr hervor, auch die Form ihres Kernes und des Protoplasmas giebt uns keinen Anhalt. An einer lebenden Milz den Vorgang zu beobachten, wie bei der Entzündung, ist technisch unmöglich. Nun ist ja das natürlichste anzunehmen, dass die Leucocyten auswandern, wie sie das zweifelsohne in der Regel thun; ich nehme also an, dass auch hier in der Milz eine Emigration statthat in das anliegende Parenchym; dafür scheint mir auch zu sprechen, dass ich einmal einen blutkörperchenhaltenden Leucocyten im Sinus sah mit einem kleinen Fortsatz in der Wand, dieser war wohl im Begriffe auszuwandern, da derartige Zellen im Parenchym sehr häufig sind, dagegen im strömenden Blut, wohin er ja bei der Einwanderung gerathen würde, meines Wissens bisher nicht gefunden wurden. Andererseits halte ich auch eine Einwanderung für wahrscheinlich, nicht etwa weil ich sie als Postulat für die Annahme einer geschlossenen Bahn brauche — wie wir sehen werden, gelangen die farblosen Blutelemente auf anderem Wege in die Venen —, sondern weil ich zwei Beobachtungen gemacht habe, die, wenn ich sie auch nicht für absolut beweisend halten möchte, doch dafür zu sprechen scheinen. Ich sah einmal an einem Sinusquerschnitte, dass ein Leucocyt unmittelbar neben dem vorspringenden Kern einer Stabzelle zwischen dessen Basis und der Nachbarzelle in der Wand stack, der Kern, der in normaler Lage diese Nachbarzellen völlig decken müsste (cf. Fig. 4 sk.), war nun durch den Leucocyten deutlich zur Seite gedrängt; ich glaube hierfür die natürliche Erklärung darin zu sehen, dass der Leucocyt von aussen eingedrungen war und nun gerade an der ungünstigsten Stelle unter dem Kern herauskam, denn sonst müsste man wohl annehmen, dass er erst etwas unter den Kern geschlüpft wäre und sich also eine möglichst unbequeme Stelle zum Durchtritt ausgesucht hätte; da wir wissen, dass die Durchwanderung ein activer Lebensvorgang der Leucocyten ist (Lavdowsky 84, S. 188) läge dies natürlich allerdings nicht ausserhalb des Bereiches der Möglichkeit. Die zweite Beobachtung machte ich in einer Lymphscheide, wo, wie später zu erwähnen, freie Anfänge für die Milzsinus liegen; ich sah nun gleich im Anfange einer solchen Bildung, wo sie eben eine völlig geschlossene Wand bekommen hatte, eine Zelle in dieser Wand stecken, die noch durchaus den Charakter der übrigen Nachbarlymphocyten der Arterienscheide hatte. Uebrigens ist die Annahme einer Einwanderung in die Gefässe gar nicht so absonderlich, wie sie Hoyer und Flemming (s. Lit. S. 275) zu sein scheint. Ich habe bereits oben (S. 276) erwähnt, dass Thoma (73) ihr Eindringen in Lymphgefässe beobachtet hat; v. Recklinghausen sah (71, S. 249), dass wandernde Körperchen des Bindegewebes in die capillare Blutbahn von Froschlarven eintraten; Bubnoff (68, S. 469 und 472) fand Leucocyten bei Thrombose aus dem umgebenden Gewebe in das Gefäss eingewandert; Senftleben (79, S. 436) konnte bei demselben Process den gleichen Vorgang beobachten und endlich wissen wir von Ranvier (75, S. 166), dass die Leucocyten die Zellmembran von Hollundermarkzellen mit Leichtigkeit durchbohren können. So möchte ich denn eine Ein- und Auswanderung der Leucocyten für wahrscheinlich halten.

Ich brauche wohl nicht besonders zu betonen, dass die Thatsache selbst für normale Verhältnisse nicht etwas besonderes ist, wir verfügen über eine ganze Reihe von Beobachtungen, die das Vorkommen einer physiologischen Durchwanderung von Leucocyten bestätigen. So ist das Phänomen von v. Recklinghausen (s. o.) am Schwanz der Froschlarve constatirt worden; die von Stöhr (89) festgestellte normale Durchwanderung durch die Darmwand wurde bereits erwähnt; nach demselben Autor (91, S. 24) wandern sie auch aus den Venen bei der Bildung der Zungenbälge aus und endlich mag noch hervorgehoben werden, dass auch Cohnheim (82, S. 241) die Gefässe gewisser Organe — er denkt dabei auch an die Milz — für eine „physiologische Transsudation“ von farblosen Blutkörperchen für eingerichtet hält.

Ich habe nun noch das Verhalten der rothen Blutkörperchen zu der Sinuswand zu besprechen. Trotzdem ich sorgfältig nach einem Durchtritt farbiger Blutelemente gesucht habe, konnte ich keine Stelle finden, die einwandsfrei dieses Phänomen gezeigt hätte; ich sah zwar öfter solche Zellen, die in verdächtiger Nähe der Wand lagen und auch Fortsätze nach dieser hin zu zeigen schienen, allein ein Körperchen, eingeklemmt in die Wand, ähnlich wie die Leucocyten, sah ich nicht. Ich will nun keineswegs auf Grund dieses negativen

Ergebnisses das physiologische Vorkommen einer Diapedesis in der Milz leugnen; im Gegentheil, ich halte sogar für wahrscheinlich, dass man vielleicht unter noch günstigeren Verhältnissen sie entdecken wird, nachdem ich die Durchwanderung farbloser Blutzellen durch die Venenwand nachgewiesen habe und wie Arnold (73, S. 236) festgestellt hat, diese leicht den Durchtritt der farbigen Zellen nach sich ziehen kann; doch glaube ich immerhin, dass unter normalen Bedingungen die Diapedese sich in recht mässigen Grenzen hält und jedenfalls, wofür ich zwingende Beweise bringen werde, die Anwesenheit farbiger Blutelemente im Parenchym in der Hauptsache nicht auf ihr Conto zu setzen ist. Thatsächlich ist die Diapedese aber als rein physiologischer Vorgang in anderen Geweben, soviel ich die Literatur übersehen kann, noch nicht sicher beobachtet worden. Wenn man hie und da als Beweis dafür gerade auf die Milz verweist, so möchte ich ausdrücklich betonen, dass sich in der gesammten Milzliteratur keine einzige Beobachtung einer richtigen Diapedese findet. Den Befund Kultschitzky's (95, S. 690) an der Hundemilz habe ich oben bereits besprochen, ebenso den Sokoloff's (88, S. 224 und 230); in letzterem Falle handelt es sich nicht um normale Verhältnisse und ausserdem, wie seine Fig. 7 und 9 beweisen, nicht um eine Auswanderung per diapedesin, sondern per rhexin, obwohl ja bei Stauungen auch eine Diapedese infolge der vermehrten Durchwanderung der Leucocyten stattfinden kann (Lavdowsky 84, S. 232, citirt oben S. 276). Wenn aber Thoma (95, S. 49) sagt: „Jedenfalls aber ist die Wandung dieser sogenannten Pulpavenen in ungewöhnlich hohem Grade durchlässig, sodass eine Diapedesis rother Blutkörperchen, die auch in anderen Gefässbezirken vorzukommen scheint, hier in den Pulpavenen der Milz relativ häufig und reichlich, wahrscheinlich bereits bei den physiologischen, nach der Mahlzeit eintretenden Milzhyperämien sich einstellt", so ist das eine Behauptung, für die der anatomische Beweis vollständig fehlt, da, wie gesagt, noch von Niemanden an normalen menschlichen Milzen eine Diapedesis gesehen wurde. Die Anhänger der geschlossenen Bahn müssen eben die von Thoma entwickelte Ansicht vertreten, um die reichliche Anwesenheit von rothen Blutkörperchen im Milzparenchym zu erklären, die aber auf ganz andere Ursachen zurückzuführen ist.

d) Sinusringfasern.

Der Wand der Milzsinus kommt nun ausser den bereits beschriebenen Stabzellen und der Membran noch eine eigenthümliche, im vorhergehenden nothwendiger Weise schon öfter erwähnte Bildung zu, über die gerade in der neueren Zeit viel discutirt wurde und deren Anordnung im wesentlichen gut bekannt ist. Betrachtet man ein Flächenbild eines Sinus (Fig. 7 bis 9), so sieht man in bestimmten ziemlich regelmässigen Abständen (4—5 μ) von einander dicke Fasern (r) senkrecht zu der Richtung der Stabzellen und also auch zur Achse des Sinus verlaufen. Diese Fasern sind entsprechend der Wölbung der Sinuswand leicht gebogen, erscheinen auf einem Längsschnitt (Fig. 3 u. 7 r) als dicke nach aussen von Stabzelle und Membran gelegene kreisrunde Punkte, gleichfalls in regelmässigen Abständen, während sie auf Querschnitten nicht immer sichtbar sind — nämlich dann, wenn ein solcher Schnitt gerade in der Ebene zwischen zweien hindurch geht; — wenn sie in den Schnitt fallen, imponiren sie als kürzere oder längere dicke Streifen, die der Contur der Sinuswand entsprechend gebogen sind und nach aussen von Stabzellen und Membran verlaufen, welch letzterer sie in jedem Fall eng anliegen. Ab und zu (Fig. 11 r[1]) sieht man, dass unter spitzem Winkel eine Faser abgeht, die sich mit der nächstfolgenden verbinden kann oder in das Reticulun des angrenzenden Milzparenchyms übergeht. Zur Entscheidung der Frage, ob die Fasern dem Reticulum angehören, d. h. Fasern dieses Gewebes sind, die von dem Netzwerk sich ablösen, an die Sinuswand herantreten, sie ein Stück umkreisen und dann wieder in das Reticulum übergehen oder sich mit anderen Fasern innerhalb der Wand verbinden, sind die gewöhnlichen Untersuchungsmethoden schlecht geeignet. Ich machte zu diesem Zwecke dünne Rasirmesserschnitte von gehärteter Milz, die ich nach der His'schen Methode auspinselte oder ausschüttelte. Fig. 11 stellt ein solches Präparat dar mit Hämalaun und Congoroth gefärbt, man sieht hier ohne weiteres, dass die Fasern (r) in das links gelegene Netzwerk des Milzparenchyms (mp) übergehen, von dem hier noch sehr schön ein Kern (n) zu sehen ist; ähnliche Bilder erhält man, wenn man nicht zu dünne, auf dem Objectträger mit Wasser aufgeklebte Schnitte (10—15 μ) kurze Zeit in Verdauungsflüssigkeit bringt und dann mit Rubin S. färbt, ein Farbstoff, der die Fasern mit wunderbarer Deutlichkeit ganz unabhängig von der Fixirung zur Darstellung bringt. Endlich ist es mir gelungen, sie mit aller Klarheit durch die Silberbehandlung nach Oppel (91 S. 168) nachzuweisen. Ich habe in Fig. 14 einen Schnitt aus der menschlichen Milz wiedergeben; die fraglichen Fasern sind deutlich als schwarze gebogene Linien (r) zu erkennen, die die querdurchschnittenen Sinus (s) wie Ringe umgeben, man überzeugt sich leicht, dass sie in das angrenzende Parenchymreticulum (mp) übergehen (bei a Querschnitte durch Arterien). Ebenso schön habe ich die Fasern beim Hunde darstellen können; hier zeigen sie jedoch, wie dies schon ähnlich von Hoehl (97 Fig. 10 Taf. III) und v. Schumacher (00 a Fig. 2 Taf. IX) dargestellt wurde, keine solche ringförmige Anordnung wie beim Menschen, sondern sind von geringerem Kaliber und bilden ein zierliches Netzwerk um die Sinuswand mit etwas verdichteten Knotenpunkten, wie dies ausserordentlich deutlich in der Fig. 15 (r) in der Flächenansicht zu sehen ist. Auch hier gehen die Fasern direct in die des Milzparenchyms (mp) über. Ich betrachte also die Ringfasern, wie ich sie der Kürze wegen mit Hoyer (00 S. 401) nennen möchte, als Reticulumfasern des Milzparenchyms, die allerdings, soweit sie der Sinuswand anliegen, dicker und abgerundet sind und unter spitzen Winkeln mit einander anastomosiren; so bilden sie ein festes Geflecht um die Sinuswände, bei dem die circuläre Anordnung vorwiegt, ähnlich wie bei den Reifen eines Fasses. Was ihre Verbindung mit der Wand angeht, so liegen sie der Membran fest an, ohne jedoch mit ihr wirklich verwachsen zu sein oder Verdickungen des Häutchens darzustellen, wie v. Ebner (99 b S. 271) anzunehmen geneigt ist; ich konnte nämlich öfter beobachten und habe es auch in Fig. 9 bei x wiedergegeben, dass die Ringfasern etwas weiter reichen als die Wand, ohne aber das Häutchen zwischen sich zu zeigen. Auch den Stabzellen sind sie eng verbunden; sind diese isolirt, so bemerkt man fast stets in der Profilansicht an ihrer Aussenseite in bestimmten Abständen Eindrücke, wie sie schon Henle (73 S. 579 Fig 438) gesehen und abgebildet hat; in meiner Fig. 12 b sind sie gleichfalls zu erkennen; dass mir die dazwischen gelegene Protoplasmaschicht etwas verdichtet erscheint, habe ich bereits S. 259 besprochen. Erwähnen möchte ich hier nur noch, dass ich dagegen solche spitze Hervorragungen, wie sie Böhm (99 S. 709) in Fig. 4 b darstellt, nie an den Zellen gesehen habe, auch dies bestärkt meine oben geäusserte Zweifel an der Identität der Böhm'schen Zellen mit den Endothelzellen der Sinus.

Hinsichtlich der Natur der Ringfasern hat v. Ebner (99a, S. 483) aufgestellt, dass sie elastisch wären. Ich habe die Fasern daraufhin mit den uns zur Verfügung stehenden Färbemethoden auf elastisches Gewebe untersucht, wie ich gleich hervorheben will, mit negativem Erfolg. Bei Anwendung des sauren Orcein, hergestellt nach den Angaben von Unna-Taenzer, erhielt ich, ob die Stücke in Alkohol oder Sublimat oder in Zenker-scher Flüssigkeit fixirt waren, bei Anwendung der Paraffineinbettung die schönste und feinste Färbung der elastischen Fasern in Kapsel, Balken, Arterien und deren Scheide, aber keine Spur einer Tinction der Ringfasern und dabei habe ich die Schnitte 24 Stunden lang in der Farbe bei einer Temperatur von c. 30° (auf dem Thermostaten) gelassen. Nicht besser war das Resultat bei Anwendung der Weigert'schen Resorcin-Fuchsinfärbung; auch hier waren die elastischen Fasern an den bekannten Stellen tief dunkelblau, die Ringfasern nahmen dagegen keine Farbe an; liess ich gegen die eigentliche Vorschrift die Schnitte längere Zeit, einige Stunden, in der Farbe, so zeigten sie, aber auch nur deutlicher am sublimatfixirten Material, eine blaue Färbung, gleichzeitig aber auch das reticuläre Gewebe des Milzparenchyms. Demgegenüber gelingt es die Ringfasern mit den Färbemitteln für reticuläres und fibrilläres Bindegewebe in der schönsten Weise darzustellen; ich nenne und empfehle hier bes. das Rubin S. (concentrirt gelöst in absol. Alkohol), in den meisten meiner in den Abbildungen wiedergegebenen Präparate sind sie in dieser Weise gefärbt, so bes. in Fig. 7 u. 9, für die übrigen verweise ich auf die Figurenerklärung. Weiterhin lassen sie sich sehr schön durch Mallory'sches Hämatoxylin (bereitet nach den Angaben von Stöhr (01 S. 8 u. 25) zur Darstellung bringen, ferner noch, wie wir bereits gesehen haben, durch die Oppel'sche Silbermethode. Eine Prüfung mit chemischen Reagentien habe ich nicht vorgenommen. Das Verhalten der Ringfasern Farbstoffen gegenüber spricht also wenigtens nach meinem Befunde nicht für ihre elastische Natur und der erbrachte Nachweis ihres Zusammenhangs mit den anliegenden Reticulumfasern des Parenchyms ist für diese Annahme auch nicht besonders günstig. Immerhin muss ich zugeben, dass ihr Aussehen mehr an elastische Fasern erinnert, als an reticuläres oder einfach fibrilläres Bindegewebe; sie sind auffallend abgerundet, dicker als die Fasern des umgebenden Bindegewebes und besitzen auch ein stärkeres Lichtbrechungsvermögen, alles Charateristika elastischer Fasern; für die von mir untersuchten Thiere, Hunde und Kaninchen. trifft dies jedoch nicht zu, hier unterscheiden sie sich durch nichts vom Parenchymgewebe. Ebenso kommt den Fasern ein grosser Grad von Dehnbarkeit zu; ich habe bei Kaninchen eine Erweiterung der Sinusräume um das Doppelte und Dreifache ihrer normalen Innenweite gesehen ohne eine Zerreissung der Ringfaserschicht. Andererseits aber verhindern sie auch das Kollabieren der Sinuswände dadurch, dass sie eben ringförmig um diese verlaufen und mit ihnen fest verbunden sind; sie halten also stets die Sinusräume offen.

Literatur: Der erste, der die Fasern beschrieb und abbildete, war Henle (60. S. 224 u. Fig. 16); er stellte sie durch Behandlung mit verdünnter Kalilauge dar und beschreibt sie einfach als Bindegewebe. Nach Schweigger-Seidel (63. S. 476) lösen sie sich in den Netzen des Milzparenchyms auf, dem sie angehören, auch nach Müller (65. S. 93) steht das die Sinuswand umgebende Gitterwerk mit der anliegenden Pulpa in vielfachem Zusammenhang. Sokoloff (88. S. 221) hat die Fasern durch Trypsinverdauung dargestellt, nach Bannwarth (91. S. 365) fehlen sie in der Katzenmilz. Hoyer (94. S 286) constatirt, dass es sich durchaus nicht um gesonderte Gebilde handle, sondern dass sie einfache Reticulumfasern wären, in die die Sinus eingelagert seien. Kultschitzky (95. S. 176 u. ff.), der das elastische Gewebe der Milz durch Färbung mit Magdalaroth darstellte, erwähnt sie nicht, ebensowenig Melnikow-Raswedenkow (99. S. 557), der dazu die Weigert'sche Methode anwandte, und Livini (99. S. 247 u. ff). Carlier (95. S. 483) beschreibt die Ringfasern bei der Katze als dichte und regelmässig angeordnete Reticulumfasern der Pulpa; die gleiche Anschauung vertritt Mall (00. S. 30) für die Hundemilz, er hält die Fasern nicht für elastisch, demgegenüber vertritt Ebner (99a, S. 483), wie schon erwähnt ihre elastische Natur, weil es ihm gelang, sie an dünnen Celloidinschnitten mit saurem Orcein an in Zenker'scher Flüssigkeit fixirtem Material zu färben und ferner weil Henle sie durch Behandlung mit KOH darstellte, das fibrilläres Bindegewebe zur Aufquellung bringen und unsichtbar machen würde. Böhm (99. S. 707 u. f.) schliesst sich dieser Auffassung an, da ihm gleichfalls ihre Färbung mit Orcein glückte, nicht dagegen mit der Oppel'schen Silbermethode; dagegen setzt er in seinem Taschenbuch der mikr. Technik (00. S. 157) bei der Angabe ihrer Darstellung hinter „elastisch" ein Fragezeichen. Auch v. Schumacher (00a, S. 155) bestätigt die v. Ebner'sche Angabe; nur muss die Farbe sehr viel länger einwirken (für Weigert'sche Lösung gar 14—20 Stunden) wie gewöhnlich. Diesen Angaben gegenüber betont Hoehl, (00. S. 216 u. f.) dass die Fasern nicht elastisch sondern dem collagenen Bindegewebe zuzurechnen wären, weil sie im Gegensatze zu elastischem Gewebe der Pancreatinverdauung wiederstünden, sich nicht mit saurem Orcein und dem Spalteholz'schen Farbstoff tingiren würden, dagegen wohl mit neutralem Orcein; wenn man die Färbung verlängert oder erwärmt, so sind die Fasern erst leicht gebräunt, wenn alles andere elastische Gewebe schon tiefbraun oder schwarz ist. Hoyer (00. S. 492) hat in der Milz von Neugeborenen mit Orceinfärbung innerhalb der Ringfasern feinere Fädchen gesehen und glaubt, dass die Fasern „Reticulumfasern wären, die infolge der bedeutenden Zunahme des Venenumfangs und der Steigerung des Blutdruckes nicht nur eine eigenartige Anordnung, sondern auch bezüglich ihrer Structur die Eigenschaft von elastischem Gewebe (wahrscheinlich infolge von Entwicklung von elastischen Fäden in ihrem Innern) annehmen". Gegen Hoehl macht v. Schumacher (00b. S. 27 u. ff.) geltend, dass die Pancreatinverdauung wegen der vorhergehenden Behandlung des Objectes nicht ausschlaggebend wäre, er gibt dagegen zu, dass sich die Fasern schwerer färben als anderes elastisches Gewebe, aber früher als das collagene; da er bei neuerlicher Färbung mit saurem Orcein kein Resultat mehr bekam, wohl aber mit neutralem, so glaubt er, dass das Orcein die Schuld trage; bei Färbung mit van Gieson würden sich die Fasern nicht roth färben; endlich betont er, dass diese Färbereactionen nicht ausschlaggebend seien, sondern auch das morphologische Verhalten der Fasern berücksichtigt werden müsste und das spräche für ihre elastische Natur.

Kritische Besprechung der Literatur: Die meisten der citirten Autoren stehen auf dem Standpunkte, den auch ich einnehme, dass die Ringfasern nichts weiteres sind als besonders angeordnete Reticulumfasern; was ihre Natur betrifft, so lässt sich bei den wechselnden Befunden aus der Farbenreaction nichts schliessen; den positiven Angaben v. Ebner's, Böhm's und v. Schumacher's stehen eine Reihe negativer entgegen und der letztere selbst muss unter dem Zwang eigener Beobachtung zugeben, dass die Ringfasern sich jedenfalls, wenn sie elastischer Natur sind, von dem übrigen elastischen Gewebe unterscheiden, übrigens möchte ich seinen Angaben gegenüber, dass sie sich bei Behandlung mit van Gieson nicht roth färben, betonen, dass sie es bei isolirter Anwendung von Säurefuchsin jedenfalls thun. Dass Henle sie durch Behandlung mit verdünnter Kalilauge dargestellt hat, kann m. E. nicht für beweisend gelten, da Henle dieses Verfahren überhaupt für die Sichtbarmachung von Bindegewebe anwandte. Viel mehr Beweiskraft kommt den Verdauungsversuchen von Sokoloff und Hoehl zu, die beide constatiren konnten, dass die Fasern durch Trypsin nicht angegriffen werden; dass die vorausgehende Behandlung, wie

Schumacher meint, dieses Resultat beeinflussen könne, glaube ich nicht, wenigstens habe ich mich bei Verdauungsversuchen, die ich bei anderer Gelegenheit vornahm, davon nicht überzeugt. Jedenfalls stimme ich aber, wie schon erwähnt, darin mit diesem Autor überein, dass, wenn auch die chemische Reaction und die Färbung nicht für die elastische Natur der Ringfasern sprechen, sie doch in ihrem Aussehen sehr solchen Fasern gleichen, unbeschadet ihrer Zugehörigkeit zum Reticulum.[1])

Zusammenfassung über die zurückleitenden Gefässbahnen und Milzsinus.

Wenn wir uns nun zusammenfassend über Anordnung und Bau der oben beschriebenen Gebilde zu äussern haben, so können wir sagen:

1. In der menschlichen Milz finden sich grössere und kleinere Räume und Kanäle (**Milzsinus**), die miteinander in vielfacher, z. Th. durch sehr schmale Röhrchen (Verbindungsröhrchen) vermittelt, Communication stehen und den wesentlichen Theil der sogenannten rothen Pulpa ausmachen.
2. Diese Milzsinus münden zu mehreren vereint, in weite mit einem einfachen Endothel spindelförmiger Zellen ausgekleidete Kanäle, deren Wand durch ein lockergefügtes Reticulum fibrillären Bindegewebes gebildet wird, das continuirlich in das Milzparenchym übergeht und wie dieses freie Zellen enthält. Diese **Pulpavenen** legen sich erst den Milzbalken nur an und werden zuletzt von diesen völlig umschlossen, sie stellen dann in diese Balken eingegrabene, einfache mit Endothel ausgekleidete, weite Röhren dar. Aus diesen **Balkenvenen** setzt sich endlich am Hilus der Milz die Vena lienalis zusammen.

[1]) Thomé (01), dessen Arbeit während der Drucklegung erschien und daher nicht mehr eingehend berücksichtigt werden konnte, kommt nach sorgfältiger Nachprüfung, besonders auch nach der chemischen Seite hin, zu demselben Resultate.

3. **Die Wand der Sinus**[1]) **ist vollständig geschlossen** und besteht:

a) zu innerst aus einem eigenthümlichen Endothel sehr langer und sehr schmaler, stabförmiger, höchst wahrscheinlich contractiler Zellen (**Stabzellen**), die nicht miteinander direct zusammenhängen, sondern durch verhältnissmässig breite Abstände getrennt sind und in der Mitte eine kurze, spindelförmige Anschwellung zeigen, der ein im Allgemeinen ovaler Kern aufsitzt; dieser Kern ist wesentlich breiter als die Zelle selbst, springt weit in das Lumen vor und weist häufig eine in der Längsrichtung verlaufende doppelte Einfaltung seiner Membran von der Basis her auf;

b) aus einem äusserst **dünnen, structurlosen Häutchen**, dem die oben beschriebenen Zellen nach innen zu aufsitzen und von dem sie sich leicht loslösen; diese Membran zeigt ab und zu kleine, ovale Lücken (Stomata), die durch den Durchtritt farbloser Blutelemente durch die Wand veranlasst sind;

c) aus ziemlich dicken, rundlichen Fasern, die dem Reticulum des Milzparenchyms angehören und mit ihm in vielfacher Verbindung stehen; diese **Ringfasern** bilden, nach aussen von der Membran und dieser eng anliegend, ein dichtes Netzwerk, in dem die circulär verlaufenden Fasern überwiegen; sie sehen elastischen Elementen ähnlich, ohne jedoch immer die für diese üblichen chemischen und färberischen Reactionen zu geben.

---

[1]) Unter „Sinus“ sind nun immer die Verbindungsröhrchen mit verstanden.

4. Unter völlig **normalen** Verhältnissen findet eine ausserordentlich reichliche **Ein- und Auswanderung farbloser Blutelemente** unter charakteristischer Veränderung ihrer Form **durch die Sinuswand** statt, die dabei stets zwischen zwei benachbarten Stabzellen und zwei aufeinander folgenden Ringfasern durchbrochen wird; ein Durchtritt rother Blutkörperchen konnte dagegen nicht beobachtet werden.

Aus dieser Zusammenfassung geht ohne weiteres hervor, dass die **Milzsinus zwar** mit dem **Venensystem zusammenhängen,** insofern sie durch Vermittlung der Pulpa und Balkenvenen mit der Vena lienalis in Verbindung stehen, allein in **ihrer Anordnung und ihrem Bau weichen** sie **vollständig** von dem für das **Venensystem charakteristischen Schema** ab — auch die Pulpa- und Balkenvenen —; sie stellen also, zunächst rein morphologisch betrachtet, **der Milz eigenthümliche Bildungen sui generis** dar. Aus diesem Grunde habe ich auch die Billroth'sche Benennung als capillare Venen oder cavernöse Milzvenen fallen lassen, da sie leicht zu ganz falscher Vorstellung führt und es thatsächlich auch gethan hat, und möchte an deren Stelle, die schon früher von einzelnen Autoren gewählte, nichts präjudicirende Bezeichnung Milzsinus gesetzt wissen. Wenn man aus Pietät den Namen Billroth's beibehalten will, so könnte ja die Benennung Billroth'sche Milzsinus gewählt werden.

C. Blutbewegung in den Milzsinus.

Nun noch einige Worte über die Blutbewegung in diesen Räumen. Die Sinus sind mit Blutelementen gefüllt, auf deren Zusammensetzung ich noch zu sprechen kommen werde, ebenso wie auf die wichtige Frage, auf welchem Wege sie diese freien Zellen erhalten, und es fragt sich, in welcher Weise und durch welche Triebkräfte eine Entleerung stattfindet. Es ist selbstverständlich, dass in den weiten plexus-bildenden Räumen eine ausserordentliche Verlangsamung statthaben muss, die noch wesentlich erhöht wird durch die ungemein reiche Verästelung der zuführenden Blutbahnen — Mall (00 S. 37) schätzt die Zahl der Arterienenden in der Hundemilz auf 500 Millionen, gegen nur 5 Millionen am Darm — und deren auffallend enges Kaliber. Bei Stauungshyperämie dauert es z. B., wie Wicklein (91 S. 21) nachweisen konnte, verhältnissmässig ausserordentlich lange Zeit (2—12 St.), bis der Milztumor abzuschwellen beginnt, wobei erst die in das Parenchym ausgetretenen rothen Blutkörperchen an Zahl abnehmen, die Sinusräume dagegen bedeutend später eine Verminderung ihres Volumens zeigen; das Blut fliesst also aus diesen Räumen nur schwer und langsam ab. Für den Durchtritt farbloser Blutelemente sind also thatsächlich schon unter normalen Verhältnissen die günstigsten Bedingungen gegeben. Es ist natürlich, dass man nach Vorrichtungen gesucht hat, die den Blutabfluss befördern könnten; so sieht Tomsa (63 S. 664 u. f.) in der Anordnung der Muskelbalken eine derartige Hilfsquelle; dadurch, dass sie stets parallel zum Venenrohr gestellt wären und mit der Kapsel in Verbindung stünden, würden sie bei ihrer Contraction einmal das zwischen ihnen gelegene Gewebe gewissermassen auspressen und dann auch eine Verkürzung und Erweiterung des Venenrohres bedingen, also das Blut aus den Sinusräumen, um so zu sagen, nach der zurückleitenden Vene hin schieben; in ähnlicher Weise spricht sich Kyber (70 S. 577) aus. Sehr interessant sind in dieser Hinsicht die Versuche von Mall (00 S. 37 u. f.) an der Hundemilz: er fand, dass nach Unterbindung der Vene der Druck in dieser natürlich steigt, aber nun durch electrische Reizung der Nerven, durch die die Milz sich contrahirt, weiter erhöht werden kann; er schliesst daraus, dass die Muskelcontraction in einem gewissen Rhythmus das Blut austreibt; die Klappen in der Vena lienalis würden dann das Zurückströmen während der Erschlaffung verhindern; war dagegen durch eine Durchschneidung der Nerven eine Contraction unmöglich geworden, so zeigte sich 24 Stunden nach der Operation eine ausgedehnte hämorrhagische Infarcirung der Milz (extensive hemorrhagic infarction).

Nun stützen sich sowohl die Tomsa'schen als die Mall'schen Angaben auf die Hunde- bezw. die Katzenmilz, die nachweislich ein ausserordentlich stark entwickeltes System glatter Muskelzellen aufweisst, die zum Theil in ganz selbstständigen Balken angeordnet sind, zum Theil als breite Züge in den Trabekeln der Kapsel verlaufen, und dabei ist noch das durch diese Balken gebildete Gerüstwerk, in dem die Pulpa liegt, ein sehr engmaschiges. Ganz anders liegt jedoch die Sache beim Menschen; hier ist das Trabekelgeflecht um ein vielfaches weiter. selbstständige Muskelbalken kommen überhaupt nicht vor und in den Trabekeln und der Kapsel sind glatte Muskelzellen so spärlich anzutreffen, dass ihre Anwesenheit bekanntlich überhaupt lange geleugnet worden ist; dazu kommt noch, dass die Sinusräume beim Menschen viel weiter und zahlreicher sind als bei den oben genannten Thieren. So kann also für den Menschen in diesen glatten Muskelzellen nicht das wesentliche Moment für die Entleerung der Sinusräume gesehen werden, zudem ist ja beim Menschen eine wirkliche Contraction der gesammten Milz noch nie thatsächlich beobachtet worden; Analogieschlüsse nach der Hundemilz sind aber hier aus den angeführten Gründen nur mit grösster Vorsicht zu ziehen. Diese Betrachtungen sind es noch, die mich veranlassen, in den Stabzellen der Sinusräume contractile Elemente zu sehen, die sie ja ihrem Bau nach sehr gut sein können und denen also dann die Aufgabe zukäme, durch ihre Contraction den Inhalt der Räume nach den Venen hin zu entleeren. Wir haben gesehen, dass die Sinus immer zu mehreren vereint in die Pulpavenen ausmünden und dass die Stabzellen dort beginnen und in der Längsrichtung der Achse verlaufen; ziehen sie sich also zusammen, so muss eine Verkürzung des umschlossenen Raumes eintreten und sein Inhalt dadurch nach den Venen hin geschoben werden. Dass die Zellen völlig von einander isolirt sind, ist für eine gemeinsame Action kein Hinderniss, da sie ja alle auf einer continuirlichen, leicht dehnbaren Membran aufsitzen und ausserdem noch durch die Ringfasern zusammengehalten werden. Contrahirt sich die Faser aber der Länge nach, so muss sie natürlich breiter werden, und da sie frei in das Lumen vorspringt, muss diese Zunahme der Breite eine Verengung des Lumens zur Folge haben, da zum Ausweichen nach der anderen Seite eine Dehnung der Ringfasern, also noch eine besondere Kraftleistung nöthig wäre. Eine Zunahme des Querdurchmessers des Kanales braucht mit der Verkürzung nicht verbunden zu sein; zudem können die Ringfasern durch das Vorwiegen des circulären Verlaufes und ihre stets schräg zur Längsachse unter spitzem Winkel abgehende Verbindungsfäden sich bei der Verkürzung einfach zusammenschieben.

Ich glaube, dass als weiterer Beweis für die Richtigkeit der entwickelten Annahme auch gewisse physiologische und pathologische Erscheinungen der Milz herangezogen werden können, oder wenigstens so eine ungezwungene Erklärung finden; die Beobachtung Wicklein's (91 S. 21) habe ich bereits erwähnt, wonach bei künstlicher Verhinderung des Blutabflusses es verhältnissmässig sehr lange dauert, bis der entstandene Milztumor abzuschwellen beginnt, besonders die hochgradige Blutüberfüllung der Sinusräume nachlässt. Durch Stauungen sammelt sich das Blut in den Sinusräumen an und dehnt dieselben durch den Druck aus; dadurch werden die Stabzellen natürlich selbst gedehnt und abgeplattet, die Folge ist, dass sie sich schwerer contrahiren können und zur Fortschaffung des Blutes nach Wegfall der Stauung eine relativ lange Zeit brauchen; genau so wie eine Verhinderung des Blutabflusses wirkt aber, wie ich durch meine eingangs erwähnten vitalen Injectionen am Kaninchen, das bekanntlich in der Anordnung des Sinus und der Armut an Muskelelementen der menschlichen Milz fast gleichsteht, nachweisen konnte, eine Vermehrung der zugeführten Blutmenge, welche bei meinen Zinnober- und Vogelblutinjectionen 15 ccm, die sich noch natürlich im ganzen Körper vertheilten, betrug. Hier zeigten sich im Verhältnis zur Milz nicht injicirter Thiere die Sinus um das mehrfache ausgedehnt und dabei habe ich bei der Herausnahme der Milz die Vene nicht einmal abgebunden; dies beweist deutlich, dass die Blutbewegung in den Sinusräumen eine sehr langsame ist, dass sie auf jede Störung in der Circulation sehr leicht reagiren und grössere Blutmengen in sich aufspeichern können dadurch, dass sie nur sehr langsam wieder weitergeschafft werden. Es giebt dieses Verhalten vielleicht einen Anhalt für die Erklärung der physiologischen Thatsache, dass die Milz während der Verdauung anschwillt, bezw. nach derselben noch grösser bleibt, während die anderen Organe des Abdomens schon wieder blutarm geworden sind; während der Verdauung findet ein vermehrter Blutzufluss nach dem Darmtractus hin statt, der, wie der Versuch am Kaninchen beweist, zu einer Schwellung der Milz führt, besonders noch dann, wenn durch die Füllung des Magens und Darmes der Abfluss aus der Milzvene etwas erschwert ist; ist die Verdauung vorüber und ebenso die congestive Hyperämie, so zeigt die Milz diesen Zustand noch länger, weil die durch die Blutfüllung gedehnten Stabzellen nur schwer sich contrahiren und so nur ganz allmählich das Blut wieder fortschaffen können. Möglicherweise lässt sich ebenso das Entstehen von Milztumoren bei manchen Fieberzuständen erklären, wo wir es ja auch häufig mit Hyperämien der Abdomenorgane zu thun haben; dabei könnte durch im Blut circulirende toxische Stoffe noch eine Schädigung auf die vom Blutstrom direct bespülten Stabzellen veranlasst und so ihr Contractionsvermögen noch mehr verringert oder gar aufgehoben werden, was zur Bildung eines beträchtlichen Milztumors führen müsste, genau so wie nach Durchschneidung der Nerven der Hundemilz. Ich bin mir zwar bewusst, dass diese Erklärungsversuche einen zum Theil noch sehr hypothetischen Charakter tragen; der anatomische Befund ist jedenfalls aber derartigen Deutungen günstig.

II. Zuführende Gefässbahnen und weisse Pulpa.

A. Vertheilungsmodus der Milzarterien.

Das Blut wird der Milz durch die Arteria lienalis zugeführt. Dieser Hauptstamm spaltet sich in mehrere Aeste, welche, am Hilus in die Milz eintreten und nun in den Balken, die Fortsetzungen der Kapsel sind, ohne untereinander Anastomosen zu bilden, weiter verlaufen; in der Nähe einer solchen Arterie liegt gleichfalls in den Balken eingeschlossen eine Balkenvene. Hat die Arterie nach vielfacher Verzweigung einen Durchmesser von c. 0,2 mm erreicht, so tritt sie aus dem Balken heraus, der die Venen nun allein noch weiter begleitet in der schon oben beschriebenen Form. Allein auch die Arterie behält noch von ihr eine bindegewebige Umhüllung. Diese Scheide aber erfährt eine Umwandlung derart, dass die miteinander verbundenen Fibrillen sich auflockern und so ein Netzwerk ziemlich grober Fasern bilden mit reichlicher Beimengung elastischer Elemente; die Maschen dieses Netzes sind etwas in der Verlaufsrichtung der Arterie längsgezogen (Fig. 16) und durch eine dichte Einlagerung von Lymphzellen characterisirt, allmählich gehen dabei die gröberen Fasern in feinere über; an dieser Auflockerung nimmt aber auch die Adventitia theil, so dass wir also sagen können, das Maschenwerk, das die Arterien einhüllt und der Sitz der

Lymphkörperchen ist, wird durch eine Auflockerung der die Arterie begleitenden Balkenscheide und der Adventitia selbst gebildet. In dieser Lymphscheide findet nun ab und zu besonders an den Stellen, wo die Arterie sich verzweigt eine grössere Ansammlung von Lymphkörperchen statt, bald concentrisch um das Gefäss herum, bald mehr einseitig entwickelt. Diese kugeligen oder spindelförmigen Anschwellungen der Scheide, die Malpighi'schen Körperchen oder Milzknötchen, wie ich sie mit Stöhr (01 S. 114) nennen will, zeigen in ihrem Innern ein sehr feinfaseriges engmaschiges Reticulum und sind nach aussen, also gegen die rothe Pulpa hin, von einem mehr grobfaserigen Netzwerk eingehüllt, das auch elastische Elemente enthält. Mit der Abnahme des Kalibers der Arterie nimmt auch die Lymphscheide an Ausdehnung ab und verliert sich schliesslich bei einem Querdurchmesser des Arterienlumens von c. 15 μ ganz; wenn wir die eingangs besprochene Bezeichnung streng durchführen wollten, müssten wir also sagen, die Arterie ist nun aus der weissen in die rothe Pulpa eingetreten. Selbstverständlich werden die von der Arterie abgehenden Aeste gleichfalls bis zu dem erwähnten Kaliber herab von der Lymphscheide begleitet.

Betrachten wir nun einen kleineren Ast der von einer Centralarterie, d. h. von der grossen in der Hauptlymphscheide und den Knötchen verlaufenden Arterie, sich abzweigt, so sehen wir ihn bald in eine grosse Zahl feinerer Aeste sich theilen, die ebensowenig wie die grösseren Stämme Anastamosen untereinander eingehen; auch diese feineren Aestchen verzweigen sich wieder, so dass ein Bild entsteht, wie ich es in nebenstehendem Schema wiedergegeben habe. Haben die kleinen Aeste einen bestimmten Durchmesser erreicht, so zeigen sie sämmtlich eine eigenthümliche Verdickung ihrer Wand, die sogenannten Schweigger-Seidel'schen Capillarhülsen; innerhalb dieser findet in der Regel die letzte Theilung statt, das aus ihr austretende Gefäss ist nun die arterielle Capillare, die hie und da nochmals in zwei Aeste zerfällt. Man sieht also aus dieser Beschreibung und dem beigegebenen Schema, dass für den Verteilungsmodus die pinselartige Anordnung — Penicillus (Ruysch 1721 S. 7 u. Fig. 1 u. 4c Taf. IV) — zutrifft. Zu dem Schema möchte ich noch bemerken, dass es, wie ich glaube, deswegen einen besonderen Wert hat, weil es eine Reconstruction aus 200 aufeinanderfolgenden 3,5 μ

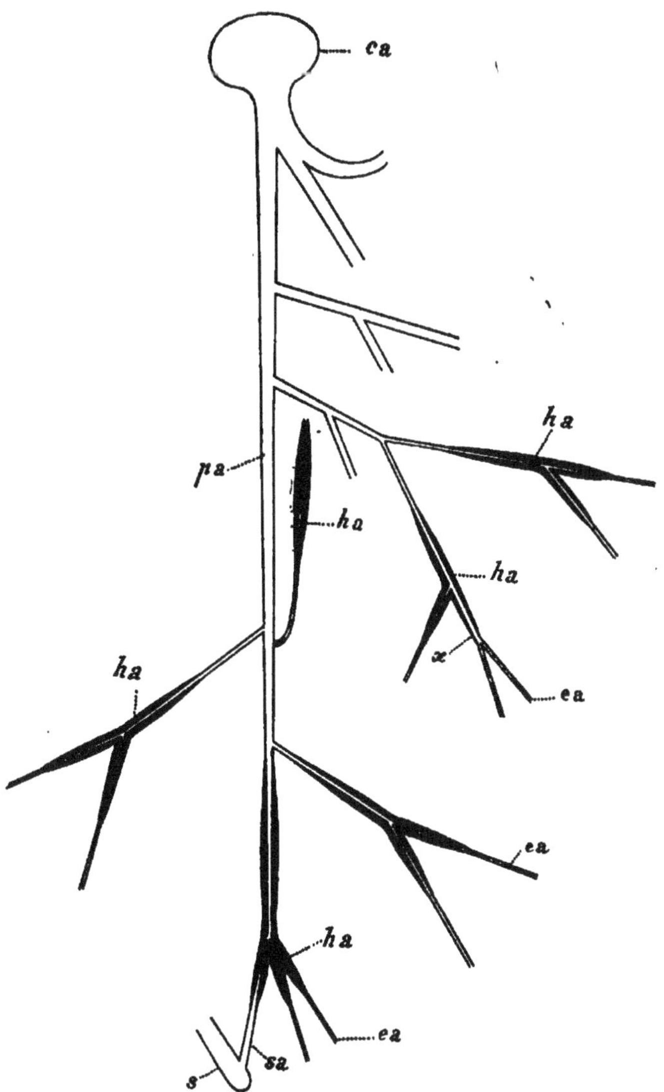

Schema zur Erläuterung der Endverzweigungen eines Arterienastes (Penicillus).
Reconstruction aus 200 aufeinanderfolgenden 3,5 μ dicken Schnitten durch die menschliche Milz in ca. 150facher Vergrösserung.
ca = Centralarterie; *pa* = Pulpaarterie; *ha* = Hülsenarterie; *ea* = Arterielle Capillare (*sa* in einen Sinus mündend); *s* = Sinus; bei x Theilung einer Endarterie.

dicken Schnitten durch die menschliche Milz bei ca. 150facher Vergrösserung darstellt. Sowohl Länge als Breite der einzelnen Abschnitte mit Ausnahme der Wanddicke entsprechen genau den wirklichen Verhältnissen; die Präparate wurden mit dem Ocularmikrometer gemessen, die gefundene Grösse auf Millimeterpapier eingetragen, diese Zeichnung dann durchgepaust und mit Tusche nachgefahren, sodass man nur einen Theil des Schemas mit dem Zirkel abzumessen braucht und durch 150 zu dividiren, um die wirkliche Grösse zu erhalten; unbedeutende Abweichungen sind selbstverständlich bei einer derartigen Reconstruction nicht zu vermeiden, sind aber auf das Gesammtbild ohne Einfluss. Die abgehenden Aeste sind natürlich auf eine Ebene projicirt gedacht, in Wirklichkeit verlaufen sie in allen Richtungen des Raumes, dagegen hat der als Hauptast gezeichnete Stamm (pa) thatsächlich fast genau dieselbe Verlaufsrichtung bis ans Ende beibehalten, worauf ich noch später zurückkommen werde.

Die hier gegebene Schilderung der Arterienverzweigung ist eine allgemein anerkannte; sie gründet sich jedoch in allen Punkten auf eigene Untersuchungen, die somit im wesentlichen eine Bestätigung vom z. Th. bereits Bekanntem ergaben; ich sehe daher davon ab, einen ausführlichen Literaturnachweis über diesen Punkt zu bringen und gehe nun auf Einzelheiten über.

B. Lymphscheiden und Milzknötchen.

1. Lymphscheiden.

Ich habe bereits hervorgehoben, dass die Lymphscheide continuirlich die Arterien von ihrem Austritt aus den Balken bis fast an ihr Ende begleitet; sie besteht aus einem in der Verlaufsrichtung des Gefässes längsgezogenen Maschenwerk gröberer und feinerer Fasern, das in das Milzparenchym übergeht und eine reichliche Einlagerung von Lymphkörperchen (Fig. 16 l) zeigt; pinselt man diese aus, so tritt das Netzwerk deutlich hervor (Fig. 16 lm); man kann sich an solchen Präparaten überzeugen dass das eigentliche Geflecht nicht von Zellen gebildet wird, die mit ihren Fortsätzen zusammenhängen, sondern aus wirklichen Fasern, da es leicht gelingt eine grössere Strecke des Maschengewebes darzustellen, das keine Zellen und Kerne aufweist. In Fig. 16 ist z. B. nur bei rz eine derartige Zelle wahrzunehmen, während die übrigen in den Maschen liegenden Kerne (l) Lymphocyten sind. Ich werde bei Besprechung des Milzparenchyms darauf zurückkommen. Betrachtet man nun einen Querschnitt durch eine Lymphscheide (Fig. 17), so sieht man ein Geflecht gröberer und feinerer Fasern, die mit der Arterienwand (a) in Verbindung stehen und neben Lymphocyten (l) auch einzelne rothe Blutkörperchen (e) enthalten. Ausserdem aber bemerkt man Querschnitte schmaler Kanälchen mit völlig geschlossener Wandung (lr_1), die einen in das Innere des Lumens vorspringenden Kern zeigen; sind sie auf dem Längsschnitte getroffen (lr_2), so stellen sie enge (c. 7—8 μ breite und ca. 60—100 μ) lange Röhrchen dar, deren Wand eine deutliche bindegewebige Structur hat und in dem allgemeinen Maschenwerk der Scheide ohne bestimmte Grenze beginnt; nach innen zu liegen der Wand Kerne von eliptischer Form (n) mit einer wenig deutlichen protoplasmatischen Basis an. Ob noch eine besondere Grundmembran hinzukommt, vermochte ich nicht zu erkennen.

Am besten kann man sich das Zustandekommen der Canälchen in folgender Weise vorstellen: Die Maschen des Lymphscheidennetzes verengern sich allmählich um eine Masche herum durch Zusammenrücken einzelner Fasern in bestimmter Richtung; schliesslich lagern sich die Fasern aneinander und bilden so die geschlossene Wand eines Canals, dessen Lumen gewissermassen jene Maschenräume bilden, um die herum die Verdichtung der Reticulumfasern stattgefunden hat. Die Zellen des Lymphscheidennetzes, die den Fasern anlagen, setzen sich mit diesen in den Canal hinein fort und erscheinen dann als endotheliale Auskleidung desselben. Drücken wir den eben beschriebenen Vorgang umgekehrt aus, so können wir sagen, die Wand des Canales spaltet sich in einzelne Fibrillen, die ein erst eng-, dann ein weitermaschiges Gitterwerk zunächst nur in der ursprünglichen Verlaufsrichtung der Röhrchen bilden, dann aber allmählich in das allgemeine Netzwerk der Lymphscheide übergehen; die Endothelzellen des Canals bleiben den Fasern bei diesem Vorgang anliegen und werden so zu Reticulumzellen. Der Anfang der Canälchen liegt bald in unmittelbarer Nähe der Arterie, bald in der Peripherie der Scheide, bald mehr im mittleren Theile; was ihre Verlaufsrichtung betrifft, so verlaufen sie entweder erst eine kurze Strecke pararallel mit der Arterie oder gleich in radiärer Richtung von ihr weg und streben stets nach der rothen Pulpa hin. Ihr Lumen ist fast ausschliesslich von farblosen Blutelementen (Fig. 17 lr_2) ausgefüllt, enthält aber auch ab und zu, wie das Reticulum der Lymphscheide selbst, vereinzelte rothe Blutkörperchen. Ich bezeichne diese Canälchen als Lymphröhrchen; sie münden direct in die Milzsinus ein (Fig. 17 s).

2. Milzknötchen.

Die Milzknötchen sind nichts weiter als stärkere Anhäufungen lymphoider Zellen in der Arterienscheide an bestimmten Stellen, ihre Grundlage bildet ein engmaschiges Netz feinster Fäserchen, das in der Peripherie in ein gröberes, das Knötchen gewissermassen einhüllendes Flechtwerk (Hülle) übergeht und weiterhin mit dem angrenzenden Milzparenchym in Verbindung steht. Das Netzwerk ist im centralen Theile vollgepfropft mit Lymphkörperchen ohne dazwischen gelagerte rothe Blutzellen, von der grobfaserigen Hülle ab (Fig. 18 h) ist jedoch die Anordnung eine weniger dichte und lockert sich gegen das Milzparenchym hin (mp), es entsteht so eine Zone (krz), in welcher keine Milzsinus und keine Lymphröhrchen nachweisbar sind. Diese Knötchenrandzone enthält im Gegensatz zu der central von der Hülle gelegenen Partie zahlreiche rothe Blutkörperchen (l) frei im Reticulum; sie findet sich nicht nur beim Menschen, sondern ist auch ausgeprägt beim Kaninchen wahrnehmbar (Fig. 19 — Buchstabenbezeichnung die gleiche —). Die erwähnte Hülle in der Knötchenperipherie ist nichts weiter als ein enges Maschenwerk gröberer Fasern, zu dem noch vereinzelte elastische Elemente hinzukommen können, sie schliessen selbstverständlich das Knötchen nicht von dem anliegendem Parenchym ab, sondern hängen selbst, ebenso wie die zwischen ihm gelegenen Räume, unmittelbar mit jenem zusammen. Auf eine Besonderheit dieser Bildung kann ich erst zurückkommen, wenn ich einiges über die Blutversorgung gesagt haben werde.

C. Blutversorgung der weissen Pulpa.

Ihr Blut erhalten die Lymphscheiden und Milzknötchen durch ein feines, arterielles Capillarsystem. Von der Centralarterie zweigen sich äusserst feine Aestchen (Fig. 20 kc) ab, deren Lumen am Ursprung noch verhältnissmässig weit ist (ca. 8—10 μ), dann aber sich rasch bis auf 5 μ herab verengert. Im Gegensatz dazu ist ihre Wand auffallend stark; nach innen zu zeigt sie eine endotheliale Auskleidung mit längsovalen Kernen, nach aussen ist sie verstärkt durch ziemlich grobfaserige, vereinzelte elastische Elemente enthaltende Bindegewebsfibrillen mit schmalen und langen Kernen, die nichts anderes sind als eine Fortsetzung der Adventitia der Centralarterie; eine Muskularis fehlt dagegen. Diese capillaren Arterien, die ich für die Knötchen als Knötchencapillaren und für die Scheiden als Scheidencapillaren bezeichne, streben nach der Peripherie des Knötchens zu, wo sie sich in reichlicher Weise verzweigen; die Zweige selbst bilden Anastomosen untereinander. Wenn sie sich dem Rand des Knötchens nähern, so beginnt ihre Adventitia, die schon früher einzelne Fasern abgegeben hat, welche in das Reticulum übergehen, sich aufzufasern; dabei nimmt die Capillare einen leicht bogenförmigen Verlauf, der Umgrenzung des Knötchens entsprechend und demgemäss verlaufen auch die Fasern der Adventitia; sie bilden so ein grobmaschiges, im Allgemeinen in der Richtung des Knötchenrandes längsgezogenes Geflecht, innerhalb welchem die Capillare noch eine Strecke weit als einfacher Endothelschlauch verläuft, bis schliesslich die Zellen auseinanderweichen und nunmehr nur noch als dem Netzwerk anliegende Reticulumzellen erscheinen. Diese Knötchen- und Scheidencapillaren weichen also von den in die rothe Pulpa eintretenden neben dem beschriebenen Bau, der sich bei jenen noch etwas anders gestaltet, im wesentlichen dadurch ab, dass sie keine Capillarhülsen aufweisen. Durch die Auffaserung der Capillaradventitia kommt hauptsächlich jene oben erwähnte periphere Hülle zu Stande, wenn auch Fasern der Scheide und Adventitia der Centralarterie dabei betheiligt sind. Ab und zu sieht man auch ein feines Zweigchen der Knötchencapillare aus dem Knötchen heraustreten, das sich in der Randzone, aber auch ohne Capillarhülsenbildung, verliert. Ich habe in Fig. 20 auf einem Schrägschnitt die Auffaserung der Adventitia einer Knötchencapillare abgebildet. Die Schilderung, wie ich sie eben gab, stützt sich auf das Studium einer Reihe dünner Serienschnitte, die ich natürlich nicht alle wiedergeben konnte; aber gerade an dieser Figur ist die Auffaserung sehr schön zu sehen, sie hat hier einen baumähnlichen Charakter; die einzelnen Fasern treten aber dann, was nicht mehr abgebildet ist, nach vorne und seitlich an den Knötchenrand heran zur Hüllenbildung. Man sieht auch bei ce wie ein Ast der Capillare sich auflöst, während, was aus dem folgenden Schnitt hervorgeht, der Hauptstamm noch weiter verläuft; die sehr reichlich vorhandenen rothen Blutkörperchen (e) sind so in das Reticulum gelangt. Ich werde darauf noch zurückkommen. Die eigentlichen Scheidencapillaren sind im Vergleich zu den Knötchencapillaren nur wenig entwickelt, es sind kurze, enge Gefässe, die denselben Bau der Wand zeigen wie diese und sich in der Reticulumperipherie der Scheide auflösen.

An der Peripherie der Knötchenrandzone, die den Uebergang in die rothe Pulpa darstellt, treten nun, wie ich das ausführlich bei der Lymphscheide beschrieben und abgebildet habe (Fig. 17), die Reticulumfasern zur Bildung enger Canälchen zusammen. Ich gebe zwei Abbildungen (Fig. 21 und 22) vom Kaninchen, wo, wie ein Vergleich mit Fig. 18 zeigt, die Verhältnisse ganz ähnliche sind wie beim Menschen. Wo es zur Ausbildung eines richtigen Knötchens kommt, verlaufen die Lymphröhrchen, wie ich sie auch hier nenne, nach ihrer Bildung eine Strecke weit leicht im Bogen in der Peripherie der Randzone herum (Fig. 21 lr). Auch hier sind sie wie dort in der Regel mit farblosen Blutelementen gefüllt, zeigen aber eine bedeutend grössere Beimengung rother Blutkörperchen, da die Randzone (Fig. 18 und 19 e) besonders reich an solchen ist. Dass dieses Verhältniss in den Fig. 21 und 22 nicht zum Ausdruck kommt und die Röhrchen hier fast nur mit farbigen Blutelementen gefüllt sind, findet seine Erklärung in den Injectionen, wovon später. Die Lymphröhrchen münden schon nach sehr kurzem Verlauf in die Milzsinus ein, die gleichfalls die Peripherie der Randzone umkreisen; Canälchen als Räume, die nach dem hinlänglich beschriebenen Typus dieser Sinus gebaut sind, finden sich in den Knötchen nur im Umkreis der Randzone, sehr spärlich ab und zu in dieser, absolut nicht dagegen in dem central von der sogen. Hülle gelegenen Theil. Ausser den hie und da in die Zone eintretenden feinen Aestchen der Knötchencapillaren, die ich bereits erwähnt habe, trifft man stets auch in der Umgebung dieser Theile Enden von arteriellen Capillaren, die den Arterien der rothen Pulpa entstammen und folglich immer dadurch charakterisirt sind, dass sie aus Capillarhülsen hervorgehen; ich werde darauf bei Besprechung der Arterien der rothen Pulpa zurückkommen.

Literatur:

a) Reticulum.

Was den Zusammenhang zwischen Lymphscheide und Milzknötchen betrifft, so ist dieser ja allgemein anerkannt, so dass ich die zahlreichen Angaben über diesen Punkt wohl übergehen darf. Anders ist die Frage nach der Beschaffenheit des Reticulums: die ältesten Autoren, die ich im einzelnen nicht aufzählen will, nahmen eine völlig geschlossene Hülle um das Malpighi'sche Körperchen an, das sie sich z. Th. mit Flüssigkeit gefüllt dachten, daher die Bezeichnung als Bläschen; noch Grohe (61 S. 328) spricht von einer derberen Umhüllung, die bedinge, dass das Knötchen nur in losem Zusammenhang mit der Pulpa (Parenchym) stehe, demgegenüber betont Billroth (61 b S. 528), dass das Netzwerk beider continuirlich in einander übergehe, obwohl beide Netze verschieden seien. Schweigger-Seidel (62 S. 545 u. f.) beschreibt ein engeres gröberes Maschenwerk in der Peripherie, doch sei die Abgrenzung nicht immer eine scharfe; nach ihm zeigen sich die Reticulumfasern im Innern durch grosse Feinheit aus, sie erstrecken sich oft von einer Capillare zur anderen und bilden baumförmige Verzweigungen, Kerne sind nicht wahrzunehmen; ausserdem setzten sich die Fasern in dreieckiger Form an die Capillar an, bezw. an deren zarteren Adventitialschicht. Nach Müller (65 S. 70) besteht die Grenzschicht des Knötchens aus derberen fibrillären Fasern, die nach dem Innern „ungemein zart und weich“ werden. Koelliker (68 S. 454 u. f) unterscheidet an dem Malpighi'schen Körperchen eine Hülle und einen Inhalt, die erstere aus einem der Pulpa ähnlichen Reticulum bestehend, dessen Fasern nur stärker und dessen Maschen gröber seien als in der rothen Pulpa; nach der Oberfläche des Knötchens zu würden die Maschen enger und sich schliesslich zu einer bald deutlichen, bald weniger scharf abgegrenzten Umhüllungshaut verdichten, die nur aus einem Geflecht derselben Fasern bestünde, die auch im Innern sich finden; in ähnlicher Weise drückt sich Frey (75 S. 440 u f) aus. Oppel (91 S. 172 u. f) hat mit der Silbermethode das Reticulum dargestellt, er beschreibt in der Peripherie des Knötchens ein Geflecht feiner zusammenhängender Fasern, die er als „innere umhüllende Schicht“ bezeichnet, ausserhalb derselben und in Verbindung mit dem eigentlichen Netzgewebe der rothen Pulpa konnte er noch ein weiteres Geflecht darstellen, das eine rothe Farbe zeigte zum Unterschied von dem schwarzen Ton der übrigen und aus feineren, sich verbindenden Fasern bestand; er nennt diese Bildung die „äussere umhüllende Schicht“.

b) Randzone:

Neben dieser Beobachtung Oppels finden sich folgende Angaben über die von mir als Randzone bezeichnete Bildung: Billroth (62b S. 335) beschreibt sie beim Kaninchen wie folgt: „Bei Beobachtung von Fig. 2, findet man, dass das eigentliche Milzbläschen, kenntlich durch seine dunkle Contour, noch von einem weissen hellen „Hof" umgeben ist, sodass es dadurch in zwei Theile zerfällt; ferner „dieser weisse Umhüllungsraum um das durch verdichtetes Netzgewebe abgeschlossene Bläschen zeigt wesentlich die Structur des Bläschens selbst, dasselbe Netzwerk mit Lymphgefässen (?), gleichweit in seinen Maschen, gleich stark in seinen Balken". Müller (65 S. 83) beobachtete an der Milz vom Ochsen und Schaf einen breiten Hof um das Malpighi'sche Körperchen, der denselben Bau wie das Reticulum der rothen Pulpa zeigte, aber nicht wie diese von Pigmentkörnchen angefüllt, sondern völlig frei war; vom Menschen sagt er, (S. 82) dass die Abgrenzung der Pulpa gegen das Knötchen bisweilen sehr unvollkommen sei; manchmal beobachtete er in den Grenzschichten, die sich durch die Anwesenheit spärlicher dünner Fibrillen auszeichnen und sich durch intensiv rothe Färbung gegen die Pulpa abheben würden, Blutkörperchen zwischen den Zellen in „scheinbar regellosen Bahnen, an denen eine Umhüllung mit einer Capillarmembran sich nicht nachweisen liess", er glaubt, dass sie von der anliegenden Pulpa her dort eingedrungen sind. Kyber (70 S. 557 u. f) sagt, dass man an Injectionspräparaten von der Vene her zwischen den Knötchen und dem Venenkranz eine blasser gefärbte Zone beobachten könne, „ähnlich dem Umhüllungsraum einer Alveole in den Lymphdrüsen", in dieser venenfreien Zone würden die in der Knötchenperipherie sich verzweigenden Arterien verlaufen. Bannwarth (91 S. 383) spricht von einer helleren Zone, die nicht zum Knötchen im engeren Sinne, sondern zu der Pulpa gerechnet werden müsste, beim Ochsen fänden sich in ihr reichliche Capillarhülsen.

c) Capillaren des Knötchens und der Lymphscheide.

Schweigger-Seidel (62 S. 567) beschreibt bei der Katze, dass ein kleines Aestchen sich aus der Centralarterie abzweige und sich baumartig verästle, die Capillaren würden Anastomose eingehen und zum Rande des Knötchens verlaufen, um dort schlingenförmig umzubiegen, diese Schlinge würde die Grenze des Knötchens noch schärfer markieren, als es durch die blosse Verdichtung des Netzwerkes geschehe. Stieda (62a S. 547) beschreibt die Vertheilung ähnlich und hebt besonders unter gesperrtem Druck hervor, dass es niemals gelänge, diese Capillaren von der Vene aus zu injiciren. Basler (63 S. 10 u. 11) unterscheidet am Malpighi'schen Körperchen intra- und extracorpusculäre Arterien; unter ersterem Namen versteht er die Centralarterien mit den Knötchencapillaren; die letzteren entstammen nach ihm aus einem oder mehreren Stämmchen, welche die Arterie vor oder gleich nach dem Eintritt in das Knötchen abgiebt; sie sind es, die stets zu „Extravasaten" Anlass geben würden; „man bekommt dann oft dem unbewaffneten Auge kreisförmig erscheinende Injectionsbilder um die Malpighi'schen Körperchen zu sehen, die aus kleinen geschlängelt verlaufenden Arterienstämmchen, zum Theil aus Extravasaten bestehen" und ferner „die Extravasate entstehen nirgends so leicht, als gerade aus jenen extracorpusculären Gefässen im Umkreise der Körperchen, wo das Gewebe eine viel lockere Consistenz besitzt; aus diesen Extravasaten, wie überhaupt aus jedem Extravasat in der Milz füllen sich mit grosser Leichtigkeit die Venen" (Basler ist Anhänger der völlig geschlossenen Blutbahn!). Nach Müller (65 S. 71) sind die Capillaren der Lymphscheide wenig entwickelt und haben nur einen kurzen Verlauf, stärker die des Knötchens, sie lösen sich unter Anastomosenbildung in ein enges Capillarnetz auf; den Capillaren kommt eine dünne Adventitia zu, von ihr entspringen Fäden, die in das Reticulum übergehen; die Capillarwand selbst erfährt eine Auffaserung, „indem die Gefässmembran auf einzelne, zarte sich verschmälernde Fasern reducirt wird, welche in das Fadennetz der Pulpa übergehen, während durch die dazwischen gelegenen Lücken das Lumen des Gefässes mit den Hohlräumen der Pulpa in offene Verbindung tritt." Die Schilderung bezieht sich auf Säugethiere, bes. den Igel ebenso wie die zur Erläuterung gegebene Fig. 23 Taf. V; beim Menschen wären die Verhältnisse ähnlich. Aus den Angaben Kybers (70 S. 558), der den Modus der Verzweigung der Aeste der Centralarterien ausführlich bespricht, wäre hier nur folgende klassische Bemerkung anzuführen: „Von der Anwesenheit der kleinen Arterien in der Umgebung der Follikel überzeugt man sich durch arterielle Injection mehr, als gewünscht wird", nämlich durch Extravasate, wie aus der weiteren Ausführung hervorgeht (Kyber vertheidigt gleichfalls die geschlossene Blutbahn). Wedl (71 S. 397) findet, dass die Capillaren sich spitzwinklich theilen und das Körperchen an der Peripherie in einer gewissen Ausdehnung umkreisen. Nach Sokoloff (88 S. 219) verlaufen die Knötchencapillaren in der Randzone parallel der Oberfläche des Knötchens, von ihnen gingen Zweige radiär nach der Pulpa hin, allein es gelänge nur bei wenigen eine Einmündung in die Venenplexus zu sehen (es handelt sich um Kaninchenmilz mit Stauungshyperämie). Golz (93 S. 21) findet, dass die Capillaren in der Peripherie des Knötchens bogenförmige Verbindungen bilden, um dann, wie es scheine, in die Venenplexus überzugehen, die die Peripherie des Knötchens umsäumen. „Doch habe ich mich von letzterer Thatsache nicht bestimmt überzeugen können, namentlich weil auch an dieser Stelle leicht Extravasate entstehen." (Golz ist Anhänger der geschlossenen Blutbahn). Nach Whiting (97 S. 267) sind die Capillaren öfters von einer bindengewebigen Scheide eingehüllt, welche sich von der der Centralarterie abzweigt.

Die Anwesenheit von Venen in den Knötchen wird mit seltener Einstimmigkeit von sämmtlichen Autoren geleugnet, nur Kowalevsky (60 S. 203) beschreibt eine Centralvene, mit mehreren Seitenzweigen; doch liegt hier zweifels ohne, wie aus seiner Abbildung (Fig. 2 Taf. IV) hervorgeht eine Verwechslung mit einer Arterie vor.

d) Lymphröhrchen.

Was ich unter Lymphröhrchen beschrieben habe, ist als Venenanfang in der Pulpa von Müller (65 S. 88) fast in derselben Weise geschildert worden. Ich citire im Wortlaut: „Bei einem Durchmesser von 15—10 μ gehen die kleinsten Venenzweige in die eigentlichen Venenanfänge über. Diese unterscheiden sich von den ersteren durch die Beschaffenheit ihrer Wandung, welche gitterförmig durchbrochen ist." „Die zarte netzförmig verzweigte Grundsubstanz, in welcher die Kerne des Endothels liegen, ist in unmittelbarer Umgebung der letzteren meist membranartig verbreitet." „Die membranartigen Verbreiterungen verschmälern sich jenseits der Kerne und gehen in 2—4 zarte Fortsätze über. Diese erscheinen theils als rundliche Fäden, theils behalten sie den membranösen Charakter." „Sie stehen sowohl unter sich als mit der netzförmigen Zwischensubstanz der anliegenden Pulpa in unmittelbarer Verbindung und lassen zahlreiche rundliche und längliche spaltförmige Lücken zwischen sich, durch die der Binnenraum dieser Anfangszweige mit den Blutkörperchen führenden Hohlräumen der Pulpa direct communicirt." Diese Angabe Müllers bezieht sich jedoch nur auf Venenanfänge in der Pulpa. Dagegen heisst es weiter unten: „ein Theil der Anfangszweige findet sich stets in unmittelbarer Umgebung der Malpighi'schen Körperchen, längs deren Peripherie eine kürzere oder längere Strecke weit verlaufend." In derselben Weise äussert sich Bannwarth (91 S. 366): Jedenfalls habe ich an concentrisch um ein Keimlager verlaufenden Venen stets noch ganz kurze Seitenästchen wahrgenommen, die sich dann auflösten." Etwas ähnliches hat noch Böhm (99 S. 709) gesehen, er sagt: „Verfolgt man die capillaren Venen bis in die Nähe des Malpighi'schen Körperchens, so sieht man auf den ersten Blick, dass sie in der bisherigen Breite nur bis an dasselbe heranreichen. Bei aufmerksamer Betrachtung aber bemerkt man auch im Innern (?) des Malpighi'schen Körperchens eine gewisse Anzahl Röhrchen mit gestricheltem Epithel in Begleitung von Fadennetzen, die hier weitmaschiger und feiner sind; diese Röhrchen sind stets von viel kleinerem Kaliber, als die capillaren Venen und ihr Epithel ist minder feiner gestrichelt als das der Venen. Die Röhrchen gehen in die echten Billroth'schen Capillaren der Pulpa über. Sie sind nicht mit den in Malpighi'schen Körperchen verlaufenden Arterien zu verwechseln, vielmehr erhalte ich den Eindruck, als ob sie, und damit indirect die capillaren Venen (bei sonst in der Milz geschlossenen Blutbahn) sich im Malpighi'schen Körperchen öffnen".

e) Ableitende Lymphgefässe des Milzknötchens und der Lymphscheiden.

Nachdem die Follikelnatur des Malpighi'schen Körperchens bekannt war, suchte man natürlich nach Gefässen, welche die in den Körperchen gebildeten Lymphelemente wegführen sollten. Schaffner (49 S. 345) beschreibt, dass das Lumen der Malpighi'schen Bläschen in Lymphgefässe übergehe, ähnlich äussert sich Hlasek (52 s. Müllers Arch. 1853 S. 70 Anh.). Key (61 S. 576) sah einmal aus einem Knötchen sich ein Gefäss entwickeln, das strotzend mit Lymphkörperchen gefüllt war, er hielt dies für ein Lymphgefäss, weiter verfolgt wurde es jedoch nicht. Schweigger-Seidel (62 S. 551 u. 569) hält für unzweifelhaft, dass die Knötchen mit Lymphgefässen in Verbindung stehen; hat aber selbst keine auffinden können. In einer späteren Mittheilung (63 S. 464) neigt er zu der Ansicht, dass es keine Lymphgefässe gäbe. Stieda (62 a S. 546) leugnet, weil Lymphgefässe fehlen würden, überhaupt die lymphoide Natur der Milzknötchen. Bannwarth (91 S. 395 u. 93 S. 588) fand gangartige Lücken in den Keimlagern, die in die Pulpa übergehen würden und die er für vorübergehende oder bleibende Rinnsale hält; wirkliche Lymphgefässe sah er mit Ausnahme bei der Spitzmaus nirgends. Die übrige Literatur über Lymphgefässe der Milz folgt später.

Kritische Besprechung der Literatur: Die citirten Angaben der Autoren hinsichtlich des Reticulums der

Lymphscheide und der Milzknötchen stimmen in den wesentlichen Punkten mit meiner oben gegebenen Beschreibung überein, fast völlig gilt dies für die Schilderung Koellikers; auch dass die Knötchencapillaren sich an der Bildung der peripheren dichteren Hülse betheiligen, hat Schweigger-Seidel beobachtet, er drückt sich allerdings etwas anders aus, indem er sagt, dass die Capillarschlingen die Grenze des Knötchens schärfer markiren, als es durch die blosse Verdichtung des Netzwerks geschehe. Auch hinsichtlich des Vertheilungsmodus der Knötchencapillaren befinde ich mich in Uebereinstimmung mit den meisten Beobachtern, nicht dagegen mit der Art ihrer Endigung, insofern ich behaupte, dass die Arterien sich in der Randzone auflösen und nicht in die Sinusräume übergehen. Nun gründen sich ja die in der Literaturübersicht mitgetheilten Beobachtungen sämmtlich auf Injectionspräparate und der einfache Befund spricht eigentlich für mich; denn er sagt, dass die injicirte Masse in der Peripherie der Milzknötchen sich in den Maschen des Parenchyms verbreitet und dann (cf. Basler) in die Vene gelangt. Die Anhänger der geschlossenen Bahn halten diese Erscheinung kurzer Hand für ein Extravasat und sprechen, um dies zu erklären, von einer der Milz eigenthümlichen grösseren Permeabilität der Gefässe, ohne aber nur den Schein eines Beweises für diese Behauptung zu bringen oder nur zu versuchen. Ich werde bei der Besprechung der Beziehungen zwischen Arterienende, Sinus und Milzparenchym ausführlich auf diese Frage zurückkommen. Was meine Randzone betrifft, so scheint sie der Beobachtung der meisten Autoren entgangen zu sein, was sich durchaus erklärt, weil die Untersuchungen stets fast ausschliesslich an injicirten Milzen vorgenommen wurden, wobei in dieser Zone, wie selbst Thoma (95 S. 51) zugiebt, immer „Extravasate" entstehen, die dann den Einblick in die Gewebestructur verdecken. Doch fehlt es auch nicht an Angaben, die beweisen, dass ähnliche Beobachtungen am Thier gemacht wurden, ich verweise hier auf Billroth's Beschreibung vom Kaninchen und auf die Müller's vom Ochsen und Schaf und zum Theil auch beim Menschen. Was die von mir als Lymphröhrchen bezeichneten Bildung angeht, so sind sie schon von mehreren Forschern (Müller, Bannwarth und Böhm) wenigstens in der Peripherie der Milzknötchen gesehen, aber als Venenanfang beschrieben worden; allerdings hätten sie nach diesen Schilderungen (Böhm) einen der Wand der Sinus ähnlichen Bau, nach meinen Untersuchungen trifft dies jedoch nur für den Theil zu, der in der Nähe der eigentlichen Einmündungsstelle gelegen ist; hier zeigt der Sinus eine Verengerung, die in das eigentliche Lymphröhrchen übergeht; dabei läuft er noch in Kreisform eine Strecke weit an der Randzonenperipherie dieser parallel, und wenn Böhm nur solche Bilder vorgelegen haben, ist die von ihm gegebene Beschreibung erklärlich; thatsächlich haben aber die Lymphröhrchen den in Fig. 17 (lr) abgebildeten und oben eingehend geschilderten Bau. Ich habe die Canälchen, die in die Sinus einmünden, als Lymphröhrchen bezeichnet, weil sie in Wirklichkeit Abführwege der in Lymphscheide und Milzknötchen in reicher Menge producirten Lymphkörperchen darstellen, deren Anwesenheit von Flemming (85 S. 358) und Möbius (85 S. 344) vermuthet wurde. Eigentlich waren sie schon längst bekannt, wurden aber mit den Billroth'schen capillaren Venen, in die sie ja einmünden, zusammengeworfen, trotzdem die meisten Untersucher speciell nach Lymphgefässen gesucht haben. Solche geschlossene Lymphgefässe aber, die die Producte der Lymphscheide und der Milzknötchen zum Hilus befördern würden, sind noch von niemanden mit Bestimmtheit gesehen worden (nur Bannwarth bei der Spitzmaus); ich kann mit aller Bestimmtheit erklären, dass beim Menschen auch keine existiren, das einzige, was man von geschlossenen Canälchen in der Peripherie der weissen Pulpa findet, sind, abgesehen von den arteriellen Capillaren, jene Lymphröhrchen, die vorwiegend mit farblosen Elementen gefüllt sind und schon nach ganz kurzem Verlauf in die nächsten Milzsinus einmünden.

Die Lymphröhrchen bilden aber nun nicht die einzigen, ja vielleicht nicht einmal die hauptsächlichen Abführwege für die Lymphkörperchen. Da ja sowohl Reticulum als Maschenräume der Lymphscheide und der Milzknötchen in unmittelbarer Verbindung stehen mit dem in gleicher Weise gebauten Parenchym, so gelangt ein grosser Theil der Zellen durch die Maschen sich fortbewegend in das eigentliche Parenchymnetz hinein und wie wir sehen werden, dann durch offene Communicationen dieses Gewebes mit den Milzsinus schliesslich auch wieder in diese Räume.

D. Arterien der rothen Pulpa.

Die ein Milzknötchen durchsetzende Central-Arterie giebt in die umgebende Pulpa Zweige ab, die sich pinselförmig, ohne Anastomosenbildung, vertheilen, die Art dieser Ausbreitung ergiebt sich aus dem S. 293 abgebildeten Schema. Darnach können wir an einer solchen Arterie drei leicht von einander zu trennende Abschnitte unterscheiden. Der erste Abschnitt ist der längste der Strecke, er reicht von der Austrittsstelle aus dem Milzknötchen bis zum Beginn der Capillarhülse, ich bezeichne diesen Theil der Kürze wegen als Pulpaarterie. Der zweite Abschnitt hält auch seiner Länge nach die Mitte ein, er ist bedeutend kürzer als der erste Abschnitt und länger als der dritte und umfasst den von der Capillarhülse eingeschlossenen Theil; ich bezeichne diese Arterie als Hülsenarterie. Endlich der dritte und letzte Abschnitt ist der kürzeste, er reicht vom Ende der Capillarhülse bis zur Einmündung in den Milzsinus, bezw. bis zur Auflösung in dem Reticulum des Milzparenchyms; ich bezeichne diesen Theil als arterielle Capillare. In jedem der Abschnitte finden Verzweigungen statt; im ersten weitaus die meisten, im mittleren weniger und im letzten keine oder nur eine. Das Kaliber nimmt im allgemeinen in derselben Reihenfolge gleichmässig ab, Ausnahmen kommen jedoch vor.

1. Pulpaarterie.

Die Pulpaarterie (Schema S. 293 pa) hat im allgemeinen eine Länge von 0,6—0,7 mm, ihr Lumen am Ursprung einen Querdurchmesser von 40—50 μ, am Ende von ca. 10 μ. Die Wand, die entsprechend dem Kaliber allmählich an Dicke abnimmt, zeigt noch alle drei Schichten, wie sie für eine kleine Arterie charakteristisch ist; eine Intima, deren Endothel aus langen, spindelförmigen Zellen mit stark in das Lumen vorspringenden Kernen besteht, eine einfache Media und eine etwas stärkere Adventitia, die in der Nähe des Abgangs noch reichliche feine elastische Fasern enthält; sie erscheint aufgelockert und mit Lymphkörperchen infiltrirt, die allmählich an Zahl abnehmen und schliesslich ganz verschwinden. Kurz vor dem Eintritt in die Capillarhülse ist die Pulpaarterie manchmal stärker geschlängelt und öfter auch vor dieser Stelle bedeutend erweitert und mit rothen Blutkörperchen prall gefüllt (Fig. 23, pa), sodass der Querdurchmesser das doppelte bis dreifache des gewöhnlichen Volumens beträgt, die Wand erscheint in diesem Falle stärker gedehnt.

2. Hülsenarterie.

Die Hülsenarterie (Schema S. 293 ha) hat eine Länge von 0,15—0,25 mm und eine constante Lumenweite von 6—8 μ an den kernfreien Stellen, zwischen zwei gegenüberliegenden Kernen von nur 3—4 μ. Die Arterie ist characterisirt durch eine eigenthümliche Verdickung ihrer Wand, die allmählich beginnt und ebenso allmählich wieder abnimmt und ihre grösste Ausdehnung in der mittleren Partie hat; diese Hülse zeigt also die Form einer langgestreckten Spindel. Theilt sich die Arterie innerhalb dieses Abschnittes, wobei sie in der Regel in 2—3 Zweige zerfällt (mehr habe ich nie beobachtet), so setzt sich die Hülse auch auf diese Zweige fort (vgl. Schema S. 293). Der Durchmesser der Wand im Bereiche der Hülse beträgt an der Stelle der höchsten Entwicklung ca. 8—12 μ.

Was den Bau der Wand betrifft, so liegt zu innerst ein Endothel, dessen Zellen nur wenig Plasma erkennen lassen und dessen Kerne (Fig. 24 ek) ziemlich gross sind, im allgemeinen Spindelform aufweisen (auch Fig. 23 ek) und auffallend weit in das Lumen hineinragen, so dass dieses stellenweise durch sie völlig geschlossen erscheint; dieses Endothel scheint mir auf einem Häutchen aufzusitzen. Die eigentliche Hülse besteht aus einer compacten Schicht, in der man zuerst nur Kerne erkennt, ohne dass man eine deutliche Abgrenzung einzelner Zellen sieht; es entsteht so der Eindruck eines Syncytiums. Während auf einem Längsschnitt eine bestimmte Anordnung der Kerne nicht wahrzunehmen ist, kann man auf einem Querschnitt sich eher von einer im allgemeinen concentrischen Schichtung überzeugen. Bei zweckmässiger Färbung, so z. B. mit Rubin S. und bei starker Vergrösserung sieht man, dass man es nicht mit einer homogenen oder granulirten Masse zu thun hat, sondern dass die Hülse aus feinen und feinsten, vorwiegend in der Richtung der Längsachse des Gefässes verlaufenden Fäserchen besteht mit einzelnen gröberen Elementen (Fig. 24), diese letzteren liegen so zwischen den Kernen angeordnet, dass sie wie Zellgrenzen erscheinen (Fig. 24 zg). Färbt man mit Mallory'schem Hämatoxylin, so sind dies die einzigen Fasern, die sich dunkelblau tingiren; elastische Elemente sind mit Orcein und Weigertfärbung nicht darzustellen. Was die Kerne angeht, so sind sie im allgemeinen von unregelmässiger länglicher Form kleiner als die Kerne des Endothels und arm an chromatischer Substanz. Die Abgrenzung gegen das umgebende Gewebe scheint durch eine ziemlich dichte Anordnung von Fasern zu geschehen, von denen reichliche Fäden in das Reticulum des Milzparenchyms übergehen; wenigstens beobachtete ich mehrere Male, dass Leucocyten in die Grenzschicht der Hülse eingezwängt waren, fast genau so, wie ich es oben für die Sinuswand beschrieben und abgebildet habe. Leucocyten im Innern der Hülse sind ein gar nicht seltener Befund, sie liegen dann in Lücken, die durch stärkere Fäserchen begrenzt werden. Ebenso trifft man aber auch rothe Blutkörperchen im Hülsengewebe (Fig. 24 e), diese scheinen, wenigstens beim Menschen, deformirt und liegen gleichfalls, manchmal mehrere beisammen in Lücken, die keinerlei Endothelauskleidung zeigen. Dieser Befund gehört zu den gewöhnlichsten Erscheinungen beim Hunde, wo die Hülsen an Dickenentwicklung bedeutend mächtiger sind als beim Menschen; ich habe hier rothe Blutkörperchen an jeder Stelle des Durchschnittes gesehen und mich mehrere Male davon überzeugen können, dass die Lücken, in denen sie lagen, nur durch eine häutchenartige Bildung von dem Lumen der Hülse getrennt waren. Hinsichtlich der Umgebung der Hülse wäre noch zu erwähnen, dass sie in den meisten Fällen an das Milzparenchym grenzt, ab und zu auch an einen Sinus; beim Hunde ist das letztere Verhältnis ziemlich häufig, hier erscheint sie oft von Sinusräumen auf grosse Strecken unmittelbar umzogen.

Wenn ich mich nun über die Natur der Hülsenzellen aussprechen soll, so muss ich gestehen, dass ich zu einem positiven Ergebnis nicht gekommen bin. Am meisten Aehnlichkeit scheint mir die Bildung mit der von Henle beschriebenen und als umgewandeltes Endothel bezeichneten inneren Faserhaut der grösseren Arterien zu haben, die Koelliker (67 S. 583) „streifige Lage der Intima" nennt und nicht direct aus dem Endothel ableitet, sondern als bes. Differenzirungsproduct gemeinsamer Bildungszellen betrachtet. Mit Sicherheit lässt sich sagen, dass die Hülse nicht aus Zellen mit lymphoidem Character besteht, denn weder sind die Kerne rund, noch reich an Chromatin, noch ist ein fein granulirtes Plasma um dieselbe und eine deutliche Abgrenzung der Zelle nachweisbar; auch eine Fortsetzung und Verdickung der Adventitia ist die Hülse nicht, deren Kerne sind lang und schmal, die Fasern gröber und zeigen überhaupt eine andere und viel mehr lockere Anordnung als dies hier der Fall ist. Wie meine Beschreibung und Abbildung zeigt, können die Zellen der Hülse auch nicht als Fortsetzung der Media betrachtet werden, da deren Muskelzellen einen ganz anderen Character haben. Dagegen stimmt wohl im allgemeinen das Aussehen und die Anordnung der Hülse am besten mit der Henle'schen inneren Faserhaut, wenn auch ihre Dicke in unserem Falle bedeutender wäre wie an anderen Orten.

Was nun die Bedeutung der Hülse betrifft, so glaube ich, dass man darin mit allem Recht eine Vorrichtung zur Regulirung des arteriellen Blutstroms für Sinus und Parenchym erblicken kann. Es muss auffallen, dass, während alle Arterienabschnitte eine ausserordentliche Schwankung in der Grösse ihrer lichten Weite erkennen lassen, gerade das Lumen der Hülse stets ein und denselben Durchmesser zeigt und nur in kaum nennenswerter Weise um ca. 1—2 μ variirt (vgl. Fig. 23—25, die alle drei nach Präparaten ganz verschiedener Regionen gezeichnet sind). Dagegen ist sehr häufig, wie bereits erwähnt, besonders der unmittelbar central von der Hülse gelegene Abschnitt der Pulpaarterie um das doppelte und dreifache seines normalen Lumens erweitert und mit rothen Blutkörperchen vollgepfropft, (Fig. 23 pa) während in der Hülse in der Regel nur eins hinter dem andern liegt (Fig. 25). Die Hülsenarterie ist aber ihrem Bau nach ein langes, sehr enges, ziemlich starres, wenig ausdehnungsfähiges Rohr, das zwischen der noch nach dem Character der kleinen Arterien gebauten Pulpaarterie und der, wie wir sehen werden, nur aus einem dünnwandigen, leicht dehnbaren Schlauch bestehenden Capillare eingeschoben ist. So wird die Hülse also einem plötzlichen grösseren Andrang der rothen Blutkörperchen standhalten und sie zwingen nur langsam und eines hinter dem andern durchzupassiren; dadurch verhindert sie eine allzu rasche Ueberschwemmung der Sinus und des Milzparenchyms und schafft für diese Gewebe einen stetigen und gleichmässigen Blutzufluss. Dass wir aus den ab und zu in den Lücken gefundenen rothen Blutkörperchen auf einen zweiten Weg schliessen dürften, der von dem Lumen direct nach dem Parenchym führt, glaube ich nicht; dazu ist der Befund doch, wenigstens beim Menschen, zu selten. Nachdem ich gesehen habe, dass Leucocyten so häufig in die Hülse einwandern, halte ich für wahrscheinlich, dass dies auch das Eindringen der farbigen Blutzellen nach sich gezogen hat.

Literatur: Der Entdecker der Capillarhülsen ist Schweigger-Seidel (63 S. 466 u. ff.), der diese Bildungen zum ersten Mal beim Schwein und auch beim Menschen gesehen hat, doch glaubt er, dass nicht allen Arterienenden eine Hülse zukäme; ihre Länge bestimmt er beim Menschen auf 0,16 μ, betont aber, dass die Grenzen nicht scharf seien, die Breite im Mitel auf 26 μ und das Lumen im injicirten Zustand auf 9 μ. Nach ihm geht die Adventitia unmittelbar in die Hülse über, die durch ein Membran von der Umgebung abgegrenzt sei. Da die Injectionsmasse stets in das Innere der Hülse eindringt und er einfache Lücken im Gewebe nachweisen konnte, glaubt er, dass ihr Innenraum mit dem Lumen in Communication stehe und sieht in ihr deswegen eine „Art Filtrirapparat". Die Kapsel hält er für eine „Brutstätte zelliger Elemente". Ueber die Natur der Zellen äussert er sich nicht. Müller (65 S. 78 u. S. 110) sieht beim Menschen nur 7—10 μ dicke Verbreiterungen der Adventitia, die den Capillarhülsen der Thiere ähnlich wären; wo sie vorkommen, glaubt er, dass sie vielleicht zu den Endigungen der Milznerven in Beziehung stünden. Kyber (70 S. 561 u. f.) scheint menschliche Milzen nicht selbst daraufhin untersucht zu haben; nach ihm sind die Hülsen bei Thieren nur durch eine stärkere Verdichtung der Netzfasern vom Parenchym abgegrenzt, er bestreitet die Communication des Hülseninneren mit dem Lumen und sieht in der Hülse selbst nur eine lokale Auftreibung der Lymphscheide, die mit lymphoiden Elementen infiltrirt sei. Sokoloff (88 S. 230) und Bannwarth (93 S. 588) leugnen das Vorkommen der Capillarhülsen beim Menschen; für die Katze nimmt letzterer Autor an (91 S. 403 u. ff.), dass durch die nicht vom Endothel ausgekleideten nachweisbaren Lücken, die mit Lumen und Parenchym in Verbindung stünden, ein Uebergang zelliger Elemente von jenen in dieses stattfinden könnte, vorzugsweise aber das Blutplasma auf diesem Wege durchpassire. Hinsichtlich ihrer Entstehung nimmt Bannwarth ein gemeinsames Keim- oder Grundgewebe für die Capillarwand an, das sich erst später stellenweise zu diesen beiden Schichten, nämlich zu einem Endothelrohr und zu einer adventitiellen Bildung differenzirt, sei diese nur dünn, so bilden sie nur eine gewöhnliche Adventitia wie an den Endstücken, nehme sie einen grösseren Umfang an, so entwickeln sie sich in besonderer Weise zu einer Capillarhülse. Betreff ihrer Bedeutung glaubt er, dass sie Wachsthumsknospen für das sich aus den Hülsen entwickelnde Pulpagewebe wären. Hoyer (94 S. 282 u. ff) findet, dass beim Menschen jeder Arterienast der Penicilli eine Capillarhülse trage, über die Natur der Zellen spricht er sich nicht bestimmt aus; bei der Schweinemilz sah er deutliche Lücken, in denen rothe Blutkörperchen lagen, von denen er aber glaubt, dass sie postmortal durch die Manipulationen, die mit dem Thierkörper und der Milz vorgenommen wurden, in diese Lücken hineingepresst wären. Die Bedeutung der Hülsen glaubt er darin zu finden, dass sie durch ihre dicke Wand das Zusammenpressen der Arterie bei starker Füllung von Sinus und Parenchym verhindern, ferner soll die Wand bei Drucksteigerungen im arteriellen System die Arterie vor Auflösung (?) schützen. Kultschitzky (95 S. 688 u. f.) kommt auf Grund von Untersuchungen an Putorius vulgaris zu dem Resultate, dass die Zellen der Hülse wirkliche Leucocyten wären, obwohl er sonst Zellgrenzen nicht gesehen hat. Carlier (95 S. 481 u. ff) hält die Hülse der Katzenmilz für ein compact angeordnetes Reticulum mit Bindegewebszellen, das sich zu dem angrenzenden Parenchymgewebe wie ein zusammengepresster zu einem nicht gepressten Schwamm verhalte und wie dieses ab und zu rothe und weisse Blutkörperchen berge; von dem Kern sagt er, dass er von unregelmässiger Form und arm an Chromatin wäre. Hinsichtlich ihrer Funktion ist er der Ansicht, dass sie ein Zerreissen des feinen Arterienendes, die bei jedem Herzschlag oder bei jeder Contraction gezerrt würde, verhindern solle. Whiting (97 S. 275) findet die Hülse bei Thieren reich an Muskelzellen und glaubt, dass Blutelemente durch die Lücken zwischen ihr in die angrenzenden Sinus gelangen könnten. v. Ebner (99 S. 264 u. 266) sieht in ihr eine beim Menschen wenig entwickelte adenoide Verdickung der Adventitia mit Muskelzellen.

Kritische Besprechung der Literatur: Gegenüber den wechselnden und spärlichen Angaben über das Vorkommen der Capillarhülsen beim Menschen möchte ich hervorheben, dass die Bildungen hier allerdings nicht die Ausdehnung haben, wie man sie z. B. beim Hunde findet, allein die ganz auffallende Wandverdickung der Arterie vor ihrem Uebergang in die Capillare entspricht ihrer Lage und ihrem Bau nach völlig den beim Hund und Schwein als Capillarhülsen beschriebenen bekannten Elementen. Sie stellen beim Menschen ein wesentliches Charakteristikum der rothen Pulpa dar und sind in ihr mit Leichtigkeit schon bei schwachen Vergrösserungen wahrzunehmen. Ob allen Arterien in der rothen Pulpa eine Hülse zukommt, ist natürlich direct überhaupt nicht zu entscheiden, denn dazu müsste man die gesammte Milz in Serienschnitte zerlegen; allein sehr wohl kann man prüfen, ob sie allen Arterien eines bestimmten Bezirkes zukommt und da kann ich die Frage für die von mir untersuchten Fälle bejahen; somit ist auch der Schluss berechtigt, dass die Hülse allen Arterien der rothen Pulpa eigenthümlich ist, da auch die Anordnung und der Vertheilungsmodus überall der gleiche bleibt. Man schliesst ja z. B. auch aus dem Bau eines Leberläppchens auf den aller, ohne das gesammte Organ daraufhin auf Serienschnitten zu untersuchen.

Was die Natur der Zellen angeht, so habe ich schon hervorgehoben, dass sie ihrem Aussehen nach weder, wie Kyber und Kultschitzky annehmen, lymphoide Elemente sein können, noch auch der Adventitia angehören, wie Müller und z. Th. auch v. Ebner glauben; ob die Vermuthung von Bannwarth richtig ist, müsste sich aus der Entwicklung der Hülse ergeben, die ich nicht studirt habe; dass sie aber noch in der Milz des erwachsenen Menschen Wachstumsknospen für die Pulpa darstellen sollen, ist wenig wahrscheinlich; denn dann müsste man doch mindestens Theilungsvorgänge in den Zellen sehen, wenn überhaupt noch solche Sprossungen in einer Milz vorkommen können, die äusserlich wenigstens ihre normale Grösse erreicht hat. Dagegen scheint mir die Angabe desselben Autors, dass sie sich aus der gleichen Zellanlage wie das Endothel entwickelt, für meine Auffassung zu sprechen, wonach wir es mit einer der inneren Faserhaut der grossen Arterie ähnlichen Bildung zu thun haben, die nach der citirten Meinung Koelliker's in der gleichen Weise ihre Entwicklung nimmt. Ebensowenig kann ich der Ansicht Carlier's zustimmen; denn einem Reticulum, auch nicht einem engmaschigen, sehen die Hülsen, wenigstens beim Menschen, nicht ähnlich, auch haben die Kerne eine viel unregelmässigere Form, als sie Reticulumzellen aufweisen. Hinsichtlich ihrer Function ist die Möglichkeit, dass das Blutplasma durch sie hindurchgehen kann, wie mir scheint, gegeben, aber der normale Weg führt nicht durch die Hülse und infolgedessen kann ich mir nicht gut denken, wie und was eigentlich „abfiltrirt" werden soll (Schweigger-Seidel und Bannwarth); wenn durch die Lücken Blutkörperchen hindurchtreten, so können doch auch gröbere fremde Partikelchen, wenn solche überhaupt in die Milzarterien gelangen sollten, durch die Hülse hindurchpassiren und ausserdem müsste man doch einmal ein Ergebniss dieser Filtrirung bemerken, ich habe aber vergeblich nach einem „Filtratrückstand" Ausschau gehalten. Auch die Müller'sche Erklärung ist wenig einleuchtend; würde die Hülse einen Nervenendapparat vorstellen, so müsste man doch Nerven hinzutreten sehen, was meines Wissens noch niemand beobachtet hat, und ausserdem könnte es sich doch nur um einen vasomotorischen Apparat handeln, welcher aber die Anwesenheit von deutlichen Gefässmuskeln zur Voraussetzung hätte. Die Ansicht von Hoyer und

Carlier, dass die Hülsen die zarten Arterienenden vor Zerreissung durch Druck von aussen bezw. von innen schützen sollen, scheint mir wenig berechtigt, denn dann wäre ihr Werth ein sehr illusorischer, weil nämlich die zarte arterielle Capillare noch eine gute Strecke weiter verläuft, als die schützende Hülle reicht; wenn also dieses Gefäss so schutzbedürftig wäre, dann müsste doch, damit dieser Zweck wirklich erreicht wird, die Schutzvorrichtung auch thatsächlich bis ans Ende gehen. So glaube ich denn, dass die von mir gegebene Erklärung am besten den thatsächlichen Verhältnissen entspricht; dabei kann die Hülle sehr wohl im Jugendzustande der Sitz von Zellneubildungen gewesen sein; jedenfalls kommt aber für den ausgebildeten Zustand hauptsächlich ihre des näheren auseinandergesetzte regulatorische Thätigkeit in Frage.

3. Arterielle Capillare.

Die Fortsetzung der Hülsenarterie stellt als letzten und kürzesten der drei Abschnitte die arterielle Capillare (Schema S. 293 ea) dar. Sie hat eine Länge von nur ca. 60—90 μ, ihre Lumenweite schwankt zwischen 4 und 10 μ. Was ihre Wand betrifft, so ist dieselbe auffallend dünn; trotzdem lassen sich an ihr, wie mir scheint, zwei Schichten unterscheiden: eine äussere, die eine deutliche fibrilläre Structur hat mit eingelagerten langen und schmalen Kernen (Fig. 26 und 27 ak) und einer inneren, jedoch anscheinend nicht continuirlichen Lage, die sich nur durch die Anwesenheit spindelförmiger Zellen mit grossen, länglichen, stark in das Lumen vorspringenden Kernen (Fig. 26 ik) verräth, diese Zellen sind nur spärlich nachweisbar und sitzen jener äusseren Schicht auf; in Fig. 28 fehlen sie z. B. ganz. Die Zellen der äusseren Schicht lassen sich in ihrem Habitus am besten mit stark in die Länge gezogenen Hülsenzellen vergleichen, deren Fortsetzung sie auch zu sein scheinen, während die der inneren den Charakter des Endothels der Hülse bewahrt haben und nur eine weniger dichte Anordnung zeigen als jene. Aus den Fasern der Aussenschicht zweigen sich Fäden ab, die in das Reticulum des angrenzenden Gewebes übergehen. Wie Fig. 25 ea und 27 zeigt, ist das Lumen gegenüber dem der Hülsenarterie bedeutend erweiterungsfähig. Eine Theilung in zwei feine Aestchen habe ich ab und zu beobachten können (Schema S. 293 bei x). Die Endarterie zeigt also wohl im Ganzen in ihrem Bau den Charakter eines Capillargefässes.

Was nun die Endigungsweise der Capillare angeht, so kann ich mit absoluter Bestimmtheit sagen, dass dieselbe eine doppelte sein kann, einmal mündet sie direct in einen Milzsinus ein, das andere Mal geht sie in das Reticulum des Milzparenchyms über. Betrachten wir zunächst den ersteren Fall (Fig. 28): Die Capillare ist kenntlich an der oben beschriebenen Structur, zeigt aber hier keine von mir als innere Schicht bezeichnete Lage, schon auf dem vorausgehenden Schnitte lässt sich nachweisen, dass sie aus einer Capillarhülse austritt, deren unteres Ende oben in der Figur (ha) eben noch als Schrägschnitt angedeutet ist. Ich habe diese Arterie durch 200 Schnitte mühelos zurückverfolgen können; sie ist es, die in dem Schema S. 293 unten als in s einmündend gezeichnet ist; die Endigungsweise der übrigen Aeste dieser Pulpaarterie war mit Bestimmtheit nicht festzustellen und wurde daher im Schema auch weggelassen. Dass es sich thatsächlich bei diesen Röhren nicht etwa um einen Sinus oder ein Verbindungsröhrchen (Fig. 3 vr) handelt, ergiebt sich noch ohne weiteres durch einen Vergleich mit der rechts davon gezeichneten Wand eines solchen Sinus (s_1) im Längsschnitt. Diese Capillare mündet nun unter einem spitzen Winkel von ca. 45° in einen weiten Raum (s_2), welcher dem ausführlich oben beschriebenen und mehrfach abgebildeten Bau seiner Wand nach nichts anderes ist als ein Milzsinus. An dieser von mir beobachteten Einmündung einer arteriellen Capillare in einen Milzsinus lässt sich also absolut nicht zweifeln; die Fig. 28 ist mit grösster Gewissenhaftigkeit und Genauigkeit in allen ihren Einzelheiten gezeichnet, sodass sie vollständig den Werth einer Photographie besitzt. Eine Täuschung, dadurch bedingt, dass die Capillare darunter oder darüber hinwegzieht, ist völlig ausgeschlossen, da die Dicke des Schnittes nur 3,5 μ beträgt und also überhaupt nur eine Zelllage tief ist; ferner sieht man ihre Wand continuirlich in die des Sinus übergehen und endlich ist das Einströmen der rothen Blutkörperchen ausserordentlich charakteristisch. Es ist nun selbstverständlich, dass ein Bild, von der Deutlichkeit wie sie Fig. 28

wiedergiebt, ein Unicum ist; man sieht natürlich ab und zu Stellen, die ähnlich aussehen, die aber doch aus dem einen oder anderen Grunde zu Zweifel Anlass geben. Ich bin aber überzeugt, dass sich an gut fixirten und zweckmässig (Hämalaun, Orange, Rubin S) gefärbten Präparaten in 3—4 μ dicken Schnitten, wenn man nur aufmerksam sucht, genug brauchbare Stellen finden lassen; allerdings gehört viel Zeit und noch mehr Geduld dazu, Hunderte von Schnitten mit Immersionssystem zu durchmustern.

Die zweite Möglichkeit der Endigungsweise einer arteriellen Capillare ist ihr Uebergang in das Reticulum des Milzparenchyms. Ich habe zwei solcher Auflösungen in Fig. 26 u. 27 wiedergegeben. Das Rohr (ea) ist ohne weiteres an dem für die Capillare oben geschilderten Bau als solche kenntlich. In beiden Fällen konnte ich auch ihre Herkunft aus einer Hülsenarterie in den vorausgehenden Schnitten mit Sicherheit feststellen. Man sieht nun sehr schön, wie die im Anfang noch ausserordentlich klar markirte Wand undeutlich wird, insofern sich ihr als äussere Schicht bezeichneter Theil auffasert und in das Reticulum des anliegenden Parenchyms (mp) übergeht, während die Zellen der inneren Schicht sich in die Reticulumzellen fortzusetzen scheinen. Auch diese beiden Figuren sind mit grösster Gewissenhaftigkeit und Genauigkeit gezeichnet und eine Täuschung ist ausgeschlossen. Die Schnitte sind auch hier nur 3,5 μ dick. Da ich über die folgenden und vorhergehenden Schnitte selbstverständlich verfüge, so konnte ich leicht constatiren, dass das Ende nicht etwa hier abgeschnitten ist und sich auf den nächsten Schnitt dann fortsetzt; es war auf jenem Schnitt weder von einem Arterienlumen noch von einem Milzsinus dort, wo diese Fortsetzung hätte gelegen sein müssen, etwas zu sehen. Nachdem wir aber nun mit positiver Bestimmtheit wissen, wie eine Capillare in einen Milzsinus beim Menschen übergeht, können wir sehr gut vergleichen. Wenn wir dies also mit den Fig. 26 und 27 einerseits und 28 andererseits, die mit genau derselben Vergrösserung gezeichnet (Zeiss. Ap. 2 mm, Oc. 4) sind, thun, so ergiebt sich, dass die Endarterie in den ersteren Fällen (der Uebergang in die Capillarhülse ist in allen drei Fällen der Entfernung nach fast der gleiche) eine Länge hat, welche die der direct einmündenden nicht unbedeutend (in Fig. 26 um etwa 1/4) übertrifft; wir können also, da die Längen der Capillare im Allgemeinen ziemlich constant sind, wohl sagen, dass ihr Uebergang in einen Sinus, wenn er überhaupt stattfinden würde, an der Auflösungsstelle gelegen sein müsste. Aber noch ein anderer wesentlicher Unterschied ergiebt der Vergleich. In Fig. 28 sehen wir das Lumen der Capillare an ihrer Einmündungsstelle mit zwei Ausnahmen nur mit rothen Blutkörperchen angefüllt, während in den Fig. 26 und 27 die Anwesenheit reichlicher Leucocyten in dem fraglichen Gebiet und gerade an der Auffaserungsstelle auffällt. Diese farblosen Elemente können nun bei der langsamen Blutströmung, die zweifelsohne in diesem Abschnitt besteht, sehr wohl kraft ihrer eigenen Bewegung aus dem Reticulum des Parenchyms in das freie Ende gelangen und eine Strecke weit längs der Wand sich fortbewegen (Fig. 26 l), dass dabei die schwache entgegenstehende Strömung kein Hinderniss ist, beweisen die Beobachtungen von Lavdowsky (84 S. 187 u. ff); eine Durchwanderung durch die Wand habe ich im arteriellen Gebiet nicht beobachtet. Damit ist nun auch die freie Endigungsweise der Arterien im Milzparenchym bewiesen, eine Thatsache, die ich auch mit Hilfe des Experimentes noch weiterhin bekräftigen konnte, wovon später.

Wenn wir uns nun die naheliegende Frage stellen, wie verhalten sich nun die beiden Endigungsweisen zu einander, d. h. welche Capillare mündet direct in einen Milzsinus ein, und welche geht in das Parenchym über, so muss ich leider eine bestimmte Antwort darauf schuldig bleiben und zwar aus dem Grunde, weil ich noch nicht genug wirklich einwandsfreie Endigungen gesehen habe, um mir ein einigermassen sicheres Urtheil bilden zu können. Es scheint mir jedoch, als ob die in der Peripherie der Lymphscheiden und der Milzknötchen, also in der Randzone gelegenen Capillaren, die Aeste einer Pulpaarterie sind, sämmtlich sich im Reticulum verlieren; dann ist mir ferner aufgefallen, dass gerade die, deren Uebergang in den Sinus ich unmittelbar sehen konnte (Fig. 28) und deren centralen Verlauf das Schema S. 293 darstellt, ziemlich die directe Fortsetzung der einheitlichen Pulpaarterie (pa im Schema) darstellt; doch handelt es sich hierbei möglicherweise nur um einen Zufall.

Literatur: In dieser Literaturübersicht werde ich nur das bringen, was sich auch wirklich auf den Bau und die Endigungsweise der arterieller Capillaren bezieht und nicht eine Vermutung auf Grund blosser Injectionsresultate oder anderer Experimente darstellt; darauf werde ich später zu sprechen kommen. Der älteste Autor, den ich hier zu erwähnen habe, und der an der Schafsmilz zu anscheinend genau denselben Resultaten gekommen ist, ist Gray (54. S. 118 u. f). Da ich mir leider das Original nicht verschaffen konnte, bin ich genöthigt, ihn nach den spärlichen Angaben zu citiren, die ich bei anderen Autoren finde. Nach Billroth (62 b, S. 336 u. f.) fand er Uebergänge von Capillaren in die feinen Venenanfänge, ausserdem aber sagt er: „Some of the capillary vessels, however, cannot be traced to be directly continous with the veins, but gradually becoming reduced in size, their wall becomes more delicate, and is finally lost; the injected material then escapes into interspaces in the pulp parenchyma, the walls of which are formed merely by the elements of this substance; they appear finally to communicate with the veins, some of which commence as intercellular spaces, by which they communicate with each other.“ Key (61. S. 572) findet, dass die Arterien vor ihrer Auflösung in die Capillarzweige öfter eine kleine Erweiterung zeigen, die gewöhnlich der Sitz von Extravasaten sei; die capillaren Verbindungen zwischen Arterien und Venen seien sehr kurz, daneben aber fänden sich directe Verbindungszweige, die gröber seien als die Capillaren (bei der Kalbsmilz). Nach Schweigger-Seidel (63. S. 499) ist beim Menschen zwischen den arteriellen Capillaren und den capillären Venen ein „Uebergangsgefäss“ eingeschoben; er beobachtete, dass ein Gefäss aus der Capillarhülse austrat und sich in ein Gefäss fortsetzte, das sich plötzlich stark erweiterte und das er deswegen für eine capillare Vene hält, aber nicht weiter verfolgen konnte; das Lumen des „Uebergangsgefässes“ berechnete er auf 6—9 μ. Daneben lag eine „unzweifelhaft capillare Vene“, in die sich ein „feineres Gefässchen von 9 μ einsenkte, das infolge seiner Zusammensetzung aus schmalen Zellfortsätzen ein streifiges Aussehen darbietet und einem Gefäss gleichzusetzen sein dürfte, das mit den Arterienenden im Zusammenhang steht“ (seine Fig. 10. Taf. X). Müller (65. S. 79) beschreibt den Uebergang der Capillare in das Parenchym derart, dass die zusammenhängende Gefässwand sich spaltet in eine Anzahl kurzer Fortsätze, welche je einem Kern anliegen und in das Pulpanetz übergehen; dadurch entstünden Lücken in der Wand, wodurch das Arterienlumen mit den Hohlräumen der Pulpamaschen zusammenhänge. Koelliker (67. S. 459) gibt an, einen Zusammenhang von arteriellen Capillaren und Venen in (?) den Malpighi'schen Körperchen gesehen zu haben und sagt dann: „Immerhin muss zugegeben werden, dass der Uebergang der Capillaren in die Venenräume noch keinem Forscher so sich dargeboten hat, dass derselbe einer Untersuchung mit stärkerer Vergrösserung zugängig gewesen wäre“. Frey (74. S. 446 u. f.) hat nicht selten Stellen gesehen, die die Einmündung von Capillaren in die Venen zu zeigen schienen, die aber genauerer Prüfung nicht standhielten; trotzdem er an der freien Endigung festhält, glaubt er doch, dass ein unmittelbarer Uebergang nicht zu den Unmöglichkeiten gehöre. Legros und Robin (74. S. 397) beschreiben das Ende der Arterie folgendermassen: „les penicilli artériels sont tapissés par l'épithélium ordinaire des artères; en suivant ces fines artérioles du côté de leur terminaison, on les voit augmenter légèrement de diamètre, puis s'évaser; en ce point on reconnait encore la disposition habituelle de l'épithélium. Mais au delà les parois artérielles se dissocient en réalité; elles forment ainsi des trabécules composées de fibres-cellules, de minces fibres lamineuses et élastiques sur lesquelles l'épithélium vasculaire s'applique, s'étale, se moule, de sorte qu'il ne présente plus ses caractères ordinaires". Daneben haben sie jedoch auch einen directen Uebergang von Arterien in capillare Venen, an Injectionspräparaten allerdings, beobachtet.

Nach Retzius (86. S. 188) existiren beim Hunde keine eigenen Capillaren, sondern die Arterien münden direct in die capillaren Venen ein. Robertson (85. S. 514) hat nach Silberbehandlung einen Uebergang von Arterien in capillare Venen gesehen (seine Fig. 2. Taf. XV). Bannwarth (91. S. 374) schliesst sich für die Katzenmilz Müllers Ausführungen an. Laguesse (91. S. 133 u. 97. S. 129) hat bei der Fischmilz beobachtet, dass die Arterien sich sehr langsam entwickeln und sich mit den Maschen des Reticulums in Verbindung setzen. Hoyer (94. S. 283) behauptet, dass beim Menschen die Wand der Capillaren sich in die Fasern des Reticulums auflöst (Fig. 20, Taf. XII). Kultschitzky (95. S. 686) beschreibt den Bau der Endcapillare von der Katze: „das Endothel besteht aus saftigen protoplasmatischen Zellen, die mit einem grossen scharf begrenzten Kern versehen sind; derselbe ist, wie auch die ganze Zelle, in der Richtung der Blutgefässe ausgezogen". „Uebrigens erweitert sich das Endcapillargefäss sehr bald, nachdem es aus seiner Hülse ausgetreten ist; die Wandung desselben wird ausserordentlich dünn und das Endothel erhält sein gewöhnliches Aussehen einer dünnen durchsichtigen Membran". Diese Capillare spaltet sich trichterförmig und geht in das Reticulum der Pulpa über (Fig. 97. Taf. 35). Nach v. Ebner (99. S. 264) sind die Endcapillaren enge Röhrchen und bestehen nur aus einem zarten, homogenen Häutchen, dem innen spindelförmige Endothelzellen mit Kernen bis zu 22 μ Länge anliegen würden, diese Röhrchen würden direct in die capillaren Venen einmünden; eine Entscheidung, ob ein solches Röhrchen künstlich abgeschnitten sei oder wirklich sich auflöse, wäre schwer zu treffen und daher seien feine Schnitte ebensowenig oder ebensoviel beweisend, wie die dicken Präparate der alten Autoren.

Kritische Besprechung der Literatur: Da, wie ich nachgewiesen, eine doppelte Endigungsweise der Arterien vorkommt, so wäre ich eigentlich in der glücklichen Lage, die Beobachtung jedes einzelnen der citirten Autoren als richtig anerkennen zu können; allein einzelne Angaben sind doch zu wenig bewiesen, als dass ich sie ohne weiteres acceptiren könnte. Was nun der Standpunkt der einzelnen Forscher zu der Frage, ob directer Uebergang der Arterie in die Sinus oder Auflösung in das Parenchym betrifft, so sind es nur wenige, die sich für beide

Endigungsweisen ausgesprochen haben; hierher gehören Gray, Legros und Robin, in gewissem Sinne auch Frey und Key, dessen Capillarnetz nichts anderes ist als das Milzparenchym selbst. Die meisten Autoren haben sich entweder für die eine oder für die andere Annahme entschieden und dann die gegentheilige bekämpft, wie ich finde, sehr ohne Grund; denn wer einmal einen directen Uebergang beobachtet hat, ist deswegen noch lange nicht berechtigt, die von anderen gesehene Auflösung für eine Täuschung zu halten und umgekehrt. Nun ist ja richtig, dass manchen Figuren, die zur Stützung der einen oder der anderen Behauptung reproducirt wurden, thatsächlich wenig Beweiskraft zukommt, dies gilt nicht nur für die ältere, sondern auch für die neuere Zeit. Zum Theil lag das ja auch daran, dass man die Unterschiede im Bau der einzelnen feinen Theile noch nicht richtig erkannte, so dass Verwechslungen vorkommen mussten; so ist z. B. sicher, dass das in Schweigger-Seidel's Abbildung als „Uebergangsgefäss" bezeichnete Canälchen von „streifiger Structur", das in eine „unzweifelhaft" capillare Vene einmünden würde, ein Verbindungsröhrchen ist, also dem Sinussystem angehört, wie ich es in Fig. 3 (vr) wiedergegeben habe. Ebenso bestimmt lässt sich auf Grund der Robertson'schen Zeichnung sagen, dass das von ihm als Arterie angesprochene Gefäss, das in eine capillare Vene einmünden soll, sicher ein Sinus ist, da es deutlich die silbergeschwärzten Ringfasern, wie die Sinus selbst, erkennen lässt. Auf der anderen Seite sind auch die für die Auffaserung der Arterie wiedergegebenen Bilder nicht einwandsfrei; aus Kultschitzky's Photographie z. B. ist gar nichts Genaueres zu entnehmen und hinsichtlich Hoyers Abbildung vom Menschen muss es zweifelhaft bleiben, ob das gezeichnete Gefäss sich wirklich auflöst oder nicht schräg abgeschnitten ist, aus der Figur geht das jedenfalls nicht hervor. An wirklich gut fixirtem Material und an Längsschnitten, die eine grössere Strecke übersehen lassen, ist diese Entscheidung bei Betrachtung mit Immersionssystem nicht schwer oder gar unmöglich, wie v. Ebner glaubt, namentlich dann nicht, wenn man durch Anfertigung von Serien in der Lage ist, auf den vorausgehenden oder folgenden Schnitten zu controlliren, ob sich hier noch eine Fortsetzung des Gefässes oder doch noch ein Uebergang in einen Sinus nachweisen lässt. Die also aus der Literatur angeführten aus directen Beobachtungen eines Arterieendes geschlossenen Endigungsweisen sind in keiner Beziehung einwandsfrei und so ist es natürlich, dass von vielen nur der Weg der Injection gewählt wurde, um zu einem sicheren Ergebnis zu kommen; die so gewonnenen Resultate werde ich später erst besprechen.

Zusammenfassung über zuführende Gefässbahnen und weisse Pulpa.

Wir können also zusammenfassend über die Art der Anordnung und des Baues der das Blut zuführenden Bahnen und der damit im Zusammenhang stehenden Bildungen folgendes sagen:

1. Das Blut wird der Milz zugeleitet durch die Arteria lienalis, die in mehrere Aeste gespalten in den Hilus eintritt; diese Aeste verzweigen sich ohne Anastomosenbildung weiter; die Zweige verlaufen wieder, in einen Balken eingeschlossen, mit der Balkenvene zusammen **(Balkenarterie)**.
2. Nach der Trennung der Balkenarterie von der Balkenvene lockert sich die jene noch umhüllende Fortsetzung des Balkenbindegewebes unter theilweiser Betheiligung der Adventitia und unter reichlicher Einlagerung lymphoider Elemente auf; die Arterie wird so zur **Centralarterie**, das lockere Hüllgewebe zur **Lymphscheide;** an einzelnen Stellen nimmt diese Infiltration einen grösseren Umfang an, so dass kugelige oder spindelförmige deutlich abgegrenzte Bildungen um die Centralarterie entstehen, die **Milzknötchen.**
   a) Das Gewebe der Lymphscheide und des Milzknötchens besteht im wesentlichen aus einem Netzwerk mehr oder weniger feiner Fäserchen, denen Zellen von bindegewebigen Charakter anliegen; in der Peripherie des Knötchens ist das Netzwerk gröber und engmaschiger (Hülle) und

durch die Auffaserung der Adventitia der Knötchencapillaren verstärkt;

b) nicht deutlich an der Lymphscheide, dagegen sehr ausgesprochen an den Knötchen zeigt das Reticulum peripher von der Hülle eine feinere und mehr lockere Anordnung mit reichlicher Einlagerung rother Blutkörperchen — **Knötchenrandzone**, die zu dem Reticulum des angrenzenden Milzparenchyms überleitet;

c) die Versorgung von Lymphscheide und Knötchen mit Blut geschieht durch feine starkwandige Capillaren (Lymphscheiden- bezw. Knötchencapillaren), die sich direct von der Centralarterie abzweigen; sie sind in der Lymphscheide nur wenig ausgebildet;

d) die **Knötchencapillaren** verlaufen nach der Peripherie des Knötchens zu unter Abgabe feiner Aestchen, die unter einander anastomosiren; diese gelangen in die Hülle, wo sie eine Strecke weit den Knötchenrand umkreisen und dann unter **Verlust ihrer geschlossenen Wand ohne vorherige Capillarhülsenbildung in dem Reticulum gegen die Randzone hin sich auflösen**; ebenda finden Arterien der rothen Pulpa, diese aber nach Hülsenbildung, ihr Ende.

e) In **Lymphscheiden und Knötchenrandzonen entstehen durch Aneinanderlegen der Reticulummaschen** geschlossene, vorwiegend mit **farblosen Zellen gefüllte** einfache **Canälchen, die in die nächsten Milzsinus einmünden — Lymphröhrchen**; sie stellen neben dem Parenchym Abfuhrwege der in der weissen Pulpa gebildeten lymphoiden Zellen dar.

3. Die aus den Knötchen austretenden Arterien spalten sich ohne Anastomosenbildung in eine Reihe von Aesten, die eigentlichen Arterien der rothen Pulpa. An diesen lassen

sich sowohl hinsichtlich ihrer Länge als auch des Baues ihrer Wandung drei von einander wohl zu trennende Abschnitte unterscheiden.

a) Der erste und längste Abschnitt, der eigentliche Hauptstamm ist die **Pulpaarterie**; sie hat den Charakter einer kleinen Arterie, verzweigt sich pinselförmig (Penicillus) und ist noch eine Strecke weit von der immer mehr an Umfang abnehmenden Lymphscheide begleitet;

b) der mittlere Abschnitt stellt die Fortsetzung der Pulpaarterie dar und ist charakterisirt durch eine eigenthümliche, in jedem Falle nachweisbare, lange, spindelförmige Verdickung seiner Wand — **Hülsenarterie.**

α) Die Hülse besteht aus einem Gewebe gröberer, feiner und feinster Fasern mit undeutlichen Zellgrenzen und unregelmässigen, chromatinarmen, im Allgemeinen concentrisch angeordneten Kernen; von der Umgebung ist die Hülse durch eine dichtere Anordnung der Fasern abgegrenzt; in ihrem Innern finden sich ab und zu nicht vom Endothel ausgekleidete Lücken, in denen weisse oder rothe Blutkörperchen liegen;

β) die Hülse ist wahrscheinlich ein besonderes Differenzirungsproduct einer mit dem Endothel gemeinsamen Grundsubstanz und entspricht vielleicht der als „innere Faserhaut" bezeichneten Bildung der Intima grosser Arterien;

γ) das Lumen der Hülse ist sehr eng und zeigt eine auffallende Weitenconstanz;

δ) die wesentliche Bedeutung der Hülse liegt in der Regulirung des Blutstromes, indem sie dem vor ihr gelegenen Gewebe einen gleichmässigen, stetigen Zufluss sichert.

c) Der letzte und kürzeste Abschnitt der Arterie der rothen Pulpa — die **arterielle Capillare** — geht aus der Hülsenarterie hervor und stellt ein dünnwandiges, leicht dehnbares Rohr dar von wechselnder Weite; ihre Wand besteht aus einer äusseren Schicht, welche aus stark in die Länge gezogenen Hülsenzellen und anscheinend auch wirklich durch eine Fortsetzung der Hülse selbst gebildet wird, und einer inneren Endothellage mit spärlichen, grossen Kernen. **Diese Capillaren münden entweder unter spitzem Winkel direct in einen Milzsinus ein oder lösen sich durch Auffaserung ihrer Wand in dem Reticulum des Milzparenchyms auf.**

III. Milzparenchym und Sinusanfänge.

Als Milzparenchym bezeichne ich dasjenige Gewebe der Milz, welches in der Hauptsache der rothen Pulpa angehört und die Zwischenräume zwischen den Sinuswänden, den Arterien, der weissen Pulpa und den Balken bezw. Kapsel ausfüllt. Wenn wir uns also eine Vorstellung von seiner Anordnung machen wollen, müssen wir von allen diesen Bildungen abstrahiren, wir kommen dann dazu, das Parenchym als netz- zum Theil auch wohl strangförmige Gewebszüge anzusehen, welche die gesammte Milz durchziehen, untereinander selbst natürlich zusammenhängen und mit sämmtlichen anliegenden übrigen Elementen mehr oder weniger innig verbunden sind. Ihrem Bau nach sind diese Gewebzüge jedenfalls im Vergleich zu den im Vorhergehenden geschilderten Geweben der Milz sehr einfache Bildungen. Sie bestehen aus einem Geflecht feiner Fäserchen, die sich untereinander in der mannigfachsten Weise verbinden (Fig. 29 mp) und so ein Maschenwerk von wechselnder Weite (im Allgemeinen von 6—12 μ im Durchmesser) entstehen lassen. Dieses Netzwerk ist an einfachen Schnittpräparaten schlecht zu sehen; denn sind die Schnitte dick, so ist es durch die in ihm enthaltenen Zellen verdeckt, sind sie dünn, so kann man nur einzelne Fasern beobachten, ohne ihre Verbindungsweise zu überblicken. Es lässt sich daher am besten mit der von His (62, S. 65) für die Darstellung des reticulären Gewebes in den Lymphdrüsen empfohlenen Schüttel- oder Pinselmethode zu Gesicht bringen, derartige Schnitte können dann mit Hämalaum und Congorot gefärbt werden, wenn sie gut fixirtem Material entstammen. Sehr schöne Bilder giebt auch die Oppel'sche (91, S. 168) Versilberungsmethode, nach welcher die in Fig. 14 und 15 (letzteres vom Hunde) wiedergebenen Präparate hergestellt wurden. Man sieht daraus, dass die von Oppel beschriebenen „Gitterfasern" identisch sind mit den das Netzwerk zusammensetzenden Fibrillen.

Diesen Fasern liegen nun Zellen an, die sich beim Auspinseln oder Schütteln entfernen lassen (Fig. 29). Die Zellen (rz) haben einen länglichen Kern und fein granulirtes Plasma, das sich in mehrere (3—4) schmale Fortsätze auszieht, sodass die ganze Zelle einen ästigen Anblick gewährt, etwa wie eine Pyramidenzelle der Grosshirnrinde mit abgerissenen Dendriten; ab und zu habe ich beobachten können, dass an Stellen, wo mehrere Fasern zusammenstossen, dadurch eine kleine membranartige Bildung entstanden (Fig. 29 zp) zu sein schien, die in der Mitte eine leichte, napfförmige Vertiefung zeigt; man könnte diese Bildungen vielleicht als „Zellplatte" bezeichnen, da es den Anschein hat, als ob die Reticulumzellen dort aufsitzen. In den Maschen des so gebildeten feinen Netzes liegen nun freie Zellen, vorwiegend Leucocyten (l), aber auch zahlreiche rothe Blutkörperchen; auf die verschiedenen Formen dieser Elemente gehe ich nicht weiter ein, weil dies eine Frage für sich ist und jedenfalls mit der in dieser Arbeit abzuhandelndenin keinem directen Zusammenhang steht. Der Gehalt des Milzparenchyms an solchen freien Zellen ist nun anscheinend ein wechselnder; doch sind auch bei den geringsten Graden die Maschen des Reticulums nicht leer, sondern reich gefüllt; in den meisten Fällen aber scheinen sie vollständig vollgepfropft. Was nun das Verhältniss der farblosen Elemente zu den rothen Blutkörperchen angeht, so variirt auch dieses und zwar, wie es den Anschein hat, auch örtlich. An einzelnen Stellen sind diese letzteren Zellen reichlicher gelegen, oft ebenso zahlreich wie die farblosen Elemente, an anderen wieder sind sie nur vereinzelt nachweisbar; einen Fall, dass das Parenchym völlig frei von ihnen war, habe ich überhaupt nicht gesehen. Die Kaninchenmilz zeigt im Allgemeinen einen stärkeren Reichthum an Leucocyten als die menschliche und dementsprechend auch weniger rothe Blutkörperchen; es ist diese Frage nicht ohne Belang für die Beurtheilung experimenteller Stauungsresultate an diesem Thiere, worauf ich noch zurückkommen werde.

Hinsichtlich des Zusammenhangs des Parenchyms mit den angrenzenden Gewebstheilen kann man leicht feststellen, dass es mit allen in Verbindung steht, so sieht man an den Balken feine Fasern abgehen, die sich in das Reticulum fortsetzen; wie die Balken verhält sich auch die Kapsel; in der gleichen Weise gehen von den Arterien der rothen Pulpa, soweit sie nicht von einer wirklichen Lymphscheide umschlossen sind, Fasern in das Parenchymnetz über. Dass die die Sinus umziehenden Ringfasern nichts weiter sind als bes. differenzirte Reticulumfibrillen habe ich bereits oben auseinandergesetzt und brauche ich nur nochmals auf die Abbildungen Fig. 11, 14, 15 zu verweisen. Auch den Zusammenhang mit der Lymphscheide und den Milzknötchen habe ich bereits besprochen; am ersteren Orte setzt sich das Reticulum der Scheide und ebenso natürlich die Maschenräume in das angrenzende Parenchym zwischen den Lymphröhrchen und Sinus hindurch continuirlich fort; am letzteren kommt es zur Ausbildung einer besonderen, mehr lockeren Randzone (Fig. 18 u. 19), die gleichfalls in das eigentliche Milzparenchym ohne Unterbrechung überleitet. So können also nicht nur die in Lymphscheide und Knötchen gebildeten Elemente ohne weiteres in das Parenchym gelangen, sondern auch die in der Randzone stets zahlreich anzutreffenden und den aufgelösten Knötchencapillaren entstammenden rothen Blutkörperchen. Die Lymphocyten, die auf diese Weise in das Parenchym eingetreten sind, können nun noch in die Lymphröhrchen oder auch in die Sinus selbst durch die Wand hindurch einwandern, daneben aber existirt noch ein zweiter Weg aus dem Parenchym in die Sinusräume und zwar durch offene Anfänge derselben.

Ich habe bereits geschildert, dass in die Sinus frei in der

Lymphscheide und der Knötchenrandzone beginnende Canälchen einmünden, die abgesehen von der Nähe der Einmündungsstelle nicht mehr den für die Sinus characteristichen Bau zeigen. Neben diesen Lymphröhrchen beobachtet man aber auch sehr kurze unregelmässige, wie Seitenausbuchtungen der Sinus aussehende bis zu 10 μ breite Canäle, die in das Maschenwerk des Reticulums ausmünden; solche Stellen sind ziemlich häufig und bieten nichts besonderes. Sie finden sich nun aber nicht überall in dem Parenchym zerstreut, sondern halten sich mehr in der Umgebung der Arterien der rothen Pulpa, besonders der eigentlichen Pulpaarterie, sodass es mir scheint, als ob es sich auch hierbei um sehr kurze Lymphröhrchen handeln würde, die aber bei der kaum angedeuteten Entwicklung der Lymphscheiden an dieser Stelle als besondere Anfänge im Milzparenchym imponiren; ich bezeichne sie als Sinusanfänge, sie sind zweifellos identisch mit den Venenanfängen der Autoren. Durch diese Anfänge communiciren also die Maschen des Parenchymgewebes mit den Milzsinus.

Literatur:

a) Milzparenchym.

Billroth (61 a. S. 414) bezeichnet das Parenchym als intervasculäres Netzgewebe, in dessen Maschen rothe und farblose Blutzellen liegen, es sei an Milzbalken und Knötchen festgeheftet und ginge in beide unmittelbar über. Kerne konnte er in den Knotenpunkten des Netzes keine nachweisen; in seiner späteren Arbeit (62 a. S. 459) bezeichnet er das Gewebe kurzweg als Milzgewebe. Nach Schweigger-Seidel (63. S. 479) besteht das Reticulum aus einem Fasersystem bindegewebiger Natur, dem rundliche oder ovale Kerne zukommen, bei dem man aber nicht „gleich an anastomosirende, sternförmige Bindegewebszellen“ zu denken brauche. Müller (65. S. 81) beschreibt das Netzwerk als aus zahllosen anastomosirenden Fäden zusammengesetzt, „die an vielen Stellen zu zarter, ungemein dünner, feingranulirter Membran bis zu 6 μ in der Fläche verbreitert“ sind; hie und da beobachtete er auch Kerne von eliptischer oder etwas polygonaler Form; das Netzwerk tritt mit den anliegenden Geweben in Verbindung. Nach Koelliker (67. S. 451) besteht das Reticulum aus feinen kernlosen Fasern, doch kommen ab und zu Kerne vor. Kyber (70. S. 568) lässt die Fasernetze des Parenchyms, das aus einem netzartigen Fasergerüst bestehe, in jene der Lymphscheide und auch der Knötchen unmittelbar übergehen, glaubt aber, dass es zwei verschiedene Gewebe seien, da sie getrennt der amyloiden Degeneration (Sagomilz und Speckmilz) anheimfallen. Frey (74. S. 443) bezeichnet das Parenchym als Pulparöhre oder Pulpastränge; es bildet nach ihm ein Reticulum feiner Fäserchen, in einzelnen seiner Knotenpunkte wären Kerne eingebettet, von denen es schwer zu sagen sei, ob sie wirklich eingebettet oder nur angelagert wären. Die Pulpastränge würden von den Knötchen entspringen und mit Lymphscheiden, Arterienausläufer, Balken und Sinus in Verbindung stehen. Sechtem (75. S. 12) findet, dass die amyloide Entartung des Pulpareticulums sich auf das Fasernnetz der Knötchen fortsetzen könne und umgekehrt. Klein (75. S. 368) bestreitet die faserige Natur des Reticulums; das Parenchym würde vielmehr aus wabenartigen Membranen bestehen (a honey comb of membranes), die sich in das ebenso beschaffene Grundgewebe der Knötchen und in die Arterienscheide fortsetzen würde. Sokoloff (88. S. 213) fand in der Kaninchenmilz nur sehr vereinzelte rothe Blutkörperchen. Demgegenüber konnte Bannwarth (91. S. 367), der das Milzparenchym als „Pulpa im engeren Sinne" bezeichnet, stets eine massenhafte Einlagerung rother Blutkörperchen bei der Katze nachweisen. Hoyer (94. S. 279) hält die von Oppel dargestellten „Gitterfasern" für identisch mit dem Reticulum des Parenchyms. Nach Carlier (95. S. 480) kommt das Netzwerk durch eine Vereinigung von Bindegewebsfasern zu Stande, die von Kapseln, Balken und Blutgefässen entspringen, diesen Fasern würden Bindegewebszellen anhaften. Nach v. Ebner (99. S. 271) würde dagegen das Parenchymgewebe aus ästigen kernhaltigen Zellen mit flügelartigen Fortsätzen gebildet, denen Fasern anliegen; das Gewebe stehe mit dem Reticulum der Lymphscheiden und der Knötchen in Zusammenhang. Mall (00. S. 29) findet, dass das faserige Reticulum besonders ausdehnungsfähig und elastisch sei, es sei identisch mit den von Oppel dargestellten Gitterfasern.

b) Sinusanfänge. (Venenanfänge).

Die Beschreibung der Venenanfänge durch Müller (65. S. 88) habe ich bereits oben unter der Literatur der Lymphröhrchen (S. 301) im Wortlaut wiedergegeben, über ihre genauere Lage macht er keine Angaben. Nach Frey (74. S. 446) verschmälern sich die Sinus und gehen schliesslich in die Venenanfänge mit durchbrochener Wand und mangelnden Gefässzellen über. Bannwarth (91. S. 364 u. ff.) beschreibt bei der Katze ziemlich plötzliche, Uebergänge der Sinus in das Parenchym: „es öffnet sich das Lumen des Gefässes direct in die Pulpalücken". Seine übrigen Angaben über diese Frage sind bereits oben (S. 302) citirt worden. Hoyer (94. S. 284) lässt die Sinus, ähnlich wie die Endigung der Arterien, mit durchbrochener Wand beginnen. Nach Kultschitzky (95. S. 692) sind die ersten Anfänge der Sinus in das Parenchym geöffnet, an der Ursprungsstelle haben sie den Character durchlöcherter Gefässe. Nach Carlier (95. S. 483) beginnen die Milzsinus der Katze als Maschenräume des Parenchyms und sind von einem dicht angeordneten Reticulum umgeben und hie und da durch endotheliale Zellen begrenzt. Die Angaben Böhms (99. S. 709) über Venenanfänge sind bei der Literatur über Lymphröhrchen (S. 302) aufgeführt.

Kritische Besprechung der Literatur: Ich habe schon eingangs erwähnt, dass ich an Stelle der bisher üblichen Bezeichnung für das in diesem Abschnitt geschilderte Gewebe den Namen „Milzparenchym" gesetzt wissen möchte, wenn ja auch gegen diese Bezeichnung Manches einzuwenden sein mag; allein sie hat den Vortheil, dass man sofort weiss, was damit gemeint ist, ein Vorzug, der z. B. für die Benennung „Pulpa“ kurzweg nicht zutrifft, ganz abgesehen davon, dass man bei Gebrauch dieses Wortes, ohne die Confusion noch zu erhöhen, nicht mehr sich der bequemen Unterscheidung zwischen rother und weisser Pulpa bedienen kann. Auch die von Frey vorgeschlagene Bezeichnung „Pulparöhrchen oder Pulpastränge“ ist nicht zweckmässig; im ersteren Falle erhält man die Vorstellung von einem Canalsystem, dadurch sind Verwechslungen mit dem Sinus möglich, und auch der Ausdruck „Stränge“ giebt zu Missverständnissen Anlass, da die Anordnung des Gewebes eine vorwiegend netzförmige ist und nur auf ganz kurze Strecken als ein Strang erscheinen kann. Was den Bau des Parenchyms betrifft, so neigt jedenfalls die Mehrzahl der Autoren zu der Annahme, dass das Reticulum aus Fasern gebildet wird, denen Zellen nur anliegen, also wie ich die Verhältnisse geschildert habe; nun ist aber ebenso sicher, dass diese Reticulumzellen ästige Fortsetzungen tragen und darum glaube ich, dass wir, abgesehen von der Entwicklung oder von Jugendformen, beim erwachsenen Menschen uns den Bau folgendermassen vorstellen können: die Fasern bilden für sich isolirt ein Netz; in den Knotenpunkten zeigen sie eine membranöse Verbreiterung, wie schon Müller gesehen hat, die ich als Zellplatte bezeichnet habe; auf dieser Platte haftet nun die Zelle mit ihrem Kerntheil fest und ihre ästigen Fortsätze strecken sich als feiner protoplasmatischer Ueberzug der Fasern den gleichen Elementen der Nachbarzellen entgegen; dieser Ueberzug braucht nicht an allen Stellen vorhanden zu sein, auch lasse ich dahingestellt, ob die Fasern ein Differenzirungsproduct dieser Zellen sind oder das anderer Elemente, deren Kern bezw. Zellleib dann zu Grunde ging. So können wir die Reticulumzellen vergleichsweise wie eine endotheliale Auskleidung des Fasernetzes ansehen. Diese Deutung deckt sich mit der von v. Ebner; nur drückt er sich eher umgekehrt aus. Dass das Reticulum des Parenchyms nicht aus wabenartigen Membranen besteht, wie Klein angiebt, davon kann man sich ohne Weiteres an einem Schüttel- oder Pinselpräparat überzeugen; das übrige Citirte bedarf keiner näheren Besprechung.

Hinsichtlich der Sinusanfänge ist hervorzuheben, dass die Angaben der Autoren, was die Art des Beginns betrifft, sich im wesentlichen mit meinen decken, nur sind die Anfänge nicht überall in dem Parenchym zerstreut, sondern scheinen doch mehr beschränkt auf die von mir näher skizzirten Stellen; beim Kaninchen wie dies Stieda (62 a S. 544) beschreibt und Hoyer (94 S. 287) bestätigt hat, ist dies noch deutlicher ausgeprägt und zwar deswegen, weil hier die eigentliche rothe Pulpa nur auf einen verhältnismässig kleinen Raum zwischen den sehr grossen Knötchen beschränkt ist und die Arterien auch in diesem Pulpatheil von einer recht beträchtlichen Lymphscheide umgeben bleiben, sodass zwischen dem rothen Pulpagewebe noch breite Stränge lymphoiden Gewebes verlaufen. Diese Thatsache ist nicht unwichtig für die Beurtheilung von Experimenten an diesem Thier. Da ich Lymphröhrchen und Sinusanfänge auseinander halte, so müssen sich dadurch natürlich unbedeutende Differenzen zwischen meinen Angaben und den früherer Beobachter ergeben; setzen wir aber dafür einfach „Venenanfänge“, so zeigt sich, dass ich mich in Uebereinstimmung mit jenen Autoren befinde; nur muss streng auseinandergehalten werden, dass die Sinuswände völlig geschlossen sind und keine Unterbrechung ihrer Wand zeigen, auch nicht in der Umgebung der Knötchen, sondern dass sie nur Seitenzweige abgeben, die in die Maschenräume des Parenchyms sich öffnen.

Zusammenfassung:

1. Das Milzparenchym stellt netzförmige Gewebszüge dar, die den Raum zwischen Kapsel und Balken, Blutgefässen, Sinusräumen und weisser Pulpa ausfüllen und mit allen diesen Bildungen unmittelbar zusammenhängen, bezw. in sie übergehen;
2. Es besteht aus einem Maschenwerk feiner Fasern, die sich in den Knotenpunkten ab und zu zu einer membranösen Bildung ausbreiten (Zellplatte), der eine ästige Zelle mit Bindegewebscharacter aufliegt;
3. Der Gehalt der Maschenräume an freien Zellen ist ein wechselnder; stets aber enthalten sie reichlich rothe Blutkörperchen, wenn auch die Menge örtlich variirt;

4. Die **Maschenräume des Parenchyms stehen** durch **freibeginnende kurze Seitenäste der Milzsinus in offener Communication mit diesen**; diese Seitenäste finden sich anscheinend nicht an allen Stellen, sondern beschränken sich mehr auf die nächste Umgebung der Arterien der rothen Pulpa.
5. In **den Maschenräumen des Parenchyms enden auch frei arterielle Capillaren** (cf. S. 314).

IV. Lymphgefässe.

Die Frage, ob der Milz Lymphgefässe zukommen oder nicht, ist eine schon seit langer Zeit discutirte; sie ist aber, wie mir scheint, schon längst entschieden. Was uns für die Auffassung des Organes zunächst besonders interessirt, ist ja nicht der Nachweis, dass oberflächliche oder tiefe Gefässe wirklich vorkommen, sondern der Angelpunkt der ganzen Frage liegt vielmehr darin, ob für die in den Lymphscheiden und Lymphknötchen nachweislich reichlich producirten Lymphelemente eigene nach dem Typus der Lymphgefässe gebaute Canäle existiren, welche diese Lymphe nach dem Hilus und von dort weiter befördern, oder ob solche Bildungen fehlen. Dabei sollten sie, da ja die Lymphgefässe um so reichlicher sind, je reicher ein Organ mit Blut versorgt wird, gerade in der Milz noch besonders entwickelt sein und vor allem dann, wenn man bedenkt, wie leicht sie in den Lymphdrüsen nachweisbar sind, im Verhältniss zu denen die Neubildung lymphoider Zellen in der Milz eine ungleich bedeutendere ist.

Wenn wir hier kurz zuerst die Literatur betrachten, so werden oberflächliche Gefässe, also in der Kapsel, von den meisten Autoren zugegeben, dagegen tiefe aus dem Hilus austretende, wenigstens für den Menschen, ganz geleugnet oder nur als sehr spärlich bezeichnet. Lauth (35 S. 432) und Teichmann (61 S. 97 u. 98) erklären mit Entschiedenheit, dass im Innern der Milz keine Lymphgefässe vorkommen; ihnen schliesst sich Billroth (62a S. 463) an, während Tomsa (63 S. 659 u. f) beim Pferde durch Injection solche nachgewiesen haben will; allein aus der von ihm reproducirten Abbildung geht nicht hervor, dass die von ihm injicirten Canälchen nicht die Milzsinus sind, die er überhaupt nicht wiedergibt. Aber selbst zugegeben, es sollen beim Pferde solche Gefässe vorkommen — Bannwarth (91 S. 396) hat sie ja auch bei der

Spitzmaus nachweisen können — so ist doch beim Menschen der Nachweis nicht geglückt; denn Tomsa sagt wörtlich: „dem entgegen wird die Milz des Menschen etc. wohl gar keine oberflächlichen Lymphgefässe aufzuweisen haben, ihre einzige kärgliche Lymphbahn wird auf die schmächtigen Arterienscheiden beschränkt bleiben, und ihren Inhalt zum Hilus ausführen müssen". Müller (65 S. 100) schliesst auf die Anwesenheit von Lymphräumen in der menschlichen Milz, weil er an einer pathologisch veränderten Milz pigmentirte Zellen fand, die „wahrscheinlich wenigstens z. Th. in wirklichen Lymphräumen lagen". Koelliker (67 S. 464) hält es für möglich, dass die Lymphgefässe in den Arterienscheiden bis zu den Knötchen gelangen. Kyber (70 S. 575 u. f.) hat nur im Balkensystem des Pferdes Gefässe nachweisen können, hält es aber nicht für bes. wahrscheinlich, dass das Milzparenchym solche Bahnen enthält, am gleichen Object hat Wedl (71 S. 399) von der Kapsel ausgehende Lymphgefässe in der Milz selbst beobachten können. Bannwarth (93 S. 588) sah beim Menschen nur „bei beträchtlichen Stauungen spärlich gefüllte Lymphwege in Kapsel und Balken". Für die Hundemilz liegt noch die Beobachtung Malls (00 S. 19) vor, der sich in unserer Frage folgendermassen äussert: „It is appropriate at this peace to speak of the lymphatic channels of the spleen because in their true sense, i. e. in their relation to the Malpighian follicles, they do not esist." „In the dog a few lymphatic channels are occasionally seen at the hilum of the organ but these do not penetrate the spleen, much less do they meet the Malpighian follicle." (Vgl. auch S. 302 e u. S. 304). [1])

Aus all diesen Angaben geht unzweideutig das eine hervor, dass die Injectionsversuche am Menschen bestimmt negativ ausfielen und dass jedenfalls noch von keinem Untersucher der Milz (die nicht citirten gehen entweder auf die Frage nicht ein oder beschränken sich nur auf die Angabe der eben wiedergegebenen Resultate) andere tiefe mit der Lymphscheide und den Knötchen in Verbindung stehende Lymphgefässe gesehen worden sind, die

[1]) Martin B. Schmidt (01) beschreibt neuerdings an pathologischen oder an wahrscheinlich früher irgendwie afficirt gewesenen Milzen lymphgefässähnliche Bildungen in Kapsel und Trabekeln, aus denen Milzcysten entstehen würden.

also denen der oben scizzirten Frage entsprechen würden. Ich selbst habe Injectionsversuche nicht gemacht; im besten Falle würde es ja gelingen, spärliche Kapselgefässe nachzuweisen; die tiefen, worauf es ankommt, sind überhaupt nicht zu injiciren und bei der Einstichmethode füllen sich, wie ich das probirt habe und ja selbstverständlich ist, die Milzsinus. Aus diesem Grunde habe ich einen anderen Weg eingeschlagen; nachdem ich in der Lage war, jedes Canälchen nach dem Bau seiner Wandung, sei es nun im Querschnitt oder im Längsschnitt getroffen, zu rubriciren, durchmusterte ich meine Serien aufs genaueste nach Bildungen, die einer Lymphcapillare ähnlich sahen und wie diese farblose Elemente führten; dabei richtete ich nicht nur meine Aufmerksamkeit auf die weisse, sondern auch auf die rothe Pulpa. Was ich aber fand, waren nur die in Fig. 17 in lr_1 und lr_2 wiedergegebenen Röhrchen, die ich ja auch als Lymphröhrchen bezeichnet habe; ich konnte aber stets nachweisen, dass sie in die nächsten Milzsinus einmündeten; dass sie zu grösseren Gefässen zusammentraten, wie man doch erwarten sollte, wenn sie selbstständige bis zum Hilus verlaufende Canäle wären, davon war keine Rede. Ich habe natürlich auch meine Aufmerksamkeit auf die Balken gerichtet und besonders auf die, in welche Balkenarterie- und Venen eingeschlossen waren, zumal v. Ebner (99 S. 261) in seiner Fig. 1038 ein Lymphgefäss innerhalb desselben abbildet. Aber auch hier war mein Suchen umsonst, ich sah zwar Lücken im Balkengewebe, aber weder waren sie mit Endothel ausgekleidet noch mit Lymphelementen gefüllt; ich will jedoch zugeben, dass in den Balken kleine Gefässchen vorkommen. Dann prüfte ich, ob vielleicht die Lymphscheiden der Arterien in ein richtiges geschlossenes Lymphgefäss übergingen; ich konnte jedoch nur constatiren, dass sie mit dem Eintritt der Arterie in den Balken überhaupt aufhören (d. h. eigentlich richtig ausgedrückt, bei deren Austritt beginnen), eine Fortsetzung in ein Gefäss nach dem Hilus, das inner- oder ausserhalb des Balkens gelegen gewesen wäre, war mit Sicherheit auszuschliessen. Damit komme ich also zu folgendem Resultat:

1. In der menschlichen Milz existiren **keinerlei Lymphgefässe, die mit der Pulpa** (rother und weisser) **in Verbindung stehen;**
2. die in den Lymphscheiden und den Lymph-

knötchen nachweislich producirten Lymphelemente gelangen durch die oben mehrfach erwähnten Lymphröhrchen in die Milzsinus, können aber auch, wenn sie aus der weissen Pulpa in das Parenchym gelangt sind, durch die Sinusanfänge oder auch vermittelst Durchwanderung durch die Wand dahin gelangen.

V. Die Verbindungsarten zwischen den zuführenden und den zurückleitenden Gefässbahnen.

Von allen anatomischen Fragen der Milz war keine der Gegenstand so lebhafter Controversen wie gerade die nach den Communicationen der Blutbahnen. Während ursprünglich von den alten Autoren eine Unterbrechung durch irgend eine dazwischen geschobene Bildung angenommen wurde, hat Billroth (62a) zuerst mit Entschiedenheit, nachdem er früher gleichfalls der alten Ansicht zugeneigt hatte (61 a), die völlig geschlossene Bahn vertheidigt, wie sie auch in den übrigen Organen des Körpers zwischen Arterien und Venen besteht. Dagegen suchte einige Jahre später Müller (65) wieder die frühere Annahme zur Geltung zu bringen, für die auch Stieda (62 a und b) in etwas modificirter Form eintrat. Die folgende Zeit hat in diesen einander entgegengesetzten Auffassungen nichts geändert und die Forscher, welche diese Frage bearbeiteten, schlugen sich zum Theil auf die eine, zum Theil auf die andere Seite. Neuerdings ist nun Thoma (95 und 99) durch die Resultate seiner Injectionen am Hunde wieder energisch für die Billroth'sche Hypothese eingetreten und v. Ebner (99) hat die Darstellung in seinem Handbuche gleichfalls in jenem Sinne gehalten, während Hoyer (00) wieder der offenen Bahn das Wort redet. Nun hat es aber auch von jeher neben den Verfechtern der Extreme die Krah'schen „Vermittlungssüchtigen" (77) gegeben. Als deren ältester Vertreter kommt hier Gray (54) in Betracht und nach ihm noch so mancher andere Autor, wenn er auch nur mit irgend einer kurzen Bemerkung zu erkennen gab, dass er eine doppelte Verbindung, also eine geschlossene neben der offenen Bahn, nicht für völlig ausgeschlossen halten würde; zu diesen gehört auch z. B. Koelliker (59) in der 4. Auflage seiner Gewebelehre. Mit mehr

Bestimmtheit haben Legros und Robin (74) diese Ansicht vertreten und als der neueste Autor hat Mall (00) sich in ähnlichen Sinne, allerdings nicht mit Deutlichkeit, geäussert.

Nun haben fast alle, die über diese Frage arbeiteten, eine Lösung auf dem Wege der Injection in die Blutgefässe gesucht, sei es nun in die Arterien, sei es in die Venen, und in der Hauptsache wurden diese Einspritzungen an Thieren vorgenommen, da menschliche Milzen nur in den seltensten Fällen in einwandsfreiem Zusande zur Untersuchung herangezogen werden konnten. Ich habe nach Einsicht in die Literatur einen anderen Weg eingeschlagen, weil ich im besten Fall bei der gelungensten Injection keine anderen Resultate hätte bekommen können, als ich sie thatsächlich ja auch so bekommen habe; ich hätte vielleicht an der einen Stelle eine unzweideutige Einmündung einer Arterie in einen Sinus gesehen und an einer anderen einen mehr oder weniger bedeutenden Austritt der Injectionsmasse, und nur auf Grund dieser Bilder hätte ich mich dann für die eine oder für die andere oder für beide Uebergangsarten entschliessen können. Da ich also auf diese Weise unmöglich zu einem anderen Resultat gekommen wäre als andere vor mir, so mühte ich mich erst gar nicht lange mit Injectionen am toten oder sterbenden Thiere ab, sondern suchte durch zahlreiche Serienschnitte und durch Transfusionsversuche eine Lösung der Frage. Dabei acceptire ich sehr gern die Beobachtungen der Autoren, die mit Injectionen arbeiteten, aber nur die reinen Beobachtungen, nicht auch die von den einzelnen darausgezogenen Schlüsse, sodass es für mich genau dasselbe ist, als ob ich jene Injectionen selbst vorgenommen hätte. Nachdem ich nun im vorhergehenden bis ins einzelne die Resultate, welche die Durchmusterung meiner Serienschnitte der menschlichen Milz ergab, mitgetheilt habe, muss ich nun zunächst über die Ergebnisse meiner Transfusionsversuche berichten.

A. Ergebnisse meiner Transfusionsversuche.

Will man mit Sicherheit nachweisen, wohin das Blut, bezw. dessen zellige Elemente im Gewebe eines Organs gelangt, so ist jedenfalls die sicherste Methode die, einem lebenden Thiere leicht nachweisbare körperliche Stoffe in den Kreislauf zu bringen und sie so durch die Herzthätigkeit selbst an Ort und Stelle befördern zu lassen. Dann ist man absolut sicher, dass man nicht einen zu grossen oder einen zu geringen Druck angewandt hat. und die Resultate sind einwandsfrei. Nur ist zweierlei zu beachten, einmal dürfen diese fremden in den Blutstrom gebrachten Elemente nicht allzu klein sein, weil sonst allenfalls der Einwurf gemacht werden kann, dass sie mit dem Blutplasma allein durch irgendwelche Lücken der Arterienwand eingedrungen seien, die für die Blutzellen nicht passirbar sind; sie dürfen aber auch nicht zu gross sein, um keine Embolien zu verursachen; der ideale Zustand ist jedenfalls der, dass die zum Nachweis verwandten Objecte so beschaffen sind, dass der letztere Zufall nicht eintritt, dass sie aber doch viel grösser sind als rothe Blutkörperchen; denn dann kann man sagen, wo diese Elemente überhaupt hingelangen, werden sicher und sogar noch leichter die farbigen Blutzellen hin geschwemmt werden können. Allen diesen Bedingungen entspricht auf's schönste das Vogelblut bezw. die kernhaltigen, ovalen und daher ausserordentlich leicht nachweisbaren, elastischen Blutkörperchen des Huhnes, die an Breite denen des Kaninchens gleich sind, an Länge aber sie um das doppelte übertreffen. Das Nähere über die Transfusionen oder vitalen Injectionen habe ich bereits unter den Untersuchungsmethoden (S. 252 u. ff.) angegeben.

Ich habe auch an derselben Stelle bereits ähnlicher Experimente Trzaska-Chrzonszczewsky's (98 S. 115) gedacht, der Cochenille-Carminlösung injicirt und bei der Milz zu dem Resultat kam, dass das mit Carmin gefärbte Blut in das Milzparenchym übertritt und von hier aus erst in die Venen gelangt; diese Notiz ist aber auch alles, was sich in jener Arbeit in Bezug auf die Milz findet und aus der reproducirten Abbildung (Taf. 6, Fig. 1) lässt sich absolut nicht entnehmen, was Arterienende, was Sinus und was Parenchym ist; dazu vermisse ich noch die Angabe der Thiergattung. Damit aber verlieren die Behauptungen dieses Autors doch wesentlich an Beweiskraft.

a) Tuscheinjection.

Zu meinen Resultaten übergehend, beginne ich mit dem Ergebniss der Tuscheinjection am Kaninchen. Da im Ganzen nur 8 ccm Flüssigkeit eingespritzt wurde, waren die Milzsinus nicht besonders erweitert. Es zeigte sich dabei, dass die Tuschekörnchen nicht in den Sinus lagen, sondern im Parenchym, hauptsächlich aber in der Knötchenrandzone

(Fig. 19) und der Lymphscheide, die ja, wie oben erwähnt, bei unserem Versuchsthier fast alle Arterienzweige einhüllt. Nur ab und zu fanden sich auch in dem Sinus einzelne Partikelchen, die aber neben der überwiegenden Zahl der nicht in geschlossenen Räumen gelegenen kaum in Betracht kommen. Wie die Fig. 19 zeigt, bevorzugen sie in eigenthümlich regelmässiger Anordnung die Peripherie der Lymphkörperchen (l) der Randzone, d. h. sie scheinen den Reticulumfasern anzuliegen. Daneben findet man aber auch reichlich rothe Blutkörperchen (e) gleichfalls ausserhalb jeden Gefässes zwischen den lymphoiden Zellen eingelagert. An der Thatsache dieses Befundes lässt sich nicht rütteln. Es frägt sich nun, wie kommen die Körnchen dahin, und da giebt es mehrere Möglichkeiten: Erstens könnten sie durch eine Art von feinen Stomata aus den Knötchencapillaren, bezw. Lymphscheidencapillaren, ausgetreten sein, auf einem Wege, der für die Blutkörperchen nicht passirbar ist; diese Annahme kann aber deswegen nicht richtig sein, weil man solche Lücken dann sehen müsste und so gut ich sie in dem Milzsinus fand, hätten sie mir auch hier zu Gesicht kommen müssen, zweitens aber, weil bei Controllpräparaten der Lunge von der unten zu beschreibenden Zinnoberinjection, die die gleichen Resultate ergab, die Partikelchen nur im Lumen der Blutgefässe lagen, und drittens endlich, weil sich ja mit der Tusche zusammen auch reichlich wirkliche rothe Blutkörperchen in dem Gewebe fanden; dass diese zum Unterschiede von jenen in der oberen Zone des Bildes bei h spärlicher sind, hat seinen Grund darin, dass diese Zone, wie wir sahen, dichter angeordnet ist, so dass dort die farbigen Blutzellen durch den grossen Druck der Lymphkörperchen rasch nach unten in die lockeren Maschenräume gepresst werden, während die kleineren Tuschekörnchen an den Fasern des Reticulums und der Zellenoberfläche hängen bleiben. Die zweite Möglichkeit ist: sie könnten von der Peripherie her aus den Sinusräumen hier hineingetrieben worden sein; dann müssten aber diese Räume irgendwie contrahirt sein — sie sind jedoch etwas weiter als normal — und dann ist auch nicht gut denkbar, welche Kraft dies auf eine solche Entfernung (cf. s—h in Fig. 19) zu Stande gebracht haben soll. Weiter: sie könnten von Leucocyten in den Sinus aufgenommen und durch diese dahin transportirt worden sein; dann müssten sie erstens in solchen Zellen liegen und zweitens müsste man solche

Zellen auf der Wanderung sehen, da das Thier doch schon fünf Minuten nach Injectionsbeginn getödtet wurde und nach Lavdowsky (84 S. 197) die Leucocyten 8 Minuten bis $^1/_2$ Stunde allein zum Durchtritt durch die Wand brauchen. Weiter: ich könnte sie mit meinem Messer aus den Arterien oder den Sinus dahin geschleppt haben; dagegen spricht erstens, dass sie nicht auf dem Schnitte, sondern in dem Schnitte liegen, zweitens, dass sie um die Zellen und entsprechend den Reticulumfasern angeordnet sind, denn sonst müssten sie ja auch auf den Zellen und Kernen nachweisbar sein und endlich drittens, dass sie centralwärts mit der Hülle des Knötchens abschneiden und dieses selbst völlig frei lassen.

So bleibt denn nur eine Möglichkeit: die Tuschekörnchen sind auf völlig normalem Wege mit und durch den Blutstrom ebenso wie dessen zellige Elemente dorthin gelangt, d. h. frei in das Milzparenchym an der Grenze der Knötchen und der Lymphscheiden; das ist aber nur dann möglich, wenn die zuführenden Arterien sich in jenen Zonen auflösen und in die Maschen des Reticulums einmünden. Die vereinzelten Körnchen, die ich in dem Sinus fand, können entweder durch freie Anfänge der Lymphröhrchen bezw. des Sinus oder aber durch directe Einmündung der Arterie dahingelangt sein; die Frage ist also mit diesem Versuch nicht direct zu entscheiden, dagegen wohl zu erschliessen.

b) Zinnoberinjection.

Ebenso wie das Ergebnis der Tuscheinjection ist nun das der Zinnobereinspritzung, nur bestehen interessante Unterschiede dadurch, dass in diesem Falle die injicirte Flüssigkeit doppelt so viel war (15 ccm). Die Sinusräume waren in Folge dessen ausserordentlich erweitert, trotzdem ich bei der Herausnahme der Milz die Venen nicht unterbunden und die Milz sogar noch zur besseren Fixirung in kleine Stückchen zerschnitten hatte. Das eigentliche Milzparenchym war in Folge dessen sehr stark zusammengedrängt und bildete oft nur kaum 10 μ breite Züge zwischen den Sinuskanälen, vollgepropft von farblosen Zellelementen, zwischen denen nur sehr vereinzelt rothe Blutkörperchen lagen. Ganz anders gestaltete sich aber das Bild in der Umgebung der Lymphscheide und bes. der Knötchenrandzone (Fig. 21). Diese waren mit rothe Blutkörperchen (e) überschwemmt, die aber centralwärts an der Hülle vollständig aufhörten. Dagegen sah man, wie sie in die Anfänge der gleichfalls etwas erweiterten Lymphröhrchen (lr) übergingen und diese selbst anfüllten; das zwischen den Röhrchen gelegene und von der Randzone ausgehende Parenchymnetz (mp), war wie die Randzone selbst eine Strecke weit reichlich mit farbigen Blutzellen überschwemmt. Was nun die Zinnobertheilchen angeht, so war ihre Anwesenheit auf einzelne Milzbezirke beschränkt, d. h. sie fehlten an der einen Stelle des Schnittes völlig, waren aber an anderen sehr reichlich nachzuweisen; der Grund, dass trotz der eingespritzten Menge unverhältnismässig wenig in die Milz kam ist der, dass in Folge der Schwere und Grösse der Theilchen diese ungleichmässig forttransportirt wurden, im Gegensatz zu den leichteren Tuschepartikelchen; auch mögen einzelne Gefässchen verstopft worden sein, was natürlich, da das Thier 3 Minuten nach Beginn der Injection sofort getötet wurde, keine das Resultat irgendwie beeinträchtigende Folge haben konnte. Wo aber der Zinnober nachweisbar war, lag er absolut genau an denselben Orten und in der gleichen Anordnung wie die Tuschekörnchen, sodass ich mir eine besondere Beschreibung ersparen kann.

Es frägt sich nun, wie ist die starke Füllung der Sinus in diesem Falle zu erklären, und da glaube ich, dass folgende Deutung die richtige ist. Der Milz wurden durch die Injection von 15 ccm, auf einmal, plötzlich so viel Flüssigkeit zugeführt, dass eine bedeutende Ausdehnung der Sinusräume eintreten musste, dieser Ueberschuss war noch nicht wieder weggeschafft als das Thier abgetötet wurde. Die 15 ccm waren im Verhältnis zu der Grösse des Thieres nicht so viel Flüssigkeit, dass bei der Berücksichtigung der Vertheilung im ganzen Körper die auf die Milz entfallende Menge die enorme Ausdehnung der Räume allein hätte erklären können, es muss hier sicher eine Aufspeicherung stattgefunden haben. Das heisst mit anderen Worten, die Sinusräume enthielten mehr Flüssigkeit, als bei Berücksichtigung aller Verhältnisse eigentlich auf ihr Theil gekommen wäre, sie schaffen das Blut langsamer fort und können in Folge ihrer leichten Ausdehnungsfähigkeit grössere Mengen längere Zeit in sich aufspeichern; wie leicht sie sich ihrem Inhalt anpassen, geht daraus hervor, dass man beim Kaninchen häufig Riesenzellen von ausserordentlichen Dimensionen trifft, die in einem Sinus liegen und ihn dann an dieser Stelle auf das doppelte und dreifache seines Durchmessers ausweiten, während die von der Riesenzelle entfernten Parthien ihre völlig normale Weite behalten haben.

Sind aber einmal die Sinus erweitert und mit Flüssigkeit angefüllt, so wird natürlich auch der Druck in ihnen steigen, und die neueintretende Blutmenge dadurch einen grösseren Widerstand finden und nur langsam zufliessen. So erklärt sich die reichliche Anwesenheit der rothen Blutkörperchen in der Randzone der Knötchen und auch der Lymphscheiden. Dass sie in dem Parenchym so spärlich vorhanden waren, ist nicht auffallend; da ich bei der Besprechung der Sokoloff'schen künstlichen Stauungshyperämie doch darauf zurückkommen muss, verschiebe ich die einfache Erklärung dieser Erscheinung auf später. Dass die rothen Blutkörperchen nicht etwa allein durch Rückstauung aus den Sinusräumen bez. Lymphröhrchen — da ein grösserer Druck in diesen herrscht und sie frei beginnen, ist die Möglichkeit ja gegeben — in die Randzone gelangt sein können, beweist die Thatsache, dass sie zwischen den Leucocyten bis zur Hülle den ganzen Raum ausfüllten und eine so weit reichende rückstauende Kraft nicht wohl anzunehmen ist, ausserdem weist aber die gleichzeitige Anwesenheit des Zinnobers in dieser Zone auf den Weg, den sie nehmen. Somit geht aus diesem Versuch einmal die freie Endigung der Arterien in der Peripherie der Knötchen und Lymphscheiden hervor und ebenso der freie Anfang der Lymphröhrchen; dass diese in vorliegendem Falle ausschliesslich mit farbigen Elementen angefüllt waren, erklärt sich daraus, dass sie durch den vermehrten Flüssigkeitsstrom, der durch sie hindurchging, ausgespült worden waren und neue lymphoide Zellen so rasch ja nicht nachrücken konnten.

c) Hühnerbluttransfusion.

Entschieden der interessanteste und spannendste Versuch war der der Transfusion von rothen Blutkörperchen eines Huhnes. Das Resultat wich in keiner Weise von dem der vorher geschilderten Injectionen ab. Die Sinusräume und ebenso die Lymphröhrchen waren sehr stark erweitert (Fig. 22 lr), aus den gleichen Ursachen, wie sie eben geschildert wurden und zeigten neben den etwas gequollen aussehenden rothen Blutkörperchen des Kaninchens zahlreiche ovale, kernhaltige grössere Blutzellen, (ve) die eben dem transfundirten Vogelblut entstammten und abgesehen von einer geringen Schrumpfung keine bes. Veränderung erkennen liessen. Ausser in den Sinusräumen und Lymphröhrchen lagen aber die Vogelblutkörperchen neben zahlreichen Kaninchenerythrocyten (e) auch reichlich in der Randzone, in den Maschen des Reticulums zwischen den Lymphkörperchen (Fig. 22), also nicht in Gefässen oder irgendwelchen damit im Zusammenhang stehenden Räumen. Auch hier war das Parenchym stark zusammengepresst und enthielt nur spärliche rothe Blutkörperchen vom eignen Thiere, selten eines aus dem Hühnerblut. Dass die Zellen nicht durch eine Rückstauung in die Randzonen gelangt sein können, beweist ein einfacher Blick auf die Fig. 22., die Art der Vertheilung und die Entfernung der einzelnen Körperchen von den nächsten Lymphröhrchenanfängen und Sinus ist eine solche, dass diese Möglichkeit ohne weiteres auszuschliessen ist; denn dazu würde, um sie durch die engen von Lymphkörperchen erfüllten Maschenräume durchzupressen, ein grösserer Druck gehören, als er bei ja ungehindertem Abfluss durch die Vena lienalis in den Sinusräumen je erzeugt werden kann. Dass sie nicht durch Leucocyten oder das Mikrotommesser dahin geschleppt sein können, ist aus denselben Gründen, wie ich sie für die Tusche auseinander gesetzt habe, auszuschliessen, ebenso dass sie etwa durch Stomata durchpassirten; denn sie sind bedeutend grösser als die gleichen Zellen des eigenen Tieres. So bleibt also auch hier nur der einzige Weg und der ist: die rothen Blutkörperchen des Huhnes sind durch die freien Enden der arteriellen Capillaren in die Maschenräume des Reticulums gelangt und von dort aus durch die freien Anfänge der Lymphröhrchen in die Sinusräume. Dabei gebe ich natürlich die Möglichkeit zu, dass ein Theil auch direct durch die Einmündung der arteriellen Capillaren in die Sinus dahin gelangt ist; ich habe zwar beim Kaninchen keine solche Stelle beobachten können, halte aber ihr Vorkommen für sicher, da gerade die Kaninchenmilz, abgesehen von der bedeutenderen Entwicklung der weissen auf Kosten der rothen Pulpa, in ihrem Bau der menschlichen Milz noch am ähnlichsten ist.

Was den Versuch am Hunde betrifft, so waren bei ihm die Vogelblutkörperchen schon so zerfallen, dass sie nur mehr eine dunkle Masse bildeten, die z. Th. in den Sinusräumen, zum grössten Theil aber in dem Reticulum des Parenchyms, bezw. in der Randzone und Lymphscheide lagen; das Thier war erst ca. 7 Minuten nach Beginn der Injection getötet worden.

Zusammenfassung der Transfusionsergebnisse.

Das Resultat dieser Versuche ist also folgendes: **Fremde Elemente**, die in den Kreislauf des **lebenden** Thieres gebracht werden, **gelangen**, ob sie nun kleiner oder etwas grösser als die rothen Blutzellen des Versuchsthieres sind, in der Milz in das **Reticulum** der **Knötchenrandzone** und der Lymphscheide und zwar in Folge der **freien Endigung** der **zuführenden arteriellen Capillaren** und der unmittelbaren Communication des Lumens derselben mit den Maschenräumen jenes Netzes. Von dort aus werden sie entweder von den **freien** und gleichfalls mit diesen Reticulumräumen in directer Verbindung stehenden **Anfängen** der **Lymphröhrchen** aufgenommen und in die Milzsinus weiter geleitet oder aber sie gelangen vermittels der zwischen diesen Röhrchen gelegenen Reticulumbrücken weiter hinein in das Milzparenchymnetz der rothen Pulpa. Somit stützt also auch das physiologische Experiment aufs schönste meine durch rein anatomische Untersuchungen gewonnenen Resultate.

B. Ergebnisse der directen Injectionen in die Milzgefässe von Thier und Menschen.

In diesem Abschnitte habe ich nur Beobachtungen zu besprechen, die ich nicht selbst gemacht habe, sondern die ich hier aus der Literatur zusammenstelle, ohne Rücksicht auf den Standpunkt des betreffenden Autors. Die daraus zu ziehenden Schlüsse ergeben sich von selbst.

a) Injectionen in die Arterien.

Literaturübersicht:[1]) Key (61, S. 572) findet, dass leicht bei dem Uebergang der Arterien in die Capillarzweige (diese seine Capillarzweige sind nichts anderes als die Maschen des Parenchyms. D. Ref.) gerade an dieser Stelle Extravasaten entstehen, er beobachtete ferner ein rasches Abfliessen der Injectionsmasse in die Venen durch einen grösseren Verbindungszweig. Stieda (62 a, S. 548) giebt an, dass die kleinen Capillaren der Milzknötchen sofort oder sehr bald in das in der nächsten Nähe derselben gelegene Intercellularnetz übergehen, das sich an nicht vollständig injicirten Milzen immer zuerst füllt (sein Intercellularnetz ist das Reticulum des Milzparenchyms. D. Ref.). Basler (63, S. 11 u. f.) stellt fest, dass stets in der Peripherie der Malpighi'schen Körperchen die von ihm als extracorpusculäre Arterien bezeichneten Knötchencapillaren „extravasirt“ sind in „Form von kreisförmig erscheinenden Injectionsbildern“ (bei rother Injection rothe Ringe) um die Milzknötchen. „Aus diesen Extravasaten füllen sich mit Leichtigkeit die Venen.“ Einen directen Zusammenhang zwischen Arterien und Venen hat Basler nicht beobachtet. „Präparate von Anderen und mir, wo nach einer arteriellen Injection die Milzknötchen sehr wenig oder nur in den grossen Stämmen gefüllt waren, während um dieselben sich ein Gefässnetz zeigte, erfüllten mich daher immer mit Misstrauen gegen die Vermuthung eines dadurch bewiesenen Zusammenhanges zwischen Arterien und Venen.“ Schweigger-Seidel (27, S. 495 u. f.) schliesst aus dem oft schnellen Abfliessen der Injectionsmasse aus den Venen auf eine directe Communication; dagegen ist es auch nach ihm nicht möglich, „die Venen von der Arterie aus in grösserer Ausdehnung zu füllen, ohne dass ein Austritt der Injectionsmasse in das ausserhalb der eigentlichen Blutbahn liegende Gewebe erfolgt“. „Dies steht meiner Ansicht nach fest, an diese Thatsache müssen sich die weiteren Betrachtungen über die Circulationsverhältnisse der Milz anschliessen.“ S. 462 sagt er: Immerhin bleibt es bemerkenswerth, dass in den Fällen, wo ein Austritt der Injecionsmasse in das Milzgewebe erfolgt ist, dieselbe sich auch häufig in den äusseren Schichten der Milzknötchen vorfindet. Sie liegt dann bisweilen deutlich in Maschen von mehr oder weniger länglicher Gestalt, welche mit einer gewissen Regelmässigkeit und concentrischen Anordnung die äusserste Partie der Milzknötchen bilden.“ Aus den Angaben Müller's (65, S. 84 u. f.) ist hervorzuzuheben, dass die Blutbahnen der rothen Pulpa gegen die Milzknötchen zu am Injectionspräparat nicht immer scharf abgegrenzt sind, sondern dass die Injectionsmasse eine „kurze Strecke weit in die Peripherie des Knötchens vorgedrungen war, die Zelleninterstitien in diesen in Form eines engen, nicht ganz regelmässigen Netzes füllend“. Ferner lasse sich die „intermediäre Blutbahn“ (d. h. das Milzparenchym. D. Ref.) von den Arterien

[1]) Die gesperrt gedruckten Stellen sind im Original nicht gesperrt.

aus vollständig und ohne Schwierigkeit füllen. Fenenko (66, S. 33, citirt nach Kyber 70) fand in der Umgebung der Milzknötchen „zum grössten Theil Extravasate, zwischen denen man hie und da kleine Gefässe erkennen kann". Kölliker (67, S. 462) machte folgende interessante Beobachtung: „Ich füllte hier (d. h. an Kindermilzen. D. Ref.) unter Anwendung eines geringen Druckes . . . alle Capillaren . . . dann auch die Anfänge der cavernösen Venen. Hierbei kamen nun allerdings an den Enden der arteriellen Capillaren sehr häufig Extravasaten zum Vorschein, allein gerade da am wenigsten, wo die Masse in die Anfänge der Venen übergetreten war." Kyber (70, S. 572) fand, dass bei der arteriellen Injection leicht direct die Masse in die Venen ohne Ruptur der Gefässwände übergeht, dass es aber nicht gelingt, eine grössere Partie der Venen auf diese Weise zu füllen. Henle (73, S. 581 u. f.) injicirte durch die Arterie und erhielt Lücken des Parenchyms in Form von Netzen gefüllt. „Die Netze enden im Umfange der Milzknötchen oder dringen vom Rande derselben eine kurze Strecke gegen deren Centrum vor." Frey (74, S. 448 u. f.) konnte gleichfalls das Parenchymnetz füllen, weiterhin sagt er: „So bemerkt man dann, wie die Milzknötchen von Ringen jener netzförmigen Bahnen umgeben werden, ja die Masse schiebt sich zuletzt in den oberflächlichen Theil jener unter ähnlichen netzartigen Bildern vor." Krah (77, S. 17) sagt: „Sodann ein zweites Ereigniss ganz gewöhnlicher Art waren stets auftretende Extravasaten, die jedoch desshalb nicht störten, weil nur solche Milzen zur Beobachtung verwendet wurden, in denen die Extravasate klein und so circumscript waren, dass eine Füllung der Venen durch Vermittlung des Extravasats nicht angenommen werden konnte" und S. 21: „Immer mündet also ein jedes arterielle Aestchen, feiner und feiner werdend, direct in eine kleine capilläre Vene; und in allen Fällen des Ueberganges ist derselbe ein so wenig geschützter, so gebrechlicher, dass die Extravasate, welche so regelmässig auftreten, vollkommen begreiflich sind". Von Robertson's (85 S. 512) Befund wäre hier zu erwähnen: „it may be mentioned that in injecting from the artery (von Silbernitratlösung d. Ref.). a zone of pigmentation was obtained around the Malpighian bodies, corresponding to the carmine zone in the double injections (s. unten unter c.). Hoyer (87 S. 348 u. 352) beobachtete schon bei schwachem Druck das Austreten von Injectionsmasse in der Umgebung der Milzknötchen. Denselben Befund constatirte auch Bannwarth (91 S. 370), ausserdem beobachtete er stets den Austritt der Injectionsmasse in das Parenchym. Nach Hoyer (94 S. 283) ergiesst sich gleichfalls die Injectionsmasse in die Maschenräume des Reticulums, er bemerkte nicht nur in den adenoiden Scheiden, sondern auch in den Parenchymnetzen zwischen den Sinus „die charakteristische Traubenform der ausgetretenen Injectionsmasse am Ende einer jeden Capillarhülse". Golz (93 S. 21) sagt von den Capillaren der Knötchen, dass sie in der Peripherie derselben „bogenförmige Verbindungen eingehen, um dann, wie es scheint, in die Sinus überzugehen, die die Peripherie des Knötchens umsäumen". „Doch habe ich mich von letzterer Thatsache nicht bestimmt überzeugen können, namentlich weil auch an dieser Stelle leicht Extravasate entstehen." Das Ende der Arterie in der rothen Pulpa besteht nach ihm nach Austritt aus der Capillarhülse beim Hunde aus einem 7—12 μ breiten (bei Injectionspräparaten) Kanal, dessen Wand ausser dem Endothel noch eine Strecke weit „von einer faserigen Gewebsschicht" begleitet ist; sodann verzweigt sie sich noch 2—3 mal, diese letzten Verzweigungen stellen „kleine bauchige Erweiterungen „Ampullen", dar, deren Wand nur aus einem zarten Endothel besteht; er fand nun diese Ampullen oft „prall gefüllt, ohne dass eine Spur von Farbstoff in das Parenchym oder Sinus übergeht"; zwischen Ampullen und benachbarten Sinus besteht nur „ein kleiner Zwischenraum, in dem die Maschen des Pulpagewebes zu erkennen sind"; manchmal schienen ihm von dem Ende der Ampullen schmale Gefässe in schräger Richtung in die Sinus überzugehen. Die Injection dieser Verbindungsstücke gelang jedoch nicht, „sodass ich deshalb nicht unbedingt dafür eintreten kann". Extravasate entstehen bei Injection der Arterien häufig mit oder ohne Füllung der Venen. „Es finden sich auch kleinere Extravasate und zwar an den Ampullen". „In diesem Falle ist der körnige blaue Farbstoff, zumeist in geringen Mengen in die Maschenräume der Pulpa gelangt und kann in dünnen Strömen bis an die Venen, vielleicht auch bis in die Venen verfolgt werden". Aus diesen Beobachtungen schliesst Thoma (95 S. 50), dass Muskelzellen in ringförmiger Anordnung um die „Zwischenstücke" gelegen sein müssten, die durch ihre Contraction den Gang der Injection verhindern. Seite 51 heisst es wörtlich: „Diese Unterbrechungen des Endothels der Venenwandungen durch lymphatisches Gewebe erklären fernerhin die Häufigkeit der bei Milzinjectionen gerade in der Randzone der lymphatischen Apparate auftretenden Extravasate. Diese bilden einen so häufigen Befund, dass er nicht übergangen werden darf" Derselbe Autor (99 S. 272 u. ff.) konnte durch eigene Injectionen der Hundemilz die Verbindung zwischen Ampullenende und Sinus feststellen; er nennt diese Theile „Verbindungsstücke", die 2—3 enge Kanäle darstellen. Sehr häufig beobachtete er nun, dass die Injection an den Ampullen aufhörte, trotzdem aber die Venen gefüllt waren; dann war an einer anderen Stelle Ampulle und Verbindungsstücke im Zusammenhang mit den Sinus nachweisbar. „Extravasate pflegen jedoch an solchen Stellen zu fehlen oder sehr spärlich zu sein, da offenbar durchgängige Verbindungsstücke der Entstehung ausgiebiger Extravasate vorbeugen". Seite 273 heisst es: „zugleich bemerkt man an den kleineren Arterien und Ampullen kleinere und grössere Extravasate. Diese treten namentlich in der Umgebung der Milzknötchen reichlicher auf". Ferner giebt Thoma an, dass die lichte Weite der Verbindungsstücke veränderlich ist. An ihnen findet er „gelegentlich längliche Zellen und Kerne, die das Verbindungsstück ringförmig umkreisen" (Taf. XIV, Fig. 3) und die er für Muskelzellen hält.

Der Erfolg, der durch Contraction bedingten Verengung, wäre das Auftreten von Extravasaten. Endlich als letzten Autor habe ich Mall (00 S. 32) zu citiren: „When the artery is injected with fluids an extravasation takes place as soon as the injection enters the lobule (der zwischen einer Balkenmasche gelegene Raum. D. Ref.); it is most intense around the periphery of the lymphfollicle, around the arteries towards their termination". Daneben beobachtete er aber ein directes Einmünden einer Arterie in einen Sinus, auch konnte er sich von den Ampullen überzeugen, er fand sogar Anastomosen benachbarter Ampullen. Die Verbindung der Ampullen mit den Sinus ist nach ihm keine weite, sondern „is cut up by bridges of tissue passing across its lumen before it connects with the vein". Am nichtinjicirten Präparate schien es ihm als ob das Ende der Verbindungsstücke durchbrochen wäre und sowohl mit den Maschenräumen des Parenchyms als auch mit den Venen in freier Communication stünde.

Kritische Besprechung der Literatur: Ich habe mit Absicht diese Angaben so ausführlich wie möglich und im Wortlaut wiedergegeben, damit einmal die Ergebnisse der Injectionen zu einem einheitlichen Bilde gruppirt werden; wer sie aufmerksam durchliest, wird finden, dass ich Recht hatte, wenn ich in der Einleitung sagte, dass die Resultate der Injection, unbefangen betrachtet, zu dem Schlusse führen müssen, dass es unter allen Umständen Arterienenden in der Milz giebt, die sich frei in die Maschenräume des Parenchyms auflösen, daneben aber auch directe Einmündungen in die Sinus bestehen. Auf alle Einzelheiten einzugehen, ist mir natürlich des Raumes wegen unmöglich; ich stelle daher nur die Resultate zusammen, die sich aus den Angaben der Anhänger beider Richtungen übereinstimmend ergeben und die sind folgende:

1. Bei der Injection der Milz von der Arterie aus tritt stets, auch bei dem schonendsten Verfahren, die Injectionsmasse in die Maschenräume des Milzparenchyms über;
2. ein Hauptsitz dieser so entstehenden Injectionsnetze ist die Umgebung der Milzknötchen und der Lymphscheiden, die dort schon bei schwachem Druck und bald nach Beginn der Injection auftreten;
3. In einzelnen Fällen gelingt es auch directe Uebergänge der Injectionsmasse in die Sinus nachzuweisen;

4. **Aus der in die Maschenräume des Parenchyms eingetretenen Injectionsflüssigkeit füllen sich mit Leichtigkeit die Sinus.**

Das heisst: Die die Injectionsmasse bezw. das Blut zuführenden Arterien münden zum Theil frei in die Maschenräume des Parenchyms aus — besonders deutlich tritt dies an den Knötchen- und den Lymphscheidencapillaren hervor — zum Theil gehen sie direct in die Milzsinus über. Die Milzsinus sind im Stande durch freie Anfänge in dem Parenchym und der Umgebung der Knötchen und Lymphscheide die Injectionsmasse bezw. das Blut aufzunehmen; wir haben gesehen, dass dies durch die Sinusanfänge bezw. Lymphröhrchen geschieht.

Ich gehe nun über zu der Besprechung der Injectionsergebnisse von Golz, Thoma und Mall an der Hundemilz. Aus diesen Versuchen geht hervor, dass bei sehr schonender Injection und unter geringem Druck eine Erweiterung des peripher von der Capillarhülse gelegenen Arterienendes auftritt und dass in den meisten Fällen an diesen Stellen keine Injectionsmasse in die Sinus übergeht; der Zwischenraum wird von dem Parenchym eingenommen und nur manchmal gelingt es die injicirte Flüssigkeit in Form von „dünnen Strömen" bis an oder in die Vene zu verfolgen, wie Golz sagt. Thoma nennt diese „dünnen Ströme" Verbindungsstücke und schliesst, weil sie nicht immer nachweisbar sind und in ihrer „lichten Weite" wechseln, auf das Vorhandensein von Muskelzellen, die ringförmig diese Stellen umkreisen und, wenn contrahirt, den Eintritt der körnigen Injectionsmasse verhindern würden. Mall's Beobachtungen sind ähnlich, nur glaubt er zu finden, dass das Lumen der Verbindungsstücke vor Eintritt in den Sinus von Bindegewebsbrücken durchzogen sei und durch eine Unterbrechung der Wand gleichzeitig auch mit den Maschenräumen des Parenchyms communicire. Thoma kann wohl kaum verlangen, einfach daran zu glauben, dass die von ihm in Fig. 3, Taf. XIV wiedergegebenen rothen Striche an den sog. „Verbindungsstücken" wirklich Muskelzellen sind. Ich habe an meinen Präparaten vom Hunde an jenen fraglichen Stellen, wo also die arterielle Capillare zur Auflösung kommen würde bezw. in die Sinus einmündet, lange und vergeblich nach solchen Zellen gesucht und dabei lassen sich gerade Muskelzellen durch Orangefärbung, wie ein Vergleich mit den Balken zeigt, in der schönsten Weise deutlich machen.

Ich halte die Verbindungsstücke vollständig für Kunstproducte und zwar durch die Injection veranlasst, die „Ampullen" zum Theil dafür und das aus folgenden Gründen. Zunächst ist es eine ganz falsche Vorstellung, anzunehmen, dass die Maschenräume des Parenchyms so leicht und ohne weiteres, besonders für körnige Injectionsflüssigkeiten, durchgängig seien. Man hat ja wohl vielfach das Netzwerk mit einem Haufen von Kieselsteinen verglichen, deren Zwischenräume den Maschenräumen entsprechen würden; giesst man darauf Wasser, so dringt das allerdings mit Leichtigkeit ein. Aber der Vergleich ist nicht zutreffend, denn die Maschenräume der Milz sind noch mit freien Zellen gefüllt und zwar unter Umständen so vollständig, dass man sich nicht denken kann, dass noch etwas hineingehen könnte. Die Parallele mit den Kieselsteinen stimmt also dann, wenn man sich die Zwischenräume zwischen den Kieseln noch meinetwegen mit Sand ausgefüllt denkt; schüttet man jetzt Wasser darüber, so dringt es nur sehr schwer ein und besonders dann, wenn das Wasser selbst solchen feinen Sand enthält, wie das Blut Zellen oder die Injectionsflüssigkeit Körnchen, und wenn es überhaupt nicht auf das Eindringen der Flüssigkeit, sondern wesentlich auf das der ihr beigemengten körperlichen Elemente ankommt. Um wieder zum concreten Fall zurückzukehren, so habe ich ja zwei Arterienenden abgebildet (Fig. 26 und 27); in beiden sieht man, namentlich sehr schön in Fig. 27, einen festgeballten Haufen von Leucocyten in dem Maschenraum der Uebergangsstelle liegen. Denken wir uns noch dazu in der Nähe das freie Ende eines Sinusanfanges! Nun kommt allmählich unter geringem Druck eine körnchenhaltige Injectionsflüssigkeit; diese treibt natürlich zunächst den Inhalt der Arterie vor sich her und da ja der Druck nur sehr schwach ist und, wie Thoma sagt, etwa dem normalen entspricht, so wird die Barriere noch vermehrt und setzt dem Eindringen der Masse einen beträchtlichen Widerstand entgegen, besonders wenn diese selbst noch körperliche Elemente, also Körnchen, enthält; Thoma und auch Golz wandten ja gerade solche Masse an und rühmen ihren Vorzug vor gelösten Farbstoffen, die selbstverständlich leichter eindringen und so auch leichter „Extravasate“ bilden.

Nun ist aber die Wand der arteriellen Capillare verhältnissmässig leicht erweiterungsfähig (vergl. auch Fig. 25 ea). Sie dehnt sich also aus und wird zur „Ampulle“; da ja nur unter sehr geringem Druck injicirt wird, bedarf es langer Zeit, bis die Barriere, etwa durch Weiterbeförderung der hier in den Maschen gelegenen Zellen in andere Maschenräume oder in die Sinus, wegfällt. Nun suchen sich natürlich bei stärkerem Druck die Körnchen der Injectionsmasse einen Weg durch die Leucocyten- und rothen Blutkörperchen-Ballen und das geschieht natürlich in Form kleiner Strömchen dorthin, wo der geringste Widerstand ist; liegen nun freie Anfänge eines Sinus in der Nähe, so werden die gepressten freien Zellen dorthin allmählich ausweichen und dadurch eine Gasse für die Injectionsmasse bilden, das sind dann die „dünnen Strömchen“ von Goltz nach den und in die Sinus oder die „Verbindungsstücke“ von Thoma; bei schmaler Gasse sind die Verbindungsstücke eng, bei breiterer Gasse weit, d. h. „die lichte Weite der Verbindungsstücke ist veränderlich“, oder aber die Injectionsmasse langt an einem Stoma einer Sinuswand an und dringt dann, dieses erweiternd, dort in den Sinus ein. Ist kein Sinusanfang in der Nähe und der Druck stärker, so kommt es zur Bildung von „Extravasaten“, d. h. nun bahnt sich eben die injicirte Flüssigkeit einen Weg in den Maschenräumen nach allen Richtungen hin; sobald sie dabei auf Sinusanfänge stösst, fliesst sie dorthin ab und die Ausbreitung im Parenchym hört auf, wenn dessen Maschen mit Leucocyten und rothen Blutkörperchen angefüllt sind, weil diese dann dem Eindringen der injicirten Körnchen einen grossen Widerstand entgegensetzen, der freie Anfang der Sinus dagegen nicht; so „beugt das durchgängige Verbindungsstück der Bildung grösserer Extravasate vor.“ Es gibt aber noch eine zweite Möglichkeit, nämlich die, dass der Druck gering ist, und das ist ja bei dieser Injection, wie Goltz und Thoma versichern immer der Fall, und nicht hinreicht, um sofort die Barriere zu durchbrechen, dann kommt es zu einer Zurückstauung in der Endcapillare, ähnlich wie vor der Capillarhülse (Fig. 23 pa); nun geht aber von derselben

Capillarhülse aus oder von der nächst benachbarten Hülsenarterie des gleichen Pulpaastes eine arterielle Capillare direct in einen Milzsinus über, dann fliesst die zurückgestaute Injectionsmasse ohne weiteres auf diesem Weg ab, dadurch enden aber an ersterem Orte die „Ampullen" blind, und an letzterem ist nun ein directer Uebergang einer Arterie in den Sinus nachweisbar (vergl. die Angaben Thoma's).

Ich glaube, dass die hier gegebene Erklärung, die vollständig mit den Ergebnissen der Injection und dem anatomischen Befund in Einklang steht, die richtige ist und nicht die von Thoma, der die Anwesenheit von Muskelzellen, die erst noch nachzuweisen wären, zu Hilfe nehmen muss und wie aus seiner Figur hervorgeht und auch bei einer für so delikate Verhältnisse ausserordentlichen Schnittdicke von 50—200 μ nicht anders zu erwarten ist, den Beweis nicht erbracht hat, dass eine continuirliche Endothelauskleidung an jenen fraglichen Stellen wirklich besteht. So ergiebt sich, dass die Goltz'schen und Thoma'schen Injectionsergebnisse keineswegs das ausschliessliche Vorkommen einer geschlossenen Bahn beweisen, sondern eher noch das einer offenen oder auch beider Möglichkeiten; das letztere gesteht ja auch Mall in seiner Beschreibung indirect zu. Uebrigens möchte ich noch bemerken, dass ich mit absoluter Bestimmtheit auf Grund meiner Präparate behaupten kann, dass beim Menschen „Ampullen", „Verbindungsstücke" und also auch Muskelzellen an diesen überhaupt nicht existiren, sondern nur die oben eingehend beschriebenen arteriellen Capillaren.

b) Injectionen in die Venen.

Literaturübersicht: Stieda (62 a, S. 547 u. f.) constatirt, dass bei Injectionen von der Vene aus, die Capillargefässe der Milzknötchen sich nur von der Arterie, niemals dagegen von den Venen ausfüllen lassen, ferner, dass das gleiche auch für die übrigen Arterien gilt. „Bei der Milz füllen sich durch Injection von der Vene aus die Arterien niemals".[1]) Billroth (62 b, S. 333) behauptet dagegen, dass, während die Injection der Vene von der Arterie aus leicht gelinge (cf. unten unter c), nur „selten bei einer Veneninjection die Masse in einzelne Arterienstämmchen dringe."[1]) Basler (63, S. 7) widerspricht Billroth in diesem letzteren Punkte: „Ich habe

[1]) Auch im Original gesperrt.

dies nie beobachtet." S. 5 heisst es: „Ich kam dabei zu dem überraschenden Resultat, dass schon ein ausserordentlich geringer Druck hinreicht, um ganz beträchtliche Mengen[1]) Injectionsflüssigkeit in die Venen hineinzubringen." Ferner sagt Basler (S. 13): „Ein gewisser Zusammenhang dieser Uebergangsbahnen mit dem Reticulum besteht aber ohne Zweifel . . . Dafür spricht, dass bei einer etwas gesteigerten Druckhöhe bei der Veneninjection sich alle diese Maschen gleichmässig mit Injectionskörnchen füllen." Bei Müller (65, S. 97) heisst es: „Füllt man die Milz des Menschen von einem Venenast aus, so gelingt es bei gehörigem Druck und hinreichender Dauer der Injection leicht, von dem einen Ast aus einen grösseren Theil der Milz oder selbst das ganze Organ mit Injectionsmasse zu füllen. Es ist mir bei keinem Thier gelungen, bei dieser Methode die Injectionsmasse durch die entsprechende Arterie zum Vorschein zu bringen." Bei dieser Injection wurden stets die Maschenräume des Parenchyms mit Ausnahme des centralen Theiles der Milzknötchen und der Capillarhülsen gefüllt. Kyber (70, S. 572) giebt an, dass es zuweilen gelingt, die Enden der arteriellen Gefässe bei der venösen Injection ohne Entstehung von Extravasaten zu füllen. Er erklärt die Schwierigkeit dadurch, dass die Arterien unter spitzem Winkel in die Venen einmünden und die Füllung derselben dadurch das Arterienende zudrücken könne. Sechtem (75, S. 14) fand, dass von den Milzsinus aus die Reticulummaschen des Parenchyms sich injiciren lassen. Bei Robertson (85, S. 511) steht folgender Satz: „On injecting by the vein with an open cannula in the artery it was discovered that after sixteen ounces of the liquid had been thrown into the spleen of a sheep not a drop cam out through the artery." Dasselbe bestätigt Mall (00, S. 25): „When the veins of the spleen are filled by means of either interstitial injection or by injection into the main veins the fluid never passes over into the arteries. This has been observed repeatly by many investigators and appears to show conclusively that there is no direct connection between the arteries and veins."

Kritische Besprechung der Literatur: Aus diesen gegenüber der Arterieninjection wenigen Angaben — die meisten Untersucher machten nur Arterieninjectionen oder beide gleichzeitig — geht folgendes hervor:

1. Die Milzsinus lassen sich leicht füllen und können viel Flüssigkeit aufnehmen;
2. von den Sinus aus tritt die Injectionsmasse in die Maschenräume des Milzparenchyms über;
3. die Injection einzelner Pulpaarterienenden von den Venen aus gelingt nur in den seltensten

[1]) Auch im Original gesperrt.

Fällen (sie wurde nur von zwei Autoren beobachtet, von den übrigen dagegen mit Entschiedenheit in Abrede gestellt);

4. die Injection der Knötchencapillaren von den Venen aus gelingt niemals.

Das heisst: Die Arterien der Knötchencapillaren stehen in keiner directen Verbindung mit den Venen bezw. Milzsinus und enden frei in die Maschenräume des Reticulums. Ebendahin öffnen sich die Milzsinus, die leicht ausdehnbar sind, mit freien Anfängen. Eine directe Verbindung von Arterien und Milzsinus kommt gleichfalls vor.

Dass der Nachweis des letzten Punktes bei reiner Injection von den Venen aus schwierig ist, hat, wie auch Kyber annimmt, jedenfalls darin seinen Grund, dass die Capillaren in spitzem Winkel in die Sinus einmünden (Fig. 28). Werden diese letzteren durch die Injection ausgedehnt, so müssen sie dadurch das Arterienende nothwendig etwas zusammenpressen; der Injectionsmasse wird aber so natürlich der Eintritt bedeutend erschwert. Dagegen umgekehrt kann dann wohl noch, wie wir das im folgenden Abschnitte sehen werden, Flüssigkeit von der Arterie aus in den Sinus bei stärkerem Druck übertreten.

c) Injectionen in die Venen und Arterien.

Literatur: Billroth (62 b, S. 339) hat zuerst die Methode der Doppelinjection empfohlen und zwar erst die Vene und dann die Arterie zu injiciren. Dabei soll die Vene nicht vollständig gefüllt werden, „weil die vollständige Füllung der Venen die arterielle ungemein erschwert; die letztere gelingt weit schwieriger als die erstere, weil sich von den Capillaren aus gar zu leicht Extravasate bilden". „Das Zusammenfliessen der Massen in den Venen ist nur bei Injectionen ohne grössere Extravasate beweisend für die Existenz der directen Uebergänge, da sich von Extravasaten aus die Venen leicht füllen." Durch diese Methode gelang es Billroth durch den Nachweis des Zusammenflusses der verschiedenfarbigen Masse directe Uebergänge nachzuweisen. Basler (63, S. 12) fand, dass sich nach Injection der Vene oder Unterbindung derselben von den Arterien aus die Venen leicht füllen lassen, ohne dass die Arterienäste selbst sich stärker injicirt zeigen. Müller (65, S. 99) injicirte erst die Arterie und dann die Vene und fand, dass von beiden aus die Masse in die Maschenräume des Parenchyms eingedrungen war und an mehreren Stellen sich gemischt hatte. Wedl (71, S. 395) beobachtete bei demselben Versuch, dass das in die Arterie eingespritzte Carmin sich „an dem erstarrten Leim des Venenrohres fand", obwohl die Injection unvollständig und nicht frei von Extravasaten war". (Ich möchte dazu bemerken, dass gerade diese letztere Beobachtung auch eine andere Deutung als die von Wedl gegebene, nämlich einer indirecten Communication, zulässt; das Carmin kann in die Maschenräume gelangt sein und von da erst in das „Venenrohr", d. h. den Sinus, dafür spricht doch gerade das Vorhandensein der „Extravasate".) Robertson (85, S. 511) endlich injicirte blaue Gelatine in die Vene und Carmin in die Arterie; dabei ergab sich keine Füllung der Knötchencapillaren von der Arterie aus, sondern das Carmin war rings in die Umgebung der Knötchen ausgetreten (a zone of carmine surronding the uncoloured Malpighian body) und trennte dies dadurch von der tiefblau injicirten Substanz der rothen Pulpa.

Kritische Besprechung der Literatur: Es fragt sich nun, wie ist die Billroth'sche Beobachtung zu erklären, dass eine directe Injection der Venen von der Arterie aus leichter und ohne viele Extravasate gelingt, wenn die Vene vorher nicht vollständig injicirt wurde. Diese Erklärung ist sehr einfach. Wir haben aus dem bisher Mitgetheilten gesehen, dass die Milzsinus leicht sich ausdehnen lassen; spritzen wir also Flüssigkeit durch die Venen in sie ein, so erweitern sich die Sinus und, da sie ja in reicher plexusartiger Verbindung untereinander stehen, vertheilt sich die Masse rasch und leicht. Mit der Erweiterung der Sinusräume ist nun aber nothwendigerweise eine Compression des zwischen ihm gelegenen Reticulums, des Parenchyms und der in ihm enthaltenen Zellen, verbunden. Es gehört nun, wie wir von Müller wissen, ein grösserer Druck dazu, um aus den freien Anfängen der Sinus, bezw. der Lymphröhrchen, die Injectionsmassen in die Maschenräume des Parenchyms zu treiben; ganz natürlich, da diese ja nicht leer sind und dem Eindringen der Flüssigkeit einen Widerstand entgegensetzen, um so mehr, wenn sie im Ganzen noch comprimirt werden. Dieser Widerstand wird erst dann gesprengt werden, wenn eben die Sinus so stark gefüllt sind, dass sie sich nicht mehr ausdehnen können, der Druck in ihnen also grösser wird als der Widerstand des mit Zellen gefüllten Parenchyms. Hat man aber schon vor diesem Zeitpunkt mit der Injection aufgehört, also nicht „vollständig" gefüllt, wie es ja Billroth empfiehlt, und injicirt nun in die

Arterie, so kann die Masse nur sehr schwer durch die freien Arterienenden in die zusammengepressten gefüllten Parenchymmaschen eindringen, leichter dagegen dort, wo eine directe Verbindung mit den Sinus besteht; denn wie im vorhergehenden Abschnitt beschrieben, ermöglicht die spitzwinklige Einmündung wohl den leichten Eintritt von Flüssigkeit von der Arterie her, erschwert aber den Austritt dahin. So wird also die Injectionsmasse auf diesem Wege in die nicht vollständig gefüllten Sinus direct übergeleitet und dringt nicht oder nur unbedeutend aus den freien Enden der Capillaren in die Parenchymräume ein; es entstehen also keine oder nur unbedeutende Extravasate. Ist aber die Ausdehnung der Sinus eine sehr grosse, also bei völliger Füllung, so wird auch die dünne Wand der Sinusarterie stark zusammengepresst und die Injection auch auf diesem Wege ausserordentlich erschwert.

Es ergiebt sich also aus den oben angeführten Literaturangaben und dieser Betrachtung Folgendes:

1. Der Nachweis der directen Verbindung zwischen Arterien und Sinus gelingt leichter bei vorausgehender unvollständiger Füllung der Venen;
2. die injicirte Masse dringt gesondert sowohl von der Arterie also auch von den Venen her in die Maschenräume des Parenchyms ein;
3. die injicirte Flüssigkeit tritt in der Umgebung der Milzknötchen in das Reticulum über.

Das heisst: Die Arterien münden mit freiem Ende in die Maschenräume des Parenchyms aus und ebendahin öffnen sich die Anfänge der Sinus. Daneben besteht aber auch eine directe Verbindung, jedoch nicht für die Knötchencapillaren, die alle in der Umgebung der Knötchen sich auflösen.

Zusammenfassung von B.

Fassen wir nun die durchaus gleichartigen Resultate der drei verschiedenen angewandten directen Injectionsmethoden in die Milzgefässe, nämlich der Injection in die Arterien, in die Venen und in die Arterien und Venen, zusammen, so ergibt sich, dass einmal eine directe Verbindung zwischen

Arterien und Milzsinus besteht, dass daneben aber auch die Arterienenden sich frei in das Reticulum des Milzparenchyms auflösen und ihren Inhalt in dessen Maschenräume ergiessen. Dies gilt besonders für die Capillaren der Milzknötchen. Weiterhin folgt aus den Injectionsresultaten, dass die Sinus eine geschlossene Wand haben, aber freie Anfänge besitzen, die ihrerseits gleichfalls mit den Maschenräumen des Parenchyms in unmittelbarer Communication stehen.

So stützen die directen Injectionen in die Milzgefässe die von mir auf morphologischem Wege gefundenen und weiterhin mit Hilfe des physiologischen Experimentes der Transfusion, bezw. der Vitalinjection, bestätigten Beziehungen der arteriellen und venösen Blutbahn zu einander.

C. Ergebnisse der Stauungshyperämie durch experimentelle Behinderung des Blutabflusses.

Die in dem vorigen Abschnitte behandelten Injectionen in die Venen leiten über zu den interessanten Experimenten Sokoloff's (88), Wicklein's (91) und Kalenkiewicz's (92), die auf Thoma's Veranlassung ausgeführt wurden. Es lag nahe, auf dem Wege der Behinderung des Blutabflusses Aufschluss über die Circulationsverhältnisse in der Milz zu suchen; denn es war ja anzunehmen, dass bei geschlossener Blutbahn und Verhinderung des venösen Abflusses kein Austritt der Blutelemente in das umliegende Gewebe stattfinden dürfe, umgekehrt war aber auch der Schluss berechtigt, dass, wenn ein Austritt doch constatirt werden kann, eine offene Communication der Blutbahn mit dem umgebenden Gewebe, also dem Milzparenchym, bestehen muss. Die Ergebnisse Sokoloff's werden nun oft so dargestellt, als wenn ihm der Nachweis im ersteren Sinne gelungen wäre, d. h. dass bei Behinderung des venösen Abflusses keine farbigen Blutkörperchen in die Maschenräume des Parenchyms gelangt wären, also eine geschlossene Blutbahn besteht. Thatsächlich lauten aber Sokoloff's Resultate ganz anders; er fand sogar eine ausgedehnte blutige Infiltration des Blutparenchyms, allerdings erst längere Zeit nach Unterbindung der Venen. Ich will die Thatsachen kurz anführen:

Sokoloff (S. 213 u. ff.) unterband am lebenden Thier (Kaninchen und Hund) die Milzvenen und fand, dass man zwei Stadien unterscheiden kann, je nach dem Zeitpunkt, welchen man bis zur Herausnahme des Organs verstreichen lässt; diese Stadien bezeichnet er als die geringeren Grade der venösen Hyperämie und die höheren Grade derselben. Das erstere Stadium wird beim Hund in 4—10 Minuten, beim Kaninchen in 10—15 Minuten erreicht. Die Sinus erscheinen dann beim Kaninchen prall gefüllt mit Blut und auch im Parenchym fanden sich einzelne rothe Blutkörperchen; dabei sind die Parenchymnetze breiter als normal; ihre Maschen enthielten relativ spärliche freie farblose Zellen und anscheinend leere Räume, die von einem Oedem desselben herrührten. Das zweite Stadium wurde beim Hund in 15—25 Minuten erreicht, beim Kaninchen nach halbstündiger Dauer nur unvollkommen. Die Untersuchung ergab einen ausserordentlichen Milztumor und eine Ueberschwemmung des Parenchyms mit rothen Blutkörperchen. Es fanden sich in diesem Falle Durchbrechungen der Sinuswand besonders in der Umgebung der Milzknötchen und der Lymphscheide. Soweit der Befund.

Aus diesen Beobachtungen schliesst nun Sokoloff, dass die Blutbahn normaler Weise unzweifelhaft geschlossen sei, weil doch bei offener Communication der Sinusräume mit dem Parenchym schon gleich nach Unterbindung der Venen, also in seinem ersten Stadium, ein Austritt farbiger Blutzellen in die Maschenräume des Reticulums stattfinden müsste und ferner, dass, wenn überhaupt reichliche Blutmengen in das Parenchym gelangen, wie im zweiten Stadium, dies immer mit einem pathologischen Milztumor verbunden wäre, also kein normaler Befund sein könne. Ich behaupte dagegen, dass die erstere Annahme absolut nicht „unzweifelhaft" aus dem einfachen Befund hervorgeht und dass die zweite direct ein Trugschluss ist. Ich habe gezeigt, dass die Milzsinus beim Kaninchen und überhaupt bei Thieren und Menschen, wie das auch Basler und Müller schon lange vor mir gefunden haben, mit Leichtigkeit einer grossen Ausdehnung fähig sind bei völliger Erhaltung der Continuität ihrer Wand, dass ferner diese Wand überall geschlossen ist und nur durch kürzere oder längere Seitenkanäle mit dem Parenchym oder der Randzone der Milzknötchen, bezw. den Lymphscheiden, in offener Communication steht. Ich habe ferner gezeigt, dass die Maschenräume des Parenchyms nicht leer, sondern im Gegentheil stets und namentlich beim Kaninchen reichlich mit freien Leucocyten und z. Th. auch farbigen Blutkörperchen angefüllt sind. Verhindert man nun durch Unterbindung der Venen den Blutabfluss, so staut sich das Blut zunächst in diesen und dann in den Milzsinus. Diese sind aber leicht einer grossen Ausdehnung fähig und da sie in plexusartiger reichlicher Verbindung stehen, können sie viel Blut in sich aufnehmen. Damit aber, da ja der Druck in ihnen allmählich steigen muss, pressen sie auf die zwischen ihnen gelegenen Parenchymnetze und da deren Maschen mit Zellen voll sind, die nirgends hin ausweichen können, haben die Blutkörperchen zunächst keinen Platz, um sich von den Venen aus dahin zurückzustauen. In anderer Richtung kann von der Arterie aus aus demselben Grunde das zuströmende Blut nicht oder nur schwer in die Maschenräume gelangen und benutzt so die einstweilen noch bequemere Passage durch die directen Verbindungsäste. Zugleich damit aber tritt das Blutplasma, das ja vor den körperlichen Elementen hier die leichtere Passierfähigkeit voraus hat, durch die freien und genügend erwähnten Anfänge der Sinus, aber auch durch die Stomata ihrer Wand, allmählich in das Parenchym über, dehnt dasselbe dadurch etwas aus und schafft, was mit die Hauptsache ist, damit in seinen Maschenräumen nun die gleichen Druckverhältnisse wie in den Sinusräumen. So entsteht das Oedem. Bis dahin können aus den angeführten Gründen also keine oder nur wenige rothe Blutkörperchen, wie Sokoloff angibt, in das Parenchym übertreten.

Sobald aber nun im Parenchymnetz die gleichen Druckverhältnisse herrschen wie in den Sinusräumen, dann fällt das Moment weg, welches den Austritt des Blutes aus den freien Arterienenden verhindert, bezw. die Passage durch die directen Verbindungsäste zwischen Arterien und Sinus bis dahin erleichtert hatte. Nun dringt das Blut auf dem letzteren Wege gerade so schwer ein, wie auf jenem; es findet also nun unter starker Anschwellung des ganzen Organs auch eine Ueberschwemmung des Parenchyms von den arteriellen Endästen her statt. Das ist Sokoloffs zweites Stadium. Natürlich werden dabei an einzelnen Stellen durch den riesigen Druck in den Sinusräumen Zerreissungen oder Lückenbildungen vorkommen können. Damit glaube ich aber bewiesen zu haben, dass die erste Sokoloff'sche Folgerung nicht richtig ist.

Ich komme nun zu der zweiten Aufstellung, dass nämlich der Eintritt reichlicherer Blutmengen in das Parenchym mit einem pathologischen Milztumor verbunden sei und deswegen normaler Weise nicht vorkommen könne. Sokoloff schliesst das daraus, weil im 2. Stadium der Hyperämie, also bei der Ueberschwemmung des Parenchyms mit Blut, die Milz abnorm anschwillt. Allein er scheint nicht bedacht zu haben, dass dieser Tumor doch nur dann eintritt, wenn vorher schon die Sinusräume ad maximum gefüllt sind, so dass sie nichts mehr aufnehmen können; kommt nun noch Blut in reichlicher Menge in das Parenchym hinein, so kann das natürlich nur unter beträchtlicher Volumenzunahme des Organs geschehen. Allein unter normalen Verhältnissen sind die Sinusräume nicht ad maximum gedehnt und infolgedessen braucht auch der Eintritt rother Blutkörperchen in das Parenchym keinen nachweislichen Tumor zu veranlassen, umso weniger als noch durch das Bestehen directer Bahnen die Möglichkeit eines Ausgleichs gegeben ist. Die zweite Schlussfolgerung Sokoloffs ist also eine trügerische.

Von den Untersuchungen Wickleins (91. S. 1) über den Pigmentgehalt der Milz interessiren uns hier nur seine Angaben über die Befunde bei experimentell erzeugter Stauung der Hundemilz. Er bestätigt zunächst die Angabe Sokoloffs über das Vorkommen des Oedems und fand in diesem Stadium „an vielen Stellen zerstreut rothe Blutkörperchen“; bei mittelstarker Stauung traten einzelne Hämorrhagien im Gebiete der Milzknötchen auf und bei starker eine Ueberschwemmung des Parenchyms mit Blut, wobei besonders eine Auflockerung der Lymphscheiden und der Randzone der Milzknötchen durch reichliche Einlagerung von rothen Blutkörperchen constatirt werden konnte. Löste er, nachdem der Milztumor seinen höchsten Grad erreicht hatte, die Ligatur, so dauerte es mindestens 2, höchstens 12 Stunden, bis die Abschwellung begann, uud da fand sich dann, dass zuerst die im Parenchym liegenden rothen Blutkörperchen an Zahl abnehmen, während die hochgradige Blutüberfüllung der Sinusräume noch unverändert bestehen bleibt, sie ist überhaupt hier am längsten nachweisbar. Schliesslich tritt eine vollständige Restitutio ad integrum ein und der Pigmentgehalt des Parenchyms zeigt sich nicht erhöht gegenüber dem normalen. Wicklein folgert daraus sehr richtig, dass die in die Maschenräume des Parenchyms gelangten rothen Blutkörperchen wieder sämmtlich von den Milzsinus aufgenommen und weggeführt werden, er folgert daraus aber nicht weiter, dass also offene Communicationen zwischen den Maschenräumen des Parenchyms und den Sinus bestehen müssen, sondern er sagt merkwürdiger Weise (S. 22 u. 23) wörtlich: „Unter der namentlich von W. Müller vertretenen Annahme intermediärer Blutbahnen in der Milz wäre dieses Ergebniss in keiner Weise auffallend. Nach den von Sokoloff gewonnenen Erfahrungen aber ist die Lehre von den intermediären Blutbahnen in der Milz nicht mehr aufrecht zu erhalten und sehe ich von derselben ab (!!).“[1])

Ich glaube, es ist eigentlich überflüssig, dem ein Wort hinzuzufügen. Thatsächlich kann man sich einen schöneren Beweis für die offene Communication der Sinusräume mit den Parenchymmaschen kaum denken; denn wie sollte denn sonst in viel kürzerer Zeit als die Ausdehnung des Sinus merklich abnimmt, schon die rothen Blutkörperchen in diese hineingelangen, und zwar so vollständig, dass schliesslich der normale Zustand wieder erreicht wird. Wäre die Bahn geschlossen, so müsste doch wie sonst überall im Körper die in Form von Hämorrhagie aus ihr ausgetretenen rothen Blutkörperchen in dem fremden Gewebe liegen bleiben, dort zerfallen und Pigment bilden, da ja Lymphgefässe, die sie wegführen könnten, nicht existiren, bezw. nur die offenen Seitenkanäle des Sinus als solche fungiren. Dass nur dieser einzige Schluss wirklich möglich ist, hat nun Wicklein wohl erkannt, da er aber damit in Widerspruch kommt mit Sokoloffs Hypothesen, ignorirt er mit den citirten klassischen Worten die wichtige Frage völlig. Unbegreiflich ist dabei nur, wie Wicklein von manchen unter den Autoren aufgezählt werden kann, welche einen Beweis für die ausschliesslich geschlossene Blutbahn erbracht hätten, während doch das gerade Gegentheil der Fall ist.

---

[1]) Im Original nicht gesperrt.

Aus den Angaben Kalenkiewicz's (42) endlich wäre hier noch zu erwähnen, dass seine Befunde an Kaninchen und Hunden sich im wesentlichen mit denen Sokoloffs decken; er constatirte gleichfalls bei geringerem Grade der Hyperämie das Entstehen eines Oedems des Parenchyms, in dessen Maschen spärliche rothe Blutkörperchen und zahlreiche Leukocyten lagen. „Blutaustritte“ fanden sich besonders in der Randzone der Milzknötchen und traten besonders in der Hundemilz in auffälliger Weise hervor, an der auch herdförmige Blutungen im Parenchym nachweisbar waren. Je länger die Stauung dauerte, desto umfangreicher wurden sie, bis schliesslich eine gleichmässige Infiltration der ganzen Milz eintrat. Diese Befunde geben einen weiteren Beweis für die Richtigkeit meiner Einwände gegen die Deutung Sokoloffs; hier ist der positive Nachweis erbracht, dass die Ueberschwemmung des Parenchyms mit Blut ihren Ausgang nimmt von den Arterien und zwar von den freien Enden derselben in der Peripherie der Knötchen und im Parenchym selbst.

Ich selbst habe diese Versuche nicht wiederholt, weil ja eine Nachprüfung nicht nöthig war; ich erkenne sämmtliche Beobachtungen der drei Untersucher gern als völlig einwandsfrei und richtig an, nur bekämpfe ich die Schlussfolgerungen und glaube gezeigt zu haben, dass die von den Autoren selbst gegebene Deutung nicht „unzweifelhaft“ und mit Sicherheit daraus hervorgeht, sondern gerade das Gegentheil davon. Um zu diesem Ergebniss zu gelangen, war also eine nochmalige Vornahme der Versuche kein Erforderniss; hätte ich dieselben Resultate bekommen, so würde ich sie auch eben in dem auseinandergesetzten Sinne gedeutet haben.

Zusammenfassend können wir also sagen:

1. Die durch Behinderung des venösen Abflusses experimentell erzeugte Stauung bedingt zunächst eine starke Füllung und Ausdehnung der Sinusräume und ein Oedem des Parenchyms, verhindert oder erschwert aber dadurch den Austritt körperlicher Elemente in die von Zellen und Oedemflüssigkeit gefüllten Maschenräume aus den oben angeführten Gründen;

2. Nach Ausgleich der Druckdifferenz zwischen Sinusräumen und Parenchym erfolgt von den freien Arterienenden aus unter bedeutender Schwellung des Organs eine Ueberschwemmung des Parenchyms mit Blut;
3. Wird durch die Wegnahme der Ligatur der Abfluss wieder frei, so werden sämmtliche in den Maschenräumen des Parenchyms liegende rothe Blutkörperchen unter Abschwellung des Tumors durch die freien Anfänge der Sinusräume vollständig weggeführt, ohne dass irgendwelche Zerfallsproducte im Parenchym nachweisbar wären.

Das heisst: Die Arterien enden in der Milz frei und ergiessen ihren Inhalt in die Maschenräume des Parenchyms, besonders gilt dies für die Capillaren der Milzknötchen und Lymphscheiden. Die Sinus stehen durch besondere Canäle mit jenen Maschenräumen gleichfalls in offener Communication. Das Vorhandensein einer directen Verbindung zwischen Arterien und Sinus kann aus diesem Versuche nur indirect erschlossen werden. Dieses Resultat steht also völlig im Einklang mit den Ergebnissen der Transfusion, der directen Injection in die Gefässe und dem rein anatomischen Befund.

VI. Zusammenfassung über die Blutcirculation in der Milz.

Alle bisher angewandten Untersuchungsmethoden zur Erforschung des Zusammenhanges der Blutbahn in der Milz, sowohl der rein anatomische Befund als auch das physiologische Experiment, ergeben also die gleichen Resultate. Demnach sind die Circulationsverhältnisse in diesem Organe folgende:

Die das Blut zuführenden Arterien verästeln sich in ausserordentlich reichlicher Weise ohne Anastomosen einzugehen und bedingen so eine ungemein feine Vertheilung des Blutstromes im ganzen Organ. Sie sind dabei bis zu einer Lumenweite von ca. 15—20 μ von einer Scheide reticulären Bindegewebes umgeben, die an einzelnen Stellen eine kugelige oder spindelförmige Ausdehnung annimmt und die Bildungsstätte lymphoider

Zellen darstellt; ihr Blutgefässsystem bietet einzelne Besonderheiten. Jenseits dieser Scheide verzweigt sich die Arterie pinselförmig; jeder Zweig zeigt in der Nähe seines Endes eine hülsenartige Wandverdickung und Einengung des Lumens, eine Einrichtung, die den peripher gelegenen Gewebstheilen einen gleichmässigen und stetigen Blutzufluss sichert. Aus dieser Hülse tritt die eigentliche arterielle Capillare aus, die entweder unter spitzem Winkel in einen Milzsinus einmündet oder ihren Inhalt durch Auflösung ihrer Wand in die Maschenräume des Parenchyms ergiesst. Die Arterienscheide und die Milzknötchen erhalten ihre Ernährungsflüssigkeit durch enge von der durchsetzenden Arterie direct abgehende Capillaren, deren Zweige Anastomosen eingehen und ohne Hülsenbildung in der Peripherie des Knötchens, der Knötchenrandzone, sich gleichfalls frei in die Maschenräume des Reticulums öffnen. Zuführende Lymphgefässe sind nicht vorhanden.

Das Centrum für die Zurückleitung des Blutes sind die Milzsinus, die den grössten Raum der rothen Pulpa einnehmen und gegen die das eigentliche Parenchym etwas in den Hintergrund tritt. In diese Milzsinus münden direct Endäste der Arterien; weiterhin aber nehmen diese Räume den Inhalt enger und kurzer Canälchen auf, die im Reticulum der Arterienscheiden und der Randzonen der Milzknötchen frei beginnen und in diesen Organen gebildete Elemente den Sinus zuleiten; ausserdem aber stehen sie durch kurze Seitenzweige, die sich in die Maschenräume des Parenchyms öffnen, mit diesen in unmittelbarer freier Verbindung. Die Milzsinus leiten ihren Inhalt in weite Canäle, die ihn als Pulpa- und Balkenvenen zum Hilus führen, von da gelangt er in die Milzvene. Zurückleitende Lymphgefässe fehlen.

Die Folge dieser Anordnung des Gefässsystems muss eine ausserordentliche Verlangsamung des Blutstromes sein; die Ausdehnungsfähigkeit der reichen plexusbildenden Sinusräume und die erschwerte Ableitung aus ihnen bedingt die leicht eintretende Anschwellung des Organs und verzögert seine Abschwellung. Auf die daraus zu ziehenden Schlüsse für die Physiologie und Pathologie des Organs wurde bereits auf S. 290 hingewiesen.

Hier wäre vielleicht noch zu erörtern, unter welchen Verhältnissen das Blut aus der Arterie direct in die Sinus gelangt oder aber in die Maschenräume des Parenchyms. Bestimmte Angaben vermag ich jedoch darüber nicht zu machen; ich glaube, dass in der Regel beide Wege eingeschlagen werden und dass, wenn das Parenchym reich ist an farblosen und farbigen Elementen und nichts oder nur wenig aufnehmen kann, das Mehr des Zuflusses durch den directen Verbindungsast abgeleitet wird. In ähnlichem Sinne äussern sich Legros und Robin (74, S. 396), die auch eine doppelte Endigungsweise der Arterien annehmen; es heisst da: „Nous ne nions point les communications directes des artères par les veines, ces communications se rencontrent, lorsqu' on examine un certain nombre de préparations bien injectées, ce sont pour ainsi dire des canaux de sûreté qui ont pour usage de faciliter le cours du sang dans un organe où il rencontre des résistances considérables.“ [1])

VII. Schlussbetrachtung.

Die von mir hier mitgetheilten Ergebnisse über die Anordnung der Blutbahnen in der Milz weichen nun vollständig ab von den Circulationsverhältnissen, wie wir sie in sämmtlichen anderen Organen des Körpers finden. Diese einsame Stellung erscheint uns beim ersten Anblick vielleicht auffällig und unbegreiflich, aber ich glaube doch, dass sich nicht nur ein Weg für das Verständniss dieser besonderen Verhältnisse finden lässt, sondern auch ein Uebergang zu Organen des Körpers, deren Bau schon seit langem im Allgemeinen gut bekannt ist, nämlich zu den Lymphdrüsen. Worauf es dabei zunächst ankommt, das ist die richtige Auffassung der Milzsinus; ich will daher auch von ihnen ausgehen.

Die Milzsinus werden von den meisten für nichts anderes gehalten als für Venen, die zwar im Bau ihrer

---

[1]) Im Original nicht gesperrt.

Wand und in ihrer Anordnung etwas von den sonst beobachteten Gefässen dieser Art abweichen, aber doch Venen sind, weil sie eben anscheinend die Verzweigung der Milzvene darstellen; zu dieser Anschauung mag auch die Bezeichnung als „capillare Venen“ viel beigetragen haben. Nun habe ich bereits darauf hingewiesen, dass dieses ganze Canalsystem morphologisch solche Besonderheiten zeigt und von dem venösen Charakter so verschieden ist, dass wir es hinsichtlich seines Baues als eine der Milz eigenthümliche Bildung sui generis auffassen müssen. Wie verhält es sich nun mit seinem Inhalt? Es ist eine schon längst bekannte Thatsache, dass der Gehalt der Vena lienalis an farblosen Blutzellen ein im Verhältniss zu den anderen Organvenen und der zuführenden Arterie ausserordentlich hoher ist; so fand Vierordt (54, S. 410) beim Hingerichteten aus vier Zählungen das Verhältniss der Zahl der Leucocyten zu den rothen Blutkörperchen wie 1 : 4,9, Hirt (56, S. 190 u. 191) beim Kalb das Verhältniss wie 1 : 60 im Mittel und für die Arterie wie 1 : 2200, Funke (63, S. 184) bestimmte es in der Vene auf 1 : 4; Koelliker (67, S. 622) giebt keine näheren Zahlen an; Frey (74, S. 118) berechnete bei einem an Pneumonie verstorbenen alten Manne die Proportion von 1 : 102. Es ist nun selbstverständlich, dass diesen Angaben nur ein ganz aproximativer Werth zukommt, da das Verhältniss jedenfalls beeinflusst wird von der in dem Organ gerade producirten Menge farbloser Elemente, die natürlich wechselt — ohne weiteres ist klar, dass dieses bedeutende Plus der Vene gegenüber der Arterie doch nur darauf zurückzuführen ist, dass eben in der Milz zahlreiche farblose Blutkörperchen in ihren lymphoiden Apparaten entstehen. Ich selbst habe gleichfalls Zählungen vorgenommen und zwar in den Sinus und fand nun das Verhältniss sehr verschieden, in dem einen Raum nur sehr wenige oder auch gar keine, im anderen fast ausschliesslich Leucocyten; das hängt zweifelsohne davon ab, wo man zählt; ein Sinus, in den ein directer Arterienast einmündet, wird natürlich rothe Blutkörperchen in Massen enthalten und das Umgekehrte wird an dem Aufnahmeorte der Lymphröhrchen der Fall sein. In Mittel fand ich die Proportion von 1 : 15; nehmen wir nun das Verhältniss in der Arterie (nach Hirt) zu 1 : 2200 und meinetwegen aus den oben angeführten

Zählungen das Mittel für die Vene zu 1 : 30, so ergiebt sich, dass die Milzvene ca. 70 Mal soviel farblose Blutkörperchen enthält wie die zuführende Arterie. Da nun andererseits von mir und anderen Autoren festgestellt ist, dass eigene Lymphgefässe zur Ableitung der nachweislich in der Milz producirten lymphoiden Zellen nicht existiren, so müssen eben jene Zellen in die Vena lienalis gelangen, die also **Blut und Lymphe** führt. Ferner wissen wir, dass der Weg dieser Zufuhr durch die Milzsinus geht, und diesen wieder, wie ich festgestellt habe, durch besondere kürzere oder längere Kanälchen, die Lymphröhrchen, besw. Sinusanfänge, zugeleitet wird. Daraus geht also hervor, dass die **Milzsinus** auch **ihrem Inhalte nach von den Venen anderer Organe abweichen,** sie sind also auch in dieser Hinsicht der Milz eigenthümliche Bildungen, sie sind **Blutlymphräume** und zwar stellen sie gewissermassen **Sammelbecken dar für sämmtliches die Milzgewebe durchströmendes Blut und Lymphe.**

Nun sind in neuerer Zeit von englischen Autoren eigenthümliche den Lymphdrüsen ähnliche Gebilde beschrieben worden, die Haemolymph Glands — Blutlymphdrüsen. Sie finden sich zum ersten Mal erwähnt in einer Arbeit von Gibbes (84, S. 186), der sie beim Menschen in dem Gewebe zwischen Nierenarterien und -venen fand; ihr Vorkommen wurde von Vincent und Harrison (97. S. 176 u. ff) bei einer grossen Reihe von Thieren festgestellt, und ihr Bau und Function in der letzten Zeit von Drummond (00. S. 198 u. ff) eingehender untersucht. Diese Drüsen sind nun keineswegs eine neue Entdeckung, wenn auch Gibbes das Verdienst zukommt, sie beim Menschen zuerst gesehen zu haben. Ich finde nämlich bei Leydig (57. S. 424 u. 429) folgende Beobachtung, die den englischen Autoren in der Literaturdurchsicht entgangen zu sein scheint; Leydig sagt S. 424:

„Für die physiologische Auffassung der Milz scheint mir von Belang zu wissen, dass jene Lymphdrüsen, welche bei manchen Säugern, dem Schwein z. B., in der Brusthöhle nach dem Verlauf der Aorta thoracica liegen, von derselben dunkelrothen Färbung sind wie die Milz, sodass sie, falls sie in nächster Nähe dieses Organs lägen, recht wohl für Nebenmilzen erklärt werden könnten“.[1]) Seite 429

[1]) Im Original nicht gesperrt.

heisss es dann: „Schneidet man sie durch, so bietet die Schnittfläche die vollkommenste Uebereinstimmung mit der Milz dar: in einer dunkelrothen Pulpe liegen weissliche, aus Zellen bestehende Massen gerade wie in der Milz die sog. Malpighi'schen Körperchen. Untersuchen wir darauf der Reihe nach alle die dunkelrothen Lymphdrüsen, welche am bezeichneten Orte vorkommen, so machen wir die Erfahrung, dass in manchen die weisslichen Partien sich immer mehr vergrössern und zuletzt die dunkelrothe Pulpa so verdrängen, dass in einigen dieser Lymphdrüsen ein Dritteil des Organs vollständig weisslich ist, der übrige Theil aber noch dunkelrothe Pulpe mit kleinen, rundlichen, weissgrauen Partien hat. In solcher Weise erfolgt ein allmählicher Uebergang zu anderen in der Brusthöhle gelegenen Lymphdrüsen, die schon äusserlich die weissgraue Farbe besitzen und auf dem Durchschnitt sich ebenso ausnehmen".

Nach den Untersuchungen von Vincent und Drummond unterscheiden sich diese Blutlymphdrüsen in Bezug auf den Bau der Kapsel und der Trabekel nicht wesentlich von dem der Lymphdrüsen; unter der Kapsel findet sich aber ein weiter, sinusartiger Raum, der mit einem Endothel spindelförmiger Zellen ausgekleidet ist und stellenweise von einem weitmaschigen mit den Balken in Verbindung stehenden Reticulum von feinen Bindegewebsfasern durchzogen ist; dieser Raum grenzt nun nach dem Centrum zu an eine Masse Knötchen voll lymphoider Zellen, in denen ein Keimlager in Ringform nachweisbar ist; das wesentliche ist nun, dass der sinusartige Raum Blut enthält. Im centralen Theil der Drüse wiegt das lymphoide Gewebe vor; die Zwischenräume sind gleichfalls von Blutsinus ausgefüllt, die alle mit einander communiciren und eine geringere oder gar keine Entwicklung eines Reticulums erkennen lassen. Die zuführende Arterie verästelt sich rasch, die Zweige verlaufen in Balken eingeschlossen; schliesslich erweitern sich diese Aeste zu weiten Capillaren, die in den peripheren Sinus übergehen. Einzelne Aeste dringen wenigstens bei der Ratte in die lymphoiden Zellhaufen ein und verlaufen im Centrum derselben, um an der Peripherie in die Blutsinus einzumünden. Aus dem centralen Blutsinus setzt sich dann eine Vene zusammen, die das Blut nach dem Hilus zurückleitet. Lymphgefässe finden sich nur in der Kapsel. Die Anordnung und Grösse der lymphoiden Zellhaufen ist keine regelmässige, bald finden sich nur kleine Gebilde, die wie eine Insel in den Blutsinus erscheinen, bald grössere knötchenartige

Anhäufungen neben deutlich strangartigen Formen. Der Hauptpunkt und jedenfalls auch der interessanteste ist der, dass in diesen Blutlymphdrüsen sinusartige mit einander communicirende Räume bestehen, die Blut enthalten, in welche Arterienenden übergehen und aus denen sich Venen zusammensetzen; die Sinus sind aber nicht an allen Stellen einfache Hohlräume, sondern es spannt sich an einzelnen Orten besonders in dem Sinus der Peripherie ein Maschenwerk von Bindegewebsfasern mitten durch, durch dessen Raum der Blutstrom jedoch weiterfliesst. Eigene Abführwege, also Lymphgefässe, für die lymphoiden Zellhaufen sind nicht vorhanden, diese werden direct von den Sinus bespült und sind von ihnen nur durch eine endotheliale Auskleidung getrennt. Wir haben es also mit einer Drüse zu thun mit lymphoidem Charakter, der jedoch zu- und ableitende Lymphgefässe fehlen; an ihrer Stelle finden sich Blutgefässe, die im Inneren sich zu sinusartigen und plexusbildenden Räumen erweitern, von denen jedoch ein Theil sich durch die Ausbildung eines Maschenwerks von Bindegewebsfasern in ihrem Inneren auszeichnet, dessen Räume jedoch mit den übrigen Sinus direct communiciren, so dass also der Blutstrom aus einem Sinusraum in einen Sinusmaschenraum und von diesem wieder in einen Sinusraum fliesst.

Betrachten wir daneben nun eine wirkliche Lymphdrüse, so unterscheidet sich diese von der eben geschilderten wesentlich dadurch, dass sie neben zu- und ableitenden Blutgefässen besondere zu- und ableitende Lymphgefässe hat und dass beide Gefässsysteme vollständig von einander getrennt sind. Das zuführende Lymphgefäss geht hier gleichfalls in sinusartige mit einander communicirende Räume über, die jedoch keine Hohlräume darstellen, sondern von einem weitmaschigen bindegewebigen Netzwerk durchzogen sind, aus denen sich die Vasa efferentia zusammensetzen; die Lymphe fliesst also nur durch ein Maschenwerk, das aber mit dem Reticulum der Markstränge und der Rindenfollikeln in Verbindung steht und die hier producirten lymphoiden Zellen aufnimmt und weiterbefördert in das ableitende Lymphgefäss. Die Blutversorgung geschieht nach Calvert (97 S. 177 u. ff.) in der Weise, dass ein Arterienast in den Markstrang eintritt und dann im Centrum desselben weiter verläuft, das gleiche Verhalten gilt für die Rindenfollikel, in der die mehr central gelegene Arterie sich in ein anastomosenbildendes Capillarnetz auflöst; diese Capillaren gehen in der Peripherie in Venen über, die sich in reichlicher Weise mit einander verbinden und das Blut zurück zum Hilus leiten.

Die Milz ist nun sehr oft schon mit einer Lymphdrüse verglichen worden. Allein sie unterscheidet sich von diesen Drüsen dadurch, dass ihr die zu- und ableitenden Lymphgefässe fehlen, steht also in dieser Beziehung den Blutlymphdrüsen näher. Was den Bau betrifft, so entsprechen die Milzknötschen den Rindenfollikeln und die Lymphscheiden der Arterien den Marksträngen (beide von einem centralen arteriellen Blutgefäss durchzogen). Welches ist aber in der Milz das Analogon des Lymphsinus? Da liegt es nahe an die Milzsinus zu denken. Wir haben nun bei den Blutlymphdrüsen gesehen, dass deren Sinus, die Blutlymphräume sind, teils aus wirklichen Hohlräumen, theils aus Maschenräumen eines Reticulums bestehen; von den Lymphdrüsen wissen wir, dass dagegen wirkliche Hohlräume fehlen und nur Maschenräume vom Lymphstrom durchspült sind. In der Milz finden wir nun beides: wirkliche Hohlräume und Maschenräume, die Hohlräume sind die Milzsinus und die Maschenräume das Milzparenchym; so entspricht also dem Lymphsinus der Lymphdrüsen nur das Milzparenchym. Die eigentlichen Bildungsstätten der Lymphkörperchen können in allen drei Organen im wesentlichen einander gleichgesetzt werden.

Wir sind also darnach im Stande, folgende Reihe aufzustellen:

1. **Blutlymphdrüsen; zu- und ableitende Lymphgefässe fehlen**; es sind **plexusbildende Sinus** vorhanden, die **zum grössten Theil wirkliche Hohlräume** sind, zum kleineren Theil **Maschenräume** eines bindegewebigen Reticulums mit den **Hohlräumen; in offener Communication**; die **Sinus** und die **Maschenräume** enthalten **Blut und Lymphe** und **gehen über in Arterien und Venen.**

2. **Milz; zu- und ableitende Lymphgefässe fehlen;** es sind **plexusbildende Sinus** vorhanden, die **zum Theil wirkliche Hohlräume sind, zum Theil Maschenräume** eines bindegewebigen Reticulums sind **mit den Hohlräumen ein offener Communication,** die **Sinus und Maschenräume enthalten Blut und Lymphe** und **gehen über in Arterien und Venen; ableitende Lymphgefässe (Lymphröhrchen) bestehen;** sie ergiessen aber ihren Inhalt sofort in die Sinus.
3. **Lymphdrüsen; zu- und ableitende Lymphgefässe sind vorhanden,** es sind **plexusbildende Sinus** nachweisbar, die **nur Maschenräume** eines bindegewebigen Reticulums darstellen. Die **Maschenräume** enthalten **nur Lymphe** nnd stehen in Zusammenhang mit den **zu- und ableitenden Lymphgefässen. Das Blutgefässsystem ist vom Lymphgefässsystem vollständig getrennt,** es besteht **keine Communication** zwischen beiden, die Arterien gehen durch **Capillaren** in Venen über.

Wir sehen also daraus, dass in Bezug auf Blut- und Lymphgefässsystem den **primitivsten Zustand** die **Blutlymphdrüsen** darstellen, den **am meisten differenzirten** die **Lymphdrüsen,** und dass die **Milz in der Mitte zwischen beiden** steht.

Damit kommen wir aber zu einem Verständniss für die auffallende Thatsache, dass in der Milz eine doppelte Endigungsweise der Arterien vorkommt, d. h. ein directer Uebergang in einen Milzsinus und eine Auflösung im Milzparenchym und ebenso eine offene Communication des letzteren wieder mit den Sinusräumen. Milzsinus und Milzparenchym, also die rothe Pulpa, sind eben gleichwertige Bildungen, insofern sie zusammen den einfachen Bluträumen der Blutlymphdrüsen entsprechen, und wir sahen nun, dass die Arterien in diese übergehen und die Venen sich aus ihnen zusammensetzen. Dieser Zustand bleibt aber noch auch dann erhalten, wenn in Bezug auf die Anordnung des ursprünglich gleichartigen Gewebes eine grössere Differenzierung eingetreten ist, d. h. also die **Arterien münden in beide ein, in Milzsinus, ent-**

sprechend dem wirklichen Hohlraum der Blutlymphdrüsensinus, und in das Milzparenchym, entsprechend dem Maschenraum der Blutlymphdrüsensinus; das gleiche Verhalten gilt auch für die Venen. Bei der Lymphdrüse ist die bei der Milz eingeleitete Trennung nun vollständig durchgeführt. Der Maschenraumtheil des primitiven Sinus ist zum Lymphsinus geworden und steht nun auch mit eigenen Gefässen, den zu- und ableitenden Lymphgefässen in Zusammenhang, während der übrige wirkliche Hohlraum des primitiven Sinus nun die capillare Verbindung zwischen Arterie und Vene darstellt. Die also in der Milz im Reticulum freiendenden **arteriellen Capillaren** entsprechen damit den zuführenden Lymphgefässen der Lymphdrüse, die in die Milzsinus direct einmündenden den Arterien derselben; die aus dem Reticulum hervorgehenden Lymphröhrchen der Milz entsprechen den ableitenden Lymphgefässen und die Milzsinus, die jene aufnehmen und, wie wir sahen, Blutlymphräume sind, den ableitenden Lymphgefässen und Venen der Lymphdrüsen. Die Sinusanfänge stellen gegenüber den Lymphröhrchen noch den primitiveren Zustand dar, insofern sie noch keine besondere Kanälchen sind, wie das bei jenen wirklich der Fall ist. Die Differenzirung in den Lymphdrüsen geht also bis zu einer völligen Sonderung des Blut- und Lymphgefässsystems mit völlig gesonderten zu- und ableitenden Bahnen.

Nun ist noch interessant, dass sich nicht nur in dem oben citierten Hinweis Leydig's, sondern auch bei den genannten englischen Autoren die übereinstimmende Angabe findet, dass man sehr häufig Drüsen trifft, die sowohl makroskopisch als mikroskopisch schwer zu diagnosticieren sind, insofern sie eben **Uebergangsformen zwischen den verschiedenen Drüsenarten** darstellen. Eine genauere Untersuchung dieser Organe fehlt bis jetzt. Ganz neuerdings hat Haberer (01. S. 52 u. f.) unter dem Namen Lienes accessorii beim Menschen Nebenmilzen beschrieben, die sich in der Umgebung des Milzsinus finden und die „entweder aus typischem Milzgewebe bestehen oder aus einem eigenthümlichen Gewebe, das einen Uebergang zwischen Milz- und Lymphdrüsengewebe darzustellen scheint, oder die geradezu als Lymphdrüsen aufzufassen sind.“ Eine genaue mikroskopische Untersuchung solcher Uebergangsorgane, die jedenfalls in dem oben ausgeführten Sinne noch weitere interessante Aufschlüsse bringen wird, behalte ich mir vor.

Damit glaube ich aber genügend gezeigt zu haben, dass bei einer richtigen Auffassung der verschiedenen beim Aufbau der Milz betheiligten Bildungen die Anordnung ihres Gefässsystems sehr natürlich erscheint und sich die Abweichung hierin von anderen, nicht mit dem Blut- und Lymphsystem in Verbindung stehenden Organen, eben aus der besonderen Stellung der Milz erklärt. Wir können also sagen, **die Milz ist eine Blutlymphdrüse und ist gegenüber den eigentlichen Lymphdrüsen, rein morphologisch betrachtet, ein weniger differenzirtes Organ.**

Strassburg, März 1901.

Literatur-Verzeichniss.

(Die mit * bezeichneten Abhandlungen waren mir nicht im Original zugänglich).

Arnold 73, Ueber Diapedesis. Virchow's Archiv, Bd. 58. 1873.

Bannwarth 91, Untersuchungen über die Milz. I. Die Milz der Katze. Arch. f. mikrosk. Anat., Bd. 38. 1891.

Derselbe 93, Neuere Milzuntersuchungen. Die Milz des Menschen. Correspondenz-Bl. f. Schweizer Aerzte. Nr. 17, S. 586. 1893.

Basler 63, Ueber das Verhalten der Milzgefässe. Inaug.-Dissert. Würzburg 1863.

Billroth 61a, Zur normalen und patholog. Anatomie der menschlichen Milz. Virchow's Archiv, Bd. 20. 1861.

Derselbe 61b, Ueber F. Grohe's Betrachtungen, den Bau der menschlichen Milz betreffend. Virchow's Arch., Bd. 20. 1861.

Derselbe 62a, Zur normalen und patholog. Anatomie der menschlichen Milz. Virchow's Arch., Bd. 23. 1862.

Derselbe 62b, Neue Beiträge zur vergleichenden Anatomie der Milz. Zeitschr. f. wissenschaftl. Zoologie, Bd. 11. 1862.

Böhm 99, Ueber die capillaren Venen Billroth's der Milz. Festschrift z. 70. Geburtstag von C. v. Kupffer. 1899.

Böhm und Oppel 00, Taschenbuch der mikroskop. Technik. 1900.

v. Brunn 97, Haut (Integumentum commune). v. Bardeleben's Handbuch der Anatomie des Menschen. 1897.

Bubnoff 68, Ueber die Organisation des Thrombus. Virchow's Archiv, Bd. 44. 1868.

Calvert 97, The blood-vessels of the lymphatic gland. Anat. Anzeiger, Bd. 13. 1897.

Carlier 95, The minute structure of the reticulum in the cat's spleen. Journal of Anat. and Physiol., Bd. 29. 1895.

Cohnheim 82, Vorlesungen über allgemeine Pathologie. 1882.

De la Sône 1754, Sur la rate. Histoire de l'Acad. roy. des sciences. 1754.

Drummond 00, On the structure and function of haemolymph glands. Journ. of Anat. and Physiol., Bd. 34. 1900.

v. Ebner 99a, Ueber die Wand der capillaren Milzvenen. Anat. Anz. Bd. 15. 1899.

Derselbe 99 b, Koelliker's Handbuch der Gewebelehre der Menschen. Bd. 3. 1899.

Engelmann G. 93, Ueber das Verhalten des Blutgefässendothels bei der Auswanderung der weissen Blutkörperchen. Ziegler's Beiträge z. pathol. Anat. und allgem. Pathol., Bd. 13. 1893.

*Fenenko 66, Ueber die Drüsensubstanz der Milz. Petersburg 1866 (russisch).

Flemming 85, Schlussbemerkungen über die Zellvermehrung in den lymphoiden Drüsen. Arch. f. mikr. Anat., Bd. 24. 1885.

Frey 74, Handbuch der Histologie und Histochemie des Menschen. 1874.

Funke 63, Lehrbuch der Physiologie, Bd. 1. 1863.

Gibbes 84, On some structures found in the connective tissue between the renal artery and vein in the human subject. Quart. Journ. of Microsc. Sc., Bd. 24. 1884.

Golz 93, Untersuchungen über die Blutgefässe der Milz. Inaug.-Dissert. Dorpat. 1893.

*Gray 54, On the structure and use of the spleen. A. Cooper prize essay. London 1854.

Grohe 61, Zur Geschichte der Melanämie nebst Bemerkungen über den normalen Bau der Milz und Lymphdrüsen. Virchow's Archiv. Bd. 20. 1861.

Haberer 01, Lien succenturiatus und Lien accessorius, Arch. f. Anat. und Physiol. Anat. Abthlg. 1901.

Heerfordt 00, Studien über den Muscul. dilatat. pup. sammt Angaben von gemeinschaftl. Kennzeichen einiger Fälle epithelialer Muskulatur. Anatom. Hefte Bd. 14. 1900.

Henle 41, Allgemeine Anatomie. 1841.

Derselbe 60, Zur Anatomie der geschlossenen (lenticulären) Drüsen oder Follikel und der Lymphdrüsen. Zeitschr. f. ration. Medicin III. R. Bd. 8. 1860.

Derselbe 73, Handbuch der systematischen Anatomie des Menschen. Bd. 2. 1873.

Hirt 56, Ueber das numerische Verhältniss zwischen den weissen und rothen Blutzellen. Müller's Archiv. 1856.

His 62, Beiträge z. Kenntnis der zum Lymphsystem gehörigen Drüsen. Zeitschr. f. wissenschaftl. Zoologie, Bd. 11. 1862.

*Hlasek 52, Disquisitiones de structura et textura lienis. Inaug.-Dissert. Dorpat. 1852.

Hoehl 97, Zur Histologie des adenoiden Gewebes. Arch. f. Anat. und Physiol. Anat.-Abth. 1897.

Derselbe 00, Ueber die Natur der circulären Fasern der capillaren Milzvenen. Anat. Anz., Bd. 17. 1900.

Hoyer 87, Ueber Injectionen der Milzgefässe. Internation. Monatsschr. f. Anat. u. Physiol. 1887.

Hoyer 94, Ueber den Bau der Milz. Morpholog. Arbeiten, Bd. 3. 1894

Derselbe 00, Zur Histologie der capillaren Venen in der Milz. Anat. Anz., Bd. 17. 1900.

Kalenkiewicz 92, Das Oedem der Milzpulpa. Inaug.-Dissert. Dorpat. 1892.

Key 61, Zur Anatomie der Milz. Virchow's Archiv, Bd. 21. 1861.

Klein 75, Observations on the structure of the spleen. Quart. Journal of Microsc. Science, Bd. 15. 1875.

Koelliker 59, Handbuch der Gewebelehre. 4. Aufl. 1859.

Derselbe 67, Handbuch der Gewebelehre. 5. Aufl. 1867.

Kowalewsky 60, Ueber die Epithelialzellen der Milzvenen. Virchow's Archiv, Bd. 19. 1860.

Krah 77, Der Blutkreislauf in der Milz nach einer neuen Injectionsmethode. Inaug.-Dissert. Würzburg 1877.

Kultschitzky 95, Zur Frage über den Bau der Milz. Arch. f. mikrosk. Anat., Bd. 46. 1895.

Kyber 70, Ueber die Milz des Menschen und einiger Säugethiere. Arch. f. mikrosk. Anat., Bd. 6. 1870.

Laguesse 91, Le tissu splénique et son développement. Anat. Anz. Bd. 6. 1891.

Derselbe 97, Schéma de la rate. Bibliographie anatom. Bd. 5. 1897.

Landois 93, Lehrbuch der Physiologie des Menschen. 1893.

Lauth 35, Neues Handbuch der praktischen Anatomie, Bd. 2. 1835.

Lavdowsky 84, Mikroskopische Untersuchungen einiger Lebensvorgänge des Blutes. II. Abthlg. Virchow's Arch., Bd. 97. 1884.

*Lebedjoff 73, Untersuchung amyloider Milze etc. Rudneff's Journal f. normale und patholog. Anatomie und klinische Medicin. 1873. (russisch)

Legros et Robin 74, Rate. Dictionnaire des sciences médicales. 1874.

Leydig 57, Lehrbuch der Histologie des Menschen und der Thiere. 1857.

Livini 99, Sulla distribuzione del tessuto elastico in vari organi del corpo umano. 4a Nota. Monit. zoolog. ital., Bd. 10. 1899.

Malinin 89, Die Milz in histologischer, physiologischer und pathologischer Beziehung etc. Virchow's Archiv, Bd. 115. 1889.

Mall 00, The architectur and blood-vessels of the dog's spleen. Zeitschr. f. Morphologie und Anthropol., Bd. 2. 1900.

Malphighi Marcelli 1687, Opera omnia. II. Lugd. Batav.

Melnikow-Raswedenkow 99, Histologische Untersuchungen über das elastische Gewebe in normalen und patholog. veränderten Organen. Ziegler's Beiträge z. pathol. Anat. und allgem. Patholog., Bd. 26. 1899.

Möbius 85, Zellvermehrung in der Milz beim Erwachsenen. Arch. f. mikroskop. Anat., Bd. 24. 1885.

Müller Joh. 34, Ueber die Structur der eigenthümlichen Körperchen in der Milz einiger pflanzenfressenden Thiere. Müller's Archiv. 1834.

Müller Wilh. 65, Ueber den feineren Bau der Milz. 1865.

Oppel 91, Ueber Gitterfasern der menschlichen Leber und Milz. Anat. Anz., Bd. 6. 1891.

Ranvier 75, Traité technique d'histologie. 1875.

v. Recklinghausen 71, Das Lymphgefässsystem. Stricker's Handbuch. 1871.

Retzius 86, Ueber die Blutbahnen der Milz. Anat. Anz., Bd. 1. S. 188. 1886.

Rindfleisch 72, Ueber die Wandungen der capillaren Milzvenen. Berl. klinische Woschenschr., No. 45, S. 544. 1872.

Robertson 85, A contribution to splenic histology. Journal of Anat. and Physiol., Bd. 20. 1885.

Rollet 71, Vom Blut. Stricker's Handbuch der Lehre v. d. Gewebe. 1871.

Ruysch, Opera omnia I. Ep. IV. Amstelaedami. 1721.

Schaffner 49, Zur Kenntniss der Malpighi'schen Körperchen der Milz und ihrem Inhalt. Zeitschr. f. rat. Medicin. Bd. 7. 1849.

Schmidt Martin B. 01, Ueber Milzcysten und Milzgewebshernien. Virchow's Arch. Bd. 164. 1901.

v. Schumacher 00 a, Das elastische Gewebe der Milz. Arch. f. mikrosk. Anat., Bd. 55. 1900.

Derselbe 00 b, Ueber die Natur der circulären Fasern der capillaren Milzvenen. Anat. Anz., Bd. 18. 1900.

Schweigger-Seidel 62, Untersuchungen über die Milz. I. Abth. Virchow's Archiv, Bd. 23. 1862.

Derselbe 63, Untersuchungen über die Milz. II. Abth. Virchow's Arch., Bd. 27. 1863.

Sechtem 75, Zur normalen und amyloiden Milz. Inaug.-Dissert. Bonn 1875.

Senftleben 70, Ueber den Verschluss der Blutgefässe nach der Unterbindung. Virchow's Arch., Bd. 77. 1879.

Sokoloff 88, Ueber die venöse Hyperämie der Milz. Virchow's Archiv, Bd. 112. 1888.

Stieda 62 a, Zur Histologie der Milz. Virchow's Arch., Bd. 24. 1862.

Derselbe 62 b, Ueber das Capillarsystem der Milz. Habilitat.-Schrift. Dorpat 1862.

Stöhr 89, Ueber die Lymphknötchen des Darms. Arch. f. mikrosk. Anat., Bd. 33. 1889.

Derselbe 91, Die Entwickelung des adenoiden Gewebes, der Zungenbälge und der Mandeln des Menschen. Festschrift für Nägeli und Koelliker. Zürich 1891.

Derselbe 01, Lehrbuch der Histologie. 9. Aufl. 1901.

Teichmann 61, Das Saugadersystem vom anatomischen Standpunkte. 1861.

Thoma 73, Die Ueberwanderung farbloser Blutkörper von dem Blut- in das Lymphgefässsystem. Habilitat.-Schrift. Heidelberg 1873.

Derselbe 95, Ueber die Blutgefässe der Milz. Verh. der anat. Gesellschaft in Basel. 1895.

Derselbe 99, Ueber die Blutgefässe der Milz. Arch. f. Anat. und Physiol. Anat. Abth. 1899.

Thomé, 01, die Kreisfasern der capillaren Venen in der Milz. Anat. Anz. Bd. 19. 1901.

* Tigri 47, Nuova disposizione dell' apparecchio vascolare sanguigno della milza umana. Bologna 1847.

Tomsa 63, Die Lymphwege der Milz. Sitzungsber. d. k. Akad. d. Wissensch. Wien. Math.-nat. Kl., Bd. 48. II. Abth. 1863

Trzaska-Chrzonzczewsky 98, Ueber meine Methode der physiolog. Injection der Blut- und Lymphgefässe. Virchow's Archiv, Bd. 153. 1898.

Vierordt 54, Beiträge zur Physiologie des Blutes. Arch. f. physiolog. Heilkunde. Jahrg. 13. 1854.

Vincent and Harrison 97, On the haemolymph glands of vertebrates. Journal of Anat. and Physiol., Bd. 31. 1897.

Wedl 71, Histologische Mittheilungen. Sitzungsber. d. k. Akad. d. Wissensch. Wien. Math.-nat. Kl., Bd. 64. I. Abth. 1871.

Whiting 97, On the comparative histology and physiology of the spleen. Transactions of the R. Society of Edinbourgh. 1897.

Wicklein 91, Untersuchungen über den Pigmentgehalt der Milz bei verschiedenen physiolog. und patholog. Zuständen. Virchow's Archiv, Bd. 124. 1891.

* Woronin 98, Eine neue histologische Methode. Arbeiten aus der therapeut. Klinik von Prof. Popoff. Moskau 1898 (russisch).

Erklärung der Figuren auf Tafel XIV und XV.

Wo nicht anders bemerkt, entstammen die Präparate der Milz eines 26jährigen Guillotinirten, die in Zenker'scher Flüssigkeit nach der S. 250 angegebenen Methode fixirt wurde.

Erklärung der Zeichen: H = Hämalaun; E = Eisenhämatoxylin; O = Orange; R = Rubin S; C = Congoroth; D = Schnittdicke in μ; L = Leitz. Z = Zeiss. Die Zeichnungen sind mit dem Abbe'schen Zeichenapparat auf Objecttischhöhe entworfen.

Fig. 1. Wand einer Pulpavene. H. O. R. — D. 3,5 — L. Obj. 7. Z. Oc. 6
pe = Endothelzellen der Pulpavene; *f* = Bindegewebsfasern der Peripherie derselben; *e* = rothe Blutkörperchen; *l* = Leucocyten.

Fig. 2. Einmündung von Milzsinus in eine Pulpavene. H. O. R. — D 3,5 — Z. Ap. 2 mm Oc. 4.
pe = Endothelzellen der Pulpavene; s_1, s_2, s_3 = Milzsinus.

Fig. 3. Einmündung einer Verbindungsröhre in einen Milzsinus, erstere im Längsschnitt. E. R. — D 3 — Z. Ap 2 mm, Oc. 6.
s = Sinus; *vr* = Verbindungsröhre; *ss* = Stabzellen im Längsschnitt; *sk* = Kerne derselben; *r* = Ringfasern; *l* = Leucocyt, durch die Wand tretend.

Fig. 4. Querschnitt durch einen Milzsinus. E. O. R. — D 3,5 — Z. Ap. 2 mm Oc. 6.
s = Sinus; *ss* = Stabzellen im Querschnitt; *sk* = Kern derselben; *l* = Leucocyten, durch die Wand tretend.

Fig. 5. Durchtritt von Leucocyten durch die Sinuswand. E. O. R. — D 3,5 — Z. Ap. 2 mm Oc. 6.
s = Sinus: *ss* = Stabzellen im Querschnitt; l_1, l_2, l_3 durch die Wand tretende Leucocyten.

Fig. 6. Kern der Stabzellen im Querschnitt. H. O. R. — D 3,5 — Z. Ap 2 mm Oc. 8.
s = Sinus; *sk* = Kern der Stabzelle; *f* = Einfaltung der Kernmembran.

Fig. 7. Flächenansicht der Sinuswand. E. O. R. — D 2,5 — Z. Ap. 2 mm Oc. 8
ss = Stabzellen von der Flächen- und Seitenansicht; *a* = spindelförmige Anschwellung der Zelle am Kern; *r* = Ringfasern; *m* = Membran.

Fig. 8. Flächenansicht der Sinuswand. Rasiermesserschnitt. Schüttelpräparat. H. C. — L. Obj. 7. Z. Oc. 8.
ss = Stabzellen; *sk* = Kern derselben; *a* = Anschwellung der Zelle am Kern; *r* = Ringfasern; 1 und 2 Durchschnittebene (näheres im Text).

Fig. 9. Stomata der Sinuswand (Flächenansicht). E. R. — D = 2,5 — Z. Ap. 2 mm Oc. 8.
m = Membran; s_1 und s_2 = Stabzellen; *st* = Stomata; *r* = Ringfasern (x im Text).

Fig. 10. Ende der Stabzellen. Rasirmesserschnitt. Schüttelpräparat. H. C. — Z. Ap. 2 mm Oc. 6.
m = Membran; *f* = Stabzellenende.

Fig. 11. Uebergang von Ringfasern in das Reticulum des Milzparenchyms. Präparat wie Fig 10. H. C. — L. Obj. 7. Z. Oc. 8.
r = Ringfasern; r^1 = Anostomose der Ringfasern; *mp* = Reticulum des Milzparenchyms; *n* = Kern einer Reticulumzelle.

Fig. 12. Frisch (5½ Stunden nach dem Tode) isolirte Stabzellen der Milz von einem 50jährigen Manne. In physiolog. Kochsalzlösung. — L. Obj. 7. Z. Oc. 6.
a und *b* = Stabzellen: *i* = Eindrücke der Ringfasern; *d* = Protoplasmaverdichtung; *f* = Einfaltungen der Kernmembran.

Fig. 13. Flächenansicht der Sinuswand. H. O. R.-D 3,5 — Z. Ap. 2 mm Oc. 6.
sk = Kern der Stabzellen; *a*, *b*, *f* = Einfaltungen der Kernmembran.

Fig. 14. Darstellung der Ringfasern durch Versilberung nach Oppel. Alkoholfixation. L. Obj. 5. Oc. 1.

s = Sinus; *r* = Ringfasern; *mp* = Reticulum des Parenchyms; *a* = Pulpaarterie.

Fig. 15. Dasselbe vom Hunde. Alkoholfixation. L. Obj. 5. Oc. 3.
s = Sinus; *r* = Ringfasern; *mp* = Reticulum des Parenchym.

Fig. 16. Lymphscheide einer Centralarterie. Rasirmesserschnitt. Pinselpräparat. H. C. — L. Obj. 5 Oc. 3.
lm = Reticulum der Lymphscheide; *rz* = Zelle desselben; *l* = Lymphkörperchen. (Der Pfeil zeigt die Lage und die Verlaufsrichtung der Centralarterie an.)

Fig. 17. Lymphröhrchen der Lymphscheide. H. O. R. — D 3, 5 — L. Obj. 7. Z. Oc. 6.
a = Wand der Centralarterie; *s* = Milzsinus; lr_1 = Lymphröhrchen im Querschnitt; lr_2 = Lymphröhrchen im Längsschnitt; *n* = Kern derselben; *l* = Lymphkörperchen; *e* = rothe Blutkörperchen.

Fig. 18. Randzone des Milzknötchens. H. O. R. — D 3. 5 — L. Obj. 7. Z. Oc 4
mk = Lage des Knötchens, *mp* = Lage des Parenchyms; *krz* = Knötchenrandzone; *h* = Hüllfasern des Knötchens; *e* = rothe Blutkörperchen.

Fig. 19. Randzone des Milzknötchens vom Kaninchen. Vitale Tuscheinjection. H. O. R. — D = 4. — Z. Ap. 2 mm. L. Oc. 1.
mk = Lage des Knötchens; *mp* = Lage des Parenchyms; *krz* = Knötchenrandzone; *h* = Hüllfaser des Knötchens; *s* = Sinusquerschnitt; *l* = Lymphkörperchen; *e* = rothe Blutkörperchen. (Die schwarzen Punkte sind Tuschekörnchen.)

Fig. 20. Capillare des Milzknötchens. H. O. R. — D = 3,5. — L. Obj. 7. Oc. 3
kc = Knötchencapillare; *ca* = Auflösung eines Astes im Reticulum; *e* = rothe Blutkörperchen.

Fig. 21. Peripherie der Knötchenrandzone vom Kaninchen. Vitale Zinnoberinjection. H. O. R. — D. = 4. — L. Obj. 7. Oc. 1.
lr = Lymphröhrchen; *s* = Sinus; *mp* = Parenchym; *e* = rothe Blutkörperchen. (Näheres im Text.)

Fig. 22. Knötchenrandzone vom Kaninchen. Hühnerbluttransfusion. H. O. R.-D = 4. — L. Obj. 7. Oc. 1.
mk = Lage des Knötchens; *lr* = Lymphröhrchen; *ve* = rothe Blutkörperchen des Huhns; *e* = rothe Blutkörperchen des Kaninchens.

Fig. 23. Uebergang einer Pulpa- in eine Hülsenarterie. H. O. R. — D = 3, 5. — L. Obj. 7. Z. Oc. 4.
pa = Pulpaarterie; *ha* = Hülsenarterie; *ek* = Endothelzellen der letzteren.

Fig. 24. Wand einer Hülsenarterie. H. O. R. — D = 3. — Z. Ap. 2 mm. Oc. 6.
ek = Kern des Endothels; *zg* = Zellgrenzen-Fasern; *e* = rothes Blutkörperchen.

Fig. 25. Uebergang einer Hülsenarterie in eine arterielle Capillare H. O. R. — D = 3, 5. — L. Obj. 7. Oc. 3.
ha = Hülsenarterie; *ea* = Arterielle Capillare

Fig. 26. Uebergang einer arteriellen Capillare in das Reticulum des Parenchyms. E. O. R. — D = 3, 5. — Z. Ap. 2 mm. Oc. 4.
ea = Arterielle Capillare; *ak* = Kern der äusseren Wandschicht; *ik* = Kern des Endothels; *mp* = Reticulum des Parenchyms; *l* = Leukocyten.

Fig. 27. Dasselbe wie Fig. 26.
Bezeichnung die gleiche.

Fig. 28. Einmündung einer arteriellen Capillare in einen Milzsinus. H. O. R. — D = 3, 5. — Z. Ap. 2 mm. Oc. 4.
ea = Endarterie; *ha* = Schrägschnitt durch das Hülsenende; s_1 = Milzsinus im Längsschnitt; s_2 = Sinus im Schrägschnitt; s_3 = Sinus im Querschnitt.

Fig. 29. Reticulum des Milzparenchyms. Rasirmesserschnitt. Pinselpräparat. H. C. — L. Obj. 7. Oc. 4.
s = Sinus; *mp* = Reticulum des Parenchyms; *rz* = Zellen desselben; *zp* = Zellplatte; *l* = Leukocyten.

(Die Fig. 1—11, 13, 17, 19, 24, 26—28 sind mit Z-Stativ; die übrigen mit L-Stativ gezeichnet; Tubuslänge = 160.)

Die Entwicklung des Eies vom Primordialstadium bis zur Befruchtung.

Von

Dr. **J. H. F. Kohlbrugge.**

Hierzu Tafel XVI, XVII und XVIII.

Es erfordert zunächst der obenstehende Titel eine nähere Begründung und auch Einschränkung. Den nachfolgenden Mittheilungen liegen die Untersuchungen der Eier nur einer Species zu Grunde und zwar der Scincoide *Mabuia multifasciata*, Kuhl. Diese Scincoide kommt auf Java häufig vor und sie ist wie viele australische Scincoiden vivipaar (Haacke[1]). Streng genommen hätte der Titel also lauten müssen: „Eibildung bei *Mabuia multifasciata*"; wenn ich trotzdem obigen mehr allgemeinen

[1]) Zoolog. Anz., VII, S. 435.

Titel wählte, so kann ich die Berechtigung dazu durch einen Hinweis auf die Literatur über die Entwicklung des Eies begründen.

Das Studium dieser Literatur zeigte mir nämlich, dass die Ausbildung des Eies in der ganzen Thierreihe eine sehr gleichartige ist, von den Insekten an (Korschelt[1]) bis zu den Säugethieren. Leider haftet den älteren Untersuchungen über Eibildung ein Mangel an; die meisten wurden veröffentlicht zu einer Zeit, als die Technik noch bei Weitem nicht den Grad der Vollkommenheit erreicht hatte, den sie heute besitzt, und in letzter Zeit concentrirten sich fast alle Kräfte auf das Studium der Vorgänge bei der Befruchtung und auf die Blättertheorie, sodass die eigentliche Ausbildung des Eies vor der Befruchtung, zumal die Dotterbildung, gänzlich vernachlässigt wurde. Auch meine Absicht war es gewesen, mich diesen Modefragen zuzuwenden, aber bei der Bearbeitung des Materials stellte sich heraus, dass mir gerade die dazu nothwendigen Entwicklungsstadien fehlten. Es war dies einerseits ein unglücklicher Zufall, da ich doch viele Hundert Eier aus Ost-Java (Tosari) mitgebracht hatte und erst dann zu sammeln aufhörte, als die Menge so gross geworden war, dass ich glaubte, kein einziges Stadium könne mir fehlen.

Andererseits war die Enttäuschung Ursache, dass ich mich nun der ersten Ausbildung des Eies zuwendete, wobei sich herausstellte, dass dieses Thema nicht weniger lohnend sei, als das ursprünglich geplante.

Lohnend zeigte es sich besonders bei einer Vergleichung der Literatur, denn sogar für die kleine Gruppe der viel untersuchten Lacertilier (Scincoiden gelangten bisher nicht zur Untersuchung) zeigten sich so viele Meinungsdifferenzen, dass eine übersichtliche Darstellung fast unmöglich schien. Darum habe ich auch ganz davon abgesehen. Ich gebe hier nur meine eigenen Resultate, hier und da mit kurzen Andeutungen[2]), wie

[1]) Zoolog. Jahrb., Abth. Anat., Bd. 4. 1891. Ich werde bei der Beschreibung oft Gelegenheit haben, auf die Uebereinstimmung zwischen Insekten und Wirbelthieren hinzuweisen.

[2]) Wo ich die Literatur zur Bestätigung meiner Resultate benutzen konnte, besonders wenn sich dabei zeigte, wie weit verbreitet gewisse Einrichtungen im Thierreich sind, dann wurde dies meist in Anmerkungen erwähnt. Auf Differenzen bin ich nicht eingegangen.

alte strittige Fragen sich in einfacher Weise lösen liessen, wobei ich öfter zu meinem Erstaunen merkte, dass von zwei Parteien jede in gewisser Beziehung recht gehabt hatte.

Wenn man nach wenigen ungenügenden Beobachtungen anfängt zu theoretisiren, dann findet man zuweilen auch die richtige Lösung und so überraschte mich öfter, dass, wo ich meinte eine neue Lösung gefunden zu haben, diese (wenn auch nur als Vermutung) sich später doch irgendwo in der Literatur (besonders bei Leydig[1]) nachweisen liess.

Darum gebe ich gerne zu, dass ich nichts absolut neues bringe und niemands Prioritätsrechte verletzen will; wenn ich mir erlauben darf, den Werth meiner eigenen Arbeit zu schätzen, so liegt dieser darin, dass hier zum ersten Mal die Eibildung an so zahlreichen Eiern studirt wurde, dass nirgends Sprünge gemacht wurden und die ununterbrochene Reihenfolge der Tausende Bilder gewissermassen vor dem Auge den ganzen Process der Ausbildung geschehen liessen, ausserdem habe ich mein Augenmerk ganz besonders auf die Granulae, die Microsomen und Karyosomen, und die Dotterbildung gerichtet.

In Bezug auf das Material möchte ich noch erwähnen, dass alle Eier aus den noch lebenden Thieren genommen werden konnten, um sie sofort in Pikrinschwefelsäure zu härten. Bei dem Anfertigen der Schnittserien hat man immer viel Mühe mit dotterreichen Eiern, ich überwand diese Schwierigkeit am besten durch eine lang dauernde Einwirkung des flüssigen, nicht zu harten Paraffins (4—5 Tage); ausserdem hat man ein Microtom nöthig, welches sehr gleichmässig (glatt) schneidet, das von Herrn J. G. de Groot, Conservator am hiesigen Institut, genügte am besten diesen Anforderungen. Ich bin Herrn de Groot für die Technik überhaupt zu Dank verpflichtet.

Gefärbt wurde in verschiedenster Weise, ich gewann den Eindruck, dass Doppelfärbungen besonders in dotterreichen Eiern den Bau des Gewebes zu sehr bedecken. Am besten für das Studium des Reticulums und der Granulae gefiel mir folgende Lösung von Herrn de Groot.

---

[1]) Die besten Arbeiten über Eibildung sind wohl die von Korschelt (l. c.) und Leydig: Beiträge zur Kenntniss des Eies im unbefruchteten Zustande. Zoolog. Jahrb., Bd. 3, Abth. Anat. 1888. Beides wahre Fundgruben.

Man löse 0.1 Gramm schwefelsaures Eisenoxyd-Ammoniak in 20 ccm warmem, destillirtem Wasser, füge dann 1 Gramm Carminsäure hinzu und weitere 180 ccm Wasser. Nun wird 5 Gramm Alaun langsam zugeschüttet, nach Kühlung filtrirt und mit etwas Thymol verwahrt.

Die Figuren werden die Beschreibung ergänzen und gestatten letztere kürzer zu halten, diese wurden ausser Fig 40, 38, 39, 55, 58, 59, 60 mit $^1/_{12}$ Oelimmersion Leitz. Ocular. 2, Tubuslänge 16 gezeichnet.

I. Vom Primordialstadium bis zur Dotterbildung.

Fig. 1—37.

Die Entwicklung der Eier geht, wie Osawa für Hatteria angiebt (Arch. f. mikr. Anat. 51. 1898), in einer Längslinie an beiden Seiten zugleich vor sich. Nach Eröffnung des Bauches sieht man also beiderseits die Eierreihen, in denen sie schwanzwärts an Grösse zunehmen, die letzten Eier sind meist gleich gross, zwischen diesen liegen aber wieder ganz kleine, die man erst beim näheren Nachsuchen bemerkt. Alle sind vom Ovarialsack umschlossen (Osawa, Taf. XXIII, Fig. 1, Braun, Taf. VIII, Fig. 5), in dessen Wandung man alle Uebergänge von den kleinsten Eiern zu den grössten bemerkt. Osawa fand die Ureier noch im Keimepithel, ich fand aber kein Keimepithel [1]) mehr bei erwachsenen Thieren. Darin stimme ich also mit Leydig [2]) überein (Die in Deutschland lebenden Saurier), dass die Primordialzellen und späteren Follikelzellen eine von völlig gleichartigen Zellen zusammengesetzte Ansammlung bilden: Keimwülste im Ovarialsack. Deren Entstehung habe ich nicht untersucht, da ich mich nur mit erwachsenen Thieren beschäftige; eine Untersuchung der Embryonen, die vorbehalten bleibt, wird wohl Anschlüsse an Hatteria ergeben. In dem Ovarialsack finden sich mehrere solcher Keimwülste, die mit den kleinsten Eiern in stets zunehmender Grösse verbunden sind. Fig. 1 und 2 (Braun, Taf. VI, Fig. 13—16) zeigen Sectoren aus solchen Keimwülsten, der Keimwulst der Fig. 1 wird nach unten hin begrenzt durch den Rand eines Eies in der Grösse der Fig. 12.

---

[1]) Auch Waldeyer (Eierstock und Ei) fand keine Follikelbildung vom Epithel aus.

[2]) Vergl. Braun. Würzburger Arbeiten 1878. Bd. IV, S. 162.

Am oberen Rande sind die Zellen etwas kleiner oder flacher, aber nicht im Sinne eines gleichmässigen Epithels, die Zellen zeigen sehr verschiedene Grösse; die grössten bilden sich zu Primordialeieren aus, die anderen werden sie als Follikelzellen umlagern. Zwischen den Zellen bemerkt man nur feinste Fasern, denen in den Zellen ähnlich (Lininfasern), keine Bindegewebe oder glatte Muskelfasern; ich betone dies, da mir scheint, dass man oft zu schnell ein bestimmtes Gewebe, besonders glatte Muskelfasern, diagnosticirt, wenn man nur langgestreckte Kerne sieht. Fig. 2 zeigt die Details näher. Jede Zelle zeigt ein feines Reticulum, in der Zelle ein bläschenförmiger Kern, dessen Peripherie sich Anfangs stark durch Kernfarbstoffe färbt, von der Kernperipherie strahlt das Chromatin längs der Netzbalken noch in die Zelle aus (a), b ist wohl ein Schnitt durch den peripheren Theil des Kerns. Bei grösseren Zellen ist auch der Nucleus grösser geworden, er behält zunächst noch den Rand von Chromatin, aber in dem Kern (b') zeigt sich nun ein Netzwerk, in dem kleinste Körner (Karyosomen) liegen. Die Karyosomen liegen nicht zwischen den Netzfasern, sondern in diesen, es sind nicht immer Knotenpunkte. Auch ich gewann den Eindruck (Rabl, Boveri), dass die Lininfäden Anastomosen zwischen den Granulae sind, die sie wieder einziehen können, um sich zu vereinigen. In Bezug auf diese Karyosomen zeigten sich die grössten Unterschiede. Hier liegt einer genau in der Mitte, dort mehrere um das Centrum herum, bei anderen Kernen fanden sich viele randständige. Ob die Zellen sich in den Keimhaufen durch Theilung vermehren, konnte ich nicht feststellen, Chromosomen oder Kerntheilungsfiguren fand ich niemals, zuweilen aber eine Zelle mit zwei Kernen, wie Fig. 1 und 2 je eine zeigen. Andere Zellen nehmen noch mehr an Grösse zu, wobei das Reticulum in Kern und Zelle immer deutlicher hervortritt. Dabei sieht man nun auch im Reticulum der Zelle feine Körner (Microsomen), welche aber stets kleiner sind als die Karyosomen. Schon früh tritt in der Umgebung des Kerns (Fig. 2c) eine Verdichtung des Zellplasmas ein (Endoplasma), während das Exoplasma noch ganz hell und durchscheinend ist. Diese Verdichtung streckt sich später über die ganze Eizelle aus, wie die Figuren 3—9 zeigen, später werden wir sehen, wie eine Aufhellung gerade um den Kern folgen kann (Fig. 7, 8, 13). Ob die Karyosomen sich theilen, lässt sich nicht feststellen, aber, wie wir später sehen werden, wohl indirect erschliessen, einstweilen genügt eine Umlagerung und Vertheilung des Chromatins, welches man an der Peripherie der Kerne der kleinsten Zellen findet, um das Auftreten der Körner zu erklären. Wie sich vor der Befruchtung die Karyosomen zu Chromosomen zusammenfügen (Rückert, Fig. 1 und 2, T. LIV. Die erste Entwicklung des Eies der Elasmobranchier. 1899), so könnte bei der Eibildung das Gegentheil, eine gleichmässige Vertheilung der chromatischen Substanz durch den Nucleus erstrebenswerth sein. Wie einzelne Körner an Grösse zunehmen, zeigen die Zellen Fig. 2 c und d und Fig. 4, 5, 6, 8 u. s. w.

Während das Ei wächst und sein Netzwerk und Microsomen von äusserst feinkörnigem Plasma verhüllt wird, lagern sich die anderen erst gleichwerthigen Zellen um das Primordialei, sie scheinen nur platter wie dieses, wie vom Ei zusammengedrückt (Fig. 3). Es sind dies die ersten Follikelzellen (f), dass sie den Eizellen (e) wirklich gleichwerthig sind, werde ich später zeigen.[1]) Es nehmen diese Zellen mehr Farbstoff auf als die Eizellen und dadurch nur unterscheiden sie sich in dieser Periode, ausser der geringeren Grösse, von der Eizelle. Eine Theca folliculi im Sinne einer bindedewebigen Hülle besitzt das Ei nie; auch die äusserste Schicht geht aus sich modificirenden Follikelzellen hervor, wie später gezeigt werden wird.

Fig. 6 sieht man wie die kleinen Eier in den Keimwülsten zwischen den noch indifferenten Zellen (i) eingebettet sind. Das untere Ei zeigt einen Defect in der Follickelumwandung wie Fig. 4 und 5. Das rührt daher, dass die Follikelzellen sich lösen und in die Substanz der Eizelle aufgenommen werden. Andere Bilder zeigen das Ei mit ganz platt gedrückten Zellen umgürtet. (Fig. 7, 8 und ein Theil von Fig. 9) Bei diesen Eiern wurde die innere cubische Schicht der Follikelzellen ganz gelöst, wodurch das Ei an Grösse zunahm, es bleibt nun nur die äussere Schicht platter Zellen übrig [2]), denn sowie sich mehrere Schichten um das Ei

---

[1]) Fast alle Autoren betonen die ursprüngliche Gleichwerthigkeit der Ei- und Follikelzellen, einige (wie Gegenbaur) vermeiden es, sich darüber zu äussern (Anatomie des Menschen).

[2]) Solche Eier haben älteren Forschern viel Kopfzerbrechen verursacht, man betrachtete die platten Zellen als Bindegewebe und fragte nun: wo kommen die grossen Follikelzellen her, die man in anderen Eiern an deren

gebildet haben sind die äusseren Schichten aus mehr platten Zellen zusammengesetzt (Fig 11 u. 14 t). Die platten Zellen schwellen nun auch wieder an und werden durch immer neue Schichten am Aussenrande ersetzt. Bevor wir hierauf näher eingehen, müssen wir erst die weiteren Veränderungen am Eikern beschreiben. Dieser zeigt eine eigene Membran und werden wir ihn darum auch Keimbläschen nennen, in dem Netzwerk zeigen sich viele Karyosomen. Unter den Körnern treten grössere Kugeln auf die Nucleoli, (Fig. 8 u. 13 Ko), welche, wenn sie grösser werden, wieder kleine Blasen im Innern zeigen, die Vacuolen (Fig. 13, a). Karyosomen und Nucleoli färben sich in gleicher Weise. Da in den kleinsten Eiern sich immer nur die Karyosomen zeigen und Nucleoli fehlen, so darf man annehmen, dass die Nucleoli entweder frei im Kernplasma entstehen oder sich aus den Karyosomen bilden. Ich zweifle nicht, das letzteres geschieht (Leydig, Klein), da man alle Uebergänge von den soliden Karyosomen zu den bläschenförmigen Nucleoli sieht. Nur ist nicht leicht zu bestimmen warum die Karyosomen fest im Netzwerk liegen, während die Nucleolen ganz frei sind. Eine Beobachtung wird hier schwierig, da der Kern bald so mit Körnern und homogenem Kernsaft gefüllt ist, dass das Netzwerk fast ganz bedekt wird. Es scheinen sich die Nucleolen aber dadurch zu lösen, dass sie Enzyme bilden, welche die Eiweiskörner um die Nucleole und auch das Netzwerk lösen, denn es sind die Nucleolen immer von einer hellen Zone umgeben (Fig. 13 u. 17 Ko). Dass sie wirklich frei sind wird ihr Wandern später zeigen. Da die Follikelzellen der Eizelle gleich sind, so war zu erwarten, dass sich auch in diesen Nucleolen bilden könnten und das zeigt sich denn auch häufig (Fig. 19 u. 25 Kg).

Wenn die Nucleoli sich ausgebildet haben entsteht um den Kern ein heller Raum, (Fig 7, 8, 13 zwischen r und m), in welchem sich nur noch das Reticulum zeigt, während das Plasma verschwand. Man könnte solchen freien Raum um den Kern leicht für ein Kunstprodukt halten, aber glücklicherweise hat Leydig[3]) ihn auch bei frischem Material nachgewiesen (Zoolog. Jahrb. Ab. Anat. Bd. III. 1888). Es kann sich der freie Raum wieder mit Plasma füllen

innerer Seite findet, sollten sie als Leukocyten eingewandert sein? usw. His sprach zuerst aus, dass sie sich wohl aus dem vermeinten Bindegewebe bildeten und Leydig l. c. war geneigt ihm recht zu geben.

[3]) Auch andere Autoren wie Götte (Unke) haben ihn beobachtet.

(Fig. 14 m – r), es wechselt dieser stets um den Kern. Es scheint als ob ein sich oft wiederholender Lösungsprozess um den Kern stattfindet, der unter dem Einfluss der sich auch immer wieder neu bildenden Nucleolen steht. Alles was ich bisher mittheilte mag dem Leserrecht hypothetisch scheinen, weil es mir nicht möglich ist gleich Anfangs alles zu begründen und ich doch zum näheren Verständnis manches erwähnen muss, was erst später näher begründet werden kann, ich kann also nur betonen, dass ich meine vorläufig nur gestreiften Auffassungen auch noch näher begründen werde.

Aber nicht nur um die Kernmembran bildet sich ein freier Raum, sondern öfter wird auch im Laufe der Ausbildung der Kern selbst von seiner Membran durch eine Schicht Flüssigkeit getrennt. In den Figuren ist die Kernmembran (m) durch eine dunklere Linie angedeutet. Fig. 7 u. 13 zeigen den Raum nur um die Kernmembran (r—m), Fig. 8 (vgl. Fig 22) auch einen Raum zwischen Kern und Kernmembran (k—m). Es wird immerfort Plasma gelöst durch den Kern und in dem Kern und dadurch wird die Kernhaut diesem einmal anliegen, einmal ihm viel zu weit sein, auch findet bei Eieren etwa so gross wie das der Fig. 13 (ob auch bei jüngern konnte ich nicht constatieren) ein Ausstossen der Nucleolen statt, wodurch auch die Bildung des freien Raumes beeinflusst werden kann, (siehe unten Fig. 41). Da dieser Process der Lösung um den Kern, der Nucleolen-Bildung im Kern und deren Ausstossung nie stille steht, so sieht man die verschiedensten Bilder, und da der Process wiederum gleichartig ist bei den jüngsten und ältesten Eiern, so wird man wiederum bei Eieren verschiedenster Grösse gleichartige Bilder sehen.

Kehren wir zurück zu den Follikelzellen (f);

Es sondern sich diese in zwei Schichten, eine äussere (Theca folliculi, t) und eine innere (f). Die äussere [1]) nimmt mehr Farbstoff an, ist compacter, verglichen mit der inneren Schicht, ihre Zellen sind wie zusammengedrückt. Die Figuren 14, 15, 19 und folgende zeigen alle die äussere Schicht (t), deren Zellen so sehr in die Länge gedehnt sind, dass man sie für glatte Muskelzellen oder Bindegewebe halten könnte, doch sind sie nicht so lang gedehnt als sie bei schwächeren Vergrösserungen zu sein scheinen;

---

[1]) Da die Namen äussere und innere Schicht zu Irrtümern führen können, so nenne ich die äussere lieber wie die Anatomen Theca folliculi, und die innere Folliculus oder Follikelzellen.

das zeigen auch die Figuren. Die Zellen der inneren Schicht sind gross und cubisch; sie dienen dem Ei zur Nahrung. Ich will nochmals hervorheben, dass Ei und Follikelzellen, soweit sich dies histologisch beurtheilen lässt, einander völlig gleichwerthig sind. Wenn eine der gleichwerthigen Zellen sich aus unbekannten Gründen schneller entwickelt, dann lagern die anderen Zellen sich um diese begünstigte Zelle herum, dienen ihr (dem Ei) zunächst zur Umhüllung, dann zur Nahrung. Es ist solch eine cubische Follikelzelle der inneren Schicht auch in keiner Weise unterschieden von den Primordialeieven der Keimzellenhaufen der Figuren 1 und 2. Auch sind die langgestreckten Zellen der äusseren Schicht nichts anderes als modificirte indifferente Zellen der Keimlager,[1]) denn sowie an einer Stelle oder an der ganzen Peripherie des Eies die innere Schicht in das Ei aufgenommen wurde, schwellen die äusseren Zellen, welche nun das Ei direct umhüllen, zu cubischen Zellen an, um später demselben Loos zu verfallen. Fig. 13 zeigt wie platte Zellen mit cubischen abwechseln und Fig. 25 wie platte und cubische Zellen in einander übergehen. Obgleich ich damit vorausgreife, so will ich doch schon hier erwähnen, dass in ganz seltenen Fällen eine cubische Zelle der inneren Schicht sich weiter wie ein Ei entwickeln kann. Es gelangt dabei der Kern einer Follikelzelle zu einer Reifung und Ausbildung wie bei den Eizellen der Fig. 13 oder 33, die Zelle selbst kann sich dabei aber nicht weiter entwickeln und umhüllt den Kern wie eine Membran. Man könnte solche Follikelzellen als Abortiveier betrachten, die wohl wie die anderen Zellen von dem Ei aufgezehrt werden.

Die inneren cubischen Zellen umgeben das Ei erst in einfacher Schicht, dann in mehreren Schichten (Fig. 15 ist ein Schnitt in der Nähe eines Eipols also weit entfernt von dem in dem Centrum liegenden Kern; auch Fig. 14 u. 19 zeigt mehrere Schichten). Die mittleren Schichten zeigen meist die grössten Zellen (Fig. 19, 20 mi), die äussere Schicht (Fig. 20 e), welche den platten Zellen (Theca folliculi) anliegt, (Fig. 20 t) die kleinsten in grosser Anzahl.

Trotzdem gelang es mir nicht eine Zellteilung in dieser kleinzelligen Schicht (Fig. 20 e) nachzuweisen, einmal sah ich

---

1) L u d w i g betonte schon, dass die dreierlei Zellen, welche sich in Eifollikeln finden, Umbildungen ursprünglich durchaus gleichartiger Zellen des Keimlagers sind. (Würzburger Arbeiten Bd. I. 1882).

in der mittleren Schicht eine Kernfigur wie Fig. 37, später werde ich nachweisen in welcher Weise der Eiumhüllung immer neue Zellen zugeführt werden, trotzdem hatte ich erwartet auch in der Eiumhüllung Zelltheilungen zu sehen.

Achtet man nun auf die Grenzscheide zwischen Ei und Follikelzellen (Fig. 4—20), so bemerkt man, dass bei dem sich ausdehnenden Ei eine einheitliche Zellmembran sich nicht mehr feststellen lässt[1]). Es ist das ganze Ei von einem feinen Netzwerk durchzogen, welches sich einerseits an das des Kernes anschliesst, anderseits mit den Zellwänden und dem Reticulum der Follikelzellen verbunden ist, welche direct die äussere Grenze des Eies bilden. In den Fäden liegen die Microsomen, man findet diese auch in den Zellgrenzen der anliegenden Follikelzellen, sodass eine sogenannte Zellmembran sich nur durch Dichtigkeit von einem Faden des Reticulum unterscheidet. Ich gewann immer wieder den Eindruck, dass sowohl Kern- wie Zellmembran nur Verdichtungen des Reticulum sind, die eigne Membran des Eies hat sich ganz in das Reticulum aufgelöst. Wenn man mit Picrocarmin färbt, ist zuweilen das ganze Reticulum roth, man sieht dann die rothen Fäden (die dunklen der Fig. 16 und 17 aus dem Kern (k) durch die Eizelle (e) zu den Follikelzellen (f) treten, besonders zu deren Zwischenwänden.

Es treten an den das Ei berührenden Follikelzellen, wie schon erwähnt, Veränderungen auf, sie dehnen sich aus, zeigen grosse bläschenförmige Kerne, wie die Primordialeier, und ihr Protoplasma verdichtet sich, sodass es dem der Eizelle ähnlich wird. Es schwinden nun die Zellgrenzen gegen das Ei und zwischen den Follikelzellen, es werden die Zellen in das Ei aufgenommen, das Reticulum der einen geht ganz in das des anderen über, die Protoplasmamassen vereinigen sich, nur die Kerne der Follikelzellen bleiben noch eine Zeit lang erhalten. Diesen Vorgang zeigen die Figuren 15, 19 und 14g sowie auch 23g. Dadurch sieht man an der Peripherie des Eies (e) eine Anzahl Kerne, deren Zellen verschwunden sind,[2]) deren Zellmembran man aber zuweilen noch hier und dort stückweise erkennen kann. (Solche Kerne zeigen Fig. 10, 12, 15, 19, 20, 24, Kf). So wächst das Ei

[1]) Schon durch Gegenbaur 1861 erwähnt. Arch. für Anat. 1861.

[2]) Es sind dies wohl die Rindenkerne des Dotters, welche His zuerst bei Fischen gesehen hat.

fortwährend auf Kosten der Follikelzellen. Zuweilen kann man die Grenzen der zuletzt aufgenommenen Follikelschicht durch Verdichtungen im Netzwerk noch erkennen (Fig. 18 u. 23 i).

Aus diesen Beobachtungen geht hervor: 1. dass das Ei mit den es umringenden Follikelzellen ein Syncytium bildet, in dem die Zellgrenzen vorübergehender Art sind, ich werde später zeigen, dass auch die äusseren Lagen der Follikelzellen mit den platten Zellen der Theca folliculi aufs innigste verbunden sind, wodurch das ganze Ei ein grosses Syncytium bildet. Letzteres lässt sich auch schon daraus erheben, dass die Zellen der Theca folliculi in die Schichten der cubischen Follikelzellen aufgenommen werden, wie ich oben erwähnte.

2. Wird durch diese Beobachtungen das so viel umstrittene Innenepithel Eimer's (Arch. f. mikr. Anat. Bd. 8. 1872) begreiflich; man verwarf es als unvereinbar mit der Einzellnatur des Eies, in anderer Weise hat es sich hier nun wiedergefunden; man sieht zuweilen viele Kerne im Ei wie die Figuren zeigen.

Vor kurzer Zeit erschien eine Arbeit von Metcalf: Notes an the morphology of Tunicata (Zoolog. Jahrb. Bd. XIII. H. 4. 1900). Er fand bei Tunicaten Eier, denen die Follikelzellen fehlten, die Eier aber hatten eine Anzahl der „cells of the smaller sort from the ovarian wall" gefressen (ingested) In den Eieren fand er grosse Kerne in allen Stadien der Auflösung. Bei Metcalf findet man eine Zusammenstellung der Literatur (Balfour, Mac Lead, van Beneden etc.), woraus hervorgeht, dass auch andere Forscher ähnliches bei Tunicaten beobachtet hatten, es aber nicht zu deuten wussten[1]). Uebrigens kam auch Metcalf nicht zu einer Erklärung, er zeichnet die gefressenen Kerne innerhalb des Eies, weiss aber nicht zu deuten, wie sie hineingelangten. Darum benutze ich oben den Ausdruck „fressen" weil man sich nach Metcalf's Mittheilungen die Sache nicht anders denken kann, als dass die Eizelle frisst, wie die Leukocyten die Bacterien oder Farstoffpartikel. Es werden bei den Tunicaten aber wohl Vorgänge geschehen ähnlich wie die oben für Scincoiden beschriebenen. Metcalf's und Eimer's wunderlich klingende Beobachtungen wären dann in zufriedenstellender Weise erklärt.

---

[1]) Hier wäre auch Korschelt zu nennen, der Kerne in den Insecteneiern sah und ganz richtig vermuthete, dass sie aus den Follikelzellen stammten, auch Floderus, Z. f. wiss. Zoolog. 51. 2. 1895.

Da Metcalf nun auch bei der Maus ähnliche Bilder wie bei den Tunicaten sah, so scheint dieser Process der Eibildung auf Kosten der Follikelzellen im ganzen Thierreich ein ähnlicher zu sein.

Mir scheint, dass wenn Metealf mit besser conservirtem Material gearbeitet hätte und viel mehr Eier in Serien zerlegt hätte, dann würde er zu demselben Resultat gelangt sein wie ich.

Es ergiebt sich hieraus die beachtenswerthe Thatsache, dass das Ei solang es kräftig wächst, Follikelzellen in sich aufnimmt, stirbt das Ei ab, dann wandern die Follikelzellen in das Ei ein und verzehren dies. Letzteres wurde von vielen Forschern gefunden und unlängst wieder durch Matchinsky bestätigt (Annales de l'institut Pasteur T. XIV. 1900).

Dass die Follikelzellen dem Ei Nahrung zuführen, war übrigens längst allgemein angenommen, aber man dachte sich die Follikelzellen mehr als einzellige Drüsen und vermuthete nicht, dass die ganze Zelle in das Ei aufgenommen werde. Durch den Process der nachgewiesenen Auflösung erklären sich nun auch alle die sonderbaren Formen, welche man früher an der innersten Schicht der Follikelzellen beobachtete: die langen Ausläufer, welche man in das Ei eintreten sah, sind einfach die Netzbalken der sich auflösenden Zellen.

Es geschieht die Auflösung der Follikelzellen bei den etwas ovalen Eiern zunächst am Aequator, später an den Polen, man kann daher Eier beobachten, wo die Auflösung an den Polen im vollen Gange ist (Fig. 15), während sie am Aequator bereits zeitweise zum Stillstand gelangte und die Zellen sich durch eine deutliche Membran von dem Ei abgegrenzt haben. Uebrigens bekam ich den Eindruck, dass die Auflösung der Follikelzellen stossweise geschieht; ist die innere Lage aufgelöst, dann bildet die nächstfolgende eine Art Schutzwall gegen das Ei aus, welcher aber später doch der auflösenden Wirkung des Eiplasmas zum Opfer fällt. Man sieht nämlich oft eine Anzahl aufeinanderfolgender Schnitte, zuweilen ganze Eier, an denen eine helle Zone zwischen Follikelzellen und Ei eingeschoben ist (Fig. 21 z) und doch zeigen bei diesen noch recht jungen Eiern die Follikelzellen noch mehrere Schichten, welche bei ältern Eiern fehlen, es muss also eine neue Lösung eintreten, welche man denn auch bei weit grösseren Eiern noch beobachten kann. Es bildet sich das Protoplasma des Eies also aus zwei Quellen, erstens aus dem Zellplasma des Primordialeies, von dem oben bereits erwähnt wurde, dass es sich verdichtet, feinkörnig wird und das Reticulnm bedeckt. Zweitens bildet sich das Eiplasma aus den Follikelzellen in oben beschriebener Weise. Durch die Lösung und Aufnahme von Follikelzellenschichten werden im Eiplasma Schichten gebildet, welche sich durch mehr oder weniger dunklere oder dichtere Körnung unterscheiden. Die letztgelöste Follikelschicht ist häufig heller (Fig. 21 h), hierdurch, und durch das Zurückbleiben von Verdichtungen des Reticulums, welche alte Zellgrenzen andeuten (Fig. 18 u. 23 i), erklären sich die öfter erwähnten Innenmembranen anderer Autoren. Später ist die periphere Schicht des Eies nicht mehr von den anderen Schichten zu unterscheiden, das ganze Plasma würde nun gleichmässig gekörnt und gefärbt sein (wie die Eiperipherie der Figuren 18 und 22), wenn nicht um den Kern herum eine Auflösung stattfände, die oben bereits erwähnt wurde. Es wird dadurch im Centrum das Maschenwerk gelockert, wie Figur 18 und 22 deutlich zeigen (die weisse Stelle der Fig. 18 deutet die Lage des herausgefallenen Kerns an. Dadurch scheint die Zelle also ein Endo- und Exoplasma zu besitzen. Bevor ich auf diese Umänderungen um den Kern näher eingehe, muss ich erst eine Anzahl noch nicht erwähnter Körper der Zeichnungen erklären. Fig. 22 u. 25 zeigen in dem Theil des Eiplasmas, welcher der Follikelwand anliegt, zwei dunkle Kugeln (Kg') mit hellem Hof, zwei andere zeigt Fig. 15 und eine Fig. 19 u. 13. Die drei letztgenannten Figuren zeigen auch sehr deutlich, dass sie durchaus nicht mit den im Eiplasma liegenden Kernen der Follikelzellen verwechselt werden können, auch Leydig hat (l. c.) schon auf verschiedene Gebilde im Plasma hingewiesen, über deren Herkunft er nur Vermuthungen aussprechen konnte. Es sind diese Kugeln die Nucleolen der Follikelzellen, ganz wie der Kern des Eies Nucleolen aus den Karyosomen hervorgehen lässt, so bilden sich auch in den Follikelzellen Nucleolen (Fig. 19 u. 25 Kg), welche ganz mit denen des Eikerns übereinstimmen (Fig. 8, 13, 17 Ko u. s. w.), während sich aber im Kern der Eizelle viele Nucleolen bilden können, zeigen die Follikelzellen meist nur spärliche, seltener viele (Fig. 25). [1]) Diese Nucleolen im Eiplasma rühren entweder von den gelösten Follikelzellen her oder sie wandern

[1]) Wie Korschelt l. c. sie auch bei Insekteneiern beschreibt, wo sie sich auch aus den Karyosomen bilden.

in das Ei ein, dass letzteres häufig vorkommt, zeigten viele Bilder, wir werden auf das Wandern der Nucleolen zurückkommen.

Oben S. 387 wurde bereits erwähnt, dass die Follikelzellen häufig zeitweise durch eine helle Zone: Zona pellucida (radiata) sich vom Ei abgrenzen. Um diese wurde lange der Streit geführt, ob sie sich aus dem Eiplasma oder aus den Follikelzellen differenzire. Hier kann der Streit natürlich nur für die Follikelzellen entschieden werden; es mag die innere Begrenzung der Zone sich aus den Membranen der gelösten Follikelzellen bilden, die äussere wird durch die Zellmembranen der noch ungelösten Follikelschicht gebildet, letzteres zeigt Fig. 30 deutlich (z). Die Zone (z) sieht man auch in den Figuren 21, 25—29.

Fig. 24 zeigt ein Stück aus dem Eirand; die Theca hat sich in zwei Lagen gespalten; die äussere Lage vermittelt die Verbindung mit einem benachbarten Ei, das sie als Theca umhüllt [1]). Innerhalb der inneren Theca-Lage sieht man die kleineren Follikelzellen, denen sich die grösseren (f) anschliessen. Fig. 25 ist etwas weiter gefördert, den freien Kern, den man in Fig. 24 noch im Zellplasma als Zeichen aufgelöster Follikelzellen bemerkte, ist hier verschwunden, es zeigen sich nur noch zwei Nucleolen. Eine Zone (z) hat sich gebildet, die Follikelzellen bilden viele Nucleolen (Kg) aus, und der Verlust an Follikelzellen wird durch eine Umbildung von Thecazellen in Follikelzellen ergänzt.[2]) In Fig. 26 (f) ist die Schicht der Follikelzellen durch weitere Resorption noch mehr reducirt; was diese Lösung des Plasma zu dunklen Conglomeraten veranlasst, weiss ich nicht; aber da ich dies öfter sah, so wagte ich nicht, es als ein Kunstproduct aufzufassen, in solchen Fällen liegen viele Kerne an dem inneren Rande der Theca (Fig. 26). In der folgenden Fig 27 (nach einem älteren Ei gezeichnet) zeigen sich zwei Reihen kleiner Zellen (f), in Fig. 29 nur noch eine (f). Daraus geht schon hervor, dass die Zone (z) der Fig. 25 eine andere sein muss als die der Fig. 29 oder die der anderen Figuren; nach jeder Lösung einer Zellschicht scheint sich also eine neue Zone zu bilden. In Fig. 21, 25, 26 war diese Zone noch eine pellucida, in Fig. 27 u. 29 ist sie zu einer radiata mit Strichelung geworden, in

---

[1]) In welcher Weise die Eier untereinander und mit dem Keimzellenhaufen verbunden sind, hat Braun gut angegeben. l. c. Taf. VIII, Fig. 6.

[2]) Die inneren Schwesterzellen des Eies entwickeln sich aus den äusseren bei den Tunicaten (Metcalf l. c.).

Fig. 28 ist sie doppelt. Die Streifung der Zona radiata wird nicht durch Porencanäle bedingt, sondern wird lediglich durch die Fasern des Lininnetzwerks verursacht, welche das Eiplasma mit den letzt zurückgebliebenen Follikelzellen oder mit den Thecazellen verbindet. Ist die Zone eine doppelte, dann scheint die äussere ganz homogen[1]) zu sein (Fig. 28 u. 34zp). Die Follikelzellen sind dann ganz verschwunden, es ruht die homogene Zone direct der Theca auf. Es färbt sich die homogene Zone in Picrocarmin gelblich, während die Theca dunkel- und die Zona radiata hellroth ist. Dass die Follikelzellen nur scheinbar verschwunden sind, geht schon daraus hervor, dass die platten Thecazellen ja nichts anderes als Follikelzellen sind (die Unterscheidung wurde nur zur bequemeren Beschreibung gemacht), was man im Stadium der Figuren 28 und 34 allerdings am wenigsten bemerkt, wo nur platte Zellen das Ei umschliessen. Es ist, wenn diese Zona radiata und pellucida sich ausgebildet haben, das Ei in einen gewissen Ruhezustand getreten, es werden keine Follikelzellen in alter Weise mehr aufgenommen, und das Ei bleibt in dieser Ruhe, bis die Dotterbildung anfängt, es scheint, es müsse sich das Ei nach aussen hin abschliessen, um die Dotterbildung im Inneren reifen zu lassen.[2])

Es zeigen weiter die Figuren 31 und 32 wie sich die Zona radiata wieder löst, wenn eine neue schubweise Umbildung von Follikelzellen eingeleitet wird, dann erkennt man sofort, dass die

---

[1]) Ganz molekelfrei fanden sie auch Gegenbaur und andere.

[2]) Rückert l. c. fand bei kleinen Selachiereiern auch eine Zona radiata, die sich später auflöst und nur oberhalb des animalen Eipols als ganz dünnes Häutchen nachweisbar bleibt. Letzteres möchte ich bezweifeln, das Häutchen wird wohl durch das Reticulum und die Zellen oberhalb des Kerns vorgetäuscht (siehe meine Fig. 56, c-c und Beschreibung). Aber wenn dem auch nicht so ist, so wird Rückert nach der von mir beschriebenen vielfachen Auflösung der Zona radiata wohl nicht an seiner Erklärung festhalten wollen, dass das Auftreten einer solchen vergänglichen und als Schutzorgan nutzlosen Hülle im jungen Ovarialei kaum anders als im Sinne einer phyletischen Reminiscenz gedeutet werden kann. Ein Schutzorgan braucht die Zona radiata ja auch nicht zu sein. Wenn wir aber auch einstweilen die Bedeutung der Zona radiata nicht fassen, so deuten wir doch auch nichts, wenn wir das Wort Phylogenesis, einen ganz dunklen Begriff, heranziehen. Es könnte sein, dass die Zona radiata solange die Follikelzellen vor der lösenden Wirkung des Eies schützt, bis neue Schichten von Zellen um das Ei entstanden sind, die wieder gelöst werden können.

Streifen der Zona radiata (zr) nur Netzbalken sind[1]), deren Zwischenräume durch das Heranwachsen der Follikelzellen grösser werden. Dass die Zona radiata sich wirklich in der Weise immer wieder löst, kann man an Schnitten deshalb leicht bestimmen, weil die Lösung an einer Stelle der Peripherie bereits weit fortgeschritten sein kann, während an einer andern sich noch eine wohlgebildete Zona radiata zeigt, wie in Fig. 29 u. 27.

Wir hätten nun von dem jetzt erreichten Ruhestadium, eingeleitet durch die Ausbildung der Zona pellucida um die Zona radiata, zur Dotterbildung überzugehen, wenn wir nicht erst noch die Vorgänge am Eikern (Keimbläschen) näher zu betrachten hätten. Ich erwähnte bereits, dass der Kern seiner Membran nicht anklebt, sondern oft durch einen Zwischenraum von ihm getrennt ist. Zuweilen zeigt dieser Zwischenraum (k–m) das gleiche feine Netzwerk wie das Eiplasma und der Kern (Fig. 34), zuweilen liegt eine homogene Schicht[2]) zwischen Kern (k) und Kernmembran (m) Fig. 33 u. 22). Es zeigt die Kernmembran der beiden letztgenannten Figuren Pseudopodien, welche sich in das Plasma der Eizelle erstrecken und Canälenähnlich Kern mit Ei verbinden. Es muss der Kern an der Peripherie ernährt werden, und ich glaube, dass die Pseudopodien zu diesem Zweck dienen, sie ziehen flüssige Bestandtheile des Plasmas zum Kern; die flüssige Schicht umlagert den Kern und nährt diesen. Korschelt hat die Bedeutung der Pseudopodien des Kerns für Insekteneier schon in diesem Sinne erklärt[3]), er glaubt aber der Kern werde nicht durch flüssige Stoffe, sondern durch Körner genährt, welche die Pseudopodien ihm zuführen; ich muss nach meinen Untersuchungen (wenn directe Vergleichung hier erlaubt ist) annehmen, dass er sich in letztgenanntem Punkt irrt, die vielen Körner, welche man in spätern Stadien um den Kern findet, dienen ihm nicht zur Nahrung, sondern sind seine Absonderungsprodukte, in welcher Weise diese den Kern verlassen, werde ich später zeigen.

---

[1]) Die Streifung der Zona radiata wurde zuerst von Retzius (Verh. Anat. Ges. 1889) und Paladino (Anat. Anz. V. 1890) richtig gedeutet.

[2]) Durch Korschelt auch bei Insekteneiern beobachtet.

[3]) Viele Autoren (Koelliker, Oellacher u. and.) fanden auch bei Fischen Bilder, die ich nur wie meine Pseudopodien deuten kann, sie wurden in verschiedenster Weise, auch als Falten der Kernmembran (Hofmann) gedeutet.

Immer sieht man auch in den Pseudopodien einzelne Karyosomen, (Fig. 33), ob sie aufgenommen werden (wie Korschelt will) oder ausgestossen, wie mir aus den später zu beschreibenden Thatsachen wahrscheinlicher vorkommt, muss einstweilen unentschieden bleiben.

Der öfter erwähnte freie Raum um den Kern (r—m, Fig. 7, 13, 34 etc.) weist auf eine Lösung des Protoplasmas um den Kern und durch den Kern hin und es hat diese wohl ausser der Zufuhr von Nährstoffen den Zweck, den erst im Centrum der Eikugel gelegenen Kern der Peripherie näher zu bringen; denn der Kern mit seinen Vacuolen in der Flüssigkeit schwebend, muss emporsteigen, wodurch er der Peripherie näher gebracht wird; im Mutterkörper liegen die Keimflecken bekanntlich an der Rückenseite (nicht an der Bauchseite) des Mutterthiers.

Durch diese Lösung des Reticulums enstehen Bilder wie die der Fig. 34. Nicht nur zwischen Kern und Kernmembran liegt eine freie Zone (K-m), in der nur ein sparsames Reticulum erhalten blieb, sondern auch ausserhalb der Kernmembran liegt zwischen *r* und *m* ein zweiter Hohlraum mit weitmaschigem Reticulum. *r'* liegt nicht weit vom Centrum des Eies, von dort geht der Conus aus (dessen Spitze der Schnitt nicht traf) welcher sich vom Centrum zur Eiperipherie ersreckt und den Weg andeutet, den der Kern auf seinem Wege zur Eiperipherie bereits zurücklegte. Diesen Conus (mehr eine Ellipse) zeigt die Fig. 40 De noch deutlicher in schwacher Vergrösserung. Hat man das Ei in einer Richtung durchgeschnitten, welche den Conus quer trifft, dann erhält man Figuren wie 33, wo der Hohlraum zwischen *m* und *r* concentrisch mit dem Kern liegt; *r* ist natürlich nur eine Verdichtung des Reticulum, die durch ein Zusammendrängen der Reticulumfasern gebildet scheint. Am auffälligsten ist wohl im Kern die ununterbrochene Neubildung von Nucleolen, dunkle Kugeln (Ko) mit glänzenden Vacuolen (Fig. 33, 34 usw.) wie Carnoy u. Lebrun diese auch bei Siredon beobachteten (La cellule T. 14 1898) mit deren Auffassungen ich übrigens nicht übereinsitmme. Dieser Neubildung ist [1]) eigenthümlich, dass die Nucleolenkreise immer ein nucleolenfreies Centrum haben. Es seien die Nucleolen eine Kugel in der Kernkugel, schneidet man nun peripher

[1]) Von allen untersuchten Thieren wurden die Nucleolen im Kern erwähnt, auch vom Menschen. Holl: Anat. Anz. S. 551.

durch die Nucleolenkugel, dann erhält man ein Bild im Kern wie Fig. 35 und schneidet man central dann wie Fig. 36, woraus hervorgeht, dass die Nucleolen stets um ein nucleolenfreies Centrum (Hohlkugel) gelagert sind, man erhält immer dieselben Bilder. Ich möchte mir dies so erklären, da so oft eine grössere Nucleole zwischen den kleineren gefunden wird, dass die grössten Nucleolen in der Mitte lagen, dort platzten und so eine Anzahl kleinere an der Peripherie der alten erzeugten[1]). Warum aber bilden sie sich immer gerade im Centrum des Kerns? Es hat die Nucleolenbildung viel Uebereinstimmung mit der später zu beschreibenden Dotterbildung, welche auch grade vom Centrum des Eies ausgeht. Das sind also Analogien, deren Ursache wir nicht kennen, nur will ich hervorheben, dass das Centrum des Kerns sowie das des Eies immer die am schlechtesten genährten Theile sein werden, da Nahrungsstoffe von der Peripherie angeführt werden müssen. Ich bin geneigt die Nucleolen wie die Dotterkugeln als eine Art Degenerationsprodukt der Granulae anzusehen, die Granulae färben sich in Picrocarmin roth, die Nucleolen zuweilen gelb. Die Kerne (Keimbläschen) sind ganz gefüllt mit Karyosomen in allen Grössen und mit einem so dichten homogenen Plasma (Kernsaft), dass das Netzwerk fast nicht mehr zu Tage tritt. Es muss im Keimbläschen also eine grosse Vermehrung der Karyosomen stattfinden, welche noch mehr hervortritt, wenn man (siehe unten) das Ausstossen der Nucleolen durch den Kern beachtet. Dadurch wird der Hohlraum um den Kern, vom Eicentrum an, mit neuen Elementen gefüllt: den Dotterkugeln des Deutoplasmas. Es findet das Ausstossen der Nucleolen schon zu einer Zeit statt, zu welcher noch von Dotterbildung keine Rede sein kann, es scheinen die Nucleolen dann nur den Zweck zu haben, das Plasma zu lösen (durch Enzyme), wobei sie selbst verschwinden, während sie später als weisse Dotterkugeln liegen bleiben.

Darauf werden wir nun bei der Dotterbildung näher eingehen.

II. Die Dotterbildung.

Fig. 38—50, 57, 58.

Figur 38 zeigt ein Ei bei schwacher Vergrösserung, in dem sich die ersten Anfänge der Dotterbildung im Cytoplasma zeigen;

1) Auch Holl l. c. behauptet, dass die Nucleolen platzen können.

die Microsomen der centralen Partien wachsen zu Kugeln (Km) aus, welche den Nucleolen des Kerns sehr ähnlich sind, es sind die Nucleolen im Verhältniss zum Ei allerdings zu gross gezeichnet. Man bemerkt auch, dass an der Peripherie des Eies die Microsomen etwas deutlicher hervortreten, in der mittleren Zone sieht man die noch ganz kleinen Microsomen nicht. Fig. 39 zeigt einen Sector aus einem noch weiter ausgebildeten Ei, die Kugeln der Fig. 38 sind hier schon in homogene bleiche Kugeln (Scheiben, Km) umgebildet, die Microsomen der Peripherie sind noch etwas grösser als in Fig. 38.

Zum leichteren Verständniss will ich hier das Resultat der folgenden Bilder vorausschicken. Die Dotterbildung im Cytoplasma geht von zwei Zonen aus: 1. Die periphere unter Einfluss der Follikelzellen; 2. Die centrale unter Einfluss des Eikerns[1]). Es kann jedes Microsom eine Dotterkugel bilden und eine Dotterkugel entsteht immer aus einem Microsom, in seltenen Fällen aus einem Kern (oder einem Karyosom). Neben der Dotterbildung im Cytoplasma zeigt sich auch die Dotterbildung um und durch den Kern, woraus das Deutoplasma gebildet wird. Jedes Karyosom des Kerns kann eine Dotterkugel des Deutoplasmas bilden. Fig. 40 zeigt ein vollständig ausgebildetes Ei: in dem dunklen Cytoplasma (Cy) liegt das hellere Deutoplasma (De), welches vom Centrum bis zur Peripherie reicht (Pander'scher Kern des Hühnchens), und den Weg andeutet, den der Kern zurückgelegt hat. Um den Kern (K) liegt noch eine Schicht Deutoplasma (sch), ferner die Keimscheibe (Bildungsdotter, Ks der Fig 58). Ein Stück aus diesem Ei zeigt Fig. 58 bei starker Vergrösserung. In dem Cytoplasma (Fig. 40) sieht man längere Streifen concentrisch mit der Perypherie: die Dotterschollen (s). In der Umwandung des Eies (Theca) bemerkt man die Blutgefässe (bl). Die Dotterschollen entstehen durch die Dotterbildung aus den Follikelzellen, welche schichtenweise stattfindet, dadurch wird eine Schichtenbildung vorgetäuscht, concentrische Ringe weissen Dotters, wie sie beim Hühnchen angegeben werden, fehlen hier, und es fragt sich, ob die weissen Dotterringe des Hühnereies wohl mit den Elementen des Pander'schen Kerns verglichen werden dürfen, nach meinen Betrachtungen bei Mabuia multifasciata dürfte dies nicht der

[1]) Eine centrale und periphere Dotterbildung wurde für Lacerta von den meisten Autoren angenommen.

Fall sein. Anderseits fragt es sich, wegen der Aufnahme der Follikelzellen mit ihren Kernen in das Ei, ob man überhaupt noch einen Unterschied zwischen Karyosomen und Microsomen machen darf, es unterscheiden sich ja auch die Kugeln des Deutoplasmas (Fig. 58 De) nicht wesentlich von denen des Cytoplasmas (Cy) ausser durch den geringeren Gehalt an chromatischer Substanz. Auf jeden Fall wäre zu bestimmen, warum beim Hühnchen eine so regelmässige Schichtung auftritt, die bei dem einen Selachier fehlen, bei dem andern vorhanden sein kann (Rückert l. c.), wo sie aber vorhanden ist, schliessen sich die Befunde bei Elasmobranchiern viel mehr an die meiner Scincoide an, da dort nicht weisse und gelbe Kugeln, sondern nur Schichten von grösseren und kleineren gleichartigen Kugeln [1]) die Schichtenbildung hervorrufen, was durch die schichtenweise stattfindende Umbildung von Follikelzellen in Dotterkugeln verursacht sein könnte.

Indem man die Bilder Fig. 38 u. 39 mit Fig. 40 vergleicht, dann darf man nicht daraus ableiten, dass die centrale Dotterbildung von den beiden erst genannten Figuren etwa dem Deutoplasma der Fig. 40 entspräche. Es sind Fig. 38 u. 39 Schnitte, welche das Deutoplasma und den Kern nicht trafen, auch ein Stadium angeben, in dem der Kern der Perypherie noch nicht anliegt. Wenn nun auch die centrale Dotterbildung nichts mit dem Deutoplasma (einem Kernproduct) zu thun hat, so glaube ich doch, dass der Anstoss zur centralen Dotterbildung durch den Kern und dessen Deutoplasma gegeben wird. Dadurch kommen wir auf die Vorgänge im Kern zurück. Die Lichtung um den Kern, der Hohlraum um ihn, wurde öfter erwähnt und ich theilte bereits mit, dass diese Lösung des Plasmas wohl von den Nucleolen ausgehe, weil diese immer einen ganz freien Hof zeigen und weil sie immerfort durch den Kern ausgestossen werden.

Das kleinste Ei, bei dem ich eine solche Ausstossung beobachtete, zeigt Fig. 41; die Kernmembran löst sich an einer Stelle in das Reticulum auf [2]) und es werden durch die Oeffnung

---

[1]) Vergleiche auch Sarasin für Lacerta (Würzburger Arbeiten Bd. VI 1883) die Schichtenbildung ist variabel und wie bei Selachiern.

[2]) Die zeitweise Lösung der Kernmembran beschrieben mehrere Forscher: Leydig bei Triton, Calderwood für Teleostier, Korschelt für Insekten, wobei er ganz richtig bemerkt: „Die Abgrenzung des Kernes von der Zellmasse richtet sich bei den Eizellen der Insekten ganz nach dem Zustande der Thätigkeit, in welchem er sich befindet (S. 105). Am aus-

(loses Netzwerk) die Nucleolen ausgestossen, es möchte fast scheinen, als ob sich der Kern dabei zusammenzöge und auch dadurch der Hohlraum zwischen Kern (K) und Kernmembran (m) vergrössert würde. Es geht hieraus auch hervor, dass die Kernmembran nicht eine eigentliche Membran ist, sondern nur eine Verdichtung des Reticulums, wie längst andere Autoren vermutheten [3]). Da man dieses sich Auflösen der Kernmembran an den Eiern verschiedenster Grösse bemerkt und dazwischen andere, bei denen die Kernmembran geschlossen erscheint (aber doch körnig), so muss man annehmen, dass das Ausstossen der Nucleolen stossweise geschieht, etwa jedesmal, wenn sich viele Nucleolen gebildet haben. Während der Ausstossung scheint die Ernährung zu ruhen, da die Pseudopodien und die flüssige Schicht um den Kern dabei niemals beobachtet werden, das zeigen auch die Figuren 42 und 43. Zwischen den Linien *r* und *m* liegt der Hohlraum um den Kern, *m* ist die Kernmembran mit Körnern, wie das Reticulum. Fig. 43 zeigt nur die weit vom Kern entfernte Membran *m*, welche sich seitwärts gelöst hat; im allgemeinen wird man bei den Eiern, die sich schon der Peripherie näherten, eine Ausstossung in der Richtung zum Eiercentrum finden, wo ja auch das Deutoplasma liegt (vergl. Fig. 40). Wie die Dotterscheiben des Deutoplasmas sich aus den Nucleolen bilden, zeigt besonders Fig. 42, die Nucleolen (Ke) wachsen, hellen sich auf und werden zu bleichen Dotterscheiben (Ds). Es färben sich die Nucleolen im Kern mit Kernfarbstoffen noch ganz dunkel, später im Zellplasma nur hell. Aber auch die grösseren Karyosomen sind an der Austreibungsstelle besonders dicht gedrängt und werden diese also wohl zugleich mit den Nucleolen austreten, was in spätern Stadien viel deutlicher hervortritt. Daneben zeigt dieselbe Figur, wie in dem unterhalb des Kerns liegenden Eiplasma sich auch die Microsomen ausdehnen, dabei erst einen freien Hof zeigen (Km), wie die Nucleolen und endlich zu Dotterkugeln werden. Sie verhalten sich zu Kernfarbstoffen wie die Nucleolen des Kerns, es liegt hier bei der Dotterkugelbildung entweder eine Umänderung des

führlichsten beschreibt aber Will das Schwinden der Kernmembran und das Austreten der Nucleolen auch bei Fischen (Zoolog. Anz. VII. 1884), seinen Erklärungen möchte ich mich aber nicht anschliessen. Holl l. c. Fig. 4 zeigt gleiches vom Menschen.

[3]) Leydig sagt: „Die Kernmembran ist fein durchlöchert bei Triton taeniatus".

Chromatins vor oder nur eine Vertheilung des Chromatins über einen grösseren Raum. Da man in diesem Ei nur in der Gegend unterhalb des Kerns Dotterscheiben findet und sonst nirgends, so ziehe ich daraus den bereits oben erwähnten Schluss, dass der Kern den ersten Anstoss zur centralen Dotterbildung im Zellplasma gibt, obgleich man, wie erwähnt, nicht alle Dotterkugeln (wie Km) direkt aus dem Kern herleiten kann. Dadurch wird weiter die Verwandtschaft der Karyosomen zu den Microsomen erwiesen, da beide die gleichen Dotterkugeln bilden können; auch geht aus obigem hervor, dass die Nucleolen mit Dotterkugeln verglichen werden dürfen. In Fig. 42 sind in einem Bilde vereinigt die Bildung des centralen Dotters der Fig. 39 Km und des Deutoplasmas der Fig. 40 De. Ob nun das Deutoplasma sich nur aus Kernelementen bildet oder ob es sich mit den aus den Microsomen unterhalb des Kernes sich bildenden Scheiben mischt, dürfte wohl nicht zu entscheiden sein. Vielleicht stammen die Microsomen unterhalb des Kerns (soweit sie in dem oben genannten Conus (r – m der Fig. 34) liegen) alle aus dem Kern, aber wer könnte solches nachweisen?

Fig. 43 stimmt mit Fig. 39 überein; die periphere Dotterbildung ist hier wie dort durch Schwellung der Mirosomen (m) weiter fortgeschritten, wobei die letzte Zona radiata (zr) anfängt sich zu lösen, die centrale Dotterbildung ist insofern beendet, dass man um das Centrum nur noch Dotterscheiben (Km) findet.

Wenden wir uns nun zur peripheren Dotterbildung. Es wurde oben bereits erwähnt, dass fast jeder Eidurchschnitt Nucleolen an der Peripherie zeigt, welche aus den Follikelzellen stammen, sie verschwinden aber geradeso im Plasma wie die ersten Nucleolen, welche aus dem Kern (Keimbläschen) austreten, bevor die Dotterbildung anfängt, also so lange das Ei noch nicht durch die Ausbildung der Zona pellucida zum einstweiligen Abschluss gekommen ist. (Die Fig. 34 u. 43 zeigen beide die Zona pellucida z. p. ausserhalb der z. radiata z. r.). Nachdem diese Zonen sich gebildet haben, ist das Ei nach aussen zeitweilig abgeschlossen und treten keine Nucleolen aus den Follikelzellen mehr ein; die periphere Dotterbildung beschränkt sich also ganz auf eine Ausbildung der im Ei vorhandenen Microsomen zu Dotterscheiben (Fig. 43). Liegen nun die Dotterkugeln zu voller Grösse gelangt an der Peripherie dicht gedrängt (Fig. 44), dann muss das Ei sich von neuem ausdehnen, die ganz platten Thecazellen schwellen wieder, werden zu cubischen Follikelzellen und es löst sich gleichzeitig die letzte Zona pellucida und Zona radiata, wie oben bereits beschrieben wurde (Fig. 31 u. 32), sie bilden sich auch nachher (also nach Ausbildung des Dotter) nie wieder.

Man beachte dabei, dass die innere Schicht der Theca fast immer eine Reihe etwas grösserer mehr cubischer Zellen zeigt sowohl vor der Lösung der letzten Zona radiata (Fig. 42, 43), als nach deren Lösung (Fig. 44, 56); auch macht die Vergleichung der Figuren (42 mit 43) 27 mit 28 es wahrscheinlich, dass vor der Dotterbildung die Zona pellucida sich aus einer Follikelzellschicht bildet, und dass andererseits ein beständiger Wechsel vorliegt; ist eine Zona radiata resorbirt, dann wird die pellucida zur radiata, und von den Thecazellen wachsen die inneren Reihen aus zu neuen Zonen. Darum mögen andere doch diesen Rath beherzigen, um die vergänglichen Eihüllen nicht nach einigen Eiern zu beurtheilen, und nur nach einer Vergleichung sehr vieler Eier der verschiedensten Entwickelungsstadien Schlüsse zu ziehen. Wie die Thecazellen an der Eiseite (nach dem Verschwinden der Zona) sich immerfort lösen, erst cubische Zellen bildend, dann sich auflösend und wie aus den Granulae dieser Zellen (Karyosomen und Microsomen) immer wieder Dotterscheiben werden, zeigen die Figuren 44—48. Fig. 44 rechts zeigt, dass die Kerne der Zellen noch am längsten erhalten bleiben, Fig. 45, wie ganze Zellkerne zu Dotterscheiben werden, während die innere (in) und äussere (ae) Dotterbildung sich noch nicht vereinigt haben. Fig. 47 zeigt ganz unregelmässig geschwollene Thecazellen mit zum Theil gelösten Zellmembranen, deren Granulae Nucleolen oder Dotterkugeln bilden wie in Fig. 48, und Fig. 46 zeigt einen Zellenhaufen, der sich allmählich löst, und deren Granulae Dotterkugeln hervorgehen lassen; es zeigt sich wohl einige Verschiedenheit, welche aber nicht das Wesen berührt, dessen Hauptsache Bildung der Dotterkugeln aus Kern- und Plasmakörnern ist. Ausserdem wurden die Zeichnungen nach Eiern verschiedenster Grösse angefertigt. Es steht der Process der Lösung der inneren Thecazellen so zu sagen nie still, bis die Befruchtung erfolgt ist, aber er ist nie gleichmässig über die Eiperipherie an einem Schnitt vertheilt.

Welche Veränderungen in den Karyosomen eintreten, wenn diese sich zu Dotterscheiben ausbilden, das wissen wir leider nicht, immerhin ist es erwähnenswerth, dass bei Doppelfärbungen mit Hämatoxilin und Eosin, die Karyosomen sich blau färben, auch nachdem Zelle und Kern sich gelöst haben, während die Dotterscheiben (auch die kleinsten) sich deutlich roth färben, die Uebergänge zeigen Farbenmischung. Es gilt dies übrigens ebenso gut für die Karyosomen im Eikern (blau) und die Nucleolen (roth). Nucleolen und Dotterscheiben unterscheiden sich nur dadurch, dass erstere anfangs mehr Farbe annehmen, dunkler sind, das gilt aber auch von den kleinsten Dotterscheiben.

Eine Frage erhebt sich nun, woher erhält doch die Theca immer neuen Zellenvorrath, wenn die inneren Lagen sich stets von neuem lösen und man auch keine Zelltheilung wahrnehmen kann?

Wenn sich die Eier von den Keimzellenhaufen loslösen, dann nehmen sie nicht nur die indifferenten Zellen mit, welche zur direkten Umhüllung des Eies dienen, sondern auch liegen in der Umhüllung Theile des Keimzellenhaufens, welche grössere Wülste in der Theca bilden. Es finden sich diese Wülste meist dort, wo die Umhüllung des Eies sich mit dem nächstfolgenden verbindet. Solch ein Wulst oder Zellendepot (zw) zeigt Fig. 49 (es ist der Wulst, um die Zeichnung nicht zu gross zu machen, viel kleiner gezeichnet als er im Verhältniss zum Ei eigentlich ist), es spaltet sich die Theca, um das Depot zu umhüllen, und ein Streifen ragt frei nach rechts, er zieht zum nächstgelegenen Ei. Wenn man diese Zellen des Wulstes näher betrachtet, dann bemerkt man, dass sie genau mit denen der Keimwülste übereinstimmen (Fig. 2), auch hier entwickeln sich einige Zellen stärker wie die anderen, wie die Primordialeier und ganz wie diese, es sind also dieselben indifferenten Zellen der Keimwülste des Ovarialsacks. Von diesen Zellendepots schieben sich nun die Zellen nach links zwischen die Schichten der Theca hinein, bilden sich dort zu langen Zellen um und ersetzen so den Verlust an der inneren Peripherie. Wenn man die Theca eines grösseren Eies betrachtet, dann sieht man überall kleinere Zellenhaufen in den Schichten liegen (Fig. 50), wenn das Ei aber seine volle Grösse erreicht hat, was man nach dem Kern bestimmt, dann findet man die Zellendepots nicht mehr. Aber nicht alle sind verbraucht, viele wurden zur Bildung von Blutgefässen (bl) und Blutkörperchen benutzt. Dann wird das Ei durch diese ernährt, die das Ei mit dem Körper der Mutter verbinden.

Auch in obengenannten Depots habe ich leider vergebens nach Zelltheilungen gesucht. Auf die Entstehung der vielen Zellen müssen also spätere Untersuchungen eine Antwort geben, welche besonders die Entwicklung und den Bau des Ovarialsacks im Embryo und bei noch nicht erwachsenen Thieren werden beachten müssen, an dem nöthigen Material fehlt es mir nicht, vielleicht einstweilen „als Mediciner" wohl an Arbeitszeit.

Kehren wir nochmals zur Dotterbildung zurück. Eimer sprach zuerst von grossen Dotterschollen, Leydig beschrieb bei Haien eine Eiweisssubstanz an der Peripherie der Dotterplättchen, von welchen Rückert [1]) viele abbildet. Wie entstehen diese?

Während man im Dotter einerseits die Microsomen sich vergrössern, schwellen und freie Dotterscheiben bilden sieht, bemerkt man andererseits grössere homogene Eiweissschollen, welche sich erst später in Dotterscheiben auflösen.

Es wurde oben öfters hervorgehoben, dass die Nucleolen eiweisslösende Enzyme bilden, da jede Nucleole oder kleine Dotterscheibe einen freien Hof an der Peripherie zeigt. Dieser Lösung des Plasma's durch Enzyme der Nucleolen schrieb ich auch die homogene Flüssigkeitsschicht zu, welche sich oft um den Kern und auch im Kern zeigt. Und wenn man ein ganz ausgewachsenes Ei betrachtet, dann sieht man immer (Fig. 58) unter dem Kern (K) eine sehr grosse Dotterscholle im Deutoplasma, welche sich langsam auch in bleiche Kugeln auflöst (sch). Wenn man solch' eine Scholle genau mit Oelimmersion in dünnen Schnitten betrachtet, dann bemerkt man, dass diese durchaus nicht homogen ist, sondern dass in der Eiweissschicht noch das Reticulum und die Karyosomen verborgen liegen, welch' letztere sich nun zu Dotterscheiben entwickeln können und dann von den Schollen loslösen. Fig. 58 zeigt viele solcher sich lösender Kugeln (Dotterscheiben), es ist begreiflich, dass eine Dotterscheibe sich ebenso gut in der Mitte der Scholle als wie am Rande derselben ausbilden kann.

Aehnliche, aber kleinere Schollen (als die grosse unterhalb des Eikerns) liegen nun auch in dem Cytoplasma der Eizelle, wo sie (Fig. 40 s) concentrisch mit der Eiperipherie liegen. Da nun die Lösung der inneren Theca- oder Follikelzellen schichtenweise geschieht, so halte ich diese Schollen für Zeugen der schichtenweisen Lösung, da ja auch bei der Lösung der Thecazellen die

[1]) l. c. Taf. LII. Fig. 21–22.

Nucleolen auftreten, welche Plasma lösen, öfter sieht man denn auch grade an der Stelle, wo solche Zellen sich lösen, Stücke homogenen Plasmas. Auch diese Schollen sind nur scheinbar homogen, auch hier werden Reticulum und Microsomen durch die Eiweissschicht verdeckt. Es zeigt die Fig. 57, wie in den Schollen dieselben Vacuolen entstehen wie in den Dotterscheiben, und die Lagerung der Vacuolen in concentrischen Kreisen und die Einschnitte in den Schollen zeigen deutlich, dass sie im Begriff sind, sich in Dotterscheiben aufzulösen (Fig. 57 a). Dass dabei den Dotterscheiben oft noch Theile der Eiweissschicht ankleben (b), ist verständlich[1]). Dass den Schollen wirklich ein Reticulum zu Grunde liegt, sieht man nicht nur daran, dass die Balken des allgemeinen Reticulums auch zu den Schollen ziehen, sondern noch besser an den Stellen, wo eine Dotterscheibe aus der Mitte einer Scholle frei wurde (Fig. 57 c), wo dann sofort das Reticulum in dem Hohlraum mit Microsomen zu Tage tritt. Es zeigt die Figur weiter, dass das Reticulum im Dotter niemals verschwindet und immer noch Microsomen vorhanden sind, welche sich zu Dotterscheiben umbilden können. Bei *d* liegt ein Schwarm solcher zu Dotterscheiben heranwachsenden Microsomen.

Die Figur 58 zeigt nochmals, dass die Scheiben des Deutoplasmas (aus dem Kern hervorgegangen) sich hell färben, die des Cytoplasmas (rechts) dunkel[2]). Ausserdem liegen im Deutoplasma viel mehr Schollen, welche in dem das Deutoplasma direct umschliessenden Cytoplasma immer fehlen, hätte ich übrigens die Figur bis zur Mitte der Eizelle ausgedehnt, dann würde sie zeigen, dass die Theile des Deutoplasmas welche am weitesten vom Kern entfernt sind, keine Schollen sondern nur noch freie Scheiben zeigen. Die Scheiben des Cytoplasmas zeigen desto mehr und grössere Vacuolen je grösser sie sind, während die Scheiben des Deutoplasmas, welche noch im Schollenbezirk liegen, fast nie Vacuolen zeigen. Die weiter vom Kern entfernten Scheiben zeigen aber schon fast alle Vacuolen.

Es sind die Scheiben des Cytoplasma, wenn sie ganz ausgebildet sind, immer weit grösser als die des Deutoplasmas.

---

[1]) „Hüllen der Dotterplättchen" darf man sie darum noch nicht nennen.

[2]) Durch Eosin färben die Dotterscheiben des Cytoplasmas sich dunkelroth, die Dotterscheiben des Deutoplasmas gelb oder ganz hellroth, hingegen sind die Schollen des Deutoplasmas roth gefärbt, und zeigen die gelben Kugeln meist einen rothen Rand, oder Anhänge rother Theile der Schollen.

Vielfach wurde von einer Rindenzone des Dotters gesprochen. Diese wird dadurch hervorgerufen, dass die grossen Dotterkugeln nicht direct der Theca anliegen, sondern das sie umspinnende Reticulum zieht zu den Thecazellen und zeigt dabei noch feine Microsomen. Man vergleiche Fig. 49 rz, mit der rechten Seite der Figur 54 rz, auch mit Fig. 44 rz; es sind diese Theile des Netzwerks, welche zwischen den Dotterscheiben und der Theca liegen, wohl die letzten Reste der letzt aufgelösten inneren Schicht der Thecazellen. Bei den ältesten Eiern liegen aber die Dotterelemente öfter direct der Theca an.

Von vielen Autoren wurden sogenannte Dotterkerne erwähnt. Ich will auf die überaus verwirrten und undeutlichen Angaben über Dotterkerne nicht eingehen und nur bemerken, dass mir scheint, dass manche Autoren die Kerne der im Ei aufgelösten Follikelzellen (Fig. 15, 10, 12, 24 Kf) als Dotterkerne beschrieben haben, andere sahen wohl die Nucleolen des Eikerns und der Follikelzellen (Fig. 15, 22 u. 25 Kg), wenn sie im Eiplasma liegen, als solche an. Wieder andere behaupten der Dotterkern liege dem Eikern an und dann scheinen mir Bilder wie die Ausstossung der Nucleolen aus dem Eikern (Fig. 42 u. 43 Ke), oder die sich lösende Dotterscholle unter dem Eikern (Fig. 58 sch) zu der Sage vom Dotterkern Anlass gegeben zu haben. Diese Angaben verdienen eine strenge Revision, welche Wilson (The Cell 1896) nicht gelungen ist.

Vielleicht ist auch noch bemerkenswerth, dass wenn man mit Eosine und Methylenblau färbt, die Dotterscheiben des Cytoplasmas roth werden, die des Deutoplasmas meist blau, daneben sieht man aber manche blaue mit rothem Rande (vergl. Eosinfärbung oben). Färbt man mit Hämatoxylin und Eosin, dann zeigen die Thecazellen und ihre Kerne und das Reticulum im Dotter die Farbe des Hämatoxylins während alle grösseren Microsomen und Dotterscheiben roth gefärbt sind. Hierdurch wird die Verwandtschaft der Dotterscheiben zu den Microsomen bewiesen, aus denen sie meiner Meinung nach ja hervorgehen. Schöne differentielle Färbungen erhält man auch mit Carm. alaun und Lichtgrün S. T.; dann sind alle Fäden des Reticulum grün gefärbt und die Dotterscheiben und kleinen Microsomen roth, man sieht dann, dass die Dotterkugeln durchaus nicht frei in den Maschen des Netzwerks liegen, sondern immer an der Peripherie mit einem oder mehreren Fäden verbunden sind oder einen ganz schmalen grünen Rand an der Peripherie zeigen, von dem grüne Reticulum-Fäden ausgehen, sodass sie also von dem Reticulum umgürtet werden. In solchen Präparaten sind alle Zellgrenzen grün, auch die Membran des Eikerns und seine Pseudopodien; auch die Membranen der Thecazellen, deren Kerne hingegen wie die Microsomen und Dotterscheiben roth sich hervorheben. In solchen Präparaten sieht man auch recht deutlich, dass die Kerne der Theca desto grösser, bläschenartiger sind, je dichter sie dem Ei anliegen, andere Stellen zeigen wie sich die grössten Zellen lösen und jedes rothe Granulum des Kerns zur Dotterkugel wird. Auch treten in den homogenen Schollen des Dotters (grün) die vom Eiweiss verhüllten rothen Microsomen oder Karyosomen besser hervor.

Einige Autoren haben die Dotterscheiben des Deutoplasmas als weniger entwickelte Scheiben des Cytoplasmas aufgefasst, das ist nicht berechtigt, denn wenn sich die Dotterkugeln aus der innern Thecaschicht bilden, zeigen sie gleich die dunkelrothe Farbe (Eosin) während die Kugeln des Deutoplasmas bleich sind. Ich glaube diesen Unterschied in der Weise erklären zu müssen, dass die Karysomen des Eikerns sich bis ins Unendliche theilen müssen, um die Kugeln des Deutoplasmas zu bilden, dadurch wird es verständlich dass diese Karyosomen nicht mehr die Menge Chromatin an jede Scheibe abgeben können, welche die Dotterkugeln des Cytoplasmas erhalten, die sich direct aus je einem Karyosom der Thecazellenkerne bilden[1]). Dieser Verarmung des Eikerns an Chromatinsubstanz ist es auch wohl zuzuschreiben, dass er ohne Befruchtung sich nicht weiter entwickeln kann. Bekanntlich hat man bei Reptilien bisher keine Richtungskörper gefunden (Oppell. Arch. f. mikr. Anat. 1892. Bd. 39 S. 252) und vielleicht dürfte man dem Gedanken Raum geben, dass die Ausstossung der Karyosomen oder Nucleolen aus dem Eikern einer Ausstossung von Richtungskörpern bei anderen Eiern entspräche oder doch hierdurch eine ähnliche Verarmung des Kerns herbeigeführt würde, wodurch der Zutritt der Befruchtung ein Erfordernis zur weiteren Erhaltung und Entwicklung wird. Wenn

[1]) Ob die Microsomen des Eiplasmas, welche sich zu Dotterscheiben umbilden, nur aus den Karyosomen der Follikelzellen und Thecazellen stammen oder auch aus den Mirosomen dieser Zellen, wird sich wohl schwierig feststellen lassen.

aber nachgewiesen wird, dass auch die Keimbläschen der anderen Thiere ebenso viele Nucleolen ausstossen wie das der Mabuia, dann würde dieser Gedanke zurückzuweisen sein.

III. Der Kern des reifen Eies.

Fig. 54, 55, 56, 59, 60.

Wenn der Eikern die Peripherie des Eies erreicht hat und dort der Theca anliegt, dann zeigt er kein Ausstossen der Nucleolen mehr, auch bilden sich die dunklen Nucleolen nicht mehr im Ei. Man bemerkt in dem Ei (Fig. 58) nur noch helle glänzende kleine Kugeln, welche unregelmässig durch den ganzen Kern vertheilt sind, und zwischen denen wie immer dunkle Karyosomen liegen. Von diesen sind die verschiedensten Grössen vorhanden. Wenn man aber die hellen Kugeln genauer betrachtet (Fig. 56), dann sieht man, dass sie doch noch eine Structur besitzen, und zwar eine Vacuolenbildung mit ganz blassen Zwischenwänden. Es entsprechen die hellen Kugeln also wohl den Nucleolen, aber sie sind viel kleiner und ganz blass (glänzend bei durchfallendem Licht). Wenn ich die bleiche Farbe der Deutoplasmakugeln durch eine zu weit gehende Theilung der Karyosomen und so Mangel an chromatischer Substanz zu erklären suchte, dann möchte ich auch für die hellen Kugeln des ausgebildeten Kerns an solch eine Erklärung denken. Wenn nun auch die glänzenden Körner nicht mehr stossweise den Kern verlassen, wozu sich früher die Kernmembran öffnete, so darf man daraus doch nicht schliessen, dass sie immer im Kern liegen bleiben. Auch diese treten mit den dunklen Körnern aus dem Kern aus, dessen Membran (m), wie Fig. 56 zeigt, ja keine geschlossene Hülle ist, sondern nur eine überall unterbrochene, oft kaum merkbare Verdichtung des Reticulums. Durch die Ritzen treten die Vacuolen nun mehr vereinzelt aus, nicht in ganzen Ansammlungen wie früher. Am leichtesten lassen sich die glänzenden Kugeln beobachten, wenn man sie mit Eosine färbt, sie unterscheiden sich dann besser von den dunklen Körnern (durch Hämatoxilin) in und um den Kern. Diese Granula des Eikerns sind in eine homogene Eiweisschicht eingebettet (Kernsaft), welche aber doch das Reticulum nicht ganz verdeckt (Fig. 56). Der Kern ist (Fig. 58) vollständig eingebettet in eine Eiweisschicht, welche ausserordentlich reich ist an feinen Körnern, die in jeder Beziehung (Fig. 56) mit den dunklen Granula übereinstimmen, welche innerhalb der Kernmembran liegen. Früher wurde schon bemerkt, dass die Karyosomen wohl gleichzeitig mit den Nucleolen aus dem Ei austreten können (Fig. 42) und diese Körnerschicht um den Eikern darf man auch wohl als ein Product des Kerns auffassen. Die Körnerschicht (Keimscheibe oder Bildungsdotter Fig. 56, 58 Ks) lagert auf der grossen bereits erwähnten Scholle des Deutoplasmas (Fig. 58 sch). Wenn man die Eier härtet und schneidet, dann reisst fasst immer die Körnerschicht ein, rings um den Kern (Fig. 58 links). Dann verliert der Kern bei etwas unvorsichtiger Behandlung den Contact mit der Theca, der, rechts und links von der freien Stelle, wo der Eikern anlag, noch Theile der Körnerschicht anhaften.

Es bleibt der Kern auch bei den ausgewachsenen Eiern, die Pseudopodien zeigen, besonders zu beiden Seiten (Fig. 55). Es ist der Kern oval, oft an der Theca abgeplattet; die Schnitte zeigen, dass die der Theca zugewendete Fläche meist in der Mitte eine Delle zeigt (Fig. 59). Nur an einem Ei bemerkte ich, dass der Eikern sich längs der Theca sehr in die Länge gedehnt hatte, während sonst ein Eikern etwa 300 mikron lang ist, zeigte dieser über 500 mikron. Vielleicht ist dies die Einleitung zur Lösung des Eikerns, welche nach Sarasin l. c. bei Eidechsen und beim Wellensittich der Befruchtung vorhergehen soll.

Wie Fig. 56 zeigt, wird der Eikern durch ein Reticulum mit grösseren und kleineren Karyosomen (wohl einer Auflösung der Kernmembran) mit der Theca verbunden. Man bemerkt, dass die Thecazellen dort weniger lang gestreckt sind, mit deutlichen bläschenförmigen Kernen (c), welche Kerne aber nach links verschwinden, wo sie einem körnigen Fadennetz bei fast verschwindenden Zellrändern Platz machen (c'). Es sind dies keine Kernbestandtheile, kein Deutoplasma, sondern noch eine dünne Schicht Cytoplasma, welche den sonst ganz von Deutoplasma umgebenen Kern von der Theca trennen. Ich vermuthe, dass es diese streifige Schicht Cytoplasma war, welche bei Rückert den Gedanken erregte, es sei dies der letzte Rest der Zona radiata. Allerdings ist es eine der Zona radiata ähnliche Bildung, aber kein Rest, sondern ein sich immer neu bildender Rand. Ich vermuthe, dass die Lösung der Theca hier, oberhalb des Kerns (mit Hülfe der Karyosomenkugeln) weiter fortschreitet, wodurch die Theca immer dünner wird und so die Spermatozoiden eindringen können. Fig. 54 zeigt, wie Deutoplasma und Cytoplasma sich von einander abgrenzen oder vielmehr in einander übergehen. Gleich unter der Theca zieht wieder die soeben genannte Schicht Cytoplasma (c) hin, welche sich mit Hämatoxylin grauer färbt, während das Deutoplasma blauer ist. Durch diese Randschicht Cytoplasma wird es begreiflich, warum an der Theca grössere Dotterkugeln liegen können (c'), während in der Körnerschicht des Deutoplasmas (Ks) die Bildung der Dotterkugeln nur an der von der Theca abgewendeten Seite stattfindet (Fig. 56 dk). Die Körner der Körnerschicht (Fig. 58 ks.), welche die Dotterscheibe oder die Dotterscholle (Fig. 58 sch.) berühren, werden nämlich selbst an den Rändern zu Dotterscheiben.

An der Fig. 54 sieht man weiter, dass die Cytoplasma-Schicht c-c' sich in die grossen Dotterkugeln des Cytoplasmas (Cy) fortsetzt, und dass weiter auch die Körnerschicht des Deutoplasmas, soweit sie an diese Dotterkugeln stösst, sich zu Dotterscheiben umbildet; eine Grenze zwischen beiden Dotterarten (Cyto- und Deutoplasma) lässt sich dort auch mit differentiellen Färbungen nicht scharf feststellen. Die Körnerlage um den Eikern haben viele Autoren bei den verschiedensten Thieren beobachtet, nur Leydig vermuthete, dass auch aus diesen Körnern sich Dotterkugeln bilden könnten.

IV. Blutgefässe in der Theca.

(Fig. 51—53.)

Oben wurde bereits mit einigen Worten erwähnt, dass die Zellnester in der Theca, welche mit indifferenten Ovarialzellen gefüllt sind, sich in Blutkörperchen umbilden können. Fig. 51 zeigt bei *a* solch ein Zellennest, die Zellenmembranen färben sich wie die Kerne deutlich mit Hämatoxylin, in den Kernen liegen Kernkörperchen. Diese Zellen ändern nun ihr Verhalten zu Hämatoxylin, die Zellgrenzen färben sich nicht mehr und lösen sich auf, das Zellplasma retrahiert sich von der Zellmembran. Es liegen nun alle Kerne mit Plasmahüllen in einem Raum, der von platten Thecazellen umkleidet wird (Fig. 51 bl). Die Kerne verlieren nun die Körner (Karyosomen), sie färben sich wenigstens nicht mehr mit Hämatoxylin und es liegen also runde Kerne im hellen hüllenlosen Plasma. Sie sind hellroth, wenn man mit Eosin und Hämatoxylin gefärbt hat; oder bei Färbung mit Carmalaun und Licht-Grün sind die Kerne der Blutscheiben gelb, während sie sonst in den Thecazellen roth sind. Deutlich tritt der Kern nie in den Blutzellen zu Tage, wenn man ihn vom Protoplasma trennen will, dann muss man nach Romanowsky färben und erhält dann blaue Kerne in rothem Plasma.

Es nehmen die Blutgefässe in der Theca immer mehr zu, man sieht grosse Gefässe bedeutende Strecken der Eiperipherie umziehen, und an anderen Stellen Durchschnitte kleinerer Gefässe, sodass das ganze Ei von einem Netz von Blutgefässen umsponnen ist (Fig. 40 bl). In Fig. 52 wird das Blutgefäss nur durch eine Schicht Thecazellen (t) von dem Eidotter getrennt. Fig. 53 zeigt ein Blutgefäss (bl), welches sich zu einem andern Ei abzweigt. Die Ernährung des Eies ist also eine sehr kräftige durch das mütterliche Blut dieser viviparen Scincoiden.

Abgeschlossen am 4. Januar 1901.

Figurenbezeichnung Tafel XVI—XVIII.

Für alle Figuren deutet *e* das Ei, *f* die Follikelzellen, *t* die Theca folliculi, *k* den Eikern oder Keimbläschen, *m* die Kernmembran an.

Tafel XVI.

Fig. 1. Theil eines Keimwulstes. Oben Primordialeier, unten Segment eines Eies (*e*) mit seinen Follikelzellen (*f*).

Fig. 2. Theil eines Keimwulstes. *a* = Primordialei, dessen Chromatin an der Peripherie des Kerns aufgehäuft ist; *b* = Peripherer Schnitt durch solch einen Kern; b' und die anderen Primordialeier zeigen gleichmässige Vertheilung des Chromatins in Körnchenform im Netz des Kerns. *c* = Verdichtung des Plasmas um den Kern.

Fig. 3, 4, 5, 6. Eier mit zum Theil gelösten Follikelzellen und Nucleolen im Eikern.

Fig. 7, 8, 9. Eier mit abgeplatteten Follikelzellen und freiem Raum (*r*—*m*) um die Kernmembran (*m*), *ko* = Nucleolen im Eikern. Bei Fig. 9 wurde schräg geschnitten, sodass das Ei zum Theil von Follikelzellen bedeckt wird. Der Eikern fiel heraus.

Fig. 11. Ei mit kubischen (*f*) und platten Follikelzellen (*t*) schräg geschnitten.

Fig. 10, 12. Schnitte durch Eier, die das Keimbläschen nicht trafen. Im Ei liegen Kerne (*kf*) gelöster Follikelzellen.

Fig. 13. Ei mit freiem Raum um das Keimbläschen (*r*—*m*). *ko* = Nucleolen, *a* = Nucleole mit Vacuolen. *kg'* = Nucleole aus den Follikelzellen.

Fig. 14. Ei mit vielschichtigen Follikel- und Thecazellen. Erstere lösen sich besonders bei *g* auf.

Fig. 15. Schnitt in der Nähe eines Eipols, zeigt um das Ei die sich auflösenden Follikelzellen und deren freie Kerne. *kg'* = freie Nucleolen aus Follikelzellen.

Fig. 16. Ei zeigt durch Picrocarmin stark hervortretendes Reticulum.

Fig. 17. Theil eines Eies, zeigt das Keimbläschen (*k*) und das Reticulum wie Fig. 16. *ko* = Nucleolen des Keimbläschens.

Fig. 18 wie Fig. 13. Das Keimbläschen ist herausgefallen. *i* = Verdichtung im Plasma.

Fig. 19. Theil eines Eirandes, zeigt die mittlere Follikelschicht grosser Zellen (*mi*), Kerne aufgelöster Follikelzellen (*kf*), Nucleole in einer Follikelzelle (*kg*). freie Nucleole im Eiplasma (*kg'*).

Fig. 20—29. Sind Theile von Eirändern. Bezeichnungen wie oben. *ea* = äussere, *mi* = mittlere Schicht der Follikelzellen, *kf* = freie Kerne aus Follikelzellen, *g* = gelöste Follikelzellen, *z* = die zona, *zp* = zona pellucida, *zr* = zona radiata, *kg'* = freie Nucleolen aus Follikelzellen, *kg* = Nucleolen in Follikelzellen, *i* = Verdichtung im Eiplasma.

Fig. 30. Zona mit den sich anschliessenden Follikelzellen.

Tafel XVII.

Fig. 31 u. 32. Wie Fig. 20—29. Zeigen die sich auflösende Zona radiata.

Fig. 33 u. 34. Sectoren von Eieren, Bezeichnungen wie oben.

Fig. 35 u. 36. Nucleolenkreise aus dem Keimbläschen.

Fig. 37. Kernfigur einer Follikelzelle.

Fig. 38 u. 39. Eier mit Dotterkugelbildung (*Km*) im Zentrum, *mr* sind die grossen Microsomen an der Eiperipherie. Von der Eiumhüllung wurde nur die Zona (*z*) angedeutet. Vergrösserung 1 : 90.

Fig. 40. Reifes (aber nicht befruchtetes) Ei in schwacher Vergrösserung (1 : 4). *De* = Deutoplasma, *Cy* = Cytoplasma, *sch* = Scholle unter dem Kern, *s* = Schollen im Deutoplasma, *bl* = Blutgefässe in der Theca (*t*).

Fig. 41. Ei mit sich auflösenden Follikelzellen (besonders bei *g*), das Keimbläschen stösst Nucleolen aus.

Fig. 42 u. 43. Sectoren aus Eieren, deren Keimbläschen Nucleolen ausstossen. Bezeichnungen wie oben. *Ds* = Dotterscheiben des Deutoplasmas, *Ke* = ausgestossene Nucleolen des Keimbläschens, *Km* = Microsomen, Nucleolen und Dotterscheiben des Cytoplasmas. *mr* = Fig. 39.

Tafel XVIII.

Fig. 44, 45, 46, 47. Periphere Theile von Eieren, welche die sich lösenden Thecazellen und Dotterscheibenbildung zeigen, *ae* = periphere Dotterbildung im Cytoplasma, *in* = innere Dotterbildung im Cytoplasma, *rs* = Randschicht des Eies, *bl* = Blutgefäss.

48. Thecazellen sich zur Dotterscheibenbildung auflösend.
49. Stück aus einem Eirand zeigt einen Wulst (*ZW*) indifferenter Keimzellen. Bezeichnungen wie Fig. 44.
50. Theca mit Zellenhaufen.
51, 52, 53. Theile aus der Theca mit Blutgefässen (*bl*) und sich anschliessender Dotterschicht des Eies (*e*).
54. Stück der Eiperipherie neben dem Keimbläschen, *c* = Zellschicht des Cytoplasmas unter den Thecazellen, c^1 = Nucleolen aus diesen Zellen, *Cy* = Dotterscheiben des Cytoplasma, *rs* = Randschicht des Eies (*e*), *Ks* = Keimscheibe des Deutoplasmas.
55. Keimbläschen mit Pseudopodien. Vergrösserung 1 : 400.
56. Keimbläschen mit anlagerenden Theilen. c—c^1 = Randschicht unter der Theca am Keimpool, andere Bezeichnungen wie oben. *dk* = kleine Dotterscheiben.
57. Dotterscheibenbildung im Cytoplasma, *a* = Dotterscheiben in einer Scholle, *b* = Dotterscheiben mit Theilen der Eiweissschicht. *c* = offene Stellen in den Schollen, aus denen die Dotterscheiben herausgefallen sind, *d* = Schwarm kleinster Dotterscheiben.
58. (1 : 400) Zeigt einen Sector aus einem Ei mit Keimscheibe oder Körnerschicht *ks*, Dotterscholle *sch*, dem sich anschliessenden Deutoplasma *De* und Cytoplasma *Cy*, *e* = Randschicht wie in Figur 54 und 56.
59. Schnitte durch das Keimbläschen bei schwacher Vergrösserung (1 : 56).
60. In die Länge ausgedehntes Keimbläschen eines ausgewachsenen Eies. Vergrösserung 1 : 400.

Berichtigung.

S. 257, Zeile 10 von oben statt „90“ lies „99 b“;
S. 285, „ 19 „ „ „ „vermittelt,“ lies „vermittelte“;
S. 293, letzte Zeile statt „Endarterie“ lies „arteriellen Capillare“;
S. 299, Zeile 22 von oben statt „zeigen“ lies „zeichnen“;
S. 314, „ 4 „ unten „ „Endarterie“ lies „Capillare“;
S. 351, „ 14 „ „ „ „ihm“ „ „ihnen“;
S. 352, „ 17 „ „ „ „also“ „ „als“;
S. 353, „ 3 „ „ „ „Blutparenchym“ lies „Parenchym“;
S. 366, „ 4 „ „ ist das Semikolon zu streichen;
S. 367, „ 5 „ oben statt „ein“ lies „in“;
S. 376, „ 13 „ „ „ „Endarterie“ lies „Arterielle Capillare“.

Aug. Weisbrod, Frankfurt a. M.

Aus der entwicklungsgeschichtlichen Abtheilung des anatomischen Instituts zu Breslau.

Die Entwicklung der Nasenhöhle bei Amphibien.

Theil I und II: Anuren und Urodelen.

Von

Dr. **V. Hinsberg,**

Assistent an der Universitäts-Poliklinik für Ohren-, Nasen- und Kehlkopfkrankheiten zu Breslau.

Hierzu Tafel XIX—XXII und 1 Figur im Text.

Unsere Kenntnisse über die Entwicklungsgeschichte des Geruchsorganes der Amphibien sind noch nicht als abgeschlossene zu betrachten.

Wir wissen zwar durch die Untersuchungen Goettes über die Entwickelung der Unke, dass bei diesen Anuren wenigstens die erste Anlage der Nase in einigen sehr wesentlichen Punkten von der Entstehungsweise, wie wir sie bei Reptilien, Vögeln und Säugethieren kennen, abweicht, trotzdem das fertige Geruchorgan im allgemeinen Bau manche Uebereinstimmungen zeigt.

Goettes Untersuchungen gelten, wie gesagt, nur für die Anuren, Angaben über die erste Anlage der Riechplatte bei Urodelen fehlen vollkommen. Ueber die Entstehung der Nasenhöhle der Gymnophionen sind wir bezüglich der Entwicklung der äusseren Formen bei Hypogeophis durch Brauer unterrichtet; ältere Larven von Ichthyophis sind von P. u. F. Sarasin auch mikroskopisch untersucht worden, der mikroskopische Befund bei jungen Larven fehlt noch.

Alle späteren Angaben über die erste Entwicklung der Amphibiennase basiren offenbar auf Goettes Untersuchungen, wenigstens habe ich in der Literatur ausser einigen Notizen Corning's keine Nachprüfungen derselben gefunden.

Diese Umstände lassen eine erneute Bearbeitung der ersten Entwicklung des Geruchsorganes bei Amphibien wohl dringend wünschenswerth erscheinen.

Eine Untersuchung der späteren Entwicklungsstadien erscheint von einem anderen Gesichtspunkte aus geboten. Bekanntlich ist die Frage, ob gewisse Blindsackbildungen in der Nase der erwachsenen Amphibien mit dem Jacobson'schen Organ der Amnioten zu homologisiren seien, zur Zeit noch nicht sicher entschieden. Bisher ging man bei der Beurtheilung dieser Frage in erster Linie von vergleichend anatomischen Gesichtspunkten aus, und wenn auch Born, Burckhardt, Seydel, Bawden und Bancroft eine Reihe von interessanten entwicklungsgeschichtlichen Thatsachen festgestellt haben, so fehlt doch noch eine einheitliche Zusammenstellung der Entwicklung der betreffenden Gebilde.

Diese beiden Lücken auszufüllen, ist der Zweck nachfolgender Zeilen.

Ich habe in dieser Absicht zunächst die erste Anlage der Geruchsplatte und die Entstehung des Nasenlumens, sowie dessen Durchbruch in die Mundhöhle bei den mir zur Verfügung stehenden Amphibiengattungen an verschiedenen Stadien untersucht, in zweiter Linie die Angaben über die Entwicklung der Blindsäcke, soweit solche schon vorhanden waren, ergänzt.

Als Untersuchungsmaterial benutzte ich von Urodelen Amblystoma und Triton taeniatus, Rana fusca als Anur und Hypogeophis rostratus als Repräsentanten der Gymnophionen. Das letztgenannte kostbare Material verdanke ich der Güte des Herrn Dr. Brauer, der mir in liebenswürdigster Weise die mich interessirenden Stadien zur Verfügung stellte. Das von mir untersuchte Material von Amblystoma entstammt der Sammlung des Herrn Professor Schaper. Auch stellte mir Herr Professor Schaper einige Serien von ganz jungen Larven von Rana virescens zur Verfügung, die mir als Vergleichsobjecte sehr willkommen waren. Es sei mir gestattet, auch an dieser Stelle beiden Herren meinen Dank auszusprechen.

Die jüngeren Larven von Triton und Rana wurden von mir im Aquarium gezüchtet, die älteren sind in Freiheit aufgewachsen. Als Conservirungsmittel benutzte ich Tellyesniczky'sche

Flüssigkeit mit nachfolgender Härtung in Alkohol von steigender Concentration, die Gymnophionen sind, wie ich aus Brauer's Arbeit entnehme, in 0,5 % Chromsäure conservirt, die Amblystomen in Zenker'scher Flüssigkeit.

Die Hauptentwicklungsstadien habe ich mit Hilfe der Born'schen Plattenmodelliermethode plastisch dargestellt. Es ist wohl kaum mehr nöthig, hervorzuheben, wie durch diese Methode die Vergleichung verschiedener Stadien und die Beurtheilung complizirter Formverhältnisse nicht nur ungemein erleichtert, sondern zum Theil erst ermöglicht wird.

Herr Privatdocent Dr. Peter war so liebenswürdig, mich in der Technik des Modellierens zu unterrichten. Für das grosse Interesse, mit dem er meine Untersuchungen von Anfang bis zu Ende verfolgte, sowie für seine vielfache Beihilfe mit Rath und That schulde ich ihm meinen besten Dank, es ist mir ein Bedürfniss, denselben auch an dieser Stelle auszusprechen.

Leider war es mir nicht mehr vergönnt, Herrn Professor Born die Resultate meiner Arbeit, die ich unter seiner Leitung begonnen, vorzulegen, doch möchte ich meiner Dankbarkeit für die mannigfachen Anregungen, die ich ihm verdanke, Ausdruck verleihen, indem ich die folgenden Blätter Borns Andenken widme.

Was die Anordnung des Stoffes betrifft, so werde ich die verschiedenen Familien gesondert besprechen, indem ich jedesmal der objectiven Beschreibung des von mir untersuchten Materials eine zusammenfassende Darstellung der Resultate und Besprechung der Literatur folgen lasse.

Zum Schluss möge dann eine Besprechung der Homologie-Frage folgen.

Da, wo meine Untersuchungen bereits hinreichend beschriebene Thatsachen bestätigen, werde ich mich darauf beschränken, diese Uebereinstimmung zu constatiren, und auf die ausführliche Wiedergabe der eigenen Beobachtungen verzichten. Ganz liessen sich freilich Wiederholungen von Bekanntem nicht vermeiden, wenn nicht der Zusammenhang der Darstellung gestört werden sollte.

Die Entwicklung des knorpeligen Nasenskelettes konnte ich ganz unberücksichtigt lassen, da dieselbe ja durch die Arbeiten von Born, Gaupp und Seydel hinreichend klargestellt ist.

A. Rana fusca.

I. Stadienbeschreibung.

Stadium 1.

Larve von 2,8 mm Länge.

Linsenanlage noch nicht wahrnehmbar, primäre Augenblase vorhanden.

Das Ektoderm des Kopfes lässt in der ventralen Hälfte deutlich Sinnesschicht und Deckschicht (Goette, Corning) unterscheiden. Durch die zahlreichen Dotterkörnchen sind die Zellcontouren vielfach verwischt. Die Deckschicht trägt an der Oberfläche einen zarten Saum von Pigment.

An der Kopfspitze bildet sie eine verdickte Platte, von der aus sich beiderseits ein scharf gegen die Umgebung abgesetzter Streifen caudalwärts erstreckt, ungefähr an der Grenze zwischen Rücken- und Bauchseite verlaufend. Dieser Wulst, den ich im folgenden als „Stirnstreifen" bezeichnen möchte, reicht caudalwärts etwa bis in die Höhe der Augenblase und besteht aus einer Lage hoher, regelmässig angeordneter, pigmentirter Zellen.

Die Sinnesplatte bildet in der ventralen Kopfhälfte eine überall ziemlich gleichmässige Schicht, deren Dicke die der äusseren Zelllage übertrifft; in der dorsalen Hälfte ist sie bedeutend dünner, stellenweise nicht genau zu erkennen. Eine circumscripte Verdickung der Sinnesschicht, die man als Anlage der Geruchsplatte deuten könnte, fehlt noch, ebenso zeigt die Deckschicht an der entsprechenden Stelle keinerlei Veränderung.

Stadium 2.

(Hierzu Fig. 1, Taf. XIX).

a) Larve von Rana fusca.

Oberflächenbild bei ca. 25facher Vergrösserung in Fig. 1 wiedergegeben. Wie aus der Figur ersichtlich, gewann man bei Lupenbetrachtung den Eindruck, als sei beiderseits in der Gegend der Geruchsplatte eine grübchenförmige Vertiefung vorhanden (Fig. 1 a). Die Mundbucht erscheint als seichte Einsenkung. Eine Rinne, die von der Mundbucht zum Geruchsgrübchen zöge, ist nicht wahrzunehmen.

Mikroskopischer Befund (Horizontalschnittserie à 8 μ).

Im allgemeinen sind die Verhältnisse die gleichen, wie beim Stadium 1. Nur zeigt die Sinnesschicht etwas spitzenwärts und ventral vom Augenbläschen eine kleine, ziemlich scharf begrenzte Verdickung, über die die äussere Zelllage unverändert hinwegzieht. Wir haben hier die erste Anlage der Geruchsplatte vor uns. Ein Grübchen über der Geruchsplatte ist jedoch, wie die Durchsicht der Schnittserie ergiebt, nicht vorhanden.

Zur Ergänzung benutzt:

b) **Rana esculenta.**

Larve von etwas über 2 mm Länge. Sagittalschnittserie.

Im allgemeinen ähnlich dem Stadium 1. Die Sinnesschicht bildet beiderseits spitzenwärts von der Augenblase eine plattenförmige Verdickung: die Geruchsplatte. Dieselbe ist etwas grösser als die der unter a beschriebenen Larve von Rana fusca. Ueber dieselbe zieht die Deckschicht unverändert hinweg. Der Stirnstreifen ist wegen des mangelnden Pigmentes nicht so scharf ausgeprägt, wie bei Rana fusca, er ist jedoch deutlich wahrnehmbar.

Stadium 3.

(Hierzu Fig. 2, Taf. XIX).

Rana fusca.

Larve von 3 mm Länge.

Sagittalschnittserie.

Zellen noch stark dotterhaltig.

Die Geruchsplatte ist dicker als beim Stadium 2, über ihre Ränder zieht die äussere Zelllage unverändert weg (Fig. 2 d). Ueber ihrem Centrum sind die Zellen der Deckschicht nicht scharf gegen einander abgrenzbar, sehr stark pigmentirt, anscheinend niedriger, als in der Umgebung. Ein Grübchen über der Geruchsplatte ist noch nicht vorhanden. Der Stirnstreifen (Fig. 2 d) ist deutlich ausgeprägt.

Stadium 4.

(Hierzu Fig. 3 Taf. XIX).

Larve von 5 mm Länge.

Aeussere Beschreibung: Schmaler Schwanzsaum. 2 Kiemenwülste. Seichte Mundbucht. Nasengrübchen als flache Vertiefung wahrnehmbar. Von einer Rinne, die vom Nasengrübchen zur Mundbucht zöge, ist keine Spur vorhanden.

Mikroskopische Untersuchung (Horizontalschnittserie à 8 μ).

Die Linse ist als solide, halbkugelige Verdickung der Sinnesplatte angelegt. Das Gehörbläschen ist bereits vollkommen abgeschnürt. Die Dotterkörnchen sind ganz geschwunden, in Folge dessen sind feinere Details im Bau der Zellen viel deutlicher zu erkennen, wie in den bisher beschriebenen Stadien.

Sinnes- und Deckschicht sind in der ganzen Circumferenz des Kopfes deutlich von einander zu unterscheiden.

Das Geruchsorgan bildet eine solide, plattenförmige Verdickung der Sinnesschicht, über dem Centrum ihrer Aussenfläche ist eine ganz seichte Vertiefung wahrnehmbar.

Die beiden Lagen des Ektoderms betheiligen sich beim Aufbau der Geruchsplatte folgendermassen:

Die Sinnesschicht geht in die Geruchsplatte unmittelbar über, indem sie sich plötzlich mächtig verdickt. Die Zellen der ventralen Hälfte der inneren Zelllage und der Geruchsplatte sind ganz gleichartig, in beiden sehen wir grosskernige, polymorphe Zellen mit Einstreuung feinster Pigmentkörnchen. Während die Elemente des ventral von der Geruchsplatte gelegenen Theils der Sinnesschicht annähernd cubisch sind, sind die der dorsalen Hälfte platt.

Die äussere Zelllage besteht in der dorsalen Kopfhälfte aus einer einfachen Schicht von grossen, blasigen Zellen mit schwach gefärbtem Kern, die an der Oberfläche einen dicken continuirlichen Saum von Pigment tragen. Die Zellen der ventralen Hälfte der Deckschicht sind etwas niedriger.

Betrachtet man einen Horizontalschnitt etwa durch die Mitte der Geruchsplatte (Fig. 3), so sieht man an der ventralen Seite die äussere Zellplatte über den Rand der Geruchsplatte hinwegziehen (a), dabei ist die Grenze zwischen beiden absolut scharf. Nach einer minimalen Verdickung, die nur durch eine Vergrösserung, nicht Vermehrung der Zellen bedingt ist, wird dann die Deckschicht allmählich dünner, und da, wo die Einsenkung der Geruchsplatte beginnt, hört sie ganz auf.

Dorsal von der Geruchsplatte sehen wir den „Stirnstreifen" als starke Verdickung der äusseren Zelllage, und zwar liegt der ventrale Theil des Stirnstreifens unmittelbar dem dorsalen Pol der Nasenanlage an (Fig. 3 st). Ventralwärts vom Stirnstreifen setzt sich die Deckschicht noch ein kurzes Stückchen über das dorsale Ende der Geruchsplatte fort, um dann ebenso zu verschwinden, wie ich das eben für die ventrale Seite beschrieben habe. Aus der Durchsicht der Schnittserie ergibt sich, dass dieses Verhalten auch am hinteren und vorderen Rande des Geruchgrübchens das gleiche ist, die Deckschicht bildet demnach um das Grübchen allseitig einen immer dünner werdenden Saum, an der Stelle des Grübchens fehlt sie. Soweit sie jedoch vorhanden ist, ist sie gegen die Geruchsplatte scharf abgrenzbar, eine Verschmelzung beider ist nicht vorhanden.

Die Geruchsplatte ist da, wo die Deckplatte fehlt, stark pigmentirt, sie zeigt zunächst an der Oberfläche einen Pigmentsaum, der dem der umgebenden Deckschicht sehr ähnlich ist, und von diesem aus ziehen strahlige Pigmentzüge zwischen die unpigmentirten Zellen der Nasenanlage. Diese Pigmentstreifen scheinen von den zu Grunde gegangenen Zellen der äusseren Zellanlage zu stammen.

Die Geruchsplatte ist noch vollkommen solid, ohne Spur eines Lumens; ihr ventrales Ende bildet eine kleine, medial gerichtete, zapfenförmige Verlängerung (Fig. 3 z).

Das Fehlen der Dotterkörnchen erlaubt an dem vorliegenden Präparate ein genaueres Studium der Zellverhältnisse am „Stirnstreifen". Die durch ihn repräsentirte Verdickung der Deckschicht entsteht nicht etwa durch eine Vermehrung der Zellen der Deckschicht, sondern nur durch ein ausserordentlich starkes Höhenwachsthum derselben, der ganze Wulst besteht aus einer Reihe cylindrischer, sehr stark pigmentirter und sehr regelmässig angeordneter Zellen (Fig 3 st).

Auch an dem vorliegenden Präparate lässt sich deutlich die Verbindung der beiderseitigen Streifen an der Kopfspitze erkennen. Caudalwärts reichen die Streifen etwa bis zur Höhe der Linse, um dann, allmählig dünner werdend, zu verschwinden.

Stadium 5.

(Hierzu Fig. 4 u. 5 Taf. XIX).

Larve von nicht ganz 6 mm Länge.

24 Stunden älter als Stadium 4.

Lupenbetrachtung:

Das Geruchsgrübchen ist etwas tiefer geworden, von einer

von ihm zur Mundbucht ziehenden Rinne ist nichts zu sehen. Das Oberflächenbild des Kopfes der Larve ist in Fig. 4 wiedergegeben.

Mikroskopische Untersuchung. (Querschnittserie à 8 μ.) Linse von der Sinnesschicht ganz abgeschnürt.

Das Verhältniss zwischen den beiden Epithelschichten ist im Allgemeinen unverändert. Man sieht deutlich die Deckschicht noch über den Rand der Geruchsplatte hinwegziehen und dann aufhören. Dort, wo sie spitz ausläuft, beginnt das Geruchsgrübchen. Auch die Pigmentirung der Geruchsplatte im Bereich der Vertiefung ist unverändert.

Ungefähr an der Grenze zwischen mittlerem und hinterem Drittel zeigt die Geruchsplatte am dorsalen Ende ein ganz feines Lumen (Fig. 5 dl), das sich durch zwei Schnitte verfolgen lässt. Die das Lumen umgrenzenden Zellen sind sehr stark pigmentirt und zwar handelt es sich um Elemente der Geruchsplatte selbst. Das Pigment scheint ebenfalls von den zu Grunde gegangenen Zellen der Deckschicht zu stammen. Im übrigen ist die Configuration des oberen Endes der Geruchsplatte unverändert geblieben, eine Faltenbildung hat nicht stattgefunden. Man gewinnt vielmehr den Eindruck, als sei das Lumen durch Auseinanderweichen der Zellen der Geruchsplatte entstanden.

Die Mundbucht stellt noch eine einfache Vertiefung dar, die Rachenmembran ist noch nicht durchgebrochen. Das ventrale, zapfenförmige Ende der Geruchsplatte (Fig. 5 z) hat sich nach der Mundbucht zu wesentlich verlängert und reicht dicht bis an das Epithel derselben heran, ohne sie jedoch zu berühren. Der „Stirnstreifen“ verhält sich wie im vorigen Stadium.

Stadium 6.

Larve von 6,5 mm Länge.

Die Geruchsplatte hat sich allseitig ausgedehnt, und zwar die inneren Parthien stärker als die äusseren, mit dem Ektoderm zusammenhängenden. Dadurch ist aus der Platte, die ursprünglich ganz dem Ektoderm anlag, ein mehr pilzförmiges, gleichsam gestieltes Gebilde geworden, dessen Basis am Geruchsgrübchen liegt.

Hauptsächlich ist der caudale und ventrale Theil der Platte gewachsen, so dass der im Stadium 4 erwähnte ventrale Zapfen nun dicht ans Mundbuchtepithel heranreicht. Die noch blinde Mundbucht hat sich wesentlich vertieft.

Stadium 7.

(Hierzu Fig. 6—8, Taf. XIX).

Larve von 7 mm Länge.

Der Kopf der Larve wurde bei 150facher Vergrösserung modellirt, Fig. 6 gibt die äussere Ansicht des Modells wieder. Aeussere Mundbucht und innere Mundhöhle sind noch durch die quere Scheidewand getrennt, Hornkiefer fehlen noch. Aus der Figur 6 ist ersichtlich, dass die Nasengrübchen einen ziemlich erheblichen Umfang gewonnen haben, ihr vorderer, oberer und unterer Rand fallen ziemlich sanft ab, während der caudale etwas steiler erscheint. Von der Tiefe des Grübchens aus geht ein feiner Canal in die hinteren oberen Theile der Geruchsplatte: das schon im Stadium 6 beschriebene Lumen. Ich werde dasselbe im Folgenden als „dorsales Lumen“ bezeichnen.

Die Innenansicht des Modells (Fig. 7) zeigt besser als eine weitläufige Beschreibung die jetzige Gestalt der Geruchsplatte, vor allem die Lage des unteren Zapfens (z) zum Epithel der Mundbucht. Beide berühren sich fast, doch ist noch ein ganz schmaler Spalt zwischen ihnen vorhanden.

Ebenfalls recht deutlich lässt die Abbildung die topographischen Beziehungen der Geruchsplatte zu Gehirn (G) und Auge (Au) erkennen. Der dorsale Theil der Geruchsplatte liegt dem Gehirn unmittelbar benachbart, und zwar besteht diese Lagebeziehung, wie ich hier nachtragen möchte, in ähnlicher Weise in den früher beschriebenen Stadien. Caudalwärts vom oberen Theil der Geruchsplatte liegt das Auge (Au), und zwar ebenfalls in unmittelbarer Nachbarschaft derselben.

Die Durchsicht der Schnittserien ergiebt eine interessante Veränderung an den Zellen des ventralen Geruchsplattenzapfens, die schon im vorigen Stadium angedeutet war, jetzt aber viel deutlicher geworden ist. — Von der Hauptmasse des Zapfens hebt sich nämlich an der lateralen Seite eine dünnere Platte ab, stellenweise durch einen schmalen Spalt (Fig. 8 ol) von der Hauptzellenmasse geschieden. Die Grenze zwischen beiden Platten ist durch einen feinen Pigmentstreifen markirt. Die Dicke der beiden Schichten und ihre Lagebeziehungen gehen aus Fig. 8 hervor, die die gleichen Verhältnisse in einem etwas vorgerückteren Stadium zeigt.

Der „Stirnstreifen“ ist unverändert.

Stadium 8.

Hiervon Fig. 8—11 Taf. XIX u. XX).

Larve von nicht ganz 8 mm Länge.

Der Kopf der Larve ist bei gleicher Vergrösserung, wie der des vorigen Stadiums, modelliert, (Fig. 9 u. 10) beide Modelle erlauben also einen unmittelbaren Vergleich. Derselbe ergiebt verschiedene eingreifende Veränderungen. Zunächst ist der Durchbruch zwischen innerer Mundhöhle und äusserer Mundbucht erfolgt, von der Rachenmembran (quere Scheidenwand Goettes), steht nur noch ein kleiner Rest (Fig. 10, ra).

Die Hornkiefer (Fig. 9 H) sind in Entstehung begriffen.

Das einfache Nasengrübchen ist zu einem Blindsack geworden. An dessen Zustandekommen sind offenbar verschiedene Faktoren betheiligt. Zunächst hat der Umfang des Kopfes ziemlich beträchtlich zugenommen. Diese verstärkte Ausdehnung hat, wie Durchsicht der Schnittserie sowohl wie Vergleich der Modelle ergiebt, in erster Linie die äussere Haut betroffen, Gehirn und Geruchsplatte sind im Verhältniss weit weniger gewachsen. Die Geruchsplatte hat ihre topographischen Beziehungen zum Gehirn behalten, sie liegt dem Gehirn noch ebenso dicht an, wie im vorigen Stadium (Fig. 10). Die verschiedenen Elemente des Kopfes haben sich also verschieden stark peripherwärts ausgedehnt: Gehirn und Geruchsplatte wenig, die äussere Haut stark. Die Folge dieser Wachsthumsdifferenz ist zunächst eine Vertiefung der Geruchsgrube (Fig. 11 gr). Gleichzeitig ist anscheinend der caudale Rand der Geruchsgrube nach vorn gewachsen, dadurch einen Theil derselben überbrückend, sodass aus der Grube ein Blindsack entsteht (Fig. 11 ml). Die mediale Wand desselben wird demnach durch die Geruchsplatte gebildet, während die übrigen Wände in die Tiefe verlagerten Oberhauttheilen entsprechen. Ob neben diesen beiden Vorgängen, die wohl sicher stattfinden, noch andere Wachsthumverschiebungen an der Bildung des Blindsackes betheiligt sind, lässt sich nicht bestimmt sagen, es handelt sich dabei offenbar um recht complicirte Vorgänge.

Ich werde den diesem Blindsack entsprechenden Theil des Lumens in Folgendem „mittleres Lumen“ nennen.

Der so entstandene Canal ist im Verhältniss zum zuerst entstandenen dorsalen Lumen weit, er verläuft von vorne aussen nach hinten und innen. In sein blindes Ende mündet das eben erwähnte, dorsale Lumen.

Während diese Veränderungen vorwiegend die Oberfläche betrafen, lehrt die Betrachtung der Innenseite des Modells, dass auch hier Wachsthumsverschiebungen stattgefunden haben. Der untere Zapfen der Geruchsplatte (Fig. 10 vpl) ist offenbar weiter caudalwärts gerückt, gleichzeitig hat eine Verschmelzung zwischen Geruchsplatte und Mundhöhlenepithel stattgefunden, und zwar caudalwärts von der Rachenmembran.

Die feineren Verhältnisse bei diesem Vorgang ergibt die Durchsicht der Schnittserien. Die Differenzirung des unteren Zapfens in eine dicke mediale und eine dünne laterale Platte hat Fortschritte gemacht, an einzelnen Stellen ist zwischen beiden ein feiner Spalt (Fig. 8 vl) sichtbar. Ein zusammenhängendes Lumen ist jedoch anscheinend noch nicht vorhanden. Die Grenze zwischen Mundbuchtepithel und Geruchsplatte ist auch mikroscopisch nicht mehr festzustellen. Eine Communication zwischen Mundhöhle und dem in Bildung begriffenen Nasenlumen besteht noch nicht.

Um das dorsale Lumen haben sich die Zellen concentrisch angeordnet, so dass an der Geruchsplatte ein dorsaler, das erwähnte Lumen enthaltender Abschnitt von rundem Querschnitt (Fig. 8 d pl) zu unterscheiden ist von dem ventralen, länglichen Teil (Fig. 8 o pl). Das Modell (Fig. 10 dpl) zeigt, dass die obere Parthie etwas weiter caudalwärts reicht, als die untere.

Stadium 9.

(Hierzu Fig. 12, Taf. XX).

Larve von 9 mm Länge.

Hornkiefer etwas weiter entwickelt, als im vorigen Stadium. Das durch die beim Stadium 8 beschriebenen Vorgänge entstandene mittlere Lumen hat an Umfang etwas zugenommen.

Die verschiedenen, den ventralen Theil der Geruchsplatte durchsetzenden, kleineren Spalten sind jetzt zu einem continuirlichen Lumen zusammengeflossen (Fig. 12 vl). Dieser neu hinzugekommene Theil des Nasenlumens möge als „ventrales Lumen“ bezeichnet werden. Letzteres communicirt mit dem blinden Ende des mittleren Lumens, und zwar mit dem ventralen Theil desselben, während in den dorsalen, wie im vorigen Stadium, das runde, zuerst entstandene, dorsale Lumen (Fig. 12 dl) einmündet.

Das ventrale Lumen hängt durch einen ganz feinen Spalt mit der Mundhöhle zusammen (Fig. 12 sp).

Die Abschnürung des dorsalen Theils der Geruchsplatte vom ventralen ist noch deutlicher geworden, das stärkere Wachsthum des ersteren in caudaler Richtung ist noch ausgeprägter.

Stadium 10.

Larve von 9,4 mm Länge.

Die Veränderungen des vorliegenden Stadiums gegenüber dem zuletzt beschriebenen sind nicht sehr eingreifend. Die Communication des Nasenlumens mit der Mundhöhle ist wesentlich breiter geworden, alle 3 Teile des Nasenlumens haben an Ausdehnung gewonnen.

Stadium 11.

(Hierzu Fig. 12—14 Taf. XX).

Larve von 9,6 mm Länge.

Das ventrale Lumen ist weiter geworden, und bildet jetzt die unmittelbare Fortsetzung des unter Betheiligung der Oberhaut entstandenen mittleren Lumens caudal und ventralwärts.

Die Grenze zwischen beiden ist jedoch markirt durch eine spornartige Prominenz an der lateralen Wand (Fig. 13 u. 14 sp).

Während diese beiden Lumina also zu einem confluiren, behält das zuerst entstandene dorsale seine Sonderstellung, wie aus Fig. 12 ersichtlich.

Die Betrachtung der Fig. 12—14 zeigt sehr gut, in welcher Weise in diesem Stadium die verschiedenen Epithelarten sich an dem Aufbau der Nasenhöhle, — denn von einer solchen kann man jetzt wohl reden, — betheiligen. Die ganze mediale Wand besteht aus einer dicken Platte grosskerniger, polymorpher Zellen, die als Abkömmling der ursprünglichen Geruchsplatte das eigentliche Geruchsepithel repräsentirt. Der dorsale, abgeschnürte Theil besteht ebenfalls ganz aus Sinnesepithel. Die laterale Wand dagegen wird von einer ein- bis zweifachen Schicht platter Zellen gebildet.

Wie aus dem oben gesagten hervorgeht, ist der oberhalb des spornartigen Vorsprunges gelegene Theil der lateralen Wand dem unterhalb gelegenen nicht ganz gleichwerthig: die Epithelien des ersteren entsprechen in die Tiefe verlagerten Oberhautparthien, während die letzteren von der Geruchsplatte selbst abstammen.

Die Communication des Nasenlumens mit der Mundhöhle, also die primitive Choane, ist breiter geworden. In der Umgebung der äusseren Nasenöffnung sind keine Aenderungen eingetreten.

Stadium 12.

(Hierzu Fig. 15—17, Taf. XX u. XXI).

Larve von 11 mm Länge.

Ein Modell des Kopfes, bei gleicher Vergrösserung wie die beiden vorherbeschriebenen (Stadium 7 und 8) hergestellt, zeigt gegenüber denselben tiefgreifende Veränderungen (Fig. 15).

Der ganze Kopf hat bedeutend mehr in seinen Breitendimensionen, als an Höhe zugenommen. Gegenüber der früheren spitzen Configuration des vorderen Endes erscheint er jetzt stumpf. Die Hornkiefer (Fig. 15 H), die beim letzten Modell eben erst angelegt waren, sind fertig entwickelt und geben dem ganzen Kopfe ein eigenthümliches, drohendes Aussehen.

Gehirn (Fig. 15 G) und Geruchsäcke (Fig. 15 gs) sind lange nicht so stark gewachsen, wie die äusseren Theile. Sie sind gegen einander recht beträchtlich verschoben: Während früher, wie oben beschrieben, die Geruchsplatte dem Gehirn unmittelbar anlag, liegt jetzt der grösste Theil des Geruchssackes spitzenwärts vom Gehirn.

Die Gestalt der Trabekel ist aus der Abbildung ersichtlich (Fig. 15 Tr).

Ferner ergiebt die Betrachtung des Modelles, dass die starke periphere Ausdehnung der Oberhaut die Entstehung eines relativ langen Canals zur Folge gehabt hat, der von der äusseren Nasenöffnung ins eigentliche Nasenlumen führt (Fig. 15 e und 16). Derselbe ist ganz von indifferentem Epithel, offenbar in die Tiefe verlagerter Oberhaut, umgrenzt. Ich möchte ihn im Folgenden mit Born als „Einführungsgang“ bezeichnen.

Am hinteren oberen Theil der Geruchsplatte finden sich eigenthümliche Wachsthumsverschiebungen, die bereits in einem etwas früheren, hier nicht weiter beschriebenen Stadium (Larve von 9 mm Länge) angedeutet waren. Der Vorgang ist dabei folgender:

Der untere Theil der Geruchsplatte beginnt allmählich stärker zu wachsen als der abgeschnürte obere Theil, und zwar nach dorsal zu und medialwärts. Fig. 12 lässt die ersten Anfänge dieses Vorganges erkennen. Dieses stärkere Wachsthum der ventralen Parthieen hat eine Verschiebung der oberen nach aussen und unten zur Folge, die dorsale Parthie bleibt allmählich im Wachsthum zurück und schnürt sich vollkommen ab (Fig. 17 l. a.).

In unserem Stadium bildet sie einen kugeligen Anhang am oberen hinteren Theil der lateralen Nasenwand, den ich als „lateralen Appendix“ bezeichnen möchte. Derselbe enthält noch ein ziemlich weites Lumen, das also eine spätere Entwicklungsstufe des zuerst am oberen Pol der Geruchsplatte entstandenen dorsalen Lumens darstellt.

Die Choanen bilden in diesem Stadium einen schmalen, dreieckigen Spalt (Fig. 17 ch). Derselbe ist an der vorderen, medialen und hinteren Umrandung von einem Wulst umgeben.

Das Nasenlumen gleicht jetzt einem vertical stehenden Schlauch, der überall von annähernd gleicher Weite ist. Am vorderen oberen Ende mündet von der lateralen Seite her der „Einführungsgang“ in dasselbe.

Der vorderen Wand des Geruchssackes sitzt ein zapfenartiges Gebilde auf, von dem in den früheren Stadien noch jede Spur fehlte. Die Lage desselben ist aus Fig. 15 (ubl) ersichtlich. Wie die Durchsicht der Schnittserien lehrt, besteht dieser Zapfen aus Sinnesepithel, er ist von elliptischem Querschnitt und einstweilen noch ganz solid. Wir haben in ihm offenbar die erste Anlage des „unteren Blindsackes“ (Born) bezw. des „Jacobson'schen Organs“ anderer Autoren zu sehen. Ich werde ihn im Folgenden nach Born mit dem indifferenten Namen „unterer Blindsack“ bezeichnen.

Was nun die Betheiligung von indifferentem und Sinnesepithel an der Begrenzung des Nasenlumens betrifft, so besteht die obere und die mediale Wand des Geruchssackes ganz aus Sinnesepithel, die vordere Wand etwa zur Hälfte. Die laterale Wand und der Rest der Vorderwand werden von einer meist einfachen Schicht platter Epithelien gebildet. Die Grenze zwischen beiden Epithelarten ist im Modell durch die Linie . . . angedeutet. An der lateralen Wand ist der bei Beschreibung des Stadiums 11 erwähnte spornartige Vorsprung deutlich ausgeprägt. Das hintere untere Ende der Sinnesepithelplatte ist etwas nach der medialen Seite zu abgeknickt.

Der „Stirnstreifen“ ist noch deutlich wahrnehmbar, hat aber an Höhe relativ abgenommen.

Stadium 13.

Larve von 15 mm Länge

Als Hauptveränderung ist ein weiteres Wachsthum des „unteren Blindsackes“ zu verzeichnen. Derselbe hat ein Lumen erhalten, das eine Ausstülpung des Hauptlumens darstellt.

Es ist im Verhältniss zur Dicke der aus Sinnesepithel bestehenden Wandung recht eng und bildet einen elliptischen Spalt. An der medialen Seite des Zapfens liegt eine nur aus wenig Läppchen bestehende Drüse, deren Lumen in das des „unteren Blindsackes“ mündet, kurz vor der Stelle, an der Blindsack und apicale Geruchssackwand zusammenhängen. Sie entspricht Born's „unterer Nasendrüse“.

Der Einführungsgang hat etwas an Ausdehnung zugenommen. Um die äussere Nasenöffnung hat sich ein ringförmiger Wulst gebildet.

Die oben erwähnte Abknickung der hinteren Parthieen der Geruchsplatte ist noch stärker geworden, so stark, dass ihr hinteres Ende fast parallel dem Gaumen liegt, während die vorderen Parthieen annähernd senkrechtauf der Gaumenebene stehen.

Von den „Stirnstreifen“ ist keine Spur mehr vorhanden.

Im Uebrigen sind keine wesentlichen Veränderungen eingetreten.

Stadium 14.

Larve von 16 mm Länge

verhält sich ganz analog der zuletzt beschriebenen.

Nur die Veränderungen am oberen Ende nehmen im oben beschriebenen Sinne immer mehr zu. Während jedoch vorher nur ein Stillstand im Wachsthum des „lateralen Appendix“ vorzuliegen schien, treten jetzt offenbar auch noch Rückbildungserscheinungen hinzu. Während das Lumen desselben im Stadium 11 noch in 6 Schnitten à 10 μ vorhanden war, ist es jetzt nur noch in etwa 3 Schnitten wahrnehmbar.

Die untere Nasendrüse ist immer noch recht klein.

Stadium 15.

Hierzu Fig. 18—20, Taf. XX u. XXI).

Larve von 31 mm Länge.

Von diesem Stadium habe ich zwei Modelle angefertigt, von denen das eine den ganzen Kopf bei 50facher Vergrösseruug darstellt, das andere den rechten Geruchssack mit Umgebung bei 150facher.

Das erstere, in Fig. 18 abgebildete Modell zeigt sehr schön, welche Veränderungen im allgemeinen Aufbau des Kopfes gegenüber dem zuletzt modellirten Stadium 12 eingetreten sind. Das vorliegende Modell bei 50facher Vergrösserung ist noch etwas grösser als das frühere, 150fach vergrösserte. Die Dimensionen des Kopfes sind demnach um mehr als das 3fache gewachsen. Dabei sind die Formen des Kopfes im Allgemeinen unverändert. Die Geruchsorgane liegen jetzt ganz spitzenwärts vom Gehirn und sind von demselben durch eine Knorpelplatte getrennt (Fig. 18 kn). Der Zusammenhang dieser Platte mit dem Trabecular-Skelett, sowie die Gestaltung des letzteren sind aus der Abbildung ersichtlich. Das Gehirn selbst ist in der Abbildung des Modells nicht sichtbar.

Die das Geruchsorgan betreffenden Einzelheiten sind besser aus dem stärker vergrösserten Modell zu ersehen, das in Fig. 19 und 20 dargestellt ist.

Die Nase bildet, ähnlich wie in den letzten Stadien, einen ungefähr senkrecht zur Gaumenebene stehenden, cylindrischen Sack, mit einer ziemlich beträchtlichen Ausladung der oberen Hälfte nach medialwärts und einer weniger stark ausgeprägten der unteren Hälfte nach hinten und der Mittelinie zu.

Die mediale Hälfte der Vorderwand, die ganze mediale Wand und die ganze hintere Wand des Sackes werden von Sinnesepithel gebildet, die laterale Wand, sowie der gleich näher zu beschreibende Einführungsgang von gewöhnlichem, 1—2-schichtigem Epithel.

Die Hauptveränderungen, die das vorliegende von dem zuletzt beschriebenen Entwicklungsstadium unterscheiden, sind folgende: Der „untere Blindsack“ (Fig. 19 und 20 ubl) hat an Grösse beträchtlich zugenommen, vor allem ist aber die medial von ihm gelegene, untere Nasen-Drüse (Fig. 18—20 udr) mächtig gewachsen. Sie liegt fast ganz caudalwärts vom „unteren Blindsack“ und mündet in denselben im Winkel zwischen medialer Nasenwand und hinterer Blindsackwand. Das Gesammtvolumen der Drüse kommt dem des Blindsackes ungefähr gleich.

Die Lage des Blindsackes selbst ist aus Fig. 19 und 20 leicht ersichtlich: Seine Längsachse steht ungefähr senkrecht zur dorso-ventralen Achse der Nase; er hängt nur mit dem lateralsten Theil seiner Hinterfläche mit der Nasenwand zusammen, während er im Uebrigen frei nach medial zu ragt.

Der „laterale Appendix“ (Fig. 19 la) ist nunmehr zu einem, im Verhältniss zur Gesammtgrösse der Nase minimalen Gebilde geworden, er besitzt zwar noch ein Lumen, doch ist dasselbe gegenüber der Wanddicke verschwindend klein.

Sehr scharf tritt an dem Modell der spornartige Vorsprung an der lateralen Nasenwand hervor (Fig. 19 und 20 sp) (an der Aussenfläche erscheint derselbe als Rinne), er markirt, wie schon vorher beschrieben, die Grenze zwischen dem mittleren und ventralen Lumen. Er ist an den vorderen $^{2}/_{3}$ der Wand sehr scharf und verstreicht nach hinten zu allmählich.

Der Einführungsgang (Fig. 19 und 20 e) mündet am lateralen, oberen Pol der Vorderfläche, er besitzt in diesem Stadium eine recht beträchtliche Länge. Der untere Theil seiner lateralen Wand geht ohne deutliche Grenze in die seitliche Nasenwand über, während an den übrigen Stellen die Grenze zwischen beiden sehr scharf ist. Der Rand der elliptischen, äusseren Nasenöffnung ist von einem ringförmigen Wulst umsäumt (Fig. 18 und 19 rw), die Oberhaut ist nach der Nasenöffnung zu leicht trichterförmig eingezogen.

Das Lumen des Nasensackes entspricht ungefähr den beschriebenen äusseren Formen, nur ist die Ausladung der oberen Hälfte medialwärts nicht so stark ausgeprägt, wie an der Aussenfläche, sehr deutlich jedoch die Ausladung der unteren Hälfte nach hinten und medialwärts.

Die Choane stellt einen langen, schmalen, quergestellten Spalt dar (Fig 20 ch). Seine Tiefe beträgt ungefähr $^{1}/_{3}$ von der des Nasenlumens in den unteren Parthieen. Diese Einengung ist hauptsächlich bedingt durch eine Falte (Fig. 20 h f) die vom lateralen Choanenrand quer hinüber zum hinteren Ende eines Wulstes (Fig. 20 w) zieht, der durch eine Vorbuchtung der

Gaumenhaut seitens des unteren Endes der Sinnesepithelplatte bedingt ist.

Die schon in früheren Stadien beschriebene Abknickung des hinteren unteren Theiles der Geruchsplatte ist sehr deutlich.

Stadium 16.

(Hierzu Fig. 21—23 Taf. XXI).

In Metamorphose begriffene Rana fusca.

Alle 4 Extremitäten entwickelt, Schwanzrest von der Länge der Hinterextremitäten.

Der ganze Geruchssack ist von einer knorpeligen Kapsel umschlossen, die sammt dem Nasensack bei 150facher Vergrösserung modellirt wurde. Da die Knorpelkapsel ziemlich genau mit den Gaupp'schen Modellen übereinstimmt, verzichte ich auf eine nähere Beschreibung derselben.

Bei Betrachtung des Modells des Nasensackes allein (Fig 21—23) fallen eine ganze Reihe markanter Veränderungen gegenüber dem zuletzt beschriebenen Modell in's Auge. Leider ist eine directe Vergleichung der Grössenverhältnisse wohl nicht statthaft, da die zuletzt beschriebene Larve im Aquarium aufgezogen wurde, während die vorliegende in einem Tümpel in Freiheit aufgewachsen ist. Bekanntlich zeigen nun Thiere, die unter verschiedenen Entwicklungsbedingungen lebten, oft erhebliche Differenzen in Bezug auf ihre Grösse, sodass eine in der Entwicklung fortgeschrittnere Larve kleiner sein kann, als eine auf niedrigerer Entwicklungsstufe stehende, wenn erstere unter ungünstigeren Ernährungsverhältnissen zu leiden hatte. Leider stand mir gleichartiges Material z. Z. nicht zur Verfügung, sodass ich die Frage offen lassen muss, ob die gleich zu beschreibende Abnahme der Höhendimensionen des Geruchssackes eine normale Entwicklungserscheinung darstellt, oder ob sie nur der Ausdruck einer schlechteren Ernährung ist. Dies bleibt also bei der folgenden Beschreibung zu berücksichtigen.

Der ganze Geruchssack der in Metamorphose befindlichen Rana macht gegenüber der schlanken Form des vorigen Stadiums einen gedrungenen Eindruck. Der ventrale Durchmesser des ganzen Geruchsorganes ist beim vorliegenden Modell etwas geringer als die des jüngeren Stadiums, dagegen haben die sagittalen Dimensionen der oberen Nasenparthien entschieden zugenommen. Während der Geruchssack im Stadium 15 sich im Groben wenigtens mit einem geraden, stehenden Cylinder vergleichen liess, erinnert er hier eher an einen rechtwinkelig geknickten Cylinder, mit einem horizontal von vorne nach hinten verlaufenden Anfangstheil (Fig. 20—22 obl), an den sich caudal ein vertical stehender, absteigender Schenkel anschliesst (Fig. 21 u. 22 ot). Dementsprechend zeigt auch das Lumen eine rechtwinkelige Knickung. Hierdurch, sowie durch einige weiter unten zu beschreibende Veränderungen nähert sich die Form des Nasensackes sehr dem erwachsenen Typus, ich kann mich daher bei den weiteren Beschreibungen an die den letzteren betreffenden Darstellungen Born's und Seydel's anlehnen.

Der nach vorn umgebogene, parallel zur Gaumenebene verlaufende Theil des Geruchssackes entspricht dem „oberen Blindsacke" Born's. Derselbe überragt den „unteren Blindsack", (Fig. 21 u. bl) der bisher am weitesten spitzenwärts reichte, um ein Beträchtliches in dieser Richtung.

Der „untere Blindsack" hat an Grösse kaum zugenommen, seine Lage zur medialen Wand des Geruchsorganes ist ziemlich unverändert, seine Längsachse steht noch immer annähernd senkrecht zur dorso-ventralen Achse des eigentlichen Nasensackes.

Die untere Hälfte der lateralen Nasenwand hat eine mächtige Ausbuchtung erhalten, die „seitliche Nasenrinne" Seydel's (Fig. 21 u. 22 sn). Dieselbe ist niedrig und ziemlich breit, reicht jedoch nicht so weit lateralwärts, wie beim erwachsenen Thier. Spitzenwärts überragt die „seitliche Nasenrinne" die untere Hälfte der eigentlichen Nasenhöhle als Blindsack (Fig. 21). Das mediale Ende desselben stösst mit dem lateralen des „unteren Blindsackes" zusammen, und da die Längsachse beider zusammenfällt, so gehen sie ohne äussere Grenze in einander über. Da jedoch der „untere Blindsack", wie früher beschrieben, aus Sinnesepithel besteht, die aus der lateralen Nasenwand hervorgegangene „seitliche Rinne" aus einfachem, flachem Epithel, ist mikroskopisch die Grenze zwischen beiden noch sehr gut festzustellen.

Oberhalb der „seitlichen Nasenrinne" zeigt die laterale Nasenwand eine mächtige Einbuchtung nach innen zu (Fig. 22 mb), die die seitliche Nasenrinne noch breiter erscheinen lässt. In dieser Einbuchtung liegt eine zum Nasenskelett gehörige Knorpelspange.

In dem Winkel zwischen „oberem Blindsack“ und „seitlicher Nasenrinne“ liegt der neu entstandene „seitliche Blindsack“ Born’s (Fig. 22—22 sbl). Derselbe ist ungefähr hakenförmig, der eine Schenkel, ein dünnwandiges Rohr, mit ziemlich engem Lumen, entspringt dicht unterhalb des „Einführungsganges“ und verläuft schräg nach lateralwärts und unten, auf die Kante der „seitlichen Nasenrinne“ zu. Bevor er dieselbe erreicht, biegt er in einem scharfen Winkel medialwärts um und verläuft nun zwischen „oberem Blindsack“ und „seitlicher Nasenrinne“, bezw. deren Verschmelzungsstelle mit dem „unteren Blindsack“.

Am Knickungswinkel mündet von hinten her der Thränenkanal in den „seitlichen Blindsack“ ein (Fig. 22 bei thr).

Der „laterale Appendix“ ist im Verhältniss zum Gesammtvolumen der Nase verschwindend klein, anscheinend ist er auch absolut kleiner geworden. Er besitzt nur noch ein minimales Lumen.

Der „Einführungsgang“ ist mächtig geschrumpft, das vordere Ende des „oberen Blindsackes“ stösst fast unmittelbar an die Aussenhaut. Der wulstige Ring in der Umgebung der Apertura externa (Fig. 21 u. 22 a ex) ist vollkommen geschwunden.

Die Choane hat ihr Aussehen sehr geändert (Fig. 23). Die wulstige Umrandung derselben, sowie die scharfe Falte, die im vorigen Stadium die hintere Umgrenzung der Choane bildeten, sind geschwunden. Die Choane stellt jetzt eine weite, elliptische Oeffnung dar, die fast ebenso weit ist, wie das Nasenlumen selbst. Diese Oeffnung bildet nur die Mündung des Hauptnasenlumens, während die „seitliche Nasenrinne“ nach hinten zu nicht abgeschlossen ist. Dieselbe setzt sich vielmehr zunächst in ziemlich gleicher Weite an der lateralen Wand der Mundhöhle nach hinten zu fort, und zwar ist diese Rinne (Fig. 23 r) nach oben zu vom Munddach begrenzt, ventral von einer der lateralen Mundhöhlenwand aufsitzenden Leiste (Fig. 23 gf), dem „Gaumenfortsatz“ Seydel’s. Dieser verstreicht nach hinten zu allmählich und mit ihr die Rinne.

Es empfiehlt sich vielleicht, den Verlauf des Lumens noch einmal zusammenhängend zu beschreiben.

Durch die relativ enge Apertura externa gelangt man fast unmittelbar in den vordersten Theil des eigentlichen Hauptlumens der Nase, und zwar von der lateralen Seite her. Dasselbe hat hier einen ovalen Querschnitt, der grösste Durchmesser liegt annähernd parallel der Gaumenebene. Nach vorne endet es kuppelförmig, die vordere Spitze, obere, mediale und untere Wand werden ganz von Sinnesepithel gebildet, während nur die sehr schmale laterale Wand aus indifferentem Epithel besteht. Die Grenze zwischen beiden Epithelarten ist in Fig. 21 u. 22 durch eine rothe Linie markirt. In die laterale Wand mündet durch einen schmalen, dorsalwärts bis zum Einführungsgang reichenden Schlitz der „seitliche Blindsack“, der ganz aus indifferentem Epithel besteht. Nach zunächst horizontalem Verlauf biegt das Hauptlumen rechtwinkelig ab und steigt zur Choane hinab. Durch die oben beschriebene Einbuchtung der lateralen Wand wird es nun in seinem spitzenwärts gelegenen kleineren Theil in einen engen Schlitz verwandelt, während der caudalwärts gelegene Theil als weiter Canal zur Choane führt. Von diesem engen Schlitz aus gelangt man nach vorne und medial zu mit einer Sonde in das enge Lumen des „unteren Blindsackes“. Die „seitliche Rinne“ bildet eine Erweiterung des Lumens nach lateralwärts und zum Theil spitzenwärts zu, dieser letztere, vordere Theil geht unmittelbar in das Lumen des „unteren Blindsackes“ über. Ich hoffe, dass diese schwer zu beschreibenden Verhältnisse, die am Modell mit Leichtigkeit zu übersehen sind, wenigstens durch die Abbildung des Modelles einigermassen verständlich werden.

Zum Schluss habe ich noch einige Drüsen zu beschreiben. Zunächst ist die schon früher vorhandene „untere Nasendrüse“ (Fig. 21 u. 23 ndr) in die Augen fallend. Dieselbe hat jedoch ihre Lagebeziehungen zum „unteren Blindsack“ vollständig geändert, denn während sie beim vorigen Modell fast ganz caudalwärts von demselben lag, befinden sich jetzt nur noch wenige Läppchen mit dem Ausführungsgang an dieser Stelle, die Hauptmasse der Drüse umgreift den medialen und oberen Pol des Blindsackes. Die Lage des Ausführungsganges ist unverändert.

Ein zweites kleineres Conglomerat von Drüsenläppchen ist an der lateralen Wand des „oberen Blindsackes“ entstanden und mündet unmittelbar caudalwärts von der Einmündungsstelle des „seitlichen Blindsackes“. Es entspricht der „oberen Nasendrüse“ Borns (Fig. 22 odr).

Ein drittes Drüsenconglomerat endlich liegt oberhalb des hinteren Choanenrandes: die von Born u. A. näher beschriebene

„Rachendrüse" (Fig. 22 u. 23 rdr). Vermittelst mehrerer Ausführungsgänge mündet dasselbe in die Mundhöhle.

Stadium 18.

Eine am Ende der Metamorphose stehende Rana fusca, bei welcher der Schwanz bis auf einen ganz kurzen Stummel geschwunden ist, zeigt fast ganz die Verhältnisse wie sie von Born und Seydel für das ausgewachsene Thier beschrieben werden. Ich verzichte deshalb auf eine ausführliche Beschreibung, eingreifende Veränderungen im Aufbau der Nase sind gegenüber dem zuletzt beschriebenen Stadium nicht wahrzunehmen, von Wichtigkeit ist nur, dass der „laterale Appendix" vollständig geschwunden ist.

II. Zusammenfassung der Ergebnisse und Literatur.

Nachdem ich im vorhergehenden Abschnitt das meinen Untersuchungen als Grundlage dienende Material möglichst objectiv beschrieben habe, möchte ich im Folgenden versuchen, durch Zusammenfassung der einzelnen Resultate ein zusammenhängendes Bild der Entwicklung des Geruchorganes bei Rana fusca zu geben. Ungezwungen lassen sich dabei drei Hauptentwicklungsphasen unterscheiden, nämlich:

A. Die erste Anlage der Geruchsplatte;
B. die Bildung des Nasenlumens und der Choanen und
C. die Veränderungen nach dem Durchbruch der Choane: Entstehung von Blindsäcken und Drüsen, Veränderungen an der Apertuxa externa und an den Choanen.

Um meine Darstellung möglichst übersichtlich zu gestalten, werde ich diese drei Phasen gesondert besprechen und meinen Resultaten die bereits in der Litteratur vorhandenen Angaben folgen lassen.

A. Erste Anlage der Geruchsplatte.

1. Eigene Beobachtungen.

Bei einer Larve von 2.3 mm Länge ist am Ectoderm des Kopfes die Differenzirung in Sinnes- und Deckschicht sehr deutlich wahrnehmbar. Die innere Zelllage erscheint auf Horizontalschnitten ebenso dick, stellenweise sogar dicker als die äussere. Eine abgrenzbare Verdickung der Sinnesschicht an der Stelle der späteren Geruchsplatte fehlt noch. Bei einer etwas älteren Larve (Stadium 2) ist die Verdickung eben angedeutet, und bei einer Larve von 3 mm Länge finden wir eine deutlich abgegrenzte Geruchsplatte. Dieselbe entsteht nur durch Wucherung der inneren Zelllage, während die äussere Schicht unverändert darüber hinwegzieht. Jede Spur einer Vertiefung über dem Centrum der Geruchsplatte fehlt einstweilen noch, schon sehr bald jedoch tritt eine anfangs flache Einsenkung auf, die allmählich zu einem Grübchen wird. Im Bereich desselben verschwindet nun die Deckschicht als solche, so dass in seinem Centrum die Geruchsplatte frei zu Tage liegt. Offenbar gehen die Zellen der äusseren Zellenlage hier ganz zu Grunde und nur das Pigment derselben wandert in die Geruchsplatte hinein. Es handelt sich dabei um ähnliche Vorgänge, wie sie Peter für das Centralnervensystem bei Rana fusca beschrieben hat. Während anfangs, wie gesagt, Deckschicht und Sinnesplatte überall scharf gegeneinander abgrenzbar sind, und die erstere ganz unverändert erscheint, sind bei einer Larve von 3 mm Länge die Zellgrenzen in der Decklage über dem Centrum der Sinnesplatte undeutlich, die Zellen stark mit Pigment überladen. Anscheinend handelt es sich dabei um regressive Erscheinungen. Die Entstehung des Grübchens geht parallel mit dem vollständigen Schwinden der Deckschicht in seinem Bereich; wie aus Fig. 3 ersichtlich, reicht dieselbe bis unmittelbar in die Nähe des Grübchens, um dann dünner zu werden und ganz aufzuhören. Da, wo sie jedoch noch vorhanden ist, ist sie überall auf's Schärfste gegen die darunter liegende Geruchsplatte abzugrenzen. Während sich diese Vorgänge an der Oberfläche abspielen, nimmt die anfangs nur eine flache Scheibe bildende Geruchsplatte an Dicke zu, und indem ihre innere Parthien stärker wachsen, als die aussen liegende Basis, entsteht aus der Platte ein knopfartiges Gebilde.

Das anfangs nur ganz seichte Grübchen nimmt allmählich an Tiefe zu, eine Verbindung desselben mit der Mundbucht durch eine Rinne ist bei keiner der von mir untersuchten Larven vorhanden. Eine Rinne konnte ich weder bei Lupenbetrachtung der Larven, noch bei Durchsicht der Schnittserien oder an meinen Modellen nachweisen.

2. Literatur.

Goette (l. c. p. 329) beschreibt die Entstehung der Geruchsplatte bei der Unke ziemlich eingehend, und zwar stimmen die von mir erhobenen Befunde genau mit seinen Angaben überein, bis auf die über die Verschmelzung zwischen Sinnes- und Deckschicht. Nach Goette ist in einem frühen Stadium „die unveränderte Deckschicht von der verdickten aus cylindrischen Zellen zusammengesetzten Grundschicht deutlich geschieden; bald jedoch verschmelzen sie zu einer einzigen Zellenmasse, sodass also das ganze Keimblatt in die Grundlage des Geruchsorganes eingeht".

Corning nimmt ebenfalls eine derartige Verschmelzung beider Ectodermschichten an. Zunächst findet nach seiner Angabe bei Rana esculenta eine Verdickung der Sinnesschicht und der Deckschicht an der Stelle der späteren Geruchsplatte statt. Weiter nimmt Corning an, dass die beiden Ectodermschichten „sich später, nach der Bildung der Einstülpung mit einander verlöthen, sodass man später garnicht im Stande ist zu bestimmen, welche Theile der Anlage aus der Deckschicht, und welche Theile aus der inneren Ectodermschicht hervorgegangen sind. Wir haben es bei dem Geruchsorgan mit einem Gebilde zu thun, das aus beiden Schichten des Ectoderms, der inneren und der äusseren hervorgeht, und insofern eine Differerenz aufweisst gegenüber dem Gehörorgan, der Linsenanlage und dem Sinnesorgan der Seitenlinie".

Goette sowohl wie Corning nehmen demnach, wie aus dem Gesagten hervorgeht, eine Betheiligung beider Ectodermschichten an der Bildung der Geruchsplatte an, während nach meinen Beobachtungen die Zellen der Deckschicht ganz unbetheiligt an dem Aufbau der Geruchsplatte sind, und nur das Pigment im Bereich des Riechgrübchens einen Ueberrest der hier zu Grunde gegangenen Zellen darstellt.

Wodurch diese Verschiedenheit in unserm Resultate bedingt ist, lässt sich schwer bestimmt sagen, ich möchte vermuthen. dass das äusserst ungünstige Zellenmaterial der Anuren die Hauptschuld trägt. Gerade in den jungen Stadien, auf die es ankommt, sind die Zellen meist noch stark mit Dotterkörnchen beladen, so dass die Feststellung ihrer Grenzen oft unmöglich ist. Zudem treten an den Schnitten leicht Schrumpfungsprocesse auf, die die Grenzen zwischen beiden Schichten verschieben und undeutlich machen.

Diesen letzteren Vorgang konnte ich besonders deutlich an verschiedenen Serien von Rana virecens beobachten, die, was das Verhalten der Deckschicht über der Geruchsplatte betrifft, ungefähr meinem Stadium 4 entsprechen.

An einzelnen Schnitten sieht es hier genau so aus, als sei die Deckschicht über der Geruchsplatte mächtig verdickt, und nur die Betrachtung der Nachbarschnitte ermöglicht es, zu entscheiden, um was es sich handelt. Die scheinbare Grenze zwischen den beiden Schichten verläuft nämlich in direct benachbarten Schnitten vielfach an ganz verschiedenen Stellen, so dass man sicher annehmen kann, dass ein Kunstproduct vorliegt, und dass die „Grenzlinie“ durch Schrumpfungsprocesse vorgetäuscht ist, die beim Schneiden oder der Weiterbehandlung der Schnitte, an jedem Schnitt an einer anderen Stelle, aufgetreten sind. Bei genauerem Zusehen kann man aber auch an diesen Serien erkennen, wie die Deckschicht am Rande der Geruchsplatte aufhört. Verdickungen der Deckschicht können sehr leicht durch Schrägschnitte vorgetäuscht werden. Auch bei dem mir vorliegenden Material von Rana fusca ist es vielfach schwierig, den genauen Verlauf beider Schichten festzustellen, andere Präparate lassen jedoch deutlich die von mir beschriebenen Vorgänge erkennen, so dass ich an meiner eben ausgesprochenen Anschauung festhalten muss.

Etwas Anderes noch spricht mit grosser Wahrscheinlichkeit für die Richtigkeit meiner Beobachtungen. Sowohl bei Fischen, wie auch bei Urodelen und Gymnophionen geht die Deckschicht im Bereiche des Riechgrübchens zu Grunde. Für die Fische ist das durch Beobachtungen von Peter sicher gestellt, über die entsprechenden Vorgänge bei Triton und Amblystoma werde ich weiter unten selbst berichten. Bedeutend klarere Zellverhältnisse erleichtern bei diesen Amphibiengattungen die Feststellung der Thatsachen wesentlich, so dass hier ein Zweifel überhaupt nicht bestehen kann.

Es ist nun im höchsten Grade unwahrscheinlich, dass bei so nah verwandten Gattungen, die auch im Uebrigen bezüglich der ersten Anlage des Geruchsorgans genau übereinstimmen, ein so tiefgreifender Unterschied in der Betheiligung der beiden Schichten vorhanden sein sollte.

Mit kurzen Worten möchte ich noch auf eine Beobachtung Corning's eingehen, die zwar mit der Entwicklung des Geruchsorgans selbst nichts zu thun hat, wohl aber ein Gebilde betrifft, das in unmittelbarer Nachbarschaft der Geruchsplatte liegt, so dass es den Anschein gewinnen könnte, als ob zwischen beiden engere Beziehungen beständen: den „Stirnstreifen."

Es ist das eine wulstartige Verdickung der Deckschicht, die auf Querschnitten unmittelbar dorsal von der Geruchsplatte liegt. Corning berichtet über dieselbe Folgendes: (l. c. p. 192) Die Verdickung besteht „aus cylindrischen Zellen, die sich dorsal und ventral von den cubischen Zellen der Deckschicht recht deutlich absetzen und die an 2 Stellen zwischen Geruchsgrube und Linsenanlage eine so regelmässige Anordnung zeigen, dass man sie als Sinnesepithelien bezeichnen möchte. Die Zellen des inneren Ektodermblattes stehen zu dieser Verdickung in keiner Beziehung.

Corning sah diese Gebilde zuerst bei einer Rana fusca von 6 mm Länge „doch sind seine Zellen noch nicht so hoch, obgleich sie auch schon den Character von Sinneszellen besitzen. Weit deutlicher noch tritt dasselbe bei Embryonen von 7,5 mm Länge auf." Bei einer Larve von 18 mm fand Corning keine Andeutung mehr davon.

Der Wulst reicht caudalwärts bis zur Höhe der Linsenanlage und nach vorne zu über die Geruchsplatte hinaus. Nach Corning's Ansicht haben wir es hier „mit einer Entwicklung von Sinnesorganen zu thun, die ausschliesslich durch das Deckblatt geliefert werden, vielleicht auch, wie die Saugwarzen, bloss während der Larvenzeit bestehen bleiben."

Diese Angaben kann ich auf Grund meiner Beobachtungsreihe ergänzen.

Die Wülste sind bereits in dem jüngsten von mir untersuchten Stadium, bei einem Embryo von 2,3 mm Länge, vorhanden, treten also eher auf, als die Geruchsplatten. Sie sind noch deutlich zu erkennen in meinem Stadium 12, im nächsten von mir untersuchten Stadium jedoch nicht mehr (Stad. 13). Ihre Ausbildung nimmt in den ersten Entwicklungsstadien ziemlich schnell zu, um dann eine Zeit lang stationär zu bleiben, die

Rückbildung erfolgt anscheinend ebenfalls rasch. Meine Beobachtungen über Form und Anordnung der Zellen stimmen mit denen Corning's vollkommen überein. Dass die Sinnesschicht sich nicht an der Wulstbildung betheiligt, konnte ich genau verfolgen, dieselbe bildet vielmehr nur einen dünnen Belag flacher Zellen an der Innenfläche des Stirnstreifens. Auch nach meinen Beobachtungen reichen die Wülste caudalwärts etwa bis zur Mitte der Linse, jedoch reichen sie nach vorne bedeutend weiter als das Corning anzunehmen scheint. Ich konnte an meinen Horizontalschnitten die Wülste bis in unmittelbare Nähe der Kopfspitze verfolgen. Hier werden sie allmählich flacher und gehen, wie die Durchsicht einer Sagittalschnitt-Serie ergab, in eine breite, ebenfalls durch Verdickung der Deckschicht entstandene Platte über, die gegen die Umgebung weniger scharf abgesetzt ist, wie die seitlichen Theile des Stirnstreifens.

In Betreff der Deutung stimme ich mit Corning keineswegs überein. Nichts berechtigt uns, ein aus der Deckschicht hervorgegangenes Gebilde als ein Sinnesorgan zu betrachten, da wir wissen, dass alle wirklichen Sinnesorgane nur, oder, wenn man selbst Corning's Ansicht über die Entstehung des Geruchsorgans acceptiren wollte, wenigstens hauptsächlich aus der Sinnesplatte entstehen.

Nach der Art seines Aufbaues wäre das fragliche Organ wohl eher mit den Haftorganen der Anurenlarven auf eine Stufe zu stellen, doch erscheinen mir weitere Hypothesen verfrüht, da wir einstweilen noch keine Ahnung von der Function der Wülste haben.

B. Bildung des Nasenlumens und Durchbruch in die Mundhöhle.

1. Eigene Beobachtungen.

Die Geruchsplatte, die anfangs nur eine relativ kleine Verdickung des Sinnesschicht des Ektoderms bildete, vergrössert sich allmählich, und zwar vorwiegend ihr ventraler Theil. Dadurch entsteht ein kleiner Zapfen, der zunächst vollkommen solid ist. Indem derselbe ventral- und caudalwärts immer weiter wächst, gelangt sein caudales Ende in unmittelbare Nähe des Mundbuchtepithels.

Zu gleicher Zeit bildet sich am hinteren oberen Pol der Geruchsplatte ein ganz feines, rundes Lumen, das schräg nach innen und hinten verläuft und zunächst nur in 2 Schnitten à 8 μ sichtbar ist. Die Umgebung dieses Lumens ist stark pigmentirt. Ich habe es bei der Stadienbeschreibung als „dorsales Lumen“ bezeichnet.

Allem Anschein nach entsteht dasselbe dadurch, dass die Zellen der Geruchsplatte auseinander weichen, sodass zwischen ihnen ein feiner Canal sichtbar wird. Dass es nicht einer Faltenbildung seine Entstehung verdankt, etwa so, dass das obere Ende der Geruchsplatte nach aussen umgebogen wird, lässt sich aus der Betrachtung der Schnittserien mit Bestimmtheit entnehmen. Die Deckschicht ist bei der Bildung des Lumens ganz unbetheiligt, seine Wandung wird vielmehr allseitig von Sinnesepithel gebildet.

Die nachbarlichen Beziehungen zwischen dem ventralen Zapfen der Geruchsplatte und dem Mundbuchtepithel werden immer inniger durch Wachsthum dieses Zapfens im oben angedeuteten Sinne, später tritt eine vollkommene Verschmelzung zwischen Geruchsplatte und Mundbuchtepithel ein.

Schon kurze Zeit vor dem Zustandekommen dieser Verwachsung hat sich an den Zellen des unteren Zapfens der Geruchsplatte eine Umordnung vollzogen in der Weise, dass sich die Zellen in 2 Platten sondern: in eine dünne laterale und in eine dicke, mediale (Fig. 8).

Zwischen beiden treten zunächst an verschiedenen Stellen durch Dehiscenz Spalträume auf, die anscheinend anfangs nicht zusammenhängen, dann aber zu einem continuirlichen Spalt confluiren.

So entsteht das „ventrale Lumen“. Das dorsale Ende desselben liegt in der Nähe der Ausmündung des dorsalen, runden Lumens.

Um das letztere herum haben sich zu gleicher Zeit die Zellen concentrisch angeordnet, es entsteht dadurch eine deutliche Grenze zwischen diesem dorsalen, runden Abschnitt der Geruchsplatte und dem zapfenförmigen, ventralen.

Bisher fehlte jede Verbindung zwischen dem Lumen der Mundbucht und dem Nasenlumen. Eine solche entsteht erst nach dem Durchreissen der Rachenmembran dadurch, dass das ventrale, spaltförmige Lumen sich durch das Mundhöhlenepithel fortsetzt, letzteres zeigt an der entsprechenden Stelle eine seichte Vertiefung. So entsteht die primitive Choane. Dieselbe liegt hinter dem Rest der Rachenmembran, also im **entodermalen** Bereich der Mundhöhle, während sie bei den Amnioten im **ektodermalen** liegt.

Schon zu der Zeit, in der die Umordnung der Zellen des unteren Geruchsplattenabschnittes in 2 Platten erfolgte, hat die Bildung eines dritten Lumens begonnen, das, von den beiden andern ganz unabhängig, auf folgende Weise entsteht:

Die Geruchsplatte tritt schon sehr früh durch ihr Tiefwachsthum in enge nachbarliche Beziehungen zum Gehirn, ihre mediale Fläche liegt dem Gehirn stellenweise unmittelbar an. Diese Lagebeziehungen bleiben unverändert, während die Aussendimensionen des Kopfes beträchtlich zunehmen. Da die Geruchsplatte sich nicht in gleichem Maasse peripherwärts ausdehnt, wie die Oberhaut, wird das Geruchsgrübchen immer tiefer. Es entsteht dadurch zunächst eine trichterförmige Grube, deren Seitenwände von der Oberhaut, deren Grund von einem Theil der Geruchsplatte gebildet wird. Aus dieser Grube entsteht nun ein schräg von vorne aussen nach innen und hinten verlaufender, blind endender Canal dadurch, dass der hintere Rand der Grube spitzenwärts über einen Theil derselben hinweg wächst, dieselbe also theilweise überwölbend. So kommt ein schmaler Gang zu Stande, dessen mediale Wand von einem Theil der Geruchsplatte gebildet wird, während die übrigen Wände in die Tiefe verlagerten Oberhautparthien entsprechen. Beim weiteren Wachsthum erweitert sich der Blindsack beträchtlich und repräsentirt nun einen Theil des Nasenlumens, der die bei den zuerst beschriebenen an Umfang übertrifft. Ich habe diesen Theil als „mittleres Lumen" bezeichnet. Die beiden anderen Lumina münden in seine am meisten caudalwärts gelegenen Parthien. Der ventrale Spalt, der zunächst bedeutend enger ist, als das mittlere Lumen, erweitert sich schnell und erreicht bald die Weite desselben, doch ist die Grenze zwischen beiden noch lange Zeit (bis Stad. 15) durch einen scharfen, spornartigen Vorsprung markiert wie aus Fig. 13 u. 14 ersichtlich.

Es besteht demnach, um es noch einmal kurz zusammenzufassen, das Nasenlumen in diesem Stadium aus 3 genetisch ganz verschiedenen Theilen:

1. Aus dem dorsalen Lumen, einem runden Canal am oberen Pol der Geruchsplatte, allseitig von Sinnesepithel umkleidet.
2. Aus einem durch Dehiscenz entstandenen Spalt, der den ventralen Zapfen der Geruchsplatte durchsetzt und mit

der Mundbucht communicirt: dem ventralen Lumen. Seine laterale Wand sowohl wie die mediale enstehen aus dem Epithel der Geruchsplatte, jedoch bewahrt nur die mediale Wand diesen Character, während das Epithel der lateralen Wand zu einer 1—2fachen Schicht von platten Zellen wird, die von denen der lateralen Wand des 3. Lumens morphologisch nicht zu unterscheiden sind.

3. Aus dem zuletzt beschriebenen durch Wachsthumsverschiebungen zwischen Geruchsplatte und Oberhaut entstandenen, mittleren Lumen.

Zur Verdeutlichung dieser Verhältnisse möge die untenstehende, schematische Skizze dienen.

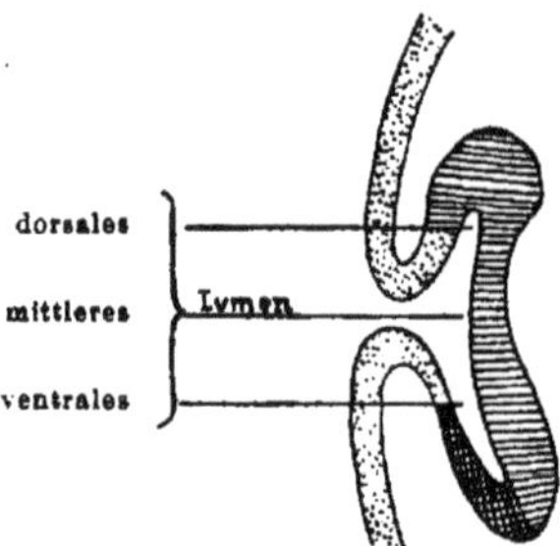

═ = Sinnesepithel.
▩ = einschichtiges Epithel, vom Sinnesepithel abstammend.
⁝⁝⁝ = Ectoderm, resp. von demselben abstammender Theil der Nasenwand.
Schematische Skizze der 3 Theile des Nasenlumens.

Während nun aus dem mittleren und ventralen Theil des Lumens späterhin die Nasenhöhle in ihrer endgültigen Gestalt hervorgeht, unterliegt das zuerst entstandene dorsale Lumen sammt seiner Umgebung eigenthümlichen Umbildungen, die ich schon jetzt zusammenfassend schildern möchte, trotzdem sie zum grossen Theil sich erst in der 3. Entwicklungsphase abspielen.

Wie oben bereits erwähnt, beginnt schon frühzeitig die Umgebung des dorsalen Lumens sich von der übrigen Geruchsplatte dadurch abzugrenzen, dass sich die Zellen concentrisch um das Lumen anordnen. Diese Abgrenzung wird ziemlich schnell stärker und führt bald zu einer förmlichen Abschnürung der caudalen, dorsalen Parthie der Geruchsplatte von der ventralen. Der abgeschnürte Theil wächst zunächst etwas stärker und ragt dann als halbkugeliger Knoten etwas weiter caudalwärts, wie der untere; besonders die Betrachtung der Fig .10 lässt das deutlich erkennen.

Während in der Folgezeit beide Theile der Geruchsplatte, der untere sowohl wie der obere, abgeschnürte, zunächst ziemlich gleichmässig wachsen, tritt bald eine Verschiebung zu Ungunsten der oberen Parthie ein. Der ventrale Theil der Platte beginnt nämlich nach der medialen und dorsalen Seite zu stärker zu wachsen, als nach den anderen Richtungen (Fig. 12 u. 17). Dadurch wird die abgeschnürte obere Parthie nach der lateralen Seite zu verdrängt, und, da sie selbst im Verhältniss weit weniger wächst, von dem stärker wuchernden Theil dorsalwärts beträchtlich überragt. Die Wachsthumsdifferenz wird im Laufe der Entwicklung immer deutlicher, so dass der abgeschnürte Theil schon bald der lateralen Wand der Nasenhöhle als kugelförmiger Anhang aufsitzt. Ich habe ihn in der Stadienbeschreibung als „lateralen Appendix" bezeichnet. Während nun in den früheren Entwicklungsstadien, wie gesagt, wohl hauptsächlich ein Zurückbleiben im Wachsthum als die Ursache dieser Veränderungen anzusehen ist, erfolgt gegen Ende der Entwicklung direct eine Rückbildung des „lateralen Appendix", beim fertig entwickelten Thier ist er ganz verschwunden. Ein Vergleich der verschiedenen Modelle lässt diese Verhältnisse ausserordentlich klar erkennen. Dass das Lumen den gleichen Wandlungen unterliegt, wie der es umgebende Theil der Geruchsplatte, brauche ich nach dem Gesagten nicht mehr hervorzuheben. Wir haben also die eigenartige Thatsache zu verzeichnen, dass der Theil des Nasenlumens, der zuerst entsteht und eine Zeit lang einen Hauptbestandtheil des Gesammtlumens ausmacht, im Laufe der weiteren Entwicklung vollkommen ausgeschaltet wird und zu Grunde geht.

2. Literatur.

Während über die späteren Entwicklungsstadien der Nasenhöhle der Anuren eine ganze Reihe von eingehenden Beobachtungen vorliegen, ist das in der Literatur niedergelegte Material bezüglich der Entstehung des Nasenlumens nur gering. Die einzigen eingehenden Angaben finden sich in der Goette'schen „Entwicklung der Unke".

Die kurzen Angaben Balfours scheinen ebenfalls auf den Goette'schen Untersuchungen zu basiren.

Ich glaube, die Goette'schen Anschauungen am besten zu präcisiren, indem ich die auf die vorliegende Frage bezüglichen Angaben, die sich an verschiedenen Stellen des umfangreichen Werkes finden, zusammenstelle.

Wie oben bereits erwähnt, beschreibt Goette zunächst die erste Anlage der Geruchsplatte durch Verdickung der Sinnesplatte; in ihrer Mitte entsteht ein schwaches Grübchen. (p. 329). „Die Vorstellung, dass jene leichte Einsenkung der Geruchsplatte sich einfach zur Nasengrube vertiefe, ist aber falsch. Es lässt sich nämlich beim Vergleiche verschiedener Entwicklungsstufen leicht erkennen, dass die sich allseitig ausdehnende Oberhaut des Kopfes am hinteren Rande der dicken Geruchsplatte von dieser aufgehalten wird und nach aussen von ihr eine nach vorn schauende Falte schlägt, welche weiter vorwachsend die Aussenwand der dadurch entstandenen Nasengrube bildet, und die Geruchsplatte nur als mediale Wand derselben zurücklässt (Taf. XV Fig. 266—268, Taf. XVII Fig. 305—314 u. 316). Der Grund der Nasengrube wird durch den Uebergang beider Wände, also der eigentlichen Geruchsplatte und der seitlichen Nasenplatte bezeichnet. Diese Faltenbildung der Oberhaut beginnt, wie gesagt, am hinteren Rande der Geruchsplatte; weil dieser aber schräg aufwärts zieht, so bildet die seitliche Nasenplatte alsbald auch das Dach der Nasengrube. Nicht ebenso schnell zieht sich deren Boden aus. Unten läuft nämlich die eben angelegte Nasengrube in eine Furche aus; da zugleich zwischen beiden Nasengruben ein Dach der Mundbucht hervorwächst, unter welchem das mediale Schlussstück der Sinnesplatte, also eine Fortsetzung beider Geruchsplatten sich trichterförmig zur Anlage des Hirnanhangs einzieht, so laufen die furchenförmigen unteren Enden beider Nasengruben unter jenem Dach zusammen (Taf. III. Fig. 45—49). Bald darauf ergänzt sich aber der Rand der seitlichen Nasenplatten auch unten und verbindet sich mit dem Dache der Mundbucht, sodass alsdann die Nasengrube von der letzteren geschieden einen vollständigen Blindsack darstellt. Ihr oberer Theil bleibt weit und enthält beständig eine offene Höhle: der abwärts gerichtete Grund verengt sich spaltförmig und stösst, indem die innere Mundhöhle sich nach vorn erweitert, dicht hinter der queren Mundscheidewand an das

Darmblatt, um mit ihm zu verschmelzen (Taf. XVIII Fig. 320—322). Darauf erst bricht an dieser Stelle eine hintere Oeffnung der Nasengrube in die Mundhöhle durch. —"

Wichtig ist in dieser Darstellung die Erwähnung einer vom primitiven Nasengrübchen zur Mundbucht ziehenden Rinne. Diese wird etwas später näher beschrieben (l. c. p. 6417). Bei einem Embryo, bei dem „das Centralnervensystem eben in Schliessung begriffen" und die Augenanlage vorhanden ist, läuft die in der Medianebene zwischen den Kieferwülsten gelegene Erweiterung der trichterförmigen Anlage des Hirnanhangs, „seitlich am unteren Rande des Hirns in je eine flache Furche, den Anfang der Nasengrube" aus, während sie nach abwärts, zwischen die Kieferwülste sich fortsetzend, die Anlage der äusseren Mundbucht darstellt. „Während der seitlichen Abplattung des Kopfes verändert sich das äussere Bild ganz auffallend. Der vorderste Abschnitt des Vorderhirns erscheint als ein schmaler Vorsprung zwischen den vertieften, aufwärts gerichteten Nasengruben, welche unter jenem Vorsprunge durch rinnenförmige Fortsetzungen mit dem obersten Ende der Mundbucht oder der Anlage des Hirnanhangs zusammenhängen." Im folgenden Stadium sind die die Nasengruben mit der Mundbucht verbindenden Furchen ausgeglichen oder nur noch schwach angedeutet, die Gruben selbst durch paarig zwischen ihnen und dem Vorderhirn hervortretende Fortsätze von einander entfernt. Durch Verschmelzung dieser Fortsätze unter sich und mit seitlichen Wülsten entsteht ein gewölbtes Dach der Mundbucht.

Endlich ist folgender Passus von Wichtigkeit (l. c. p. 646): „Nur der Boden der Nasengrube entwickelt sich später als die Seitenwand, indem die früher erwähnte rinnenförmige untere Fortsetzung der Grube in die Mundbucht die beiden Seitenwände während einiger Zeit als getrennte Vorsprünge, eben die beiderlei Stirn- oder Nasenfortsätze, erscheinen lässt (Taf. III). Diese kurz dauernde Erscheinung wird aber bei den Batrachiern nicht dadurch aufgehoben, dass die beiden Vorsprünge jene Furche wie bei den Amnioten überbrücken; dieselbe wird vielmehr von hinten her ausgeglichen, indem die beiden durch sie getrennten Theile des medialen Gesichtsfortsatzes von ihrer gemeinsamen Wurzel hinter der Nasengrube aus und unter entsprechender Vortreibung der Oberhaut successiv nach vorn zusammenwachsen. Auf diese

Weise erhält die Nasengrube einen Boden und wird in einen Blindsack verwandelt, dessen Oeffnung in dem Maasse, wie sie vorgeschoben wird, sich zugleich verengt."

„Der Grund der blind endigenden Nasengrube verlängert sich unterdessen abwärts und einwärts gegen die Mundbucht; bevor er aber mit ihrer Oberhautauskleidung verschmelzen kann, hat sich die innere Mundhöhle mit der sie quer verschliessenden Scheidewand in Folge jenes starken Vorwachsens des Gesichtsfortsatzes so weit vorgeschoben, dass jener untere, hintere Zipfel der Nasenhöhle dicht hinter der queren Scheidewand in die eigentliche Mundhöhle durchbricht."

Wenn ich Goette richtig verstehe, nimmt er also folgendes an: Bei einem ganz jungen Embryo, bei dem die Augenanlage vorhanden ist, ist schon der erste Anfang der Nasengrube sichtbar in Form einer Furche, die zur ersten Anlage der Mundbucht verläuft. Die Bildung des Nasenlumens wird durch Faltenbildung der Oberhaut eingeleitet, es entsteht so eine Seitenwand und ein Dach der Nasenhöhle, während ein Boden noch fehlt; das Lumen geht vielmehr nach unten zu in die oben erwähnte, mit der Mundbucht communicirende Rinne über. Diese Rinne wird erst durch das nach vorn wachsende Dach der Mundbucht ausgeglichen, die Rinne erhält durch dasselbe einen Boden.

Das so allseitig umgrenzte Lumen wächst weiter nach hinten zu und bricht in die Mundhöhle durch, nachdem der untere, hintere Zipfel der Nasenhöhle mit deren Epithelauskleidung verwachsen ist.

Mit diesen Resultaten Goettes stimmen die meinigen in einem ausserordentlich wichtigen Punkte überein: Die Communication des Nasenlumens mit der Mundhöhle entsteht bei den Anuren nicht dadurch, das eine von der Nasengrube zur Mundbucht verlaufende Rinne überbrückt wird, wie das bei den Anmioten der Fall ist. Es wächst vielmehr die Nasenhöhle, die zunächst einen nur nach aussen mündenden Blindsack darstellt, an das Epithel der Mundhöhle heran, und nachdem die Epithelien beider miteinander verschmolzen, erfolgt der Durchbruch des Nasenlumens in die Mundhöhle, und zwar caudalwärts von der Rachenmembran.

Während unsere Resultate in diesem principiell wichtigen Punkt vollkommen übereinstimmen, divergiren sie in den übrigen Punkten nicht unwesentlich. Der wichtigste Unterschied scheint mir darin zu liegen, dass Goette eine vom Nasengrübchen zur Mundbucht führende Rinne annimmt, deren Vorhandensein ich bei Rana fusca wenigtens nicht bestätigen kann. Wie aus der Beschreibung meines Materials hervorgeht, war bei dem zweitjüngsten von mir untersuchten Exemplar überhaupt noch keine Vertiefung über der Geruchsplatte vorhanden, ebensowenig eine zur Mundbucht führende Rinne. Bei Lupenbetrachtung erschien es aber ganz so, als ob schon eine deutliche Einsenkung vorhanden sei (Fig. 1). Auch in den nächsten Stadien konnte ich bei Durchsicht der Schnittserie keine Spur von einer zur Mundbucht ziehenden Rinne nachweisen. Falls Goettes Annahmen richtig sind, müsste dieselbe in den beiden jüngsten von mir modellirten Stadien (Stad. 7 u. 8) noch vorhanden sein, da diese gerade den Beginn der Lumenbildung, die Goette als durch Faltung entstanden auffasst, zeigen. Aber auch hier findet sich nicht einmal eine Andeutung von einer Rinne. Vielmehr ist bei dem jüngeren Exemplar ein Grübchen vorhanden, dessen vorderer, unterer und oberer Rand ziemlich gleichmässig sanft absteigen, während nur die hintere Umrandung etwas steiler ist. Bei dem älteren Exemplar ist der Grund dieses Grübchens wesentlich vertieft, und zwar erstreckt sich ein kurzer Canal nach hinten und etwas nach unten, der medial von der Geruchsplatte, lateral von einer Duplicatur der Oberhaut begrenzt ist. Dieses 2. Stadium ist nur wenig älter als das erste, ich besitze ausserdem noch ein zwischen beiden liegendes Stadium. Da dieses letztere ebensowenig eine Rinne zeigt, wie die beiden anderen, ist es wohl ausgeschlossen, dass mir gerade der Moment, in dem nach Goette dem Geruchsgrübchen noch der Boden fehlt, entgangen wäre. Meine Beobachtungen sprechen also mit aller Bestimmtheit dafür, dass der unter Betheiligung der Oberhaut entstandene Lumentheil von vorne herein als Blindsack, und nicht erst als Rinne angelegt wird.

Es fragt sich nun, wie diese Differenz zwischen den Resultaten Goettes und den meinigen zu erklären ist. Goette illustrirt seine Ausführungen bezüglich der zwischen Nasengrübchen und Mundbucht vorhandenen Rinne durch Oberflächenbilder (Taf. III., Fig. 45—49) durch Querschnitte (Taf. XV., 266, 267, 268) und Frontalschnitte (Taf. XVII, 314—316).

Was die Schnittbilder betrifft, so kann ich aus denselben nichts entnehmen, was die Goettesche Annahme irgendwie bewiese, im Gegentheil zeigen wenigstens die Querschnitte 267 u. 268 einen allseitig geschlossenen Canal, ohne Spur von Communication mit der Mundbucht. Schnitt 266 ist offenbar gerade durch die äussere Nasenöffnung gelegt, ebenso Frontalschnitt 314 u. 315, sie sprechen also nicht für die Goette'sche Annahme. Schnitt 316 zeigt wieder ein allseitig geschlossenes Nasenlumen, beweist also, dass in diesem Stadium keine Rinne mehr vorhanden ist. Die Oberflächenbilder zeigen allerdings deutlich die von Goette beschriebenen Verhältnisse, doch kann ich mich des Eindrucks nicht erwehren, dass sie ziemlich stark schematisirt gehalten seien. Ich selbst habe bei einer ganzen Reihe von Rana fusca-Larven in entsprechendem Stadium im Oberflächenbild nach dem Vorhandensein einer solchen Rinne gesucht, ohne sie zu finden. Dass mir bei meinem ziemlich alle Stadien enthaltenden Material dabei gerade das die Rinne zeigende entgangen sein sollte, halte ich für unwahrscheinlich.

Dagegen machte mich Herr Dr. Peter auf eine Erscheinung aufmerksam, die er selbst wiederholt beobachtete, und die ich ebenfalls, nachdem ich darauf achtete, verschiedentlich bestätigen konnte. Es handelt sich dabei um Folgendes:

Bei Vergleich des durch Zeichnung festgehaltenen Oberflächenbildes mit den später von demselben Object angefertigten Schnittserien konnten wir feststellen, dass in der Tiefe liegende Organe, wie z. B. die Geruchsplatte oder das Auge, Reliefunterschiede — Erhöhungen oder Vertiefungen — vortäuschen können, die thatsächlich nicht vorhanden sind. Die Täuschung wird offenbar dadurch veranlasst, dass dunkler durchscheinende Theile unserem Auge als Schatten imponiren und uns zu der Annahme verleiten, dass an ihrer Stelle eine Vertiefung vorhanden sei, während heller durchscheinende Parthieen umgekehrt als erhöht aufgefasst werden. Bei der Stadienbeschreibung (Stadium 2 a) habe ich ein derartiges Trugbild, durch Zeichnung wiedergegeben (Fig. 1). Im Lupenbild glaubten verschiedene Beobachter unabhängig von einander, ein Grübchen zu sehen, wie es in Fig. 1 dargestellt ist, die Durchsicht der Schnittserie ergab jedoch, dass an der entsprechenden Stelle eine Vertiefung thatsächlich nicht vorhanden war, wohl aber eine Verdickung der Sinnesschicht.

Letztere hat offenbar in der oben beschriebenen Weise optisch gewirkt.

Wenn ich auch nicht behaupten möchte, dass durch derartige Verhältnisse die fragliche Rinne vorgetäuscht worden sei, so möchte ich doch daran festhalten, dass die durch Untersuchung von Schnittserien oder durch Plattenmodelle gewonnenen Resultate beweiskräftiger sind, als Oberflächenbilder, wie sie die Lupenbetrachtung liefert.

Zu erwähnen wäre noch die eine Möglichkeit, dass die Verhältnisse bei Bombinator igneus, der bekanntlich von Goette als Untersuchungsobject benutzt wurde, anders liegen, als bei Rana fusca. Eine vollständige Entwicklungsserie von Bombinator stand mir nicht zur Verfügung, wohl aber einige Exemplare, die, wie ich glaube, den in Betracht kommenden Stadien entsprechen. Sie zeigten genau dieselben Verhältnisse wie Rana fusca. Zudem ist es auch mehr als unwahrscheinlich, dass zwei so nahe verwandte Arten so tiefgreifende Unterschiede in ihrer Entwicklung zeigen sollen. Thiele giebt eine Reihe von Abbildungen von Batrachierlarven der entsprechenden Stadien und Rusconi hat in klassischer Weise die Entwicklung des Frosches bildlich dargestellt. Bei beiden Autoren habe ich vergeblich nach einer Andeutung der von Goette beschriebenen Rinne gesucht.

Ich glaube demnach nicht, dass die von Goette beschriebene Rinne zwischen Nasengrübchen und Mundbucht vorhanden ist und bei der Entstehung des Nasenlumens eine Rolle spielt.

Sehen wir von diesen Differenzen einmal ab, um die weiteren Resultate zu vergleichen. Das nach Goette's Ansicht durch Faltenbildung entstandene Lumen ist offenbar identisch mit dem von mir als „mittleres Lumen“ beschriebenen. Goette nimmt an, dass die Oberhaut bei ihrem Wachsthum nach vorn von der Geruchsplatte aufgehalten und dadurch zur Faltenbildung veranlasst werde. — Dass die Oberhaut von hinten her einen Theil des Grübchens überbrückt, einen Vorgang, den man ja eventuell als Faltenbildung auffassen könnte, nehme auch ich an, meine Modelle und Schnittserien zeigen jedoch mit aller Bestimmtheit, dass dadurch nicht zuerst eine unten offene Rinne entsteht, sondern sofort eine allseitige Vertiefung des Blindsackes.

Jedenfalls hat Goette aber nur die Entstehung dieses

einen Lumens gesehen, während die beiden anderen Componenten in ihrer Eigenart seiner Aufmerksamkeit entgingen, vorausgesetzt, dass die Bildung des Lumens bei Bombinator sich nicht in einem so wesentlichen Punkte von der bei Rana fusca unterscheidet. Ich glaube jedoch nicht, dass bei den so nahe verwandten Arten so hochgradige Differenzen vorhanden sind. Goette fasst das durch Dehiscenz entstandene Lumen, das sich nach meinen Beobachtungen ganz selbständig entwickelt, als eine Fortsetzung des vorhin beschriebenen auf. Das obere, runde Lumen scheint Goette nicht gesehen zu haben, wenigstens finde ich im Texte keine Andeutung, ebensowenig ist es aus den Figuren ersichtlich.

Der „laterale Appendix“ und seine eigenthümlichen Wandlungen ist den deutschen Autoren anscheinend vollkommen entgangen. Dagegen hat ihn Bawden offenbar gesehen, wenn er ihn in seiner Eigenart auch nicht erkannt hat. Er beschreibt (l. c. p. 144) bei einer Larve von Rana virescens ein kleines lateralwärts und apical vom unteren Blindsack gelegenes Divertikel, das, wie ich aus den Schnittbildern und den (leider sehr unvollkommenen) Abbildungen der Modelle entnehme, mit meinem lateralen Appendix identisch ist. „This diverticle is evidently transitory as it does not appear in either of the older specimens.“

Weitere Notizen über die Entstehung und das Zugrundegehen des Divertikels fehlen jedoch.

C. Weitere Entwicklung des Geruchsorgans: Blindsackbildungen, Veränderungen an der äusseren Nasenöffnung und an den Choanen.

1) Eigene Beobachtungen.

Während in der bisher beschriebenen Entwicklungsphase die Nasenhöhle einen ziemlich gerade verlaufenden Canal darstellte, wird ihre Gestalt im Lauf der weiteren Entwicklung zu einer sehr complicirten. Einerseits erfahren die Theile in der Umgebung der Apertura externa und der Choane ziemlich eingreifende Veränderungen, andrerseits wird das Lumen selbst durch eine Reihe von Ausbuchtungen und Verschiebungen erheblich modificirt. Ich beginne mit der Schilderung der erstgenannten Vorgänge.

a) Veränderungen in der Umgebung der Apertura externa.

In der zuletzt beschriebenen Entwicklungsphase bildet die Apertura externa ein trichterförmiges Grübchen, in dessen Grund sich von hinten her das Nasenlumen öffnet. Der schon bei der Beschreibung der vorigen Entwicklungsphase angedeutete Vorgang — Ausdehnung der äusseren Dimensionen des Kopfes bei Zurückbleiben der Geruchsplatte in der Nähe des Gehirns — schreitet im gleichen Sinne weiter fort, dadurch wird der periphere Theil des mittleren Lumens in die Länge gezogen. Es entsteht dadurch eine Art von Nasenvorhof, der allseitig von indifferentem Epithel ausgekleidet ist (Fig. 16), Born's „Einführungsgang". Etwas später verengt sich die äussere Oeffnung des Canals, und in ihrer Umgebung bildet sich ein ringförmiger Wulst, der sie ganz umgreift (Fig. 18 u. 19). Man gewinnt den Eindruck, als ob es sich hier um einen ventilartigen Verschlussmechanismus handele, der vielleicht dazu dient, das Eindringen von Wasser in die Nasenhöhle zu verhindern, Muskeln sind jedoch in dem Wulst nicht vorhanden.

Bis zum Beginn der Metamorphose nimmt der Vorhof an Umfang immer noch zu, in dem von mir modellirten Stadium 15 (Abbildung 18 u. 19) stellt er einen schräg von aussen vorne nach innen und hinten verlaufenden Canal dar, der sich an die Vorderfläche des eigentlichen Geruchssackes anschliesst.

Mit dem Einsetzen der Metamorphose beginnt der Vorhof zu schwinden, er wird um so kleiner, je weiter dieselbe fortschreitet, und gegen Ende der Metamorphose ist er auf ein Minimum reducirt. Zugleich verkleinert sich der ringartige Wulst in der Umgebung der äusseren Nasenöffnung, um schliesslich ganz zu verschwinden. Die äussere Nasenöffnung selbst nimmt anscheinend an Umfang ab (Fig. 22).

Ich werde weiter unten Wachsthumsverhältnisse zu besprechen haben, die vielleicht als die Ursache dieser eigenthümlichen Rückbildungsvorgänge zu betrachten sind, und möchte deshalb diesbezügliche Erörterungen erst an die Beschreibung jener Verhältnisse anknüpfen.

b) Veränderungen in der Umgebung der Choanen.

Die Choanen stellen zuerst, d. h. kurz nachdem der Durchbruch des Nasenlumens in die Mundbucht erfolgte, einen schmalen, längsgestellten Spalt dar. Sehr bald erweitert sich die untere Hälfte des Nasenlumens dadurch, dass laterale und mediale Wand auseinanderweichen, parallel damit geht eine Zunahme des Querdurchmessers der Choane, der bald den Längsdurchmesser bedeutend übertrifft.

Die Geruchsplatte hatte bisher eine ziemlich ebene Fläche dargestellt. Gleichzeitig mit dem Weiterwerden und der Verbreiterung der Choane ändert sich das insofern, als der caudale, ventrale Theil der Platte eine schräge Lage einnimmt, resp. nach medialwärts abgeknickt wird. Diese Abknickung ist anfangs nur wenig auffallend, wird aber im Lauf der Entwicklung immer deutlicher, und ist an dem Modell des vor der Metamorphose stehenden Exemplares (Stad. 15) sehr scharf ausgeprägt. Hier steht der caudale Theil der Geruchsplatte mit seiner Längsachse beinahe parallel der Gaumenfläche. Während der Metamorphose werden diese Verhältnisse weniger deutlich.

An der Grenze der Choane bildet sich ein wulstiger Rand (c. f. Fig. 20), der dieselbe von allen Seiten umfasst. Der Wulst am caudalen Rand der Choane wird zu einer hohen schmalen Falte (Fig. 20 hf). Im Lauf der Metamorphose schwindet diese schnell, im Stadium 16 ist keine Spur mehr von ihr vorhanden (Fig, 23). So erhält die Choane ein vollständig verändertes Aussehen, vor allem auch dadurch, dass sich ein neu entstandener Factor nun an ihrer Umgrenzung betheiligt. Es ist das eine Leiste, die an der lateralen Wand der Mundhöhle entsteht und nach vorne zu mit ihrer oberen Kante in die vordere Umgrenzung der Choane übergeht: Die Gaumenleiste der Autoren. Caudalwärts erstreckt sich dieselbe ziemlich weit und verschwindet endlich ganz. Zwischen dieser Leiste und dem Dach der Mundhöhle entsteht eine Rinne, die nach vorne zu ohne scharfe Grenze in die gleich zu beschreibende „seitliche Nasenrinne“ übergeht, nach hinten zu allmählich verstreicht.

c) Entstehung der „Blindsäcke“ der Nase.

In einem Stadium, in dem die am Ende des Abschnittes B (p. 441) geschilderten Verschiebungen am dorsalen Ende der Geruchsplatte, die zur Entstehung des „lateralen Appendix“ führen, schon ziemlich hochgradig geworden sind, findet sich die erste Andeutung einer Ausbuchtung der apicalen Fläche der Geruchsplatte. Zunächst treibt das Sinnesepithel etwa in der Mitte derselben einen zapfenförmigen Fortsatz von elliptischem Querschnitt nach der Kopfspitze zu, der anfangs solide ist (Stad. 12, Fig. 15). Dieser Zapfen erhält ein Lumen dadurch, dass sich von der Haupthöhle aus ein kleiner Canal in ihn fortsetzt. So entsteht der „untere Blindsack“ (Born).

Sein Lumen wird im Verlauf der weiteren Entwicklung zu einem länglichen Spalt, der im Verhältniss zur Wanddicke ziemlich eng erscheint. Der „untere Blindsack“ mitsammt seinem Lumen wächst schnell nach der Kopfspitze zu weiter. Es liegt dabei fast ganz spitzenwärts von der apicalen Wand der Nasenhöhle. Schon frühzeitig entsteht an seiner medialen Seite eine Drüse. Dieselbe wird vom Lumen des Blindsackes her ausgestülpt und zwar am caudalen Ende desselben, kurz vor der Stelle, an der Blindsack und vordere Fläche des Geruchssackes zusammenhängen (Fig. 15). Die Zahl der Drüsenläppchen wächst ziemlich schnell und in dem modellirten Stadium 15 (Fig. 19 und 20) erreicht die Drüse beinahe die Grösse des Zapfens selbst. In diesem Stadium liegt die Drüse fast ganz hinter dem unteren Blindsack, in dem Winkel, den derselbe mit der medialen Nasenwand bildet (Fig. 19 und 20). Relative Lage und Grösse ändern sich allmählich, so sehen wir bei einem in der Metamorphose befindlichen Exemplar die Drüse nur etwa halb so gross wie den „unteren Blindsack“, dessen medialen, oberen Pol dicht umschliessend (Fig. 22 und 23). Nur wenige Läppchen liegen hinter dem Blindsack und ziehen mit dem Ausführungsgang in den zwischen ihm und Geruchsplatte befindlichen Winkel. Während demnach die Drüse selbst ihre relative Lage vollständig geändert hat, entspricht die Ausmündungsstelle noch genau dem Ort, an dem die Ausstülpung der Drüse zuerst erfolgte.

Der „untere Blindsack“ bleibt geraume Zeit die einzige Complication des einfachen Nasenlumens. Erst viel später bildet sich eine Ausbuchtung der unteren Hälfte der aus indifferentem Epithel bestehenden lateralen Nasenwand, die zunächst vom „unteren Blindsack“ ganz unabhängig ist. Bei weiterem Wachsthum verschmilzt sie jedoch mit demselben in der bei der Stadienbeschreibung näher ausgeführten Weise, so dass äusserlich jede Grenze zwischen beiden verschwindet und nur die Verschiedenheit des Epithels erkennen lässt, dass es sich um zwei verschiedenartige Gebilde handelt.

Als dritte Ausbuchtung entsteht endlich zu der Zeit, in der der Thränengang mit der Nasenhöhle in Verbindung tritt, ein hakenförmiger Blindsack, der „mittlere oder seitliche Blindsack“ Borns. Er besteht ganz aus indifferentem Epithel. Seine Entwicklung, sowie seine Beziehungen zum Thränencanal sind von Born genau untersucht worden, da mir gerade das diese Vorgänge zeigende Stadium fehlte, muss ich mich auf die unten wiedergegebenen Angaben Borns beziehen.

Der Born'sche „obere Blindsack“ endlich entsteht dadurch, dass der Geruchssack in den letzten Entwicklungsstadien hauptsächlich caudal-apicalwärts wächst, und nicht mehr, wie früher, in ventro-dorsaler Richtung.

Dass zu gleicher Zeit der „laterale Appendix“ mehr und mehr im Wachsthum zurückbleibt und zum Schluss ganz verschwindet, habe ich im vorigen Abschnitt bereits gesagt.

Zu erwähnen ist noch, dass zu Beginn der Metamorphose an der lateralen Nasenwand nach vorne zu vom „lateralen Appendix“ ein grösseres Drüsenconglomerat entsteht, ein zweites bildet sich dicht an der hinteren Choanenumrandung und mündet mit mehreren Ausführungsgängen in die Mundhöhle, es entspricht Born's Rachendrüse.

Die Betrachtung dieser interessanten Entwicklungsvorgänge legt die Frage nahe, wie dieselben zu erklären sind, und wie wir die verschiedenen Blindsackbildungen zu deuten haben. Darüber lassen sich zur Zeit wohl nur Vermuthungen aufstellen, die, wie ich glauben möchte, jedoch einer gewissen Wahrscheinlichkeit nicht entbehren.

Das relativ frühe Auftreten des „unteren Blindsackes“, und sein Hervorgehen aus dem Sinnesepithel deuten wohl darauf hin, dass er mit den übrigen Blindsackbildungen nicht auf eine Stufe zu stellen ist. Er ist dementsprechend auch von den Autoren als etwas Besonderes aufgefasst worden und von Seydel und Anderen mit dem „Jacobson'schen Organ“ der Amnioten homologisirt worden. Wie weit das berechtigt ist, möchte ich zum Schluss meiner Abhandlung besprechen, nachdem ich auch die Entwicklung analoger Gebilde bei den anderen Amphibienarten beschrieben habe. Jedenfalls sind die anderen Blindsackbildungen nicht mit dem „unteren Blindsack“ auf eine Stufe zu stellen. Dass die Entstehung des „mittleren Blindsackes“ zeitlich mit der Einmündung des Thränencanals zusammenfällt, habe ich oben bereits erwähnt, und ich glaube, dass man ungezwungen auch einen causalen Zusammenhang zwischen diesen beiden Thatsachen annehmen darf. Ich halte es für wahrscheinlich, dass als Grund seiner weiteren Ausbildung wenigstens zum Theil die Function anzusehen ist, die der Nasenhöhle nach der Einmündung des Thränenganges zufällt. Ich befinde mich hier in Uebereinstimmung mit Born und Seydel.

Die „seitliche Nasenrinne“ und der „vordere Blindsack“ verdanken anscheinend anderen Momenten ihre Entstehung. Als hauptsächlichstes möchte ich eine gewisse Raumbeschränkung annehmen, die dem Geruchsorgan nicht mehr, wie im Beginn der Entwicklung, ein allseitig freies Wachsthum gestattet, sondern dasselbe in gewisse Richtungen lenkt. Zu dieser Annahme veranlassen mich folgende Thatsachen: Die Resorptions- und Umbauvorgänge, die mit dem Beginn der Metamorphose den ganzen Körper der Larve in Angriff nehmen, bewirken vor Allem auch eingreifende Veränderungen am Kopf der Larve: Hornkiefer und Trabekel schwinden, es entsteht das definitive knorpelige Schädelscelett. Dabei nimmt der Kopf der Larve auch äusserlich ganz andere Formen an und schrumpft wesentlich zusammen. Eine unter absolut gleichen äusseren Verhältnissen aufgewachsene Serie von Alytes obstetricans, die mir Herr Professor Schaper freundlichst zur Verfügung stellte, lässt diese Verhältnisse auf's Deutlichste erkennen, sie sind im Uebrigen ja auch bereits wiederholt beschrieben worden.

Vorzuwiegen scheint mir bei diesen Schrumpfungsprocessen vor Allem die Abnahme der Höhendimensionen, der Kopf wird platter. Auch an Schnittpräparaten lässt sich diese Wandlung deutlich verfolgen, man sieht, wie mit dem Fortschreiten der Metamorphose das lockere Zwischengewebe immer mehr schwindet.

Ich glaube, hierin ist das von mir angenommene raumbeengende Moment zu suchen, und zwar wirkt dasselbe anscheinend vorwiegend dem Wachsthum in dorso-ventraler Richtung entgegen, weniger dem Wachsthum in frontaler und sagittaler Richtung. Der in seiner Höhenausdehnung behinderte Geruchssack biegt rechtwinkelig um und wächst von caudalwärts spitzenwärts, den „unteren Blindsack“, der bisher am weitesten nach vorne ragte, dabei überdachend. Sein vorderes Ende, Borns „vorderer Blindsack“, gelangt dabei immer näher an die Oberhaut, der Einführungsgang, der früher die Verbindung zwischen Oberhaut und eigentlichem Geruchssack bildete, wird dadurch überflüssig und wird auf ein Minimum reducirt, — Verhältnisse, die ich oben bereits näher beschrieben habe.

Auch der untere Theil des Geruchssackes scheint in seinem Höhenwachsthum wesentlich beeinträchtigt zu sein. Bei dem modellirten Stadium 15 halbirt die Abgangsstelle des „unteren Blindsackes“ annährend die Höhe des Geruchssackes, beim Stadium 16 liegt dagegen nur etwa $^{1}/_{4}$ der Gesammthöhe unterhalb dieses Punktes. Dass der „untere Blindsack“ nach unten zu verschoben sei, ist wohl ausgeschlossen.

Es müssen demnach Verschiedenheiten im relativen Wachsthum als die Ursache dieser Veränderungen angesehen werden, d. h. der untere Theil muss noch weniger an Höhe zugenommen haben, als der obere; — noch weniger, denn ich habe oben bereits gezeigt, dass auch in den oberen Partien das Höhenwachsthum ganz gegenüber dem in sagittaler Richtung in den Hintergrund getreten ist. Die mangelnde Höhenausdehnung ist nun in den unteren Partien offenbar ersetzt durch ein starkes Breitenwachsthum. Während früher der Frontaldurchmesser in der dorsalen und ventralen Hälfte annähernd gleich war, ist er jetzt unten beinahe doppelt so gross. Die Zunahme des Breitendurchmessers betrifft vorwiegend die „seitliche Nasenrinne“, und ich glaube, dass zwar nicht ihre erste Anlage, — die Urodelen, bei denen die Wachsthumsbedingungen ganz andere sind, haben ebenfalls eine seitliche Nasenrinne — wohl aber ihre verhältnissmässig starke Ausdehnung den oben erwähnten Umständen zuzuschreiben ist. Ob auch die Einbuchtung der lateralen Nasenwand oberhalb der „seitlichen Rinne“ (Fig. 22 . . .) auf die Wachsthumsbehinderung zurückzuführen ist, weiss ich nicht.

Auch Born (l. c. p. 636 f.) bringt die Blindsackbildungen bei den Anuren mit Raumbeengung in Zusammenhang, nimmt aber als Ursache derselben die Ausbildung des Hornkieferapparates und seines knorpeligen Stützscelettes an. Er sucht so den Unterschied bei Anuren und Urodelen — bei letzteren, die keinen

Hornkieferapparat besitzen, sind auch die Blindsackbildungen weniger ausgeprägt, — zu erklären. Wenn diese Annahme auch auf den ersten Blick sehr plausibel erscheint, so glaube ich doch nicht, dass sie ganz zutreffend ist. Ich habe vielmehr gefunden, dass die Blindsackbildungen, d. h. der „obere Blindsack“ und die „seitliche Nasenrinne“, erst auftreten, wenn die Hornkiefer bereits zu schwinden beginnen, also erst mit Beginn der Metamorphose. Ich halte desshalb den Kanapparat nur für indirect betheiligt am Zustandekommen jener Wachsthumsbehinderungen, insofern, als vielleicht mit seinem Schwinden jene Schrumpfungsprocesse am Kopf der Frösche zusammenhängen.

2. Literatur.

In der Literatur sind neben eingehenden Untersuchungen über den Bau der Nasenhöhle bei erwachsenen Anuren eine Reihe von Angaben über spätere Entwicklungsstadien derselben vorhanden. So giebt Goette in seinem oben citirten Werke eine Reihe von Daten, die sich jedoch auf die Entwicklung der Unke beziehen und deshalb zum Vergleich mit meinen bei Rana fusca erhobenen Befunden nicht direct verwerthbar sind.

Wichtiger erscheinen mir die Resultate Born's, die er in seinen Untersuchungen „Ueber die Nasenhöhlen und den Thränennasengang der Amphibien“ niedergelegt hat. Als Material dienten ihm Larven von Pelobates fuscus und von Rana esculenta. Das jüngste von ihm beschriebene Stadium von Pelobates ist anscheinend etwas weiter entwickelt als mein Stadium 12.

Die Nasenhöhle ist noch ziemlich wenig in transversaler und sagittaler Richtung entwickelt, der „untere Blindsack“ ist bereits angelegt, ebenso der seitliche Canal als solider Zapfen. Es ist ein langer „Einführungsgang“ vorhanden, der von der Apertura ext. nach hinten, innen unten in den „oberen Blindsack“ führt.

Ein schräg nach innen und hinten gerichteter, weiter Canal führt von der Stelle, an der die drei Blindsäcke zusammenstossen, zur Mundhöhle, die Choane ist also kein einfaches Loch, sondern ein weiter Gang. „In seiner äusseren Wand bemerkt man eine Ausbuchtung, die Andeutung der künftigen Kieferhöhle“. Von Drüsen ist nur die „untere Nasendrüse“ entwickelt, die am inneren

Umfang des „unteren Blindsackes“ einmündet und nicht mit der Mundhöhle communicirt.

Bei einer Rana esculenta im entsprechenden Entwicklungsstadium fand Born nicht viel Abweichendes, nur setzen sich „der obere und untere Blindsack an der inneren Wand der einfachen Nasenhöhle in zwei Rinnen fort, die mit hohem Riechepithel ausgekleidet sind“.

Diese Schilderungen stimmen mit meinen Befunden fast vollständig überein, nur ist es mir nicht klar, was Born unter den zuletzt erwähnten Rinnen verstanden hat. Weder an meinen Modellen, noch in meinen Schnittserien habe ich etwas derartiges entdecken können, uud da auch Born die betreffende Stelle nicht durch eine entsprechende Abbildung erläutert, weiss ich nicht recht, was er dabei im Auge gehabt hat.

Der von mir oben beschriebene „laterale Appendix,“ der in diesem Stadium sicher noch vorhanden war, ist Borns Aufmerksamkeit anscheinend entgangen, wenigstens finde ich weder im Text, noch in den Abbildungen eine Andeutung desselben.

Bei einer Pelobateslarve, bei der die ersten Resorptionsvorgänge am Knorpelscelett des Kopfes einsetzen, beobachtete Born (pag. 611), dass der Einführungsgang „immer mehr in die äussere Seite des oberen Blindsackes eingezogen wird. Der seitliche Blindsack, der bisher eine einfache Epitheleinwachsung war, bekommt ein Lumen und verlängert sich bedeutend. Er tritt an seinem hinteren Ende in Beziehung zu dem Thränencanale“, und zwar durch folgenden Vorgang (l. c. p. 613). Zwischen Auge und äusserer Nasenöffnung schnürt sich von der Oberhaut ein Epithelstreifen ab, der zuerst am nasalen Ende in die Tiefe wandert. „Dabei bleibt er immer im Zusammenhang mit dem Epithel des Naseneinführungsganges“. „Das nasale Ende senkt sich so tief herab, bis es an die Einmündungsstelle des „seitlichen Blindsackes“ in die Ausbuchtung des oberen gelangt, sodass es fortan von der äusseren Wand des seitlichen Canals abzugehen scheint“.

Beim weiteren Wachsthum gewinnen die Nasenhöhlen bei Pelobates rasch in allen Dimensionen — besonders in Breite und Höhe — an Ausdehnung; vorn intensiver als weiter rückwärts.

Dadurch entsteht der definitive Zustand, den Born (p. 583 f.) eingehend beschreibt. Seine Schilderung ergiebt ein ähnliches

Bild, wie man es aus der Betrachtung meines Modelles (Fig. 21—23) gewinnt, nur reicht die Ausbuchtung der lateralen Nasenseite bei dem von Born beschriebenen Exemplar stärker lateralwärts, dabei nach ventralwärts umbiegend. Wenn somit meine objectiven Befunde so ziemlich mit denen Born's übereinstimmen, so möchte ich ihm doch in der Deutung derselben nicht unbedingt beipflichten. Zunächst eine Bemerkung über die Bezeichnung „oberer Blindsack", die von Born eingeführt wurde und die ich bisher der Einfachheit halber ebenfalls gebraucht habe. Ich halte diese Bezeichnung für nicht besonders günstig gewählt. Der „obere Blindsack" ist, wie das die Betrachtung meines Modelles ergiebt, die eigentliche Nasenhöhle selbst, d. h. ihr horizontal verlaufender Theil, während der „seitliche" und der „untere Blindsack" nur Ausstülpungen dieses Hauptlumens darstellen. Dieser principielle Unterschied wird aber verwischt, wenn man alle drei als Blindsäcke bezeichnet, und in der Beschreibung Born's scheint es mir auch nicht genügend zum Ausdruck zu kommen, dass der „obere Blindsack" thatsächlich das Hauptlumen der Nasenhöhle darstellt.

Wichtiger als dieser vielleicht nur formelle Punkt erscheint mir jedoch ein anderer: Born beschreibt den „unteren Blindsack" als Theil der seitlichen Ausbuchtung der Nasenwand, d. h. als blindsackartige Fortsetzung derselben nach vorne zu, und bezeichnet beide zusammen als „Kieferhöhle" des Frosches. Diese Zusammenfassung der beiden Blindsackbildungen halte ich, wenn dieselben auch äusserlich durch secundäre Verschiebungen zu verschmelzen scheinen, für unberechtigt, und ich glaube, durch meine vorhergehende Schilderung (p. 429 u. 451) gezeigt zu haben, dass es sich in der That um zwei principiell verschiedene Dinge dabei handelt. Schon der Umstand, dass der „untere Blindsack" aus Sinnesepithel, die „seitliche Nasenrinne" dagegen aus indifferentem Epithel hervorgeht, lässt das wohl ohne Weiteres erkennen.

In einer späteren Arbeit („Nasenhöhle und Thränennasengang der amnioten Wirbelthiere") neigt Born ebenfalls mehr dieser Anschauung zu. Er spricht hier (p. 130) die Ansicht aus, dass wir in dem unteren Blindsack oder in einer ähnlichen Ausstülpung „das Material, aus dem sich das Jacobson'sche Organ der Saurier mit seinen characteristischen Eigenschaften hervorbildet", zu sehen haben, während er die seitliche Ausstülpung immer noch als Kieferhöhle deutet.

Auf die Berechtigung dieser Deutungen werde ich, wie schon gesagt, zum Schluss meiner Arbeit eingehen. An gleicher Stelle werde ich Seydel's Arbeit „Ueber die Nasenhöhle und das Jacobson'sche Organ der Amphibien" zu besprechen haben. Dieselbe enthält zwar keine Untersuchungen über die Entwicklung der Anuren-Nase, wohl aber eine eingehende Beschreibung des fertigen Zustandes, die mit der von Born und mir gegebenen ziemlich übereinstimmt und beschäftigt sich in erster Linie mit der Homologisirung der verschiedenen Theile.

B. Urodelen.

a) Triton taeniatus.

I. Stadienbeschreibung.

Stadium 1.

(Hierzu Fig. 24, Taf. XX).

Larve von etwa 2,4 mm Länge.

Horizontalschnittserie.

Augenbläschen vorhanden, die Linsenanlage fehlt noch. Zahlreiche Dotterkörnchen.

Sinnes- und Deckschicht sind an der ventralen Kopfhälfte deutlich gegen einander abzugrenzen, an der dorsalen nicht überall.

Beide Schichten sind einander sehr ähnlich, sie bestehen aus je einer Lage ziemlich grosser, flacher Zellen, mit grossem, rundem bis elliptischem Kern. Das Mesoderm ist noch ausserordentlich wenig entwickelt, so dass alle ectodermalen Kopfelemente dicht gedrängt aneinander liegen: Oberhaut, Gehirn und Augenbläschen. Die ventral zwischen Gehirn und Augenbläschen gelegene Bucht (cf. Fig. 24) ist ausgefüllt durch eine knospenartige, aus zwei Zellschichten bestehende Verdickung der Sinnesschicht: die erste Anlage der Geruchsplatte.

Die Zellen derselben gleichen durchaus denen der Sinnesschicht selbst, sie zeigen eine ziemlich regelmässige schichtförmige Anordnung. Die Deckschicht zieht über die Geruchsplatte unverändert hinweg, die Grenze zwischen beiden ist überall scharf.

Stadium 2.

(Hierzu Fig. 24, Taf. XX).

Larve von 2,6 mm Länge.

Dieselbe zeigt ungefähr die gleichen Verhältnisse wie die soeben beschriebene. Nur ist die Geruchsknospe etwas dicker geworden, und über dem Centrum ihrer Oberfläche ist eine ganz seichte Vertiefung entstanden. Die Deckschicht (d) zieht über die Geruchsplatte hinweg und ist überall scharf gegen dieselbe abgesetzt. Im Bereich der Vertiefung sind die Zellen der Deckschicht etwas dünner wie in der Umgebung, ihre Kerne (Fig. 24 bei d) sind kleiner, stäbchenförmig und chromatinreicher. Fig. 24 giebt einen Horizontalschnitt etwa durch die Mitte der Geruchsplatte wieder, der diese Verhältnisse zeigt.

Stadium 3.

(Hierzu Fig. 25 und 26, Taf. XXI).

2) Larve etwas grösser als Stadium 2.

Das Oberflächenbild wurde bei Lupenvergrösserung (ca. 25 fache Vergrösserung) gezeichnet. Die Mundbucht ist noch kaum angedeutet, an der ventralen Kopffläche, ziemlich weit von der Kopfspitze entfernt, liegen zwei seichte Vertiefungen: die beiden Geruchsgrübchen (Fig. 25). Eine von denselben zur Mundbucht ziehende Rinne ist nicht vorhanden.

Mikroskopische Untersuchung. (Horizontalschnittserie à 8 μ.)

Die Linse stellt eine etwa halbkugelige Verdickung der Sinnesschicht dar, die mit letzterer noch ganz zusammenhängt. Im Centrum zeigt dieselbe ein kleines Lumen.

Deckschicht (Fig. 26 d) und Sinnesschicht (s) zeigen im Allgemeinen die gleichen Verhältnisse, wie im vorigen Stadium. Die Geruchsplatte hat an Umfang zugenommen, die Einsenkung über ihrem Centrum ist etwas tiefer geworden, aber immer noch recht flach. Die Deckschicht zieht gerade bis zum Rande des Grübchens, im Bereich desselben fehlt sie jedoch. An einer Stelle (Fig. 26 bei x) liegt der Geruchsplatte eine offenbar abgestorbene Zelle — ein ungefärbt gebliebener Kern mit einem Rest von Protoplasma — auf, es handelt sich um einen Rest der im Uebrigen hier zu Grunde gegangenen Deckschicht. Die Zellen der Geruchsplatte zeigen eine ebenso regelmässige, schichtförmige Anordnung, wie in den vorigen Stadien, auch an der Stelle, an der die Geruchsplatte freiliegt.

Stadium 4.

(Hierzu Fig. 6, Taf. XIX und Fig. 27, Taf. XXI).

Etwas ältere Larve.

Die genaue Grösse der Larve war nicht zu ermitteln, da bei der Härtung ein Stückchen des Schwanzes abgebrochen war.

Horizontalschnittserie à 8 μ.

Der Kopf wurde bei 150facher Vergrösserung modellirt.

Linse vollkommen abgeschnürt, die Dotterkörnchen sind geschwunden.

Fig. 27 giebt die Ansicht der ventralen Seite des Modells, an der in erster Linie die Lage der nunmehr wesentlich vertieften Geruchsgrübchen bemerkenswerth erscheint. Dieselben liegen, wie ein Blick auf Fig. 6 und Fig. 27 zeigt, bedeutend weiter caudalwärts und ventralwärts, als bei einer Rana fusca von ungefähr entsprechender Entwicklungsstufe. Von einer von dem Nasengrübchen zur Mundbucht ziehenden Rinne ist weder bei Lupenbetrachtung noch am Modell etwas zu erkennen. Aus der Figur 27 ist an der Stelle, an der das Ectoderm fortgenommen ist, ersichtlich, wie dicht gedrängt die Organe noch immer liegen, die Geruchsplatte ist vollkommen eingekeilt zwischen Auge und Gehirn. Dem von Beiden eingeschlossenen Raum entsprechend, ist ihr Querschnitt fast dreieckig, die Spitze des Dreiecks ragt in den feinen Spalt zwischen Gehirn und Auge.

Die Geruchsplatte stellt jetzt einen länglichen, mit schmaler Basis dem Ectoderm aufsitzenden Cylinder dar. (Fig. 27 pl.) Das Geruchsgrübchen liegt etwa an der Grenze zwischen mittlerem und caudalem $^1/_3$ des Cylinders, also ziemlich weit caudalwärts, und bildet eine etwa halbkugelige Aushöhlung der Geruchsplatte. Die Durchsicht der Schnittserie ergibt, dass im Uebrigen keine wesentlichen histologischen Veränderungen vorgegangen sind. Speciell das Verhältniss zwischen Deckschicht und Sinnesschicht am Rande des Geruchsgrübchens ist unverändert.

Stadium 5.

Larve von c. 7 mm Länge.

Vorderextremitäten als kurze Stummeln angelegt. Kieferbogenfortsatz (Clemens) vorhanden.

Das mesodermale Zwischengewebe hat erheblich zugenommen, besonders ventral vom Gehirn, dorsal nur wenig. Das vordere, blinde Ende des Vorderdarms hat sich ziemlich weit spitzenwärts zwischen Oberhaut und Gehirn geschoben, das Ectoderm dadurch vom Gehirn abhebend. Die Geruchsplatten dagegen liegen, wie im vorigen Stadium, noch im ventralen Winkel zwischen Gehirn und Auge, haben ihre Lage also nicht verändert.

Diese Wachsthumsverschiebung zwischen Ectoderm und Geruchsplatte hat ganz ähnlich, wie das beim entsprechenden Stadium von Rana genauer beschrieben wurde, zunächst eine Vertiefung der Geruchsgrube zur Folge.

Eine solche ist an vorliegendem Object auch ziemlich hochgradig ausgeprägt. An einem hier nicht abgebildeten Modell ist ein Blindsack vorhanden, der vom Grunde des Nasengrübchens schräg nach hinten und etwas dorsalwärts zieht, und dessen blindes Ende von der im vorigen Stadium beschriebenen Aushöhlung der Geruchsplatte umschlossen wird. Um die Entstehung dieses Blindsackes zu erklären, reicht die oben beschriebene Abhebung des Ectoderms allein nicht aus. Die Betrachtung des Modells ergiebt nun auch, dass ausserdem noch andere Verschiebungen stattgefunden haben. Am Modell liegt nämlich das Geruchsgrübchen, d. h. die äussere Oeffnung des Blindsackes, nicht mehr, wie beim Stadium 3, an der Grenze zwischen mittlerem und caudalem $^1/_3$ der Geruchsplatte, dagegen entspricht die Lage des blinden Endes des Sackes ungefähr dieser Stelle. Das äussere Ende liegt weiter apicalwärts, und zwar etwa über der Mitte der Geruchsplatte. Wahrscheinlich ist das so zu erklären, dass das sich nach vorne schiebende Ende des Vorderdarms die Oberhaut und mit ihr das äussere Ende des zum Blindsack vertieften Geruchsgrübchens ebenfalls spitzenwärts verschoben hat, während das innere Ende, der Aushöhlung der Geruchsplatte selbst entsprechend, naturgemäss seine Lage beibehalten hat. — Es ist also dadurch aus dem einfachen Grübchen ein blindsackförmiges Lumen entstanden, dessen Grund die Geruchsplatte bildet, während die übrigen Wände desselben in die Tiefe verlagerter Oberhaut entsprechen und aus indifferentem Epithel bestehen.

Das hintere $^1/_3$ der Geruchsplatte ist noch ganz solid, ohne Lumen. Es liegt in unmittelbarer Nachbarschaft des Mundhöhlenepithels, ist von demselben jedoch durch einen breiten Mesodermstreifen getrennt.

Stadium 6.

(Hierzu Fig. 28 u. 29, Taf. XXII.)

Larve von etwas über 7 mm Länge.

Die äussere Entwicklung ist der des vorigen Stadiums sehr ähnlich.

Auch im innern Aufbau entspricht die vorliegende Larve ganz dem Stadium 5 Nur an der Geruchsplatte sind einige bemerkenswerthe Veränderungen aufgetreten: Zunächst ist ihr caudales Ende (Fig. 28 pl) mit dem Epithel des apicalen Vorderdarmendes (vd) in Verbindung getreten, Beide sind miteinander verschmolzen, sodass eine Grenze nicht mehr wahrnehmbar ist. (Fig. 28 bei y.) Das blindsackförmige Lumen erstreckt sich jetzt etwas weiter caudalwärts, so dass nur noch ein ganz kleines Stück des caudalen Geruchsplattentheils solide ist. Das Lumen ist fast kreisrund, dorsal und an beiden Seiten ist es von dem vielschichtigen Epithel der eigentlichen Geruchsplatte umgrenzt, während die ventrale Wand aus einer dünnen Zellschicht besteht. (Fig. 29 bei b.) Diese entspricht in den apicalen Partien jedenfalls den in die Tiefe verlagerten Oberhauttheilen.

Der caudale Theil des Lumens scheint mir durch Dehiscenz entstanden zu sein, indem sich das Lumen gleichsam weiter nach hinten in die vorher soliden Zellmassen einbohrte. Demnach stammen dann sämmtliche Wände dieses Lumentheils vom eigentlichen Sinnesepithel ab, ähnlich wie beim ventralen Lumen der Rana fusca.

Stadium 7.

(Hierzu Fig. 30 u. 31, Taf. XXII.)

Larve von c. 8,5 mm Länge.

Kiemenbogenfortsatz (Clemens) fehlt. Rachenmembran durchgerissen. Es ist eine weite Mundöffnung vorhanden, der Unterkiefer bereits ziemlich stark entwickelt. Die Bildung von mesodermalem Zwischengewebe hat beträchtlich zugenommen. Der Kopf der Larve wurde bei 150facher Vergrösserung modellirt, das Modell ist durch Fig. 30 und Fig. 31 wiedergegeben. Die Lage der äusseren Nasenöffnungen hat sich vollkommen geändert. Während dieselben am Modell des Stadiums 4 und auch an dem nicht abgebildeten des Stadiums 5 an der ventralen Fläche des Kopfes liegen, sind sie jetzt ganz auf die laterale Seite verschoben. Ausserdem liegen sie jetzt ganz dicht an der Kopfspitze, während sie im jüngsten modellirten Stadium (3) sehr weit caudalwärts liegen, im Stadium 5 etwa in der Mitte zwischen der jetzigen Lage und der im Stadium 3. Die Configuration des Kopfes ist aus Abbildung 30 ersichtlich.

Der caudale Theil der Geruchsplatte, oder vielmehr des Geruchssackes liegt mit seiner medialen Fläche noch unmittelbar der lateralen Gehirnwand an. Jedoch ist auch in den Lagebeziehungen dieser beiden Organe eine beträchtliche Verschiebung erfolgt, denn während im Anfang der Entwicklung (Modell Stadium 4, Fig. 27) das Gehirn bis unmittelbar an die Kopfspitze reicht, und erst etwas weiter caudalwärts die Geruchsplatte beginnt, ist jetzt der vordere Gehirnpol (Fig. 30 G) ziemlich weit von der Kopfspitze entfernt, während der Geruchssack unmittelbar ans Ectoderm der Kopfspitze anstösst. (Fig. 30 gs.) Das Gehirn ist also scheinbar nach hinten, der Geruchssack apicalwärts gewandert. Ich glaube, dass diese Verschiebungen mit dem nach-vorne-wandern des blinden Endes des Vorderdarms, dem Durchbruch desselben nach aussen und der Differenzirung des Unterkiefers, — kurz gesagt mit der Entstehung der Mundöffnung im Zusammenhang steht. Ich stelle mir den Vorgang so vor, dass, wie schon oben (Stadium 5) beschrieben, dabei das ganze Ectoderm der Kopfspitze nach vorne geschoben wird. Der vordere Theil des Geruchssackes, der mit dem Ectoderm ja an der äusseren Nasenöffnung fest verbunden ist, folgt dieser Verschiebung, während das Gehirn seine ursprüngliche Lage bewahrt. Dabei rückt der vordere Theil des Geruchssackes auch apicalwärts vom Auge, mit dem vorher das ganze Geruchsorgan in gleichem Niveau lag. Der Kopf wird gleichzeitig schmäler, und die äussere Nasenöffnung gelangt ganz an die Kopfspitze. Bei dieser ganzen Verschiebung hat ein bedeutendes Längenwachsthum des Geruchssackes stattgefunden, und zwar anscheinend, wie schon aus dem oben Gesagten hervorgeht, fast nur der vorderen Partien, da die caudalen ihre Lagebeziehungen zu Auge und Gehirn ziemlich bewahrt haben.

Gleichzeitig ist das Lumen des Geruchssackes weiter nach hinten gewachsen und an der Stelle, an der das Epithel des

Geruchssackes mit dem Mundhöhlenepithel verwachsen war, in die Mundhöhle durchgebrochen. Dieser Durchbruch erfolgt an der ventralen, von einfachem Epithel gebildeten Wand des Nasenlumens.

Dadurch ist eine primitive Choane entstanden. Dieselbe liegt im entodermalen Theil der Mundhöhle. Sie stellt eine fast kreisrunde enge Oeffnung am Gaumendach dar (Fig. 30 ch.) Das hintere Ende der Geruchsplatte ragt als solider Zapfen noch ein wenig caudalwärts über die Choane hinaus. Das Lumen ist, wie beim vorigen Stadium beschrieben, an drei Seiten von Sinnesepithel umgrenzt, der Boden besteht aus einer einfachen Schicht flacher Zellen. Verfolgt man die Lage dieser einschichtigen Stelle der Nasenwand durch die Schnittserie, so sieht man, dass dieselbe unmittelbar vor der Choane den ventralen Theil des Geruchssackes bildet, etwas weiter spitzenwärts liegt sie ventrolateral, und in der Nähe der äusseren Nasenöffnung noch weiter lateral. In den früheren Stadien hatte sie in der ganzen Ausdehnung des Geruchssackes rein ventral gelegen. Daraus geht hervor, dass der Geruchssack in seinen vorderen Partien eine Drehung um seine Längsachse gemacht hat, wobei nur die Umgebung der Choane ihre ursprüngliche Lage bewahrte.

Diese Achsendrehung lässt sich ohne Schwierigkeit auf die oben beschriebene Wanderung der äusseren Nasenöffnung von der Bauchseite auf die laterale Kopfspitzenseite zurückführen.

Stadium 8 a.

Triton alpestris. Larve von 12,5 mm Länge.

Die Schnittserie, die mir Herr Prof. Schaper in liebenswürdigster Weise zur Verfügung stellte, wurde von mir zum Vergleich herangezogen, weil sie im Stadium zeigt, das bei dem von mir gesammelten Material von Triton taeniatus nicht vertreten ist.

Der Geruchssack zeigt nämlich, genau wie das Burckhardt in Fig. 23 abbildet, eine feine, caudal und ventral gerichtete Ausstülpung: die erste Anlage des „Jacobson'schen Organs“ Burckhardt's. Ich möchte diese Bezeichnung jedoch, da sie ein Urtheil über die Bedeutung des fraglichen Gebildes enthält, vermeiden, und werde deshalb im Folgenden den indifferenten Namen „unterer Blindsack“ wählen.

Die übrigen Verhältnisse bieten, da sie ja nicht direct mit meinem übrigen Material, das aus Triton taeniatus besteht, vergleichbar sind, weniger Interesse.

Stadium 8 b.

Larve von c. 13 mm Länge.

Vorderextremitäten wie beim Stadium 7, die Hinterextremitäten bilden kurze Stummeln mit drei eben angedeuteten Zehen. Durch periphere Ausdehnung des Ectoderms an der Kopfspitze ist ein „Naseneinführungsgang" entstanden, d. h. ein von Oberhaut ausgekleideter Canal, der von der äusseren Nasenöffnung ins eigentliche Nasenlumen führt, ganz so, wie das bei Rana fusca beschrieben wurde.

Die Achsendrehung des Geruchssackes ist in den vorderen Theilen desselben noch stärker geworden, sodass hier die einschichtige Stelle der Wandung direct lateral liegt. Je näher man der Choane kommt, um so weiter rückt sie ventralwärts.

Die Entwicklung des „unteren Blindsackes" entspricht ungefähr der durch seine Fig. 25 illustrirten Beschreibung Burckhardt's. Es ist also aus der beim Stadium 8 a geschilderten, feinen Ausstülpung des Hauptnasenlumens ein Zapfen geworden, der in seinen caudalen Partien ein mit der Nasenhöhle communicirendes Lumen besitzt. Derselbe hat die Achsendrehung der Nase mitgemacht und ist nicht mehr, wie beim Stadium 8 a, medial und ventral gerichtet, sondern lateral und ventral. Das caudale Ende des „unteren Blindsackes" liegt etwa an der Grenze zwischen hinterem und mittlerem $^1/_3$ des Geruchssackes, spitzenwärts von der Choane, das apicale Ende liegt ungefähr in der Mitte des Geruchsorgans.

Stadium 9.

Larve von 16 mm Länge.

Während der Querschnitt der apicalen Partien der Nase noch, wie in früheren Stadien, rund ist, ist an den hinteren Partien, und zwar caudalwärts von der Einmündung des „unteren Blindsackes" ins Hauptlumen, der Verticaldurchmesser bedeutend gewachsen, sodass wir hier jetzt einen relativ schmalen, dorsoventral gerichteten Spalt vor uns haben, der ungefähr senkrecht zur Gaumenebene steht.

Der „untere Blindsack“ hat eine eigenthümliche Lageveränderung durchgemacht. Im vorigen Stadium liegt er ganz apicalwärts von der Choane. Er ist jetzt etwas weiter caudalwärts gerückt und dabei gleichzeitig zum grössten Theil von der medialen auf die laterale Nasenwand hinübergewandert. Diese Verschiebung ist unmittelbar spitzenwärts von der Choane erfolgt, ein kleiner Zapfen liegt noch medial von der Choane, also an der Stelle, an der die Ausstülpung des unteren Blindsackes erfolgt ist, der Hauptheil des Blindsackes zieht jedoch vor der Choane auf die laterale Nasenseite. Letzterer ist, nachdem die Verschiebung erfolgt ist, offenbar an der lateralen Nasenseite noch etwas weiter caudalwärts gewachsen, sodass sein caudales Ende als kleiner Zapfen der lateralen Choanenwand anliegt. Als Ursache dieser Verschiebung ist offenbar das weitere Fortschreiten in caudaler Richtung der schon in früheren Stadien erwähnten Achsendrehung des Geruchssackes anzusehen, bei der nur der durch die Choane fixirte Theil seinen Platz behält.

Die Choane bildet eine feine, runde Oeffnung, die Nasenhöhle setzt sich noch ein Stück caudalwärts von derselben fort und endigt kuppelförmig.

Stadium 10.

Larve von 20 mm Länge.

Die vorderen Abschnitte des Geruchssackes haben ausserordentlich stark an Umfang zugenommen, zeigen aber noch immer einen annähernd runden Querschnitt. Die laterale Wand wird von einfachem Epithel gebildet, die übrigen Wände von Sinnesepithel. Lateral unten, an der Grenze zwischen beiden Epithelarten, mündet etwas spitzenwärts vom vorderen Ende des „unteren Blindsackes“ der Thränennasengang. Der vorher dorso-ventral stehende Theil des Lumens liegt jetzt schräg, mit dem oberen Ende medialwärts geneigt, seine Längsachse fällt dadurch annähernd mit der des „unteren Blindsackes“ zusammen, die untere Wand der Hauptnasenhöhle geht in die des „unteren Blindsackes“ unmittelbar über. In den hintern Partien besteht der untere Theil der lateralen Nasenwand aus einfachem Epithel, während der Rest der Nasenhöhle, sowie der „untere Blindsack“ von Sinnesepithel begrenzt ist. Vom apicalen Ende des „unteren Blindsackes“, zieht ein dünner Canal medialwärts.

Derselbe liegt der ventralen Nasenwand ziemlich dicht an. Er stellt die erste Anlage der „unteren Nasendrüse“ dar. Der Theil des „unteren Blindsackes“, der im vorigen Stadium noch an der medialen Seite der Nase lag, ist nicht mehr wahrnehmbar. Dagegen setzt sich der „untere Blindsack“ jetzt lateral von der Choane bis zu deren hinterem Rande fort.

Sein caudales Ende ist nicht mehr, wie bisher, gegen die Wand des eigentlichen Geruchssackes abgesetzt, sondern geht allmählich in eine seichte Rinne an der lateralen Nasenwand über. Die Choane ist bedeutend weiter geworden, sie stellt immer noch ein einfaches, rundes Loch dar. Sie liegt jetzt ganz am caudalen Ende des Nasenlumens, wird also nicht mehr von demselben schwanzwärtz überragt.

Stadium 11.

Larve von 27 mm Länge.

Die Configuration der Nasenhöhle ist im Allgemeinen unverändert. Beim Riechepithel ist eine Sonderung in Knospen eingetreten. Das früher einfache Epithel an der lateralen Nasenwand ist ebenfalls mehrschichtig geworden, aber immer noch deutlich gegen das Riechepithel abzugrenzen. Seine Ausdehnung ist ungefähr die gleiche, wie im vorigen Stadium. Der medialen Wand des vorderen Nasenabschnittes liegen einige spärliche Drüsenläppchen an, die in den beim vorigen Stadium beschriebenen Canal und mit diesem an der erwähnten Stelle in den „unteren Blindsack“ einmünden. Die Nasenhöhle liegt jetzt fast ganz apicalwärts vom Gehirn, nur in wenig Querschnitten werden beide gleichzeitig getroffen.

In diesem Stadium ist ungefähr der definitive Zustand erreicht, wie ihn Born, Seydel u. Mihalkovics genau beschrieben haben. Nur fehlt noch die von Seydel beschriebene Rinne im vorderen Abschnitt der Nase, in die der Thränencanal einmündet und die Fortsetzung des „untern Blindsackes“ caudalwärts in die „Gaumenrinne“.

Ferner ist beim erwachsenen Triton das Geruchsorgan ganz apicalwärts vom Gehirn gerückt, von demselben jedoch nicht, wie bei Rana, durch eine Knorpelplatte getrennt.

b) Amblystoma.

Untersucht wurden Larven von 4,3, 5,7, 7,7 und 9,0 mm Länge.

Bei Lupenbetrachtung zeigte keine derselben eine Rinne zwischen Nasengrübchen und Mundbucht. Dieselben entsprechen bezüglich der Ausbildung des Geruchsorganes ziemlich genau den von mir beschriebenen Stadien 2, 3 und 4, von Triton taeniatus und die Larve von 9 mm Länge steht ungefähr in der Mitte zwischen Stadium 5 und 6.

Was speciell die Betheiligung von Sinnes- und Deckschicht beim Aufbau des Geruchsorgans betrifft, so konnte ich die gleichen Verhältnisse constatiren, wie ich sie bei Triton taeniatus geschildert habe. Nur einige Unterschiede möchte ich erwähnen. Die Zellen beider Ectodermschichten sind, wie überhaupt die Zellelemente bei Amblystoma, sehr gross und stellenweise einander so ähnlich, dass die Unterscheidung der beiden Schichten dadurch erschwert wird. Die äussere Zelllage trägt einen dünnen Pigmentsaum an der Oberfläche. Ueber dem Geruchsgrübchen, da wo die Deckschicht zu Grunde gegangen ist, ist dieses Pigment in die Geruchsplatte hinübergewandert, offenbar in ähnlicher Weise, wie das für Rana fusca beschrieben wurde. Da somit festgestellt wurde, dass die erste Anlage des Geruchsorganes bei Amblystoma genau so erfolgt, wie beim Triton, andrerseits aus den Untersuchungen Seydel's hervorgeht, dass auch die Geruchsorgane beider Arten im erwachsenen Zustand keine wesentlichen Verschiedenheiten zeigen, glaubte ich auf weitere Untersuchung von Amblystomen verzichten zu können. Die beiden Punkte, auf die es mir bei meinen Untersuchungen hauptsächlich ankam, nämlich die erste Anlage des Geruchsorgans und die Bedeutung der Blindsackbildungen, lassen sich auf Grund des vorliegenden Materials ziemlich sicher beurtheilen.

II. Zusammenfassung der Ergebnisse und Literatur.

1. Eigene Beobachtungen bei Urodelen, Vergleich zwischen Anuren und Urodelen.

Die bei Weitem einfacheren Verhältnisse bei den Urodelen gestatten es, die bei den Anuren vorgenommene Eintheilung in drei Phasen zu unterlassen, und die ganze Entwicklung zusammenfassend zu schildern. Zugleich möchte ich, um Wiederholungen zu vermeiden, die Verhältnisse bei den Urodelen und die oben beschriebenen bei Anuren vergleichend neben einander stellen.

Die Geruchsplatte wird bei den Urodelen ganz in gleicher Weise angelegt, wie bei den Anuren: sie entsteht durch Verdickung der Sinnesschicht allein, über die die Deckschicht zunächst unverändert hinwegzieht. Das Schwinden der Deckschicht über dem Centrum der Geruchsplatte ist bei den Urodelen, besonders bei Triton, in Folge der klaren Zellverhältnisse viel deutlicher zu erkennen, wie bei den Anuren, ich konnte mit voller Sicherheit feststellen, dass eine Verschmelzung beider Schichten keinesfalls eintritt. Bei Anuren und Urodelen erfolgt die erste Differenzirung der Geruchsplatte, bevor die Linse angelegt ist.

Nur in der Form zeigt die Geruchsplatte der Urodelen einige Unterschiede gegenüber der von Rana: Bei letzterer bildet sie zunächst eine flache Platte, die dann ventral- und caudalwärts einen zapfenförmigen Fortsatz erhält, der mit der ventral liegenden Mundhöhle verwächst. Bei Triton dagegen, wie auch bei Amblystoma, ist die Geruchsplatte mehr knospenförmig, der ventrale Zapfen fehlt. Der Grund für diese Verschiedenheit ist wohl darin zu suchen, dass die Anlage der Geruchsplatte bei beiden Gattungen in Folge der veränderten Kopfform und der verschiedenen Mesodermverhältnisse eine etwas andere Lage zur Mundbucht einnimmt: Bei den Urodelen liegt sie ganz an der ventralen Seite, rein spitzenwärts vom vorderen Ende der Mundhöhle, bei den Anuren dagegen spitzenwärts und dorsal von der Mundhöhle, an der lateralen Seite des Kopfes. Bei beiden Gattungen entsteht die Verbindung zwischen Nasenanlage und Mundhöhle, und zwar mit deren entodermalen Abschnitt, dadurch, dass dieselben, das Mesoderm verdrängend, sich entgegenwachsen. Dazu genügt bei den Urodelen ein Wachsthum in der Richtung der Körperachse, während bei den Anuren ein Wachsthum in dorsoventraler Richtung hinzutreten muss: die Zapfenbildung.

Dadurch gestaltet sich der Bau der primären Nasenhöhle der Urodelen bedeutend einfacher. Auch die Entstehung des Nasenlumens ist weit weniger complicirt: Von einem dorsalen und ventralen Lumen, wie ich es bei Rana fusca beschrieben habe, fand ich bei Triton und Amblystoma nichts. Das Lumen entsteht vielmehr ganz einheitlich, und zwar zunächst in ähnlicher Weise wie das mittlere Lumen bei Rana: durch periphere Ausdehnung der Oberhaut, der die Geruchsplatte nicht folgt, wird zunächst das Geruchsgrübchen vertieft. Durch das nach vorne rücken des Vorderdarms wird das Ectoderm der Kopfspitze, und mit ihm das äussere Ende des Geruchsgrübchens, spitzenwärts verschoben. Dabei bleibt das centrale Ende des Grübchens an seiner Stelle. Es entsteht so aus dem Grübchen ein von vorne unten nach hinten oben verlaufender, blind endigender Canal, der erste Anfang des Nasenlumens. Das so entstandene Lumen schiebt sich allmählich weiter caudalwärts in die Geruchsplatte vor und bricht an der Stelle, an der Geruchsplatte und Mundhöhlenepithel verwachsen sind, in die Mundhöhle durch. Offenbar entsteht dieser caudale Lumentheil durch Dehiscenz der Zellen der Geruchsplatte selbst. Es tritt dabei eine Differencirung der Zellen ein in der Weise, dass die ventrale Wand der Höhle von einschichtigem Epithel begrenzt wird, das also seine Eigenschaft als Sinnesepithel verliert, während im Uebrigen die Geruchsplatte ihren ursprünglichen Character bewahrt. Es entspricht das ganz dem oben näher beschriebenen Vorgang bei der Entstehung des ventralen Lumentheiles der Rana fusca.

Gleichzeitig mit dem Durchbruch der äusseren Mundöffnung finden eigenthümliche Verschiebungen der äusseren Nasenöffnung statt, dieselbe wandert von der ventralen Seite, an der sie ursprünglich ziemlich weit caudalwärts von der Kopfspitze liegt, an die Kopfspitze, und gelangt dadurch an die laterale Seite. In welcher Weise ich mir den Zusammenhang zwischen Mundbildung und dieser Wanderung vorstelle, habe ich bei der Stadienbeschreibung bereits näher ausgeführt. Der anfangs runde Kopf zieht sich spitz aus. Bei Rana fehlt eine derartige Verschiebung der äusseren Nasenöffnung in ventro-dorsaler Richtung vollkommen. Beiden Gattungen gemeinsam ist jedoch eine im Laufe der Entwicklung immer stärker werdende Lageveränderung zwischen Gehirn und Geruchsorgan. In den ersten Entwicklungsstadien liegt bei Beiden das Geruchsorgan dicht neben dem Gehirn, beim erwachsenen Thier bei Beiden ganz apicalwärts von demselben.

Bei Triton sind, wie oben ausgeführt, die ersten Anfänge dieser Verschiebung vielleicht ebenfalls auf die Mundbildung zurückzuführen, doch bleibt dabei wenigtens das caudale Ende des Geruchssackes noch dem Gehirn benachbart. Worauf die späteren

Lageveränderungen zurückzuführen sind, lässt sich nicht mit Bestimmtheit entscheiden.

Die Folge der Wanderung der Nasenöffnung der Tritonen nach lateralwärts ist eine Achsendrehung des Nasencanals, die sich sehr bequem verfolgen lässt, wenn man in verschiedenen Entwicklungsstadien die Lage des aus einfachem Epithel gebildeten Wandtheils ins Auge fasst; derselbe liegt zuerst rein ventral, etwas später lateral unten und zum Schluss rein lateral. Diese Thatsache ist wichtig für die Beurtheilung der an der Grenze zwischen beiden Epithelarten auftretenden, von Sinnesepithel gebildeten Ausstülpung: dem „unteren Blindsack" (Jacobson'sches Organ Burckhard's). Derselbe entsteht erst, nachdem diese Achsendrehung erfolgt ist, die ventrale Nasenwand, an der die Ausstülpung erfolgte, ist erst durch die Drehung zur ventralen geworden, während sie in früheren Stadien medial lag. Wie Burckhard ganz richtig beschreibt, ist zunächst die Ausstülpung nach ventral und medial gerichtet.

Erst in späteren Entwicklungsstadien rückt sie mit der medialen Wand ganz auf die laterale Nasenseite hinüber, wie oben näher beschrieben.

Die Zeit der ersten Anlage, die Localisation derselben und die Beziehungen des Blindsackes zur einen medial von der Nase gelegenen Drüse lassen ziemlich sicher darauf schliessen, dass wir im „unteren Blindsack" der Urodelen ein Gebilde vor uns haben, das dem „unteren Blindsack" der Anuren homolog zu setzen ist, wenn auch der Blindsack beim erwachsenen Triton ganz anders erscheint, wie bei der ausgewachsenen Rana. Beide entstehen auf einer ziemlich frühen Entwicklungsstufe an der medialen, bezw. ursprünglich medialen Nasenwand als Ausstülpung des Sinnesepithels, und unterscheiden sich dadurch von allen später auftretenden Blindsackbildungen, die sämmtlich aus indifferentem Epithel bestehen. Ich werde auf diese Verhältnisse unten bei Besprechung der Literatur noch näher einzugehen haben.

Die weitere Entwicklung der Nasenhöhle gestaltet sich beim Triton in den Grundzügen ähnlich, wie bei Rana, jedoch sind die Verhältnisse hier bedeutend leichter zu übersehen, da die eingreifenden Wachsthumsveränderungen in der Metamorphose, die auf die Gestaltung der Nasenhöhle bei Anuren vielfach modificirend einwirken, bei Triton fehlen. Aehnlich, wie bei Rana, entsteht an der Einmündungstelle des Thränennasenganges an der lateralen Nasenseite eine Ausstülpung, die hier jedoch nur zur Rinne wird, während sich bei Rana der ziemlich complicirt gebàute „seitliche Blindsack" entwickelt.

Der „untere Blindsack" wandert in der oben näher beschriebenen Weise auf die laterale Nasenwand hinüber. Während er ursprünglich caudalwärts nur bis zur Grenze zwischen mittlerem und hinterem Drittel des Geruchssackes reichte, wächst er im Laufe der Entwicklung weiter nach hinten bis in die Gegend der Choane, endet dabei aber zunächst caudalwärts noch kuppelförmig. Gegen Ende der Metamorphose jedoch ändert sich das und er geht mit seinem caudalen Ende ohne scharfe Grenze in eine Rinne an der seitlichen Nasenwand über, die sich nach hinten in die „Gaumenrinne" fortsetzt. Diese seitliche Nasenrinne scheint mir homolog zu sein mit dem entsprechend bezeichneten Gebilde bei Rana fusca. Sie ist jedoch bedeutend weniger in seitlicher Richtung ausgedehnt.

2. Literatur:

Ueber die erste Anlage des Geruchsorganes und über die Lumenbildung bei Urodelen habe ich in der Literatur keinerlei Angaben gefunden.

Dagegen sind spätere Entwicklungsstadien und die Nasenhöhle der ausgewachsenen Urodelen ziemlich eingehend untersucht worden.

Burckhardt hat speciell die Entstehung des „unteren Blindsackes", den er Jacobson'sches Organ nennt, verfolgt und darauf hingewiesen, dass derselbe in seinen ersten Anfängen medialwärts und ventral gerichtet sei, und erst im Laufe der Entwicklung lateralwärts verschoben werde. Ich habe, wie aus dem oben Gesagten hervorgeht, die Beobachtung Burckhardt's bestätigen können und insofern erweitert, als sich die Verhältnisse, die zu einer vollständigen Verschiebung des unteren Blindsackes auf die laterale Nasenseite führten, sicher feststellen konnte.

Seydel's und Born's Untersuchungen beziehen sich hauptsächlich auf den ausgewachsenen Triton, wenn auch Born einige Angaben über die Verhältnisse bei einer 17 mm langen Larve macht. Ich konnte seine objectiven Befunde in allen Punkten bestätigen. Seine Beobachtungen über die Lageveränderungen zwischen Gehirn und Geruchsorgan (p. 6297) konnte ich an den mir vorliegenden jüngeren Entwicklungsstadien ergänzen.

Auch mit Seydel stimme ich bezüglich der morphologischen Verhältnisse vollkommen überein.

Mihalkovics bringt wenig neue Thatsachen. Seine Angaben (l. c. p. 9). dass „an Amphibienlarven anfangs die ganze Nasenhöhle vom Eingang bis Ende mit hohem Sinnesepithel belegt" sei, und erst später eine Differencirung des Epithels eintrete, sind wohl kaum durch eigene Anschauung begründet, denn gerade in den jüngeren Stadien ist der Gegensatz zwischen einfachem und Sinnesepithel so in die Augen fallend, dass er garnicht übersehen werden kann.

Born sowohl wie Seydel und Mihalkovics besprechen sehr eingehend die Frage, welche Theile des Geruchssackes beim ausgewachsenen Frosch und Triton als homolog anzusehen seien.

Born fasst seine Resultate wie folgt zusammen (l. c. p. 638).

„Der rundliche grössere Abschnitt des vorderen Theils der Nasenhöhle der Tritonen bis zur Einmündung des Thränencanals ist nach dem vorigen den drei vorderen Blindsäcken der Anuren zusammen, welche nur durch Faltenbildung infolge der Beschränkung des Raumes durch die Larvenorgane entstehen, zu homologisiren. Die seitliche Ausbuchtung des oberen Blindsackes finde ich in der seichten seitlichen Ausweitung des vorderen Theils der Nasenhöhle bei den Tritonen wieder, welches ebenfalls eine Verlängerung des Einführungscanals darstellt und nach hinten zur Einmündungsstelle des Thränencanals führt. Der hintere Abschnitt der Nasenhöhle besteht bei Tritonen, wie auch bei Anuren, aus der eigentlichen Nasenhöhle und der Kieferhöhle. Die erstere zeigt bei den Urodelen einen weiten, rundlichen, dem Septum anliegenden Theil, der sich nach aussen zur Kieferhöhle zu verschmälert. Letzterer Abschnitt ist beim Frosche wohl auch in Folge der seitlichen Verengerung des Nasenraumes mehr unter den oberen geschoben. Bei Larven ist dies, was ich noch nicht erwähnt habe, viel auffälliger, als beim erwachsenen Thiere". Der „untere Blindsack" der Urodelen wurde demnach von Born noch nicht als besonderer Theil der Nasenhöhle aufgefasst, sondern zur „Kieferhöhle" gerechnet. Er wird infolgedessen auch nicht mit dem „unteren Blindsack“ der Anuren homologisirt, wie aus folgendem Passus hervorgeht. (Die Nasenhöhle und der Thränennasengang der amnioten Wirbelthiere, Morpholog. Jahrbuch 5, p. 130): „Es kommt bei den Anuren am vorderen Ende der Nasenhöhle eine blindsackartige Ausstülpung nach innen und vorn vor, die bei den Urodelen noch nicht als solche abgesondert, sondern noch in der einfachen Nasenhöhle enthalten ist .... Eine ähnliche, oder gar dieselbe Ausstülpung liefert das Material, aus dem sich das Jacobson'sche Organ der Saurier mit seinen charakteristischen Eigenschaften hervorbildet.“ Es ist demnach Born die Aehnlichkeit der betreffenden Gebilde entgangen, was sehr erklärlich erscheint, da Born's Untersuchungen sich hauptsächlich auf den Zustand beim ausgewachsenen Thier beschränkten, bei dem dieselben allerdings eine ganz verschiedene Gestaltung zeigen, während sie in ihrer Entwicklung doch eine weitgehende Uebereinstimmung erkennen lassen.

Seydel (l. c. p. 519) nimmt an, dass man „die verschiedenen Abschnitte der Nasenhöhle der Anuren mit bestimmten Abschnitten von der der Urodelen in Beziehung bringen“, d. h., wenn ich ihn recht verstehe, homologisiren kann. Er bringt das auch dadurch zum Ausdruck, dass er die entsprechenden Partien bei Rana und Triton gleichartig bezeichnet.

Speciell hält er auf Grund der Untersuchungen Burckhardt's den „unteren Blindsack“ bei Anuren und Urodelen für homolog.

Mihalkovics' Angaben über die Entstehung des „unteren Blindsackes“ bei Urodelen sind wohl kaum zur Klärung der Frage geeignet. Er sagt im Texte (p. 9): „Dann wächst aus dem Boden dieses Sackes (des Geruchssackes) lateralwärts eine kleine Ausstülpung vor und auch dieser ist anfangs gleichmässig mit Sinnesepithel bedeckt“.

In einer Anmerkung erwähnt er ausdrücklich, dass nach Burckhardt die Ausstülpung anfangs medialwärts gerichtet sei, und sich erst später lateralwärts verlagere. Er scheint demnach Burckhardt's Angaben zu bezweifeln, was mir nach meinen eigenen Beobachtungen vollkommen unberechtigt erscheint. Auf Grund der Verhältnisse bei erwachsenen Urodelen und Anuren glaubt er, die Homologie der beiden „unteren Blindsäcke“ ausschliessen zu können.

Ich halte jedoch die Gründe, die Burckhardt und Seydel für eine Homologie der fraglichen Gebilde anführen, für viel gewichtiger, als die Gegengründe Mihalkovics'; es bedarf wohl keiner weiteren Erörterung der Frage, ob für die Beurtheilung eines Organes die erste Anlage massgebend sei, oder der durch mancherlei secundäre Wachsthumsverhältnisse beeinflusste fertige Zustand.

Meine eigenen Beobachtungen stimmen mit denen von Burckhardt und Seydel vollkommen überein und führen mich zu dem Schluss, dass der „untere Blindsack“ bei Anuren und Urodelen als homolog anzusehen sei.

Ich möchte hierdurch jedoch zunächst noch nicht zu der Frage Stellung nehmen, ob dieser „untere Blindsack“ nun auch mit dem Jacobson'schen Organ der Amnioten zu homologisiren sei.

Da die demnächst folgenden Untersuchungen über die Entwicklung der Nasenhöhle, und speciell des „unteren Blindsackes“ bei Gymnophionen Material bringen werden, das bei der Beurtheilung dieser Frage berücksichtigt zu werden verdient, möge die Entscheidung derselben bis zum Erscheinen dieses Schlusstheils meiner Arbeit verschoben werden.

Zusammenfassung der Resultate.

1. Die erste Anlage der Geruchsplatte erfolgt bei Anuren und Urodelen durch Wucherung der Sinnesschicht des Ectoderms, die äussere Zelllage der Oberhaut ist dabei ganz unbetheiligt, und geht bald über dem Centrum der Platte an der Stelle des Geruchsgrübchens zu Grunde.

2. Die Bildung eines Nasenlumens findet bei Anuren und Urodelen nicht wie bei den Amnioten dadurch statt, dass eine vom Nasengrübchen zur Mundbucht führende Rinne durch Schluss eines Theiles ihrer Ränder in einen Canal verwandelt wird.

Vielmehr tritt die Geruchsplatte mit dem Mundhöhlenepithel dadurch in Verbindung, dass erstere einen zunächst soliden Zapfen bildet, der mit dem letzteren verwächst. Erst nach dem Eintritt dieser Verschmelzung bricht das Nasenlumen in die Mundhöhle durch. Dieser Durchbruch erfolgt caudal von der Rachenmembran, also in den entodermalen Theil der Mundhöhle, während bei den Amnioten die Choane im ektodermalen Theil liegt.

3. Die Bildung des Nasenlumens erfolgt bei Anuren und Urodelen in verschiedener Weise:

a) Bei den Anuren entsteht zunächst am dorsalen Pol der Geruchsplatte ein feiner, runder Canal: das „dorsale Lumen".

Etwas später tritt an dem ventralen Riechplattentheil eine Sonderung in zwei Schichten ein, zwischen beiden bildet sich durch Dehiscenz der Zellen das „ventrale Lumen".

Unter Betheiligung der Oberhaut entsteht als drittes das „mittlere Lumen".

Das „dorsale Lumen" mit dem umgebenden Theil der Geruchsplatte bleibt in späteren Entwicklungsstadien im Wachsthum zurück und wird zum „lateralen Appendix", der während der Metamorphose ganz schwindet.

b) Bei den Urodelen ist von Anfang an ein einheitliches Lumen vorhanden. Dasselbe entsteht theils durch Dehiscenz der Zellen der Geruchsplatte, theils dadurch, dass durch complicirte Wachsthumsverschiebungen Oberhauttheile in die Tiefe versenkt und zu Wandtheilen des Nasenlumens werden.

4. Während bei den Anuren die äusseren Nasenöffnungen im Allgemeinen ihre ursprüngliche Lage an der lateralen Kopfseite bewahren, machen sie bei den Urodelen eine Lageveränderung durch. Wachsthumsverhältnisse, die mit der Mundbildung zusammenhängen, bedingen eine Wanderung aus einer ventralen, ziemlich weit von der Kopfspitze entfernten Lage ans vordeste Ende des spitzer gewordenen Kopfes. Die Zuspitzung des Kopfes hat gleichzeitig eine Verschiebung von der ventralen auf die laterale Seite zur Folge. Diese Wanderung der äusseren Nasenöffnung bedingt, da die Choane ihren Platz behält, eine Drehung des Geruchssackes um seine Längsachse.

5. Bei Anuren und Urodelen wird das anfangs einfache Nasenlumen durch Blindsackbildungen complicirt, bei den ersteren jedoch stärker, als bei den Schwanzlurchen.

a) Bei Beiden entsteht durch eine Ausstülpnng der von Sinnesepithel gebildeten medialen (Anuren), bezw. ursprünglich medialen, durch die Achsendrehung zur ventro-medialen gewordenen Nasenwand (Urodelen) ein Divertikel, der „untere Blindsack".

Dieser behält bei den Anuren auch im Laufe der späteren Entwicklung seine ursprüngliche Lage an der medialen Nasenwand, während er bei den Urodelen ganz auf die laterale Wand herüber wandert.

b) Bei Beiden bildet sich spitzenwärts vom „unteren Blindsack“ eine aus indifferentem Epithel bestehende Ausbuchtung der lateralen Wand, die bei den Anuren zum „seitlichen Blindsack“ wird, während sie sich bei den Urodelen nur zu einer Rinne entwickelt. In dieselbe mündet bei Beiden der Thränencanal.

c) Caudalwärts vom „unteren Blindsack“ entsteht bei Beiden eine laterale Ausbuchtung, die von indifferentem Epithel gebildete „seitliche Nasenrinne“. Diese verschmilzt secundär mit dem „unteren Blindsack“, doch ist die Grenze zwischen Beiden auch später noch durch die Verschiedenheit des Epithels markirt. Beim Frosch ist die „seitliche Nasenrinne“ bedeutend stärker ausgebildet, als bei den Schwanzlurchen. Sie setzt sich bei Beiden caudalwärts in die „Gaumenrinne“ fort.

Die unter a-c genannten Bildungen bei Urodelen und Anuren sind homolog.

6. Beim Frosch tritt mit dem Schwinden des Hornkieferapparates eine Umbildung des ganzen Kopfes ein, die bei Urodelen nicht stattfindet. Sie hat für das Geruchsorgan eine Wachsthumsbehinderung in dorso-ventraler Richtung zur Folge und bedingt ein stärkeres Wachsthum in transversaler und apicocaudaler Richtung. Eine Folge dieser Wachsthumsbehinderung ist die Entstehung des „oberen Blindsackes“. Derselbe stellt den dorsalen Theil des Hauptlumens der Nase dar ;

7. Bei beiden Amphibiengattungen bildet sich ein aus versenkter Oberhaut bestehender „Einführungsgang“. Derselbe erreicht bei den Anuren in der Larvenperiode eine beträchtliche Länge, schwindet aber während der Metamorphose fast ganz wieder. Seine Rückbildung geht parallel mit der Entstehung des „oberen Blindsackes“, und ist wohl ebenfalls auf die unter 6 erwähnte Wachsthumsbehinderung zurückzuführen. Bei den Urodelen fehlen diese Rückbildungserscheinungen am Einführungsgang.

Bei Froschlarven bildet sich um die äussere Nasenöffnung ein Wulst, der mit Eintritt der Metamorphose wieder schwindet. Bei Urodelen wird er überhaupt nicht angelegt.

Verzeichniss der benutzten Literatur.

1. Balfour, F. M.: A Treatise on comparative embryologz. London 1881.
2. Bancroft, J. R.: The Nasal Organs of Pipa americana. Bulletin of the Essex Institute, Vol. XXVII. 1895.
3. Bawden, H.: The nose and Jacobson's Organ with especial Reference to Amphibia. Journ. of. Compar. Neurol. Bd. IV. 1894.
4. Born, G.: Ueber die Nasenhöhlen und den Thränennasengang der Amphibien Morphol. Jahrbuch Bd. II. 1876.
5. Born, G.: Die Nasenhöhlen und der Thränennasengang der amnioten Wirbelthiere I. Morphol. Jahrbuch V. 1879.
6. Burckhardt, R.: Untersuchungen an Gehirn und Geruchsorgan von Triton und Ichthyophis. Zeitschrift für wissenschaftliche Zoologie. LII, 3. 1891.
7. Brauer, A.: Beiträge zur Kenntniss der Entwicklung und Anatomie der Gymnophionen. II. Die Entwicklung der äusseren Form. Zoologische Jahrbücher Bd. XII. 1899.
8. Clemens, P.: Die äusseren Kiemen der Wirbelthiere. Anatom. Hefte, herausgegeben von Merkel und Bonnet. 1894.
9. Corning, H. K.: Ueber einige Entwicklungsvorgänge am Kopfe der Anuren Morphol. Jahrbuch Bd. 27, 1899.
10. Fleischer, R.: Beiträge zur Entwicklungsgeschichte des Jacobson'schen Organs und zur Anatomie der Nase. Sitzungsbericht der phys.-medic. Societät zu Erlangen. 1877.
11. Gaupp, E: Primordial-Cranium und Kieferbogen von Rana fusca. Morphol. Arbeiten, herausgegeben von Schwalbe. II. 1893.
12. Goette, A.: Entwicklungsgeschichte der Unke. Leipzig 1875.
13. v. Mihalkovics, V.: Nasenhöhle und Jacobson'sches Organ. Anatom. Hefte, herausgegeben von Merkel und Bonnet 1898.
14. Peter, K.: Mittheilungen zur Entwicklungsgeschichte der Eidechse. II Archiv für mikroskopische Anatomie. Bd. 57. 1901.
15. Peter, K.: Der Einfluss der Entwicklungsbedingungen auf die Bildung des Centralnervensystems und der Sinnesorgane bei den verschiedenen Wirbelthierklassen. Anatomischer Anzeiger. 1901.
16. Rusconi, M.: Développement de la grenouille commune depuis le moment de sa naissance jusqu'à son état parfait. Milan 1826.
17. Rusconi, Maur.: Les amours des salamandres aquatiques. Milan 1821.
18. Sarasin, P. u. F.: Ergebnisse naturwissenschaftlicher Forschungen auf Ceylon Wiesbaden 1887—1893. II.
19. Seydel, O: Ueber die Nasenhöhle und das Jacobson'sche Organ der Amphibien. Morphol. Jahrbuch XXIII. Bd., 4. Heft.
20. Thiele, Joh.: Der Haftapparat der Batrachierlarven. Zeitschrift für wissenschaftliche Zoologie. Bd. 46.
21. Török, Au.: Untersuchungen über die Entwicklung der Mundhöhle und ihrer nächsten Umgebung im Batrachierembryo. Sitzungsberichte der Wiener Academie. LIV Bd., 1. Abtheilung. 1866.

Figuren-Verzeichniss.

(Taf. XIX—XXII).

Fig. 1. Kopf einer Larve von Rana fusca (Stad. 2) (linke Seite), bei c. 25facher Vergrösserung gezeichnet. Bei Lupenbetrachtung schien über der Geruchsplatte (bei a.) eine Vertiefung vorhanden zu sein.

Fig. 2. Rana fusca von 3 mm Länge (Stad. 3), Sagittalschnitt durch den Rand der Geruchsplatte. 150fache Vergrösserung.

Fig. 3. Rana fusca von 5 mm Länge (Stad. 4) Horizontalschnitt durch die Geruchsplatte, 150fache Vergrösserung. Linke Kopfhälfte.

Fig. 4. Kopf einer Larve von Rana fusca von nicht ganz 6 mm Länge, (Stad. 5) Lupenvergrösserung (c. 25 fach.) Ansicht von links.

Fig. 5. Rana fusca von nicht ganz 6 mm Länge (Stad. 5), Horizontalschnitt durch die Geruchsplatte, 80fache Vergrösserung. Rechte Kopfhälfte.

Fig. 6. Modell des Kopfes einer Larve von Rana fusca von 7 mm Länge. Aussenansicht des Modells von der Kopfspitze her. 50fache Vergrösserung.

Fig. 7. Innenansicht desselben Modells.

Fig. 8. Rana fusca von nicht ganz 8 mm Länge (Stad. 8), Horizontalschnitt durch den caudalen Theil der Geruchsplatte. 80fache Vergrösserung Linke Kopfhälfte.

Fig. 9. Dieselbe Larve bei 50facher Vergrösserung modellirt, Aussenansicht des Modells von der Spitze aus gesehen.

Fig. 10. Innenansicht desselben Modells.

Fig. 11. Dieselbe Larve, Horizontalschnitt durch die apicalen Theile der Geruchsplatte. Der Schnitt ist etwas schräg gefallen, sodass links das offene Grübchen, rechts das „mittlere Lumen" getroffen ist.

Fig. 12. Rana fusca von 9 mm Länge (Stad. 9), Horizontalschnitt durch den ventralen Theil der Geruchsplatte, 80fache Vergrösserung. Der Schnitt ist etwas schräg gefallen, sodass rechts das ventrale Lumen vor der Choane, links die Communication desselben mit der Mundhöhle durch einen feinen Spalt (sp) getroffen ist.

Fig. 13 u. 14. Rana fusca von 9, 6 mm Länge (Stad. 11), 2 Horizontalschnitte durch die Mitte der Geruchsplatte (80fache Vergrösserung), und zwar liegt der in Fig. 13 gezeichnete Schnitt etwas weiter spitzenwärts, als der in Fig. 14 dargestellte. Linke Kopfhälfte.

Fig. 15. Modell des Kopfes einer Larve von Rana fusca von 11 mm Länge (Stad. 12) (50fache Vergrösserung), von der Spitze aus gesehen. Die Oberhaut der dorsalen Kopfhälfte wurde bis auf ein kleines Stückchen in der Umgebung der äuseren Nasenöffnung entfernt, um die Gebilde im Innern sichtbar zu machen.

Fig. 16. Dieselbe Larve, Horizontalschnitt durch die Gegend des Einführungsganges, (80 fache Vergrösserung). Linke Kopfhälfte.

Fig. 17. Dieselbe Larve, Horizontalschnitt durch die Choane, 80fache Vergrösserung. Rechte Kopfhälfte.

Fig. 18. Modell des Kopfes einer Larve von Rana fusca von 31 mm Länge (Stad. 15), 17fache Vergrösserung. Die Oberhaut der dorsalen Kopfhälfte und der Kopfspitze ist entfernt, um die Organe im Innern des Kopfes sichtbar zu machen. Ansicht von apical her.

Fig. 19 u. 20. Modell des rechten Geruchssackes derselben Larve, bei 50facher Vergrösserung.

Fig. 19: Ansicht von apical her, Fig. 20: Ansicht von der Gaumenfläche her.

Fig. 21—23. Rechter Geruchssack einer in Metamorphose befindlichen Rana fusca (Stad. 16) bei Vergrösserung wie Fig. 19 u. 20.

Fig. 21: Ansicht von der Kopfspitze, Fig. 22 von der lateralen Seite und Fig. 23 von ventral her gesehen.

Fig. 24. Triton taeniatus, Larve von 2,6 mm Länge (Stad. 2) Horizontalschnitt durch die Mitte der Geruchsplatte; rechte Kopfhälfte.

Fig. 25. Triton taeniatus (Stadium 3), Oberflächenbild des Kopfes bei Lupenbetrachtung. (Vergrösserung c. 25 mal).

Fig. 26. Triton taeniatus (Stad. 3), Horizontalschnitt etwa durch die Mitte der Geruchsplatte. Linke Kopfhälfte.

Fig. 27. Modell des Kopfes einer Triton-Larve (Stad. 4), 50fache Vergrösserung. Die Oberhaut über dem linken Geruchssacke ist im Zusammenhang mit demselben nach aussen geklappt, um den Geruchssack und die Bucht zwischen Auge und Gehirn, in der er liegt, zu zeigen.

Fig. 28. Triton taeniatus, Larve von etwas über 7 mm Länge (Stad. 6). Horizontalschnitt durch das caudale Ende der Geruchsplatte (Vergr. 1:80), die hier (bei y) mit dem Epithel des apicalen Vorderdarmendes verwachsen ist.

Fig. 29. Dieselbe Larve, Schnitt etwa durch die Mitte des Geruchssackes.

Fig. 30 u. 31. Modell des Kopfes einer Triton-Larve von 8,5 mm Länge, 50fache Vergrösserung.

Fig. 30: Aussenansicht des Modells von ventral und apical gesehen. Das Ektoderm der Kopfspitze, sowie die linke Hälfte des Unterkiefers wurden entfernt, um die Lage des Gehirns und der primitiven Choanen zu zeigen.

Fig. 31: Ansicht des Modells von der dorsalen und caudalen Seite her, nach Entfernung der dorsalen Hälfte der Oberhaut sammt Gehirn und Augen.

In den Modellzeichnungen 15 und 18—22 ist die Grenze zwischen Sinnesepithel (s. ep.) und indifferentem Epithel (id. ep.) durch eine rothe Linie markirt.

Der Knorpel ist hellblau grundirt, die Drüsen gelblich.

Buchstabenerklärung.

Au = Auge.
a ex = Apertura nas. ext.
ch = Choane.
d = Deckschicht.
d l = dorsales Lumen.
d pl = dorsaler Theil der Geruchsplatte.
e = Einführungsgang.
enb = Einbuchtung der lateralen Nasenwand nach innen zu.
G = Gehirn.
gf = Gaumenfortsatz.
gr = Geruchsgrübchen.
gs = Geruchssack.
H = Hornkiefer.
h f = Falte an der hinteren Umrandung der Choane.
id ep = Indifferentes Epithel.
knpl = Knorpelplatte.
knsp = Knorpelspangen.
la = Lateraler Appendix.
mb = Mundbucht.
mh = Mundhöhle.
hm ep = Mundhöhlenepithel.
ml = Mittleres Lumen.
O = Oberhaut.
o bl = Oberer Blindsack.
o dr = Obere Nasendrüse.
Opt = Nerv. Optic.
pl = Geruchsplatte.
r = Rinnenförmige Fortsetzung der „seitlichen Nasenrinne" caudalwärts.
ra = Rachenmembran, resp. deren Rest.
rdr = Rachendrüse.
rw = Ringförmiger Wulst um die Apertura externa.
s = Sinnesschicht.
sbl = Seitlicher Blindsack.
sep = Sinnesepithel.
sn = Seitliche Nasenrinne.
sp = Sporn an der lateralen Wand der Nasenhöhle, die Grenze zwischen mittlerem und ventralem Lumen markirend.
st = Stirnstreifen.
thr = Einmündungstelle des Thränenkanals in den seitlichen Blindsack.
Tr = Trabekeln.
u bl = Unterer Blindsack.
u dr = Untere Nasendrüse.
Uk = Unterkiefer.
vd = Vorderdarm.

vl = Ventrales Lumen.
v pl = Ventraler Theil der Geruchsplatte.
vt = dorso-ventral verlaufender Theil des Nasenlumens.
w = Wulst am medialen Choanenrand.
Z = Zapfenförmige Verlängerung der Geruchsplatte nach der Mundbucht zu.
Za = Zahnreihe.
Zu = Zunge.

Inhaltsverzeichniss.

Zur Histiochemie des Knorpels.

Von

Dr. **Alfred Moll**, Augenarzt in Berlin.

(Hierzu Tafel XXIII).

Im Anschluss an eine vorläufige Mittheilung[1]) soll in folgenden Zeilen ein genauerer Bericht folgen über die Anwendung des Orceïns (Grübler) zur Doppelfärbung sämmtlicher Knorpelarten. Die Möglichkeit, letzteren durch eine einzige Farbe eine schöne und ausgeprägte Doppelfärbung zu geben, erscheint mir mindestens für die Demonstration von Uebersichtsbildern erwünscht und rechtfertigt die folgende Mittheilung.

Die Farbe kommt in folgender (Tänzer'schen) Lösung zur Benutzung:

Orceïn (Grübler)	0,5
Alcohol absol.	40,0
Aq. dest.	20,0
Acid. mur. (Pharm. III) gtts.	XX.

Die zu entnehmenden Stücke, seien es ganze Embryonen — denn zum Studium der Knorpel-, resp. Knochenentwickelung, eignet sich die Färbung sehr gut — oder Theile von erwachsenem Knorpel müssen in Alcohol gehärtet sein und kommen in dünnen Celloidinschnitten auf 6—24 Stunden in obige Lösung. Sodann werden sie in 90 % Alcohol solange ausgewaschen, bis das Celloidin farblos oder nahezu farblos geworden ist, in 98 % Alcohol entwässert, in Oel aufgehellt und in Balsam eingeschlossen.

Was den Werth der Methode zur Herstellung von Demonstrations-Uebersichtsbildern ganzer Embryonen oder grösserer Theile derselben anbelangt, so sieht man schon makroskopisch einen scharfen Gegensatz zwischen Blau und Roth. Aller im Schnitt als Knorpel präformirter zukünftige Knochen ist blau und alles Andere ist roth.

---

[1]) Centralbl. f. Physiologie, 22. Juli 1899.

Bei stärkerer Vergrösserung erkennt man den Sitz, an den die Doppelfärbung gebunden ist. Wir betrachten z. B. einen Frontalschnitt durch die Nasenscheidewand eines Foetus im 4. Monat (Fig. 1). Dabei ergiebt sich zunächst, dass die rothe saure Orceïnlösung ein Kernfärbemittel ist, welches das Protoplasma der im Uebrigen noch wenig differenzirten Zellen fast farblos lässt. Sämmtliche Kerne dagegen sind schön roth gefärbt. Anders verhält es sich mit der zu dieser frühen Zeit netzförmig angeordneten Intercellularsubstanz des primären oder Knorpelknochens. Diese ist blauviolett, im Gegensatz zu den rothen Kernen der Knorpelzellen.

Ebenso verhalten sich Theile, die zeitlebens hyaliner Knorpel bleiben, wie z. B. Epiphysenknorpel.

Untersucht man Schnitte aus späterer Zeit, zu der sich z. B. an den Röhrenknochen Uebergang von Knorpel in Knochen findet, so sieht man, dass nach der Verknöcherungsgrenze zu die Intercellularsubstanz ihre blaue Farbe mehr und mehr verliert und einen rothen Ton annimmt, der sich in den Ablagerungen der osteoiden Substanz zu einer dunkel weinrothen Farbe sättigt.

Die als Deckknochen bekannten Theile des embryonalen Sceletts, welche bindegewebig verknöchern, z. B. Theile des Schädeldaches u. s. w. zeigen keine Doppelfärbung.

Eine Beschreibung der beiden anderen Knorpelarten, des Faser- und Netzknorpels in embryonaler Form, übergehe ich hier füglich, da sie im Princip die gleichen Verhältnisse darbieten und besser im erwachsenen Zustande untersucht werden, wo das sie characterisirende Zwischengewebe völlig differenzirt ist.

Damit kommen wir zur Betrachtung des erwachsenen Knorpels und zwar seiner Grundform, der hyalinen Art, wie er u. A. als Rippenknorpel eines 30jährigen Mannes zur Untersuchung kam.

Im Gegensatz zum embryonalen ist nun das Aussehen des mit Oceïn gefärbten erwachsenen Knorpels sehr merkwürdig. Hier tritt nämlich geradezu ein Umschlag in der Farbwirkung ein. Denn hier (Fig. 2) erscheint die homogene hyaline Grundsubstanz roth, und nur die Knorpelkapseln selbst nehmen die uns schon bekannte blauviolette Färbung an. In dünnen Schnitten sieht man im Innern der concentrisch angeordneten blauen Kapseln die blassen geschrumpften Zellen mit deutlich rothem Kern. In derselben Abbildung sind jene Fasern zu sehen, in die die hyaline Grundsubstanz in älterem Knorpel gelegentlich zerklüftet erscheint. Sie färben sich, ebenso wie die Kapseln, violett.

Faser- und elastischer Knorpel, welche u. A. als Zwischenwirbelscheibe und Epiglottis zur Untersuchung und Abbildung gelangten, zeigen principiell die gleiche Doppelfärbung, was hier im Gegensatz zu meiner vorläufigen Mittheilung ausdrücklich bemerkt sei.

Ganz einfach ist die Erklärung des Farbenbildes bei Faserknorpel jedoch nicht (Fig. 3). Hier sieht man zunächst wieder geschrumpfte, mit rothem Kern und blauen, faserig umgewandelten Kapseln versehene Knorpelzellen. Die eigentliche Intercellularsubstanz ist umgewandelt in ein sich nach verschiedenen Richtungen durchflechtendes Fasergewebe, welches aus blauen und rothen Fasern besteht. Ich überlasse die Deutung des Bildes Berufneren und möchte nur betonen, dass die Doppelfärbung der im Uebrigen gleichartig erscheinenden Fasern die Vermuthung nahelegt, dass die letzteren z. Th. sich aus hyaliner Grundsubstanz umwandeln, z. Th. echtes Bindegewebe sind. Vielleicht ergiebt sich auf diesem Wege eine bestimmtere Classificirung des Faserknorpels, über dessen Stellung in der Gewebereihe die Autoren bekanntlich noch nicht einer Ansicht sind.

Leichter ist die Deutung der Doppelfärbung bei elastischem oder sog. Netzknorpel. Hier (Fig. 4) färbt sich die allgemein angenommene hyaline Grundsubstanz blau und beherbergt die meist in Nestern zusammenliegenden, von blauen Kapseln umgebenen und mit rothen Kernen versehenen Knorpelzellen. Diese blau gefärbte hyaline Grundsubstanz erfüllt die Lücken des characteristischen und dunkelweinroth gefärbten elastischen Netzwerkes.

Fertiger Knochen, sowohl entkalkter als natürlicher, zeigt keine Doppelfärbung.

Wenn wir nun eine Zusammenfassung der gefundenen Resultate geben sollen, so müssen wir sagen, dass die mitgetheilte Farbreaction einerseits für ein differentes Verhalten des embryonalen Knorpels gegen die übrigen embryonalen Gewebe spricht und andererseits einen Unterschied in dem Chemismus von embryonalem und erwachsenem Knorpel constatirt. Denn man geht wohl nicht fehl, wenn man nach Analogie der Blaufärbung der rothen sauren Orceïnlösung durch Alkali eine echte, chemische Reaction im embryonalen Knorpelgewebe annimmt.

Sodann ist, da, wie wir aus embryonalen Schnitten wissen, sich die ganze junge Intercellularsubstanz blau färbt, der Schluss nicht ungerechtfertigt, dass im erwachsenen Knorpel die sich blau färbenden Theile, wie z. B. die Knorpelkapseln ihrer chemischen Constitution nach junge, alles Andere sich roth färbende dagegen entweder alte Intercellularsubstanz ist, oder überhaupt genetisch nichts mit Intercellularsubstanz zu thun hat.

Ich will nicht unterlassen, zu betonen, dass O. Jsraël[1]) gelegentlich einer Abeit über Aktinomykose bei Benutzung von Orceïn aus der Fabrik von Schuchardt fand, dass sich die Kerne aller möglichen Gewebe blau, die Zellen dagegen schwach roth färbten. Im Gegensatz dazu stellt die Methode mit Orceïn Grübler'scher Provenienz eine thatsächlich elektive für das Knorpelgewebe dar.

Es ist nicht ausgeschlossen, dass durch diese Methode zu einer Zeit der Entwickelung des Foetus, zu der Knorpelgewebe mikroskopisch noch nicht differenzirt ist, auf mikrochemischem Wege bereits das Auftreten von characteristischer Grundsubstanz sichergestellt werden kann. Aehnliches gilt von der Untersuchung von Mischgeschwülsten.

Herr Geheimrath Waldeyer hatte die Güte, die Typen meiner Präparate durchzusehen, wofür ich ihm auch an dieser Stelle ergebenst danke.[2])

---

[1]) Virchow's Archiv, Band 105, p. 169.

[2]) Die Arbeiten von Hansen „über die Genese einiger Bindegewebsgrundsubstanzen“ (Anat. Anzeiger 1899, No. 17 und 18) habe ich, soweit sie mir zugänglich waren, berücksichtigt. Orceïn als Doppelfärbemittel wird darin nicht erwähnt.

(Aus dem physiologischen Institut zu Leipzig).

Morphologische Veränderungen der Thränendrüse bei der Secretion.

Zugleich ein Beitrag zur Granula-Lehre.

Von
Dr. **Alfred Noll,**
Assistent am physiologischen Institut zu Jena.

Hierzu Tafel XXIV und XXV.

Einleitung.

Seitdem durch die ersten Untersuchungen R. Heidenhain's histologische Veränderungen der Drüsenepithelien während ihrer secretorischen Thätigkeit festgestellt und von Heidenhain und seinen Schülern für eine Reihe von Drüsen beschrieben waren, ist unter Anwendung der neueren histologischen Untersuchungsmethoden von einer beträchtlichen Zahl von Forschern versucht worden, unsere Anschauungen über die feineren morphologischen Vorgänge in den Drüsenzellen zu erweitern.

Am ausgiebigsten sind die Untersuchungen an den Speicheldrüsen angestellt worden. Trotz der vielen Arbeiten aber, welche bis jetzt hierüber vorliegen, kann man nicht sagen, dass für selbst nahe verwandte Drüsen, wie etwa die Eiweissspeicheldrüsen, eine einheitliche Auffassung über die Vorgänge in den secernirenden Drüsenepithelien sich ergeben hätte.

Ein Grund hierfür mag darin liegen, dass es vorläufig noch schwer ist, von den Bildern, welche man nach den jetzt üblichen Fixirungs- und Färbemethoden erhält, mit einiger Sicherheit auf die Verhältnisse in der lebenden Zelle zu schliessen. Gerade durch die Vielseitigkeit aber der Methoden und ihre verschiedene Bevorzugung seitens der einzelnen Autoren können von einander abweichende Vorstellungen leicht veranlasst werden.

Um über principiell wichtige Fragen, welche sich aus den bisherigen Untersuchungen ergeben haben, ins Klare zu kommen, ist es wünschenswerth, das Beobachtungsmaterial möglichst zu erweitern, und damit eine breitere Beobachtungsbasis zu schaffen. Dies leitete mich darauf, die Thränendrüse als Untersuchungsobject zu nehmen. Sie steht einmal, ihrem Bau nach, den Speicheldrüsen nahe, sodass sie gut in Beziehung zu diesen zu setzen ist. Und ferner sind eingehendere Untersuchungen über histologische Veränderungen ihrer Zellen bei der Secretion in neuerer Zeit nicht gemacht worden. Als erster hatte Reichel unter Heidenhain's Leitung die Thränendrüse des Hundes daraufhin untersucht. Seitdem ist die Thränendrüse immer nur im Anschluss an andere Drüsenuntersuchungen berücksichtigt worden, und auch da ohne wesentliche Zuhülfenahme der durch das Experiment hervorzurufenden Secretionsveränderungen, wie sie an den Speicheldrüsen seit Heidenhain zur Erklärung der Secretionsvorgänge in den Zellen in fruchtbarster Weise herangezogen wurden.

Die vorliegenden Untersuchungen wurden an der Thränendrüse der Katze angestellt, da die Katze wegen der nicht schwer zugänglichen Augenhöhle für operative Eingriffe zum Zweck der Reizung der Drüsennerven geeignet erschien.

Bevor ich auf meine Untersuchungen eingehe, möchte ich aus der mir vorliegenden Literatur die Beobachtungen zusammenstellen, welche an den hier in Betracht kommenden Drüsen bis jetzt gesammelt sind, und zwar soweit sie sich auf die secernirenden Epithelien beziehen.

Bisherige Beobachtungen an einigen Eiweiss- und Schleimdrüsen.

Ich beginne mit den Eiweissdrüsen.

Heidenhain (7)[1]) fand an den in Alkohol conservirten und mit Carmin gefärbten Drüsen die Zellen der nicht gereizten Drüse gross, mit unregelmässig konturirtem, an der Basis der Zelle gelegenem Kern. Ausser der ungefärbten Grundsubstanz erschienen in geringer Menge dunkle Körnchen. Nach lange

[1]) Die Zahlen hinter den Autorennamen beziehen sich auf das Literaturverzeichniss auf S. 553.

anhaltender, durch electrische Reizung der Drüsennerven hervorgerufener Secretion waren die Zellen im Ganzen kleiner, der mehr nach der Mitte der Zelle zu gelegene Kern erschien rund und zeigte scharf hervortretende Kernkörperchen. Die helle Grundsubstanz der Zelle war vermindert, die körnige Substanz vermehrt. Indem Heidenhain den in Carmin färbbaren Theil als das Protoplasma und die helle Grundsubstanz als Absonderungsmaterial betrachtete, schloss er aus dem Vergleich der beiden Bilder, dass während der Secretion das Absonderungsmaterial verbraucht wird, während das Protoplasma, und zwar durch Anreicherung an Bestandtheilen der Lymphe, zunimmt. In den Secretionspausen dagegen bildet sich aus dem Protoplasma die das Secret liefernde Substanz. Aus dem verschiedenen Aussehen der Kerne folgert Heidenhain, dass auch diese sich activ an den secretorischen Vorgängen betheiligen.

Einen bemerkenswerthen Fortschritt in der Erkenntniss der Vorgänge in der Drüsenzelle brachten die Untersuchungen Langley's (14). Es gelang ihm nämlich, die Vorgänge der Secretion an der lebenden und überlebenden Zelle direct unter dem Mikroskop zu beobachten. Unter den an der Parotis des Kaninchens, des Hundes, der Katze und der Ratte angestellten Beobachtungen sind besonders hervorzuheben diejenigen an der Parotis des Kaninchens, weil hier das Drüsengewebe bei erhaltener Blutcirculation im lebenden Thiere beobachet werden konnte, was bis dahin nur an dem Pankreas Kühne und Lea (12) geglückt war. Ausserdem wurde von ihm das frisch ecidirte Drüsengewebe unter Zusatz indifferenter Flüssigkeiten, oder ohne solche, untersucht. Als wesentliches Merkmal für die nicht gereizte Zelle findet Langley den „granular state“, d. h. die Anfüllung der Zelle mit Körnchen oder Granula, welche schon von früheren Untersuchern, wie Pflüger (23), v. Ebner (5), Bernard (2), Schwalbe (27) u. A. in frischen Drüsenzellen gesehen waren. Wenn nun die Drüse durch Fütterung des Thieres oder in Folge Reizung des Sympathicus oder durch Injection von Pilocarpin zur Secretion gebracht war, so begannen die Granula nach dem Lumen des Alveolus zu aus der Zelle zu verschwinden. An der Basis der Zelle bildete sich zunächst eine helle, nicht granulirte Zone; dieselbe vergrösserte sich durch weiteres Vorrücken der Granula, schliesslich fanden sich

Granula nur noch an dem dem Lumen angrenzenden Saum der Zelle. Langley erkannte daraus, dass mit der Bildung des Drüsensecrets ein Verbrauch der Granula einhergeht.

Die Langley'schen Beobachtungen wurden alsbald von Schmidt (26) im Laboratorium Heidenhain's bestätigt und mit dem, was die Alcohohl-Carminpräparate Heidenhain's bis dahin gelehrt hatten, in Einklang gebracht. Schmidt erkennt die Granula der frischen Zelle und die helle Grundsubstanz der Alcohohl-Carminpräparate als gleichbedeutend an, worauf auch bereits Langley hingewiesen hatte. Die färbbare Substanz der Zelle ist nach Schmidt vielleicht das Fachwerk für die Grundsubstanz; im Schnitt erscheint es als ein Fadenwerk, als welches es von Klein (9) zuerst angesprochen war. An der gereizten Zelle erscheint es im fixirten Präparat enger und undeutlicher als in der nicht gereizten Zelle. Bezüglich des Verhaltens der Kerne fügt Schmidt zu den früheren Beobachtungen Heidenhain's hinzu, dass am Anfange der Reizungen, zu einer Zeit, wo ein Schwinden der Granula noch nicht erfolgt, am Kern bereits Veränderungen nachweisbar sind. Dieselben bestehen zunächst darin, dass an Stelle einer diffusen stärkeren Färbung eine mattere Färbung erscheint, und dass im Innern der Kerne Kernkörperchen und Körner auftreten. Auch wird die Form des Kerns runder. Diese Kernveränderungen glaubt Schmidt nicht auf veränderte Druckverhältnisse im Zelleninnern, sondern auf chemische Umwandlungen in der Kernsubstanz zurückführen zu müssen.

In der Folgezeit richtete sich das Interesse der Untersucher vor Allem auf das Verhalten der Drüsengranula während der Secretion. Bei seinen Untersuchungen über die granuläre Beschaffenheit der lebenden Substanz gelangte Altmann (1) mit Hülfe seiner Methode dazu, Drüsengranula und Körner in der conservirten Zelle sichtbar zu machen. Ausser Fettdrüsen verschiedener Thiere diente ihm auch die Parotis der Katze zur Untersuchung. Hier verfolgte er die Veränderungen an den Drüsenzellen nach subcutaner Eingabe von Pilocarpin. Die von Altmann als „graugelbe Körner“ bezeichneten Bestandtheile der Zelle verlassen im Laufe der secretorischen Thätigkeit die Zelle. Sind diese Körner verbraucht, so werden sie aus kleinen „fuchsinophilen“ Körnern, welche sich mit fädigen Gebilden im

Zellleibe finden, neu gebildet. Diese nehmen an Zahl und Grösse zu und gehen schliesslich in die graugelb, (bei Anwendung des Altmann'schen Fuchsin-Picrinsäure-Gemischs) erscheinenden Körner über, welche im Ruhezustande der Zelle dieselbe vollständig ausfüllen. Die ebenfalls roth gefärbten Fäden sollen zu einer netzförmigen Substanz werden, welche die graugelben Körner umhüllt. Es würde also nach Altmann der Secretionsvorgang in doppelter Hinsicht ein granulärer Process sein. Einmal, insofern diejenigen Bestandtheile der Zelle, welche das Secret liefern, als Granula in der Zelle auftreten, und andererseits, indem diese wiederum aus kleineren Körnern hervorgehen. Beobachtungen am frischen Material hat jedoch Altmann nicht beschrieben und auch seine Untersuchungen nicht zu denen Langley's in Beziehung gebracht.

Bezüglich des Verbrauchs von Körnern bei der Secretbildung seitens der Zelle konnte R. Krause (11) Beobachtungen an den serösen Speicheldrüsen des Igels machen. An Präparaten der Parotis dieses Thieres, welche in Sublimat und anderen Reagentien conservirt war, beschreibt er in den Zellen nicht gereizter Drüsen ein Protoplasmanetz, in dessen Maschen Körnchen gelegen sind. Diese Körnchen waren aber im frisch untersuchten Gewebe nicht sichtbar. Deshalb nimmt Krause an, dass sie Kunstproducte seien, und zwar Fällungen der in den Maschen in gelöster Form enthaltenen Eiweisskörper durch das Fixirungsmittel. Wurde die Drüse nach Fütterung des Thieres oder nach Pilocarpininjection in conservirtem Zustande untersucht, so erschienen die Körner an Zahl wie an Volumen beträchtlich vermindert. Die Kerne, welche in der nicht gereizten Drüse an der Basis der Zelle gelegen, klein und von unregelmässiger Form waren, zeigten in der gereizten Drüse die schon seit Heidenhain bekannten Veränderungen; sie lagen mehr in der Mitte der Drüse und enthielten deutliches Chromatingerüst. Auf die Befunde R. Krause's an der Submaxillaris des Igels brauche ich hier nicht einzugehen, da sie nichts Wesentliches für die Beurtheilung der morphologischen Secretionszustände in den Zellen ergeben haben.

Bis hierher stimmen also alle Autoren darin überein, dass die Drüsenzelle einen Bestandtheil enthält, welcher zur Secretbildung verwandt wird. Die meisten der angeführten Autoren betrachten diesen Bestandtheil als granulär. Aber, wie E. Müller (18) mit Recht betont, Klarheit über das, was die verschiedenen Autoren als Granula und Körner der Drüsenzellen bezeichneten, war noch nicht geschaffen, vor Allem bezüglich der Frage, ob die Granula der fixirten Zellen sicherlich denen der frischen Zellen entsprächen. Für die Beurtheilung dieser Frage waren die Veröffentlichungen von A. Fischer (6) von Einfluss, nach denen es möglich erschien, dass die üblichen Fixirungsmittel beim Zusammentreffen mit gelösten Eiweisskörpern Fällungen derselben hervorrufen, welche unter Umständen in regelmässigen Formen, so insbesondere als Granula auftreten können. Auf diese Eigenschaft der Fixirungsflüssigkeiten war in der That R. Krause zurückgekommen, um das Zustandekommen der Körnerzellen in der Parotis des Igels zu erklären.

Bei seinen Beobachtungen, zunächst an Eiweissdrüsen, versuchte E. Müller (18), zu einer klareren Auffassung der Drüsengranula zu gelangen, indem er sowohl am frischen, wie am conservirten Object seine Uutersuchungen vornahm. Zur Fixirung verwandte er Sublimat. Seine Beobachtungen an der Submaxillaris des Kaninchens[1]) ergaben Folgendes: Bei der frischen Untersuchung sieht man zwei Zellarten. Die eine erscheint dunkler und enthält stärker lichtbrechende Granula, die andere ist heller und enthält matte, weniger deutlich sichtbare Granula. Eine Granula-Structur kommt also den frischen Zellen zu. In den Schnittpräparaten der fixirten Drüse nun sieht man einmal Zellen mit gut gefärbten Granula, welche manchmal in den Maschen eines fädigen Gerüstwerks liegen, und andererseits Zellen mit deutlichem Gerüstwerk, in dessen Maschen „ungefärbte Granula“ gelegen sind. Das Gerüst enthält kleine färbbare Körnchen. Wie die Bilder der fixirten aut die der frischen Drüse zu beziehen sind, geht nach E. Müller hervor, wenn man concentrirte Sublimatlösung auf das frische Gewebe einwirken lässt und den Vorgang unter dem Mikroskope verfolgt. Die stark lichtbrechenden Granula behalten ihren Glanz bei und werden noch deutlicher, die matten Granula werden undeutlicher, und zwischen ihnen tritt eine Netzstructur hervor. Kleine Körnchen von stark lichtbrechendem Vermögen, welche

[1]) Auf die Untersuchungen Nussbaum's (Archiv für mikroskopische Anat., Band 13) an dieser Drüse brauche ich nicht einzugehen, da dieselben weniger Bezug haben auf die hier zu erörternden histologischen Fragen.

auch frisch in der Zelle zu beobachten sind, treten nach dem Zusatz von Sublimat noch deutlicher hervor. Nach E. Müller sind demnach die färbbaren Granula des Schnittpräparates aus den stark lichtbrechenden frischen Granula, die ungefärbten jenes aus den matten frischen Granula hervorgegangen, Keine dieser Granula sind als Fällungen im Sinne Fischer's aufzufassen. Seine des Weiteren am fixirten Object gewonnenen Beobachtungen ergaben nun, dass Uebergänge der färbbaren in die nicht färbbaren Granula stattfinden. Den Process, welchen die Granula von ihrer Entstehung bis zum Uebergang zum flüssigen Secret durchmachen, stellt E. Müller auf Grund der Präparate von nicht gereizten und zu starker Secretion gebrachten Drüsen folgendermassen dar: Die kleinen Körnchen des Protoplasmanetzes vergrössern sich zunächst und werden zu den färbbaren Granula. Diese gehen dann in die nicht färbbaren Granula über, welche in den Maschen des Netzes liegen. Hieraus bilden sich „Vacuolen", und diese liefern das eigentliche Secret.

Im Princip findet E. Müller ein gleiches Verhalten der Granula bei verschiedenen Secretionszuständen in der Parotis von Hund, Kaninchen und Katze. Auch hier geht das Secret aus Granula hervor, welche die verschiedenen Stufen von den kleinen zu den grossen färbbaren und dann den unfärbbaren Granula durchlaufen. Aber sämmtliche Granula sind im frischen Präparat sichtbar. In den nicht gereizten Zellen sind sie nur von stärkerem Lichtbrechungsvermögen als in den gereizten, aber auch da noch deutlich. Bei sehr starker Reizung treten in der Parotis von Hund und Katze grosse „Vacuolen" auf, welche nach E. Müller durch Zusammenfliessen mehrerer Granula entstanden sind und das fertige Secret geben.

Als ein wichtiges Ergebniss dieser Arbeiten erscheint nach E. Müller die Feststellung, dass die verschiedenen granulären Bildungen in der conservirten Zelle keine Kunstproducte im Sinne A. Fischer's sind. Es besteht also zurecht, dass das Secret aus Granula, und zwar im lebenden Gewebe schon granulären Formbestandtheilen der Zelle hervorgeht. Hierdurch dürften die Untersuchungsergebnisse Langley's mit denen Altmann's in Uebereinstimmung gebracht sein. Aber bezüglich der Art der Umwandlung, welche die Granula in der Parotis erleiden, scheinen mir die Angaben und Abbildungen E. Müller's mit Langley's

Beobachtungen nicht ganz im Einklang zu stehen. In der „thätigen“ Parotis nämlich findet E. Müller bei der frischen Untersuchung immer noch Körnerstructur der Zelle, nur sind die Körner durch ein schwaches Lichtbrechungsvermögen gekennzeichnet. Dementsprechend sind im conservirten Zustand zahlreiche Zellen mit ungefärbten Granula zu sehen. Langley dagegen beobachtete bei frischer Untersuchung ein vollständiges Verschwinden der Granula. Ob etwa die Bilder Langley's nur einen Zustand stärkerer Thätigkeit der Zelle ausdrücken als diejenigen E. Müller's, etwa infolge intensiverer Reizung, darüber hat E. Müller keine Aufklärung gegeben.

Bezüglich der Eiweiss-Zungendrüsen der Katze sei hier bemerkt, dass E. Müller (20) in einer späteren Arbeit gelegentlich der Beschreibung der Verhältnisse an den Schleimdrüsen der Zunge erwähnt, dass nach Pilocarpinapplication die Zellen der Eiweissdrüsen „die Vorstufen des Secrets“ (also die Granula d. Ref.) grösstentheils entleert haben, und dass der Theil der Zelle, welcher dieselben nicht mehr enthält, von homogenem, mit Fäden durchzogenem Protoplasma erfüllt ist.

Im Anschluss an die Besprechung der Arbeiten E. Müller's seien hier gleich die Ergebnisse angeführt, zu welchen Held (8) neuerdings bei der Untersuchung derselben Drüsen gelangt ist. Held bezweckte vor Allem, im Anschluss an die Untersuchungen A. Fischer's, an der normalen Drüsenzelle des hungernden Thieres festzustellen, von welchem Einfluss die Fixirungslösungen auf das Protoplasma und die Granula sind. Held stimmt mit E. Müller darin überein, dass die stark lichtbrechenden Granula im Balsambild wiedererscheinen, und dass die schwächer lichtbrechenden Granula in die ungefärbten Maschen des Protoplasmanetzes übergehen. Aber die ersteren werden nach ihm nicht in der Form der ursprünglichen Granula fixirt, sondern geben ihrerseits wieder kleinere granuläre Fällungen. Die letzteren werden grösstentheils durch das Sublimat gelöst und finden sich dann als Vacuolen, nicht, wie E. Müller meint, als unfärbbare Granula. Es ist aber nach Held fraglich, ob alle diese Vacuolen vor der Fixirung wirklich Granula enthielten, und ob nicht vielmehr ein Theil von ihnen schon die Granula abgegeben hatte.

Daraus geht hervor, dass Held die Anschauung hat, als ob ein wabiger Bau des Protoplasmas noch weiter bestehen kann, auch nachdem die Granula zur Secretbildung verbraucht sind. Dasselbe gilt, wenn Held bei Besprechung des Altmann'schen Chromosmium-Gemisches und des Osmium-Essigsäure-Gemisches sagt: „Bei diesen beiden Lösungen enthalten fast sämmtliche Zellen granuläre resp. homogene Secretkörner in ihren Protoplasmavacuolen. Nur vereinzelte Zellen und Zell-Haufen erscheinen hier leer, und zwar an verschiedenen Regionen und Tiefen des fixirten Stücks; von denen kann dann wohl erst mit einiger Wahrscheinlichkeit gesagt werden, dass wirklich durch vitale Processe ihr Secret in die Ausführungsgänge diffundirt war, als das betreffende Drüsenstück zur Fixirung kam."

Neben den bis jetzt besprochenen Arbeiten beanspruchen eine gewisse Sonderstellung die Untersuchungen Mislawsky's und Smirnow's (17) über secretorische Veränderungen an der Parotis des Hundes und dürften deshalb hier ausserhalb der ihnen zeitlich zukommenden Stellung in der Reihe der vorigen Arbeiten angeführt werden. Die beiden Autoren gingen nämlich von der Thatsache aus, dass die secretorischen und trophischen Drüsennerven auf verschiedenen Bahnen verlaufen, und reizten deshalb die cerebralen und sympathischen Nerven gesondert, im Hinblick auf ihren verschiedenen Einfluss auf die Wasserversorgung der Drüse. Die Beobachtung der Drüse geschah lediglich am conservirten Object und zwar nach Fixirung in Altmann'scher Flüssigkeit, 95 % Alcohol und 3 % Kalibichromat-Lösung. Die Autoren constatirten nun, dass bei Reizung des nervus auriculo-temporalis die Granula an Zahl abnahmen und sogar völlig schwanden. Ob dabei der Sympathicus erhalten oder durchschnitten war, änderte nichts Wesentliches. Bei Reizung des Sympathicus trat nur eine Volumabnahme der Zelle auf ohne wahrnehmbare Structuränderung derselben. Bei combinirter Reizung beider Nerven verringerten sich die Granula und es entstanden „Vacuolen" in den Zellen. Wurde bei durchschnittenem Sympathicus und ausserdem comprimirter Carotis der Nervus auriculo-temporalis allein gereizt, so erschienen in den Zellen die Granula „enorm vergrössert". Das Resultat fassen die Autoren dahin zusammen: „In den Fällen, wo eine reichliche Wasserzufuhr Statt hat, erfolgt eine rasch vor sich gehende Umwandlung der Granula in eine verschwommene Masse, welche unter dem Einflusse des Secretionsimpulses die Drüsenzellen leicht verlässt; bei erschwerter Wasserzufuhr dagegen geht die Anschwellung und Umwandlung der Granula in das Secret langsam vor sich, wobei ein dickflüssiges, massiges und eine Vacuolisation der Zellen hervorrufendes Secret in die Lichtung der Ausführungsgänge ausgeschieden wird.“ Daraus geht hervor, dass im Princip auch Mislawsky und Smirnow einen Verbrauch der Granula bei der Secretion der Drüse anerkennen.

Mit den Schleimdrüsen haben sich einige der bis jetzt genannten Autoren ebenfalls beschäftgt. Dazu kommen aber noch andere Forscher, welche nur die Schleimdrüsen untersucht haben. Das hauptsächliche Interesse wandte man bis in die neueste Zeit den Halbmondbildungen gewisser Schleimdrüsen zu. Ich unterlasse es aber, hier eine Darstellung zu geben von den Wandlungen, die in der Auffassung dieser Bildungen Platz gegriffen haben. Legt man die eine der Auffassungen zu Grunde, welche die Halbmondzellen als specifische Zellen betrachtet, so wären es nur die eigentlichen Schleim producirenden Zellen, welche hier in Betracht kämen.

R. Heidenhain (7) und seine Schüler, vor Allem Lavdowsky (16), haben sich die Anschauung gebildet, dass der Secretionsvorgang in den Schleimdrüsen im Wesentlichen der gleiche sei, wie in den Eiweissdrüsen. Die nicht gereizte Zelle enthält an Alcohol-Carmin-Präparaten einen wandständigen, platten Kern. Die Abplattung indessen ist eine Wirkung des Alcohols, da bei frischer Betrachtung der Kern rund erscheint, die Zelle wird durchzogen von einem weitmaschigen Protoplasmanetz. In den Maschen des letzteren befindet sich das Absonderungsmaterial und zwar als Vorstufe des späteren Secrets. Ersteres wird Mucigen, letzteres Mucin genannt. Nach nicht starker Reizung der Drüse zeigen die Kerne das gleiche Verhalten wie an den Eiweisszellen. Das Mucigen geht in Mucin über und wird aus der Zelle entfernt, während das Protoplasma zunimmt. Zum Unterschied aber von den Eiweisszellen nimmt Heidenhain für die Schleimzellen an, dass sie nach lange anhaltender Thätigkeit zu Grunde gehen.

Langley (14) findet ebenfalls, und zwar auf Grund der Beobachtung am frischen Gewebe, dass die Schleimdrüsen ähnliche Verhältnisse bei der Secretion bieten wie die Eiweissdrüsen. Die Bildung des Secrets geht auch hier Hand in Hand mit einer

Abnahme der Granula, und auch der Austritt der Granula aus der Zelle erfolgt in der Weise, dass zunächst an der Basis der Zelle dieser Bestandtheil verschwindet, von wo aus der Vorgang nach dem Lumen des Alveolus zu fortschreitet.

Des Weiteren haben Schiefferdecker und Stöhr den Modus der Schleimbildung in den Zellen an conservirtem Material genauer beschrieben.

Nach Schiefferdecker (25) findet in den Schleimdrüsen des Menschen und der Säuger folgender Ablauf der einzelnen Phasen in der Zelle statt. Wenn die Bildung des Secrets in der Zelle anhebt, entsteht in dem körnigen Protoplasma ein Netzwerk, in dessen Maschen sich eine schwächer färbbare Substanz befindet, Erstere wird die reticuläre, letztere die interreticuläre Substanz genannt. Auf dem Höhepunkt der Secretbildung ist das Netzwerk am deutlichsten zu sehen. Der Kern liegt dann an die Wand gedrückt. Die Entleerung des Secrets aus der Zelle erfolgt nun so, dass nicht nur Theile des Mascheninhalts, sondern auch der reticulären Substanz durch einen Porus die Zelle verlassen. Der zurückbleibende Zellinhalt geht wieder in den protoplasmatischen Zustand zurück. Dieser Vorgang läuft an derselben Zelle öfters ab, wobei wahrscheinlich der um den Kern befindliche Theil des Protoplasmas unverändert bleibt. Aber Schiefferdecker ist mit Heidenhain der Ansicht, dass auch Zellen in toto abgestossen werden.

In ähnlicher Weise findet nach den Beobachtungen Stöhr's (30) die Bildung des Secrets in den Schleimdrüsen der Zunge und des weichen Gaumens der Katze statt. Der secretleere Zustand der Zelle wird, wie Stöhr den Präparaten einer Katze, welche nach subcutaner Morphium-Application stark gespeichelt hatte, entnimmt, dadurch gekennzeichnet, dass die Zelle durchweg färbbares Protoplasma enthält und einen rundlichen Kern. Dann beginnt die Secretbildung am centralen Ende der Zelle durch Umwandlung der Zellsubstanz in Schleim. Dieselbe schreitet fort, bis die Zelle ganz mit Schleim gefüllt ist und an der Basis nur noch einen Rest unveränderter Zellsubstanz um den plattovalen Kern enthält.

An den Schleimdrüsen der Zungenwurzel und des weichen Gaumens des Menschen verfolgte Stöhr den Modus der Schleimbildung genauer, indem er sich der Methode der Schleimfärbung bediente. Die secretleere Zelle ist schmal und ungefärbt. Sie verbreitert sich darauf, ohne färbbar zu werden, und enthält dann das Mucigen. Sobald das Mucin gebildet wird, tritt eine Färbbarkeit ein. Dann folgt das mucinhaltige Stadium, in welchem ein intensiv gefärbtes Reticulum auftritt, welches geronnenes Mucin enthält. Die Mucin entleerende Zelle ist tief dunkel gefärbt und zeigt häufig Formveränderungen, welche durch den Druck der Nachbarzellen bedingt sind. Der „körnige", protoplasmatische Zustand der Zelle tritt hierbei in den Hintergrund. Dasselbe fällt an den gleichen Drüsen des Kaninchens auf. Hier sieht man nach Reizung der Drüsen infolge subcutaner Gabe von Pilocarpin immer noch ein Netzwerk in der Zelle; dasselbe hat nur engere Maschen und dickere Fäden.

Die Kernveränderungen der verschiedenen Secretionsphasen beschreibt Stöhr so, dass die Schleimdrüsen mit und ohne Randzellen nach Ausstossung des Secrets einen runden, in secretgefülltem Zustand dagegen einen platten Kern besitzen; aber nur bei ersteren tritt auch eine Aenderung in der Lage des Kerns ein, indem er von der Basis mehr nach der Mitte der Zelle rückt.

Die eingehendere Berücksichtigung der Drüsen-Granula in ihrer Beziehung zum Secretionsvorgang dürften für Schleimdrüsenzellen die Untersuchungen R. Krause's (11) gebracht haben, welcher gleichzeitig mit den serösen Speicheldrüsen des Igels auch die Glandula retrolingualis (e. Schleimdrüse) desselben Thieres untersuchte. Bei frischer Untersuchung der nicht gereizten Drüse erkannte R. Krause ein Netzwerk und Schleimtropfen in den Zellen. Diese Zellen zeigen sich im conservirten Präparat als helle Zellen mit intensiv färbbarem Netz. Ausser diesen Zellen finden sich aber noch körnchenreiche Zellen, deren Körner in einem protoplasmatischen Netzwerk gelegen sind. Diese Körner jedoch konnte R. Krause im frischen Präparat nicht sehen und hält sie für Fällungsproducte im Sinne A. Fischer's. Die Körnerzellen nun sollen aus den Schleimzellen nach Abgabe des Schleimes hervorgegangen sein. Ihr Zustandekommen erklärt sich R. Krause folgendermassen: „Wenn die Zelle während ihrer secretorischen Thätigkeit den Schleim ausgestossen hat, so rückt von dem angrenzenden Lymphraum her ein eiweisshaltiges Secretionsmaterial in die Maschen ihres Protoplasmas ein und wird hier in Form feiner Granula durch Fixationsmittel ausgefällt. Durch die Thätigkeit des Zellprotoplasmas findet zunächst eine Eindickung der Eiweisslösung statt, was sich durch Auftreten gröberer Granula manifestirt. Schliesslich erfolgt dann die Umwandlung in Schleim oder schleimartige Substanz, welche durch Fixationsmittel nicht mehr granulär ausgefällt wird." Ob diese Umwandlung in dem Protoplasma oder den Maschen vor sich geht, lässt R. Krause dahingestellt. Jedenfalls betheiligt sich nach ihm das Protoplasma an der Bildung des Secretionsmaterials. Es bleibt aber dabei und nach der Ausscheidung desselben intact.

Interessant im Vergleich zu den Langley'schen Beobachtungen am frischen Drüsengewebe sind die Mittheilungen E. Müller's (20) über den Vorgang an Schleimdrüsen, da sie am fixirten Objekt das bestätigen, was Langley am überlebenden gesehen hat. Sowohl für die Schleimdrüsen der Zunge wie für die Submaxillaris der Katze findet E. Müller nach Pilokarpin-Injection ein Schwinden der Granula von der Basis nach der Spitze der Zelle zu, derart, dass der granulafreie Theil der Zelle ein homogenes Protoplasma zeigt. Die Zellkerne erscheinen runder und mehr nach der Mitte der Zelle zu gelegen. Diese Bilder stimmen dann mit den oben schon erwähnten Erscheinungen an den Eiweissdrüsen der Katzenzunge überein. Vorausgesetzt, dass durch maximalen Reiz die Zellen ganz secretleer geworden sind, kann ein „Tubulus" der Eiweissdrüsen von einem solchen der Schleimdrüsen nicht unterschieden werden. E. Müller schliesst daraus, dass „die Schleimzellen von den Eiweisszellen durch ihren characteristischen Gehalt an Secretvorstufen, d. h. an Drüsengranula, unterschieden sind, dass aber ihre protoplasmatische Grundlage vom morphologischen Gesichtspunkte aus ganz gleichwerthig ist."

Als neu in Bezug auf die Vorgänge der Secretion in den Schleimdrüsenzellen dürfte aus den Resultaten der Untersuchungen Kolossow's (10) hervorzuheben sein, dass nach ihm das Protoplasmagerüst der Zelle, welches in secretgefüllten Zellen als ein Schaumwerk erscheint, das Secret durch active Contractionen entleert. Die Wände der „Secretvacuolen" platzen zunächst im Bereich des gegen das Lumen gelegenen Abschnittes der Zelle. Von da aus schreitet der Vorgang nach der Basis der Zelle zu fort. Das Protoplasmanetz bleibt in der Zelle zurück und stellt nach Behandlung mit dem von Kolossow angegebenen Säuregemisch keine homogene Masse dar, sondern ist von faseriger Structur. In demselben Protoplasma bilden sich von neuem „Vacuolen“, welche an Grösse und Zahl allmählich zunehmen. Die „Vacuolen“ bilden sich aus der serösen Ernährungsflüssigkeit, welche die secretleere Protoplasmafilarmasse in sich aufsaugt. Eine Auflösung des Secrets soll erst nach dem Austritt aus den Zellen in der lymphatischen Flüssigkeit erfolgen, welche durch die Intercellularlücken hindurchfiltrirt. Die Submaxillar-Drüse bietet insofern Abweichungen hiervon, als bei der Secretabgabe das Protoplasma sich nur in der Nähe des Kerns zu einer dichten Masse zusammenzieht, während es im Uebrigen eine grobe Vacualisation erfährt. Die Veränderungen, welche die Kerne zeigen —, Kolossow findet dieselben gleich den früheren Beschreibungen — sollen nicht durch stoffliche Verschiedenheiten der Kernsubstanz, sondern durch den veränderten Druck in der Zelle bedingt sein. Die Beobachtungen Kolossow's beziehen sich nur auf das fixirte Object.

Ich schliesse hier die Untersuchungen Biedermann's (3) an den Nickhaut- und Zungendrüsen des Frosches an. Sie sind an lebenden Drüsen angestellt und gehören deshalb zu den grundlegendsten Beobachtungen der Drüsenhistologie. Biedermann sieht den das Secret liefernden Bestandtheil der Zelle auch in Form von „Körnern“ auftreten, und zwar liegen dieselben hauptsächlich im vorderen Abschnitt der Zelle. Die Körner gehen durch Quellung in Mucin über, das in Vacuolen-ähnlichen Tropfen sich ansammelt. Die Abscheidung derselben erfolgt dann theils so, dass sie einzeln austreten, theils erst, nachdem mehrere zu grösseren Tropfen confluirt sind.

In auffallendem Gegensatz zu Biedermann befindet sich Drasch (4). Zwar hat auch Drasch an den lebenden Nickhautdrüsen des Frosches das Entstehen von Vacuolen beobachtet, jedoch fasst er diese Erscheinung nicht als eine regelmässige auf. Das Auftreten derselben soll nach ihm auch die Secretion nicht beeinflussen. Ein Verschwinden der Körner weiterhin konnte Drasch nicht constatiren, und zwar weder während der normalen Secretion noch nach electrischer Reizung der Drüsen.

* * *

Aus diesem Literatur-Ueberblick dürfte zur Genüge hervorgehen, dass man weit davon entfernt ist, sagen zu können, dass einigermassen übereinstimmende Beobachtungen über den Secretionsvorgang an den Zellen der Eiweiss- und Schleimdrüsen bis heute gesammelt worden wären. Zwar konnten R. Heidenhain auf Grund seiner Alcohol-Carmin-Präparate und Langley und Biedermann durch die Beobachtung des frischen Gewebes, und zwar jeder Autor für sich, für verschiedene Drüsen allgemein gültige, durch die Thätigkeit der Drüse bedingte morphologische Unterschiede zwischen nicht gereizten und zur Secretion gebrachten Zellen feststellen, aber nach Anwendung der neueren Untersuchungstechnik sind von den anderen Autoren sehr verschiedenartige Anschauungen über die Betheiligung der einzelnen Zellbestandtheile am Secretionsprocess gesammelt worden.

Uebereinstimmen dürften wohl alle Autoren darin, dass in einer bestimmten Secretionsphase die Drüsenzelle Bestandtheile enthält, welche zur Bildung des Secrets der Drüse verwandt werden. Die Beobachtung des frischen Gewebes hat gezeigt, dass in den meisten daraufhin untersuchten Drüsen dieser Bestandtheil sich in Granula-, resp. Tropfenform von der Zelle abhebt. In welcher Form diese Gebilde in dem Schnittpräparate sich darstellen, darüber dürfte erst durch die Untersuchungen E. Müller's, und Held's eine richtige Erkenntniss angebahnt sein [1]).

Die Frage, wie diese für die Drüsenzelle characteristischen Bestandtheile sich verhalten, wenn die Zelle Secret abgiebt, ist nicht von allen Autoren im gleichen Sinne beantwortet worden. Nach Langley, Biedermann, Altmann, E. Müller (soweit die Zungendrüsen in Betracht kommen), Mislawsky und Smirnow würden die Granula im Ganzen zur Secretbildung verwandt werden; ebenso trifft dies nach R. Krause's Beschreibungen für die „Schleimtropfen" der Gl. retrolingualis des Igels zu. Für die Granula der Parotis desselben Thieres dagegen beschreibt R. Krause bei der Secretion nur eine Abnahme der Körner an Zahl und Volumen, also keinen totalen Verlust der Zelle an diesem Bestandtheil, der, wie R. Krause meint, erst durch Fällungsmittel als Granulum zur Erscheinung kommt. Nicht einen Verbrauch, sondern nur eine Aenderung im Lichtbrechungsvermögen der Granula hat E. Müller an der

---

[1]) Hier sind auch die Untersuchungen Solger's (29) zu nennen, auf welche ich im Folgenden noch öfters zurückzukommen habe.

Parotis beobachtet. Gegen eine Ausstossung der Granula an den Nickhautdrüsen des Frosches überhaupt richtet sich Drasch.

Weiterhin, während die meisten Autoren von einem Verbrauch eines anderen Bestandtheils der Zelle nicht sprechen, beschreibt Schiefferdecker, dass auch Theile des protoplasmatischen Zellnetzes in das Secret übergehen. Dem gegenüber besteht die Behauptung R. Krause's und Kolossow's, dass das Protoplasma bei dem Secretionsvorgang intact bleibt. R. Heidenhain schliesst sogar aus seinen Präparaten, das Protoplasma sei in der secretleeren Zelle reichlicher als in der secretgefüllten.

Kernänderungen sind von denen, die diesen Bestandtheil der Zelle bei der Secretion berücksichtigen, beschrieben worden und zwar in gleichem Sinne. Die Veränderungen sollen in Beziehung zur Secretion stehen. Nur Stöhr stimmt dem für Schleimdrüsen ohne Randzellen nicht zu.

Noch über das hinaus, was aus der Betrachtung der frischen oder conservirten Drüsen direct zu entnehmen war, haben einige Autoren sich Vorstellungen gebildet. So leiten Altmann und E. Müller die Entstehung der Secretgranula aus den Protoplasmakörnchen her; R. Krause schildert mit den oben wiedergegebenen Worten in der Gl. retrolingualis des Igels die Bildung der Schleimtropfen aus einem eiweisshaltigen Secretionsmaterial, welches vom angrenzenden Lymphraum stammt, und die weitere Umwandlung zu den Schleimtropfen durch die Thätigkeit des Zellprotoplasmas. Ferner gehen im Einzelnen die Auffassungen der Autoren über die Art und Weise, wie das Secret aus der Zelle hervortritt, auseinander. Im Einzelnen sei darauf nicht nochmals eingegangen.

Bisherige Beobachtungen an der Thränendrüse.

Aus den wenigen Angaben nun, welche über die Thränendrüse selbst vorliegen, geht schon hervor, dass Aehnlichkeiten in dem secretorischen Verhalten der Zellen dieser Drüse mit denen der Speicheldrüsen vorhanden sind. Hierfür sprechen einmal die Resultate, zu welchen Reichel (24) — unter Leitung R. Heidenhain's — an der Thränendrüse des Hundes gelangte, und ferner die in neuerer Zeit mit feineren Methoden an menschlichen Thränendrüsen gemachten Beobachtungen.

Reichel verglich Schnitte nicht gereizter und durch Pilocarpin zur Secretion gebrachter Drüsen des Hundes nach Alcohol-Carmin-Behandlung. Die Zellen der ersteren waren grösser und hatten deutliche Zellgrenzen. Das Protoplasma erschien hell, mässig körnig, der Kern von unregelmässiger Form und an der Zellbasis gelegen. In der gereizten Drüse waren die Zellen etwas kleiner, stark körnig und trüb, der Kern rund und mehr nach der Mitte der Zelle zu gelegen. Die Zellgrenzen waren undeutlicher. Diese Beschreibungen entsprechen denen, welche R. Heidenhain von der Parotis gegeben hatte; dieser spricht auch bei der Thränendrüse von „Analogieen mit der Parotis, welche darauf hinweisen, dass der Absonderungsvorgang in beiderlei Drüsen der gleiche ist."

Feinere Details in den Zellen der Thränendrüse sind von Langley (14), Nicolas (22) und Solger (29) in der Folgezeit beschrieben worden, dieselben beziehen sich jedoch nur auf nicht gereizte Drüsen. Langley erkannte in der Gl. lacrymalis des Kaninchens den granulären Zustand der frischen Zellen ähnlich dem in den Speicheldrüsen. Nicolas giebt Beschreibungen und Abbildungen von Thränendrüsen Hingerichteter, welche mit Sublimat behandelt wurden. Es fanden sich einmal Zellen mit gefärbten Granula von verschiedener Grösse und zweitens Zellen, welche mit kleinen färbbaren Körnchen angefüllt waren. — Granula in der menschlichen Thränendrüse konnte weiterhin Solger an Gefrierschnitten beobachten. Sie waren nicht alle von gleicher Grösse, ihr Lichtbrechungsvermögen war etwas geringer als bei denjenigen der Gl. submaxillaris. An den fixirten Drüsenstücken sah Solger viele „Tubuli", welche von Granula frei waren.

Erst Kolossow (10) giebt in seiner oben bereits angeführten Arbeit über Drüsenepithelien neben Abbildungen von nicht gereizten Zellen der Thränendrüse der Katze eine solche von einem durch Pilocarpin veränderten „Tubulus." Entsprechend den von ihm für andere Drüsen gefundenen Verhältnissen ist die nicht gereizte Zelle characterisirt durch ein deutliches Protoplasmanetz (nach Kolossow's Fixirungsmethode) und basal gelegenen, unregelmässig geformten Kern. Die gereizte Zelle dagegen enthält vornehmlich nur nach der Spitze zu ein Protoplasmanetz, während die Basis in mehr oder weniger grosser

Ausdehnung von homogener Substanz erfüllt ist. Der Kern liegt mehr nach der Mitte der Zelle zu.

Etwas genauer geht Zimmermann (31) im Anschluss an seine Untersuchungen über die Centralkörper der Drüsenepithelien und die Secretcapillaren auf den Secretionsvorgang in der menschlichen Thränendrüse ein. Zimmermann unterscheidet zwei Arten von secernirenden Zellen. Erstens hohe Zellen, in denen sich drei Zonen von einander unterscheiden, die basale Zone mit lamellärer Structur, die mittlere Zone mit gerüstartiger Structur und die dem Lumen zunächst gelegene dritte Zone, welche durch Safranin heller als die anderen gefärbt ist. Die Höhe der letzteren, in der übrigens die doppelten Centralkörper sich befinden, ist variabel. Dieser Zellabschnitt stellt nach Zimmermann die Sammelstelle für das Secret dar. Es sei erwähnt, dass die Kräfte für die Austreibung des Secrets in der Sammelstelle sowie in der Filarmasse des mittleren Zellabschnittes gesucht wurden. Die zweite Art der secernirenden Zellen ist kleiner. Bei ihnen bildet die ganze Zelle bis auf eine basale Schicht, welche auch Lamellenbildung zeigt, den Sammelort für das Secret. Letzteres tritt in Form von Tropfen auf, welche in einem gröberen Maschenwerke liegen. Der Austritt der Tropfen erfolgt durch Vorrücken von der Basis nach der Spitze zu. Erst im Drüsenlumen quellen dieselben auf und zerfliessen dann.

Diese wenigen Vorarbeiten über die Thränendrüse haben keine genügende Aufklärung über die Bedeutung der einzelnen Zellbestandtheile für die Secretion geliefert. Zu deren eingehenderer Feststellung wird, wie bei den Speicheldrüsen, das Verhalten des Protoplasmas, des in dem Protoplasma aufgespeicherten Secretionsmaterials und der Kerne zu berücksichtigen sein.

Eigene Untersuchungen an der Thränendrüse der Katze.

Bei meinen eigenen Untersuchungen kam es mir darauf an, die Resultate der frischen Beobachtung mit derjenigen am conservirten Material möglichst zu vereinigen. Meine Beobachtungen erstrecken sich auf nicht gereizte Drüsen und solche, welche durch electrische Reizung des Nervus lacrymalis oder durch subcutane Application von Pilocarpin zur gesteigerten

Secretion gebracht waren. Es lag mir natürlich daran, unter den ersteren in möglichst geringer Secretionsthätigkeit befindliche zu bekommen. Es wurden deshalb einige Katzen durch 12—36 Stunden dauernden Aufenthalt im Dunkeln vor jedem Einfluss der Beleuchtung geschützt. Solche Drüsen aber zeigten keine wesentlichen Verschiedenheiten von denen, welche vorher nicht im Dunkeln gehaltenen Thieren entnommen waren. Ferner versuchte ich, die ganze Drüse dadurch in einen Zustand grösserer Ruhe zu bringen, dass ich den Nervus lacrymalis durchschnitt und die Drüse danach 8 Tage lang noch im Thierkörper verbleiben liess. Bei all diesen Versuchen jedoch zeigte das mikroskopische Verhalten der Drüsen dasselbe Bild, wie es die Drüsen frisch eingefangener Katzen boten oder solcher Individuen, welche mehrere Stunden lang vor dem Tode narcotisirt waren. Für den Versuch der Lacrymalis-Durchschneidung ist dies Ergebniss vielleicht schon deshalb nicht uninteressant, weil man demselben von vornherein den Einwand machen konnte, dass gerade durch ihn eine paralytische Secretion hätte bewirkt werden können.

Es lassen sich deshalb diese sämmtlichen Drüsen zu gemeinsamer Beschreibung zusammenfassen. Ich beginne mit derselben und gebe danach die Beschreibung der gereizten Drüsen.

Die nicht gereizte Drüse.

Zur mikroskopischen Untersuchung des frischen Drüsengewebes wurden Stückchen der Drüse, welche dem unmittelbar vorher getöteten, oder dem lebenden Thiere in der Narcose entnommen waren, theils durch Zerzupfen ausgebreitet, theils wurden flache Schnitte mit der Scheere entnommen. In beiden Fällen erhält man zur Beobachtung mit der Oel-Immersion genügend dünne Partikelchen. Dieselbe geschah entweder nach dem Vorgehen Held's ohne Zusatz von Flüssigkeit, oder in 0,6 % Kochsalzlösung. Auch verwandte ich einigemale als Zusatz Blutserum desselben Thieres. Die so hergestellten Präparate zeigten untereinander übereinstimmende Bilder, nur erschienen, was hier vorweg bemerkt sein mag, die Granula ohne Flüssigkeitszusatz etwas glänzender als in der Kochsalzlösung. Die Anwendung an Gefrierschnitten schien mir für meine Zwecke nicht geeignet. Lässt man nämlich höhere Kältegrade (bis — 8°) auf das Gewebe einwirken, so büssen die Granula an Deutlichkeit ein. Solger

(28, 29), welcher dieser Methode sich in ausgiebiger Weise bediente, giebt auch an, man solle die weniger stark durchgefrorenen Theile zur Untersuchung nehmen. Da es aber bei den vorliegenden Untersuchungen ein Wesentliches war, durch den Vergleich nicht gereizter und gereizter Drüsen über die jedesmalige Vertheilungsweise der Granula in grösseren Bezirken Aufschluss zu bekommen, so konnte eine solche partielle Verwendung von Schnitten nicht in Frage kommen.

Untersucht man nun ein in der oben beschriebenen Weise hergerichtetes Präparat der frischen Drüse, so sieht man bei starker Vergrösserung in den meisten Fällen die gut voneinander abgegrenzten Drüsenalveolen und in diesen die meisten Zellen deutlich granulirt. Die Zellgrenzen treten nicht immer gut hervor. Da, wo solche sichtbar sind, sieht man an der dem Beobachter zugekehrten Wand des Alveolus eine polyedrische Felderung, welche der Abgrenzung der basalen Theile der Zellen voneinander entspricht (Fig. 1). Eine Seitenansicht der Zellen gewinnt man am besten an den zerzupften Randpartien. Die Zellen erscheinen dann mehr oder weniger kegelförmig.

Was die einzelnen Zellbestandtheile anlangt, so sieht man mit Hülfe der Oel-Immersion ab und zu den Zellkern (in Fig. 1 besonders deutlich) der Basis nahe gelegen, als runden oder ovalen, bläschenartigen Körper. Seine Konturen sind stets glatt. Eine Structur ist in ihm nicht nachzuweisen, nur sind ein oder zwei Kernkörperchen häufiger in ihm zu erkennen. Das Aussehen der Kerne entspricht dem, welches R. Heidenhain (7), Langley (14) und Held (8) an Speicheldrüsen beschrieben haben.

Im Uebrigen erscheint an den meisten Zellen die ganze Zelle von tropfenartigen, dicht aneinander gelagerten Granula erfüllt. Ganz vereinzelt nur findet man Zellen, welche Granula nur in dem der Zellspitze zu gelegenen Abschnitt enthalten. Bei gleichmässig homogenem Aussehen zeigen die Granula Verschiedenheiten in der Grösse, doch herrschen die grösseren unter ihnen vor. In den stärker zerzupften Randpartien der Präparate lassen sie sich ausserhalb des Zellverbandes beobachten. Theils hängen sie zu mehreren zusammen, theils befinden sie sich isolirt in molecularer Bewegung.

Bezüglich des Lichtbrechungsvermögens können Granula derselben Zelle Verschiedenheiten zeigen. Ferner finden sich manchmal in demselben Alveolus Zellen, welche sich durch ein im Ganzen geringeres Lichtbrechungsvermögen ihrer Granula von den übrigen Zellen unterscheiden. Solche Unterschiede sind aber nicht constant. Nur in einem Falle wechselten Gruppen von glänzenden und weniger glänzenden Granula-Zellen so regelmässig ab, dass man von zwei differenten Zellarten sprechen konnte.

Aehnliche Bilder boten Thränendrüsen junger Kätzchen, welche in den zwei ersten Wochen nach dem Wurf getötet wurden. Hier traten einmal Zellen mit stark lichtbrechenden Granula und ausserdem solche mit eben erkennbaren Granula hervor (Fig. 2).

Als sehr auffallend auch zeigte sich, dass die Granula einzelner Drüsen durchweg von geringerem Lichtbrechungsvermögen waren, als man sie sonst in den meisten Fällen sah. Dasselbe konnte in grösserer oder geringerer Ausdehnung soweit reducirt dass eine Granula-Structur der Zelle nur noch ganz undeutlich sein, zu erkennen war. Man hätte daran denken können, dass solche Verschiedenheiten in der Erscheinungsweise der Granula in Zusammenhang ständen mit verschiedenen Bedingungen, unter denen die Thiere vor dem Tode sich befanden. Bei einem kritischen Durchgehen der einzelnen Fälle aber liess sich die eine oder andere Besonderheit nicht darauf zurückführen, ob etwa das Thier längere oder kürzere Zeit vor Entnahme der Drüse in Narcose gewesen, oder ob es frei umhergelaufen, oder im Dunkeln gehalten war. Es müssen vielmehr nicht näher controlirbare Umstände diese Verschiedenheiten veranlasst haben. Ein gewisser Anhaltspunkt aber zur Beurtheilung der Ursachen des verschiedenen Lichtbrechungsvermögens der Granula dürfte sich aus folgender Beobachtung ergeben.

Stellt man sich eine Zelle mit deutlich sichtbaren Granula ein und lässt unter dem Deckglas Wasser zufliessen, so werden die Granula alsbald undeutlich und unter Umständen schliesslich bis auf ganz wenige unsichtbar. Ersetzt man dann nach einiger Zeit das Wasser durch 2 % Kochsalzlösung, so sieht man allmählich die Granula in ihrer ursprünglichen Form wieder hervortreten. Dieses Unsichtbar- und Wieder-Sichtbarmachen der Granula kann man an derselben Zelle öfters wiederholen. Eine ähnliche Erscheinung hat, wie ich erst nach meinen Beobachtungen bemerkte, Langley (15) an den Granula von Schleimdrüsenzellen gesehen. Dieselben liessen sich durch Wasserzusatz zum

Verschwinden bringen und, wenn dasselbe nicht zu lange eingewirkt hatte, durch 5 % Salzlösung wieder sichtbar machen.

Für die Granula der Thränendrüse lässt sich der Vorgang am einfachsten so erklären, dass das Wasser eine Quellung der Granula bedingt, durch welche ihr Lichtbrechungsvermögen so vermindert wird, dass es sich von dem der sie umgebenden Zellbestandtheile nicht mehr unterscheidet. Auf die gequollenen Granula wirkt dann die Kochsalzlösung so ein, dass sie ihnen Wasser entzieht und eine solche Conzentration giebt, in welcher sie durch stärkeres Lichtbrechungsvermögen von der Umgebung sich scharf abheben. Wenn man nun auf diejenigen Zellen, welche eine undeutliche Granula-Structur zeigen, 2 % Kochsalzlösung einwirken lässt, so treten gewöhnlich deutliche Granula hervor. Man könnte hier an einen ähnlichen Vorgang denken, derart, dass den in einem gequollenen Zustande befindlichen Granula durch das Kochsalz Wasser entzogen wird. Es würde sich daraus ergeben, dass wir vielleicht aus dem stärkeren oder geringeren Lichtbrechungsvermögen der Granula auf einen geringeren oder grösseren Wassergehalt derselben schliessen dürften.

Bezüglich des geschilderten Verhaltens der Granula stehen die Zellen der Thränendrüse der Katze bis jetzt vereinzelt da. Solche Unregelmässigkeiten im Lichtbrechungsvermögen ihrer Granula zeigen andere, bis jetzt frisch untersuchte Drüsen nicht. Insbesondere die Parotis desselben Thieres fällt im Vergleich zur Thränendrüse bei gleicher Beobachtungsweise durch ihren gleichmässigen Gehalt an deutlich granulirten Zellen auf. Dasselbe gilt, wie man sich leicht überzeugen kann, von den Schleimzellen der Speicheldrüsen. Andererseits sind da, wo Zellen mit verschieden stark lichtbrechenden Granula beschrieben sind, wie es an der Kaninchen-Submaxillaris von Langley (14), E. Müller (18) und Held (8) geschehen ist, diese Zellen von constanter Regelmässigkeit. Als das Wesentliche aber geht aus der Betrachtung der frischen Thränendrüse hervor, dass wir bei der Katze, wie auch nach Solger (29) in der menschlichen Thränendrüse, in den Granula principiell den gleichen morphologischen Bestandtheil wie in Schleim- und Eiweissdrüsen finden und dieselben als vitale Granula-Bildungen zu betrachten haben.

Man sieht nun weiter, dass diese Granula in die übrige Zellmasse eingebettet sind, derart, dass die letztere in dünnen Schichten die Granula umgiebt. Dieser protoplasmatische Theil der Zelle bildet also ein wabenartiges Fachwerk für das Secretmaterial. Eine Differenzirung des Protoplasmas erscheint in der frischen Zelle nicht; dagegen finden sich feinste Körnchen in dem Protoplasma (Fig. 1), welche durch starken Glanz hervortreten.[1]) Die Anzahl derselben variirt in verschiedenen Zellen desselben Präparats, ebenso wie in den Zellen verschiedener Drüsen. Sicherlich finden sich auch Zellen, in welchen Körnchen nicht hervortreten. Häufig sieht man sie nicht nur in den Protoplasmazügen zwischen den Granula, sondern auch in grösserer Zahl an der Basis der Zelle um den Kern herum. Stellt man eine Zelle ein, auf deren basale Fläche man blickt, so sieht man öfters bei hoher Einstellung zunächst den Kern mit mehr oder weniger zahlreichen Körnchen in seiner Umgebung, und bei tieferer Einstellung die die Zelle erfüllenden Secrettropfen. Man wird annehmen müssen, dass in solchen Fällen auch eine dünne Schicht Protoplasma an der Zellbasis sich befindet, in welcher die Körnchen eingestreut sind. Ihrer Lagerung und ihren Grössenverhältnissen nach dürften diese Körnchen den Protoplasmakörnchen entsprechen, welche E. Müller (18) und Held (8) in der Gl. submaxillaris des Kaninchens beschreiben.

Die bis jetzt beschriebenen Zellen nenne ich Granula-Zellen. Dieselben fanden sich, wie erwähnt, in den meisten Drüsen in überwiegender Zahl.

Ausser ihnen waren in einzelnen Drüsen verschieden zahlreich — in zwei der von mir untersuchten Drüsen waren sie besonders reichlich — Zellen, welche keine Granula erkennen lassen, dafür aber ein trüb erscheinendes homogenes Protoplasma enthalten, und in diesem vielfach in sehr reicher Zahl Körnchen von der Grösse und dem Aussehen der Protoplasmakörnchen der Granula-Zellen. Die Körnchen liegen auch hier häufig der Nähe des gut erkennbaren Kerns. Der Kern selbst erscheint rund und ohne Formbestandtheile mit Ausnahme der Kernkörperchen. Dass diese Zellen alle durchaus der Granula entbehren, ist unwahrscheinlich. Darauf

[1]) Diese Körnchen bezeichne ich in Folgendem ausschliesslich als Protoplasmakörnchen.

werde ich noch bei Beschreibung der Präparate von gereizten Drüsen zurückkommen, wo diese Zellen sich in überwiegender Menge finden. Jedenfalls zeigen sie den characteristischen Unterschied zu den Granula-Zellen, dass sie einen grösseren Reichthum an Protoplasmakörnchen besitzen als diese. Ich werde sie in Folgendem als matte Zellen bezeichnen.

Diese matten Zellen finden sich theils zu mehreren zusammen, theils vereinzelt zwischen den Granula-Zellen in demselben Alveolus, oder man trifft manchmal ganze Alveolen, lediglich von ihnen gebildet. Durch ihr verschieden häufiges Vorkommen in den einzelnen Drüsen wie auch durch die oben angeführte Verschiedenheit in der Erscheinungsweise der Granula-Zellen wird bewirkt, dass das Bild der nicht gereizten Drüse bei der frischen Untersuchung von Fall zu Fall verschieden sein kann. In den meisten Drüsen jedoch findet man in den Alveolen vorwiegend deutliche Granula-Zellen, daneben unter Umständen, und zwar in geringer Zahl, Granula-Zellen von schwächerem Lichtbrechungsvermögen und drittens öfters die matten, körnchenreichen Zellen.

* * *

Ich gehe nun zur Beschreibung der nach verschiedenen Fixirungsmethoden gewonnenen Schnittpräparate über und beginne mit den nach der Altmann'schen Granula-Methode hergestellten Präparaten, weil in diesen die einzelnen Zellbestandtheile am ausgiebigsten conservirt erscheinen. Theils verwandte ich die Altmann'sche Lösung allein, theils in Verbindung mit Sublimat, welches in Substanz der Flüssigkeit zugesetzt war. Vorweg sei bemerkt, dass entsprechend der Wirkung der Altmann'schen Flüssigkeit auf das Gewebe überhaupt, auch bei dem vorliegenden Material, die Randpartien der Schnitte ein anderes Aussehen bieten als die centraleren Stellen. Erstere scheinen, wenn auch vielleicht nicht immer geringe Schrumpfungen des interalveolären Bindegewebes auszuschliessen sind, für die Drüsenzellen am brauchbarsten, da deren Conservirung hier besser ist, als in den mittleren Schnittregionen.

Betrachtet man die Randpartien solcher Schnitte, welche mit Altmann's Fuchsin-Picrinsäure oder M. Heidenhain's

Eisenhämatoxylin gefärbt sind, so fällt schon bei schwacher Vergrösserung auf, dass beidenfalls die Zellen eines und desselben Alveolus unter sich ganz verschiedenes Aussehen haben, das durch ihre verschiedene Färbbarkeit bedingt ist (Fig. 6). Man sieht hellere und dunklere Zellen, die letzteren vielfach in der Peripherie des durchschnittenen Alveolus gelegen.

Bei Anwendung der Oel-Immersion sieht man in den hellen Zellen folgende Einzelheiten. Ausser dem basal gelegenen Kern bildet den hauptsächlichsten Bestandtheil der Zelle ein regelmässiges zartes Netzwerk (Zellen a in Fig. 7, 10, 11, 14, 15), das die ganze Zelle durchzieht, und nur an den seitlichen Rändern der Zellen und manchmal an der Basis, einen dichteren Saum bildet. Im Verlauf dieses protoplasmatischen Netzes befinden sich kleine Körnchen, welche durch intensivere Färbbarkeit von dem Netze sich deutlich abheben. Sie entsprechen den fuchsinophilen Granula Altmann's. Auch mit Hülfe der Hämatoxylin-Färbung nach M. Heidenhain kommen Protoplasmakörnchen zum Vorschein. Es scheint aber, dass durch diese beiden Methoden nicht immer die gleichen Elemente dargestellt werden. So erschienen an derselben Drüse nach Heidenhain reichlich körnige Einlagerungen im Protoplasmanetz, während solche nach Altmann nicht hervortraten. Und auch das umgekehrte Verhalten liess sich in anderen Fällen beobachten. Es ist dabei aber zu berücksichtigen, dass bis zu einem gewissen Grade durch zu weit gehende Differenzirung im einen oder anderen Falle solche Unterschiede künstlich hervorgerufen werden können. Abgesehen jedoch von diesen quantitativen Unterschieden entsprechen sich diese körnigen Elemente hinsichtlich der Grösse und Lagerung. Was die letztere betrifft, so liegen sie sowohl, und zwar in Reihen angeordnet, den seitlichen Zellgrenzen entlang (Fig. 7), oder in Gruppen an der Basis der Zelle, wie auch im ganzen Verlauf des Netzes meist in den Kreuzungspunkten seiner Fäden. Bezüglich ihrer Zahl verhalten sich die einzelnen Zellen verschieden, ebenso wie von Fall zu Fall die einzelnen Drüsen in dieser Beziehung Verschiedenheiten bieten. Sie können auf dem Schnitt in der Zelle ganz fehlen, was aber nicht gewöhnlich ist. Ausser den Körnchen sieht man nach der Altmann'schen Methode ebenfalls roth gefärbte fädchenartige Bildungen (Fig. 7). Man gewinnt aber stellenweise den Eindruck, als wenn dieselben sich aus einzelnen Körnchen aufbauten.

Die Maschen des Netzwerks nun erscheinen in diesen Zellen ohne wesentlich merklichen Inhalt. Es kommen sicherlich Zellen vor, in denen die meisten Maschen des Netzes weder durch Fuchsin-Picrinsäure, noch Hämatoxylin, noch Erythrosin einen färbbaren Inhalt erkennen lassen, gewöhnlich aber erscheint ein solcher da, wenn auch nur ganz schwach tingirt. Diese Färbung des Mascheninhalts tritt aber bei diesen Zellen gegen diejenige der Fäden des Netzwerks selbst ganz erheblich zurück.

Von diesen Zellen, welche die grössten im Alveolus darstellen, führen eine Reihe von Uebergängen zu den dunkleren, kleineren Zellen, welche bereits bei Beobachtung mit schwacher Vergrösserung als solche sich zu erkennen geben. Indem ich zunächst die Beschreibung der Uebergangszellen bei Seite lasse, hebe ich die characteristischsten Merkmale der dunkeln Zellen hervor, welche sie von den hellen unterscheiden. Einmal enthalten sie bedeutend zahlreichere Protoplasmakörnchen neben fädigen Bildungen, beide dicht zusammengelagert. (Zellen c in Fig. 7 und 10). Der Kern liegt theils basal, theils scheint er im Innern der Zelle zu liegen. Weiterhin zeigen die Bälkchen und der Mascheninhalt des Protoplasmanetzes ein anderes Verhalten. Ein Netz tritt nämlich bei Anwendung der Altmann'schen Färbungsmethode im Ganzen wenig hervor. Erst nach Anwendung der Hämatoxylinbeize gelingt der Nachweis eines solchen in weitergehendem Maasse. Immerhin wird es an einigen Zellen auch dann nicht sichtbar (Fig. 15 b^8), sodass man hier ausser den Körnchen und etwaigen Fäden einen homogenen Zellinhalt sieht. In seinen Maschen enthält das Netz dunkel färbbare Substanz, die gleichmässig die Maschen ausfüllt. Hierdurch wird hauptsächlich, wie auch durch den grösseren Körnchenreichthum, die im Vergleich zu den anderen Zellen dunkle Färbung bedingt.

Aber vielfach erscheinen auch dunkle Zellen von anderem Aussehen. Bei diesen sieht man Protoplasmanetz und -Körnchen nicht, dagegen sind sie erfüllt von mehr oder weniger intensiv gefärbten Granula (Zelle b^1 Fig 15 und Fig. 9 B). Dass wirklich ein Netzwerk hier ganz fehlt, geht daraus nicht hervor. Es wäre sehr wohl möglich, dass es infolge der Kontrastwirkung zwischen den dunkel gefärbten Granula nicht sichtbar wäre. So verschieden auf den ersten Blick auch diese Zellen von den erstbeschriebenen dunkeln Zellen sind, so haben Beide doch das Gemeinsame, dass sie kein hellmaschiges Protoplasma erkennen lassen, indem nur bei den letzteren der den hellen Zellen fehlende Mascheninhalt als rundes, distinkt und intensiv gefärbtes Granulum sichtbar ist, was bei den ersteren nicht der Fall ist.

Die Uebergänge nun, welche, wie erwähnt, zwischen hellen und dunkeln Zellen bestehen, knüpfen im Wesentlichen an diesen Bestandtheil der Zelle und an die Körnchen an. Einmal sieht man Zellen, welche in ihrer ganzen Ausdehnung in einem erkennbaren Protoplasmanetz einen Mascheninhalt enthalten, welcher von mittlerer Färbbarkeit ist. Die Balken des Netzwerks sind noch deutlich, oft stärker entwickelt und intensiver gefärbt, als es sonst der Fall ist. Solche Zellen können in grosser Zahl sich finden, gerade in einer Drüse, in welcher exquisit dunkle Zellen mässig zahlreich waren, traten sie numerisch stark hervor. Ferner kommen Uebergänge in der erwähnten Richtung in ein und derselben Zelle vor. Man findet garnicht selten Zellen, in denen ein Theil, und zwar häufig der basale Abschnitt, das Aussehen des dunkeln Typus hat, während in dem dem Lumen zu gelegenen Theil das hellmaschige Netzwerk zu sehen ist (Fig. 7 B c, 9 C und 15 c). Von solchen Mittelstadien finden sich wieder Abstufungen nach beiden Seiten, einmal im Wesentlichen noch helle Zellen mit sozusagen geringer Verdichtung des Zellinhalts, andrerseits im Ganzen dunkle und weniger voluminöse Zellen mit stellenweise hellen Protoplasma-Maschen. Gerade diese Uebergangsformen findet man häufig in den Präparaten, in denen die dunklen Zellen zahlreich sind. Des Weiteren sieht man Uebergänge zwischen dunkeln granulahaltigen Zellen und hellen Zellen, wie in Fig. 9 A, und ferner auch Uebergänge zwischen den beiden dunkeln Zelltypen. Es treten dann nur in einem Theil der Zelle Granula hervor, während in einem andern das undeutliche Netzwerk mit Mascheninhalt erscheint. Nicht in den Präparaten aller Drüsen finden sich jedesmal sämmtliche Uebergangsformen. Ebenso kommen sie in manchen Drüsen zahlreicher vor als in anderen.

Es sei hier erwähnt, dass sich an vereinzelten Drüsen in dem Protoplasma der Zellen schwarze Tropfen finden, welche als fettartige, durch die Osmiumsäure geschwärzte Bestandtheile des Protoplasmas aufzufassen wären (Fig. 7). Bei Anwendung der Heidenhain'schen Hämatoxylinfärbung nehmen die Tropfen braungelbe Farbe an (s. Fig. 11). Während dieselben in den hellen Zellen als kleine Tröpfchen an verschiedenen Stellen des Netzes sich finden, sieht man in den meist kleineren dunklen Zellen gewöhnlich einen grossen Tropfen, welcher die Grösse des Zellkerns erreichen kann. Diese fettenthaltenden Zellen wies aber nur der kleinere Theil der untersuchten Thränendrüsen auf. Es handelt sich also bei diesem Bestandtheil um eine individuelle Eigenthümlichkeit, welche nicht allen Thieren zukommt [1]).

Die Zellkerne zeigen folgende Eigenthümlichkeiten. An den Präparaten, welche mit Sublimat versetzter Altmann'scher Flüssigkeit entstammen, erscheinen sie bei den beiden angewandten Färbemethoden tingirt. Diejenigen, welche den helleren Zellen angehören, sind nicht immer von rundlicher Gestalt, sondern häufig unregelmässig conturirt, bisweilen mit zackigem Rand; die zackigen Ausläufer der Kerne können dann direct in das Protoplasmanetz übergehen. Sie erscheinen total gefärbt. Die Kerne der dunklen Zellen dagegen sind stets rundlich-oval. Sie zeigen in einem bestimmten Stadium der Differenzirung, und zwar dann, wenn die Kerne der hellen Zellen noch diffuse Färbung besitzen, keine diffuse Färbung, sondern enthalten ausser einem bis zwei Kernkörperchen eine helle Grundsubstanz, die entweder ganz ungefärbt ist, oder weniger gefärbte körnige Elemente besitzt. In der Peripherie findet sich stets ein gefärbter Saum (Fig. 10). In dieser Weise zwar unterscheiden sich nicht allenthalben die Kerne der hellen und dunklen Zellen, in der Mehrzahl der Fälle aber dürfte dem verschiedenen Zelltypus das geschilderte Verhalten der Kerne entsprechen. Bei Fixirung mit Altmann'scher Flüssigkeit ohne Sublimat tritt die Erscheinung nicht mit dieser Deutlichkeit hervor. Dagegen tritt dieselbe wieder auf, wenn die Altmann'sche Flüssigkeit mit Essigsäure versetzt ist.

Es erübrigt noch, auf die Lagebeziehungen der geschilderten Drüsenzellen einzugehen. Vorhin schon war erwähnt, dass helle und dunkle Zellen im Schnittpräparat in ein und demselben

[1]) Es sei hier für die Frage nach dem Vorkommen von Fett in Drüsenzellen auf die Arbeit von Nicolaides (21) verwiesen.

Alveolus sich finden. Dazu treten die verschiedenen Uebergangsformen. Eine auf den ersten Blick sehr auffallende Anordnung können dabei die kleinsten dunklen Zellen erfahren. Sie erscheinen nämlich häufig ganz so angeordnet, wie die Halbmonde gewisser Schleimdrüsen. Verfolgt man solche Alveolen auf Serienschnitten, so wird klar, worüber nicht jeder einzelne Schnitt Aufklärung giebt, dass auch diese dunklen Zellen bis an das Lumen des Alveolus heranreichen. In der Figur 3 a—g ist eine solche Serie schematisch wiedergegeben, worin die dunklen Zellen den dunklen Zellen der Präparate entsprechen. Sehr häufig aber auch finden sich die dunklen Zellen zu mehreren oder einzeln in unregelmässiger Lage zwischen den hellen Zellen, sodass man ihre halbmondartige Anordnung nicht als ausschliesslichen Modus ihrer Lagerung bezeichnen kann. Das Lumen, welches die Zellmasse des Alveolus bildet, ist eng; von ihm aus sieht man, besonders zwischen die dunkeln Zellen hinein Secretcapillaren als mehr oder weniger geschlängelte Gänge mit scharf begrenzter Wandung verlaufen (Fig. 7, 11). Dieselben erscheinen aber an den Präparaten aus Altmann'scher Flüssigkeit nicht allzu zahlreich.

Gegenüber den bis jetzt beschriebenen Bildern, welche die Randpartien der Schnitte liefern, zeigen die centraleren Theile derselben fast für alle Zelldetails geringere Deutlichkeit. Am besten noch treten die Protoplasmakörnchen hervor; sie stehen an Zahl und Tinctionsvermögen denen der Randpartien nicht nach. Das Zellnetz dagegen wird, je mehr nach der Mitte des Schnittes zu, desto unschärfer, und der Mascheninhalt erscheint weniger gut färbbar. Hierdurch heben sich dunkle und helle Zellen weniger deutlich von einander ab. In der Hauptsache sind sie an ihrem verschiedenen Körnchenreichthum noch zu unterscheiden. Die Kerne endlich lassen wegen einer im Ganzen geringeren Färbbarkeit die oben erwähnten Unterschiede, wie sie sich in den Randpartien bieten, nicht deutlich erkennen.

Bei Anwendung der Osmiumsäure in andrer Form als der Altmann'schen Flüssigkeit, kommen die Zelldetails in minder umfassendem Masse zur Erscheinung. 1 % Osmiumsäure allein bewirkt, dass das protoplasmatische Netz erkennbar wird. Häufig treten hier vacuolenartige Räume auf. Es hat den Anschein, als sei an diesen Stellen das Protoplasmanetz durch die Einwirkung der Osmiumsäure zerstört. Protoplasmakörnchen sind auch hier, und zwar mit Fuchsin gut gefärbt, zu sehen. Helle und dunkle Zellen lassen sich nicht gut unterscheiden. Besser gelingt dies bei Zusatz von Essigsäure zur Osmiumsäure. Das Zellnetz tritt dort prägnant hervor, die Fäden desselben sind jedoch nicht so gleichmässig zart wie bei der Altmann'schen Flüssigkeit, sie verlaufen unregelmässiger, sodass die Maschenräume, welche im Ganzen wenig färbbaren Inhalt haben, nicht rund begrenzt erscheinen. Dunkle Zellen lassen sich von helleren unterscheiden. Ausser einem ziemlich undeutlichen Netzwerk zeigen erstere eine nicht mehr aufzulösende homogene Grundmasse. Fuchsinophile Körnchen sind auch hier vorhanden. Ein gutes Sichtbarmachen des Zellnetzes erreicht man auch mit Flemming'scher Lösung. Körnchen erscheinen aber nach Safraninfärbung nicht. Dunkle und helle Zellen sind unterscheidbar; erstere enthalten ein meist erkennbares unregelmässiges Netz, das von stärkeren Fäden gebildet wird als das der helleren Zellen.

Im Wesentlichen also dürften, abgesehen von der Altmann'schen Flüssigkeit, die übrigen Osmiumgemische nur die protoplasmatischen Bestandtheile der Zelle zur Darstellung bringen[2]).

Weitergehende Uebereinstimmung mit den Präparaten aus Altmann'scher Flüssigkeit lieferten solche aus concentrirter Sublimatlösung. Helle und dunkle Zellen mit Uebergangsformen treten, besonders bei Färbung nach M. Heidenhain ähnlich wie dort hervor (Fig. 8 und 14). Erstere haben ein gut sichtbares Zellnetz, dessen Maschen jedoch im Gangen wenig färbbaren Inhalt besitzen. Die letzteren können eine mehr diffuse Färbung zeigen, meist aber enthalten sie Granula von verschiedener Grösse. Zwischen letzteren sieht man stellenweise eine heller gefärbte Substanz sich hindurchziehen.

Ich habe Stückchen derselben Drüse nach Altmann und in Sublimat fixirt. Es ist dabei auffallend, dass das numerische Verhältniss der hellen und dunklen Zellen bei beiden Fixirungen nicht das gleiche ist. Auch bekommt man beide Male nicht gleich viele Granula in den Zellen zur Darstellung. Deshalb wird man

---

[2]) Dasselbe gilt auch von der Osmium-Mischung Kolossow's (10), soweit aus seiner Abbildung Tafel II (Fig. 27) ersichtlich ist.

solche, nach beiden Methoden darstellbaren Granulazellen, nicht durchaus identifiziren können, wenn dies auch für einen Theil derselben zutreffen mag. Protoplasmakörnchen sind auch in den Sublimatpräparaten vorhanden. Deutlicher treten sie im Verlaufe des Netzes der hellen Zellen und in deren seitlichen Begrenzungssäumen hervor; weniger deutlich in den basalen Theilen derselben und in den dunklen Zellen. Hier erscheinen sie auch nicht so zahlreich wie nach Fixirung in Altmann'scher Flüssigkeit. — Secretcapillaren fanden sich in einigen meiner Sublimatpräparate in bedeutender Menge (Fig. 8). Die Fähigkeit, diese letzteren Gebilde darzustellen, ist gerade für das Sublimat in neuerer Zeit anerkannt worden; (R. Krause 11, E. Müller 19; sie wird auch für das vorliegende Object durch meine Präparate bestätigt. Man sieht die mehr oder weniger geschlängelten, öfters mit zackigen Conturen versehenen, Gänge vom Lumen aus zwischen die Drüsenzellen sich einsenken. Ihr Vorkommen ist nicht beschränkt auf die dunkeln Zellen, sondern sie finden sich auch zwischen helleren Zellen (Fig. 8). Soweit meine Beobachtungen reichen, konnte ich mit Sicherheit einen intracellularen Verlauf derselben nicht erkennen. Hierin stimme ich mit Zimmermann (31) überein, welcher an der Thrähnendrüse des Menschen nur zwischenzellige Capillaren constatirt hat.

Von weiteren Fixirungsflüssigkeiten bietet der Alcohol ein grösseres Interesse, weil R. Heidenhain und seine Schüler ihre älteren Untersuchungen an in Alcohol conservirtem Drüsenmaterial durchgeführt haben. Desgleichen lagen Reichel (24) Alcoholpräparate von der Thränendrüse des Hundes vor. Betrachtet man einen sehr dünnen Schnitt der in absolutem Alcohol fixirten Drüse, so sieht man in den Zellen der Alveolen ausser dem basal gelegenen Kern ein Netzwerk, das fast allen Zellen zukommt. (Fig. 13 A.) Die Fäden desselben erscheinen nicht so regelmässig zart geformt, wie an den Präparaten aus Altmann'scher Flüssigkeit; die meisten Maschen enthalten keinen färbbaren Inhalt. Auf den ersten Blick könnte man fast jede Unterscheidung von hellen und dunklen Zellen, wie sie nach anderen Fixirungsmethoden hervortraten, vermissen. Bei genauerer Betrachtung jedoch überzeugt man sich, dass in den kleineren Zellen mancher Alveolen hin und wieder das Netz dichtere Fäden besitzt und kleinere Maschen bildet, welche nicht ganz leer sind (Fig. 13 B); manchmal erscheint die Zelle, ohne dass ein Netzwerk genauer hervortritt, im Ganzen mehr gefärbt. Alle diese färbbaren Bestandtheile der Zelle hat Reichel an der Thränendrüse des Hundes als körniges Protoplasma bezeichnet. In Wirklichkeit ist also das Protoplasma im Alcoholschnitt ein Netz, und demnach besteht bei den Alcoholpräparaten die Auffassung des „körnigen“ Protoplasmas als Netz ebenso für die Thränendrüse zurecht, wie es Klein (9) zuerst für die Eiweissdrüsen erkannt hat. Die Kerne der Zellen sind in den Alcoholpräparaten von verschiedener Grösse und Form. In letzterer Beziehung wechseln annähernd runde und ovale Kerne mit zackigen ab. Kernkörperchen und unregelmässig geformte körnige Massen treten in ihnen gefärbt heraus. Hinsichtlich solcher Structuren jedoch liefern die Kerne im Einzelnen keine sonderlichen Verschiedenheiten.

Aehnliche Bilder, wie nach Alcoholfixirung, liefert die van Gehuchten'sche Flüssigkeit. (Fig. 12.) Durch ein deutlich gefärbtes Netzwerk sind auch da die meisten Zellen gekennzeichnet. An den Randpartien der Schnitte jedoch sieht man auch Zellen, deren Substanz zum Theil keine klare Differenzirung erkennen lässt. Das Verhalten der Kerne ist gleich dem bei Anwendung von Alcohol.

Meine Versuche mit Picrin-Schwefelsäure und Formol haben ergeben, dass auch sie im Wesentlichen nur den protoplasmatischen Theil der Zelle zu conserviren vermögen.

* * *

Wie lassen sich nun die nach den verschiedenen Fixirungs- und Färbungsmethoden gewonnenen Bilder auf diejenigen der frischen Drüsenzellen zurückführen? Auch hier seien in erster Linie wieder die Präparate aus Altmann'scher Flüssigkeit berücksichtigt. Um den Uebergang des Zustandes der frischen Zelle in den der fixirten Zelle genauer verfolgen zu können, beobachtete ich die Veränderungen, welche dieselben bei Zusatz von Altmann'scher Flüssigkeit unter dem Mikroskop wahrnehmen lassen. Am Leichtesten dürfte man auf diesem Wege über das Schicksal des Protoplasmas der frischen Zelle ins Klare kommen. Dasselbe tritt unter dem Einfluss der Altmann'schen Flüssigkeit auf dem optischen Querschnitt als deutliches Netzwerk hervor, sodass das Netz aus dem Fachwerk der frischen Zelle durchaus hervorzugehen scheint. Die Körnchen, welche in der frischen

Zelle im basalen Abschnitt gelagert scheinen, bleiben nicht nur sichtbar, sondern gewinnen noch an Glanz. Zu einer Zeit, wo die Secretgranula schon weitgehende Veränderungen erlitten haben, bleibt dies Bild unverändert bestehen. Ausser diesen von vornherein sichtbaren Körnchen treten aber im Verlaufe der Einwirkung der Altmann'schen Flüssigkeit in dem Netzwerk noch vielfach andere Körnchen auf, welche vordem nicht zu sehen waren. Es ist dies eine gleiche Erscheinung, wie sie Held (8) bei Zusatz Altmann'scher Flüssigkeit zu den frischen Parotiszellen der Katze beschrieben hat. Es scheint also hier die Fixirungsflüssigkeit den Anlass zum Auftreten von „Kunstproducten“ zu geben. Wenn also das Netzwerk der fixirten Präparate mit Sicherheit auf das protoplasmatische Fachwerk der frischen Zelle zurückzuführen ist, so ist die Herleitung der Körnchen, wie sie durch Fuchsin, respective Hämatoxylin im Schnittpräparat darzustellen sind, nicht so ganz klargestellt. Es ist anzunehmen, dass die bei Zusatz von Altmann'scher Flüssigkeit zur frischen Zelle sichtbar werdenden Körnchen unter den gefärbten Körnchen des Balsambildes enthalten sind. Andrerseits aber sprechen auch Gründe dafür, dass auch die frischen Protoplasmakörnchen als Altmann'sche Körnchen wiedererscheinen. Erstens nämlich erscheinen im Balsampräparat-Körnchen gerade da, nämlich an der Basis der Zelle, wo sie auch bei frischer Untersuchung festzustellen waren, und ferner zeigen solche Drüsen, in welchen bei frischer Untersuchung die Körnchen auffallend zahlreich waren, sie auch nach der Fixirung und Färbung besonders zahlreich. Da sie weiterhin, wie wir sehen, durch die Altmann'sche Flüssigkeit nicht zum Verschwinden gebracht werden, so ist es also sehr wahrscheinlich, dass wenigstens ein Theil der fuchsinophilen Altmann'schen Granula mit den vitalen Protoplasmakörnchen identisch ist.

Das Gleiche lässt sich für die oben als Fäden bezeichneten Einlagerungen im Protoplasmanetz nicht annehmen; denn fädige Bildungen sind bei der frischen Beobachtung in der Zelle nicht zu sehen.

Wie verhält es sich nun mit dem Inhalt der Maschen des Zellnetzes im fixirten Präparat? Nach dem, was sich über die Herkunft des Netzes selbst ergeben hat, ist es klar, dass der Mascheninhalt desselben im fixirten Präparate auf die das Fachwerk der frischen Zelle erfüllenden Granula zurückgeführt werden muss. Es war bei Beschreibung der frischen Präparate hervorgehoben, ein wie verschiedenes Aussehen die Drüsenzellen durch das wechselnde Lichtbrechungsvermögen ihrer Granula bieten können. Damit war die Wahrscheinlichkeit gegeben, dass diesen Unterschieden auch im späteren Dauerpräparat Verschiedenheiten in der Erscheinungsweise der Granula entsprechen könnten. In der That traf dies zu für die eine Drüse, welche deutlich unterschiedliche Zellen mit stark- und schwach lichtbrechenden Granula bei der frischen Untersuchung zeigte. Beobachtete man einen Alveolus dieser Drüse, in dem beide Zellarten sich nebeneinander befanden, so sah man die matteren Granula bald nach Zufliessen der Altmann'schen Lösung das tropfenartige Aussehen verlieren, während das sie umgebende Protoplasma auf dem optischen Querschnitt deutlich als Netz hervortrat. Die ursprünglichen Tropfen mochten bei diesem Vorgange eine geringe Quellung erfahren haben, eine Structuränderung jedoch war an ihnen nicht zu bemerken. Insbesondere konnte ich nicht beobachten, dass körnige Fällungen in ihnen entstanden wären; der Inhalt der Maschen erschien vielmehr homogen. Wie weit die Veränderung, welche das Reagenz an den Granula hervorrief, ging, konnte ich nicht mit Sicherheit entscheiden; es erschien immer noch eine geringe Gelbfärbung in den Maschen, welche durch die Altmann'sche Flüssigkeit bewirkt wurde. Im Gegensatz zu diesen behielten die glänzenden Granula der anderen Zellen ihre Form, wenn auch nicht unverändert, doch so weit bei, dass man sie auch nach der Einwirkung der Altmann'schen Flüssigkeit noch als Granula bezeichnen konnte. Sie blieben als wenig geschrumpfte Granula sichtbar. Das Protoplasma dieser Zellen nahm keine netzartige Structur im optischen Querschnitt an. Dieser Umstand berechtigt wohl zu keinem weiteren Schluss als dem, dass hier unter der Einwirkung der Altmann'schen Flüssigkeit die Lichtbrechungsunterschiede zwischen Protoplasma und Granula nicht in der Weise sich änderten, wie in den anderen Zellen. Man wird aber daraus nicht schliessen können, dass kein Protoplasma die Granula umgäbe. Im Schnittpräparat fanden sich nun nach der Fixirung dieser Drüse Zellen mit stark tingirten Granula und undeutlichem Netz, und solche mit deutlichem Netz und hellen Maschen.

Diese dürften nach der angestellten Beobachtung den frischen Zellen mit schwach lichtbrechenden, jene denen mit stark lichtbrechenden Granula entsprechen.

So klar in diesem einen Falle die Verhältnisse liegen mögen, ähnlich denen, wie sie E. Müller (18) an der Submaxillaris des Kaninchens unter der Einwirkung von Sublimat beobachtet hat —, und darin stimmt ja auch Held (8) mit E. Müller überein, dass dort die Zellen mit stark lichtbrechenden Granula zu Granula-Zellen des Balsampräparates, die Zellen mit matten Granula zu den hellen Zellen des fixirten Präparates werden —, so lässt sich diese Feststellung doch nicht für alle von mir untersuchten Thränendrüsen verallgemeinern. In erster Linie liegen mir Präparate vor, in welchen zwar ähnliche differente Bilder im Habitus der fixirten Zellen sich finden, ohne dass bei der frischen Untersuchung entsprechende Unterschiede im Lichtbrechungsvermögen der Granula-Zellen zu sehen gewesen wären. Und anderseits war zwar bei einer 18 Tage alten Katze bei frischer Untersuchung ein Unterschied zwischen Zellen mit stärker lichtbrechenden und ganz matten Granula vorhanden, wie in dem eben geschilderten Fall, aber unter dem Einfluss der Altmann'schen Flüssigkeit zeigten die Granula der beiden Zellarten nicht das nämliche Verhalten, wie dort. Vielmehr resultirte schliesslich für Beide das Bild der Zellen mit deutlichem Protoplasmanetz. Im Balsampräparat wiederum liessen sich später dunkle und helle Zellen unterscheiden. Dasselbe Endergebniss gaben auch Drüsen erwachsener Thiere, bei denen mehr oder weniger different lichtbrechende Granula-Zellen vorhanden waren. Auch hier erfolgte zum Schluss ein ziemlich gleichmässiges Aussehen sämmtlicher Alveolen.

Können wir somit nicht für alle Fälle sagen, welche Granula-Zellen der frischen Drüse den hellen, welche den dunkeln Zellen des fixirten Bildes entsprechen, so steht doch soviel fest, dass dunkle wie helle Zellen des Balsampräparates in der Hauptsache aus vital granulahaltigen Zellen hervorgegangen sein müssen. Darüber besteht kein Zweifel für solche Drüsen, welche frisch untersucht, fast ausschliesslich die schönen Granula-Zellen, nach erfolgter Fixirung und Färbung aber helle und dunkle Zellen, sowie Uebergangsformen erkennen liessen. Man berücksichtige die Mengenverhältnisse beide Zellarten. Entspräche nur die eine oder die andere Zellform des fixirten Präparates den frischen Granula-Zellen, so müssten sich im frischen Gewebe ausser diesen noch solche von anderer Art in grosser Menge finden. Das ist aber nicht der Fall. — Es bleibt aber noch die Möglichkeit, dass fixirte dunkle oder helle Zellen, oder auch beide, nicht ausschliesslich auf frische Granula-Zellen zurückzuführen wären. In der That hatten sich bei frischer Untersuchung die matten, anscheinend granulafreien Zellen vorgefunden, die aber an Zahl immer zurücktraten. Für einen Theil derselben muss es möglich sein, dass auch sie nach der Fixirung ein Protoplasmanetz geben, denn es war mir möglich, das Entstehen eines solchen mittelst Altmann'scher Flüssigkcit unter dem Mikroskop zu beobachten. Im Uebrigen aber werden die meisten derselben zu den dunklen Zellen des Präparates werden, welche kein deutliches Zellnetz besitzen.

Aus dem Gesagten ergiebt sich von selbst, dass alle hier mitgetheilten Beobachtungen in gleicher Weise für die Beurtheilung der Uebergangszellen der fixirten Präparate gelten.

Als das Wesentlichste hebe ich aus diesen Ausführungen nochmals hervor, dass das Netz der hellen und dunklen Zellen der Präparate, welche in Altmann'scher Flüssigkeit fixirt sind, von dem protoplasmatischen Fachwerk der frischen Granula-Zellen herrührt, dass die Altmann'schen fuchsinophilen Körnchen nur zum Theil mit Wahrscheinlichkeit als präformirte Bestandtheile des Protoplasmas zu betrachten sind, und dass die im Balsambild erscheinenden Granula, wie die Granula-Reste in den Maschen des Zellnetzes, Abkömmlinge der Secretgranula darstellen.

Dem verschiedenartigen Aussehen der Granula im fixirten Bild müssen Verschiedenartigkeiten in der Beschaffenheit der Granula zu Grunde liegen. Welcher Natur dieselben sind, ist vorläufig nicht zu sagen. Jedenfalls erleiden die geringste morphologische Aenderung ihres Zustandes diejenigen, welche im Balsampräparat als intensiv gefärbte Granula wiedererscheinen; die meisten anderen gehen ihres ursprünglichen Aussehens verlustig und bilden nur eine mehr oder weniger dichte, aber nicht mehr granuläre Füllung in den Maschen des Zellnetzes. Von solchen dichteren Inhaltsmassen führen verschiedene Uebergänge zu nur noch ganz schwach färbbaren Massen. Schliesslich kann die Masche im Dauerpräparat ganz leer erscheinen. Man dürfte dann von Vacuolen sprechen. Für die Beurtheilung solcher Vacuolen besteht zweifellos die Schwierigkeit, auf welche Held (8) aufmerksam gemacht hat. Es ist nämlich nicht ohne Weiteres zu sagen, ob ursprünglich ein Granulum darin gelegen hat, oder nicht. Für meine Präparate jedoch muss ich hierzu bemerken, dass ich bei der frischen Untersuchung nichts gesehen habe, was auf die letztere der beiden Möglichkeiten einen Schluss gestattete, wie etwa, dass Zellen sich gefunden hätten, welche ein protoplasmatisches Fachwerk ohne Granula enthielten. Auch späterhin, bei Besprechung der gereizten Drüsen, werden wir sehen, dass der secretleere Zustand der Zelle sich gerade durch ein Fehlen des Protoplasmanetzes zu erkennen giebt. Ich stehe deshalb nicht an, die sämmtlichen in den Präparaten aus Altmann'scher Lösung erscheinenden Vacuolen als Kunstproducte anzusehen, welche durch Auflösung ursprünglich darin gelegener Granula entstanden sind.

Wenn wir bei der Beurtheilung der durch die übrigen Fixirungsflüssigkeiten gewonnenen Bilder zunächst an die Granula anknüpfen, so wäre zu bemerken, dass allein noch das Sublimat imstande gewesen ist, Granula als solche zu conserviren. Dass jedoch die durch das Sublimat darstellbaren Granula nicht durchaus den unter Umständen nach Anwendung Altmann'scher Flüssigkeit erscheinenden Granula gleichzusetzen sind, war bei der Beschreibung der ersteren schon erwähnt. In der Hauptsache aber bewirkt auch Sublimat eine Veränderung der Granula-Structur der Zelle, wie man aus dem Vergleich der Balsampräparate und frischen Präparate schliessen kann. Erstens erschienen die Granula nach der Fixirung oft als nicht mehr deutliche Granula (wie in Fig. 8 b^2), und ferner werden sie vielfach zu Vacuolen, wodurch die hellen Netzzellen entstehen. Auch für die Sublimatbilder ist mit Bestimmtheit zu sagen, dass beide Arten von Zellen aus den Granula-Zellen des frischen Gewebes hervorgegangen sein müssen, da in den betreffenden Fällen letztere so zahlreich waren, dass sie nicht für die eine oder andere Zellart allein in Anspruch zu nehmen sind. Die Lösung der Granula ist durch die übrigen Fixirungslösungen — hauptsächlich Alcohol und van Gehuchten'sche Mischung — in noch weitergehendem Maasse erfolgt. Hierdurch wird bewirkt, dass die Zellen grösstentheils hell erscheinen; jedenfalls sind in dieser Hinsicht Unterschiede zwischen helleren und dunkleren Zellen bei Weitem nicht so stark hervortretend, wie nach Fixirung in Altmann'scher Flüssigkeit oder Sublimat; es findet sich wesentlich nur ein vacuolisirtes Protoplasma. Die verschiedene Fähigkeit der einzelnen Fixirungsflüssigkeiten, das Granula-Bild zu conserviren, macht es somit auch für die Thränendrüse der Katze nothwendig, dass man von Vacuolen, wie Solger (29) fordert, immer nur in bestimmter Beziehung zu dem betreffenden Fixirungsmittel spricht, durch welches sie hervorgerufen worden sind. Für das vorliegende Material kommt noch als bemerkenswerth hinzu, dass auch solche Fixirungsflüssigkeiten im Wesentlichen Vacuolen hervorgerufen haben, welche an der menschlichen Thränendrüse sich als granulaerhaltend erwiesen. In dieser Beziehung verweise ich auf die Beschreibungen und Abbildungen von Nicolas (22) und Solger (29). Ersterer konnte durch Anwendung von Flemming'scher Lösung, letzterer durch Formalin Granula in den Zellen darstellen.

Viel gleichmässiger geben die von mir neben der Altmann'schen Flüssigkeit verwandten Fixirungslösungen den protoplasmatischen Antheil der Zelle wieder, der auf dem Schnitt als Netzwerk erscheint. Für die Beurtheilung dieser Netze ist aber zu bemerken, dass die einzelnen stofflich sich vielleicht nicht ganz entsprechen. Durch das eine oder andere Reagens können qualitative Aenderungen der protoplasmatischen Substanzen bewirkt werden. Anderntheils können auch Bestandtheile der Granula bei der Fixirung des Netzes auf dieses mit niedergeschlagen sein. Für einen Vorgang, wie den letzteren, scheinen die Präparate aus Osmiumessigsäure zu sprechen, bei denen das Zellnetz aus dickeren, gerinnseligen Fäden besteht.

Protoplasmakörnchen von der Form und Grösse der Altmann'schen fuchsinophilen Körnchen fanden sich, wie wir sahen, ausser nach Anwendung der Altmann'schen Fixirungsmethode, nur noch nach Fixirung mit Osmiumsäure, Osmium-Essigsäure und Sublimat. Von den Sublimatkörnchen war schon gesagt, dass sie hauptsächlich im Verlauf des Protoplasmanetzes lagen. Da sie die den frischen Protoplasmakörnchen characteristische Anordnung um den Kern weniger deutlich zeigten, so beschränkt sich die Wahrscheinlichkeit, dass die Sublimatkörnchen den vitalen Körnchen entsprechen, weiter, als es für die Altmann'schen Körnchen anzunehmen war. Jedenfalls kann ich für mein Untersuchungsobject eine Identität der Sublimatkörnchen mit den vitalen Protoplasmakörnchen nicht so annehmen, wie es E. Müller (18) in der Gl. submaxillaris des Kaninchens thut. — Bei den übrigen Fixirungsmethoden hatten sich Körnchen im Verlauf des Zellnetzes nicht nachweisen lassen. Dies mag bedingt sein durch mehr oder weniger vollständige Lösung der vitalen Körnchen, wie auch durch ausgebliebene „Ausfällungen" seitens der Fixirungslösungen. Für die Alcoholpräparate glaube ich annehmen zu dürfen, dass die vitalen Körnchen als solche sich in der Zelle nicht mehr finden. Wenn man nämlich absoluten Alcohol der frischen Zelle unter dem Mikroskop zusetzt, so werden die Körnchen sehr bald unsichtbar. Ersetzt man nach einiger Zeit den Alcohol durch 0,6 % Kochsalzlösung, so treten die Körnchen da, wo sie vordem waren, auch nicht mehr hervor.

Was schliesslich das Aussehen der Kerne an Präparaten aus Altmann'scher Flüssigkeit und Alcohol anlangt, so fanden sich da vielfach Abweichungen von der runden oder ovalen Form, während bei der frischen Untersuchung nur rundliche Formen zu sehen waren. Solche Difformitäten können also nicht anders, als auf directe Wirkung der betreffenden Reagentien zurückgeführt werden. Ebenso als Wirkung des Fixirungsmittels ist das Sichtbarwerden körniger Bestandtheile der Kernsubstanz zu betrachten. Denn ausser den Kernkörperchen war von solchen in der frischen Drüse nichts zu sehen. In dieser Beziehung wesentliche Unterschiede voneinander boten die Kerne bei Anwendung von Altmann'scher Flüssigkeit + Sublimat. Hier waren Kernstructuren, aber nicht immer, in den Kernen der dunklen Zellen vorhanden, während die Kerne der hellen Zellen eine homogenere Färbung zeigten. Es müssen demnach hier Verschiedenheiten in der Beschaffenheit der Kernsubstanz bestehen, welche erst durch die Fixirungs- und Färbungsmethoden in Augenschein treten.

Aus dieser Zusammenstellung dürfte hervorgehen, wie man am vorliegenden Untersuchungsmaterial die einzelnen Bestandtheile der conservirten Drüsenzelle auf diejenigen der frischen Zelle zu beziehen hat. Als wesentlich hat sich gezeigt, dass die einzelnen Fixirungsflüssigkeiten die Granula in ganz verschiedener Weise wiedergeben. Einmal erscheinen die vitalen Granula als Vacuolen im Protoplasmanetz. Alcohol und van Gehuchten's Flüssigkeit liefern solche Vacuolen am ausgiebigsten, Altmann'sche

Flüssigkeit und Sublimat z. B. nur theilweise. Zum anderen Theil bewirken die letzteren beiden, dass die Granula theilweise als Granula auch im Balsampräparat auftreten. Der verschiedenen Wirkungsweise desselben Fixirungsmittels auf die Granula müssen, wie gesagt, Eigenthümlichkeiten in der Beschaffenheit der Granula selbst zu Grunde liegen. Ein näheres Eingehen auf diese Frage scheint mir jedoch erst nach Schilderung der Befunde an der gereizten Drüse möglich.

Nur eine Frage sei hier bereits erörtert. Man könnte vielleicht daran denken, dass helle und dunkle Zellen, wie sie vornehmlich an Präparaten aus Altmann'scher Flüssigkeit auftreten, Zellen verschiedener Art seien, so etwa, dass sie verschiedene Bestandtheile zum Secret lieferten. Dies kann aus zwei Gründen nicht der Fall sein. Erstens nämlich finden sich helle und dunkle Zellen in den untersuchten Drüsen nicht annähernd in derselben Weise vertheilt, vor Allem treten in manchen Drüsen die dunklen Zellen an Zahl ganz bedeutend zurück. Dies würde aber nicht der Fall sein können, wenn sie bestimmten Secretbestandtheilen als alleinige Bildungsstätte dienten. Zweitens, und dies vor Allem, haben sich zwischen hellen und dunklen Zellen die verschiedensten morphologischen Uebergänge ergeben. Wir sahen viele Zellen zum Theil den einen, zum Theil den anderen Typus tragend. Dadurch wird es unmöglich, helle und dunkle Zellen streng voneinander zu scheiden. Es drängt vielmehr alles daraufhin, die beschriebenen Zellbilder alle als Ausdruck verschiedener Zustände einer einzigen Zellart aufzufassen. Eine nähere Begründung hierfür zu geben, scheint mir jedoch erst nach der Beschreibung der Verhältnisse an gereizten Drüsen rathsam.

Wenn ich auch diesen Punkt erst später zu erledigen gedenke, so kann doch hier schon festgestellt werden, dass jedenfalls die hellsten Zellen Zellen im Zustande der höchsten Granula-Füllung darstellen. Sie sind die grössten von Allen und die Maschen ihres Netzwerks sind am weitesten; es müssen also die darin gelagerten Granula den grössten Umfang besessen haben.

Die gereizte Drüse.

Wenn man aus dem histologischen Aussehen der Drüsenzellen künstlich gereizter Drüsen auf die morphologischen Vorgänge schliessen will, welche die secretorische Thätigkeit der Zellen begleiten, so wird man nicht in letzter Linie zu solchen Reizmitteln greifen, durch welche man die Drüse in Verhältnisse bringt, welche den physiologischen möglichst nahe kommen. So hat man zu einer möglichst physiologischen Reizung der Mundspeicheldrüsen Fütterung der Thiere mit hartem, sehnigen Fleisch vorgenommen, oder auch nur reichlich Futter dargereicht, und so lebhaften Speichelfluss hervorgerufen. Auf entsprechend natürlichem Wege seitens der Thränendrüse eine Secretion hervorzurufen, gelang mir bei der Katze nicht. Weder durch Reizung der Conjunctiva mit Glassplittern, Bepinseln oder Einträufeln von Alcohol, noch durch Reizung der Nasenschleimhaut mit Ammoniakdämpfen, liess sich ein deutliches Thränen bewirken. Ich war deshalb auf die electrische Reizung der Drüsennerven und Pilocarpininjectionen allein angewiesen. Die histologischen Bilder aber, welche man auf diesen beiden Wegen erhält, sind nicht ganz dieselben. Ich werde sie deshalb getrennt voneinander beschreiben, und zwar stelle ich die Beschreibung der durch die Nervenreizung gewonnenen voran.

Reichel (24) hatte nach wenigen Versuchen Abstand davon genommen, durch Reizung des Nervus lacrymalis beim Hunde Thränensecretion hervorzurufen, da er befürchtete, dass durch die Operation die Drüse insultirt werden könne. Dieser Gefahr glaube ich entgangen zu sein.[1]) Wenn man an der narcotisirten Katze die Augenhöhle von der Seite her durch vollständiges Abpräpariren des M. temporalis bis zur Insertion am Unterkiefer freigelegt hat, kann man unter Erhaltung des Lig. orbitale die Membrana orbitalis spalten und den Nervus lacrymalis isoliren, ohne die Thränendrüse selbst zu insultiren. Man sieht den Nerven oberhalb des Nervus subcutaneus malae als ganz dünnes Fädchen von der Spitze des Augenhöhlentrichters nach dem äusseren Augenwinkel hin verlaufen.[2]) Gewöhnlich

---

[1]) Ich bin für die Mithülfe bei den Operationen den Herren Drr. Hofmann, Garten und Köster zu grossem Danke verpflichtet.

[2]) Bezüglich der Aeste, welche bei der Katze der Nervus trigeminus in die Augenhöhle sendet, verweise ich auf die Abbildung von Köster (13), welche die Verhältnisse nach der Herausnahme des Nerven aus dem Thierkörper wiedergiebt. In situ läuft der Nervus lacrymalis dem Nervus subcutaneus malae näher anliegend.

geht ein kleines Blutgefäss unmittelbar an ihm entlang, das mit dem Nerven zusammen in die Drüse eintritt und sich dann verzweigt. Der Nerv wurde mit dem Strom der secundären Spirale eines du Bois'schen Schlittenapparates unter Einschaltung eines Metronoms in den primären Stromkreis rhythmisch gereizt. Nachdem mit weiterem Rollenabstand (etwa RA 10) begonnen war, wurde gegen Ende des Versuches zu geringerem Abstand übergegangen bis zu Abstand 0, und schliesslich wurden längere Dauerreize vorgenommen. Ich erstrebte dadurch eine möglichst ausgiebige Reizung der Drüse in relativ kurzer Zeit. Wenn auf die Reizung hin keine Secretion mehr erfolgte, wurde der Versuch als beendet betrachtet. Diesen Zeitpunkt halte ich indessen nicht für gleichbedeutend mit dem Eintritt des Erschöpfungszustandes der Drüsensubstanz. Wahrscheinlicher dürfte es sein, dass dann die Zuleitung der Erregung durch den Nerven nicht mehr statthatte. In zwei Fällen geschah so die Reizung des Nerven annähernd drei Stunden lang mit grösseren Pausen, welche durch Unregelmässigkeiten der Narcose bedingt waren, oder während deren der Nerv zur Erholung von den Electroden abgelegt wurde. Bei einem dritten Versuch dauerte die Reizung in gleicher Weise nur etwa eine Stunde: In letzterem Falle war bei der Präparation des Nerven das ihn begleitende Gefäss mit durchschnitten worden. Es ist also anzunehmen, dass die Drüse danach nicht mehr unter ganz normalen Circulationsverhältnissen stand. In diesen drei Versuchen gelang es, durch die Reizung des Nerven deutliche Thränensecretion hervorzurufen. In zwei Fällen wurde der periphere Theil des durchnittenen Nerven gereizt. Hier also war die Thränensecretion sicherlich Folge directer Nervenreizung. Die Ansammlung der Thränenflüssigkeit im Conjunctivalsack war gut zu demonstriren dadurch, dass man die Thränen in einem engen Glasröhrchen auffing und den Anstieg der Flüssigkeit jedesmal bei der Reizung beobachtete.

Nach Beendigung des Versuches wurde, während noch das Thier in Narcose lag, zunächst die gereizte Drüse herausgenommen und zum Theil frisch untersucht, zum Theil in die Fixirungsflüssigkeiten eingelegt. Danach wurde mit der Drüse der anderen Seite ebenso verfahren. Diese letzteren sind der obigen Beschreibung der histologischen Merkmale nicht gereizter Drüsen mit zu Grunde gelegt worden.

Wenn man nun ein Stückchen einer über mehrere Stunden gereizten Drüse frisch unter dem Mikroskop beobachtet, in der Weise, wie es bei den nicht gereizten Drüsen geschah, so fällt sofort auf, dass die Alveolen bei Weitem nicht so viel Granula-Zellen enthalten, wie diejenigen der nicht gereizten Drüsen. In der Hauptsache sieht man Zellen mit matter Grundsubstanz, deren Abgrenzung voneinander meist nicht zu erkennen ist (Fig. 4). Das homogene Protoplasma enthält sehr zahlreiche Körnchen, welche nicht immer gleichmässig in der Zelle vertheilt sind, in der Regel, ausser an anderen Stellen, vornehmlich um den Kern sichtbar sind. Die rund erscheinenden Kerne sind deutlich, und auch Kernkörperchen treten hervor; von einer Structur der Kerne ist sonst nichts zu sehen. Die Kerne stehen in geringerem Abstand voneinander als die der Granula-Zellen; dies lässt darauf schliessen, dass die Grösse der Zellen im Verhältniss zu der der Kerne hier eine geringere ist. Ob etwa die Grösse der Kerne zugenommen hat, lässt sich nicht mit Sicherheit sagen, wenn es auch den Anschein haben möchte. Jedenfalls hat der übrige Zellinhalt sich bedeutend vermindert. — Diese Zellen zeigen eine unverkennbare Aehnlichkeit mit den matten Zellen der nicht gereizten Drüsen; sie enthalten aber wohl noch mehr Körnchen als jene. Gerade ihr reichlicher Körnchengehalt ist sehr bemerkenswerth, da er gegenüber dem der Granula-Zellen absolut vermehrt ist. Hier wie dort könnte man sie für granulafrei halten, da man Granula in ihnen nicht sieht. Diese Annahme trifft aber nicht überall zu. Denn es gelingt bei einigen durch Zusatz von 2 % Kochsalzlösung, Granula auch in ihnen zum Vorschein zu bringen. Eine Granulastructur besitzen also solche Zellen. Ein anderer Theil aber erleidet nach dem Kochsalzzusatz diese Veränderung nicht. Diese Zellen also erst dürften mit Sicherheit als frei von Granula angesprochen werden. Wegen des verschiedenen Verhaltens der matten Zellen der Kochsalzlösung gegenüber hatte ich oben S. 509 unter Hinweis auf die hier mitzutheilende Beobachtung es unwahrscheinlich gefunden, dass auch die matten Zellen der nicht gereizten Drüsen alle ganz frei von Granula seien.

Ausser den matten Zellen sind, wie gesagt, immer noch Granulazellen zu sehen, welche ganz denen der nicht gereizten Drüse entsprechen. Sie finden sich an verschiedenen Stellen der

Präparate in wechselnder Menge; sehr häufig liegen sie zusammen mit matten Zellen in dem Alveolus, aber sie können auch allein einen solchen auskleiden. Daneben findet man auch Uebergangszellen, welche nur partiell mit Granula versehen sind. So können also durch die verschiedene Vertheilung von Granula- und matten Zellen in den einzelnen Regionen der Drüse verschiedene Bilder entstehen.

Als wesentlich auffallend aber bleibt es, dass in den beiden Fällen, in denen längere Reizung des Nerven vorgenommen wurde, in der gereizten Drüse die matten Zellen erheblich zahlreicher waren als in den nicht gereizten.

Im Vergleich zu diesen Befunden an den länger gereizten Drüsen zeigte die dritte, kürzer gereizte Drüse, wohl auch eine Abnahme der Granula-Zellen und grösseren Reichthum an matten Zellen als die andere; aber die letzteren überwogen nicht so sehr, und ferner war deren Körnchenreichthum nicht so bedeutend wie dort. Als Besonderheit kam noch hinzu, dass sich in den Granula-Zellen rundliche Tropfen fanden, welche an Grösse die Granula nicht unerheblich übertrafen.

Die frische Untersuchung aller gereizten Drüsen hat also gezeigt, dass die Granula-Zellen abgenommen haben. Dafür finden sich reichlich verkleinerte Zellen mit mattem Protoplasma und zahlreichen Körnchen, also Zellen von der Art der „matten" Zellen.

* * *

An den Schnittpräparaten der conservirten Drüsenstückchen zeigen sich nun folgende Verhältnisse.

An den nach Altmann gewonnenen Präparaten der länger gereizten Drüsen — auch hier sind die Randpartien der Schnitte zunächst berücksichtigt — erscheinen die Alveolen im Ganzen verkleinert (Fig. 16). Die äusseren Conturen zeigen meist keinen glatten Verlauf, sondern besitzen häufig grössere oder kleinere Ausbuchtungen. Das Lumen der Alveolen ist vielfach bedeutend erweitert, und der angrenzende Saum der Zellen ist oft unregelmässig zackig. Das Lumen kann so weit sein, dass es die Breite der dann allerdings erheblich verschmälerten Alveolenwand erreicht. Es kommen dadurch, aber immerhin nnr an einigen Alveolen, ganz andere Bilder zustande, als sie die Alveolen nicht gereizter

Drüsen liefern. Dort gruppirten sich die Zellen als dichter Wandbelag in dem ausgedehnt erscheinenden Alveolus. Hier können die Alveolen als Schläuche mit dünnem Zellbelag und weitem Lumen erscheinen. Andere Alveolen aber kommen wiederum den ersteren näher, indem ihr Lumen nicht erweitert und der Zellbelag relativ dicker ist. Nur finden sich halbmondartige Bildungen, wie sie in den nicht gereizten Drüsen vorkamen, hier nicht.

Was die Zellen selbst betrifft, so sind sowohl helle als dunkle Zellen vorhanden (Fig. 17); letztere, sowie Uebergangsformen zu ersteren, sind auffallend häufig. Die dunklen Zellen sind klein (Zellen b in Fig. 17); ihr Kern nimmt einen verhältnissmässig grossen Raum ein. Die meisten dieser verkleinerten, dunklen Zellen wird man ohne Weiteres, wegen ihrer dunklen Färbung als dem Typus der dunklen Zellen der nicht gereizten Drüsen, sehr nahe stehend bezeichnen können. Abgesehen davon, dass sie, wie jene, eine osmiumgeschwärzte Fettmasse in Form grosser Tropfen enthalten, erscheinen auch in ihnen nach Altmann'scher Färbung intensiv roth gefärbte Körnchen und Fäden, welche in anscheinend homogenem Grund liegen. Wie gross der Reichthum an diesen „fuchsinophilen" Elementen ist, veranschaulicht Figur 17. Zellgrenzen treten im Allgemeinen nicht hervor. Mehrere Zellen zusammen sehen dann wie ein Protoplasmahaufen aus, in welchem nur Körner und Fäden ausser den vielfach undeutlichen Kernen sichtbar sind. Färbt man nach M. Heidenhain, so lässt sich in den dunklen Zellen ab und zu noch ein Netz darstellen. Aber in vielen Fällen gelingt es auch da nicht mehr (Fig. 18 A). Im letzteren Verhalten unterscheiden sich die gereizten Drüsen sehr wesentlich von den nicht gereizten. Denn diese enthalten, abgesehen von zwei Fällen, nur ausnahmsweise solche Zellen mit annähernd homogener Zellsubstanz.

Gerade diese dunklen Zellen sind es, welche oft nach dem Lumen zu unregelmässig abgegrenzt sind. In Figur 18 A, welche einen Durchschnitt eines Alveolus zeigt, der aus lauter dunklen Zellen besteht, ist dies zu sehen. Man findet auch oft, dass der Begrenzungssaum unscharfe Conturen hat. Es scheinen in solchen Fällen locker anhängende Massen von der Zelle in das Lumen hineinzuragen.

In diesen kleinen dunklen Zellen ohne Netzstructur treten

nun stellenweise ganz vereinzelt (Fig. 18 B Zelle b[1]), dann zu mehreren zusammen, kleine runde Lücken auf. Dadurch nähern sich die Zellen den Uebergangsformen zu den helleren Zellen. Gewöhnlich sind auch diese Uebergangszellen noch verkleinert. Weiterhin kommen dann viele Zellen so zu Gesicht, dass sie in dem basalen Abschnitt dunkel erscheinen, in dem übrigen Theil aber das regelmässige Netz der hellen Zellen haben (Fig. 18 B b[2]). Durch noch weiteres Ueberwiegen des netzigen Protoplasmas werden diese Zellen immer mehr zu hellen Zellen. — Auch diese Uebergangszellen zeigen nicht immer glatte Abgrenzung nach dem Lumen zu. Es kommen z. B. Bilder vor, wo, wie in Fig. 18 C, einzelne Maschen in directer Communication mit dem Lumen stehen. Eine weitere, aber sehr seltene Erscheinung ist die, dass das Netz, wie in der Zelle b[1] der Fig. 18 C, grössere Lücken als gewöhnlich enthält. Im Gegentheil ist für gewöhnlich das Protoplasmanetz hier enger gefügt. Dies trifft auch für einen Theil der hellen Zellen zu. Letztere haben ganz die Form und den Bau der hellen Zellen der nicht gereizten Drüsen. In den Maschen ihres Netzes ist meist ein gefärbter Inhalt nicht wahrzunehmen.

Ausser diesen Zellen finden sich noch solche, welche vollständig, oder fast ganz, mit Granula erfüllt sind. Ihr Vorkommen ist nicht zahlreich. Sie entsprechen den gleichen, auch in den nicht gereizten Drüsen vorkommenden Zellen.

Die Zellkerne sind mit wenigen Ausnahmen glatt conturirt, meist rund oder oval. In der Mehrzahl liegen sie im basalen Zellabschnitt. Zwar findet man sie gerade in den dunklen Zellen mehr im Innern der Zelle gelegen, aber hauptsächlich liegen sie auch hier basal.

Der Vollständigkeit halber sei hier angefügt, dass in den inneren Regionen der Schnitte, wo die Fixirung nicht so vollständig geworden ist, die Verkleinerung der Zellen auch deutlich, dagegen von den Formveränderungen der Alveolen nichts zu sehen ist. In den Zellen treten ausser dem Kern am deutlichsten die „fuchsinophilen" Körnchen hervor; ein Netzwerk ist nur stellenweise zu sehen; in den übrigen Zellen erscheint ein dunkler homogener Zellgrund nicht in der Weise wie in den Randpartien der Schnitte.

Die in Alcohohl und van Gehuchten'scher Mischung

conservirten Präparate zeigen die Formveränderungen der Alveolen ebenfalls in den Randpartien der Schnitte; auch die erweiterten Lumina finden sich hier. Dass die meisten Zellen kleiner sind als in den nicht gereizten Drüsen, und der Kern einen verhältnissmässig grossen Raum der Zelle einnimmt, sieht man auch hier schon bei schwachen Vergrösserungen. Einige Zellen zwar kommen an Grösse und Aussehen den hellen Zellen der nicht gereizten Drüse gleich: sie enthalten, wie diese, ein deutliches Protoplasmanetz. Die meisten Zellen aber zeigen andere Verhältnisse. An den Präparaten aus van Gehuchten'scher Flüssigkeit findet man Zellen mit zum Theil undeutlichem und dichtem Protoplasmanetz (Fig. 19), oder aber häufig ein solches überhaupt nicht mehr. Im letzten Falle (Fig. 19 b) sieht man eine annähernd gleichmässig gefärbte Substanz in der Zelle. Etwas anders präsentirt sich die Zelle nach Alcohohlbehandlung. Ein Netz, wie das der hellen Zellen, ist auch in ihnen nicht vorhanden, auch ist das Protoplasma nicht homogen, vielmehr sieht es gerinnselig aus (Fig. 20). Diese dichter gefügte, nur theilweise noch als Netz aufzufassende Substanz hat Reichel (24) in der gereizten Thränendrüse des Hundes als das starkkörnige trübe Protoplasma bezeichnet, in Uebereinstimmung mit dem, was R. Heidenhain an der gereizten Parotis gesehen hat. Nach dem oben bei den nicht gereizten Drüsen Gesagten, brauche ich hier nicht nochmals zu betonen, dass unter diese Bezeichnung Reichel's weder Protoplasmakörnchen nach Granula fallen, sondern nur die protoplasmatische Grundsubstanz zu verstehen ist.

Wie Reichel schon gefunden, tritt auch an meinen Präparaten eine vorwiegend runde Form der Kerne hervor, gegenüber den vielfach zackigen der nicht gereizten Drüsen. Aehnliche Verschiedenheiten sieht man auch nach Fixirung in van Gehuchten's Mischung. Ebenso bringt Flemming'sche Lösung vorwiegend runde Kerne zu Gesicht. In solchen Präparaten sieht man auch einen grösseren Theil der verkleinerten Zellen ohne deutliches Zellnetz, in anderen ist dasselbe in grösserer oder geringerer Ausdehnung zu erkennen.

Im Vergleich zu den beschriebenen Verhältnissen in den lange gereizten Drüsen sieht man an der kürzer gereizten Thränendrüse nicht so hochgradige Veränderungen der Zellen. Nach Fixirung in Altmann'scher Flüssigkeit mit Sublimat ist eine

Verkleinerung vieler Zellen auch hier zu constatiren. Ferner kommen eine Anzahl von Alveolen hinsichtlich der unregelmässigen Conturirung und der Erweiterung ihres Lumens den vorhin beschriebenen sehr nahe (Fig. 22). Aber ein grösserer Theil der Zellen, als es bei den länger gereizten Drüsen der Fall war, hat das Aussehen der hellen Zellen. An Grösse und Deutlichkeit der Netzstructur stimmen einige ganz überein mit denen der nicht gereizten Drüsen. Ferner sind nicht so viele dunkle Zellen so homogen wie dort. Die meisten enthalten gefärbte Granula (wie Zelle b' in Fig. 22). Diese Granula-Zellen von grösserem oder geringerem Volumen erscheinen so zahlreich, wie sie sonst nie zu finden waren. Uebergänge zwischen dunklen und hellen Zellen sind vorhanden, derart, dass sie zum Theil Granula, zum Theil Netz haben. An dem Netz fällt eine vielfach unregelmässige Maschenbildung auf, indem stellenweise grössere Hohlräume auftreten (Fig. 22 b²), bemerkenswerth ist ferner an einzelnen Zellen, dass die Fäden des Netzes dicker und intensiver gefärbt sind. Helle und dunkle Zellen sind unregelmässig vertheilt in den Alveolen. Es finden sich stellenweise solche Lagerungen der ersteren zu den helleren, dass sie wie die halbmondartigen Bildungen der nicht gereizten Drüsen erscheinen. Die Kerne sind meist rundlich. Ein Theil von ihnen ist diffus, und nach Altmann intensiv roth, gefärbt; ein grosser Theil aber erscheint nicht gleichmässig roth sondern dunkelgelb; in diesen sieht man Kernkörperchen, körnigen Inhalt und einen deutlichen Begrenzungssaum. Dass die Kerne der letzteren Art vorwiegend den dunkleren Zellen zukämen, lässt sich nicht sagen. Jedenfalls aber sind sie im Ganzen in der gereizten Drüse viel zahlreicher, als in der nicht gereizten der anderen Seite. Der angestellte Vergleich bezieht sich auf Präparate beider Drüsen, welche auf demselben Objectträger gleichzeitig gefärbt wurden.

Entsprechend diesen Bildern der mit Sublimat und Altmann'scher Flüssigkeit fixirten Präparate geben auch van Gehuchten'sche Flüssigkeit und Alkohol die Zellsubstanz in den einzelnen Zellen verschieden wieder. Einmal sieht man Zellen mit deutlichem Netz; dasselbe ist auch hier stellenweise durch grössere Lücken unterbrochen. Oder es ist von einem solchem Netz in den Zellen nichts deutliches wahrzunehmen. Die Kerne zeigen bei diesen Conservirungsmethoden und Färbung mit Hämatoxylin vorwiegend runde Formen, deutliche Kernkörperchen und einen spärlichen körnigen Inhalt.

* * *

Wie die Zellbilder der vom Nerven aus gereizten Drüsen auf die der frischen Drüsen zu beziehen sind, dürfte sich ergeben, wenn wir die entsprechenden, oben angestellten Betrachtungen an den nicht gereizten Drüsen zu Grunde legen. Danach müssen diejenigen Zellen, welche nach der Conservirung ein Netzwerk oder Granula erkennen lassen, im Ganzen den Granula-Zellen der frischen Drüse entsprechen. So haben sich nach der Fixirung diejenigen Zellen vermindert gefunden, welche nach der jedesmaligen Fixirungsmethode den frischen Granula-Zellen entsprechen. In den länger gereizten Drüsen waren diese Zellen stark vermindert, dort waren auch die frischen Granula-Zellen an Zahl bedeutend reducirt. In der kürzer gereizten Drüse war die Verminderung eine nicht so starke; bei dieser war auch frisch die Abnahme der Granula-Zellen nicht so erheblich. Eine weitere Uebereinstimmung zwischen frischen und fixirten Zellen dieser letzteren Drüse findet sich darin, dass bei frischer Untersuchung grössere Tropfenbildungen in den Zellen zu sehen waren, andererseits im fixirten Zustand die Zellen grössere Höhlräume enthielten. Diese letzteren wären also auch als Vacuolen zu bezeichnen.

Wie in den nicht gereizten Drüsen, sind jedoch auch hier sicherlich die frischen Granula-Zellen nicht die alleinigen Vorläufer der Granula- und Netzzellen der fixirten Drüse. Denn die letzteren können zum Theil aus den matten Zellen entstehen, denjenigen nämlich, welche die erwähnte Reaction auf Zusatz von 2 % Kochsalzlösung gaben. Die übrigen matten Zellen des frischen Gewebes dagegen werden in der Hauptsache im fixirten Präparat als Zellen ohne Netzstructur oder Granula, also mit einem je nach der Wahl des Fixirungsmittels mehr oder weniger homogenen Protoplasma erscheinen, das dann an den nach Altmann hergestellten Präparaten die fuchsinophilen Körnchen trägt. Dieses wichtige Ergebniss sei hier ein für alle Mal festgelegt. Ich werde mich im Folgenden noch darauf zu beziehen haben.

Für die Protoplasma-Körnchen gilt dasselbe, was für dieselben in den Zellen der nicht gereizten Drüsen gesagt war. Hier entspricht ihrem reichlichen Vorkommen in der frischen

Zelle eine beträchtliche Anhäufung in den Zellen der nach Altmann gewonnenen Präparate. Ferner finden sie sich in der frischen wie fixirten Zelle in characteristischer Anhäufung um den Kern. Wir können also auch, für einen Theil wenigstens, der Protoplasmakörnchen in den fixirten Zellen der gereizten Drüsen als wahrscheinlich erachten, dass sie mit den Körnchen der frischen Zellen identisch sind. Für die fädigen Bildungen dagegen, welche sich nach der Altmann'schen Methode intensiv roth färbten, ist anzunehmen, dass ihr Sichtbarwerden erst durch das Fixirungsmittel hervorgerufen worden ist, da sie frisch nicht zu sehen waren. Das Sichtbarwerden körniger Bestandtheile der Kernsubstanz, wo solche auftraten, lässt sich nicht anders, als irgendwie durch das Fixirungsreagens hervorgerufen, bezeichnen. Nur soll es völlig dahingestellt bleiben, welcher Art die Bedingungen zu ihrem Zustandekommen seitens der Kernsubstanz sind.

* * *

Etwas andere Verhältnisse findet man, wenn man Drüsen untersucht, welche durch Pilocarpin zur Secretion gebracht wurden. Eine Katze erhielt 0,04 g Pilocarpin mur. in wässriger Lösung subcutan; die (eine) Thränendrüse gelangte $1^1/_2$ Stunden nach der Injection zur Untersuchung. Ein anderes Thier erhielt zunächst 0,02 g derselben Lösung. Eine Stunde danach wurde die eine Thränendrüse entnommen, wiederum eine Stunde hiernach wurden weitere 0,03 g applicirt. Anderthalb Stunden nach dieser Injection gelangte die andere Thränendrüse zur Untersuchung. Ein drittes Thier (junges Kätzchen) erhielt 0,03 g Pilocarpin mur., die Thränendrüsen wurden eine Stunde nach der Injection herausgenommen.

Bei der frischen Beobachtung lieferten die ersteren drei Drüsen wesentlich die gleichen Bilder. Sie kamen denen, welche nach Reiznng des Nerven gewonnen waren, insofern gleich, als granulahaltige Zellen nur stellenweise vorhanden waren. In der Hauptsache fanden sich auch hier die kleineren, matten Zellen mit auffallend zahlreichen Körnchen; die Körnchen erschienen etwas grösser als dort. Ein Theil dieser Zellen zeigte auch das oben beschriebene Verhalten bei Zusatz von 2 % Kochsalzlösung; es kamen nämlich danach in dem bis dahin matten Protoplasma Granula zum Vorschein, während die Körnchen sichtbar blieben. Das frische Bild der Drüsen der jungen Katze zeigte ausser diesen Einzelheiten noch zahlreiche Tropfen (Fig. 5 b), dieselben hatten annähernd die Grösse der Kerne, unterschieden sich aber von ihnen durch stärkeren Glanz und ovalere Form. Die gleichen Tropfen fanden sich auch, aber erst nach Zusatz von 2 % Kochsalzlösung, bei einer der drei anderen Drüsen, während bei den übrigen Drüsen dieselben nicht auffielen.

Die in Altmann'scher Flüssigkeit, Flemming'scher Lösung, Alcohol und van Gehuchten'scher Mischung fixirten Präparate enthalten eine recht beträchtliche Anzahl von Zellen, welche an Grösse und Bau ganz den früher beschriebenen hellen Zellen gleich kommen. Daneben finden sich Uebergänge zu dunklen Zellen und auch ganz dunkle Zellen. Auch solche ohne Granula kommen vor. Die dunklen Zellen entsprechen ganz den gleichen Zellen der nicht gereizten und vom Nerven aus gereizten Drüsen; sie stimmen mit ihnen auch darin überein, dass sie — an Präparaten aus Altmann'scher Flüssigkeit (Fig. 23) — einen sehr bedeutenden Reichthum an Körnchen aufweisen. Als besonders auffallend aber treten in allen Präparaten, welche in den verschiedenen Weisen fixirt waren, eine Masse über die ganzen Schnitte vertheilter Zellen hervor, welche grosse Vacuolen, meist ohne färbbaren Inhalt, besitzen. Theils sehen diese Vacuolen wie Lücken in dem die Zelle durchziehenden Netzwerk aus, welches letztere im Uebrigen noch sehr gut ausgebildet sein kann, theils sind es Vacuolen in den dunklen Zellen (Fig. 23). Dabei variirt die Grösse dieser Hohlräume sehr. Manche sind nicht viel grösser, als die Maschen des normalen Zellnetzes, viele wiederum erreichen fast die doppelte Grösse des Zellkerns. Auch diese vacuolenhaltigen Zellen zeigen einen bedeutenden Körnchenreichthum. Durch diese ausgiebige Vacuolisirung gewinnen die Alveolen auf dem Durchschnitt schon bei schwacher Vergrösserung ein ganz anderes Aussehen, als in den bisher beschriebenen Präparaten, indem die vielen Lücken in den Zellen dem ganzen Schnitt ein helleres Aussehen verleihen. Auch von denjenigen der kürzer vom Nerven aus gereizten Drüse unterscheiden sie sich auf den ersten Blick durch die viel ausgiebigere Vacuolen-Bildung und die bedeutendere Grösse der einzelnen Vacuolen.

Nachdem es, wie oben erwähnt, bei der jungen Katze gelungen war, Tropfen von der Grösse und Form dieser Vacuolen im ganz frischen Präparat zu sehen, in einem anderen Falle erst nach Zusatz der 2 % Kochsalzlösung, ist es sehr wahrscheinlich, dass die grossen Vacuolen der conservirten Drüse aus den Tropfen der lebenden Zelle entstanden sind. Für die Drüsen allerdings, bei denen dieselben frisch nicht zu sehen waren, würde man das Gleiche nur dann annehmen dürfen, wenn solche frische Tropfen unter Umständen sich der Beobachtung entziehen könnten. Im Uebrigen dürfte die Uebereinstimmung zwischen fixirten und frischen Zellen dieselbe sein, wie sie bei den vom Nerven gereizten Drüsen oben festgestellt wurde. So entsprechen sich im Ganzen die Zellen der frischen und fixirten Drüsen bezüglich des grossen Körnchenreichthums; auch hier ist jedoch das oben Gesagte für die Frage zu berücksichtigen, ob eine Identität zwischen frischen und Altmann'schen Körnchen besteht. Ferner gilt hier für die Herleitung der fixirten Zellen dasselbe, was oben Seite 535 gesagt ist.

Deutung der beschriebenen Befunde.

Es fragt sich nun, was wir aus all' den beschriebenen Präparaten hinsichtlich der morphologischen Veränderungen schliessen können, welche die Drüsenzellen während ihrer secretorischen Thätigkeit erleiden. — Wie aus der bisherigen Darstellung hervorgegangen ist, stehen die Drüsenbilder, welche nach Nervenreizung sich ergaben, zu denen der normalen Drüsen in innigerer Beziehung, als die nach Pilocarpininjection gewonnenen. Es erscheint deshalb gerathen, die beiden ersteren zunächst für sich zu behandeln und erst danach auf die letzteren einzugehen.

Stellen wir zunächst zusammen, welche Beziehungen die Granula zur secretorischen Thätigkeit der Drüsenzelle erkennen lassen.

Nach den obigen Ausführungen entsprechen alle die Zellen der fixirten Präparate, in welchen Granula oder ein Netzwerk sich befinden, den Zellen, welche vital Granula enthalten, sei es, dass die letzteren von vornherein, oder erst nach Anwendung 2 % Kochsalzlösung sichtbar waren. Diese Zellen fanden sich in den nicht gereizten Drüsen durchweg vorherrschend. Abweichungen unter den einzelnen Drüsen kamen insofern vor, als in den einen die hellen Zellen mit Netzstructur zahlreicher waren, als in anderen. Ferner waren unter den dunklen Zellen (an Präparaten aus Altmann'scher Flüssigkeit) diejenigen mit färbbaren Granula in manchen Drüsen reichlicher, in anderen hingegen diejenigen mit Protoplasmanetz und dessen nicht granulärem Inhalt. Aber diese Zellen waren alle aus vital granulahaltigen Zellen hervorgegangen. Ausserdem fanden sich ganz oder zum Theil granulafreie Zellen, und zwar in zwei Drüsen in nicht unbedeutender Zahl.

Die gereizten Drüsen dagegen enthielten die granulahaltigen Zellen auch, aber in geringerer Zahl, als die nicht gereizten Drüsen und speciell die nicht gereizte Drüse desselben Versuchsthieres. Dafür fanden sich in den gereizten Drüsen viele verkleinerte Zellen, welche ganz oder fast ganz von Granula frei waren.

Da also der Granula-Gehalt der Zellen der gereizten Drüsen im Ganzen geringer ist, als der der nicht gereizten Drüsen, so ergiebt sich, dass die Granula es sind, welche während der Reizung der Drüse verschwinden. Dadurch ist eine wichtige Frage für das vorliegende Object entschieden, dass nämlich bei gesteigerter Thätigkeit der Drüsen Granula verbraucht werden; dies kann zu einer völligen Entfernung der Granula aus der Zelle führen. Aber auch bei der normalen Thätigkeit der Drüse kann dasselbe stattfinden, wie das Vorkommen granulafreier Zellen in einzelnen nicht gereizten Drüsen beweist.

In dieser Beziehung stimmen meine Beobachtungen mit denen Langley's (14) und Biedermann's (3) überein, welche sich auf die frisch untersuchte Parotis, resp. Schleimdrüsen des Frosches, beziehen. Gleichfalls stimmen sie mit den vornehmlich von Altmann (1), E. Müller (20) (an den Zungendrüsen), Mislawsky und Smirnow (17) und R. Krause (11) an konservirten Schleim- und Eiweissdrüsen gefundenen Verhältnissen.

Wir haben also in dem Schwinden der Granula ein characteristisches Zeichen für die secretorische Thätigkeit der Drüsenzellen.

Für die Beurtheilung der fixirten Präparate muss ich noch Einiges hinzufügen.

Es ist klar, dass in der untersuchten Thränendrüse die granulahaltigen Zellen die secretgefüllten, die granulafreien die secretleeren darstellen. Die secretleeren Zellen sind bei allen Fixirungsmethoden gerade durch das Fehlen der Granula oder das Fehlen des Protoplasmanetzes gekennzeichnet. Die Möglichkeit, auf welche Held (8) bei der Glandula submaxillaris des Kaninchens hingewiesen hat, dass nämlich Vacuolen Hohlräume bedeuten könnten, welche vital schon ihr Secret abgegeben hätten, kommt für mein Untersuchungsobject nicht in Betracht.

Andererseits ist eine Zelle noch solange in einem Stadium grösserer oder geringerer Secretfüllung, solange durch die Fixirungsflüssigkeiten Granula oder ein Protoplasmanetz darstellbar sind. Am reifsten sind die Granula, welche im Altmann'schen Präparat Vacuolen im Protoplasmanetz geben. Das hatte ich schon aus den Präparaten der nicht gereizten Drüsen allein geschlossen, weil dort die Maschen dieser Zellen die grössten sind. Dasselbe ergiebt sich aus der Betrachtung der gereizten Drüsen. Diese Granula, welche nach Altmann als Vacuolen erscheinen, müssen die letzte Vorstufe des Secrets darstellen. Denn ein weiterer Uebergang zwischen den Vacuolen und Secret findet sich an meinen Präparaten nicht, insbesondere sind mir keine Bildungen, wie die „Secretvacuolen" E. Müller's (18), aufgefallen.[1]) Dagegen finden sich in der kürzer gereizten Drüse grössere vacuolenartige Räume, welche nicht als Kunstproducte aufzufassen waren. Andeutungen solcher Vacuolen kamen auch in einer der länger gereizten Drüsen vor, aber nur ganz vereinzelt. Diese Vacuolen können nicht anders, als durch Zusammenfliessen von Granula entstanden sein. Wenn sie deshalb ihrer Herkunft nach den gleichen Gebilden, welche E. Müller (18), sowie Mislawsky und Smirnow (17) in der Parotis beschreiben, entsprechen, so ist auffallend, dass sie in meinen Versuchen gerade an der kürzer gereizten Drüse häufiger auftraten, während sie die genannten Autoren erst nach forcirter Thätigkeit der Drüse gefunden haben. Das Auftreten der Vacuolen kann aber in meinem Falle mit der gestörten Blutcirculation in Zusammenhang stehen. Deshalb möchten sie zu keiner weiteren Schlussfolgerung berechtigen.

Die anderen Formen, in denen die Granula in den fixirten Präparaten erschienen, also die Granula und Granulareste in den

---

[1]) Bezüglich der Deutung, welche Held diesen „Secret-Vacuolen" giebt, verweise ich hier auf dessen Arbeit (Held 8).

Netzen der dunklen Zellen, müssen als Vorstufen für die Granula gelten, welche als Vacuolen erscheinen. Dies bezieht sich auf die Zellen der gereizten wie der nichtgereizten Drüsen. Bezüglich der Granula sieht man in Figur 9 A und Figur 14 Zelle c Uebergänge von ihnen zu den Vacuolen; in anderen Zellen (Fig. 9 D, Fig. 14 Zelle b, Fig. 15 Zelle b^1, Fig. 22 Zelle b^1), wo mehr Granula in der Zelle sich finden, sieht man die Granula von verschiedener Grösse. Man darf hier annehmen, dass die grossen aus den kleineren sich entwickeln. In dieser Beziehung komme ich auf Grund meiner Präparate zur gleichen Anschauung wie E. Müller (18).

Die Granula der frischen Drüse fernerhin, welche sich in den dunklen Zellen hauptsächlich der nach Altmann gewonnenen Präparate als nicht granulärer Inhalt des Netzwerkes der Zelle darstellen (Fig. 11 Zelle b), müssen in ein Stadium vor der Vacuolenbildung eingereiht werden. Da Zellen vorkommen (siehe Fig. 9 C, 15 c), welche Uebergänge zwischen beiden Formen bilden, so würde man in ihnen ebenfalls eine Vorstufe für die Vacuolen zu erblicken haben. Da ferner auch Zellen sich finden, welche theils die in Frage stehende Form, theils gefärbte Granula enthalten (Fig. 9 A), so scheinen auch Umwandlungen dieser beiden Formen möglich zu sein.

Mit Sicherheit kann ich hierüber keine Entscheidung treffen. Es ist mir sehr fraglich, ob überhaupt jedes Granulum diese sämmtlichen Stufen durchlaufen muss, in denen es durch die Einwirkung der Altmann'schen Flüssigkeit erscheint, und vor allem scheint mir dies für stark gereizte Drüsen zweifelhaft, da man in ihnen im Vergleich zu den normalen Drüsen diese Zwischenstufen seltener findet. Auf jeden Fall müssen wir festhalten, dass in der nicht gereizten wie gereizten Drüse die dunklen Zellen funktionelle Vorstadien der hellen Zellen darstellen.

Wenn, wie wir sahen, die Zellen, welche keine Granula enthalten, am Ende der Excretion stehen, so fragt es sich bei allen Zellen, welche theils secrethaltig, theils secretleer sind, ob dieselben auf dem Wege sind, Granula abzugeben, oder solche von Neuem zu bilden. Eine solche Zelle aus einer gereizten Drüse stellt z. B. Zelle b^2 in Figur 18 C dar. Hier enthält der basale Theil keine Granula, dagegen sind dieselben in dem nach dem Lumen zu gerichteten Theil der Zelle. Die unregelmässige

Abgrenzung der Zelle nach dem Lumen zu weist darauf hin, dass die Zelle im Begriff ist, Inhalt in's Lumen abzugeben. Solche Zellen finden sich gerade in den Alveolen mit erweitertem Lumen. Die Erweiterung des letzteren würde man bis zu einem gewissen Grade als Folge der Anfüllung mit Secretflüssigkeit zu betrachten haben. Denn man sieht einen schwach gefärbten Inhalt im Lumen. Der Austritt der Granula aus der Zelle wäre also hier der gleiche, wie ihn Langley (14) an den lebenden Parotiszellen des Kaninchens gesehen hat, und wie auch E. Müller (18) und Kolossow (10) dafür halten, und Zimmermann (31) es für die kleinere der beiden Zellarten in der menschlichen Thränendrüse annimmt, d. h. es fände ein Vorrücken der Granula von der Basis nach der Spitze der Zelle zu statt. Immerhin finden sich solche Zellen wie in Fig. 18 C selten. Es könnte dies so zu erklären sein, dass, wenn überhaupt diese Art der Secretabgabe der Norm entspricht, der Austritt des Secretmaterials aus der Zelle sehr schnell erfolgt, sodass gerade dieses Stadium schwer zu fixiren ist.

Eine andere Auffassung scheinen mir Zellen, wie die Zellen b^1 und b^2 in Fig. 18 B zu verlangen. In Zelle b^2 liegen Secretgranula, wie aus den Lücken in den Zellen zu schliessen ist, nicht in gleichmässiger Dichte in der Zelle, wie es sonst in secretgefüllten Zellen der Fall ist. Auch sind die einzelnen Granula nicht unerheblich verschieden an Volum. Eine solche Zelle macht ganz den Eindruck, als wenn sie nach erfolgter Secretabgabe jetzt im Begriffe wäre, neues Secretmaterial in Gestalt von Granula anzusammeln. Ein noch früheres Stadium der Secretbildung würde Zelle b^1 derselben Figur ergeben, weil diese Zelle noch kleiner und ihr Protoplasma dichter ist. Es würde also hier die Secretbildung in der Zelle so vor sich gehen, dass die zuletzt gebildeten Granula in der Zellbasis sich fänden. So beschreibt auch Stöhr die Bildung des Secretmaterials in den Schleimzellen der Zunge und des weichen Gaumens der Katze von der Spitze nach der Basis der Zelle zu fortschreitend.

Eine grosse Anzahl von Zellen jedoch zeigt keinen Anhaltspunkt für die eine oder andere Erklärung, sodass für diese nicht zu entscheiden ist, ob sie Secret bilden oder abgeben.

Es war schon oben hervorgehoben, dass es auch in der nicht gereizten Drüse zu einem Verbrauch der Granula kommen kann, wie sich aus den dort vorhandenen secretleeren Zellen schliessen liess. Solche Zellen enthielten jedoch nicht alle Drüsen, welche zur Untersuchung kamen. Wenn man bedenkt, dass gerade in diesen Drüsen kleinere dunkle Zellen mit gefärbten Granula oder nicht granulärem Inhalt des Protoplasmanetzes häufig vorkamen, d. h. also Zellen, welche mehr oder weniger weit von dem Zustand der vollständigen Secretreife entfernt waren, so wird man nach dem Gesagten sich wundern müssen, dass die Endstadien der Excretion der Zellen in diesen Drüsen in Gestalt ganz secretleerer Zellen nicht vorhanden sind. Es wäre möglich, dass in solchen Fällen die Drüse nach einer stattgehabten stärkeren Secretion im Begriffe wäre, in diesen Zellen ihr Secretionsmaterial neu zu bilden, was bei einer Anzahl derselben dann schon vollendet wäre, und dass zur Zeit der Entnahme der Drüse eine Secretabgabe seitens der Zellen gar nicht stattgefunden hätte. Einer solchen Auslegung der Bilder steht wohl nichts im Wege. Sollten jedoch auch diese Drüsen sich im Zustande der Secretabgabe befinden, so könnte aus den Bildern nicht anders geschlossen werden, als dass ein Theil wenigstens der dunklen, immer noch zum Theil granulahaltigen Zellen, einen Zustand der Secretleere bezeichneten, welcher bei normaler Thätigkeit der Drüse eintreten kann. Diese Zellen würden wohl auch einen Theil ihrer Granula verloren haben, aber es wäre bei ihnen nicht bis zu einem vollständigen Verlust des Secretionsmaterials gekommen.

Der totale oder partielle Verlust an Granula bei der Secretabgabe der Zellen bewirkt, dass deren Volumen sich nicht unerheblich verkleinert. Am stärksten sieht man Verkleinerungen der Zellen in den gereizten Drüsen. Aber auch in den nicht gereizten Drüsen findet man die meisten Zellen, welche nicht im Zustand maximaler Secretfüllung sind, kleiner als die secretvollen. Diese schon bei schwacher Vergrösserung an allen Präparaten konstatirbare Thatsache bestätigt für das vorliegende Material die seit R. Heidenhaim bekannte Erscheinung.

Wie verhalten sich weiterhin die übrigen Bestandtheile der Zellen in den verschiedenen Secretionsphasen?

Es fragt sich zunächst, welche Veränderungen das Protoplasma erkennen lässt. Dasselbe stellt, wie wir sahen, in den secrethaltigen Zellen das Fachwerk für die Granula dar und erscheint in den Schnittpräparaten als Netzwerk, solange es Granula einschliesst. In den secretleeren Zellen dagegen ist es als Netz nicht vorhanden, sondern erfüllt im frischen wie conservirten Zustand, abgesehen von den körnigen Bestandtheilen, als dichte Masse die Zelle. Hat nun das Protoplasma in der secretleeren Zelle eine Zunahme erfahren, wie R. Heidenhain (7) angiebt? Da man aus naheliegenden Gründen am frischen Object hierüber kein Urtheil gewinnen kann, ist man auf die Schnittpräparate angewiesen. Vergleicht man an Alcoholschnitten secretvolle und secretleere Zellen (Fig. 13 und 20b), so hat man in der That auf den ersten Blick den Eindruck, als sei mehr Protoplasma in den letzteren enthalten. Natürlich muss man erwägen, eine wie starke Volumverminderung die Zelle durch den Verlust ihrer Granula erlitten hat. Deshalb müsste man fordern, dass an Schnittserien nachgewiesen würde, dass die verkleinerte, secretleere Zelle nicht nur anscheinend, sondern in Wirklichkeit mehr Protoplasma enthalte als die secretgefüllte. Das gleiche gilt für die Präparate aus van Gehuchten'scher Flüssigkeit. Solche Messungen und Zählungen habe ich nicht ausgeführt.

Ich glaube, zu einem besseren Urtheil hierüber zu kommen, wenn ich die Präparate aus Altmann'scher Flüssigkeit zu Grunde lege. Diese zeigten unzweifelhaft die Protoplasmakörnchen in den secretleeren Zellen vermehrt. Die Vermehrung derselben ist ganz ausser Frage, wie sich besonders deutlich an der einen der länger gereizten Drüsen nachweisen lässt. In dieser enthielten nämlich die secretgefüllten Zellen zum Theil gar keine, zum Theil nur wenige fuchsinophilen Körnchen. Die secretleeren und weniger secretgefüllten Zellen dagegen hatten sie überaus zahlreich (Fig. 17). Zum Theil mochten diese Körnchen, wie wir sahen, gleichbedeutend sein mit den vitalen Protoplasmakörnchen. Ein anderer Theil war es sicherlich nicht. Unter Berücksichtigung dessen müssen wir sagen, dass es sich bei den ersteren um eine Anreicherung an einem in Granulaform auftretenden protoplasmatischen Bestandtheil der Zelle handelt. Für die anderen, erst durch das Fixirungsmittel sichtbar gewordenen Körnchen, ist es wahrscheinlich, dass sie einer Anreicherung des Protoplasmas an einem Bestandtheil entsprechen, welcher erst unter der Einwirkung der Altmann'schen Flüssigkeit in granulärer Form erscheint. Es könnte sich bei diesem also vielleicht um einen Granula-Bildner im Sinne A. Fischers (6) handeln.

Dass man nun aber aus dem Verhalten der Körnchen den Schluss ziehen darf, dass das ganze Protoplasma sich vermehrt habe, scheint mir nicht gerechtfertigt. Denn diese vitalen Körnchen sowohl, wie auch der letzterwähnte körnchenbildende Bestandtheil, könnten auf Kosten des übrigen Protoplasmas entstanden sein, sodass in der secretgefüllten und secretleeren Zelle immer noch ein annähernd gleiches Protoplasma vorläge, wenn auch die Mengenverhältnisse zwischen körniger und nicht körniger Substanz Aenderungen erführen. Dass die letztere quantitative Veränderungen erlitte, kann ich aber aus meinen Präparaten nicht schliessen, jedenfalls sehe ich nicht, dass eine Zunahme stattgefunden habe. Nach alledem halte ich es also nicht für sichergestellt, dass bei der Thrähnendrüse die secretleeren Zellen durch einen grösseren Protoplasmagehalt sich von den secretgefüllten Zellen unterschieden.

Dass etwa Theile des Protoplasmas bei der Excretion der Zelle in das Secret mit übergingen, wie Schiefferdecker (25) für die Schleimdrüsen annimmt, ist an meinen Präparaten nicht zu sehen. Erstens nämlich sieht man nicht, dass Theile des Protoplasmanetzes in das Lumen der Alveolen ausgestossen werden, und zweitens wiederspricht einem solchen Vorgang das Verhalten der Fetttropfen, welche sich in einigen Drüsen als Einlagerungen im Protoplasma fanden. Die Fetttropfen nämlich sind, wie es Fig. 11 zeigt, im Zellnetz der secretgefüllten Zellen als kleine Tröpfchen bis in den dem Lumen zu gelegenen Zellabschnitt vertheilt. In den secretleeren Zellen, und auch in solchen, welche den vollen Secretgehalt nicht aufweisen (Fig. 11 u. 17), finden sich dagegen durchweg grosse Tropfen, gewöhnlich nur ein einziger, welcher in der Nähe des Kerns liegt. Diese grossen Tropfen müssen durch Confluiren aus den kleinen entstanden sein. Das kann aber wohl nicht anders erfolgen, als dass die letzteren in dem Protoplasma sich entgegengeführt werden. Somit muss auch ihr Träger, das Protoplasma, in der Zelle verbleiben.

Ich komme also zu dem Schluss, dass im Wesentlichen dasselbe Protoplasma es ist, welches in der secretgefüllten Zelle die Einhüllung der Granula darstellt, und welches nach dem Austritt der Granula in der Zelle wieder angetroffen wird. In dieser Hinsicht theile ich die Auffassung R. Krause's (11) und Kolossow's (10), welche ein Intactbleiben des Protoplasmas bei der Secretion der Zelle annehmen.

Die Zellkerne zeigten in nicht gereizten und gereizten Drüsen bei Anwendung von Altmann'scher Flüssigkeit, Alcohol und van Gehuchten's Mischung die Besonderheit, dass sie im Allgemeinen in den ersteren unregelmässig geformt, bisweilen mit zackigen Ausläufern versehen waren, in letzteren dagegen vorwiegend rund waren. Da solche Unterschiede bei einem Vergleich der frischen Kerne sich nicht ergeben hatten, mussten sie auf eine Wirkung der Fixirungsflüssigkeiten zurückgeführt werden. — Bei der frischen Untersuchung erschienen die Kerne der secretleeren Zellen grösser als die der secretgefüllten. Um zu entscheiden, ob solche Grössenunterschiede auch am fixirten Material sicher nachweisbar wären, habe ich Messungen der Kerne an denselben vorgenommen. Es hat sich dabei herausgestellt, dass die grössten Durchmesser der Kerne durchschnittlich annähernd gleich lang sind (4, 5 μ). Da nun aber die Kerne der secretgefüllten Zellen länger als breit sind, diejenigen der secretleeren Zellen dagegen rundlicher, so kommt den letzteren ein grösseres Volumen zu.

Dieselben Formverschiedenheiten zeigten auch, wenigstens an den Präparaten aus Altmann'scher Flüssigkeit + Sublimat, helle und dunkle, d. h. secretgefüllte und weniger secretgefüllte Zellen der nicht gereizten Drüsen allein. Demnach zeigen die Kerne dieselben Formveränderungen nicht nur dann, wenn die Zelle ganz secretleer ist, sondern auch dann, wenn sie sich im Zustande nicht grösster Secretfüllung befindet. Dies bezieht sich aber, wie gesagt, nur auf fixirtes Material. — Hand in Hand mit diesen Unterschieden gehen auch die Verschiedenheiten im Aussehen der Kernsubstanz. Dieselbe war im Allgemeinen in den Kernen der secretleeren Zellen wenig gefärbt, mit mehr oder weniger körnigen Einlagerungen und deutlichen Kernkörperchen versehen. In den Kernen der secretgefüllten Zellen war der Kern intensiver und gleichmässiger gefärbt und zeigte nicht immer deutliche Kernkörperchen. Nicht nur ein Vergleich der einen kürzer gereizten Drüse mit der nicht gereizten desselben Thieres hatte dies im Allgemeinen ergeben, sondern auch an den nicht gereizten Drüsen allein waren, in der Hauptsache wenigstens, diese Unterschiede hervorgetreten. — Fassen wir dies zusammen, so würden also die Kerne während der secretorischen Thätigkeit der Zellen Veränderungen durchmachen, wie sie R. Heidenhein (7) und Schmidt (26) beschrieben haben und welche von R. Krause (11) und Kolossow (10) bestätigt sind. Eine Entscheidung darüber jedoch, ob diese Veränderungen, soweit sie erst am fixirten Object sichtbar werden, auf chemische oder physikalische Verschiedenheiten der Kernsubstanz zu beziehen sind, scheint mir auf Grund der histologischen Beobachtung allein nicht möglich. — Lageveränderungen habe ich an den Kernen nicht mit Sicherheit feststellen können. Die secretgefüllten Zellen zwar haben den Kern basal gelegen, aber so findet man ihn auch oft in den secretleeren Zellen, wenigstens können im Allgemeinen grössere Verschiebungen der Kerne nicht stattgefunden haben.

* * *

Wir haben bis jetzt, soweit dies an der Hand der vorliegenden Präparate möglich war, gesehen, welchen Antheil die einzelnen Zellbestandtheile in der Thränendrüse der Katze an dem Secretionsact haben. Die Zelle als Ganzes erleidet dabei, wie oben beschrieben wurde, eine Verminderung ihres Volumens. Dadurch wird aber auch eine Aenderung in der Formation der Alveolen bewirkt. Bei sehr starker Thätigkeit der Drüse, infolge Reizung ihres Nerven, zeigten sich die Alveolen verkleinert; einige hatten erweitertes Lumen, in welchem Secretmassen zu erkennen waren.

Bei der nichtgereizten Drüse dagegen lagen die Verhältnisse anders. Die secretärmeren Zellen lagen entweder einzeln als schmale Zellen zwischen den secretvolleren, oder aber sie fanden sich zu mehreren zusammen in einer characteristischen Anordnung, welche sehr an die Halbmondbildungen gewisser Schleimdrüsen erinnerten. Eine solche Lagerung zeigen diese Zellen schon in Drüsen ganz junger Thiere. Ich untersuchte Thränendrüsen von einem Kätzchen von $6^1/_2$ Tagen nach dem Wurf; dasselbe hatte die Augen noch nicht geöffnet; ferner von einem $8^1/_2$ Tage alten Thiere, gerade als die Oeffnung der Augenlider erfolgt war; weiterhin von einem Thiere von 18 Tagen und einem etwas älteren. Dass diese Drüsen schon secernirt hatten, ging aus dem Vorhandensein von Secret im Lumen der Alveolen hervor. Somit muss auch bei diesen jungen Stadien ein Theil der granulaärmeren (dunkeln) Zellen durch Secretverlust aus den granulavollen (hellen) Zellen hervorgegangen sein. Man könnte aber daran denken, dass ein Theil der Zellen, welche die Halbmonde bilden, noch gar nicht Secret abgegeben hätten, sondern sich im Stadium der erstmaligen Reifung zu den granulahaltigen Zellen befänden. Für die Drüsen der jüngsten untersuchten Thiere soll diese Möglichkeit durchaus nicht von der Hand gewiesen werden. Dass sich solche Zellen hingegen bei den ausgewachsenen Individuen unter den Halbmonden in einigermassen bemerkenswerther Zahl fänden, dagegen spricht, dass bei einem mehrere Wochen alten Thiere die erwähnten Bildungen zurücktraten, bei einer erwiesenermassen alten Katze dagegen, der Figur 3 entnommen ist, sie sich in exquisiter Weise fanden.

Es scheint mir somit keine andere Auffassung, als die zulässig, dass die halbmondähnlichen Bildungen in der Thränendrüse der Katze, im Wesentlichen wenigstens, durch den jeweiligen Secretionszustand der Zellen der Alveolen bedingt sind. Sie kommen dadurch zustande, dass die weniger secretgefüllten Zellen, also diejenigen, welche ganz oder zum Theil ihr Secret abgegeben haben, von den secretvollen Zellen an die Wand gedrückt werden. Sie finden sich nur dann, wenn der Alveolus in grösserer Anzahl secretgefüllte Zellen enthält. Nach starker Reizung, infolge deren der Alveolus vorwiegend nicht secretvolle Zellen hat, kommen diese Bildungen in dieser Weise nicht in Erscheinung. Wie die Halbmondbildungen, so hängt auch die äussere Configuration der Alveolen im Wesentlichen ab von dem Füllungszustand der sie auskleidenden Zellen. Dabei ist aber zu berücksichtigen, dass etwa in Thätigkeit tretende glatte Muskelfasern, wie sie Kolossow (10) auf der äusseren Begrenzung der Alveolen gefunden zu haben angiebt, bei den Formveränderungen der Alveolen, während starker Secretion der Drüse, mitwirken könnten.

Es läge sehr nahe, in den beschriebenen Halbmondbildungen der Thränendrüse eine Stütze für die „Phasentheorie" der Halbmonde der Schleimzellen zu finden, wie sie zur Zeit von Stöhr vertreten wird; die Art und Weise wenigstens, wie ich mir das Zustandekommen dieser Bildungen in der Thränendrüse herleite, entspricht im Wesentlichen ganz der Erklärung Stöhr's für das

Zustandekommen der „Randzellencomplexe" in Schleimdrüsen. An dieser Stelle jedoch muss ich ganz davon absehen, näher darauf einzugehen, vielmehr die hier gefundenen Bildungen ganz unabhängig von den Halbmonden der Schleimdrüsen betrachten. Auch soll durch die Wahl des Ausdruckes „Randzellen" und „Halbmonde", welche ich entlehnt habe, nichts präjudicirt sein. Ich gedenke hierauf noch zurückzukommen.

Wir haben durch den Vergleich der nicht gereizten und gereizten Drüsen erkannt, dass bei der Secretion der Zelle ausser characteristischen Veränderungen in der Form der Alveolen und der Anordnung der secernirenden Zellen, die einzelnen Zellen durch Verkleinerung, ganzen oder partiellen Schwund der Granula, Anreicherung an körnigen Bestandtheilen des Protoplasmas und Veränderungen der Kerne gekennzeichnet sind. In diesen Erscheinungen haben wir bestimmte Anhaltspunkte, nach denen wir beurtheilen können, ob eine Drüse stärker oder geringer secernirt hatte, zur Zeit, als sie dem Thier entnommen wurde. Wenn ich in dieser Hinsicht die nicht gereizten Drüsen prüfe, so tragen dieselben sicherlich Anzeichen verschieden intensiver Secretion. Weit stärker, als an allen übrigen sind dieselben an zwei Drüsen. Die eine entstammte einer Katze, welche mehrere Stunden in Narcose gelegen hatte, die andere einem Thier, das 36 Stunden im Dunkeln gewesen war. Wenn nicht wiederum andere Individuen, welche den gleichen Bedingungen unterworfen waren, Drüsen-Bilder geliefert hätten, welche die Anzeichen viel geringerer Thätigkeit an sich tragen, so hätte man daran denken können, dass man durch Einhalten gewisser Bedingungen die Thätigkeit hätte beeinflussen können, eine Voraussetzung, von der ich auch, wie oben erwähnt, ursprünglich ausgegangen war. Da dem nicht so ist, muss ich sagen, dass man in einem gewissen Maasse vom Zufall abhängig ist, auf was für Bilder man bei dieser Drüse trifft.

* * *

Gegenüber den ziemlich klaren Vorstellungen über die morphologischen Veränderungen der secernirenden Zellen, wie sie sich aus einem Vergleich nicht gereizter und vom Nerven aus gereizter Thränendrüsen ergeben, führen die Präparate der durch Pilocarpin vergifteten Thiere nicht in gleichem Maasse zu einem Verständniss der normalen Secretionserscheinungen.

Wir haben hier auch mit jenen übereinstimmend Zellen gefunden, welche Granula abgegeben haben, infolgedessen also mehr oder weniger secretleer geworden sind. Ferner finden wir auch als Zeichen stattgehabter secretorischer Thätigkeit in den meisten Zellen bedeutende Anhäufung von Körnchen. Aber die auffallende Vacuolisation der Zellen, welche nach allen Fixirungsmethoden auftrat, findet keine Analogie in den früheren Bildern. Die Vacuolenbildung in den vom Nerven aus gereizten Drüsen kann kaum in Vergleich gezogen werden, da sie dort zu selten zu beobachten war. Auch möchte ich sie nicht identifiziren mit den Vacuolen in der kürzer gereizten Drüse. Denn daselbst waren die Vacuolen durchschnittlich kleiner und weniger zahlreich, und vor Allem war es bei ihnen zweifelhaft, ob sie nicht durch ungünstige Circulationsverhältnisse bedingt waren.

Man muss annehmen, dass das Pilocarpin vielleicht eine ganz besondere Wirkung auf die Zelle ausübt, infolge deren es zu einer solchen Destruction kommt.

Nicht unerwähnt allerdings darf bleiben, dass Reichel (24) beim Hunde die von ihm beschriebenen Veränderungen auf Drüsen pilocarpinisirter Thiere bezieht, solche Vacuolenbildungen jedoch nicht erwähnt, und dass sich auch in der einen Abbildung Kolossow's (10) von der Thränendrüse einer mit Pilocarpin behandelten Katze keine ähnlichen Bildungen finden. Wodurch diese Verschiedenheiten bedingt sind, kann ich nicht entscheiden. Dagegen dürften die Vacuolenbildungen an meinem Object wohl in Beziehung zu bringen sein mit denjenigen, welche Biedermann (3) an den Schleimdrüsen des Frosches beschreibt.

Zusammenfassung.

Ueberblicken wir nochmals die Hauptresultate der vorstehenden Untersuchungen in Beziehung zu den hierher gehörigen Beobachtungen anderer Autoren, so hat sich im Wesentlichen Folgendes feststellen lassen.

In den Zellen der Thränendrüse der Katze entsteht das Secretionsmaterial in Gestalt tropfenartiger Einlagerungen des Protoplasmas und erfüllt so im höchsten Zustand der Secretfüllung die ganze Zelle, wie dies auch aus den Abbildungen Kolossow's (10) für dasselbe Object sich ergiebt. Eine Analogie zu der Secretvertheilung in der Zelle, wie sie Zimmermann (31) für die grössere der beiden Zellarten in der menschlichen Thränendrüse fand, derart, dass nur der nach dem Lumen zu gelegene Zellabschnitt die Secretsammelstelle darstellt, besteht für die Thränendrüse der Katze nicht. Die Granula sind als vitale Bildungen, als welche sie von Solger (28) für die menschliche Thränendrüse, von Langley (14), E. Müller (18, 20), Biedermann (3) und Held (8) u. A. für Speicheldrüsen angesprochen werden, zu betrachten. Dies ist R. Krause (11) gegenüber hervorzuheben, welcher die analogen Bildungen der fixirten Parotis des Igels für Fällungsproducte im Sinne A. Fischer's (6) hält. — An den Granula lassen sich verschiedene Zustände der Reifung beobachten, und zwar sieht man einmal bei frischer Beobachtung schon bezüglich der Grösse verschiedene Granula, dann aber vor Allem ausserdem noch Verschiedenheiten, welche erst durch gewisse Fixirungsmittel hervorgerufen werden. Besonders die Altmann'sche Flüssigkeit bringt Verschiedenheiten hervor, derart, dass nur die in nicht völligem Reifezustand befindlichen in mehr oder weniger gut conservirter Form wieder erscheinen. Auch aus solchen Präparaten lässt sich schliessen, dass Uebergänge von kleineren zu grösseren Granula in ähnlicher Weise stattfinden können, wie E. Müller (18) für Eiweissspeicheldrüsen es beschrieben hat. Bei der excretorischen Thätigkeit der Zelle werden die Granula ausgestossen. In dieser Hinsicht besteht für das vorliegend untersuchte Object eine Uebereinstimmung mit den Angaben von Langley (14), Biedermann (3), Altmann (1), E. Müller (18, 20), Mislawsky und Smirnow (17), welche gerade granuläre Secret-Vorstufen an den von ihnen untersuchten Drüsen beschrieben. Es wäre nur zu bemerken, dass E. Müller's Beobachtungen an der Parotis insofern hiervon abweichen, als dort auch in gereizten Zellen noch Granula vorhanden sein sollen, welche aber, frisch beobachtet, eine Veränderung im Lichtbrechungsvermögen erlitten haben. Ob unter allen Umständen bei nicht künstlich gereizten Drüsen eine vollständige Entleerung der Granula aus den Zellen der Thränendrüse der Katze eintritt, muss nach den gegebenen Ausführungen dahingestellt bleiben.

Das Verschwinden der Granula erfolgt, wie zuerst Langley (14) für Speicheldrüsen angegeben und von Altmann (1),

E. Müller (18) und Kolossow (10) ebenfalls erkannt wurde, von der Basis nach der Spitze der Zelle zu. Unter dem Einfluss der Nervenreizung liess sich eine Veränderung der Auflösung der Granula insofern nachweisen, als schon innerhalb der Zelle die Granula in grosse Tropfen übergingen. Ob ein solcher Vorgang den normalen Verhältnissen in der Thränendrüse entspricht, ist fraglich, ebenso gilt dies für die unter der Wirkung des Pilocarpins stehenden Drüse. Es ist aber bemerkenswerth, dass auch an den Zellen gereizter Eiweissdrüsen solche Bildungen von E. Müller (18), sowie Mislawsky und Smirnow (17) beschrieben sind, und dass Biedermann (3) den Uebergang von Granula zu grösseren Vacuolen in den Zungendrüsen und Nickhautdrüsen vom Frosch für eine regelmässige Erscheinung hält.

Ausser den Granula geht kein anderer mikroskopisch erkennbarer Bestandtheil der Zelle in das Secret mit über. Insbesondere hat sich nicht nachweisen lassen, dass bei der Excretion der Zelle Theile des Protoplasmas verloren gehen, wie Schiefferdecker (25) für die Schleimdrüsen annimmt. Durch den Verlust der Granula erleidet die Zelle eine bedeutende Volumenverminderung.

Diejenigen Zellen oder Zelltheile, welche frei von Granula sind, sind durch einen hervorragenden Gehalt an Protoplasmakörnchen characterisirt. Ein körniger Zustand des Protoplasmas kommt auch der lebenden Zelle zu. Eine Zunahme dieser Körnchen in der secretleeren Zelle hat sich in der Thränendrüse der Katze zum ersten Male nachweisen lassen. Wahrscheinlich ist es, dass diese vitalen Körnchen unter den fuchsinophilen Körnchen Altmann's enthalten sind. Fädige Bildungen dagegen, welche nach Altmann darstellbar sind, sind nicht als vital sichtbare Elemente der lebenden Zelle zu betrachten.

Eine Betheiligung der Kerne während der secretorischen Thätigkeit der Zelle kommt bei der frischen Untersuchung nicht zum Ausdruck. Erst nach der Fixirung zeigen sich an ihnen, wie zuerst Heidenhain angegeben hat, Verschiedenheiten in Form, Structur und Färbbarkeit. Die Veränderungen sind also auf Wirkung der Fixirungsmittel zurückzuführen. Ebenso kommen Structurverschiedenheiten zwischen Kernen secretgefüllter und secretleerer Zellen bei der frischen Untersuchung nicht zum Vorschein. Ob deren Auftreten im fixirten Präparate auf physikalische oder chemische Verschiedenheiten der Kernsubstanz zu beziehen ist, steht dahin.

Es kann keinem Zweifel unterliegen, dass an dem untersuchten Object die morphologischen Vorgänge in der Drüsenzelle sich als granuläre gezeigt haben. Einmal stellt das Secretionsmaterial granuläre Einschlüsse des Protoplasma's dar, und ferner trägt das Protoplasma selbst „granuläre" Bildungen, welche um so zahlreicher sind, je ärmer die Zelle an Secretmaterial ist.

Da Beides vitale Bildungen der Zelle sind, — die letzteren allerdings nur zu einem Theil — so muss man zum Mindesten diese Granula als Gebilde betrachten, deren Auftreten in den untersuchten Drüsenzellen von Thätigkeitszuständen der Zelle abhängen.

Die vorstehende Arbeit habe ich im physiologischen Institut zu Leipzig ausgeführt. Ich bin Herrn Professor Hering für die stete Förderung derselben und Herrn Dr. Garten für seine Mithülfe bei meinen Untersuchungen zu grossem Danke verpflichtet.

Verzeichniss der im Text angeführten Literatur.

(Die dort hinter den Autoren-Namen befindlichen Zahlen entsprechen denen des nachstehenden Verzeichnisses.

1. Altmann: Die Elementarorganismen und ihre Beziehungen zu den Zellen. Leipzig 1890.
2. Bernard: Mémoire sur le pancréas et le rôle du suc pancréatique. Paris 1856.
3. Biedermann: Zur Histologie und Physiologie der Schleimsecretion. Wiener Sitzungsberichte 1886 III. Abth.
4. Drasch: Beobachtungen an lebenden Drüsen mit und ohne Reizung der Nerven derselben. Arb. aus d. physiol. Anst. in Leipzig 1889.
5. v. Ebner: Die acinösen Drüsen der Zunge und ihre Beziehungen zu den Geschmacksorganen. Graz 1873.
6. A. Fischer: Fixirung, Färbung und Bau des Protoplasma's. Jena 1899.
7. R. Heidenhain: Physiologie der Absonderungsvorgänge. Hermann's Handb. der Physiol. Band 5, I. Theil.
8. Held: Beobachtungen am thierischen Protoplasma I. His' Archiv 1899. S. 284.
9. Klein: Observations on structure of cells and nuclei II. Quaterly microscop. Journ. 1879, S. 125.

10. Kolossow: Eine Untersuchungsmethode des Epithelgewebes, besonders der Drüsenepithelien etc. Arch. f. microsc. Anat. Band 52, S. 1.
11. R. Krause: Zur Histologie der Speicheldrüsen. Arch. f. microsc. Anat Band 45, S. 93.
12. Kühne u. Lea: Beobachtungen über die Absonderung des Pankreas Unters. aus d. physiol. Inst. zu Heidelberg II. Band.
13. G. Köster: Klinischer und experimenteller Beitrag zur Lehre von der Lähmung des n. facialis, zugleich ein Beitrag zur Physiologie des Geschmackes, der Schweiss-, Speichel- und Thränenabsonderung. Deutsches Archiv f. kl. Med. 1900, S. 343.
14. Langley: On the changes in serous Glands during secretion. Journ. of Physiology 1879, S. 261.
15. Derselbe: On the Histologie of the mucons salivary Glands etc. Journ. of Physiology 1889, S. 433.
16. Lavdowsky: Zur feineren Anatomie und Physiologie der Speicheldrüsen, insbesondere der Orbitaldrüse. Arch. f. micr. Anat. Band 13, S. 281.
17. Mislawsky u. Smirnow: Zur Lehre von der Speichelabsonderung. du Bois' Archiv 1893. Suppl. S. 29.
18. Erik Müller: Drüsenstudien I. His' Archiv 1896, S. 305.
19. Derselbe: Ueber Secretcapillaren. Arch. f. microsc. Anat. Band 45, S. 463.
20. Derselbe: Drüsenstudien II. Ztschr. f wiss. Zoologie Band 64.
21. Nicolaides: Ueber den Fettgehalt der Drüsen im Hungerzustande und über seine Bedeutung. Engelmann's Archiv 1899, S. 518.
22. Nicolas: Contributions à l'étude des cellules glandulaires. Arch. de physiol. 1892, S. 193.
23. Pflüger: Artikel: Speicheldrüsen, in Stricker's Handb. der Lehre von den Geweben des Menschen und der Thiere. Band I.
24. Reichel: Ueber die morphol. Veränderungen der Thränendrüse bei ihrer Thätigkeit. Arch. f. micr. Anat. Band 17, S. 12.
25. Schiefferdecker: Zur Kenntniss des Baues der Schleimdrüsen. Arch. f. microsc. Anat. Band 23, S. 382.
26. Kurt Schmidt: Kernveränderungen in den Secretionszellen. Inaug.-dissert. Breslau 1882.
27. Schwalbe: Beiträge zur Kenntniss der Drüsen in den Darmwandungen, insbesondere der Brunner'schen Drüsen. Arch. f. microsc. Anat. Band 8, S. 92
28. Solger: Zur Kenntniss der secernirenden Zellen der Gl. submaxill. des Menschen. Anat. Anzeiger Band 9, Nr. 13.
29. Derselbe: Ueber den feineren Bau der Gl. submaxill. des Menschen. Festschr. f. Gegenbaur 1896.
30. Stöhr: Ueber Schleimdrüsen. Festschr. f. v. Kölliker 1887.
31. Zimmermann: Beiträge zur Kenntniss einiger Drüsen und Epithelien. Arch. f. microscop. Anat. Band 52, S 552.

Erklärung der Figuren auf Tafel XXIV und XXV.

Sämmtliche Zeichnungen geben Alveolen der Thränendrüse der Katze wieder. Die Zeichnungen sind von Herrn A. Kirchner angefertigt, und zwar Figur 2 und 4 nach Skizzen von mir, alle übrigen nach den Originalpräparaten.

Fig. 3, 6 und 16 sind mit Zeiss Trock. syst. D, Compens. Oc. 6, Fig. 1, 2, 5, 7—14, 17—23 mit Zeiss Apochrom. 2,0 mm Apert. 1, 4 und Comp. Oc. 6, Fig. 15 mit Comp. Oc. 8 gezeichnet.

Fig. 1. Aus einer nichtgereizten Thränendrüse. Frisch in 0,6 % Kochsalzlösung. Erklärung s. Text S. 506.

Fig. 2. Aus einer nichtgereizten Thränendrüse einer 8¼ Tage alten Katze. Frisch in 0,6% Kochsalzlösung. *a* = Zelle mit stark lichtbrechenden Granula, *b* = Zelle mit schwach lichtbrechenden Granula.

Fig. 3. Aus einer Schnittserie einer nichtgereizten Thränendrüse. Schematisirt. Die dunklen Zellen entsprechen den dunklen, die helleren Zellen den hellen der Präparate. Halbmondartige Anordnung der dunkeln Zellen. Fixirung nach Altmann. (s. Text S. 515.)

Fig. 4. Aus einer Thränendrüse nach 3stündiger Reizung des N. lacrymalis. (s. Text S. 529.) Frisch in 0,6 % Kochsalzlösung.

Fig. 5. Aus einer Thränendrüse nach Pilocarpininjection. (Text S. 536.) Frisch in 0,6 % Kochsalzlösung.

Fig. 6—15 entstammen nichtgereizten Drüsen.

Fig. 6. Aus der Thränendrüse einer Katze, 8 Tage nach Durchschneidung des N. lacrymalis. Fixirung nach Altmann. Färbung nach Heidenhain.

Helle und dunkle Zellen in verschiedener Anordnung. Bei x halbmondartige Anordnung der dunkeln Zellen. (Text S. 511.)

Fig. 7. Aus der Thränendrüse einer Katze, welche 12 Stunden im Dunkeln und ohne Nahrung geblieben war. A und B aus verschiedenen Schnitten derselben Drüse Fixirung und Färbung nach Altmann.

a = helle Zellen mit Protoplasma-Netz und „fuchsinophilen" Körnchen. *b* = dunkle Zellen (bei x in halbmondartiger Anordnung) ohne erkennbare Differenzirung des Protoplasmas und mit zahlreichen Körnchen. *c* = Uebergangszellen, deren basalen Abschnitte dem Typus der Zellen b, die übrigen Theile dem der Zellen *a* entsprechen. In einigen Zellen durch die Osmiumsäure geschwärzte Fetttröpfchen, bei *s* Secretcapillaren.

Fig. 8. Aus derselben Drüse wie Fig. 7. Fixirung in Sublimat. Färbung nach Heidenhain.

a = helle Zellen. Bei b¹ eine dunkle Zelle zwischen hellen Zellen. b² = mehrere dunkle Zellen zusammenliegend mit Granula. Secretcapillaren sowohl zwischen hellen wie dunkeln Zellen.

Fig. 9. Zellen aus derselben Drüse wie die beiden vorigen Figuren. Fixirung nach Altmann. Färbung nach Heidenhain.

A. Uebergangszelle. An der Basis dunkler Zelltypus mit Granula; im Uebrigen Character der hellen Zellen.

B. Dunkle Zelle; enthält reichlich Granula.

C. Zwei Uebergangszellen: An der Basis Protoplasmanetz mit gefärbtem Inhalt; im Uebrigen Netz mit helleren Maschen.

D. Aus einer Thränendrüse eines anderen Thieres. Fixirung und Färbung wie A—C. Die Zelle ist erfüllt mit Granula. Letztere sind von verschiedener Grösse.

Fig. 10. Aus derselben Drüse wie Fig. 9 D. Fixirung mit Altmann'scher Flüssigkeit und Sublimat. Färbung nach Altmann.
a = helle Zellen mit tingirten Kernen. b = dunkle Zellen. Die Grundsubstanz ihrer Kerne ist nicht gefärbt; dagegen sind Kernkörperchen deutlich tingirt. Bei *a*[1] eine Zelle vom Character der hellen Zellen; die Färbung ihres Kerns steht in der Mitte zwischen denen der Zellen *a* und *b*.

Fig. 11—13. Aus der Thränendrüse einer Katze, welche mehrere Stunden in Narcose gelegen hatte. (Die Drüse der anderen Seite war zur Lacrymalis-Reizung verwandt; derselben gehören Fig. 16—20 zu).

Fig. 11. A und B aus 2 verschiedenen Schnitten. Fixirung nach Altmann, Färbung nach Heidenhain.
a = helle Zellen mit Protoplasmanetz und Körnchen. Im Verlauf des Netzes Fetttröpfchen (braun, die braune Färbung ist im Präparat nicht so intensiv, wie es die Figur wiedergiebt). Bei *a** Kern mit zackigem Saum. *b* = dunkle Zellen mit Protoplasmanetz, dessen Maschen nicht granulären, gut färbbaren Inhalt besitzen. Grosse Fetttropfen. Secretcapillaren. *c* = Uebergangszelle zwischen *a* und *b*.

Fig. 12. Fixirung nach van Gehuchten. Färbung mit Hämatoxylin-Eosin.
Unten mehrere Zellen mit deutlichem Protoplasmanetz und Vacuolen. Oben dunklere Zellen mit engmaschigem und theilweise undeutlichem Protoplasmanetz. Die Kerne, besonders der hellen Zellen, mit unregelmässigem Kontur.

Fig. 13. Fixirung in absol. Alcohol. Färbung mit Hämatoxylin-Eosin.
A. Helle Zellen mit Protoplasmanetz und Vacuolen.
B. Etwas dunklere Zellen mit undeutlicherem Protoplasmanetz, dessen Maschen etwas gefärbten Inhalt besitzen.

Fig. 14. Aus einer Thränendrüse einer Katze, welche in der Narcose verstorben war. Fixirung in Sublimat. Färbung nach Heidenhain.
a = helle Zellen mit grösstentheils vacuolisirtem Protoplasma. Körnchen im Protoplasmanetz. *b* = dunkle Zellen mit Granula von verschiedener Grösse. *c* = Uebergangszellen. Der grössere Theil enthält Granula, der übrige Theil der Zelle hat das Aussehen der Zellen *a*. Secretcapillaren zwischen den Zellen.

Fig. 15. Aus einer Thränendrüse einer Katze, welche 36 Stunden im Dunkeln gehalten war. Fixirung nach Altmann. Färbung nach Heidenhain.
a = helle Zellen. b[1] = dunkle Zelle mit Granula. *b*[2] = dunkle Zelle mit undeutlich gefärbten Granula. *b*[3] = dunkle Zelle ohne

Granula und ohne Netz-Structur des Protoplasmas (secretleer). c = Uebergangszelle von vorwiegend dunklem Typus.

Der leere Raum in der mittleren der Zellen b² entspricht einem ursprünglich darin gelegenen Fetttropfen.

Fig. 16—23 entstammen gereizten Drüsen.

Fig. 16—20 aus der nämlichen Drüse, nach dreistündiger Reizung des N. lacrymalis (der zugehörigen, nicht gereizten Drüse entsprechen Fig. 11—13).

Fig. 16. Fixirung nach Altmann. Färbung nach Heidenhain.

Alveolen mit unregelmässigen äusseren Konturen und theilweise erweiterten Lumina. Die Mehrzahl der Zellen von dunkler Färbung; ein Theil derselben mit hellerer Innenzone. An zwei Stellen Zellen mit Granula.

Fig. 17. Fixirung und Färbung nach Altmann.

b = vorwiegend dunkle Zellen ohne deutliche Zellgrenzen. Kerne nur theilweise sichtbar. Grosse Fetttropfen in den Zellen. Sehr reichliche, fuchsinophile Körnchen. a = Zellen vorwiegend vom Character der hellen Zellen (mit Protoplasmanetz und Vacuolen). c = Uebergangszelle von vorwiegend dunklem Typus.

Fig. 18. Fixirung nach Altmann. Färbung nach Heidenhain.

A. Fünf dunkle (secretleere) Zellen nebeneinander, klein, mit fast homogenem Protoplasma.

B. b¹ = kleine, dunkle Zelle mit ziemlich homogenem Protoplasma und wenigen Körnchen; zeigt beginnende Vacuolenbildung (s. Text S. 532), b² = Zelle von gleichem Character mit weiter fortgeschrittener Vacuolisirung (s. Text S. 532).

C. b¹ = Zelle mit z. Th. grösseren Vacuolen, b² = Zelle mit nach dem Lumen zu geöffneten Vacuolen. Im Lumen des Alveolus geronnenes Secret.

Fig. 19. Fixirung nach van Gehuchten. Färbung mit Hämatoxylin-Eosin.

a = helle Zellen mit deutlichem Protoplasmanetz und Vacuolen, b = Zellen ohne deutliche Protoplasma-Structur (secretleer), c = Uebergangszelle zwischen a und b. Die Kerne sind rund.

Fig. 20. Fixirung in absol. Alcohol. Färbung mit Hämatoxylin-Eosin.

a = helle Zellen, b = Zelle ohne deutliche Protoplasma-Structur, c = Uebergangszelle.

Fig. 21. Aus einer anderen Drüse nach ebenfalls dreistündiger Reizung des N. lacrymalis. Fixirung und Färbung nach Altmann.

Die meisten Zellen enthalten homogenes Protoplasma mit sehr zahlreichen Körnchen und Fäden. Nur wenige (bei a¹ und a²) enthalten nach dem Lumen zu Vacuolen. Zellgrenzen sind nicht zu sehen.

Fig. 22. Aus einer Drüse nach einstündiger Reizung des N. lacrymalis Fixirung nach Altmann. Färbung nach Heidenhain.

b¹ = dunkle Zellen mit Granula, b² = Zellen mit grösseren Vacuolen, b³ = stark verkleinerte Zelle mit vereinzelten Granula, c = Uebergangszellen.

Fig. 23. Aus einer Thränendrüse nach Injection von Pilocarpin mur. Fixirung und Färbung nach Altmann.

Zellen ohne sichtbare Grenzen; die meisten mit homogenem Grund und zahlreichen Körnchen. Grosse Vacuolen, z. Th. mit färbbarem Inhalt. An einigen Stellen sieht man noch Netzstructur des Protoplasmas mit Vacuolen.

Ueber die Falten des Ringwulstes der Vogellinse.

Von

Dr. **C. Ritter.**

Hierzu Tafel XXVI.

Die von Henle entdeckten Falten des Ringwulstes der Vogellinse haben eine viel grössere Verbreitung und Bedeutung, als nach seiner Beschreibung anzunehmen war. Ohne ihre Kenntniss lässt sich die Bedeutung des Ringwulstes nicht verstehen. Henle[1]) schreibt: „Ich muss hinzufügen, dass ich die complicirten Randwülste, welche mir im ersten Sommer an allen Exemplaren der genannten Vogelart (cypselus apus), deren ich habhaft wurde, auffielen, an den Exemplaren des folgenden Jahres nicht wieder fand. Ich kann daher nicht umhin, zu vermuthen, dass in jenen Formen eine Anomalie, und zwar eine epidemische, vorgelegen habe. Die stäbchenförmigen Elemente der verbogenen Randwülste unterschieden sich nicht von den normalen."

Henle's Abbildung und seine Beschreibung sind so vorzüglich, wie die damalige Technik es ihm erlaubte.

C. Rabl[2]) spricht im II. Theile seiner grossen Arbeit „über den Bau und die Entwicklung der Linse" die Vermuthung aus, die Falten der Linse seien durch Henle's Finger oder

---

1) Zur Anatomie der Crystalllinse pag. 44.

2) Zeitschrift für wissenschaftliche Zoologie LXV. 2 pag. 363.

Pincette erzeugt. Aber an einer früheren Stelle der Arbeit beschreibt er [1]) die unregelmässigen Falten der Ente, ohne sie als solche zu erkennen. Er erklärt sie als Folgen eines Trauma.

Mit den jetzigen Mitteln ist es allerdings nicht schwierig, Henle's Ansichten zu erweitern. Ich habe die Falten des Ringwulstes bei den Gangvögeln in dem Archiv für Augenheilkunde [2]) beschrieben und habe seitdem alle mir zugänglichen Vogellinsen untersucht, um die Häufigkeit der Falten festzustellen. Henle hat sie bei dem jungen Hahn und bei cypselus apus gefunden. Ich habe sie beim Reiher unter 7 Linsen dreimal, also bei zwei Thieren unter vieren, bei dem jungen (halbjährigen) Hahn in allen Fällen, also in zehn Linsen und in jedem Jahre, nicht bei einem alten Hahn in zwei Linsen, beim Rebhuhn in allen 8 Augen, bei der Ente unter 8 Linsen zweimal, bei der jungen Rauchschwalbe jedesmal in 4 Linsen, bei der Taube und dem Sperling sehr häufig gefunden. Bei dem Krammetsvogel, Kibitz und Staar habe ich die Falten immer vermisst. Die Falten des Ringwulstes sind also sehr häufig und kommen besonders bei jungen Vögeln vor. Es sind von mir alle Schnitte jeder Linse untersucht, in welcher Falten vorhanden waren; sonst nicht alle, aber doch die meisten.

Meine Methode bestand in Fixation der Linse in Rabl's Platinchloridsublimatlösung, Auswässern, Erhärten in rasch gewechselter steigender Alcohollösung, Färben in Boraxcarmin 2 Tage; dann 70° Alcohol + Salzsäure, 80° Alcohol, absoluter Alcohol, Alcohol und Aether $\tilde{a}$, dann Celloidinlösung.

Nach meiner Untersuchung ist die Faltenbildung stets auf beiden Linsen des Thieres vorhanden und auch auf beiden Augen ungefähr gleich.

Meine frühere Beschreibung [3]) genügt nur für meine damalige Kenntniss, für das gewöhnliche Bild der Falten beim Sperling und auch bei dem Huhn möchte sie auch jetzt noch genügen, aber für die starke Faltenbildung, wie sie bei anderen Vögeln vorkommt, reicht sie bei Weitem nicht hin. Henle [4]) schreibt: „Die stäbchenförmigen Elemente der verbogenen Ring-

---

[1]) eodem loco pag. 331.

[2]) Band XL 4. pag. 386.

[3]) l. citato pag. 384.

[4]) loco citato.

wülste unterscheiden sich nicht von den normalen.“ Ich habe schon beim Sperling eine sehr grosse Veränderung der Fasern der Falten gefunden und halte diese Beschreibung [1]) für mässige Faltenbildung aufrecht. Im Ganzen war meine Meinung, dass die Aussenglieder der Ringwulstfasern hauptsächlich bei der Faltenbildung geschädigt werden, stellenweise sogar ganz fehlen. Nach meiner früheren Annahme kehrten die Kernreihen der Falten immer wieder zu dem Ausgangspunkte direct an dem Abgange der Falte von dem normalen Ringwulst wieder zurück. Dies trifft aber bei starker Faltenbildung, wie bei der Ente, dem Reiher, dem Rebhuhn, nicht zu. In der Linse dieser Vögel verliert die Kernreihe jede typische Anordnung. Es bleiben nicht mehr zwei Kernreihen parallel und die zweite führt nicht, wenn auch auf Umwegen, wieder zum Ausgangspunkte zurück, sondern es treten Kernhaufen dicht gedrängt, ohne jede bestimmte Ordnung, auf. Die Kernhaufen finden sich an jeder Stelle des Ringwulstes, auch unmittelbar am Linsenkörper und die zugehörigen Fasern laufen grade oder schräg zur Capsel hin und endigen an dieser oder an einer anderen Falte, oder an dem normalen Ringwulst, oder dem niedrigen Capselepithel. Der Verlauf der Fasern ist in jeder Richtung möglich und geschieht auch in jeder (Fig. 1)

Die Form der Fasern ist ebenfalls eine unendlich mannigfaltige. Es ist mir freilich nicht möglich gewesen, an frischen Präparaten die Fasern der Falten zu isoliren. Ich habe dies auch gar nicht versucht, weil eine Isolirung der Fasern sicher zweideutige Kunstproducte erzeugt. Man kann sich daher völlig mit dem Resultate begnügen, welches Microtomschnitte von gehärteten Linsen ergeben. Die künstlichen Zerreissungen solcher Schnitte, welche sich zufällig einfinden, führen oft zur Isolirung der einzelnen Elemente. Die Fasern der Falten weichen zuerst von der regelmässigen parallelen Lagerung der Ringwulstfasern ab; dann werden die Fasern kürzer, verlieren zum Theil die Aussenglieder, nehmen ungleiche Breite an und werden in ganz allmählichem Uebergange aus Fasern rundliche epithelartige Zellen, deren Kern in der Mitte der Zelle liegt. Die Lage des Kernes ist dabei eine wechselnde, verschiedene; zunächst liegt er am äusseren Ende der Faser, tritt in den Falten immer mehr in die

[1]) loco citato.

Mitte der Faser und verharrt hier in der Veränderung der Faser zur Zelle. Die Grösse des Kernes ist in den ausgebildeten Fasern etwas kleiner, als in den runden, epithelartigen Zellen. Die Mannigfaltigkeit der Elemente der Falten spottet übrigens jeder Beschreibung. Ein Blick auf die beigegebenen Abbildungen giebt ein viel besseres Verständniss, als die ausführlichste Beschreibung (Fig. 1 u. 2).

Die Falten des Ringwulstes können sich an jeder Stelle der vorderen Capsel finden. Vom Ende des Linsenspaltes bis zum vorderen Pole der Linse bleibt kein Theil der vorderen Capsel von ihnen frei. Beim Rebhuhn ist meistens die ganze vordere Capsel bis zum hinteren Ende des Spaltes von den Falten bedeckt, aber auch hier ist das Bild nicht immer dasselbe. Bei den meisten Vögeln dagegen ist nur ein Theil der vorderen Capsel mit Falten bedeckt und die Falten treten bestimmt fleckenweise auf. Gewöhnlich ist auf den Durchschnitten durch die Mitte der Linse der Ringwulst der einen Seite mit Falten versehen, die andere ist frei von Falten und hat einen regelmässig gebildeten Ringwulst. Aber auch in diesem Falle beschränken sich die Falten nicht auf die eine Seite, sondern reichen von dieser über den vorderen Linsenpol unter den Ringwulst der normalen Seite, stehen aber mit diesem in keiner Verbindung, sondern heben ihn nur von dem Linsenkörper ab. In anderen Fällen hören die Falten an einer Stelle auf, es folgt ein Stück normalen Ringwulstes, gewöhnlich mit sehr niedrigen Zellen, und weiter nach innen oder aussen folgt eine zweite, mit Falten versehene Stelle. Auch dieser Anordnung begegnet man nicht bei jedem Vogel, ich habe sie hauptsächlich bei dem Reiher und bei dem jungen Hahn gefunden.

Als eine feststehende Regel scheint mir zu beachten, dass der mittlere Theil der Capsel am vorderen Linsenpole stets mit dem einfachen, platten Epithel bedeckt ist (Fig. 1 a). Die Zellen sind hier erheblich niedriger, als die Breite der Capsel. Jeder Untersucher hat nach meiner Meinung nur dann das Bild vollständig gesehen, wenn er über den Falten der Mitte die schmalen unveränderten Zellen an der Capsel nachgewiesen hat. Diese schmalen Zellen bedecken einen grossen Theil der vorderen Capsel und erst, wenn sie gegen die Winkel des viereckigen Linsenkörpers sich erhöhen und in Fasern umbilden, gehen sie in die Falten über oder hängen mit Falten zusammen.

Es bleibt die Faltenbildung aber nicht an der vorderen Capsel stehen, sondern sie geht auch auf die hintere Capsel über (Fig. 2). Diese Faltenbildung beginnt an der Stelle, wo die Kernzone nach innen in den Linsenkörper abbiegt. Ich habe sie nur bei der Ente und bei dem Reiher gefunden, also bei Vögeln, deren Linse die Falten nicht immer, aber wenn sie vorhanden sind, sehr stark und unregelmässig ausgebildet zeigt. Die Falten nehmen den Ursprung an der äusseren Seite der Kernreihe der letzten Fasern des Ringwulstes genau da, wo die Kerne den äussersten Theil der Zelle verlassen und durch Bildung eines hinteren Fortsatzes der Zelle die kürzesten Linsenfasern entstehen. Hier liegt gewöhnlich am Linsenkörper ein unregelmässiger Haufen von Kernen (Fig. 2 a), deren Zellprotoplasma schlecht sichtbar ist. Die Zellen sind gross, nicht zu Fasern ausgewachsen. Dann beginnt nach innen ein feiner Faserzug zwischen Capsel und hinterer Linsenwand, welcher sich zungenförmig in geringer Breite ziemlich weit gegen die Mitte der hinteren Capsel erstreckt, diese aber niemals erreicht. Die Fasern dieses Gebildes verlaufen ganz unregelmässig, sind meistens kurz; nur mässig breite Stränge von Fasern laufen in einer Richtung, um nach kurzem Verlauf von anderen Strängen abgelöst zu werden, welche eine ganz andere Richtung einschlagen. Man sieht also in diesem langen Fortsatze der Falten unregelmässige Haufen von Kernen, oft in grosser Zahl dicht beieinander, dann wieder vereinzelte Kerne, und von diesen Kernen laufen Fasern, unregelmässig gebildet und von ungleicher Länge, in allen möglichen Richtungen (Fig. 2). Die Anhäufung von runden Zellen mit grossen Kernen an dem Beginn der Kernzone scheint ziemlich regelmässig zu sein.

Die deutliche Erkenntniss dieser zungenförmigen Verlängerung der Falten an der hinteren Capsel wird erheblich erschwert, weil diese Falten von sehr reichlicher Menge geronnener Flüssigkeit umgeben sind. Ich habe diese Flüssigkeit schon früher[1]) beschrieben; es ist eine geronnene, graue, fein granulirte Masse, welche von den Faserenden oder ihrem Rande nur wenig absticht. Nur bei

[1]) l. c.

sehr guter Beleuchtung ist in manchen Fällen die Grenze der Fasern in der geronnenen Flüssigkeit zu erkennen. Ich habe öfters an dunklen Tagen die Bestimmung aufgeben müssen.

Diese zungenförmigen Fortsätze des Ringwulstes machen natürlich einen Abdruck in der Masse des Linsenkörpers. Bei künstlichen Trennungen in dem Schnitte ist dieser Abdruck immer sichtbar.

Jene graue, geronnene Flüssigkeit findet sich ebenso in den Spalten zwischen den Falten des Ringwulstes; auch hier ist es oft schwer sich zu versichern, wo die geronnene Flüssigkeit aufhört und wo die Falten beginnen. Die Wiedergabe dieser Flüssigkeit in der Zeichnung ist besonders schwierig (Fig. 1c). Dass diese Flüssigkeit im Linsenspalt, in den Spalten der Falten und um den zungenförmigen Fortsatz an der hinteren Capsel in ununterbrochenem Zusammenhange steht, erscheint unerlässlich. Man findet übrigens auch ohne die Bildung des zungenförmigen Fortsatzes in dem Raume zwischen hinterer Capsel und Linsenkörper geronnene Flüssigkeit, und zwar genau in der Form des zungenförmigen Fortsatzes.

Wie schon erwähnt, habe ich die hinteren Fortsätze nur bei Vögeln gefunden, welche die Faltenbildung am intensivsten besassen, immer natürlich nur auf der Seite, welche Faltenbildung hatte. Die andere Seite des Ringwulstes war immer frei von Falten, und ebenso war der hintere Fortsatz immer nur einseitig. Die Ausdehnung des Fortsatzes über die hintere Capsel kann also nur fleckenförmig sein. Genaue Serienschnitte über die hinteren Fortsätze besitze ich nicht.

Die Bildung dieser Fortsätze erscheint mir nur durch Absprengung von Zellen an der Umbiegung des Ringwulstes in den Linsenkörper möglich. Wenn man die grossen Zellen am Beginn der Fortsätze neben dem Anfang der Kernzone als den Ursprung der Fortsätze ansehen könnte, so liesse sich durch Umwandlung der ursprünglichen Fasern in diese Zellen und durch Auswachsen dieser Zellen zu unregelmässigen Fasern die Gestaltung der Fortsätze erklären.

Meine frühere Annahme, dass die Faltenbildung auf eine Ueberproduction von Ringwulstfasern zurückzuführen sei, reicht nicht hin, den ganzen Vorgang zu erklären. Sie genügte zur Erklärung der regelmässigen Falten, aber die unregelmässigen verlangen die Annahme anderweitiger Entstehung. Auch bei der Bildung der regelmässigen Falten musste ausser der Ueberproduction noch eine Veränderung der Faserzelle, vorzeitige Abwerfung der Innenglieder mit Verwandlung derselben in die graue Flüssigkeit, Verkürzung der Zellen zu Hülfe genommen werden. Die unregelmässigen Falten schliessen aber auch vollständig umgewandelte Fasern ein, d. h. Randzellen mit glasigen Protoplasma und grossen runden Kernen. Nun sieht man an einzelnen Präparaten den Beginn der Faltenbildung in folgender Weise. Ueber dem völlig normalen vorderen Ende des Ringwulstes, an der Stelle der vorderen Capsel also, wo die Zellen die doppelte Höhe des späteren flachen Epithels haben, findet man eine etwa doppelt so hohe Schicht der grauen, geronnenen Flüssigkeit. Hier liegt auf den Innenenden der Fasern ein Haufen von Zellen, welche etwa in dreifacher Lage die Höhe der Flüssigkeit bis zum Linsenkörper nicht ganz durchdringen. Die Kerne dieser Zellen sind gross, die Grösse und Lage der Zellen ist ungleich, sie sind aneinander abgeplattet. Wo der Zusammenhang dieses Zellenhaufens mit den Fasern des regelmässigen Ringwulstes stattfindet, ist nicht ersichtlich. Der Zellenhaufen verschmälert sich nach der Seite und endigt sehr bald in zwei einzelnen Zellen, welche grösser als die übrigen, also ungehindert ausgebildet erscheinen. Verfolgt man dann die Endigung der Ringwulstfasern weiter nach der Seite, so begegnet man zuweilen ganz vereinzelten, ziemlich flachen Zellen, welche ganz für sich oder mit einer zweiten vereinigt auf der Innenfläche der Zellen des Ringwulstes liegen. Es sind dies ohne Zweifel abgesprengte Zellen von dem eben beschriebenen Zellenhaufen. Für die unregelmässigen Falten halte ich also die Entstehung aus solchen abgesprengten Zellen für erwiesen. So lassen sich mit Leichtigkeit die bizarren Formen dieser Falten erklären. Schon früher habe ich die Entstehung der Falten an der hinteren Capsel aus abgesprengten Zellen abgeleitet.

Die hintersten Fasern des Ringwulstes vor dem Uebergange desselben in den Linsenkörper sind gewöhnlich am regelmässigsten gebildet. Bei einfacher Faltenbildung ist immer der hinterste Theil des Ringwulstes aus normalen Fasern zusammengesetzt, welche allmählich in die zusammengeschrumpften letzten Fasern übergehen, und aus diesen entwickeln sich dann die kürzesten

Linsenfasern. Bei den unregelmässigen Falten des Reihers und der Ente wird aber auch dieser Theil des Ringwulstes in die Veränderung hineingezogen. Es schieben sich grosse Falten in die Endigung des Linsenspaltes hinein. Die hintersten Fasern werden dann in Grösse und Stellung sehr verändert. Sie grenzen zuweilen nach vorn an einen Abschnitt der Capsel, welcher nur mit sehr kurzen Zellen bedeckt, oder ganz von Zellen entblösst ist; dann stellen die letzten Zellen einen schmalen Fleck niedriger Zellen dar. In anderen Fällen hat sich die Richtung der letzten Fasern fast ganz der Richtung der Linsenfasern parallel gestellt. Zwischen diesen beiden hauptsächlichen Veränderungen der letzten Fasern kommen die mannigfachsten Uebergänge vor. Die Stellung der Kerne in diesen Fasern bleibt immer in dem äussersten Ende, aber die Richtung der Kernlinie stellt sich doch sehr verändert dar.

Auf die regelmässige Bildung des Linsenkörpers hat die Faltenbildung des Ringwulstes, auch die der hinteren Falten, nicht den geringsten Einfluss. Die kürzesten Linsenfasern sind völlig wie in normalen Linsen gebildet; sie wachsen ebenso zu den inneren Linsenfasern aus; die Kernzone zeigt ganz die gleichmässige Anlage und Figur, kurzum, in dem Bau des Linsenkörpers besteht zwischen Linsen mit Falten des Ringwulstes und zwischen normalen Linsen auch nicht der geringste Unterschied. Auf die Gestaltung des Linsenkörpers hat die Faltenbildung des Ringwulstes keinen Einfluss.

Die Frage, ob die Faltenbildung auf die Function der Linse, die Accomodation, Einwirkung ausübt, möchte ich mit „nein" beantworten. Die Vögel, bei denen ich die Faltenbildung nachgewiesen habe, sind sicher allen übrigen gleich gewesen, sie haben im Fliegen und Suchen der Nahrung keine Abweichung von den übrigen gezeigt. Die Accomodation muss also mit den Falten des Ringwulstes und der trüben Flüssigkeit im Linsenspalte ohne erhebliche Störung vor sich gehen. Es könnte daraus sich weiter die Folgerung ergeben, dass die Accomodationsbewegung der Linse nicht von dem Ringwulst abhängig ist, oder dieser nur ein Hülfsorgan ist, welches ausfallen kann. Aber ich muss gestehen, dass ich bei den Vögeln, bevor der Antheil der Linse bei der Accomodation fest zu bestimmen ist, eine Untersuchung des Corneakegels, seiner anatomischen Verhältnisse und seiner passiven Veränderungen bei der Accomodation für nöthig halte. Meine letzten Untersuchungen der Falten der $^3/_4$ jährigen Gans, welche neben einer Ablösung eines Theiles der Aussenwand des Ringwulstes nur einen schmalen Saum von vielfachen Kernen in gut ausgebildeten Fasern verschoben über den normalen Ringwulst des hinteren Endes zeigen, haben nun den Gedanken bei mir gereift, dass die Faltenbildung des Ringwulstes eine Entwicklungskrankheit darstellt. Ich habe sie gefunden schon im Embryo und während des Wachsthums der Linse, bei alten Thieren habe ich sie vermisst. Die hauptsächlich von mir untersuchten Thiere, Huhn, Ente, Rebhuhn, Reiher hatten das Alter von $^1/_4$ bis $^1/_2$ Jahr; das der Sperlinge ist natürlich nicht zu bestimmen. Die Gans von $^3/_4$ Jahren zeigte die Falten nur in der spärlichsten Entwicklung. Die Meinung, dass die Falten nur ein Entwicklungsstadium darstellen, welches durch zu rasche Entwicklung von Fasern verursacht, bei weiterem Wachsthum der Linse wieder verschwindet, also bei ausgewachsenen Vögeln nicht gefunden wird, liegt also sehr nahe. Auf den physiologischen Werth des Ringwulstes werfen die Falten jedenfalls ein neues Licht.

Erklärung der Tafel XXVI.

Die Zeichnungen sind mit Leitz VII, Ocular 1 herausgezogenen Tubus etwa 350facher Vergrösserung angefertigt.

Fig. 1. Falten des Ringwulstes der Ente.

A. Mitte der vorderen Capsel.

B. Ringwulst etwas vor dem vorderen Ende der processus ciliares. a = vordere Capsel, b = Linsenfasern, c = künstliche Lücke im Schnitt, d = grosse Zellen, e = niedriges Epithel der vorderen Capsel, f = geronnene Flüssigkeit.

Fig. 2. Falte an der hinteren Capsel von der Ente.

a = Haufen von Zellen, von welchem die Falte ausgeht, am Beginn der Kernzone, b = Linsenfasern, c = Kernzone, d = Flüssigkeit im Linsenspalt, e = Flüssigkeit um die Falte, f = Fasern und Kerne der Falte, g = Capsel.

Eine einfache Methode zur Darstellung der Gallencapillaren.

Von

Dr. med. **R. Heinz,**
Privatdocent an der Universität Erlangen.

Hierzu Tafel XXVII.

Die Darstellung der Gallencapillaren der Säugethierleber gehörte bisher zu den schwierigeren Aufgaben der histologischen Technik. Sie erfolgte entweder durch Füllung der Gallencapillaren mit Injectionsmasse von dem Ductus choledochus her, oder durch Imprägnation des Inhaltes der Gallencapillaren mit Edelmetallen nach *Golgi*. Jedes der beiden Verfahren verlangt, neben allgemeiner Beherrschung der feineren mikrokopischen Technik, eine besondere Einübung der speciellen Methode. Aber selbst bei tadelloser Ausführung sind die Leistungen beider Methoden keine gleichmässigen. Die Injectionsmasse dringt nicht in sämmtliche Gallencapillaren in gleichem Maasse ein; die Imprägnation mit Silbersalzen stellt nur diejenigen Gallencapillaren dar, die mit Secret angefüllt sind. Es ist daher mit diesen Methoden kaum möglich, stets einwandfreie Präparate zu erhalten.

Man kann aber die Gallencapillaren in ausgezeichneter Weise und gleichmässig gut zur Anschauung bringen durch ein denkbar einfachstes Verfahren: *durch Gefrierschnitt nach Formolbehandlung*. Voraussetzung ist nur, dass das zu untersuchende Stück absolut frisch ist, d. h. dem eben getöteten, noch lebenswarmen, Thier entnommen wird.

Das Formol ist zu einem unentbehrlichen Hilfsmittel der mikroskopischen Technik geworden. Es ist ein ausgezeichnetes Fixirungsmittel, und giebt beispielsweise Kerntheilungsfiguren, wie specifische Granulationen, sehr gut wieder; die rothen Blutkörperchen (bezw. ihre Vorstufen, die Erythroblasten) conservirt es in geradezu idealer Weise. — Das Formol wird theils als

Zusatzflüssigkeit zu anderen Fixirungsmitteln (z. B. Zenker'scher Lösung oder Sublimat-Eisessig-Mischung), theils allein angewandt. In letzterem Falle wird im Allgemeinen eine 10% Lösung (= 4% Formoldehyd) empfohlen. Nach einigen Autoren wirkt die 10% Lösung schrumpfend. Lubarsch empfiehlt daher in seinen „Ergebnissen der Allgemeinen Pathologie und pathologischen Anatomie“ I Ig., 2. Abtheilung „Technik“ S. 11 die Anwendung schwächerer (5—8%) Lösungen. Ich habe nun systematisch die Einwirkung von 5%, 7½%, 10%, 12½% und 15% Formol-Lösungen auf bestimmte Organe (Leber und Nieren) geprüft, indem ich in die betreffende Lösung eingelegte Stücke nach 12, bezw. 18, bezw. 24 Stunden mit dem Gefriermikrotom schnitt.[1]) — Schlecht conservirte Formolpräparate von Leber (und Niere) zeigen „glasige Schrumpfung“, d. h. die Zellen bekommen ein verwaschenes, homogenes, glasig-glänzendes Aussehen; dabei schrumpfen sie, die Leberbalken ziehen sich auf ein geringeres Volum zusammen, während die Zwischenräume (die Blutcapillaren) sich erweitern. Die 7½% Lösung bewirkt nun viel stärkere Verquellung der Zellen, als die 10% Lösung, und noch mehr thut dies die 5% Lösung. Es sind also schwächere Lösungen ungeeigneter als stärkere, analog der Kalilauge, die in starker Concentration die Zellen isolirt, in schwacher sie quellen macht und auflöst. Für die Kaninchenleber fand ich am geeignetsten 12½% Formollösung. Es kommt aber für die Gewinnung eines tadellosen Präparates nicht allein auf die Wahl der richtigen Concentration an, sondern vor Allem darauf an, dass das Gewebe lebensfrisch in die Fixirungsflüssigkeit gegeben wird. Leichenmaterial zeigt die „glasige Schrumpfung“ viel eher, als absolut frisches Material.

Bei Verwendung frischen Materials (Kaninchenleber) und der gleichen Formollösung fielen gleichwohl die Präparate durchaus nicht immer gleichmässig aus. Die peripheren Schichten des Leberstückes zeigten stets mehr oder weniger starke glasige Schrumpfung. Waren die Stücke sehr klein, so waren sie durch die ganze Dicke durch geschrumpft. Sie hatten dann ein reingraues Ansehen, und ziemlich feste Consistenz, sodass sie sich mit dem Gefriermikrotom sehr gut schnitten. Die leichte Schneid-

[1]) Für die Darstellung des Blutes und der blutbildenden Organe habe ich die 10% Lösung sehr bewährt gefunden. Vgl. Heinz: Ueber Blutdegeneration und Regeneration Ziegler's Beiträge, Bd. 29. 1901.

barkeit deutete immer schon auf verdorbene Präparate hin. Es erwies sich nun als praktisch — im Gegentheil zu dem Verfahren bei anderen Fixirungsmethoden —, ziemlich dicke Stücke (von circa 1,5 cm) in reichlichen Flüssigkeitsmengen (10 %, 12½ %, oder 15 % Formollösung) zu fixiren. Ein nach 24 Stunden angefertigter Querschnitt durch ein solches Präparat zeigt eine mehrere mm dicke Rindenschicht von rein-grauer Farbe und beträchtlicher Consistenz, weiter nach innen dagegen grau-röthliche Färbung und mindergute Schneidbarkeit. Eventuell findet sich in der Mitte eine blutrothe Partie; diese ist — ebenso wie die Rindenschicht — nicht zu brauchen. Dagegen giebt die grau-röthliche Partie, mit dem Gefrier-Mikrotom geschnitten, ausgezeichnete Präparate. Das Formol verbessert (auch in der grau-röthlichen Zone) die Schneidbarkeit des frischen Präparates mit dem Mikrotommesser ganz ausserordentlich. Ich konnte (mit dem ausgezeichneten, vielseitig verwendbaren, kleinen „Studenten-Mikrotom" von Jung) mit Leichtigkeit Gefrierschnitte von 5 μ Dicke herstellen.

Derartige Formol-Gefrierschnitte frischer Kaninchenlebern bieten nur Bilder, wie sie Figur 1a und b wiedergiebt, d. h. sie zeigen in schönster und deutlichster Weise die Gallencapillaren der Kaninchenleber in Quer- und Längsschnitt. Die Gefrierschnitte wurden mit Seibert Objectiv VII, Ocular III, bezw. II gemessen, bezw. gezeichnet. Die Zeichnungen sind im Maassstab 500 : 1 ausgeführt.

Die Dimensionen einer Anzahl gemessener Leberzellen betragen:

${}^{25,85}/_{22,00}\,\mu$ — ${}^{23,30}/_{20,35}\,\mu$ — ${}^{26,40}/_{25,85}\,\mu$ — ${}^{31,55}/_{22,00}\,\mu$ — ${}^{25,85}/_{24,75}\,\mu$ — ${}^{27,50}/_{23,30}\,\mu$ — ${}^{25,85}/_{23,65}\,\mu$ — ${}^{22,10}/_{20,35}\,\mu$ — ${}^{28,60}/_{20,90}\,\mu$ — ${}^{24,75}/_{18,15}\,\mu$.

Die Kerne der Leberzellen zeigen folgende Durchmesser:

8,80 μ — 9,07 μ — 8,80 μ — 9,35 μ — 8,80 μ — 8,25 μ — 8,,25 μ — 8,80 μ — 8,80 μ — 8,80 μ.

Die Gallencapillaren zeigten in Quer- wie Längsschnitt so scharfe Begrenzung, dass ihr Durchmesser leicht bestimmt werden konnte; er betrug:

1,65 μ — 1,65 μ — 1,92 μ — 2,20 μ — 1,65 μ — 2,20 μ — 1,92 μ — 1,65 μ 1,65 μ — 1,65 μ.

Ich habe nun versucht, ob man die Gallencapillaren nicht am ganz frischen Gefrierschnitt — ohne vorherige Formolbehandlung — zur Darstellung bringen kann. Man erhält wohl hier und da Präparate, an denen der Kenner Längs- oder Querschnitte von Gallencapillaren erkennt — aber nie so prägnante, überzeugende Bilder, wie nach Formolbehandlung.

Formol scheint besonders für mesenchymatische Gewebe ein vorzügliches Fixirungsmittel zu sein. Die Elemente des Bindegewebes, die Gefässendothelien, die weissen und rothen Blutkörperchen, wie ihre Kerntheilungsfiguren und Granulirungen giebt es in ausgezeichneter Weise wieder. Ebenso stellt es auch die Zellmembranen, bezw. Kittsubstanzen, zwischen Zellelementen deutlich dar. Dagegen lässt es die Structur der Zellen parenchymatöser Organe nicht vollständig unverändert. Es bewirkt an denselben, wie erwähnt, leicht eigenthümliche Verquellung der einzelnen Zellbestandtheile, sowie Schrumpfung der ganzen Zelle. Bei gut gelungenen Präparaten darf allerdings von wirklicher Schrumpfung der Zellen nicht die Rede sein. Immerhin scheint die Tendenz zur Zusammenziehung der Leberzellen neben der guten Erhaltung, oder sogar Festigung der „Wandung" der Gallencapillaren die Ursache zu sein, dass sich die letzteren nach Formolbehandlung in so ausgezeichneter Weise darstellen lassen. — Die Gewinnung des Präparates (Einlegen in 10—15% Formol auf 12—24 Stunden und Herstellung eines Gefrierschnittes) ist so einfach, dass sie in jedem mikroskopischen Curs durchgeführt werden kann.

Fig. 1a zeigt Gallencapillaren der Kaninchenleber im Querschnitt, Fig. 1b im Längsschnitt. Am oberen Ende von Fig. 1a sieht man, wie von dem Gallencapillarquerschnitt aus eine Secretcapillare aufsteigt, über die Mitte der Zelle verläuft und sich in zwei, ungefähr im rechten Winkel zu einander stehenden Röhrchen theilt. In Fig. 1b sehen wir eine Leberzelle allseitig von Gallencapillaren umschlossen. Solche Bilder finden wir sehr zahlreich: Es ist also kein Zweifel, dass in der Kaninchenleber reichlichste Netzbildung der Gallencapillaren vorkommt. Fig. 1c stammt von einem Präparat, das 18 Stunden in 15% Formollösung gelegen hatte. Hier beobachten wir an den den Gallencapillaren zugewandten Rändern der Leberzellen eine eigenthümliche Erscheinung. Der Rand erscheint nämlich wie ausgezackt oder ausgestanzt. Es handelt sich hierbei nicht etwa um ein Kunstproduct — etwa um beginnende Schrumpfung der Leberzellen, denn dann hätten nicht allein die den Gallencapillaren zugewandten, sondern sämmtliche Zellränder die Erscheinung zeigen müssen. Auch ist die Erscheinung keine zufällige; denn ich konnte sie an sämmtlichen, gut gelungenen Präparaten beobachten. — Frägt man sich nach der Deutung der Erscheinung, so kommt man unwillkürlich auf den Gedanken, dass dieselbe der Ausdruck von in den Zellleib eindringenden, feinsten Seitenästchen der Gallencapillaren — also von sogen. „Secretvacuolen" — sei. Wie wir später sehen werden, ist diese Deutung thatsächlich richtig.

Will man Dauerpräparate, die die Gallencapillaren in eindrucksvoller Weise zeigen, herstellen, so verfährt man nach folgender einfachen Methode. Man härtet ein mit Formol behandeltes Stück Kaninchenleber, das in dem Gefrierschnitt die Gallencapillaren deutlich zeigte, in 50 % bis 100 % Alcohol, bettet in Paraffin ein, und färbt die aufgeklebten Schnitte mit dem Ehrlich-Heidenhain-Biondi'schen Dreifarbengemisch (Präparat von Grübler) eine Stunde lang.[1]) Diese Färbung ist für unsere Zwecke geradezu ideal. Es werden nämlich durch sie — im Gegensatz zu anderen Färbungen — die Gallencapillaren, wie ihre feinsten Verzweigungen intensiv, carmoisinroth oder braunroth, gefärbt, sodass sie sofort in die Augen springen. Ausserdem werden durch das Orange des Farbengemisches die rothen Blutkörperchen deutlich hervorgehoben, sodass die Gefässe z. Th. wie künstlich injicirt ausschauen. Die Kerne sind grün, das Zellprotoplasma schwach röthlich, bindegewebige Substanzen sind rosa gefärbt. Sehr schön stellen sich auch die Gallengangsepithelien dar: Sie erscheinen scharf gegen einander begrenzt; ihr das Lumen des Gallenganges begrenzender Rand zeigt einen cuticula-ähnlichen Saum, der carmoisinroth gefärbt ist.

Figur 2a, b, c, d giebt Bilder von nach Ehrlich-Heidenhain-Biondi gefärbten Formolpräparaten bei 300 f. Vergrösserung wieder. Das Färbungsverfahren ist das denkbar einfachste, indem ja die Schnitte in einem Act — ohne irgend-

---

[1]) Es sind auch von anderen Seiten Methoden zur färberischen Darstellung der Gallencapillaren angegeben worden, z. B. von Kuppfer: Nachweis der Gallencapillaren durch Färbung. Sitzber. d. Münch. Ges. f. Morphologie u. Physiologie. 1889 S. 82.

Die Färbung mit Ehrlich-Heidenhain-Biondi'schem Farbengemisch findet sich u. A. in Schmorl-Untersuchungsmethoden, S. 138, erwähnt.

welche Vor- oder Nachbehandlung — gefärbt werden. Es kann also auch die Herstellung gefärbter Präparate in jedem histologischen Curs durchgeführt werden.

Figur 2 a zeigt uns ein eigenthümliches Bild. Wir sehen „Leberzellbalken" oder „Leberzellblätter", zwischen denen mit Blut gefüllte Capillaren verlaufen. Ueber die Leberzellbalken — und zwar über die Mitte der Zellen hinweg — ziehen nun eigenthümliche, stark (carmoisin-)gefärbte Gebilde hin. Dieselben stellen Bänder dar mit mannigfachen Einschnürungen und Ausbuchtungen; am besten kann man ihr Aussehen mit dem die Bandwurmglieder durchziehenden Geschlechtsapparat vergleichen. In zahlreichen dieser Bänder sieht man, genau in der Mitte, ein scharf begrenztes, intensiv (dunkel-carmoisin-)gefärbtes Rohr verlaufen. Dieses Rohr stellt eine Gallencapillare dar. Wir haben es also mit tangential getroffenen Gallencapillaren zu thun. Das bandwurmförmig gestaltete Band, das von der Gallencapillare durchzogen wird, gehört zweifellos der letzteren zu; die Ausbuchtungen desselben stellen Seitenzweige der Gallencapillare, „Secretvacuolen" dar, die in das Innere der Leberzelle hineingehen. Die Injectionspräparate von Hundelebern zeigen nur ab und zu eine Secretvacuole einer Gallencapillare aufsitzen (immer nur eine oder wenige in einer Zelle). Von vielen Forschern werden die Secretvacuolen als passagere Bildungen angesehen. Unsere gefärbten Präparate, die ganz den frischen entsprechen (vgl. Fig. 1c), zeigen, dass von den Gallencapillaren ein ganzes System von Seitenzweigen in jede einzelne Zelle hineingeht. Auch scheinen diese Seitenzweige durchaus persistente Bildungen zu sein. — Die Schilderungen beziehen sich, wie nochmals ausdrücklich betont werden soll, ausschliesslich auf das Kaninchen. Bei dem Kaninchen, das beständig einen vollen Magen hat, haben nicht, wie bei dem Fleischfresser, ausgesprochene Perioden von Verdauungsthätigkeit und Ruhe statt.

Fig. 2 a giebt eine Stelle wieder, die man allerdings nur selten (und rein zufällig) so glücklich trifft: sie zeigt nämlich die Vereinigung mehrerer Gallencapillaren, und ihre Mündung in einen Gallengang. Die Zeichnung ist genau nach dem Präparate angefertigt.

In Fig. 2 a sind Gallencapillaren tangential getroffen. Sie verlaufen über die Mitte der Zellbalken weg; das bandwurmförmige Band verdeckt die gerade unter ihm gelegenen Kerne zumeist. Die Figur stammt von einem Transversalschnitt durch ein Leberläppchen.

Fig. 2 b zeigt eine Gallencapillare — in etwas gebrochener Linie — zwischen zwei Leberzellbalken verlaufend. Fig. 2 b und 2 c stammen von einem Sagittalschnitt durch ein Leberläppchen.

In Fig. 2 d sehen wir Leberzellen von einem geschlossenen Netz von Gallencapillaren umgeben; ausserdem erkennen wir an den einander gegenüberstehenden Zellflächen von zwei Zellen Querschnitte von Gallencapillaren. Fig. 2 d stammt von einem Tangentialschnitt durch ein Leberläppchen.

Ich gebe zur bequemeren Orientirung in Fig. 3 a und b das schematische Bild eines Leberläppchens bezw. eines Leberzellbalkens wieder. Die Leberläppchen lassen sich als cylinderförmige Gebilde auffassen (am besten könnte man ihre Form mit der eines Bienenkorbes vergleichen). Durch einen Cylinder kann man sagittale, transversale und tangentiale (und Schrägschnitte) legen. Diese Bezeichnungen sind präcis und eindeutig, und sollten allein — an Stelle der leicht irreführenden Bezeichnungen: Längs- und Querschnitt — gebraucht werden.

Auf dem schematischen Bilde des Leberläppchens ist die Vena centralis mit ihren Verzweigungen blau, die Vena portae (+ Arteria hepatica) roth, die Gallencapillaren schwarz wiedergegeben. Auf dem Tangentialschnitt, wie dem Sagittalschnitt, sind die netzförmigen Verbindungen der Gallencapillaren eingezeichnet.

Man erkennt nun, wie auf einem Transversalschnitt leicht die Gallencapillaren tangential getroffen werden. Im einfachsten Falle erscheinen auf einem Transversalschnitt die Leberzellbalken aus einer einzigen Zellreihe bestehend, die zu beiden Seiten von Gefässcapillaren begleitet wird. Die Gallencapillaren verlaufen ziemlich genau über die Mitte der Zellen hinweg; die Zellkerne sind im Allgemeinen durch die intracellulären Verzweigungen der Gallencapillaren verdeckt. Diese intracellulären Verzweigungen stellen ein gezacktes Band dar, in dessen Mitte die Gallencapillare verläuft. Ist die letztere nicht genau tangential getroffen, so sieht man sie entweder schwach durchschimmern, oder man sieht nur die intracellulären Verzweigungen, bezw. einen Theil von ihnen, als blasseres, gezacktes Band.

Auf einem Sagittalschnitt ist, wie ein Blick auf die schematische Fig. 3 a bezw. 3 b lehrt, jede Gallencapillare beiderseitig von einem Zellstrang flankirt. Rechts und links von der Gallencapillare liegt je eine Reihe von Zellen mit deutlichen Kernen. Die Gallencapillare verläuft entweder gerade, oder schwach gebrochen.

In der schematischen Fig. 3 a sind auf dem Sagittalschnitt des Leberläppchens zwischen den parallel verlaufenden Gallencapillaren zahlreiche Anastomosen eingezeichnet. Solche Anastomosen finden sich in der That in reichstem Maasse. Es kommt daher häufig vor, dass man auf dem Sagittal- (wie Transversalschnitt) so gut wie auf dem Tangentialschnitt, einzelne Zellen rings umschliessende, Netze von Lebercapillaren findet. Ja, es können sogar zwei, hinter- (oder neben-) einander liegende, Zellen auf einem Sagittal- (oder Transversal-) Schnitt allseitig von Gallencapillaren umschlossen erscheinen (s. Fig. 2 c). Das kommt daher, dass die Leberzellbalken oder „Leberzellblätter" — wenigstens bei dem Kaninchen — durchaus nicht immer nur aus einem einschichtigen Zellblatt bestehen, sondern dass an manchen Stellen zwei, drei, vier Zellreihen direct — ohne Capillaren zwischen sich zu führen — zusammenstossen.

In Fig. 2 b wie 2 c sehen wir von längs getroffenen Gallencapillaren kurze Seitenstücke ausgehen, die zwischen zwei Leberzellen verlaufen, aber nur bis zu der Mitte der Scheidewand sich erstrecken und scharf in einem Gallencapillarquerschnitt enden. In Fig. 2 b sehen wir ausserdem zwei über die Mitte der Zellreihen verlaufende „bandwurmförmige" Bänder intracellulärer Gallencapillar-Verzweigungen durchschimmern. Jene Seitenstücke sind Verbindungsglieder, die von den längs verlaufenden Gallencapillaren zu senkrecht dazu gerichteten hingehen. Sie liegen entweder in der Schnittebene, oder steigen, wie z. B. in Fig. 2 b, schräg nach oben (oder in die Tiefe) und scheinen nur in derselben Ebene zu liegen. Hier verbinden sich auch tangential verlaufende (um eine halbe Zelldicke tiefer liegende, darum nur durchschimmernde) Gallencapillaren mit senkrecht dazu verlaufenden. Der Schnitt ist durch die Ebene m—m der beigefügten Zeichnung geführt zu denken, auf der die schwarzen Röhrchen Gallencapillaren bedeuten. Das Präparat

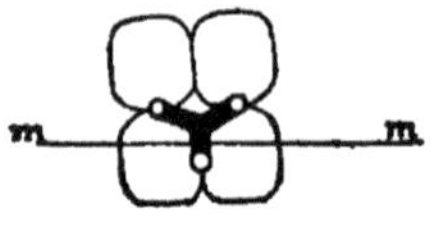

m m

giebt uns eine Vorstellung von den überaus reichen Netzverbindungen der Gallencapillaren.

Fig. 2 d zeigt eine Stelle aus einem Tangentialschnitt eines Leberläppchens. Dass es ein Tangentialschnitt ist, ergiebt sich daraus, dass die Capillaren quer getroffen sind. Wir sehen zwei benachbarte Zellen von einem geschlossenen Netz von Gallencapillaren umgeben; ausserdem erkennen wir die Querschnitte von längs verlaufenden Gallencapillaren an den einander gegenüberstehenden Flächen der betreffenden Zellen.

Aus unseren, genau nach dem Präparate angefertigten Zeichnungen ergiebt sich das Bestehen von massenhaften netzförmigen Verbindungen der Gallencapillaren bei der Kaninchenleber. Es ist dies eine Bestätigung der von anderen Forschern erhaltenen Resultate: sowohl mittels der Injections-, wie mittels der Imprägnationsmethode sind die Netzverbindungen constatirt worden. Wie Eingangs bemerkt, kann man mittels der genannten Methoden nicht mit Sicherheit sämmtliche Gallencapillaren zu Gesicht bringen. Unsere Methode, die sämmtliche Gallencapillaren gleichmässig gut darstellt, zeigt naturgemäss die reichsten und mannigfaltigsten Netzverbindungen.

Der Nachweis von Gallencapillaren, sowie den intracellulären Endigungen derselben am frischen Präparat ist schon mehrfach geführt worden; allerdings nicht an der normalen Leber, sondern bei gelegentlich beobachteter oder experimentell herbeigeführter Gallenstauung. So untersuchte Affanasiew (Zeitschrift für klinische Medicin Bd. VI 1883 S. 726) nach Jcteruserzeugung durch Toluylendiamin frische, zerzupfte Leberstückchen in Glycerin, und konnte sehr gut die Beziehungen der Gallencapillaren zu den Leberzellen beobachten. — Nauwerek beobachtete intracelluläre Gallengangsenden bei einem Fall ausgesprochener Gelbsucht, er untersuchte die Leberzellen frisch in Kochsalzlösung, zieht aber Fixirung mit Sublimat oder Flemming'scher Lösung vor. — Wie ich nachträglich ersehe, hat Browicz (Deutsche medicinische Wochenschrift 1897 No. 23) zur Darstellung von Gallencapillaren 2% Formalinlösung (mit nachfolgender Härtung und Färbung) angewandt. — Eine Methode zur Darstellung der Gallencapillaren (Kal.-bichrom. und Alcohol) giebt auch Fütterer an (Virchow's Archiv Bd. 160 S. 394).

Ueber Phagocytose der Lebergefäss-Endothelien.

Von

Dr. med. R. Heinz

Privatdocent an der Universität Erlangen.

Hierzu Tafel XXVII, Fig. II a und II b.

Nach den neuesten Untersuchungen von v. Kupffer[1]) sind die seinerzeit von ihm entdeckten berühmten „Sternzellen“ der Leber nicht extravasal gelegene Zellen, sondern gehören der Endothelauskleidung der Pfortadercapillaren an. Nach v. Kupffer besitzt das Endothel der Lebercapillaren in hervorragender Weise die Fähigkeit der Phagocytose. Es nimmt im Blute kreisende körperliche Partikel anorganischer wie organischer Natur in sich auf, — während dies die Endothelzellen anderer Gefässgebiete (mit Ausnahme von Milz, Lymphdrüsen, Knochenmark) nicht thun. Insbesondere werden die Zerfallsproducte von rothen Blutkörperchen von den Endothelzellen der Lebergefässe abgefangen und aufgespeichert. Für das ausgedehnte Vorkommen von Phagocytose seitens der Endothelien der Lebergefässe erhielt ich sprechende Beweise bei meinen Versuchen über die Wirkung der Blutkörperchengifte. Als Blutkörperchengifte bezeichne ich chemische Substanzen, die die rothen Blutkörperchen des vergifteten Thieres morphologisch verändern und (mehr minder rasch) zum Absterben bringen. Als Typus solcher Gifte kann Phenylhydrazin und seine Derivate gelten. Phenylhydrazin bewirkt das Auftreten von ein oder mehreren stark lichtbrechenden, mit Farbstoffen sich lebhaft färbenden Körnern oder Kugeln in sämmtlichen rothen Blutkörperchen des Versuchsthieres. Die veränderten Erythrocyten gehen im Verlauf von wenigen Tagen zu Grunde, worauf lebhafte Regeneration erfolgt, die in kürzerer

---

[1]) Ueber die sogenannten Sternzellen der Säugethierleber. Dieses Archiv Bd. 54, S. 254.

oder längerer Zeit zum vollständigen Ersatz der rothen Blutkörperchen führt. Ueber die Vorgänge der Blutdegeneration und Regeneration bei den fünf Wirbelthierklassen habe ich eingehend in Ziegler's Beiträgen zur pathologischen Anatomie, Bd. 29 (1901), berichtet. Das Verschwinden der veränderten rothen Blutkörperchen aus dem strömenden Blute erfolgt bei den Kaninchen innerhalb von 6 bis 8 Tagen, bei dem Huhn in 2 bis 3 Tagen. Die Blutkörperchen, bezw. ihre Zerfallsproducte werden hauptsächlich in Milz, Leber, Lymphdrüsen und Knochenmark aufgespeichert. In den Leberzellen von Kaninchen findet man reichlich gelbes, körniges, z. Th. die Eisenreaction gebendes Pigment. Dagegen habe ich nie innerhalb der Leberzellen ganze rothe Blutkörperchen finden können, wie dies Browicz nach Injection von (Blutkörperchen auflösender) Hämoglobinlösung in das Gefässsystem von Hunden beschreibt.[1]) Nach meinen Beobachtungen wird von den Leberzellen gelöster Blutfarbstoff aufgenommen, der sich dann in ihnen zu körnigem Pigment niederschlägt.

Die körperlichen Blutelemente werden dagegen in den mesenchymatischen Gewebsantheilen der Leber festgehalten, in Bindegewebszellen des interacinösen Gewebes, und namentlich in den Endothelien der Lebergefässe. Sehr deutlich war dies an den Lebern von Kaninchen und Hühnern, die 48 Stunden nach Injection von Phenylhydrazin untersucht wurden, zu constatiren.

Die Lebern wurden theils frisch im Gefrierschnitt, theils gehärtet und gefärbt, untersucht. — In meiner Arbeit über Blutdegeneration und Regeneration habe ich die Wichtigkeit der frischen Untersuchung speciell für rothe Blutkörperchen und ihre Zerfallsproducte, sowie für Blutbildungszellen und Blutbildungsorgane hervorgehoben. Ich habe ferner betont, welche ausgezeichneten Dienste, besonders bei Blutuntersuchungen, das Formol (10 % Lösung) leistet, das Gestalt wie namentlich Färbung der Erythrocyten in vorzüglicher Weise wiedergiebt. Als eine ideale Untersuchungsmethode habe ich Zerlegung mit dem Gefriermikrotom nach 12 bis 24 stündiger Behandlung mit 10 % Formol-Kochsalzlösung (0,6 %) befunden. Diese Methode leistete auch für die Untersuchung der Leber der Phenylhydrazin-vergifteten

[1]) Bulletin internat. de l' Acad. des Sciences de Cracovie 1899, Juli — Vgl. Bonnet-Merkel's Jahresbericht für 1899 unter „Leber".

Thiere sehr gute Dienste. In den Capillaren eines 5—10 μ dicken Leberschnittes sehen wir rothe Blutkörperchen von verschiedener Grösse und Form. Dieselben zeigen zum grössten Theil die in der oben angeführten Arbeit näher geschilderten, morphologischen Veränderungen. An der Wand der Capillaren beobachten wir nun allenthalben spindelförmig gestaltete Gebilde, die mehr minder weit in das Lumen der Capillaren hineinreichen. Diese Spindeln zeigen Körnchen der verschiedensten Grösse. Ein Theil dieser Körnchen ist scharf conturirt, stark lichtbrechend und deutlich gelb gefärbt. Die Erfüllung der Spindeln mit — gefärbten und ungefärbten — feinsten und gröberen Granulis ist so dicht, dass man nichts von Zellstructur entdeckt. Auch ein Kern ist nicht zu sehen. Dagegen erkennt man an sehr dünnen Gefrierschnitten (5 μ) deutlich einzelne rothe Blutkörperchen im Inneren der Spindeln. Dieselben zeigen die typischen Veränderungen durch Phenylhydrazin: einzelne oder zahlreiche, der Peripherie aufsitzende, stark lichtbrechende, gelb gefärbte Körnchen. Der Zellleib der Erythrocyten ist häufig blass gefärbt; nicht selten sieht man ganz entfärbte Schatten mit randständigen Körnchen. Manche Zellen sind ganz zerfallen; man sieht dann 4—5 Körnchen in rosenkranzförmiger Anordnung. Schliesslich sieht man mikrocytenähnliche Gebilde, Hämoglobintröpfchen, und ganz entfärbte, stark lichtbrechende Granula, — dazwischen gröbere und feinere, dunkle Körnchen.

Was stellen nun diese spindelförmigen Gebilde dar? Sind es angeschwollene Endothelzellen, oder sind es mit Bluttrümmern angefüllte, weisse Blutkörperchen, oder stellen sie etwa in Bildung begriffene, wandständige Thromben dar? Für die Beantwortung dieser Fragen dürfte es entscheidend sein, ob ein Kern nachweisbar und von welcher Beschaffenheit derselbe ist. Ich setzte daher zu dem frischen Präparat (Formol-Gefrierschnitt) wässrige Alaun-Hämatoxylinlösung. — Da tauchte in jeder einzelnen Spindel ein violett gefärbter, characteristisch geformter Kern auf. Figur 1a zeigt die Spindeln vor, Fig. 1b nach Hämatoxylinzusatz. Der Kern ist von ovaler Gestalt, ähnlich den Kernen der Endothelzellen. Es ist also sicher, dass die spindelförmigen Gebilde Endothelzellen darstellen. Allerdings sind diese Endothelzellen beträchtlich verändert. Sie haben an Grösse, insbesondere an Dicke, zugenommen. Ihre Dimensionen betragen: 17,60 : 11,55 μ — 19,80 : 11,00 μ —

18,70 : 12,10 μ — 17,87 : 12,10 μ — 19,25 : 11,00 μ. Die Kerne zeigen folgende Durchmesser: 9,35 : 5,50 μ — 9,90 : 6,05 μ — 8,80 : 4,95 μ — 9,35 : 5,5 μ — 9,90 : 5,50 μ. Auch sie sind vergrössert, insbesonders verbreitert. — Die Kerne der „ruhenden“ Endothelzellen der Leber zeigen mehr spindelförmige Form; die Kerne der in Phagocytose begriffenen Endothelien sind oval gestaltet. Die ersteren haben ferner ein mehr homogenes Aussehen, eine dichtere, weniger differenzirte Structur; sie zeigen nie die schöne Anordnung des Chromatingerüstes, wie die in Phagocytose begriffenen Zellen. Die Aufnahme von fremdem Körpermaterial scheint somit auf die Gefässendothelien der Leber einen formativen Reiz auszuüben, unter welchen sie schwellen und ihre Structur verändern. In einer mit Bluttrümmern erfüllten Endothelzelle konnte ich — allerdings als vereinzeltes Vorkommniss — eine schöne, typische Kerntheilungsfigur nachweisen.

Wie in der Kaninchenleber, beobachtete ich auch in der Leber des Huhns massenhafte, in Phagocytose begriffene Lebergefässendothelien. Hier beobachtet man sogar besonders prägnante Bilder, die den Zerfall der grossen Vogel-Erythrocyten in einzelne Theilstücke und deren Umwandlung in Pigment deutlich zeigen. Die Endothelzellen sind mächtig geschwollen; sie springen z. Th. halbkugelförmig in das Gefässlumen vor. Sie enthalten in ihrem Inneren stark veränderte, rothe Blutkörperchen, bezw. deren Zerfallsproducte. In den Leberzellen selbst konnte ich ebensowenig, wie in den Kaninchenleberzellen ganze rothe Blutkörperchen, oder Theilstücke von solchen, beobachten. In den Gefässendothelien des Huhns zerfällt oft der Zellleib des rothen Blutkörperchens in zahlreiche kleine gelbgefärbte Scheiben; man kann also hier einen directen Uebergang von geschädigten rothen Blutkörperchen in „Blutplättchen“ feststellen. Der Kern zerfällt in mehrere, zunächst noch gut färbbare, Partikel, die sich später im Zellprotoplasma auflösen. Die Blutscheibentrümmer schrumpfen zusammen, verändern dabei ihre Farbe von hellgelb zu ockergelb, verlieren sie z. Th. auch ganz. Die ockergelb gefärbten Pigmentkörnchen, wie die entfärbten Körnchen, können eine gewisse Zeit lang Eisenreaction geben.

Die Function der Phagocytose, die bei den Endothelzellen der Lebergefässe so ausgesprochen ist, ist bei den Endothelien der meisten anderen Gefässgebiete nicht zu finden. Die Endothelauskleidung der Gefässe verschiedener Organe verhält sich also functionell durchaus verschieden. Es ist bekannt, dass die Endothelzellen verschiedener Organe auch bedeutende morphologische Abweichungen zeigen können. So erscheint z. B. das Endothel der kleinsten Milzgefässe cubisch, epithelartig. — Milz und Leber sind diejenigen Organe, in denen Blutkörperchen und Blutkörperchentrümmer aus dem Blute fortgeschafft werden. Damit dies geschehen könne, müssen die Bluttrümmer zunächst in den feinsten Gefässverzweigungen festgehalten werden. Dies erfolgt durch die Endothelauskleidung dieser feinsten Gefässe, aber wie bemerkt, nicht in allen Organen, sondern vorzugsweise nur in Leber und Milz. Die Ursache ist die — zum Theil auch morphologisch nachweisbare — specifische Organisation der Gefässendothelien dieser Organe.

Aug. Weisbrod, Frankfurt a. M.

Aus dem Institut für allgemeine Pathologie der Universität zu Turin
(Director Professor G. Bizzozero).

Beitrag zur Histologie der functionirenden Milchdrüse.[1])

Von

Dr. **Donato Ottolenghi**

Assistenten.

Hierzu Tafel XXVIII und XXIX.

Die Structurveränderungen, die die Milchdrüse während der Milchsecretion aufweist, waren schon seit längerer Zeit Gegenstand zahlreicher Untersuchungen, ohne dass jedoch bisher, besonders was deren Deutung anbetrifft, eine vollständige Uebereinstimmung zwischen den Autoren, die sie studirten, möglich gewesen wäre. Eine der am meisten erörterten Fragen ist die, welchen Antheil das Drüsenepithel an der Secretion habe, indem Einige behaupten, dass während derselben regulärer und sehr bedeutender Zerfall von Epithelkernen stattfinde, an welchen die Secretionserscheinung als solche innig gebunden sei; während Andere der Meinung sind, dass die Secretion eine active Function der Drüse sei, die während der Lactation ihrer Epithelzellen nicht verlustig gehe. Zweifelhaft ist es auch, ob die in den lactirenden Mammas von Einigen beschriebenen Leucocyten bei der Milchbildung eine Rolle spielen.

Zu diesen und anderen Streitpunkten, auf die ich weiter unten noch zu sprechen kommen werde, gedachte ich nur durch vorliegende Untersuchungen, zu denen mich Prof. Bizzozero anregte — dem ich auch für die Anraten, die er mir gab, zu grossem Danke verpflichtet bin —, einen Beitrag zu liefern.

[1]) Die Resultate dieser Untersuchungen wurden zum Theil schon der K. Medicin. Academie in Turin (in der Sitzung vom 30. Juni 1899), sowie auf der (im April 1900 in Pavia abgehaltenen) XIV. Versammlung der Anatomischen Gesellschaft mitgetheilt.

Und da im Jahrgang 1899 der von Merkel und Bonnet herausgegebenen „Ergebnisse der Anatomie und Entwicklungsgeschichte“ ein ausführlicher Bericht von Prof. Bizzozero und mir über die über diesen Gegenstand bisher veröffentlichten Arbeiten erschienen ist (1), so halte ich es für überflüssig, hier eine historische Darlegung der Frage vorauszuschicken und behalte mir nur vor, wo es nothwendig erscheint, die Meinungen der Autoren zu erwähnen.

Meine Untersuchungen nahm ich am Meerschweinchen, Kaninchen, an Mus decumanus albinus und an der Kuh vor. Da die meisten Untersuchungen am Meerschweinchen ausgeführt wurden, so werde ich, der Uebersichtlichkeit wegen, zunächst und etwas ausführlicher die bei diesem von mir erhaltenen Resultate mittheilen und von den an den anderen Thieren gemachten Befunden nur die besonders interessanten beschreiben.

Meerschweinchen. Abgesehen von einigen Untersuchungen, die ich an trächtigen Meerschweinchen oder solchen, die mit der Lactation schon aufgehört hatten, vornahm, bediente ich mich in allen Perioden der Lactation stehender Meerschweinchen, und bei diesen untersuchte ich stets beide Drüsen, wobei ich die Durchschnitte vervielfältigte, um die verschiedenen Drüsenportionen möglichst vollständig kennen zu lernen.

Untersucht man Mammaschnitte von lactirenden Meerschweinchen, so gewahrt man leicht hier und dort besondere Körperchen im Epithel, die gewöhnlich aus einem Haufen homogener oder leicht gekörnter Substanz bestehen, der entweder Chromatintrümmer enthält, oder eine Art Kern, in welchem das Chromatin sich in intensiv gefärbten halbmondförmigen Schollen an der Peripherie desselben angesammelt hat, während im Centrum ein heller Hof besteht. Diese Körperchen sind unter dem Namen „Nissen'sche Kugeln“ bekannt, da Nissen sie zuerst beschrieben hat; sie wurden von den Forschern auf verschiedene Weise gedeutet. Nach einigen sind sie in Karyolyse stehende, von etwas Protoplasma umgebene Epithelkerne und bedeuten Zerfall des Drüsenepithels während der Milchsecretion; nach anderen stellen sie dagegen keinen Zerfall von Epithelkernen dar, sondern ständen vielleicht mit diesen in genetischem Zusammenhang, jedoch nur insofern, als sie eine Art von Nebenkerne darstellen, bei denen der chromatische Theil activ vom Kerne abgegeben werde. Noch andere möchten sie von Leucocyten herleiten; einige Forscher endlich behaupten, die in Rede stehenden Gebilde nur in Ausnahmefällen bemerkt zu haben, und zwar in ganz spärlicher Anzahl, weshalb sie, über deren Herkunft hinweggehend, meinen, diese Gebilde spielen keine bedeutende Rolle bei der Milchsecretion.

Um über den Ursprung der Nissen'schen Kugeln in's Klare zu kommen, schien es mir angebracht, vor Allem festzustellen, ob sie in den verschiedenen Lactationsperioden und bei den verschiedenen untersuchten Thieren ein constanter Befund seien; man hätte dann ein erstes Kriterium über ihre Bedeutung. Nunwohl, ich fand sie nicht nur bei allen von mir untersuchten Thieren, sondern auch in allen Lactationsperioden. Bei trächtigen Thieren, oder solchen, die seit mehreren Tagen zu stillen aufgehört hatten, traf ich, beim Meerschweinchen, nie typische Kugeln an. Die Kugeln haben ihren Sitz vorzugsweise im Epithel der vom Secret schon stark ausgedehnten Alveolen; während sie in den leeren oder fast leeren Alveolen fast gänzlich fehlen.

Nachdem ich so erkannt hatte, dass diese Körper in der secernirenden Drüse stets vorkommen, war noch deren Ursprung genau festzustellen; dieser wäre nun, dem Ausgang meiner Untersuchungen nach, ein doppelter. Denn während ein Theil, wie wir weiter unten sehen werden, vom Epithel herrührt, dürfte ein anderer beträchtlicher Theil von die Drüse infiltrirenden Leucocyten herzuleiten sein. Dass in der Drüse, während der Lactation, zahlreiche aus dem Interstitialgewebe ausgewanderte, durch das Epithel der Alveolen hindurch in das Lumen dieser eingedrungene Leucocyten vorhanden sind, war schon vor längerer Zeit von Rauber (9) constatirt worden. Es ist nun zu bemerken: 1. dass in der Wandung des Acinus, oder besser, innerhalb der Epithelzellen desselben, häufig jene Leucocytenvarietät vorkommt, die unter dem Namen Lymphocyten bekannt ist (Taf. XXVIII, Fig. 1a, b, 2a); 2. dass sich verschiedene Uebergangsformen von normalen Lymphocyten zu solchen Lymphocyten wahrnehmen lassen, bei denen der Kern jene besondere Anordnung des Chromatins aufweisst, die als characteristisch für die Nissen'schen Kugeln angesehen wird (Taf. XXVIII, Fig. 3a); 3. dass eine grosse Anzahl dieser letzteren genau dieselbe Grösse hat, wie die

Lymphocyten (Taf. XXVIII, Fig. 4). Uebrigens ist diese eigenthümliche Modification, besonders des in den Leucocyten enthaltenen Kernes,nichts Neues. Es genügt, als Beispiel nur anzuführen, dass Arnold (8) in den Leucocyten des Frosches Chromatolysen beobachtet hat, die er als den gewöhnlichen Nissen'schen Kugeln ganz ähnlich, darstellt. Aus allem diesem lässt sich schliessen, dass wenigstens ein Theil der Nissen'schen Kugeln wirklich von Lymphocyten herstamme.

Was die übrigen anbetrifft, sagte ich bereits, dass sie meiner Meinung nach in den Epithelzellen ihren Ursprung fänden. Und in der That konnte ich Reihen von Uebergangsformen vom normalen Epithelkern zur echten Nissen'schen Kugel wahrnehmen. Eine erste Uebergangsform ist durch eine ein- oder zweikernige Zelle dargestellt, in welcher der Kern oder einer der Kerne eine besondere Anordnung des Chromatins aufzuweisen beginnt, das ein homogenes Aussehen annimmt und sich an der Peripherie des Kernes anhäuft, während das Protoplasma intact bleibt (Taf. XXVIII, Fig. 5, 6, 7). In einem zweiten Moment drängt sich das Chromatin zu stets an der Peripherie gelagerten, homogenen, halbmondförmigen Häufchen zusammen, während bisweilen ein Chromatinklümpchen auch im Centrum des Kernes erscheint, dessen normale Structur infolgedessen gänzlich verloren geht. In der Folge sammelt sich ein Theil des Zellprotoplasmas um den veränderten Kern herum an und bleibt vom übrigen Zellkörper durch einen dünnen hellen Hof getrennt (Taf. XXVIII, Fig. 8 und 9); die Degeneration des Kernes schreitet fort, das Chromatin zerbröckelt sich immer mehr und mehr und häuft sich mitunter im Centrum des Kernes zusammen, endlich dringt die Kugel in's Alveolarlumen, wobei sie nicht selten in der dem Innern der Alveole zugewendeten Portion der Epithelzelle, die sie aufnahm, halbkugelförmige Incisuren zurücklässt (Taf. XXVIII, Fig. 10).

Diese Formen-Aufeinanderfolge, die sich in den günstigsten Fällen auf einem und demselben mikroskopischen Schnitte wahrnehmen lässt, stellt den Typus der gewöhnlich stattfindenden Alterationen dar; aber natürlich kommen Variationen vor, die nicht besonders geschildert zu werden brauchen, da sie, im Grunde genommen, identisch sind mit den mannigfaltigen Karyolyseformen, die in anderen Geweben beobachtet werden und die, in der Niere, schon von Schmaus und Albrecht (10) ausführlich beschrieben worden sind. Ich will hier nur noch einiger Befunde Erwähnung thun, die ein besonderes Interesse haben dürften.

Mustert man die beschriebenen Formen auf Schnitten von in Sublimat oder Zenker'scher Flüssigkeit fixirten und mit der Ehrlich-Biondi-Heidenhain'schen Mischung gefärbten Stücken, so lässt sich leicht erkennen, dass die in Frage stehenden Figuren vollkommen mit denen übereinstimmen, die Heidenhain (11) bei Tritonen in den drüsigen Adnexa der Kloake erhalten hat. Auch in unserem Falle bemerkt man, dass das eigentliche, intensiv grün gefärbte Chromatin oder Basichromatin die gewöhnliche Structur verloren hat, um sich oft unter der Form von mehr oder weniger grossen Klümpchen, oder zu verschieden grossen, mehr oder weniger zahlreichen Trümmern reducirt, an der Peripherie anzuhäufen, während ein Theil des Kernes, das hellroth gefärbte Oxychromatin oder Heidenhain'sche Lantanin (12) im Centrum des Kernes erscheint und zuweilen mit einem rundlichen Körperchen versehen ist, das, nach diesem Autor, dem Kernkörperchen entspreche (Taf. XXVIII, Figg. 19, 20, 21). Hier ist zu bemerken, dass Heidenhain bezüglich der beim Triton von ihm beschriebenen, mit den Nissen'schen Kugeln übrigens identischen Körper, erkannt haben will, es handle sich in seinem Falle um Zellen, die sich allmählich vom freien Drüsenrande zurückziehen, von den anliegenden Zellen überwuchert und bedeckt werden und nur der Membrana propria aufsitzen; später, bei fortgeschrittener Degeneration, bilden sie Körperchen, die in eine benachbarte Zelle hineinragen, weshalb sie auf den Schnitten als in einem mit einem anderen normalen Kerne versehenen Element eingeschlossene Körper erscheinen. Eines der Argumente, die diese Deutung stützen, ist das Fehlen von zweikernigen Zellen in den Tritondrüsen. Wenn nun auch in meinem Falle zuweilen etwas Aehnliches vorkommen kann, steht doch fest, dass wenigstens ein grosser Theil der Kugeln aus den gegebenen Zellen hervorgeht, in denen sie wahrgenommen werden. Dies beweisen die zahlreichen zweikernigen Zellen in der Milchdrüse des Meerschweinchens, die Anwesenheit von Chromatolysen bei intactem umliegendem Protoplasma, die einen der Kerne einer Zelle befällt, während der andere normal ist; ferner die Thatsache, dass ich nie den Heidenhain'schen ähnliche Figuren wahrnahm, die darauf hindeuten, dass eine Zelle an Volumen abnimmt und sich zwischen den anderen Figuren verbirgt, Figuren, die doch angesichts der Häufigkeit der Nissen'schen Kugeln in zahlreicher Menge sich darbieten müssten.

Nicht selten nimmt man in mit der Biondi'schen Mischung gefärbten Präparaten Formen wahr, die man am passendsten als Chromatolysen bezeichnet; man sieht nämlich den Kern nicht mehr roth gefärbt, mit Klümpchen grüner Substanz, sondern derselbe erscheint gelbgrau oder grüngelb gefärbt, als hätte das Chromatin sich aufgelöst und als wäre es zum Theil fortgeschleppt worden. Man glaubt, ein homogenes Klümpchen (Taf. XXVIII, Fig. 23) vor sich zu haben, das sich nur zuweilen durch eine ganz leichte, grünliche Färbung (Taf. XXVIII, Fig. 22) und, in manchen Fällen, durch einige ganz kleine, grüne Körnchen, sowie durch seine Lagerung innerhalb der Zelle und seine Grösse als Kern offenbart.

Eine weitere Besonderheit, die mir erwähnenswerth scheint, und die sich bei Osmiumpräparaten wahrnehmen lässt, ist die Anwesenheit von wahrscheinlich aus dem Epithel herstammenden, neben dem veränderten Kern gelagerten, ein Fetttröpfchen enthaltenden Kugeln (Taf. XXVIII, Fig. 10).

Aus dem oben Dargelegten geht klar hervor, dass während der Milchsecretion eine gewisse Anzahl Kugeln auf Kosten des Epithels entsteht und dass also ein Zerfall des Drüsenparenchyms stattfindet, ein Zerfall, der hauptsächlich die Kerne und nur zum ganz geringen Theile das Zellprotoplasma betrifft. Wie findet nun die Regeneration des so veränderten Epithels statt?

Nissen (6), der sich zuerst mit dieser Frage befasste, stellte die Hypothese auf, dass die Regeneration durch directe Theilung der normal gebliebenen Kerne erfolge, führte jedoch zur Stütze seiner Meinung keinen Beweisgrund an. Von den anderen Autoren, die einen Kernzerfall annahmen oder beobachtet hatten, meinten Coen (13) und Duclert (14), dass die Regeneration durch Mitose, Michaelis (5), dass sie durch directe Theilung erfolge. Steinhaus (15) sagt, dass in der Drüse des Meerschweinchens während der Lactation Mitosen mit parallel zum Alveolencontour gerichteter Theilungsachse auftreten, aus denen dann zweikernige Zellen resultiren; und Mitosen wurden auch von Krause (16), Kadkin (17) und Anderen wahrgenommen. Andere Forscher endlich, Bizzozero und Vassale (4), Szabó (18), und auch Unger (2) und Michaelis (5), fanden nur in den allerersten Tagen der Lactation Mitosen, in der Folge keine mehr. Ich habe mich eingehend mit diesem Problem befasst, umsomehr, als mir für einen Theil der Nissen'schen Kugeln die Erklärung des Ursprungs aus dem Epithel, wie sie vor Kurzem gegeben wurde, keine erschöpfende schien, wenn nicht zugleich festgestellt würde, in welcher Weise der Widerersatz der verlorenen Kerne erfolge.

Vor Allem vermochte ich in der functionirenden Meerschweinchendrüse leicht das Vorhandensein von zahlreichen Formen zu erkennen, die sich nicht anders denn als Repräsentanten einer directen Theilung deuten lassen. Sie treten gewöhnlich in Alveolen mit engem Lumen und hohem Epithel auf, und, wie neuerdings schon Michaelis (5) bemerkte, lassen sich alle Uebergangsstadien verfolgen vom normalen Epithelkern zum grösseren und noch rundlichen, dann zum länglichen Kerne, zum biscuitförmigen mit zwei Kernkörperchen, und endlich zu Zellen mit zwei, zuerst dicht bei einander, dann etwas entfernt von einander liegenden Kernen. Und oft erscheinen zwei oder mehr dieser auf einander folgenden Figuren in einer und derselben Alveole (Taf. XXVIII, Fig. 11).

Die Amitose vermag die Reproduction der zerfallenen Kerne wohl leicht zu erklären, wenn die Chromatolyse in einer zweikernigen Zelle nur einen derselben befällt; aber sie reicht nicht mehr aus, wenn beide Kerne oder der einzige nur vorhandene Kern einer Zelle zu Grunde gehen. Einerseits lässt sich in der That annehmen, dass eine ihrer Kerne beraubte Zelle in toto zu Grunde gehen müsse; andererseits vermochte ich nie wahrzunehmen, dass der Amitose Zelltheilung auf dem Fusse folgte. Wie werden also die zu Grunde gegangenen Elemente wieder ersetzt? Es gelang mir festzustellen, dass karyochinetische Theilung stattfindet, denn bei allen untersuchten Meerschweinchen traf ich in ziemlich grosser Anzahl typische Mitosenfiguren an. Sie treten überall in der Drüse auf, auch in den vom Secret ausgedehnten Alveolen, jedoch gewöhnlich weniger spärlich und constanter in bestimmten Theilen, die hier etwas eingehend beschrieben werden müssen, um so mehr, als sie bisher von Anderen nicht beobachtet wurden. Nur R. Heidenhain (19) und auch Jakowsky (20) scheinen sie bemerkt zu haben, legten ihnen jedoch keine Bedeutung bei.

Macht man durch die Meerschweinchenmilchdrüse zahlreiche Schnitte in verschiedener Richtung, so bemerkt man stets Parenchyminseln, die eine ganz andere Structur aufweisen als das umliegende Gewebe, das genau der Beschreibung entspricht, welche die Autoren von ihm gegeben haben und in voller Functionsthätigkeit erscheint. Diese Inseln sind einander nicht gleich, sondern von verschiedenem Aussehen, doch lassen sich zwei Typen unterscheiden; und wie von einem Typus ein allmählicher Uebergang zum anderen, am peripheren Theil der Inseln bestehenden zu erkennen ist, so besteht auch keine deutliche Grenze, sondern nur ein allmählicher Uebergang zwischen ihnen und dem functionirenden Parenchym.

Die zum ersten Typus gehörenden Inseln (Taf. XXVIII, Fig. 13) bestehen aus Alveolen mit mässig weitem Lumen, mit kubischem Epithel, bläschenartigen Kernen und Protoplasma, das oft grosse Fetttropfen enthält, jedoch nicht jene besondere, radiär zur Alveole angeordnete Streifung aufweist, wie sie schon von Bizzozero und Vassale beschrieben worden ist und die man bei den gewöhnlichen Drüsenzellen beobachtet (Taf. XXVIII, Fig. 22). Diese Alveolen sind jedoch vor Allem durch eine dichte Infiltration von Leucocyten, auch eosinophilen, characterisirt, welche letzteren nicht nur im interstitiellen Bindegewebe, sondern auch in den Epithelzellen und im Alveolarlumen sehr zahlreich vorkommen und bald normal sind, bald mehr oder weniger tiefe Veränderungen an ihrem Kerne aufweisen. Mitunter ist die Leucocyteninfiltration eine so dichte, dass sich im infiltrirten Gewebe die Drüsenstructur nur mit Mühe erkennen lässt; an der Peripherie dieser Herde nimmt jedoch die Zahl der Leucocyten ab, die Alveolen lassen sich hier deutlich erkennen, und man hat so die gewöhnlichen Alveolen oder die der zum zweiten Typus gehörenden Inseln vor sich. Im Lumen der in Rede stehenden Acini finden sich ausser Leucocyten Fetttröpfchen und unregelmässige colloidartige Massen. Was jedoch in diesen Inseln vielleicht den bedeutendsten Befund ausmacht, ist, dass hier constant zahlreichere Epithelmitosen vorkommen, als im functionirenden Parenchym.

Endlich erwähne ich noch, als Besonderheit, die einiges Interesse haben dürfte, dass diese Inseln sehr häufig, wenn auch nicht ausschliesslich, Alveolen aufweisen, die dadurch characterisirt sind, dass das Protoplasma aller oder einiger ihrer Zellen eine grosse Menge verschieden grosser Granula enthält (Taf. XXVIII, Fig. 14), die nur sehr selten beträchtlichere Dimensionen, bis zu den von 6—7 μ im Durchmesser messenden Körperchen annehmen, und die sich den Farbstoffen gegenüber verschieden verhalten, da einige die gleiche Färbung annehmen, wie der übrige Zellkörper, während andere sich lebhaft mit Safranin und anderen basischen Farben färben. Diese Granula, die auch Unger in einigen Fällen wahrnahm, wurden eingehend von Duclert beschrieben, der sie bei Meerschweinchen, die eben geworfen hatten, antraf und für Producte einer Colloidentartung des Protoplasma's und die einzigen späteren Constituenten der Colostrumkörperchen hielt. Ich habe keine Beweisgründe, die mir gestatteten, eine Hypothese über ihren Ursprung aufzustellen, möchte jedoch bemerken, dass ich sie bei Meerschweinchen nicht nur gleich nach der Entbindung, sondern auch in den spätereren Lactationsperioden antraf.

Nachdem ich die Structur der zum ersten Typus gehörenden Inseln in aller Kürze beschrieben habe, kann ich, deren Hauptmerkmale zusammenfassend, sagen, dass sie sich vom functionirenden Parenchym differenziren: 1. durch die dichte Leucocyteninfiltration; 2. durch die Anwesenheit von colloidartigen Schollen in den Alveolen; 3. durch die Spärlichkeit wirklichen Secrets, das hier fast nur auf wenige Fetttröpfchen reducirt ist; 4. durch die grössere Constanz und grössere Anzahl der Mitosen; 5. durch das Fehlen der Streifung im Zellenprotoplasma.

Die zum zweiten Typus gehörenden Inseln (Taf. XXVIII, Fig. 15) bestehen aus Alveolen, die ganz das gleiche Aussehen haben, wie die Alveolen einer Milchdrüse bei Meerschweinchen, die seit einigen Tagen zu stillen aufgehört haben. Es handelt sich nämlich um Alveolen mit engem Lumen, die mit niedrigem Epithel ausgekleidet sind, dessen Zellen aus einem hellen, spärliche Fetttröpfchen enthaltenden und keine Streifung aufweisenden Protoplasma und einem etwas geschrumpften, ziemlich stark gefärbten Kerne bestehen; sie liegen zusammengedrängt bei einander und bilden so kleine Läppchen, die von an Leucocyten — besonders eosinophilen — reichem Bindegewebe umgeben sind. In der Alveolarhöhle finden sich gewöhnlich einige Leucocyten, colloidartige Massen und ferner grosse einkernige Zellen, die das gleiche Aussehen haben wie die von Bizzozero und Vassale in der Meerschweinchenmilchdrüse nach der Lactation angetroffenen und von ihnen für Phagocythen gehaltenen contractilen Zellen. Diese Zellen enthalten zuweilen Fetttröpfchen in ihrem Innern; nicht selten liegen sie den Colloidmassen fest an, und in manchen Fällen findet sich ihr Kern in karyochinetischer Theilung, wie dies eben Bizzozero und Vassale nach der Lactation und ich bei trächtigen Meerschweinchen beobachtet haben.

Mitosen kommen endlich, und oft in zahlreicher Menge, in den Epithelzellen der Alveolen vor.

Die zum zweiten Typus gehörenden Inseln sind also gegenüber den zum ersten Typus gehörenden und dem übrigen Gewebe characterisirt: 1. durch das allgemeine Aussehen, welches das einer colostrirenden Drüse ist, 2. dadurch, dass sie Colloidschollen und die von Bizzozero und Vassale beschriebenen grossen Zellen in den Alveolen enthalten, 3. durch die Leucocyteninfiltration, die eine weniger reichliche ist als in den Inseln des ersten Typus, aber eine reichlichere als im functionirenden Parenchym. Dagegen haben die Inseln des zweiten Typus mit denen des ersten Typus gemein: 1. das Fehlen jener radiär zur Alveole angeordneten Streifung, wie sie das Protoplasma der Zellen der übrigen Drüsentheile aufweist, 2. dass in ihnen constanter und in grösserer Anzahl Mitosen auftreten als in den übrigen Drüsentheilen.

Lässt sich nun aus den oben beschriebenen, von den beiden Inselarten aufgewiesenen Structurbesonderheiten etwas über deren Bedeutung ableiten? Mir scheinen diese Inseln in zeitweiligem Ruhezustande verharrende Drüsentheile zu sein. Der Einwand, der vielleicht erhoben werden könnte, dass die Inseln des ersten Typus von der Drüsenfunction unabhängige accidentelle pathologische Erscheinungen seien, ist schon deshalb nicht statthaft, weil sie constant vorkommen und weil, ausser der Function selbst, jede abnorme Bedingung fehlt, die sie hervorgebracht haben könnte. Was nun die Anwesenheit von zahlreichen Leucocyten anbetrifft, so lässt sich diese leicht erklären, wenn man annimmt, dass diese Alveolen nicht mehr activ functioniren und deshalb etwas stagnirendes Secret in ihnen zurückbleibt. Es wird alsdann hier etwas Aehnliches stattfinden wie in den Milchdrüsen eines Thieres, bei dem das Säugen verhindert wird: von allen Seiten strömen Leucocyten herbei, deren Aufgabe es aber ist, das nicht mehr entleerte Secret zu resorbiren, sei es, dass sie sich in typische

Colostrumkörperchen verwandeln, sei es, dass sie es auf den Lymphwegen in die benachbarten Lymphdrüsen schleppen.

Was die Inseln des zweiten Typus anbetrifft, so könnte man meinen, dass es in der Entwicklung zurückgebliebene Drüsenportionen seien, die sich erst später vollständig entwickeln werden. Sie erscheinen jedoch constant in allen Perioden der Lactation, vom ersten Anbeginn bis zu den letzten Tagen derselben. Ausserdem spricht das Vorhandensein von Fett und von fetthaltigen Phagocyten in den Alveolen dafür, dass hier eine Secretion schon stattgefunden habe; wie denn auch der allmähliche Uebergang von ihnen zu offenbar functionirenden Regionen, der bei Meerschweinchen in allen Lactationsperioden zu beobachten ist, darthut, dass sie nicht als Theile für sich, sondern nur als Zwischenstadien betrachtet werden können. Man könnte auch vermuthen, dass diese Inseln, bei Meerschweinchen fast am Ende der Lactation, schon definitiv in den Ruhezustand getretene Theile darstellen; aber auch dies ist wegen der constanten Anwesenheit von Mitosen auszuschliessen. Denn diese lassen sich nur als eine Erscheinung deuten, die entweder ein Wachsthum des Drüsengewebes oder den Wiederersatz der erlittenen Verluste offenbart. Ersteres steht schon von vorn herein mit der oben aufgestellten Hypothese in Widerspruch, und Letzteres liesse sich nicht gut mit ihr in Uebereinstimmung bringen; denn wenn es sich um Theile handelte, die nicht mehr functioniren, liesse sich nicht begreifen, warum sie einige verloren gegangene Elemente wiederersetzen sollen, da sie ja doch einer nahe bevorstehenden Involution unterliegen müssen.

Diese Einwände ausgeschlossen, liesse sich also denken, dass die Milchdrüsenfunction beim Meerschweinchen, im Grossen und Ganzen, in folgender Weise vor sich gehe: Die Epithelzellen bereiten die abzusondernden Stoffe vor und sammeln sie in ihrem Innern (Alveolen mit geringem Lumen und hohem Epithel); das Secret wird dann nach und nach in die Alveolarhöhle ergossen, die an Umfang zunimmt und die vom Epithel eingenommene Fläche gleichzeitig platt drückt und in Folge dessen ausdehnt; und eben in diesem Stadium treten gewöhnlich die Karyolysen und Nissen'schen Kugeln auf. In der Folge gehen die Alveolen in einen Ruhezustand über, die Leucocyteninfiltration wird stärker, vielleicht wegen Vorhandenseins eines stagnirenden Secretrestes, dem sich auch das Auftreten der grossen, von Bizzozero und Vassale beschriebenen, Zellen hinzugesellt; und inzwischen vermehrt sich das Epithel durch Mitose, um — was in diesem Ruhezustande leichter vollzogen werden kann — die an Kernen erlittenen Verluste wieder zu ersetzen. Später nimmt die Infiltration ab, das Parenchym nimmt mehr das Aussehen eines im Ruhezustande verharrenden Parenchyms an und es entstehen die Inseln des zweiten Typus, die man als colostrirende bezeichnen könnte und die nunmehr die Function und das Aussehen einer secernirenden Drüse wieder erlangen. Natürlich treffen diese Erscheinungen abwechselnd die verschiedenen Drüsenportionen, sodass in jeder Periode augenscheinlich functionirende Theile, in den Ruhezustand übergehende Theile und vollständig ruhende Theile vorhanden sein werden, welche letzteren, eben weil die Alveolen nicht vom Secret ausgedehnt sind und das Epithel nicht mit Secretionsstoffen angefüllt ist, nur einen ganz geringen Theil des Drüsenvolumens ausmachen.

Bevor ich die bei den anderen Thieren erhaltenen Resultate mittheile, will ich noch zwei das Meerschweinchen betreffende Besonderheiten erwähnen. Die erste betrifft die Anwesenheit von Fett im Innern einiger Drüsenzellenkerne, und zwar in mehr oder weniger grossen Tröpfchen, gewöhnlich aber unter der Form eines grossen Tröpfchens, das oft den Kern bedeutend ausgedehnt hat. Um festzustellen, ob das Fett sich wirklich im Innern des Kernes findet und nicht einfach demselben anliegt oder so auf ihn drückt, dass es, wie Michaelis (5) annahm, von diesem wie von einer Kappe umhüllt wird, bediente ich mich zweier Kunstmittel, die mir als genügend zuverlässig erschienen. In Hermann'scher Flüssigkeit fixirte Drüsenschnitte werden zwischen zwei Deckgläschen eingeschlossen, sodass man sie bei starker Vergrösserung von beiden Seiten prüfen und sich so leicht überzeugen konnte, dass das Fett sich wirklich innerhalb des Kernes befand. Ebenso lässt sich an Schnitten von in Hermann'scher Flüssigkeit fixirtem Material, wenn sie unter dem Mikroskop mit Terpentinessenz behandelt werden, beobachten, dass das Fetttröpfchen allmählich erblasst und dann verschwindet und an seiner Stelle eine Vacuole zurückbleibt, deren Durchsichtigkeit die intranucleäre Lage ziemlich gut zu erkennen gestattet. In der Mehrzahl der Fälle weist der Kern, nach Auflösung des

Fettes, ausser der erwähnten Vacuole, kein deutliches Zeichen von Veränderung auf, weshalb sich sehr schwer bestimmen lässt, welches das Endschicksal dieser Kerne ist und ob das Fett eine Degeneration derselben oder eine an der Secretion sich betheiligende Form darstellt. Zu Gunsten dieser letzteren Hypothese spräche die Thatsache, dass ich in dem des Fettes beraubten Kerne nur in ganz seltenen Fällen Zeichen von Caryolyse sah, sowie dass die in Rede stehenden Kerne fast ausschliesslich in kein Secret enthaltenden und mit sehr hohem Epithel ausgekleideten Alveolen vorkommen, d. h. in solchen, die sehr wahrscheinlich erst anfangen abzusondern.

Die andere Besonderheit betrifft das constante Vorhandensein einer grossen Anzahl Leucocyten in der functionirenden Drüse, was ich schon weiter oben, wo ich vom Ursprung der Nissen'schen Kugeln sprach, erwähnte. Ausser den verschiedenen Leucocytenformen, die eosinophilen natürlich mit einbegriffen, die Michaelis dagegen nur als der Trächtigkeit eigen ansieht, fand ich auch ziemlich zahlreiche Mastzellen, besonders in dem reichlicheren Bindegewebe, das die Ausführungsgänge umgiebt oder die Läppchen von einander trennt. Was nun die eosinophile Granula enthaltenden Elemente anbetrifft, so lässt sich leicht wahrnehmen, dass viele von diesen unverändert in die Alveolarhöhlen gelangen und zuweilen in so grosser Menge, dass sie eine Alveolengruppe vollständig füllen. In anderen Fällen dagegen können sie verschiedene Veränderungen an ihrem Kerne erfahren (Taf. XXVIII, Fig. 16) und ausserdem in ihrem Innern entweder vollkommen normale oder weniger intensiv als gewöhnlich sich färbende Granula, oder auch anscheinend aus Modificationen der Granula hervorgegangene und sich zu rundlichen, durch Eosin rosa gefärbten, colloidartigen Massen verschmelzende homogene Schollen aufweisen (Taf. XXVIII, Fig. 17 u. 18), und bald im Epithel, bald im Alveolarinnern sich finden. Manche dieser Modificationen der eosinophilen Granula entsprechen übrigens ziemlich genau den schon von Heidenhain (9) in den Leucocyten des Salamanders als solchen beschriebenen.

Mus decumanus albinus. In den functionirenden Drüsen dieses Thieres, wie auch in denen des Kaninchens, vermochte ich, trotz allen Forschens, keine im Ruhezustand befindliche Parenchyminseln, die den beim Meerschweinchen beschriebenen entsprächen, anzutreffen. Da jedoch bei diesen Thieren die Mammae eine grosse Fläche einnehmen, und sich deshalb nicht so leicht vollständig durchforschen lassen, kann ich deren Vorhandensein nicht mit Bestimmtheit ausschliessen.

In dem die Alveolen bekleidenden und je nach deren Füllungszustand mehr oder weniger hohen Epithel sah ich nie zweikernige Zellen oder Figuren von directer Theilung, wohl aber viele Mitosen (Taf. XXIX, Fig. 31), die bald wie zu Herden vereinigt, bald in den Alveolen der Lappen zerstreut auftraten. (Um eine genauere Vorstellung von ihrem relativen häufigen Vorkommen zu geben, bemerke ich hier, dass ich in einer Drüse, in welcher sie besonders zahlreich waren, in gewissen Portionen 6—7 auf je einem von fünf oder sechs aufeinanderfolgenden 15 mm^2 breiten und 6 μ dicken Schnitten fand, in anderen hingegen auf einer grossen Anzahl von Schnitten nur 1—2). Es fanden sich hier auch ziemlich viele Nissen'sche Kugeln (Taf. XXIX, Fig. 30) und Karyolysen derEpithelkerne (Taf. XXIX, Fig. 29), sowie Einschnitte in den freien Zellenrand dort, wo eine Nissen'sche Kugel schon in die Alveole gedrungen war. Alles dies ist dem sehr ähnlich, was man bei Meerschweinchen beobachtet, weshalb ich nur zu bemerken brauche, dass ich mich auch bei Mus davon überzeugen konnte, dass ein Theil der Nissenschen Kugeln wirklich aus den Epithelelementen der Alveolen hervorgeht.

Auch bei diesem Thiere beobachtet man Leucocytenwanderung durch das Epithel hindurch (Taf. XXIX, Fig. 29 a) in die Alveolen.

Das interstitielle Gewebe ist sehr spärlich und enthält ziemlich viele, auch eosinophile, Leucocyten, sowie viele Mastzellen, die der Membrana propria der Alveolen und der Ausführungsgänge aufliegen.

Kaninchen. Die die Milchdrüsenfunction begleitenden Structurveränderungen sind den beim Meerschweinchen beobachteten ähnlich: sehr zahlreich sind die zweikernigen Zellen, ziemlich häufig die Figuren directer Theilung, die Kerncaryolysen (Taf. XXIX, (Fig. 25) und Nissen'schen Kugeln (Taf. XXIX, Fig. 26), ziemlich zahlreich die Kerntheilungsfiguren (Taf. XXIX, Fig. 27). Auch bei diesem Thiere beobachtet man Leucocyteninfiltration im Alveolarepithel (Taf. XXIX, Fig. 27 a), und Formen von Nissen'schen Kugeln, die aus der Veränderung dieser hervorgegangen zu sein scheinen, während andere als aus den Drüsenzellen herrührend erkannt werden. In den wenig Secret enthaltenden Alveolen dehnen sich die Epithelzellen stark in die Länge aus und zwar, dicht zusammengedrängt wie sie sind, meistens gegen die Alveolarhöhle hin, sodass sie keulenförmig erscheinen, mit den Kernen im breiteren Theil der Zelle. Sammelt sich aber das Secret im Bläschenlumen an, so werden sie niedriger und an der Basis breiter, und bisweilen werden sie durch die grosse Secretansammlung so stark abgeplattet, dass sie wie ein ganz feiner Streifen erscheinen.

Das interstitielle Gewebe erscheint, je nachdem die Alveolen mehr oder weniger ausgedehnt sind, mehr oder weniger reichlich und enthält eine ziemlich grosse Anzahl Leucocyten, jedoch sehr spärliche eosinophile. Mastzellen werden, jedoch in ganz spärlicher Anzahl, hier und dort wahrgenommen. Bei einigen Thieren traf ich ferner im Bindegewebe und am Knotenpunkt mehrerer Alveolen mit einem gut scheinbaren Kern versehene Elemente an (Taf. XXIX, Fig. 28 a), die in ihrem Innern zahlreiche mehr oder weniger grosse, durch Osmiumsäure schwarz oder braun gefärbte Tröpfchen enthielten und deren Bedeutung ich nicht zu präcisiren vermag.

Kuh. Meine Untersuchungen nahm ich an den Milchdrüsen von 7 frisch geschlachteten ausgewachsenen Kühen vor. In 5 Fällen that die Untersuchung des Secrets dar, dass es sich um milchende Thiere handelte; in den übrigen Fällen bestand das Secret aus einer grossen Menge Milchkügelchen und aus Colostrumkörperchen.

Bei allen lactirenden Kühen that die an verschiedenen Stellen der Drüse ausgeführte Untersuchung das gleichzeitige Bestehen von verschieden aussehenden Läppchen dar. Neben Läppchen mit vom Secret ungeheuer ausgedehnten Alveolen und in denen das Epithel zu einer ganz dünnen Schicht reducirt ist, finden sich andere mit hohem prismatischem Epithel, dessen

Zellen am freien Rande leicht convex sind und wenige Fetttröpfchen enthalten, und mit spärlichem Secret im Alveolarlumen, und noch andere, in denen dieses fast nur virtuell ist; und ferner, in einigen Fällen, Läppchen mit ganz dichter Infiltration von einkernigen Leucocyten nicht nur um die Drüsenacini herum, sondern auch im Innern des Epithels an der Basis der Zellen, wo sie nicht selten eine fortlaufende Schicht von Elementen bilden, von denen nur der lebhaft gefärbte Kern deutlich sichtbar ist; sodass an jenen Stellen die Alveole mit zwei Lagen Zellen ausgekleidet scheint und Figuren entstehen, wie sie Kolessnikow (21) beobachtet hat, der denn auch meinte, dass diese Kerne Epithelzellen, und genauer gesagt, Keimzellen angehören. Solche Leucocyten treten in verschiedener Menge, und bisweilen sehr zahlreich auch in der Alveolarhöhle auf.

In einigen Fällen endlich kommen Lappen vor, bei denen die Alveolarhöhle eine oder mehrere grosse einkernige Zellen enthält, die offenbar den von Bizzozero und Vassale (4), jedoch bei nicht mehr lactirenden Kühen angetroffenen entsprechen und die ich besonders zahlreich bei einer Kuh antraf, deren Secret Colostrumkörperchen enthielt. Diese Zellen sind oft derart mit Fetttröpfchen gefüllt, dass sich an mit Hermann'scher Flüssigkeit fixirten Stücken der Kern nur mit grosser Mühe erkennen lässt.

In drei von den fünf Fällen, in denen die Drüse in voller Functionsthätigkeit war, nahm ich hier und dort im Parenchym Läppchen oder Läppchengruppen wahr, die im Aussehen gänzlich den Drüsenläppchen einer hochträchtigen, z. B. im 6. Monat der Trächtigkeit stehenden Kuh glichen. Sie bestanden aus fast kein Lumen mehr aufweisenden Alveolen, die mit gewöhnlich fettlosem Epithel ausgekleidet waren, dessen bläschenförmige Kerne sich viel weniger färbten als die Kerne in den functionirenden Acini. In dem engen, gewöhnlich kein Secret enthaltenden Lumen dieser Alveolen fanden sich nicht selten einige Leucocyten und sehr selten die grossen von Bizzozero und Vassale beschriebenen Phagocyten; und diese letztere Eigenthümlichkeit war vielleicht das einzige Zeichen, durch welches sie sich deutlich von den Drüsenalveolen eines trächtigen Thieres unterschieden, in denen jene Phagocyten sehr zahlreich vorhanden zu sein pflegen. Hervorgehoben muss jedoch werden, dass diese Läppchen constant der Sitz von mitotischen Figuren waren, die in einem Falle so zahlreich erschienen, dass man in mehreren Läppchengruppen und auf 5-6 aufeinanderfolgenden Schnitten der Stücke, in denen diese besonderen Läppchen auftraten, 1—2 in jedem Acinus zählen konnte.

Ihre Structur im Ganzen genommen, und besonders das enge Alveolarlumen, das Fehlen von Secret und Fetttröpfchen im Epithel characterisirt die in Rede stehenden Läppchen ziemlich deutlich gegenüber den Läppchen, die schon functionirt haben und die durch das Secretionsprodukt alle ausgedehnt sind, sowie gegenüber den Läppchen, die mit der Absonderung erst zu beginnen scheinen und mit hohem polyedrischen Epithel, dessen Zellen schöne Fetttröpfchen in ihrem freien Ende enthalten, versehen sind. Man könnte deshalb annehmen, dass sie ein intermediäres Stadium zwischen diesen beiden Extremen darstellen, gleichsam als befänden sich die Drüsenacini nun in einem zeitweiligen Ruhezustande und näherten sich so, nicht nur im Aussehen, sondern auch in der Bedeutung, den beim Meerschweinchen beschriebenen Parenchyminseln des zweiten Typus. Und andererseits sind vielleicht die sehr dichte Leucocyteninfiltration im interstitiellen Bindegewebe und im Epithel aufweisenden Läppchen, oder besser gesagt Läppchengruppen, die, wie ich oben sagte, bei allen Kühen vorkommen, mit den dem Meerschweinchen eigenen Parenchyminseln des ersten Typus zu vergleichen. Doch wiederhole ich, dass ich nur in drei von den fünf Fällen von gänzlich functionirenden Drüsen Läppchen antraf, die, wenigstens im Aussehen, an die Inseln des zweiten Typus beim Meerschweinchen erinnern; nichtsdestoweniger ist, angesichts des grossen Volumens der Kuhmamma, nicht auszuschliessen, dass ähnliche Besonderheiten in allen Fällen vorkommen.

Ferner bemerkte ich, bisweilen ähnlich wie beim Meerschweinchen, Alveolen, bei denen das Protoplasma der Epithelzellen gänzlich zerfallen erschien und, gleich dem Alveolarlumen, zahlreiche rundliche Körperchen enthielt, wie ich solche in einigen Mammatheilen beim Meerschweinchen antraf und die, für dieses Thier, in Taf I, Fig. 14 dargestellt sind.

Das die Alveolen der lactirenden Kuh auskleidende Epithel ist stets einschichtig; nie sah ich hier zweikernige Elemente. Nissen'sche Kugeln kommen nur ganz spärlich vor und einige derselben rühren sicherlich aus dem Epithel her. Mitosen sind äusserst selten (Taf. XXIX, Fig. 32); doch treten solche ohne Zweifel während der Lactation, sowohl in den functionirenden, als in den nur ganz wenig Secret enthaltenden und in den scheinbar ruhenden Alveolen auf.

Hier muss ich eine andere Frage berühren. Michaelis (5) behauptet auf Grund seiner Untersuchungen am Meerschweinchen und an der Kuh, dass während der Secretion, besonders beim Meerschweinchen, ein grosser Zerfall von Epithelkernen stattfindet. Nach ihm zerfällt nur ein geringer Theil der Kerne in situ im Epithel durch Karyolyse; die meisten dagegen dringen als freie Kerne in die Alveolarhöhle, wo sie in der Folge degeneriren. Was das Meerschweinchen anbelangt, bemerke ich gleich, dass ich in den zahlreichen von mir untersuchten Drüsen nie freie Epithelkerne in der Alveolarhöhle antraf; das Gleiche kann ich von Mus decumanus albinus und vom Kaninchen sagen. Betreffs der Kuh fand ich nur in zwei Fällen eine grosse Menge freier Kerne in den Alveolen. Obgleich sie sich nicht ganz leicht von den Kernen eingewanderter Leucocyten unterscheiden liessen, sprach jedoch ihr Aussehen eher dafür, dass es sich um Epithelkerne handelte; doch ist zu bemerken, dass sie sich fast ausschliesslich in peripheren Alveolen der Schnitte fanden, wo sich mithin irgend eine mechanische Läsion nicht ausschliessen liess; nur in einigen Stücken waren sie auch in ganz wenigen anderen Alveolen enthalten. Trotzdem glaube ich mich der Ansicht jener Autoren anschliessen zu müssen, die, wie Bizzozero und Vassale (4), Benda (22) u. A. meinen, dass es sich hier um eine rein casuelle Erscheinung handle, und auf keinen Fall kann ich dem eine Bedeutung im Mechanismus der Milchsecretion beimessen, wie es Michaelis thut.

Das interstitielle Gewebe enthält fast immer viele Leucocyten, fast ausschliesslich einkernige und, in ziemlicher Menge, eosinophile, sowie zahlreiche Mastzellen.

Eine bemerkenswerthe Eigenthümlichkeit der functionirenden Milchdrüse der Kuh ist die Anwesenheit von besonderen, den Amyloidkörpern der Prostata, Lunge u. s. w. ähnlichen Concrementen in derselben.

Diese Productionen wurden meines Wissens bisher nicht von Anderen angetroffen. Fürstenberg (23) spricht allerdings von Concrementen der Mamma bei der Kuh (Milchsteine), doch scheint es sich in seinem Falle um grobe pathologische Productionen, um wirkliche Steine, gehandelt zu haben; und auch die Steine, von denen Hammarsten (24) spricht und die aus einem organischen Theile und einem anderen wichtigeren, nämlich Kalksalzen, bestehen sollen, haben mit den in Rede stehenden Productionen nichts zu thun.

Die Concremente, die ich meine (Taf. XXIX, Fig. 33) sind mikroskopische Körper (von 30—140—250 μ maximalem Durchmesser) von vorwiegend rundlicher oder ovaler Form, oft in der Richtung eines der maximalen Durchmesser etwas abgeplattet, haben einen regelmässigen Contour, eine deutlich circuläre Schichtung und weisen oft zarte radiäre Streifen auf, besitzen ein starkes Brechungsvermögen und sind den chemischen Agentien gegenüber von bedeutender Resistenz. Dilacerirt man ein Drüsenstückchen im frischen Zustande in physiologischer Na Cl-Lösung, so findet man ausser den in Rede stehenden Körpern viele Haufen von feinen Fettsäurecrystallen, die sich bisweilen rings um die Concremente herum abgesetzt haben und so deren Structur vollständig verlarven. Bei Prüfung des Präparats unter dem Polarisationsmikroskop sieht man, dass die Fettsäurecrystalle doppelbrechend, die Concremente aber nur einfach brechend sind, weshalb in den Fällen einer, offenbar post mortem erfolgten Ablagerung der ersteren auf den letzteren, die Körper, je nachdem man den Brennpunkt des Objectivs auf die Rinde oder den Kern derselben einstellt, doppelt- oder einfach brechend erscheinen.

Diese Concremente widerstehen, selbst viele Stunden lang, der Wirkung des absoluten Alcohols, des Aethers, Chloroforms, einer 1%igen Essigsäure-, 10%igen Salzsäure-, 5—10%igen Schwefelsäure-, 36%igen Aetzkalilösung. Verdünnte Salzsäure macht sie nur etwas blasser, mit zarteren Contouren, während die Schichtung deutlich erhalten bleibt; und Aetzkali in concentrirter Lösung macht sie, nach vielen Stunden, weniger deutlich, und sie erscheinen dann etwas gequollen, während die Schichtung stets deutlich bestehen bleibt. Reine Schwefelsäure, Salzsäure, rauchende Salpetersäure dagegen machen sie zuerst blasser, worauf sie sich nach und nach, und zwar ziemlich rasch, auflösen.

Mit Lugol'scher Flüssigkeit behandelt, nehmen die Concremente eine zwischen strohgelb, mahagoniroth und braunroth wechselnde Färbung an; bei nachfolgender Behandlung mit reiner oder 10⁰/₀iger Schwefelsäure färben sich die gelben pomeranzenfarbig, die anderen nehmen eine dunklere, bisweilen lebhaft braunrothe Färbung an, mit einem gewöhnlich central gelegenen braunen Kern. Einige der concentrischen Streifen erscheinen nach Einwirkung der Lugol'schen Flüssigkeit und der Schwefelsäure brauner als die übrigen, während die radiären Streifen unkenntlich werden.

Anilinfarben gegenüber verhalten sich diese Körper regelmässig wie die Amyloidsubstanz und die Corpora amylacea der Prostata; mit Methylviolett, Gentianaviolett, Jodgrün, Methylgrün färben sie sich roth; mit Saffranin orangengelb. Nach der Russel'schen Methode färben sie sich roth, mit van Gieson-scher Flüssigkeit bald orangengelb, bald hellgelb, bald dunkelroth; nach der Ramon-y-Cajal'schen dreifachen Färbungsmethode gewöhnlich dunkelroth, bisweilen aber auch gelb oder graugelb; mit Picrocarmin gewöhnlich gelb; bei Doppelfärbung mit Hämatoxylin und Eosin nehmen einige die Farbe des ersteren, andere die des letzteren an. Auf Schnitten von in Hermann'scher Flüssigkeit fixirten und mit Saffranin gefärbten Stücken erscheinen sie gewöhnlich ungefärbt, nur in manchen Fällen färben sie sich roth, jedoch nicht gleichmässig, indem sie entweder einen rundlichen centralen Theil, oder kleine Massen verschieden grosser Granula, oder an Actinomycesfädenhaufen erinnernde Formen roth gefärbt aufweisen.

Zu bemerken ist, dass alle diese Färbungen in den einzelnen Fällen nicht den ganzen Körper interessiren: sie treten vorwiegend an den peripheren Theilen und in grösserer oder geringerer Ausdehnung auf, während der übrige Körper die Grundfärbung des umliegenden Gewebes annimmt. Nur selten zeigt der Körper die specifische Färbung in seiner ganzen Dicke.

Was die Reactionen auf einige Anilinfarben anbetrifft, steht fest, dass diese Concremente sich ebenso verhalten, wie die eigentliche Amyloidsubstanz und die Corpora amylacea der Prostata, während sie sich andererseits bei Behandlung mit Jod und Schwefelsäure von beiden differenziren. In Anbetracht ihres Aussehens und ihrer Structur scheint es mir jedoch natürlich, sie als den Corpora amylacea, besonders denen der menschlichen Prostata, ähnliche Formen zu classificiren.

Ich traf diese Concremente in verschiedener, bisweilen sehr grosser Menge, constant in allen untersuchten Drüsen an, besonders in einigen Läppchen und bei Thieren, deren Milch auch Colostrumkörperchen enthielt. Sie finden sich bald in der Alveolarhöhle frei oder dem Epithel aufliegend, das sie auf eine gewisse Strecke zusammendrücken, oder auch inmitten der Epithelzellen aufgerichtet (Taf. XXIX, Fig. 34), bald im interstitiellen Bindegewebe, bald endlich zum Theil im Bindegewebe, zum Theil in den Alveolen.

Sind sie intraepithelial gelegen, so erscheinen sie als kleine, zwischen 3 oder 4 Epithelzellen gelagerte Körperchen, dieselben verunstaltend oder leicht verschiebend, oder als grössere Körper, die das Epithel auf eine gewisse Strecke substituiren, welches letztere an jener Stelle entweder ganz fehlt oder die Concremente mit einer bald regelmässigen, bald etwas unregelmässigen Reihe von Epithelzellen bedeckt. So gelangt man stufenweise zu jenen Fällen, in denen ein grosser Körper zur Hälfte in der Drüsenalveole, zur Hälfte im interalveolären Bindegewebe sich findet, und auf diese Weise entstehen dann vielleicht die nur von Bindegewebe umgebenen Körper, wie es übrigens nicht unwahrscheinlich ist, dass alle ihren Ursprung zuerst in den Alveolen gehabt haben.

In fast allen Fällen liegen den Concrementen vielkernige Riesenzellen auf und ausserdem grosse, einkernige Zellen, die manchmal mit Fetttröpfchen gefüllt sind und den von Bizzozero und Vassale beim Meerschweinchen und bei der Kuh nach beendigter Lactation angetroffenen grossen Phagocyten gleichen. Auf Serienschnitten lässt sich bestimmen, welche Aufgabe diese Elemente aller Wahrscheinlichkeit nach haben müssen.

Abgesehen von einigen, nicht seltenen Fällen, in denen die intraalveolären Concremente auf allen Seiten von solchen grossen, einkernigen Zellen eng umgeben sind, die sie zu sequestriren scheinen und die mit einigen ihrer Fortsätze — zuweilen besitzen sie solche — auf der anderen Seite dem Drüsenepithel anliegen, beobachtet man eine Reihe Figuren, die durchaus die Anschauung stützen, dass diese Zellen den Concrementen gegenüber wahre Phagocyten seien (Taf. XXIX, Fig. 35, 36, 37, 38). Man sieht nämlich Concremente mit oberflächlichen, halbkugelförmigen Erosionen, in denen sich grosse ein- oder vielkernige Zellen festgesetzt haben; andere Concremente weisen eine kurze, periphere Spalte auf, die entweder von einer ganzen solchen Zelle oder von einem ihrer Fortsätze eingenommen ist; noch andere zeigen weite, oft multiple Spalten, die bisweilen zu mehr oder weniger grossen Höhlen führen, und überall sieht man eine oder mehrere solche Zellen. So gelangt man stufenweise zu mannigfaltig zerstückelten Körpern, zu Kugelsegmenten mit verschieden zahlreichen Erosionen, zu unregelmässig gestalteten, aber immer noch die concentrische Schichtung deutlich aufweisenden Körperchen, und damit zusammen sieht man stets jene Riesenzellen, die diese letzten Reste zu zernagen scheinen und die, besonders wenn sie sich in einem halbkugelförmigen Einschnitt des Concrements eingenistet haben, auffallend den innerhalb Howship'scher Lakunen gelegenen Osteoklasten gleichen.

Endlich trifft man mitunter in den Alveolen vielkernige Riesenzellen an, die Fragmente in ihrem Körper enthalten, welche durch ihre besondere Lichtbrechung oder durch ihre specifische Färbung, z. B. wenn nach der Russel'schen Methode behandelt, sich als die letzten Reste eines Concrements herausstellen (Taf. XXIX, Fig. 39).

Aus allem diesem scheint der Schluss berechtigt, dass die in Rede stehenden Zellen nichts anderes sind, als Elemente, die die Aufgabe haben, die Concremente zu zernagen, zu zerstückeln und schliesslich zu resorbiren.

Was den Ursprung eines Theiles dieser Phagocyten, nämlich der grossen einkernigen Zellen anbetrifft, so glaube ich, dass es sich um Elemente handelt, die mit den gewöhnlichen Leucocyten zusammen aus dem interstitiellen Bindegewebe hervorgehen. In Fig. 40 (auf Taf. XXIX) habe ich in *a* ein Element gezeichnet, das durch das Epithel hindurch zu wandern im Begriffe ist nnd das, eben nach meiner Meinung, eine der in Rede stehenden Zellen wäre. Diese erscheinen bisweilen in karyochinetischer Theilung (Taf. XXIX, Fig. 41).

Betreffs der Entstehung der Concremente gestatten mir die gesammelten Daten nicht, irgend eine Hypothese aufzustellen. Als Eigenthümlichkeit, die einiges Interesse bieten dürfte, will ich nur erwähnen, dass sie, wenn auch mitunter in Alveolen vorkommend, deren Epithelzellen mit anscheinend ganz zerfallenem Protoplasma aufweist, doch gewöhnlich in durchaus normalen Alveolen angetroffen werden; und endlich, dass einige Concremente gänzlich intraepithelial sind und bisweilen Kerne enthalten, die jede Affinität für die Farben verloren haben.

Die Resultate meiner oben mitgetheilten Untersuchungen lassen sich, hinsichtlich der von mir untersuchten Thiere, in folgende Schlüsse zusammenfassen:

1. Die Milchsecretion ist eine active Function der Milchdrüsenzellen, d. h. sie ist nicht nothwendigerweise an den Zerfall dieser letzteren gebunden, mag nun dieser Zerfall, nach den älteren Theorien von Virchow, Reinhardt u. A., in einer fettigen Degeneration der Epithelzellen bestehen, oder mag er, wie R. Heidenhain, Frommel u. A. meinen und wie neuerdings wieder Michaelis behauptete, hauptsächlich die Epithelkerne betreffen. Denn jenen Uebergang von zahlreichen freien Epithelkernen in die Alveolarhöhle, den Michaelis als das Fundament seiner Anschauung beschreibt und der, wie ich schon sagte, nicht stattfindet, gänzlich unberücksichtigt lassend, wäre die Bildung und Anwesenhzit der Nissen'schen Kugeln in den Alveolen die einzige Thatsache, die sich zu Gunsten eines Zerfalls des Epithels anführen liesse. Nun ist aber zu bemerken, dass diese nie so zahlreich sind wie sie es sein müssten, wenn die Milch wirklich aus einem Zerfall des Drüsenepithels hervorginge. Ausserdem steht, wie schon Bizzozero und Vassale hervorhoben, deren Menge in keinem Verhältniss zum Thätigkeitszustande der Drüse. Auch ich konnte constatiren, dass die Zahl der Nissen'schen Kugeln in den Drüsen zweier in dem gleichen Functionsmoment sich befindenden Thiere ganz verschieden sein kann (bei einem Meerschweinchen, das seit 14 Tagen ein einziges Junges stillte, waren sie sehr zahlreich, während sie bei einem anderen, das seit 13 Tagen zwei Junge stillte, spärlich vorkamen, und sehr spärlich und fast nur in wenigen Regionen localisirt bei einem dritten, das seit 11 Tagen zwei Junge stillte). In der in activer Function stehenden Mamma der Kuh endlich sind die Nissen'schen Kugeln äusserst selten und fehlt jedes andere auf Zellenzerfall hindeutende Zeichen.

2. Will man bezüglich der Bedeutung der Epithelkaryolysen und der daraus entstehenden Nissen'schen Kugeln eine Hypothese aufstellen, so dürfte es, meiner Meinung nach, eher die sein, dass während der Milchsecretion die Drüsenzellen, in Folge

der lebhaften Thätigkeit, zu der sie gezwungen werden, je nach den Fällen und den Individuen, mehr oder weniger schnell sich abnutzen, altern und schieslich zu Grunde gehen.

3. Die abgestorbenen Drüsenzellen werden dann durch Caryocinese der in situ verbliebenen Zellen ersetzt. Bei einigen Thieren (Meerschweinchen, Kaninchen) findet vielleicht auch eine directe Theilung der Kerne statt, zwecks Wiederersatzes der verlustig geg..ngenen, die einer zweikernigen Zelle angehörten und die sich in Nissen'sche Kugeln verwandelt haben.

4. An der Zusammensetzung der Milch betheiligen sich auch die Leucocyten, und ein Theil derselben geht unter der Form von Nissen'schen Kugeln in's Secret über, die sich von jenen epithelialen Ursprungs kaum unterscheiden lassen.

5. Die Functionsthätigkeit interessirt, wenigtens beim Meerschweinchen, abwechselnd die verschiedenen Milchdrüsenportionen, sodass, während einige von ihnen auf dem Höhepunkt der Function stehen, andere sich in vollständigem Ruhezustande befinden.

6. In der activen Milchdrüse der Kuh finden sich in manchen Läppchen gegen die chemischen Reagentien sehr widerstandsfähige mikroscropische Concemente, die im Aussehen und in einigen chemischen Eigenschaften den Corpora amylacea der Prostata gleichen, von denen sie sich jedoch hauptsächlich dadurch unterscheiden, dass sie auf Jod und Schwefelsäure nicht die diesen letzteren eigene charakteristische Reaction geben.

7. In Gemeinschaft mit einigen dieser Concremente finden sich ein- oder mehrkernige Zellen, die offenbar die Aufgabe haben, sie zu vernichten und die deshalb als wirkliche Phagocyten zu betrachten sind.

Erklärung der Abbildungen auf Tafel XXVIII und XXIX.

Alle Figuren wurden mit Hilfe der Zeiss'schen Hellkammer und des Zeichentisches gezeichnet; — Koristka'sches Mikroskop, Tubuslänge 160 mm.

Fig. 1. Meerschweinchen, seit 13 Tagen zwei Junge, seit einem Tage eines lactirend; — Zenker'sche Flüssigkeit, Hämatoxylin, Eosin. — *a*, *b*, normale Leukocytenkerne innerhalb des Epithels einer Alveole; — homogene Imm., compensations Oc. 4.

Fig. 2 Meerschweinchen, seit 11 Tagen zwei Junge lactirend; — Zenker'sche Flüssigkeit, Hämatoxylin, Eosin. — *a*, von einem hellen Hof umgebener normaler Leukocytenkern innerhalb einer Epithelzelle; — homogene Imm., comp. — Oc. 4.

Fig. 3 Meerschweinchen, seit 11 Tagen zwei Junge lactirend; — Zenker'sche Flüssigkeit, Hämatoxylin. Eosin. — *a*, Leukocyt mit Kern in Chromatolyse, innerhalb einer Epithelzelle; — homogene Imm., comp. — Oc. 4.

Fig. 4. Meerschweinchen, seit 11 Tagen zwei Junge lactirend; — Zenker'sche Flüssigkeit, Hämatoxylin, Eosin. — Nissen'sche Kugel, die wahrscheinlich von einem Leukocyten herstammt; — homogene Imm., comp. — Oc. 4.

Fig 5, 6, 7, 8, 9, 10. Meerschweinchen, seit 14 Tagen ein Junges lactirend; — Hermann'sche Flüssigkeit, Safranin. — Fig. 5, Chromatolyse in einer einkernigen Epithelzelle; Fig. 6, Chromatolyse eines Kerns einer zweikernigen Zelle; Fig. 7, Chromatolyse beider Kerne einer zweikernigen Zelle; Fig. 8, der in Chromatolyse stehende, von etwas Protoplasma umgebene Kern bildet eine typische Nissen'sche Kugel, die in Fig. 9 zwei veränderte Kerne enthält; Fig. 10, die Nissen'sche Kugel, auch ein Fetttröpfchen *a* enthaltend, fällt in die Alveolarhöhle, in der Wand dieser einen Einschnitt zurücklassend; — homogene Imm., comp. — Oc. 4.

Fig. 11. Meerschweinchen, seit 12 Tagen zwei Junge lactirend; — Zenker'sche Flüssigkeit Hämatoxylin, Eosin. — *a*, Alveole, in welcher man verschiedene Phasen der directen Kerntheilung wahrnimmt; — homogene Imm., comp. — Oc. 4.

Fig. 12. Meerschweinchen, seit 18 Tagen ein Junges lactirend; — Zenker'sche Flüssigkeit, Gentianaviolett. — Mitose in einer Epithelzelle; — homogene Imm., comp. — Oc. 4.

Fig. 13. Meerschweinchen, seit 11 Tagen zwei Junge lactirend; — Zenker'sche Flüssigkeit, Hämatoxylin, Eosin. — Parenchyminsel des I. Typus. — *a*, eosinophile Leukocyten; — *b*, colloidartige Schollen; *c*, Leukocytenkerne; *d*, Mitose; — Obj. 7*, Oc 2.

Fig. 14. Meerschweinchen, seit 14 Tagen ein Junges lactirend; — Sublimat, Ehrlich-Biondi-Heidenhain'sche Gemisch; homogene Imm., comp. — Oc. 4.

Fig. 15. Meerschweinchen, seit 12 Tagen zwei Junge lactirend; — Zenker'sche Flüssigkeit, Hämatoxylin, Eosin. — *A*, functionirende Alveolen; *B*, Parenchyminsel des II. Typus; — *a*, Colloidscholle; *b*, eosinophile Leukocyten; *c*, grosse Bizzozero und Vassale'sche Zellen; *d*, Mitose; — Obj. 7*, Oc. 2.

Fig. 16. Chromatolyse in eosinophilen Leukocyten: *a*, bei einem seit 13 Tagen zwei Junge lactirenden Meerschweinchen; *b*, bei einer trächtigen Maus (Föten 3,5 cm lang); — homogene Imm., comp. — Oc. 4.

Fig. 17. Meerschweinchen, seit 13 Tagen zwei Junge lactirend; — Zenker'sche Flüssigkeit, Hämatoxylin. Eosin. — Verschieden veränderte eosinophile Leukocyten im Epithel; — *a*, colloidartige Schollen in der Alveolarhöhle; — homogene Imm., comp. — Oc. 4.

Fig. 18. Meerschweinchen, seit 13 Tagen zwei Junge lactirend; — Zenker'sche Flüssigkeit, Hämatoxylin, Eosin: — *a*, colloidartige Schollen; *b*, Leucocytenkern: *c*, eosinophile Leucocyten —homogene Imm., comp.— Oc.4.

Fig. 19, 20, 21, 22, 23. Meerschweinchen, seit 14 Tagen ein Junges lactirend; — Sublimat, Ehrlich-Biondi-Heidenhain'sches Gemisch; — Verschiedene Typen von aus dem Epithel hervorgegangenen Nissen'schen Kugeln; — Obj. apochr. Zeiss 1,5 mm, comp. — Oc. 8.

Fig. 24. Kaninchen, seit 27 Tagen lactirend; — Hermann'sche Flüssigkeit, Safranin. — Chromatolyse in einer Epithelzelle; — homogene Imm., comp. — Oc. 4.

Fig. 25, 26. Kaninchen, seit 27 Tagen lactirend; — Hermann'sche Flüssigkeit, Safranin — Verschiedene Typen von Nissen'schen Kugeln; Fig. 25, von Leukocyten herrührende; Fig. 26, aus Epithelzellen hervorgegangene; — homogene Imm., comp. — Oc. 4.

Fig. 27. Kaninchen, seit 27 Tagen lactirend; — Hermann'sche Flüssigkeit, Safranin. — Mitose in einer Epithelzelle: *a*, Leukocyt; homogene Imm., comp. — Oc. 4.

Fig. 28. Kaninchen, seit 27 Tagen lactirend; — Hermann'sche Flüssigkeit, Safranin. — *a*, Fetttröpfchen enthaltendes Element im Interstitium zwischen mehreren Drüsenalveolen; homogene Imm., comp. — Oc. 4.

Fig. 29. Mus, seit 9 Tagen lactirend; — Hermann'sche Flüssigkeit, Safranin. — *a*, Leukocytenkern; *b*, Chromatolyse in einer Epithelzelle; — homogene Imm., comp. — Oc. 4.

Fig. 30. Mus, zum Ende der Lactation; Hermann'sche Flüssigkeit, Safranin. — Nissen'sche Kugeln; — homogene Imm., comp. — Oc. 4.

Fig. 31. Mus, zum Ende der Lactation; — Hermann'sche Flüssigkeit, Safranin. — Mitose in einer ein grosses Fetttröpfchen enthaltenden Epithelzelle; — homogene Imm., comp. — Oc. 4.

Fig. 32. Kuh mit vieler Milch; — Alcohol, Hämatoxylin. — Mitose im Epithel; — homogene Imm., comp. — Oc. 4.

Fig. 33. Kuh mit vieler Milch; — Müller'sche Flüssigk. — Concremente. — Obj. 7*, comp. — Oc. 4.

Fig. 34. Kuh mit zahlreiche Kolostrumkörperchen enthaltender Milch; — Hermann'sche Flüssigkeit, Safranin. — *a*, grosses Element in der Alveolarhöhle; *b*, mitten in dem Epithel hervorgegangener und wenig färbbare Kerne enthaltendes Concrement; homogene Imm., comp. — Oc. 4.

Fig. 35, 36, 37, 38. Vielkernige Riesenzellen (*a*) und grosse einkernige Elemente (*b*), die Concremente *A* zernagen. Fig. 35 ist von einer Kuh, die einige Kolostrumkörperchen in der Milch aufwies, die übrigen Figuren sind von einer Kuh mit wenig, zahlreiche Kolostrumkörperchen enthaltender Milch; — Zenker'sche Flüssigkeit; — homogene Imm., comp. — Oc. 4.

Fig. 39. Kuh mit wenig, zahlreiche Kolostrumkörperchen enthaltender Milch; Alcohol, Russel'sche Methode. — Zahlreiche Concrementfragmente (c) enthaltende Riesenzelle innerhalb einer Alveole; — *A*, Alveolenwand; *a*, intraepitheliales Concrement; *b*, kleine Colloidhäufchen; — homogene Imm., comp. — Oc. 4.

Fig. 40. Kuh mit wenig, zahlreiche Kolostrumkörperchen enthaltender Milch; — Hermann'sche Flüssigkeit, Safranin. — *a*, grosses einkerniges Element mit einigen Fetttröpfchen, welches durch das Alveolarepithel hindurch geht; *b*, grosses einkerniges Element mit Fett, in der Alveolarhöhle; — homogene Imm., comp. — Oc. 4.

Fig. 41. Kuh mit vieler, einige Kolostrumkörperchen enthaltender Milch; — Zenker'sche Flüssigkeit, Hämatoxylin. — Mitose einer Bizzozero und Vassale'schen Phagocyte; — homogene Imm., comp. — Oc. 4.

Literaturverzeichniss.

1. G. Bizzozero und D. Ottolenghi, Die Histologie der Milchdrüse. — Ergebnisse der Anat. und Entwickelungsgesch. von Merkel und Bonnet, IX. Bd., 1899.
2. E. Unger, Beiträge zur Anatomie und Physiologie der Milchdrüse. — Anat. Hefte von Merkel und Bonnet, 1898, S. 153.
3. G. Spampani, Sopra la glandula mammaria nella segregazione del latte. — Monitore Zoologico, 1899, N. 9.
4. G. Bizzozero e G. Vassale, Sulla produzione e sulla rigenerazione fisiologica degli elementi ghiandolari. — Archivio p. Scienze mediche, 1887, S. 195.
5. L. Michaelis, Beiträge zur Kenntniss der Milchsecretion. — Archiv f. mikr. Anat. 1898, Bd. 51, S. 711.
6. F. Nissen, Ueber das Verhalten der Kerne in den Milchdrüsenzellen bei der Absonderung. — Arch. f. mikr. Anat. 1886, Bd. 26, S. 337.
7. A. Rauber, Ueber den Ursprung der Milch und die Ernährung der Frucht im Allgemeinen. Leipzig, 1879.
8. J. Arnold, Ueber Theilungsvorgänge an den Wanderzellen, ihre progressiven und regressiven Metamorphosen. — Arch. f. mikr. Anat. 1887, Bd. 30, S. 205.
9. M. Heidenhain, Ueber Kern und Protoplasma. — Separatabdruck aus der Festschrift zum 50jähr. Doctorjubiläum des Herrn Geheimrath Prof. Dr. v. Kölliker, 1892.
10. H. Schmaus und E. Albrecht, Ueber Karyorhexis, Virchow's Archiv 1895, Bd. 138 Suppl.
11. M. Heidenhain, Beiträge zur Kenntniss der Topographie und Histologie der Kloake und ihrer drüsigen Adnexa bei den einheimischen Tritonen. — Arch. f. mikr. Anat. 1890, Bd. 35, S. 173.
12. M. Heidenhain, Neue Untersuchungen über die Centralkörper und ihre Beziehungen zum Kern- und Zellenprotoplasma. — Arch. f. mikr. Anat. 1894, Bd. 43.
13. E. Coen, Beiträge zur normalen und pathologischen Histologie der Milchdrüse. — Ziegler's Beitr. zur path. Anat. Bd. 2, 1888, S. 83.
14. L. Duclert, Etude histologique de la sécretion du lait. — Montpellier 1893, Thèse.

15. J. Steinhaus, Die Morphologie der Milchabsonderung. — Archiv f. Anat. und Phys. 1892, Suppl. Bd. —
16. C. F. Th. Krause, Handbuch der menschlichen Anatomie. — Nachträge zum I. Bd. des Handbuches v. W. Krause. — Hannover, 1881, S. 97.
17. Kadkin, cit. da E. Unger (2).
18. J. Szabó, Die Milchdrüse im Ruhezustande und während ihrer Thätigkeit. — Arch. f. Anat. und Phys., Anat. Abth. 1896, S. 352.
19. R. Heidenhain, Die Milchabsonderung. — Hermann's Handbuch der Physiol., Leipzig 1880, S. 374.
20. S. M. Jakowski, Ueber die Milchdrüse der Menschen und der Thiere. refer. in Schwalbe, Jahresb. f. Anat. und Phys. Jahrg. 1880.
21. N. Kolessnikow, Die Histologie der Milchdrüse der Kuh und die pathologisch-anatomischen Veränderungen derselben bei der Perlsucht. — Virchow's Arch. 1877, Bd. 70, S. 531.
22. C. Benda, Das Verhältniss der Milchdrüse zu den Hautdrüsen. — Dermatol. Zeitschrift. — 1893—94, S. 94.
23. M. H. F. Fürstenberg, Die Milchdrüse der Kuh, Leipzig 1868.
24. O. Hammarsten, Lehrbuch der physiologischen Chemie. — Wiesbaden, 1899, S. 414.
25. C. Partsch, Ueber den feineren Bau der Milchdrüse. — Diss. Breslau 1880.

Aus dem Zoologischen Institut der Universität Rostock.

Untersuchungen über den Bau der Excretionsorgane der Tunicaten.

Von
Wilhelm Dahlgrün
aus Hannover.

Hierzu Tafel XXX und XXXI.

Die Excretionsorgane der Thethyodeen haben während der letzten Decennien in den umfassenden Arbeiten bedeutender Histologen eine eingehende Berücksichtigung erfahren, während Beobachtungen über diese Organe bei den Thaliaceen nicht vorliegen. Neben Milne-Edwards, van Beneden, Girard, Kupffer, Kowaleosky und Heller waren es besonders

Lacaze-Duthiers und Roule, welche sich eingehend mit diesem Gegenstand beschäftigt haben.

Da diese Untersuchungen sämmtlich aus den 70er und 80er Jahren stammen, war die Annahme berechtigt, dass eine neue Bearbeitung, unterstützt durch die Hilfsmittel moderner Technik, genauere histologische Resultate liefern würde. Ich entschloss mich deshalb, auf Vorschlag meines hochverehrten Lehrers, Herrn Professor Dr. Seeliger, diese Untersuchungen vorzunehmen.

Die Tunicaten wurden früher den Mollusken angegliedert und speciell die Ascidien mit den Acephalen verglichen und dementsprechend auch das Bojanus'sche Organ der Acephalen zum Vergleich mit dem Excretionsorgane der Ascidien herangezogen. Lacaze-Duthiers (1) betont in seinen Untersuchungen über die Molguliden, dass ein scharfer Gegensatz zwischen den fraglichen Organen beider Thiergruppen existire; beide stellten ganz verschiedene Nierentypen dar. Während wir es beim Bojanus'schen Organ der Acephalen mit einer ausscheidenden Niere, bei welcher während der ganzen Lebensdauer eine Verbindung mit der Aussenwelt vorhanden sei, zu thun hätten, zeige das Excretionsorgan der Tunicaten den Typus der aufspeichernden Niere; eine Communication nach aussen bestehe auf keinem Entwicklungsstadium.

Allerdings ist dieser Gegensatz in gewisser Beziehung vorhanden, doch dürfte nach den Untersuchungen von Kowaleosky (2) eine grosse physiologische Aehnlichkeit beider Organe ausser Zweifel stehen.

Kowaleosky wendete das Verfahren Heidenhain's, Chzonsczewsky's und Wittich's, nach denen die beiden physiologisch verschiedenen Abtheilungen der Wirbelthierniere, die Malpighi'schen Körperchen und die gewundenen Harnkanälchen, bestimmte Beziehungen zu zwei Farbstoffen, dem carminsauren Ammoniak und dem Indigocarmin aufweisen, auf die Wirbellosen an. Der erstere Farbstoff wurde von den Malpighi'schen Körperchen, der zweite von den gewundenen Harnkanälchen abgesondert resp. ausgeschieden.

Der Verfasser nahm Versuche an Echinodermen, Würmern, Mollusken, Ascidien und Arthropoden mit diesen beiden und noch verschiedenen anderen Farbstoffen vor, indem er dieselben entweder verfütterte oder injicirte.

Ich werde hier nur die bei den Mollusken und Ascidien erzielten Resultate berücksichtigen. Es wurden von Mollusken besonders Pecten, Unio, Anodonta und von Ascidien, Ascidia mentula und eine Mollugula-Art zur Untersuchung benutzt, denen die betreffenden Farbstoffe sowohl gesondert, wie in Mischung eingespritzt wurden, und es zeigte sich bei beiden Thiergruppen die gleiche Art der Indigocarminabscheidung.

Bei den Mollusken wurden die Zellen des Bojanus'schen Organs blau gefärbt und schieden den Farbstoff in gleicher Weise wie die Concremente und zwar in denselben Vacuolen ab, worauf sich die Farbstoffcrystalle den schon vorhandenen Concrementen anlegten, während die Zellen der Pericardialdrüse durch carminsaures Ammoniak eine intensiv rothe Farbe annahmen.

Der gleiche Vorgang spielt sich bei der Ausscheidung der Indigocarmincrystalle in den Secretbläschen resp. der Secretblase der Ascidien ab. Die Nierenzellen der Bläschen resp. der Blase scheiden den Farbstoff aus, worauf er sich in derselben Weise wie im Bojanus'schen Organ um die Concremente ablagert. Die Art der Carminabscheidung konnte der Verfasser nicht bestimmen.

Die Ascidien besitzen somit Organe, welche den Harnkanälchen der Wirbelthiere entsprechen, während ihnen der den Malpighi'schen Körperchen physiologisch gleichwerthige Theil fehlt. Kowalewsky nimmt nun an, dass vielleicht die Hypophysis die Ausscheidung des carminsauren Ammoniaks ausführe und somit auch die Ascidien, wie fast alle von ihm untersuchten Thiere, die beiden die Nierenorgane zusammensetzenden Theile besässen, doch ist es ihm noch nicht gelungen, den Beweis dafür zu erbringen; sowie es auch den späteren Untersuchern nicht möglich war, ein Organ festzustellen, in welchem das carminsaure Ammoniak abgeschieden wird.

Ich untersuchte mehrere Synascidien, Ascidiiden und Cynthiadeen, ferner Molgula occulta Kupffer und von Thaliaceen Salpa democratica-mucronata Forck und S. runcinata-fusiformis Cuv.

Von der Bearbeitung einer Appendicularie konnte ich absehen, da die früheren Untersuchungen die zweifellose Abwesenheit eines Nierenorganes und das Fehlen von Mesenchymzellen dargethan haben.

Bei den Synascidien werden wir den ersten Anfängen eines

Excretionsorganes begegnen, dessen einfacher Bau sich auch bei höher organisirten Formen erhält, um erst bei den höchst entwickelten Gruppen eine complicirtere Ausgestaltung zu erfahren. Wider Erwarten werden wir auch bei den Salpen das fragliche Organ auf primitiver Stufe antreffen, obwohl doch ihre hohe Organisation eine bessere Entwicklung voraussetzen lässt.

Sämmtliches von mir untersuchte Material stammt aus dem adriatischen Meere und war theils in Formol 1 : 10, theils in Sublimat-Eisessig, wenige Exemplare in Alcohol und Osmiumsäure conservirt. Die betreffenden Objecte wurden in toto mit Alaun-Carmin oder Ammoniak-Carmin gefärbt, und zwar wendete ich sehr bald nur das letztere an, da es eine schädliche Einwirkung auf die zu untersuchenden Harnconcremente ausschloss. Die nachfolgende Paraffineinbettung ergab bei Anfertigung von 7,5 und 10 μ dicken Schnittserien vorzügliche Bilder.

Von einer chemischen Untersuchung der Harnconcremente musste bei den meisten Objecten wegen zu geringen Materials abgesehen werden, was um so weniger ins Gewicht fällt, als eingehende chemische Prüfungen von Roule und Lacaze-Duthiers vorgenommen sind. Auch war es mir leider unmöglich, Fütterungsversuche und Injectionen mit Indigocarmin und carminsaurem Ammoniak anzustellen, da mir lebende Exemplare nicht zur Verfügung standen. Ich werde bei meinen Versuchen besonders die Arbeiten von Lacaze-Duthiers (1) und Roule (5) berücksichtigen, von denen der erstere in seiner im Jahre 1874 veröffentlichten Abhandlung den anatomischen und histologischen Bau der Molguliden untersucht hat, während Roule (5) im Jahre 1884 die Phallusiadeen und 1885 in der Fortsetzung dieser Arbeit die Cynthiadeen eingehend bearbeitet hat. Dem oben angegebenen Untersuchungsplan folgend, beginne ich mit der Betrachtung von:

Botryllus violaceus M. Ed., **B. Schlosseri** (Pallas) Savigny, **Botrylloides luteum Drasch, B. rubrum** M. Ed. und **Polycyclus** Renieri Lam.

Zur Untersuchung benutzte ich in Formol conservirte Stücke, aus welchen einige Exemplare herausgeschnitten und nach Färbung mit Ammoniak-Carmin in Querschnittserien von 10 μ

Dicke zerlegt wurden. Die Niere der Botrylliden zeigt sich uns, wie schon oben bemerkt wurde, in der primitivsten Form. Eine grössere Anzahl isolirter Zellen bilden in ihrer Gesammtheit das Excretionsorgan. Wir treffen diese Zellen in der Eingeweideregion, besonders in dem Raum zwischen Oesophagus und Magen einerseits und dem Rectum andererseits, der Darmwand gewöhnlich unmittelbar anliegend, in dem die primäre Leibeshöhle ausfüllenden Maschenwerk von sternförmigen Mesenchymzellen (Taf. XXX Fig. 1).

Sie haben ovale Gestalt und zeichnen sich durch in ihrem Protoplasma eingeschlossene, bräunlich glänzende Körnchen aus. Diese Körnchen dürften ihrem Aeusseren und ihrer Farbe nach als Harnconcrementkörnchen anzusprechen sein und aus kohlensauren und harnsauren Salzen bestehen. Wir haben es demnach unzweifelhaft mit Nierenzellen zu thun. Schon Herdmann (3) erwähnt für Botryllus das Vorkommen eines Excretionsorganes. Das Protoplasma der Zellen erscheint feinkörnig und besonders dicht um den Kern angehäuft, in dessen Nähe die Concrementkörner am zahlreichsten sind (Taf. XXX Fig. 1). Der Kern ist von runder Gestalt und ansehnlicher Grösse, in den Knotenpunkten seines Liningerüstes findet sich das Chromatin suspendirt. Der Lagebeziehung und histologischen Beschaffenheit nach haben wir es bei den fraglichen Zellen mit umgewandelten Mesenchymzellen zu thun, welche die Fähigkeit erlangt haben, aus der sie umspülenden Leibeshöhlenflüssigkeit[1]) die dem Organismus schädlichen Harnsalze zu eliminiren und in ihrem Protoplasmaleibe anzusammeln. Sie sind gezwungen, diese Stoffwechselproducte im Protoplasma während der ganzen Lebensdauer des Thieres aufzuspeichern, da ihnen jede Möglichkeit fehlt, sie nach aussen abzugeben. Wir haben es demgemäss hier, wenn wir die

---

[1]) Vergl. Krukenberg (4). Nach K. zeigt das Ascidienblut meist keine stärkere Neigung zur Gerinselbildung. Das Chromogen, welches sich durch Kohlensäure blau färbt, ist in den Blutkörperchen nicht im Plasma enthalten; filtrirtes Blut bläut sich nicht, wohl aber der Niederschlag. Ferner ist die Blutflüssigkeit ausnehmend arm an gelöstem Eiweiss und ist daher wohl eine vorzugsweise cellulare Verdauung vorhanden. Das organische Nährmaterial circulirt nicht durch den Säftestrom, sondern wird von Zelle zu Zelle weitergegeben. Vielleicht wird auch durch die körperlichen Elemente des Blutes den sesshaften Zellen Nährmaterial zugeführt. K. bezeichnet das Ascidienblut als Hydrolymphe und sieht deren Werth darin, dass sie ein für das Zellleben günstiges inneres Medium bietet.

Gesammtheit der Zelle als Niere auffassen, mit einem anhäufenden Organ zu thun, dessen Function allerdings für die kurze Lebensdauer des Thieres vollkommen ausreicht.

Neben diesen characteristischen Nierenzellen kommen in der Blutflüssigkeit noch gleichgrosse, oft nicht leicht von ihnen zu unterscheidende, oval oder polymorph gestaltete Zellen vor welche sich durch ihre Fähigkeit, die in der Leibesflüssigkeit in grösserer Anzahl symbiotisch lebenden Zoochlorellen zu fressen, als phagocytäre Zellen ausweisen. Da aber Zoochlorellen nicht nur frei im Blutplasma, sondern auch in den Zellen leben, ist es nicht leicht, auf den ersten Stadien Phagocytose und Symbiose zu unterscheiden. Ferner finden sich runde Blutzellen mit deutlich wahrnehmbarem Kern vor. Auf Taf. XXX Fig. 1 habe ich noch zwei sich dichotom verzweigende Kanäle der darmumspinnenden Drüse wiedergegeben, welche ebenso wie ihre kolbig erweiterten Anfänge mit einem cubischen Epithel ausgekleidet sind. Bei Polycyclus Renieri herrschen die gleichen anatomischen und histologischen Verhältnisse; ich habe das Vorkommen gleicher, nur etwas kleinerer Nierenzellen feststellen können, während ich bei Botrylloides keine derartigen Gebilde wahrnehmen konnte, obzwar die Annahme, dass solche vorhanden, durchaus berechtigt erscheint. Wie wir gesehen haben, steht die Niere dieser Ascidien auf sehr niedriger Entwicklungsstufe, es versehen noch einzelne Zellen den Dienst des Excretionsorganes, ohne sich zu einem Verbande zusammenzuschliessen. Bei der nun zu untersuchenden, sonst weit höher organisirten Ciona intestinalis L. werden wir trotzdem die gleichen primitiven Verhältnisse antreffen.

Ciona intestinalis L.

Mehrere Forscher, wie Heller und Roule haben die zu den Ascidiiden gehörige Ciona eingehend untersucht, und war es namentlich Roule (5), welcher im Jahre 1884 ein Excretionsorgan bei denselben beschrieben hat, während Heller (6) ein solches nicht beobachtet zu haben scheint; jedenfalls erwähnt er dasselbe nicht. Roule (5) beschreibt die Niere der Ciona in folgender Weise: „Dans la masse du tissu conjonctif qui constitue la paroi des prolongements cylindriques entérieurs du canal déférent sont situées de nombreuses cellules de couleur orangée disposées les unes à côté des autres et rangées en une ou plusieurs couches placées immédiatement en arrière de l'épithélium du canal déférent. — — — — — — — — — — — —

Lorsque les cellules orangées sont disposées en une seule couche, elles sont placées à côté les unes des autres et, comme elles se compriment mutuellement elles prennent une forme à peu près cubique. Mais lorsqu' elles ont rassemblées en deux ou trois couches superposées, elles deviennent arrondies ou polyédriques; toujours cependant elles sont situées les unes à côtés des autres sans interposition de tissu conjonctif. Leur contenu et formé de granulations très petites: leur paroi est très minces, peu apparente; leur noyau, petit très réfringement, permet de reconnaître la cellule lorque la paroi n'est pas bien nette."

Die Zellen sollen alle characteristischen Reactionen der Harnsäure und harnsauren Salze, sowohl der Oxalate wie der Phosphate liefern. Unser Autor nimmt an, dass eine Osmose zwischen der äusseren Umgebung und diesen Nierenzellen durch die sehr dünne Epithelschicht des Ausführungscanals zu Stande komme und die Stoffwechselproducte auf diese Weise in die Peribranchialhöhle gelangten. Wir hätten es demnach bei den Cioniden mit einer ausscheidenden Niere zu thun.

Ein zweites Nierenorgan soll häufig durch eine Anhäufung ähnlicher excretorischer Zellen unter dem Epithel der Flimmergrube zu Stande kommen.

Es war mir nicht möglich, derartige Zellgruppen in der Umgebung des Vas deferens der Geschlechtsdrüse nachzuweisen. Das vermeintliche Nierenorgan bei der Flimmergrube stellt die Neuraldrüse dar, deren Function mit der Harnsäureabsonderung nichts zu thun hat.

Ich fertigte Querschnittserien durch das ganze Thier, von jungen und halberwachsenen Exemplaren an und konnte in der Eingeweideregion, in unmittelbarer Nähe des Darmes, nur die gleichen mesodermalen, mit Concretionen versehenen Zellen nachweisen, wie ich sie bei den Synascidien beschrieben habe.

Diese Nierenzellen sind, je nach dem Alter der Thiere, in geringerer oder grösserer Zahl vorhanden; sie sind etwas kleiner als die von Botryllus, haben aber sonst die gleiche Structur des Plasma und des Kernes (Taf. XXX, Fig. 2).

Bei Ciona ist die primäre Leibeshöhle von einer Gallerte

erfüllt, in welche die Mesenchymzellen eingebettet sind. Zahlreiche Mesenchymzellen sind schon zu Bindegewebsfaserzügen angeordnet und bilden ein weitmaschiges Netzwerk, in dessen Maschen die characteristischen Nierenzellen liegen. Wandungslose Lückenräume in der Gallerte stellen die lacunären Blutbahnen dar, die nur stellenweise vom Endothel begrenzt werden. Im Blutplasma finden sich amoeboide und runde Blutzellen vor. (Taf XXX, Fig. 2). Ferner bemerken wir noch mittelgrosse, wahrscheinlich ebenfalls phagocytäre Zellen, welche bald einzeln, bald zu Gruppen angeordnet sind, und auf dem Querschnitt siegelringförmige Gestalt aufweisen. Der Kern wird durch eine grosse Vacuole, welche gewöhnlich nur Flüssigkeit, zuweilen aber auch Zoochlorellen enthält, ganz an die Peripherie gedrängt. Die darmumspinnende Drüse ist wohlentwickelt und von den Nierenzellen vollkommen unabhängig und gesondert; sie wurde von Roule (5) für einen Theil des Hoden gehalten.

Die Cioniden zeigen uns demnach, trotz ihrer weit höheren Organisation, die gleichen primitiven Verhältnisse des Excretionsorganes wie die Synascidien, und wir werden erst bei den höher stehenden Ascidiinen einem Zusammenschluss solcher Nierenzellen zu einem Zellverbande begegnen.

Ascidiinae.

Aus der Subfamilie der Ascidiina habe ich von den drei Gattungen Ascidiellae, Ascidiae und Phallusiae je eine Art zur Bearbeitung gewählt und zwar Ascidiella cristata Risso, Ascidia mentula O. F. Mull und Phallusia mammillata Cuv. Bei der Darstellung der anatomischen und histologischen Verhältnisse des Excretionsorganes werde ich mich hauptsächlich an Ph. mammillata Cuv. halten, da hier das fragliche Organ unter den Phallusien in vollkommenster Ausbildung vorhanden ist und bei den beiden anderen Arten nur die hier vorhandenen geringen Abweichungen in der Structur der Nierenzellen und der Concremente berücksichtigen. Bei den Ascidiinen begegnen wir zum ersten Male einem complicirter gebauten Excretionsorgane, welches in einem das Darmrohr umkleidenden Bindegewebspolster eingebettet liegt. Es tritt uns in Gestalt zahlreicher, von einem lacunären Blutgefässnetz umsponnener Bläschen entgegen.

Ich benutzte eine ausgewachsene, in Sublimat-Eisessig conservirte Phallusia mammillata, sowie in Formol gehärtete, grosse Exemplare von Ascidiella cristata und Ascidia mentula zur Untersuchung, färbte mit Alauncarmin und fertigte Quer- und Längsschnittserien von 7,5 und 10 μ Dicke aus allen Abschnitten des Darmtractus an. Wir können an diesem einen kurzen Oesophagus und bauchigen Magen, auf welchem sofort die Ansatzstelle des Kiemenkorbes auffällt, ferner einen aus aufsteigendem und absteigendem Schenkel bestehenden Mitteldarm und endlich einen wiederum aufsteigenden, geraden Enddarm erkennen, wenn wir das Darmconvolut, seiner Lage im Körper entsprechend, so orientiren, dass der Mundsipho nach oben sehen würde. An den Berührungsflächen sind die Darmschleifen durch die sie umgebende Bindegewebsmasse fest mit einander verwachsen, sodass eine Trennung der letzteren in zwei den einzelnen Schenkeln zugehörige Partien unmöglich ist.

Krohn (7) beobachtete zuerst bei Phallusia mammillata zwischen den Darmschenkeln ein Organ, welches in Gestalt zahlreicher Bläschen zwischen den Darmschlingen entsteht. Die Bläschen enthalten Flüssigkeit und einen Kern. Er deutet dieses Organ als Niere, giebt aber den Ursprung der Bläschen nicht an. Auch Kowaleosky (8) macht keine Angaben über die Entstehung dieses Organes.

Kupffer (9) fand bei Ascidia complanata Fabric. an der rechten Seite des Magens ein grosses, plattes Organ, welches denselben an Ausdehnung reichlich um das Dreifache übertraf. Es lässt den Mitteldarm frei und erstreckt sich vom Magen querüber zum Rectum und besteht aus pelluciden, platten Blasen, welche ohne Zwischengewebe dicht nebeneinander liegen und concentrisch geschichtete Concretionen enthalten. Es gelang ihm, durch die Murexidprobe nachzuweisen, dass diese Concretionen Harnsäure enthielten.

Die Concretionen nehmen vom hinteren zum vorderen Ende des Organes, d. h. vom Magen zum Rectum, langsam an Grösse ab, ohne dass die Bläschen sich ebenfalls verkleinerten. Am äussersten Vorderende fand Kupffer einige kleinere, weniger platte Blasen, in denen er nichts oder nur eine punktförmige Concretion entdecken konnte. Er schliesst daraus, dass eine stete Fortbildung des Organes beim reifen Individuum stattfindet, zumal es sich bei seinen Objecten um Thiere handelte, welche die diesjährige Legezeit bereits überstanden hatten.

Die platten Bläschen sind ebenso, wie die Nierenblase von Molgula, doppelt geschichtet; die äussere Schicht ist ein aus länglichen Zellen bestehendes, die innere ein regelmässiges, scharf gezeichnetes, plattes Epithel. Concretionen konnte der Verfasser in den Epithelzellen selbst nicht wahrnehmen.

Er fährt dann wörtlich fort:

„Es sind also Nieren von besonderem Typus, deren Secret nicht ausgeführt, sondern innerhalb geschlossener Blasen in fester Substanz abgelagert wird. In der einfachsten Form bleibt es bei einer Blase. Die Fortbildung erfolgt durch Vermehrung der secernirenden Blasen, wahrscheinlich stetig während der Lebensdauer.“

Der Ansicht, dass die Nierenblase der Molguliden einem einzelnen Bläschen der Ascidiiden homolog, also niedriger organisirt sei, tritt Giard (10) entgegen Dieser Autor nimmt mit Recht, wie wir auch später sehen werden, an, dass das Nierenorgan der Molguliden die höchste Entwicklungsstufe des Excretionsapparates bei den Ascidien darstelle.

Die oben geschilderten anatomischen und histologischen Verhältnisse des fraglichen Organes erklärt er auch für die von ihm untersuchten Ascidia sanguinolenta, A. chlorea, A. villosa, bis auf die Doppelschichtung der Blasenwand, für zutreffend. Er konnte feststellen, dass die Wandung der Bläschen nur aus einem einschichtigen Epithel besteht.

In seiner Bearbeitung des von den Expeditionen 1871 und 1872 aus Ost- und Nordsee stammenden Ascidienmaterials beschreibt Kupffer (11) die Niere der Phallusien als ein mächtig entwickeltes Organ, welches aus zahlreichen, geschlossenen Blasen besteht, die, an einander liegend, den Magen und Darm zum Theil oder vollständig umkleiden Die Blasen sind von verschiedener Grösse, bis 0,8 mm im Durchmesser erreichend. Sie enthalten meist nur concentrisch geschichtetes Concrement, das gelb oder braun, selten farblos ist.

Im Gegensatz zu den Ansichten dieser Autoren nimmt Roule (5) an, dass der Nierenapparat bei den Ascidiina in die dicke Eingeweidewand eingebettet sei. Die Darmwände erscheinen nach ihm auf braunem Grunde gelb punktirt, und es sollen die hellen Punkte den Concretionen entsprechen. Diese Concretionen sind in Bläschen eingeschlossen, deren Wand — bei Flächenansicht — aus penta- und hexagonal erscheinenden Zellen besteht.

Die Bläschen haben regelmässige Form, und das ihrem Epithel unmittelbar anliegende Gewebe hat nach seinen Untersuchungen denselben Bau, wie das übrige Gewebe des Körpers. Es ist also nicht, wie Kupffer (9) annimmt, eine besondere bindegewebige Kapsel vorhanden. Die Epithelzellen gleichen sich nach Roule nicht ganz bei den einzelnen Gattungen, bei Ascidiella cristata Risso sind sie abgeplattet, an gewissen Stellen dicker, als an anderen, während sie sich bei Ascidia mentula O. F. Müller dicker und ziemlich verschieden in dem nämlichen Bläschen zeigen. Sie schliessen einen kleinen Kern ein. Manchmal sollen sich auch im Bindegewebe zwischen den Bläschen Concretionen aus Calciumcarbonat finden, und bei Ascidiella soll sogar das zwischen Ectoderm und äusserer Peribronchialwand gelegene Mesoderm der linken Körperseite damit versehen sein; und zwar beständen hier die Concretionen immer aus harn- und kohlensauren Salzen und seien ebenfalls nicht immer in Bläschen eingeschlossen.

Da Krohn (7), Kupffer (9) und Girard (10) in der Niere keine ausführenden Canäle wahrnehmen konnten, hat Roule (5) nicht mehr danach gesucht.

Die von den Nierenzellen ausgeschiedenen Stoffe häufen sich bis zum Tode des Thieres in Folge der quer durch die Nierenzellen statthabenden Osmose im Hohlraum der Bläschen an; die Concretionsmasse zeigt eine concentrische Schichtung. Wir haben es auch hier, schliesst unser Autor seine Betrachtungen, mit einer anhäufenden Niere zu thun.

Im Laufe meiner Untersuchungen gelangte ich in manchen Punkten zu anderen Anschauungen. Wenn Roule (5) annimmt, dass das Excretionsorgan der Phallusinen in die Darmwand eingebettet sei, so dürfte dieses nicht zutreffen. Wir können nach meiner oben gegebenen Beschreibung des Darmconvoluts nur von einem epithelialen Darmrohr sprechen, das von einem aus verdichtetem Mesenchymgewebe bestehenden Bindegewebspolster umkleidet wird. Die bindegewebige Masse erlangt bei unserer Phallusia eine grosse Mächtigkeit und in ihr — und nicht im Darm — liegen die zahlreichen Nierenbläschen eingeschlossen.

Auch die Ansicht, dass die oben beschriebenen hellen Punkte, welche das Darmconvolut an seiner Aussenfläche zeigt, den Concretionen entsprächen, dürfte nicht zutreffend sein. Dieselben stellen vielmehr die erweiterten Anfänge der im Bindegewebe weit verzweigten Geschlechtsdrüse dar. Roule (5) hält die Niere der Phallusiadeen für verschieden von dem bei den Cioniden von ihm beobachteten Organ und glaubt, dass beide verschiedene Nierentypen repräsentiren. Vergleichen wir dagegen dieselbe mit den von mir bei Ciona aufgefundenen Nierenzellen, so ist eine gewisse Aehnlichkeit unverkennbar Wir finden bei beiden die gleiche Functionsart, nur repräsentirt die Niere der Ascidiina ein weit vollkommeneres Entwicklungsstadium; die isolirten Zellen von Ciona haben sich hier schon zu bläschenbildenden Zellverbänden zusammengeschlossen. Die Excretstoffe bleiben jetzt nicht mehr in den Zellkörpern selbst aufgespeichert, sondern lagern sich im Lumen der Bläschen ab.

Das das Darmrohr umkleidende Bindegewebe zeigt in der gallertartigen, von vielfach sich kreuzenden Bindegewebsfasern durchsetzten Grundsubstanz zahlreiche kleine rundliche und spindelförmige und grössere sternförmige Bindegewebszellen eingelagert.

In diese Bindegewebsmasse finden sich vier Organsysteme eingebettet, ein lacunäres Gefässsystem, die darmumspinnende Drüse, die Geschlechtsdrüsen und endlich die aus zahlreichen Bläschen bestehende Niere. Die drei ersten Organe bilden ein vielfach verästeltes, mehr oder weniger weites Röhrenwerk, während ich zwischen den einzelnen Nierensäckchen nie eine Communication wahrnehmen konnte. Wir können an dieser Bindegewebsmasse drei Zonen: eine innere, mittlere und äussere, unterscheiden, von welchen die mittlere die grösste Ausdehnung besitzt, während die beiden andern nur schmale Streifen darstellen (Taf. XXX, Fig. 3).

Diese mittlere, uns besonders interessirende Zone enthält, dicht gedrängt, überaus zahlreiche Nierenbläschen, welche von Blutlacunen umsponnen werden und die Verzweigungen der Geschlechtsdrüse, während die innere Schicht von der darmumspinnenden Drüse mit ihrem Blutgefässnetz eingenommen wird und die äussere nur Blutbahnen umschliesst. Das Excretionsorgan beschränkt sich also ausschliesslich auf die mittlere Zone.

Bei Besprechung der histologischen Verhältnisse werde ich

die übrigen Organe nur kurz berücksichtigen und beginne mit der Beschreibung des Gefässsystemes. Dasselbe durchsetzt naturgemäss das ganze Bindegewebspolster, es stellt ein lacunäres System von weiteren und engeren Spalträumen im Bindegewebe dar und wird von einem zarten Endothel ausgekleidet (Taf. XXX, Fig. 4), welches aber nicht lückenlos alle Blutbahnen überzieht, sondern nur an bestimmten Stellen eine besondere innere Wand bildet. In der Blutflüssigkeit finden sich neben und zum Theil auch in den kernhaltigen runden Blutzellen zahlreiche parasitäre Organismen suspendirt. Das Verhalten der Gefässe zu den benachbarten Organen werde ich bei der Darstellung der letzteren berücksichtigen.

Die darmumspinnende Drüse nimmt, wie eben bemerkt, die ganze innere Zone ein; sie bildet auch hier ein dichotomisch verzweigtes Röhrenwerk, dessen kolbig erweiterte Blindenden dicht unter dem Darmepithel liegen. Die Wand der Ampullen und des ganzen Canalwerks besteht aus kleinen cubischen Zellen. Eine solche Ampulle wird theilweise oder ganz von einer Blutlacune umschlossen, sodass oft das Kölbchen frei, oder nur vom Endothel bekleidet, in die Blutlacune hineinragt. Die darmumspinnende Drüse, sowie die ebenfalls von zahlreichen Blutbahnen umsponnene Geschlechtsdrüse finden sich im Verlauf des ganzen Verdauungsschlauches.

Das Excretionsorgan besteht, wie schon oben bemerkt wurde, aus zahlreichen, in die bindegewebige Grundsubstanz eingebetteten, allseitig geschlossenen Bläschen, welche nicht mit einander in Verbindung stehen und dicht gedrängt den ganzen Verdauungsschlauch umgeben, also auch, im Gegensatz zu den Beobachtungen von Roule (5), in der Umgebung des Oesophagus und des Rectum angetroffen werden, allerdings in etwas geringerer Anzahl.

Die Bläschen haben unregelmässige Gestalt; eine regelmässige Form, wie Roule sie stets beobachtet hat, habe ich nur selten wahrnehmen können. Sie liegen, oft nur durch eine zarte Bindegewebsschicht getrennt, dicht aneinander gedrängt. Die sie umspinnenden Blutlacunen liegen ihnen, durch eine dünne Endothelschicht geschieden, unmittelbar an (Taf. XXX, Fig. 4), sodass damit ein wichtiges Moment für die Function gegeben erscheint. Jedes Bläschen bildet gleichsam eine kleine Niere für sich, welche die in ihr Lumen ausgeschiedenen Stoffwechselproducte aufspeichert und damit aus dem Organismus ausschaltet. Es enthält somit jedes Bläschen in seinem inneren Hohlraume in einer denselben anfüllenden klaren Flüssigkeit ein aus Harnconcretionen bestehendes Klümpchen, das aus kleinen Anfängen hervorgeht und mit dem Alter des Thieres bis zum Tode an Grösse zunimmt.

Die dünne Wandung dieser Bläschen wird von einem einschichtigen Nierenepithel gebildet, welches aus überall gleich hohen fünf- oder sechsseitigen Prismenzellen besteht (Taf. XXX, Fig. 5 u. 6). Zur Bildung einer besonderen bindegewebigen Kapsel, welcher wir später bei der Nierenblase der Cynthien und Molguliden begegnen werden, kommt es hier nicht; das umgebende Gewebe zeigt, wie Roule (5) nachgewiesen, dieselbe Structur, wie das übrige Mesenchymgewebe des Körpers (Taf. XXX, Fig. 8).

Die Nierenzellen enthalten ein feinkörniges Protoplasma, das in compacterer Masse um den Kern am inneren freien Ende der Zelle angehäuft erscheint, während es im übrigen Zellleibe ein mit Flüssigkeit gefülltes, grossmaschiges Wabenwerk bildet; selten füllt es die ganze Zelle aus (Taf. XXX, Fig. 5). Der scharf umgrenzte Kern ist von mittlerer Grösse; er liegt, wie eben bemerkt, am inneren Ende der Zelle, selten in der Mitte, und enthält in den Kreuzungspunkten seines Liningerüstes zahlreiche Chromosomen. In manchen Bläschen finden sich im Protoplasma einiger Zellen, besonders in nächster Nähe des Kernes, oder unter der inneren Zellmembran kleine dunkle Körnchen eingeschlossen, welche den bei Botryllus und Ciona beobachteten Harnconcrementkörnchen ähnlich sind, ohne aber die gleiche bräunliche Farbe aufzuweisen (Taf. XXX, Fig. 5 u. 6).

Die Nierenzellen besitzen die Fähigkeit, durch die vitale Energie ihres Protoplasmas die im Blute enthaltenen Excretstoffe auszuscheiden und in flüssiger Form in das Lumen des zugehörigen Bläschens abzugeben. Neben dieser Hauptfunctionsart kommt es in manchen Bläschen noch am inneren freien Ende der Zellen zur Bildung von Crystallstäbchen (Taf. XXX, Fig. 5), die ihre Entstehung den vorhin beschriebenen dunklen Körnchen verdanken, aus Harnsalzen bestehen und in das Lumen abgestossen werden, um hier zusammen mit den aus der gelieferten Flüssigkeit ausfallenden kohlensauren und harnsauren Salzen zum Aufbau der Concretionsmasse beizutragen. Lacaze-Duthiers (1) gelang es, Harnsäure in den Excretstoffen nachzuweisen.

Dem Excretionsbedürfniss entsprechend, wächst ein solches Bläschen langsam während der ganzen, allerdings nur kurzen Lebensdauer des Thieres. Die im Inneren der Säckchen liegenden, bräunlichen Concretionsmassen sind von rundlicher oder ovaler, selten unregelmässiger Form und zeigen, ihrer Entstehung durch immerwährende äussere Anlagerung entsprechend, concentrische Schichtung (Taf. XXX, Fig. 3 und 4). Die inneren Schichten unterscheiden sich von den äusseren durch ihre amorphe Beschaffenheit und eine gelblichbraune Farbe, sie umschliessen gewöhnlich einen centralen, mit Flüssigkeit gefüllten Hohlraum; sehr selten ist ein fester, centraler Kern vorhanden. Ich möchte noch besonders hervorheben, dass ich niemals, wie Roule, ausserhalb der Bläschen frei im Bindegewebe liegende Concretionen nachweisen konnte.

Ascidiella cristata Risso.

Die topographisch-anatomischen Verhältnisse des Excretionsorganes sind bei allen Phallusinen die gleichen, doch fällt uns schon bei makroskopischer Betrachtung des Verdauungsschlauches von A. cristata die grössere Zartheit des Darmconvoluts und die ausserhalb desselben liegende Geschlechtsdrüse auf. Diese zartere Beschaffenheit lässt auf eine geringere Dicke des Bindegewebspolsters schliessen, und thatsächlich zeigt sich auf Querschnitten die bindegewebige Masse von geringerer Ausdehnung und die in ihr eingeschlossenen Nierenbläschen von geringerer Grösse und Anzahl, wie bei Ph. mammilata. Auch zeigen sich einige Abweichungen in der histologischen Beschaffenheit der Zelle und ihrer Kerne, sowie der Concretionsmassen. Die ebenfalls fünf- bis sechsseitigen flachen Prismenzellen sind bedeutend flacher, wie diejenigen von Phallusia; sie sind beträchtlich breiter als hoch, wie schon Roule (5) beobachtet hat (Taf. XXX, Fig. 7). Ein wesentlicher Unterschied dagegen besteht darin, dass die Zellen desselben Bläschens in einzelnen Bezirken fast um die Hälfte kleiner sind, als die benachbarten. Sie zeigen die wesentlich gleiche Structur des Zellleibes, sind aber etwas protoplasmaärmer und enthalten niemals Concrementkörnchen.

Der Kern ist von kleiner, ovaler Gestalt, hat aber sonst die nämliche Structur, wie derjenige der Nierenzellen von Phallusia. Die Nierenzellen liefern ein flüssiges Excret; zur

Bildung von Crystallstäbchen am freien Zellende kommt es hier nicht.

Auch bei Ascidiella habe ich ausserhalb des Bläschens keine Concretionen nachweisen können.

Die Concremente sind von runder oder ovaler Gestalt, der Grösse der Bläschen entsprechend, nur klein und zeigen eine warzige Oberfläche; Roule nennt sie concrétions rénales mamilonnées. Sie sind oft scheinbar aus einzelnen Kügelchen zusammengesetzt (Taf. XXX, Fig. 8), doch sind die warzigen Erhebungen nur schwalbennestartig an die Hauptmasse geklebt und zeigen auf dem Querschnitt (Taf. XXX, Fig. 8a u. 8b) nur selten einen peripheren Hohlraum, welcher nicht mit der centralen Höhle in Verbindung stünde. Die Concretionen bestehen zum grössten Theil aus einer amorphen festen Masse von bräunlichgelber Farbe und zeigen concentrische Schichtung. Bei

Ascidia mentula O. F. Müller

ist das Bindegewebspolster weit besser ausgebildet, wie bei den Ascidiellen, wenn es auch nicht die Dimensionen desjenigen der Phallusia erreicht. Die Geschlechtsdrüse ist in die den Darm umgebende, bindegewebige Masse eingebettet.

Die Bläschen sind weit zahlreicher und grösser als bei den Ascidiellen, jedoch nicht in solcher Menge vorhanden wie bei Phallusia. Die Nierenzellen gleichen im Allgemeinen denjenigen von Ascidiella, doch sind sie in einem Bläschen alle von gleicher Höhe; selten finden sich einige flachere Zellen vor (Taf. XXX, Fig. 9). Sie sind ebenfalls sehr protoplasmaarm, oft wird der grösste Theil der Zelle von einer einzigen grossen Vacuole eingenommen.

Die Kerne sind rund und gleichen den bei Phallusia beobachteten, auch die Structur des Protoplasma ist die gleiche. Concretionen im Protoplasma konnte ich nicht beobachten. Auch hier liefern die Zellen nur ein flüssiges Secret, zur Bildung von Crystallstäbchen kommt es auch bei dieser Form nicht.

Die Concremente gleichen in der Structur und Farbe denjenigen von Ascidiella, sie haben unregelmässige Gestalt und zum Theil sehr eigenartige Formen (Taf. XXX, Fig. 10). Einige sind nach Art der eben bei Ascidiella geschilderten gebaut, andere wieder bestehen aus perlschnurartig aneinander gereihten Kügelchen, welche concentrische Schichtung zeigen, noch andere erwecken den Eindruck, als seien sie schneckenhausartig gewunden, wie sie Roule in einer Zeichnung darstellt. Es beruht dieses jedoch auf einer eigenartigen Anordnung der Schichten. Die Kügelchen zeigen excentrische Schichtung nach Art der Stärkekörner einer Kartoffel (Taf. XXX, Fig. 9, 10a u. 10b).

Wir haben gesehen, dass sich bei den Ascidiina Mesenchymzellen zu Zellverbänden geordnet haben, welche allseitig geschlossene Bläschen darstellen und ein flüssiges Excret liefern, das im Lumen der Bläschen aufgespeichert und durch einen chemischen Process in eine gelblichbraune, amorphe Masse umgewandelt wird. Nur bei den höchst organisirten Phallusien kommt es schon, wenn auch selten, zur Bildung von Crystallstäbchen am freien Ende der Zellen; wir haben hier die ersten Anfänge einer Functionsart, welche die sofort zu besprechenden Cynthien in höchster Vollendung darbieten werden.

Wir haben es demnach auch hier mit einer anhäufenden Niere zu thun, da ausführende Canäle nicht vorhanden sind, also auch die Möglichkeit fehlt, die Stoffwechselproducte nach aussen abzugeben. Berücksichtigen wir jedoch die überaus grosse Zahl der Bläschen, so stellen dieselben in ihrer Gesammtheit, trotz der Kleinheit des einzelnen Säckchens, ein sehr umfangreiches Organ dar, welches Raum genug zur Aufspeicherung für die kurze Lebensdauer bietet.

Cynthiadeen.

Bei den Cynthiadeen hat Roule (12) einen mit Nierenfunctionen betrauten Apparat beschrieben, welcher in der Wand des Verdauungsschlauches eingebettet liegt. Diese Niere wird nach ihm von einem netzartigen Geflecht zahlreicher, um die Blutlacunen angeordneter Tuben gebildet, welche bei Polycarpa varians mit einer ampullenartigen Erweiterung dicht unter dem Darmepithel enden. Dieselben entbehren eines Ausführungsgangs. Ihre Wandung besteht aus einer einfachen Lage kleiner Zellen, und in ihrem Lumen finden sich winzige Granulationen vor.

Neben diesem Nierenapparat findet man im Bindegewebe und im Blute Granulations- und Concretionselemente, sodass

Abschnitte des Darmes aus der Concretionszone die Murexidreaction ergeben sollen.

Roule (12) dürfte Abschnitte der bei den Cynthiadeen vorzüglich entwickelten darmumspinnenden Drüse für ein Excretionsorgan gehalten haben. Diese Ansicht sprechen auch Lacaze-Duthiers und Delage (13) aus, ohne selbst ein Excretionsorgan zu beschreiben. Auch Kupffer (11) und Heller (6) geben für die Cynthiadeen kein Nierenorgan an.

Ich untersuchte ausgewachsene Exemplare von Cynthia dura Heller und Microcosmus serotum de la Chiaje und konnte auf Querschnitten, welche durch das ganze Thier geführt wurden, bei beiden ein wohlentwickeltes Excretionsorgan in Gestalt zahlreicher, geschlossener Säckchen von schlauchförmiger, oft unregelmässiger Form feststellen, welche mit einer klaren Flüssigkeit und Concrementen angefüllt sind. Nur ist eine viel geringere Anzahl als bei Phallusia vorhanden, doch sind die einzelnen Bläschen von weit grösseren Dimensionen. Sie sind nicht in das die Darmwand umkleidende Bindegewebe eingeschlossen, sondern haben eine periphere Lage, dicht unter dem äusseren Körperepithel, in unmittelbarer Nachbarschaft der Geschlechtsdrüse, auf beiden Seiten des Körpers und werden von einer bindegewebigen, zarten Capsel umschlossen. Ihre Längsachse läuft gewöhnlich der Körperachse parallel (Taf. XXXI, Fig. 11). Auch hier liess sich eine Verbindung zwischen den einzelnen Bläschen, beziehungsweise ein ausführender Canal nicht nachweisen. Zahlreiche Blutlacunen sind in unmittelbarer Nachbarschaft der Bläschen vorhanden.

Die Wandung der Nierensäckchen besteht bei beiden Arten aus einem von cubischen Nierenzellen gebildeten Epithel, dessen einzelne Zellen zuweilen etwas breiter als hoch sind (Taf. XXXI, Fig. 12). Das Protoplasma dieser Zellen ist mit zahlreichen, dunklen Körnchen beladen, welche ihm eine im Allgemeinen grobkörnige Structur verleihen. Nur um den Kern findet sich gewöhnlich feinkörniges Protoplasma, und zwar in sehr geringer Menge, vor, sodass es manchmal den Anschein hat, als schwimme der Kern in einer grossen mit Flüssigkeit gefüllten Vacuole (Taf. XXXI, Fig. 12). Nicht gerade selten enthält das Protoplasma Vacuolen. An der Basis der Zellen findet sich eine Pseudobasalmembran, es wechseln hier kurze, dunkle Protoplasmastreifen mit hellen ab: eine ähnliche Structur des Plasma, wie sie der Cuticularsaum der Epidermiszellen des Amphioxus und der Fische aufweist (vergl. Gegenbauer). Es dürfte hier, wenn auch schwächer ausgebildet, eine gleiche Protoplasmastructur vorhanden sein, wie sie Grobben (14) für die Nierenzellen der Cephalopoden in folgender Weise beschreibt: „Der Inhalt der cylindrischen bis cubischen Nierenzellen aus den der Excretion dienenden Abschnitten der Cephalopodenniere ist grobkörnig und zeigt in dem unter dem grossen Kern gelegenen, also der Zellbasis zugekehrten Teile eine Streifung, wie wir sie in den Zellen der Niere so häufig beobachten. Diese Streifung, welche auf eine strangförmige Anordnung der Protoplasmakörperchen zurückzuführen ist (sogenannte Stäbchenbildung) ist jedoch nicht an allen Stellen gleich deutlich ausgeprägt, indem sich an Stelle der Stäbchen zuweilen in Reihen angeordnete Körnchen finden. Diese strangförmige Anordnung der Protoplasmakörnchen ist eine Folge des durch die Epithelzellen streichenden Excretionsstromes und die verschieden deutliche Entwicklung der Bildung ist darauf zurückzuführen, dass die Ausscheidung nicht überall in gleicher Stärke erfolgt, wie Versuche mit indig-schwefelsaurem Natron gezeigt haben.“

Die Indigocarmincrystalle werden, wie auch Kowaleosky (2) an den Zellen der Harncanälchen von Astacus beobachten konnte, in derselben Weise wie die Excretstoffe ausgeschieden: sie nehmen denselben Weg durch den Zellleib.

Der mittelgrosse Kern der Nierenzellen liegt in der basalen Hälfte des Zellleibes, er ist von runder Gestalt und enthält in den Kreuzungspunkten seines Liningerüstes zahlreiche Chromosomen (Taf. XXXI, Fig. 12).

Die oben erwähnten, im Protoplasma suspendirten dunklen Körnchen werden nach der dem Bläschenlumen zugekehrten Zellfläche geschafft und hier in Form von leistenförmigen oft Körnchen enthaltenden und in Carmin färbbaren Crystallstäbchen abgeschieden. Nach einiger Zeit werden sie dann abgestossen und füllen das Innere der Säckchen in grosser Zahl an. Diese Stäbchen zeigen ebensowenig eine bräunliche Farbe, wie die in den Zellen vorhandenen dunklen Körnchen; sie sind gut färbbar, und es entsteht erst nach ihrer Loslösung durch chemische Umwandlung eine bräunlichgelbe, amorphe Masse, welche in vielen conzentrischen Schichten angeordnet ist und durch äussere Anlagerung während des ganzen Lebens vergrössert wird (Taf. XXXI, Fig. 11 und 13). In der Umgebung dieser centralen Concretionsmasse ordnen sich die Stäbchen zu einer conzentrischen Schicht an, um sich endlich derselben anzulegen.

Die einzelnen Nierenbläschen wachsen wohl während der ganzen Lebensdauer der Thiere, und es dürfte auch bei gesteigertem Excretionsbedürfniss eine Neubildung möglich sein. Durch die periphere Lage der Bläschen, die verminderte Anzahl aber bedeutende Grösse derselben bildet die Niere der Cynthiadeen den Uebergang zu dem aus einer einzigen mächtigen Nierenblase bestehenden Excretionsorgan der Molguliden.

Molgula occulta Kupffer.

Die Familie der Molguliden umfasst die höchstentwickelten Formen der Monascidien und besitzt dementsprechend auch das am besten ausgebildete Excretionsorgan. Es stellt eine dicht unter der Körperoberfläche gelegene grosse, blasenförmige Niere dar, welche vielfach als Bojanus'sches Organ bezeichnet und mit dem gleichnamigen Organ der Acephalen verglichen wurde. Die Nierenbläschen der Cynthiadeen sind hier gleichsam zu einem grossen Nierensack vereinigt.

Schon van Beneden (15) hat im Jahre 1846 bei Ascidia ampulloides das Nierenorgan gesehen, ohne seine Function zu erkennen. Er beschreibt es in folgender Weise:

„Le coeur est fixé sur un organe dontnous ne connaissons ni l'importance ni la signification. Il consiste dans une vésicule sous forme de harricot, qui remferme des concretions calcaires. La couleur est tonjours d'une jaune verdûtre. — — — —

C'est une ressie tendue, sans aucune communication avec l'exterieur ni avec aucun autre organe."

Erst Lacaze-Duthiers (1) war es vorbehalten, die physiologische Aufgabe dieses cylindrischen Körpers zu erkennen: er erklärte ihn in seiner im Jahre 1874 veröffentlichten Arbeit für eine Niere. Nach diesem Autor ist bei den Molguliden dieses Organ leicht auf der linken Seite des Körpers nach Entfernung des Mantels zu erkennen; es hat schwarz-grünliche Färbung und regelmässige Form. Lacaze (1) hat ebenso wie van Beneden keine Oeffnung finden können, doch besage dieses nicht, dass keine solche vorhanden sei und wir es nicht mit einem Bojanus'schen Organ, einer zur Excretion bestimmten Niere, zu thun hätten. Als Grund für diese Ansicht führt er die Lage in der Nachbarschaft des Herzens, die Structur der Wandung und die Beschaffenheit der Concretionen an. Er beschreibt dann das Organ als einen Cylinder mit zwei stumpfen, ein wenig umgebogenen Enden, welcher in seiner Gestalt einer grünen Bohne oder der Niere eines Säugethieres gleicht. Die umgebende Membran ist glänzend und lichtreflectirend, wie ein polirter Körper, weil die Höhlung mit klarer Flüssigkeit und Concrementen prall gefüllt ist, sodass die Wände des Cylinders stark ausgedehnt werden. Die Färbung ist schmutzig-gelblich-grau, der centrale Theil hat Terra di Siena-Farbe, gemischt mit Schwarz. Bei geringem Druck platzt die Hülle, der Inhalt spritzt heraus, und die äussere Membran faltet sich. Lacaze unterscheidet dann Elemente des Organs, Concretionselemente und Parasiten.

Die äussere Lage der Drüsenwand des Organs ist hart, dünn, glatt, durchsichtig und beweglich, ohne besondere Structur. Es müsste sich hier eine Oeffnung, falls sie vorhanden wäre, leicht nachweisen lassen, doch hat der Verfasser keine solche wahrnehmen können. Der Blutumlauf vollzieht sich hier nicht in gleicher Weise wie bei den Mollusken, bei denen das Blut erst die Niere passiert, bevor es zu den Kiemen gelangt, da bei den Ascidien kein besonderes Capillarsystem vorhanden ist und überdies die Richtung des Blutstromes wechselt. Nach Durchstich dei Blasenwand fliesst die Flüssigkeit mit einem Theil der in ihr suspendirten Concremente aus. Ein Theil dieser Concremente scheint bei langsamem Ausfluss häutige Fetzen einer Membran zu bilden, welche in dünner Lage die innere Wand des Organes bekleidet. Die Zellen erinnern an die charakteristischen Zellen des Bojanus'schen Organs, sie sind lose vereint, trennen sich mit Leichtigkeit; es sind fünf- oder sechseckige Prismenzellen. Ein Kern ist stets vorhanden, er ist unregelmässig, voluminös, der Rand nicht scharf begrenzt, die Farbe ist grünlich-gelb und erinnert an die Farbe des ganzen Organs.

Perlschnurförmige Concretionen um den Kern sind nicht so constant, wie bei Acephalen und besonders Gastropoden, vorhanden, auch konnte der Verfasser keine Härchen an den Zellen, wie bei den Acephalen, beobachten.

Der centrale Concrementkern löst sich bei Druck sehr leicht, er besteht aus einer Ansammlung von Concretionen und Crystallen, oft von der Form der Harnsäurecrystalle, und hat eine fibröse Beschaffenheit, da er aus übereinanderliegenden Lamellen besteht. Beim Kochen mit Essigsäure und nachheriger Einwirkung von Ammoniakdämpfen entsteht eine röthliche Färbung. Die crystallinische Masse zeigt sich in Form von perlschnurartigen, complicirten Ansammlungen, in welchen man einen kleinen centralen Kern und um denselben conzentrisch gekreuzte Lagen unterscheiden kann.

Bezüglich der parasitären Elemente zeigen sich mannigfache Verschiedenheiten, jedoch giebt der Verfasser nur eine beschreibende Aufzählung dieser fremden Organismen, ohne das Wesen und die Art derselben bestimmen zu können. Es finden sich nach ihm in der Concretionsmasse parasitäre, confervoide Fasern, welche der festen perlschnurförmigen Masse zur Grundlage dienen, sich zu verzweigen und gabelförmig zu theilen scheinen und zuweilen Anhäufungen bilden. Die Fasern scheinen aus einem äusseren, durchsichtigen und einem centralen, markigen Theil zu bestehen. In der Blasenflüssigkeit finden sich ähnliche, nur bedeutend zartere Gebilde vor, welche sehr bald, nachdem sie eine ziemliche Grösse erreicht haben, zerfallen.

Ausserdem wurden noch eigenthümliche, vielleicht zu den Gregarinen gehörige Organismen beobachtet, doch zeigten dieselben zur Zeit der Untersuchung keinen eigenen Kern.

Diese soeben erwähnten, in einer geschlossenen Körperhöhle lebenden, parasitären Formen sind nicht in jeder Lebensepisode unserer Molguliden in gleicher Zahl vorhanden. Während beim Embryo nur eine ganz geringe Concretionsmasse vorhanden ist, treten bei ganz jungen Individuen schon einige confervoide Fasern auf, die ebenso wie die Concretionsmasse mit steigendem Alter bedeutend an Menge zunehmen.

Kupffer (15) bestätigte durch seine histologischen Untersuchungen an Molgula macrosiphonica und M. campanulata diese Beobachtungen. In einer im Jahre 1877 erschienenen Fortsetzung seiner Arbeit giebt Lacaze (16) eine genaue topographisch-anatomische Beschreibung der Niere der einzelnen

Molgulidenarten. Auch Heller's (17) Angaben in seinen „Untersuchungen über die Tunicaten des Adriatischen Meeres" betreffen nur makroskopische Verhältnisse. Roule (12) beschreibt die Molgulidenniere in gleicher Weise wie Lacaze-Duthiers (1). Die Concretionsmasse wird nach ihm von welligen, concentrischen Schichten gebildet, ähnlich den lockeren Membranen, die die innere Wand der Blase bedecken und auch in der Flüssigkeit suspendirt sind. Diese Membranen bestehen aus einer Art zähem Schleim und enthalten Zellen, Zellreste und abgerundete und perlschnurförmige Concretionen. Die welligen Schichten und die in der Flüssigkeit schwimmenden Membrantheile dürften wohl den confervoiden Fasern Lacaze-Duthiers' entsprechen.

Bei der Untersuchung verschiedener, in Alcohol aufbewahrter Molgulidenarten beobachtete Pizon (18), dass die sehr gut entwickelte Nierenblase von Ctenicella Lebruni Pizon Concretionen von theils schwarzer, theils grauer Farbe enthielt, während bei allen übrigen Untersuchungsobjecten durch den langjährigen Aufenthalt im Alcohol eine mehr oder weniger vollständige Entfärbung der Concretionsmassen eingetreten war.

Ich benutzte theils junge in Formol, theils alte in Alcohol und Sublimat-Eisessig gehärtete Exemplare. Das Organ wurde herauspräparirt und in toto mit Alaun- oder Ammoniak-Carmin gefärbt; bei sehr alten Thieren vorher halbirt, um den auf diese Weise isolirten Concrementstab für sich behandeln zu können. Quer- und Längsschnittserien von 7,5 μ und 10 μ Dicke ergaben vorzügliche Präparate.

Bevor ich mit der Darstellung des feineren histologischen Baues beginne, dürfte es zweckmässig sein, eine kurze topographisch-anatomische Beschreibung des Organes vorauszuschicken. Taf. XXXI Fig. 14 stellt eine erwachsene Molgula nach Entfernung des Mantels dar, in der Weise orientirt, dass der Mundsipho nach oben gerichtet ist und das Thier, auf der linken Körperseite liegend, dem Beschauer seine rechte Körperhälfte zuwendet, auf welcher die mächtige Niere sofort ins Auge springt. Bei dieser Orientirung liegt natürlich das fragliche Organ, wie eben bemerkt, auf der rechten Seite des Körpers, während Lacaze-Duthiers (1) dasselbe auf der linken Seite liegend beschreibt. Dieser scheinbare Gegensatz erklärt sich sofort, wenn ich bemerke, dass dieser Autor seine Molguliden, zwecks Vergleichs mit den

Acephalen, gerade umgekehrt in der Weise orientirt, dass der Mundsipho nach unten und hinten zeigt. Wie wir sehen, stellt die Niere der Molguliden ein mächtiges, unmittelbar unter der Körperoberfläche befindliches Organ von der Gestalt einer grünen Bohne dar und liegt etwa in der Mitte der unteren Hälfte des Molgulidenkörpers, nicht ganz parallel seiner Querachse. Ihre vordere concave Krümmung ist nach oben gerichtet und schmiegt sich der etwa gleich langen Geschlechtsdrüse unmittelbar an, während der hintere convexe Bogen in geringem Abstand der unteren Krümmung des Darmtractus ziemlich parallel verläuft. Der vorderen concaven Krümmung des Organs liegt das Herz unmittelbar an. Die Grösse der Niere beträgt gut zwei Drittel der Querachse und fast ein Drittel der Langsachse des ganzen Thierkörpers, während der Querdurchmesser etwa ein Drittel der Länge des Organes beträgt. Die Wandung dieses blasenförmigen Nierensackes ist, wie das Körperepithel, durchscheinend, so dass man durch beide hindurch einen cylinderförmigen, in gleicher Weise wie das Organ gekrümmten Stab in einer klaren, die Blase prall füllenden, Flüssigkeit erblickt. Dieser Stab besteht, wie wir später sehen werden, aus Harnconcrementen und zeigt bei jungen Thieren eine bräunlich gelbe Farbe, während er bei ganz alten Individuen bedeutend dunkler, fast schwarz gefärbt, erscheint. Auch zeigt derselbe bei jüngeren Thieren eine weiche Consistenz und zerfällt leicht bei der Präparation, wie es auch bei dem hier dargestellten Exemplare der Fall war, bei alten dagegen erlangt er eine grosse Härte. (Taf. XXXI Fig. 14 u. 17).

Die Wandung des allseitig geschlossenen Nierensackes setzt sich aus zwei Schichten zusammen: einer äusseren, bindegewebigen, derben Membran und einem inneren, der letzteren unmittelbar aufsitzenden Drüsenepithel (Taf. XXXI, Fig. 15). Die äussere Schicht ist dünn, elastisch und durchscheinend; ich konnte in derselben, ebensowenig wie van Beneden und Lacaze, weder auf Quer- noch Längsschnittserien eine Oeffnung, bezüglich einen ausführenden Kanal, feststellen.

Betreffs der inneren Schicht habe ich eben schon bemerkt, dass sie aus einem einschichtigen Drüsenepithel besteht und zwar aus sehr hohen, schmalen, fünf- und sechsseitigen Prismenzellen (Taf. XXXI, Fig. 15 u. 16). Diese Prismenzellen kleiden die ganze innere Wand der Organhöhle aus, sie haben überall gleiche

Höhe und nehmen nur in den beiden Enden etwas an Grösse ab. Es reiht sich Drüsenzelle an Drüsenzelle, ohne dass Stützzellen zwischen ihnen vorhanden wären.

Das Protoplasma der Zellen hat eine feinkörnige Structur und ist in grösster Dichte um den Kern angehäuft. An der Basis findet sich ebenso wie bei den Nierenzellen der Cymthiadeen, eine Pseudomembran entwickelt. Dieselbe ist bedeutend besser entwickelt, wenn sie auch nicht, wie es Grobben für die Nierenzellen der Cephalopoden beschreibt, bis zum Kern heranreicht. Der Kern liegt gewöhnlich in der Mitte des basalen Zelldrittels oder nahe der Zellbasis (Taf. XXXI, Fig. 15), selten in der Mitte und kann nur als Kern von kaum Mittelgrösse angesprochen werden. Er hat runde Gestalt. Grosse, voluminöse, unregelmässige und nicht scharf begrenzte Kerne, wie sie Lacaze beobachtet hat, konnte ich nicht wahrnehmen. Eine Anzahl Chromosomen finden sich in den Kreuzungspunkten seines Liningerüstes, selten konnte ich einen kleinen Nucleolus bemerken.

Im Protoplasma der Zellen fallen sofort zahlreiche bräunlich gelbe, in einer mit klarer Flüssigkeit gefüllten Vacuole schwimmende Concretionen von runder, ovaler oder stäbchenförmiger Gestalt auf, welche, je nach dem Secretionsstadium der Zelle, bald um den Kern, bald im oberen Zelldrittel oder endlich dicht unter der inneren Zellmembran am zahlreichsten angehäuft erscheinen. Sie bestehen nach Lacaze (1) aus harnsauren und kohlensauren Salzen, während Kupffer (9) durch die Murexidprobe bei M. macrosyphonica keine Harnsäure nachweisen konnte, und entstehen in dem dichten Protoplasma, welches den Kern umgiebt, in dessen nächster Nähe, so dass wohl seine intensive Betheiligung am Secretionsvorgang ausser Zweifel stehen dürfte.

Zuerst bildet sich im Protoplasma eine mit klarer Flüssigkeit gefüllte Vacuole, aus deren Inhalt dann sehr bald die Harnsalze ausgefällt werden. Es sind entweder sehr grosse, aber wenig zahlreiche Concretionsansammlungen vorhanden, so dass die Zelle an solchen Stellen bauchig aufgetrieben erscheint, oder das Protoplasma ist mit kleinen und kleinsten Körnchen beladen (Taf. XXXI, Fig. 15). Nach und nach werden die Concremente vom Protoplasma aus der Nähe des Kernes zum inneren Ende der Zelle geschafft und sammeln sich hier in grosser Zahl an. Das Protoplasma nimmt zugleich an dieser Stelle einen wabigen

Bau an (Taf. XXXI, Fig. 15), und die Ausstossung der zu eliminirenden Stoffe geht in der Weise von Statten, dass das ganze obere Zellende abgestossen wird, wie es bei stark secernirenden Drüsenzellen oft der Fall zu sein pflegt.

Dieser Process vollzieht sich nicht etwa bald an dieser, bald an jener Zelle, sondern es lösen sich von einer Anzahl benachbarter Zellen die inneren Endstücke als zusammenhängende Membran los, welche noch mit den intact gebliebenen Zellen der Nachbarschaft in Verbindung bleibt (Taf. XXXI, Fig. 15). Nun tritt an den betreffenden Zellen eine schnelle Regeneration ein, und die keinesfalls während dieses ganzen Ausstossungsprocesses unterbrochene Excretion schreitet wieder bis zu einer neuen Abstossung der Stoffwechselproducte fort. Dass die Nähe des Herzens von eminenter Wichtigkeit für die Thätigkeit des Organes ist, brauche ich wohl nicht besonders hervorzuheben.

Einen Cilienbesatz, wie er bei den Acephalen existirt, konnte ich, ebenso wie Lacaze, nicht wahrnehmen; er wäre auch überflüssig, da es hier nicht der Fortschaffung und Weiterbewegung von Flüssigkeit und kleinen Partikelchen bedarf.

Schliesslich lösen sich die Theile der abgestossenen Membran los und schwimmen frei in der den Nierensack füllenden Flüssigkeit, bis sie sich dem Concrementcylinder anlegen, um zu seinem Aufbau beizutragen.

Diese Membran dürfte mit der von Lacaze erwähnten häutigen Membran, welche die innere Wand der Höhle auskleiden soll, zu identificiren sein. Mit den abgelösten Zellstücken gelangt auch die in dem oben beschriebenen Wabenwerk enthaltene Flüssigkeit in den Hohlraum des Nierensackes und müsste hier mit der Zeit eine zu starke Füllung der Blase bewirken, wenn nicht die letztere, ebenso wie das Thier, während der ganzen Lebenszeit wüchse.

Vergleichen wir nun die abgelösten, in der Flüssigkeit des Nierenhohlraumes schwimmenden Gewebsfetzen mit den oben beschriebenen confervoiden Fasern Lacaze-Duthier's (1), so dürfte es ausser Zweifel stehen, dass derselbe diese Gewebstheile als Parasiten gedeutet hat. Auch steht damit seine Angabe, dass dieselben bei jungen Thieren nur in geringer Zahl vorhanden seien, mit dem Alter des Thieres aber zunähmen, durchaus im Einklang. Die Anforderungen steigern sich stetig mit dem zunehmenden Wachsthum des Thieres, so dass füglich die Excretion und Ausstossung der Stoffwechselproducte eine immer intensivere werden muss. Bezüglich der von Lacaze beobachteten, an Gregarinen erinnernden, parasitären Gebilde möchte ich gleich hier im Anschluss an Obiges bemerken, dass ich derartige Elemente nicht wahrgenommen habe, obwohl es keineswegs ausgeschlossen ist, dass solche, besonders bei in Aquarien gehaltenen Thieren, vorkommen können. Zoochlorellen konnte ich im Nierensack und den Nierenzellen nicht nachweisen.

Zur Untersuchung der Structurverhältnisse des schon mehrfach erwähnten, in der farblosen Flüssigkeit des Nierensackes schwimmenden Concrementstabes übergehend, erinnere ich (Taf. XXXI, Fig. 17) daran, dass derselbe eine sichelförmige Gestalt hat, also der Form des ganzen Organes entspricht. Ferner habe ich schon oben angegeben, dass er mit dem Alter des Thieres an Grösse und Härte zunimmt, indem sich die von den Nierenzellen gelieferten Excretionsstoffe und Gewebsfetzen an seiner Oberfläche anlagern. Bei jungen Thieren hat der Stab eine bräunlichgelbe Farbe, welche mit dem Alter nach und nach dunkler, bis schwarzbraun, wird. Die ganze Concrementmasse besteht aus den kleinen, von den Nierenzellen gelieferten Concrementkörnchen, welche durch eine Kittsubstanz zusammengehalten werden. Die von den Zellen abgestossenen Membranen zerfallen und bilden das Klebemittel für die Concrementkörnchen. Dem Entstehungsprocess entsprechend, zeigt der Cylinder auch bei unserer Molgula eine concentrische Schichtung; aus kleinen Anfängen hervorgegangen, wird er durch schichtweise Ablagerung an seiner Oberfläche immerfort vergrössert.

Im Centrum beginnend, erleidet dann die Masse eine chemische Umwandlung und wird zu einem festen, amorphen Gebilde. Dieser Process schreitet mit zunehmendem Alter immer mehr nach der Peripherie zu fort und giebt dadurch dem Stäbchen des älteren Thieres die harte, spröde Beschaffenheit.

Auf Taf. XXXI, Fig. 18 ist ein Querschnitt durch einen noch ziemlich weichen Concrementstiel wiedergegeben, auf dem wir um einen soliden Centralcylinder concentrische Ringe angeordnet finden, und zwar wechseln Ringe von dichterem Gefüge mit solchen aus lockerem Material gebildeten ab. Wir sehen die körnige

Structur hier noch wohlerhalten, nur in der Mitte beginnt die Umwandlung in eine amorphe Masse.

Ein anderer Querschnitt durch den Concrementstab eines etwas jüngeren Thieres zeigt uns in der dichten centralen Masse eine grössere Anzahl von quergetroffenen Hohlkugeln (Taf. XXXI, Fig. 19) oder kurzen, an beiden Enden geschlossenen Röhrchen, deren dicke Wandung schon eine homogene Beschaffenheit aufweist, während wir in der übrigen Masse noch die körnige Structur beobachten können.

Bei alten Thieren ist die ganze Masse von homogener Beschaffenheit, nur die jüngsten, äussersten Schichten zeigen weiche Consistenz und körnige Structur.

Taf. XXXI, Fig. 20 zeigt uns Theile eines Querschnittes durch den Concrementstab eines sehr alten Individuums; wir können hier feststellen, wie durch theilweise Verschmelzung zweier concentrischer Schichten, der zwischen diesen letzteren gelegene, in seiner Form einem Cylindermantel gleichende Raum, in zahlreiche, dicht aneinander gereihte Röhrchen zerlegt wird. Zwischen den amorphen Schichten finden sich ab und zu noch geringe Mengen von körniger Substanz. An anderen Stellen wieder sieht man dicht aneinander gepresste, dünnwandige Röhrchen (Taf. XXXI, Fig. 20).

Alle diese röhrenförmigen Cylinder und Hohlschuppchen sind nur kurz, sie reichen nie durch grössere Abschnitte der Concrementmasse hindurch.

Auch die Molgulidenniere ist dem zu Folge nach dem Typus des anhäufenden Excretionsorganes gebaut und stellt daher auch ein im Verhältnis zur Körpergrösse auffallend mächtiges Organ dar, da sie nur so ihrer Aufgabe, während der Lebensdauer des Thieres sämmtliche Excretstoffe aufzuspeichern, gerecht werden kann. Allerdings ist ja die Lebensdauer der Thiere nur kurz, und die Blase dürfte, wie das Thier selbst, während des ganzen Lebens wachsen. Der Abstammung nach müssen wir wohl die Niere der Molguliden ebenso wie die Excretionsorgane der übrigen Ascidien dem Mesoblast zuzählen, analog der Bildung der Nieren fast aller Evertebraten.

Entwicklungsgeschichtlich tritt die Niere nach van Beneden (15), Lacaze-Duthiers (1) und Kupffer (9) schon sehr frühzeitig als eine an das Pericardium geheftete Blase auf, und zwar soll sie kurz vor diesem entstehen.

Salpa democratica-mucronata Forsk.

Ausser dieser Salpenart habe ich noch S. runcinata-fusiformis Cuv. untersucht und in Sublimat-Eisessig und Osmiumsäure gehärtete Exemplare verwendet. Ich habe von beiden Arten nur geschlechtsreife, bezüglich ausgewachsene Individuen benützt, und zwar hatte die Kettenform von S. dem.-mucr. eine Länge von 3 mm, während die solitären Salpen 8 mm massen. Es wurden Querschnittserien durch den Nucleus von 7,5 μ und 10 μ Dicke angefertigt.

Der untere Abschnitt des Nucleus einer geschlechtsreifen Kettensalpe von S. mucronata-democratica wird von den wohlentwickelten Hoden eingenommen, welche sich noch weit nach oben zwischen die Darmschenkel einschieben. In dem Raum zwischen Oesophagus und Magen einerseits und dem Rectum andererseits fand ich in dem Maschenwerk von stern- und spindelförmigen Mensenchymzellen die gleichen ovalen Nierenzellen vor, wie wir sie bei den Synascidien und Cioniden beobachten konnten. (Taf. XXXI Fig. 21.)

Die darmumspinnende Drüse ist auch hier wohlentwickelt, es sind cubische Terminalzellen vorhanden, nur flachen sich die Zellen im mittleren Theil des Röhrenwerkes bedeutend ab, um erst in der Nähe der Einmündung in den Darm wieder zu cubischen Cylinderzellen zu werden.

Die phylogenetisch höhere solitäre Form zeigt die gleichen Verhältnisse, doch fehlen natürlich hier die Geschlechtsorgane.

Auf Taf. XXXI Fig. 22 habe ich einige Zellarten aus der primären Leibeshöhle dargestellt, welche einem in der Höhe des Magens geführten Querschnitt entnommen wurden.

Es sind in dieser Figur Blutzellen, phagozytäre Zellen, eine Mesenchymzelle und eine der characteristischen Nierenzellen wiedergegeben.

Ferner sehen wir auf dieser Figur noch grosse ovale oder runde Zellen mit feinkörnigem Protoplasma und grossem, bläschenförmigem Kern dargestellt, welche ein vorzüglich ausgebildetes Liningerüst zeigen, in dessen Kreuzungspunkten sich die Chromosomen befinden; zuweilen findet sich noch ein Kernkörperchen vor. Diese Zellen dürften ihrem Aeussern und der Beschaffenheit ihres Kernes nach, den Geschlechtszellen in der Kettenform am meisten entsprechen.

Salpa runcinata-fusiformis Cuv.

Auch bei dieser finden wir, sowohl bei der geschlechtsreifen wie bei der solitären Form in der Region zwischen Magen, Oesophagus und Rectum, die gleichen mesodermalen Nierenzellen vor.

Das Excretionsorgan der Salpen ist demnach auf sehr niedriger Stufe stehen geblieben. Einzelne Zellen versehen den Dienst wie bei den Botrylliden, obwohl die Annahme, dass gerade bei diesen freischwimmenden Thieren, entsprechend ihrer hohen Organisation, ein gut ausgebildetes Nierenorgan vorhanden sein müsste, a priori gewiss berechtigt erschien.

Vorstehende Arbeit wurde im Zoologischen Institut der Universität Rostock auf Anregung des Herrn Professor Dr. Seeliger ausgeführt. Es ist mir eine angenehme Pflicht, meinem hochverehrten Lehrer hierfür, sowie für das mir in liebenswürdiger Weise überlassene Material und das meinen Untersuchungen entgegengebrachte rege Interesse meinen aufrichtigen Dank auszusprechen.

Literaturverzeichniss.

1. De Lacaze-Duthiers, Les Ascidies simples des côtes de France. Archives de Zoologie expérimental et général. Tome III. 1874.
2. Kowalewsky, Ein Beitrag zur Kenntniss der Excretionsorgane. Biologisches Centralblatt, Bd. IX. 1890.
3. Herdmann, Report on the Tunicata, collected during the voyage of H. M. S. Challenger 1873—1876.
4. Krukenberg, Vergleichende physiologische Studien. III. 1880 und II. Reihe I. Abth. 1882.
5. Roule, Recherches sur les Ascidies simples des côtes de Provence (Phallusiadées) 1884.
   Anales du Musée d'histoire naturelle de Marseille, Zoologie Tome II.
6. Heller, Untersuchungen über die Tunicaten des Adriatischen Meeres. Denkschriften der Kaiserl. Academie der Wissenschaften. Bd. XXXIV und XXXV. 1874, 1875.
7. Krohn, Ueber Entwicklung der Ascidien. Müller's Archiv 1852.
8. Kowalewsky, Weitere Studien über die Entwicklung der einfachen Ascidien. M. Schultze, Archiv für mikroskopische Anatomie. Bd. VII. 1871.
9. Kupffer, Zur Entwicklung der einfachen Ascidien. Archiv für mikroskopische Anatomie. Bd. VIII. 1872.

10. Giard, Deuxième études critique des traveaux d'embriogénie relatifs à la parenté des Vertér léset des Tuniciers (Recherches nouvelles du Prof. Kupffer). Archives de Zoologie expérimentale et générale, Tome I. 1872.
11. Kupffer, Die zweite deutsche Nordpolfahrt in den Jahren 1869 und 1870. Bd. II. Tunicata. Leipzig.
12. Roule, Recherches sur les Ascidies simples des côtes de Provence. 1885.
13. De Lacaze-Duthiers et Delage, Faune de Cynthia dées de Roscoff et des côtes de Bretagne. Memoires de l'Academie des sciences. Tome XLV. 1892.
14. Gröbben, Morphologische Studien über den Harn- und Geschlechtsapparat, sowie die Leibeshöhle der Cephalopoden. 1884.
15. van Beneden, Recherches sur l'embryoginie, l'anatomie et la physiologie des Ascidies simples. Bruxelles 1846.
16. De Lacaze-Duthiers, Les Ascidies simples des côtes de France. Archives de Zoologie expérimentale et générale. Tome VI. 1877.
17. Heller, Untersuchungen über die Tunicaten des Adriatischen Meeres. Denkschriften der Kaiserl. Academie der Wissenschaften. Bd. XXXVII. 1877.
18. Pizon, Étude anatomique et systematique des Molgulidées. Anales des sciences naturelles Zoologie et Paleontologie. Tome VII No. 1. 1898.

Erklärung der Abbildungen auf Tafel XXX und XXXI.

Buchstabenbezeichnungen:

bgw = bindegewebige Kapsel
bls = Blutzelle
con = Harnconcretion
cs = Crystallstäbchen
D = Darm
ddr = darmumspinnende Drüse
ect = Ectoderm
ent = Entoderm
gz = Geschlechtszellen
hcon = Harnconcrement
l = Blutlakune
M = Magen
ms = Mesenchymzelle
n = Nierenblase
nbl = Nierenbläschen
nz = Nierenzelle
O = Oesophagus
Ov = Ovarium
phz = phagozythäre Zelle
psm = Pseudomembran
R = Rectum
T = Testikel
zo = Zoochlorellen.

Botryllus Schlosseri (Pallas) **Savigny.**

Fig. 1. Theil eines in der Höhe des Magens durch das ganze Thier geführten Querschnittes. Vergr. $\frac{403}{1}$

Ciona intestinalis L.

Fig. 2. Theil eines durch die Mitte der Intestinalregion geführten Querschnittes. Vergr. $\frac{667}{1}$

Fig. 3. Längsschnitt durch den Darm und das denselben umkleidende Bindegewebspolster. Vergr. $\frac{40}{1}$

Fig. 4. Derselbe Schnitt bei Vergr. $\frac{97}{1}$

Fig. 5. Theil eines Querschnittes durch ein Nierenbläschen. Nierenzellen längs getroffen. Vergr. $\frac{540}{1}$

Fig. 6. Querschnitt durch die Nierenzellen. Vergr. $\frac{530}{1}$

Ascidiella cristata Risso.

Fig. 7. Querschnitt durch ein Nierenbläschen. Vergr. $\frac{303}{1}$

Fig. 8. Harnconcrement. Vergr. $\frac{55}{1}$

Fig. 8 a u. b. *a—e* Querschnitte durch Concremente. Vergr. $\frac{303}{1}$

Ascidia mentula O. F. Müll.

Fig. 9. Querschnitt durch ein Nierenbläschen. Vergr. $\frac{285}{1}$

Fig. 10. Harnconcrement. Vergr. $\frac{150}{1}$

Fig. 10 a u. b. *a - g* Querschnitte durch Concremente. Vergr. $\frac{240}{1}$

Cynthia dura Heller.

Fig. 11. Theil eines Querschnittes durch das ganze Thier in der Höhe des Magens. Vergr. $\frac{36}{1}$

Fig. 12. Theil eines Querschnittes durch ein Nierenbläschen. Vergr. $\frac{253}{1}$

Microcosmus scrotum de Chiaje.

Fig. 13. Querschnitt durch ein Nierenbläschen. Vergr. $\frac{16}{1}$

Molgula occulta Kupffer.

Fig. 14. Thier nach Entfernung des Mantels. Vergr. $\frac{2}{1}$

Fig. 15. Theil desselben Querschnittes. Vergr. $\frac{303}{1}$

Fig. 16. Desgl. Zellen im Querschnitt. Vergr. $\frac{463}{1}$

Fig. 17. Harnconcrementstab. Vergr. $\frac{2}{1}$

Fig. 18 u. 19. Querschnitt durch den Concrementstab eines jüngeren Thieres. Vergr. $\frac{30}{1}$

Fig. 20. Theil eines Querschnittes durch den Concrementstab eines alten Thieres. Vergr. $\frac{30}{1}$

Salpa democratica-mucronata Fosk.

Fig. 21. Theil eines Querschnittes durch die geschlechtsreife Kettenform in der Höhe des Magens. Vergr. $\frac{398}{1}$

Fig. 22. Zellen aus der Leibeshöhle von einem Querschnitt durch die ausgewachsene solitäre Form. Vergr. $\frac{608}{1}$

(Aus dem anatomischen Institut der Universität Breslau.)

Mittheilungen zur Entwicklungsgeschichte der Eidechse.

III.

Die Neuroporusverdickung und die Hypothese von der primären Monorhinie der amphirhinen Wirbelthiere.

Von

Dr. **Karl Peter,**
Prosector und Privatdocent.

Mit Tafel XXXII.

Kupffer hat bei verschiedenen gnathostomen Wirbelthieren, die ja wegen der paarigen Anlage ihres Riechorgans als „Amphirhinen" den Monorhinen — Amphioxus und Cyclostomen — gegenübergestellt werden, in der Gegend des Schlusses des Gehirns, des vorderen Neuroporus, eine Verdickung des Hornblatts aufgefunden, der er eine hohe Bedeutung beilegte. Er homologisirte sie einer nach seinen Angaben an gleicher Stelle entstehenden Ectodermanschwellung (Plakode) bei den Cyclostomen, aus welcher sich ein Theil des Geruchsorgans entwickelt, und verglich sie mit der am vorderen Neuralporus befindlichen Flimmergrube des Lanzettfischchens, welche seit Koelliker als Riechorgan bezeichnet zu werden pflegt. Daher nannte er das neue Gebilde die „unpaare Riechplakode der Amphirhinen“ und glaubte die Brücke von den Unpaarnasen zu den Paarnasen gefunden zu haben. Die Reihe wäre dann folgende: Amphioxus ist rein monorhin, da er eine unpaare Riechgrube besitzt; Petromyzon weist, wie Kupffer beschreibt, ausser einer zuerst entstehenden mittleren Anlage auch seitliche Riechplakoden auf, die mit der ersteren verschmelzen, und bildet somit den Uebergang zu den Amphirhinen, bei denen ebenfalls erst eine unpaare Geruchsplatte entsteht, die sich aber bald zurückbildet, so dass die seitlichen Anlagen allein die beiden Riechorgane hervorgehen lassen.

Diese Theorie, die so klar die weit getrennten Vertebratengruppen verband und eine der Hauptfragen für das Verständniss ihrer Organisation zu einem glücklichen Ende geführt zu haben schien, fand bald allseitige Anerkennung, ohne dass sich jedoch ein Forscher einmal mit dem Schicksal der fraglichen Bildung bei den höheren Wirbelthierclassen, wo sie in der Literatur als „unpaarige oder Kupffer'sche Riechplatte“ häufig Erwähnung fand, speciell beschäftigt hätte.

Da ich bei Eidechsenembryonen diese Verdickung ohne Schwierigkeit auffinden konnte, so suchte ich auch ihre Entstehung und Ausbildung ausfindig zu machen, um ihre Bedeutung feststellen zu können. Durch Vergleich dieser Befunde mit den bei anderen Thierformen gewonnenen hoffte ich dann auf Grund eigener Anschauung zu der so wichtigen Monorhiniehypothese Stellung nehmen zu können.

Der Aufsatz gliedert sich in drei Abschnitte. Der erste bespricht die speciellen Verhältnisse bei Lacerta, der zweite beschäftigt sich mit der Bedeutung des Neuroporuswulstes, im dritten finden die übrigen Thierclassen nach eigenen Befunden und unter Benützung der Literatur Berücksichtigung.

I. Entstehung und Schicksal der Neuroporusverdickung bei Eidechsenembryonen.

Stadium 1. Um die Bildung der Neuroporusverdickung zu verstehen, müssen wir von einem Stadium mit 11 Ursegmenten ausgehen, bei welchem der vordere Theil des Nervenrohres noch weit offen steht. Es ist das letztere vom Rücken her geschlossen über den am weitesten vorragenden Punkt des wenig gebogenen Kopfes herüber bis an einen Schnitt, der die erste Andeutung der Augenblase zeigt; die Schnittrichtung ist die gleiche, wie bei dem modellirten Stadium 4. Von da an klaffen die Medullarfalten, und zwar um so mehr, je weiter nach vorn (ventral), bis sie an der bauchwärts geneigten Kopfspitze stark divergiren; hier liegt die Medullarplatte noch flach ausgebreitet, doch convergiren die Umschlagslippen auch weiter dorsal nicht; sie stehen einander parallel, allerdings wegen der Enge des Lumens ziemlich genähert. Der ganze Bezirk dieser vorderen Oeffnung des Gehirns beträgt 250 μ an Länge.

Ein Schluss dieser frontalen Partieen ist also noch nicht eingeleitet, und jede Andeutung einer medianen Verdickung des Hornblatts fehlt daher. Dagegen sind die paarigen Riechfelder bereits zu erkennen, wenn auch nur unscharf begrenzt. Sie liegen zu beiden Seiten des dorsalen Abschnitts des weit offenen Neuroporus, zwischen dessen Lippen und den Augenblasen, aber durchaus von den ersteren getrennt; deutlich werden ihre verlängerten, enger aneinander geschlossenen Zellen durch einige indifferente Hornblattelemente von den Umschlagsrändern geschieden. Auch an diesen selbst ist keine Aufwulstung zu bemerken.

Stadium 2. Ein Embryo mit 10 Urwirbeln zeigt sich gegen den erst beschriebenen nur wenig fortgeschritten insofern, als die klaffenden Medullarfalten sich auch im ventralen Theil etwas gegeneinander neigen. Sie sind steiler aufgerichtet, lassen aber ebenfalls keine Zellwucherungen an den Rändern erkennen. Die Riechfelder sind in derselben Weise wie im vorigen Stadium sichtbar.

An diesen Exemplaren ist also noch kein lumenhaltiges Gehirnstück ventral vom Neuroporus zu finden. Dieses bildet sich erst, indem die Neuralfalten auch von der Kopfspitze her sich zu nähern und zu verschmelzen beginnen.

Stadium 3. Den ersten Beginn hierzu kann man an einem Embryo mit 12—13 Ursegmenten verfolgen.

Während dieses Vorgangs beginnt sich das Nervenrohr auch vom Rücken her weiter zu schliessen, allerdings sehr langsam, und es ist schon jetzt zu bemerken, dass das Tempo, in welchem von beiden Seiten her die vordere Oeffnung verkleinert wird, ein individuell etwas variables ist, indem der dorsale Rand derselben bald mehr, bald weniger herunterreicht; doch handelt es sich bei diesen Verschiedenheiten nur um Differenzen im Betrage von wenigen Schnitten.

Die Serie 3 lässt also erkennen, dass die Medullarwülste von ventral her sich entgegenzubiegen und auf einander zuzuwachsen anfangen: sie convergiren nämlich stärker im ventralen Abschnitt als im dorsalen, in welchem sie in ihrer Parallelstellung verharren. Es ist auch bereits ein kleiner, lumenhaltiger Gehirnblindsack am unteren Ende entstanden, der durch diese Verschmelzung hervorgebracht ist. Ein histologisches Studium der Ränder der einander berührenden Falten wurde durch die Schräglage der Schnitte unmöglich gemacht.

Durch dorsalwärts gerichtetes Fortschreiten dieses Processes und Entgegenwachsen auch der weiter hinten gelegenen Lippen des Neuroporus beginnt dieser allmählich eine schlitzförmige Gestalt zu gewinnen, wie ihn das folgende Stadium zeigt.

Stadium 4. Instructiv für die Lage der vorderen Gehirnöffnung und der hier zum ersten Mal beobachteten Verdickung an derselben ist Fig. 1. Sie zeigt das Modell des vorderen Theils eines Embryo von 16 Urwirbeln in der Bauchansicht. Man erkennt an dem nur wenig ventral übergebogenen Kopfe seitlich die durch die primären Augenblasen hervorgebrachten Buckel (ABl^1); an der Kopfspitze schlägt sich das Ectoderm im Bereich eines längs gerichteten Spaltes (NP) nach innen zur Bildung der Gehirnwand um: der Neuroporus ist noch strichförmig offen und läuft dorsal in eine seichte Rinne (R) aus, während ventral der Schluss ganz plötzlich stattgefunden hat.

Zwischen diesem Spalt und den Augenblasen befinden sich die noch nicht überall deutlich begrenzten Riechfelder (RF), deren Conturen durch rothe Punkte angegeben sind. Dass die schiefe Lage derselben wie die des ganzen Kopfes auf eine Biegung des Embryos zurückzuführen ist, wurde schon früher bei einer Besprechung desselben Modells im Interesse der Schlundtaschen erwähnt (cf. II. Mittheilung).

Die mittlere rothe Linie giebt nun den Bezirk einer Verdickung des Hornblattes an, die sich auf den ventralen Abschnitt der Neuroporuslippen erstreckt, dann aber auch, einheitlich geworden, noch weiter ventral zieht, ohne die schwarzumrissene

Stelle (die Anlagerung des Vorderdarmes ans Ectoderm, die spätere Rachenhaut) zu erreichen. Dies ist die Neuroporus-verdickung, die mediane Riechplatte Kupffer's, welche den paarigen Riechfeldern zwar nahe liegt, aber nicht mit ihnen zusammenhängt.

Ueber ihren histologischen Aufbau geben Schnittbilder (Fig. 2—5) genaue Auskunft.

Dieselben lehren, dass im Bereich der dorsal gelegenen Rinne die Medullarfalten eben zu verschmelzen beginnen, doch haben sich Hornblatt und Gehirn noch nicht von einander abgeschnürt (Fig. 2). Eine bemerkenswerthe Verdickung des ersteren an den Umschlagrändern ist nicht zu constatiren. Dieselbe tritt erst im Bezirk des offenen Neuroporus auf. Fig. 3 zeigt, dass die beiden Lippen sich hier zwar berühren, aber nicht verschmelzen; die Epidermis besitzt an diesen Stellen weit nach oben vorspringende Wülste (W), in denen reichliche Kerntheilungsfiguren lagern. Von den Riechfeldern (RF) sind sie durch niedriges Epithel streng geschieden.

Ventral von der Oeffnung — der Schluss ist auch nach den Schnittbildern ganz plötzlich — erscheinen die Wülste erst noch getrennt (Fig. 4) und fliessen dann zu einer einheitlichen, median gelegenen Ectodermverdickung zusammen, deren Zellen unregelmässig durcheinander liegen (Fig. 5, Vd). Auffallend ist in diesem medianen Zellhaufen der fast völlige Mangel an Mitosen, der sogar gegen die vereinzelten Karyokinesen in den seitlichen Partieen des einschichtigen Ectoderms absticht.

Allmählich weiter ventral fortschreitend ist der Wulst wegen schräger Lage der Schnitte immer schwieriger von den angrenzenden seitlichen Partien zu unterscheiden; eine distinkte ventrale Grenze lässt sich nicht ziehen.

Stadium 5. Bei einem demselben Uterus entnommenen Embryo sind die Lippen des Neuroporus fest aufeinander gedrückt, eine Verschmelzung derselben hat auf nur vier Schnitten noch nicht stattgefunden. Sehr hoch sind die Ränder des Hornblattes aufgewulstet, bis an den dorsalen Schluss heran; die im vorigen Stadium daselbst beschriebene Rinne hat sich ausgeglichen.

Auch ventral ist ein Fortschritt insofern zu vermerken, als die unpaare Verdickung nicht mehr so weit herabreicht; sie ist etwa auf acht Schnitten zu beobachten, anfangs deutlich ihre Verschmelzung aus zwei seitlichen Theilen zeigend, dann mehr von unregelmässiger Gestalt. Sie endet weit (neunzehn Schnitte) vor dem blinden Ende des Vorderdarmes; in Folge dessen ist ihre ventrale Grenze deutlicher zu beobachten, als beim vorigen Embryo.

Der Schluss des Neuroporus ist also weiter vor sich gegangen, und zwar hauptsächlich von der ventralen Seite her; aber auch dorsal ist ein Fortschritt zu erkennen an dem Verschmelzen der Falten bis an die verdickten Stellen heran.[1])

Stadium 6. Auch nach erfolgtem Schlusse des Medullarrohrs bleibt das Hornblatt mit dem Gehirn noch längere Zeit in Verbindung, welche sich sogar stielförmig verlängern kann (Fig. 6). Ein solcher Verbindungsstrang findet sich über eine

---

[1]) Die eben beschriebenen Verhältnisse möchte ich zugleich als einen Beweis dafür anführen, dass bei der Eidechse eine „vordere Endnaht" im Sinne His' vorhanden ist, d. h. dass sich das Medullarrohr nicht nur von kaudal nach kranial (in einer hinteren Endnaht), sondern auch von (ventral) vorn her schliesst, nach dem Neuroporus zu, und sich dabei vom Hornblatt loslöst.

Kupffer (892) hatte nämlich angegeben, dass bei Acipenser der Neuroporus am vordersten Ende der einzigen dorsalen Naht gelegen ist: „der vordere Rand der Hirnplatte bildet zu jedem Zeitpunkt des Bestehens eines Neuroporus die ventrale Begrenzung desselben." In demselben Referat giebt er weiterhin an: „ob eine solche (vordere Endnaht) bei den Amnioten vorkommt, möchte ich bezweifeln. Dargethan wäre die Existenz einer Endnaht erst, wenn an einem Horizontal- (Frontal-) Schnitt, der ventral vom Neuroporus geführt wäre, die Trennung des Hirnrohres vom Exoderm demonstrirt werden könnte. Das ist bisher meines Wissens noch nicht geschehen."

Doch liess sich letzteres am Eidechsenembryo sehr gut verfolgen; die ventral von der Gehirnöffnung gelegene Verdickung lässt in ihrer eigenthümlichen doppelten Gestalt, die erst weiter ventral einheitlich wird, gar keine andere Erklärung zu, als dass sie durch Abschnürung des aufgewulsteten Exoderms vom Medullarrohr auch ventral vom Neuroporus entstanden wäre. Dieser bildet also nicht den vordersten Punkt des Schlusses des Centralnervensystems, sondern den Ort des Zusammenstossens der langen dorsalen und der kurzen vorderen oder frontalen Endnaht.

Des Weiteren wird unten auch auf die verschiedene Bildungsart dieser Nähte eingegangen werden; die hintere Endnaht schliesst sich langsam und ziemlich früh, während die vordere erst spät auftritt, aber schnell vorwächst und daher zu den Epidermisverdickungen führt, welche den Gegenstand dieser Mittheilung bilden.

ganze Reihe von Schnitten hin, so dass zu erkennen ist, dass der Verschluss des Neuroporusspaltes ziemlich schnell in seiner ganzen Ausdehnung stattfindet. Ein „bestimmter Punkt", an welchem das Neuralrohr am längsten offen bleibt oder sich zuletzt von der Epidermis loslöst, ist also bei Lacerta nicht zu entdecken. Ganz Aehnliches beschreibt Orr bei Embryonen von Anolis Sagraei.

Diese Zellbrücke beträgt bei einem Embryo von 25 Ursegmenten an Länge 100 μ; eine Verdickung des Hornblatts ist an diesen Stellen kaum noch zu constatiren. Daraus, dass weiter apicalwärts Gehirn und Epidermis sich in der Mittellinie einen spitzen Fortsatz entgegenschicken, die sich stellenweise berühren, lässt sich erkennen, dass diese Theile sich früher von einander abgeschnürt haben, und dass in der That eine vordere oder frontale Endnaht existirt. Während diese Marken am Gehirn bald aufhören, sind sie im Hornblatt 90 μ weit nach apical von der Brücke zu verfolgen. Der Dickenunterschied ist im Exoderm auch hier ausgeglichen; überall besteht dasselbe aus einer gleichmässig dicken Zellreihe.

Stadium 7. Reste dieses früheren Zusammenhangs zwischen Hornblatt und Centralnervensystem sind auch noch zu erkennen, wenn sich bereits Mesoderm zwischen beide eingedrängt hat (Fig. 7). Das Gehirn schickt einen spitzen Fortsatz (x^1) dorsalwärts, den Burckhardt recessus neuroporicus, Kupffer lobus olfactorius impar nannte, das Ectoderm zeigt diesem gegenüber eine schwache Verdickung (x^2) — man erkennt sehr leicht, dass man es hier mit einem durchgerissenen Stiel zu thun hat.

Beide Gebilde erstrecken sich über eine Reihe von 11 Schnitten fort, der langgestreckten Gestalt des Neuroporus entsprechend, die Verdickung des Hornblatts durch häufige Unterbrechungen und Unregelmässigkeiten ihr baldiges vollständiges Verschwinden vorbereitend. Schon jetzt hat sie an Höhe bedeutend abgenommen. Auch der recessus neuroporicus, ein solider Fortsatz — im Modell würde er einen medianen Kamm auf dem Gehirn darstellen — zeigt eine deutliche Unterbrechung.

Beide Erhebungen gleichen sich allmählich aus; ein gleichaltes Stadium lässt den Rest des Kammes nur noch auf einem Schnitt erkennen, die niedrige epidermoidale Verdickung, kaum noch zwei Zelllagen stark, stellenweise unterbrochen.

Stadium 8. Etwas ältere Embryonen mit 34 Urwirbeln lassen keinerlei Marken mehr erkennen, weder an Gehirn noch am Hornblatt, jeder Rest des Neuroporus ist geschwunden.

II. Die Bedeutung der Neuroporusverdickung.

An der Hand der Stadienbeschreibung ergab sich also folgender Befund: An der Strecke des Neuroporus, welche sich von ventral her schliesst, (in der vorderen oder frontalen Naht von His), entstehen beim Berühren der Medullarfalten Verdickungen im epidermoidalen Theil ihrer Ränder, welche nach erfolgtem Schluss und Abschnürung des Gehirns einen unpaaren mehrere Zellschichten umfassenden Wulst im Hornblatt zurücklassen. Diese Anschwellung geht bald in der Richtung, in welcher sie entstanden war, also von apical nach dorsal, zurück.

Nun erhebt sich die Frage, ob diese mediane Exodermverdickung am vorderen Neuroporus wirklich als eine unpaare Riechplakode zu deuten ist, oder wodurch ihr Erscheinen sonst erklärt werden könnte. Es sind also:

1. zuerst ihre Beziehungen zu den paarigen Riechplakoden zu untersuchen, und zwar nach zwei Richtungen hin, nämlich
   a) ob die paarigen Riechfelder in Verbindung mit dem Neuroporus stehen,
   b) ob die Verdickung den Character einer Sinnesplakode trägt.
2. Ergäbe diese Untersuchung ein negatives Resultat, so muss nachgeforscht werden, ob sich nicht anderswo analoge Verdickungen finden, die ein Verständniss des Zellwulstes anbahnen könnten.

Die erste Frage nach dem Zusammenhang der Riechfelder mit dem Neuroporus hat bereits bei der Beschreibung der Stadien ihre Erledigung gefunden, indem stets darauf hingewiesen wurde, dass die Geruchsfelder von den Lippen des Neuroporus, denen sie allerdings nahe liegen, durch einige Zellen von indifferentem Aussehen getrennt sind. Schon im frühesten hier besprochenen Stadium, bei welchem die Medullarfalten am

Vorderende weit klaffen, sind die aus höheren Elementen bestehenden Riechplatten, die sich demnach sehr zeitig differenziren, zwar nicht scharf gegen die anliegenden Ectodermpartieen abzugrenzen, aber doch deutlich von den Umschlagsrändern getrennt. Auch im Modell Fig. 1 haben sie keine Verbindung mit den Neuroporuslippen, ein Verhältniss, das mit der schärferen Begrenzung und weiteren Ausbildung des Geruchsorgans an Deutlichkeit gewinnt. Bei der Eidechse stehen demnach die paarigen Riechfelder mit dem Neuroporus in keiner Beziehung.

Die zweite Frage nach der Aehnlichkeit der in Rede stehenden Verdickung mit einer Sinnesplakode wird ebenfalls durch die gegebenen Abbildungen beantwortet.

Die erste Anlage des Riech- oder Gehörorgans oder der Linse ist dadurch characterisirt, dass ihre Zellen an Höhe zunehmen, sich enger aneinanderschliessen — also mehr eine cilindrische Gestalt erhalten. Die Kerne rücken dabei basal, dem Mesoderm zu. Sind mehrere Zellschichten vorhanden, so besitzt, wie bei geschichtetem Epithel, die der Oberfläche zugewandte Lage die charakteristische Form. Auch diese Kerne, längsoval gestaltet, stehen mit dem grossen Durchmesser senkrecht zur Oberfläche. Zahlreiche Mitosen bekunden ein besonders intensives Wachsthum der Organanlage.

Anders die Neuroporusverdickung. Sie besteht aus rundlichen Zellen, kenntlich an den ebenso gestalteten Kernen, die in unregelmässigen Haufen übereinander liegen; die Armuth der Kinesen der unpaaren Bildung sticht sogar gegen die anliegenden einschichtigen Ectodermpartieen ins Auge — nichts von der regelmässigem Anordnung und der gestreckten Cilindergestalt der Elemente einer Plakode.

Die höchste Entwickelung hatte die Wucherung eigentlich schon vor Schluss des Neuroporus erreicht, als die beiden Lippen sich erst aneinander legten; da konnte man auch eine auffallende Menge von Mitosen bemerken. Nach der Abschnürung, nach der Bildung der eigentlichen medianen Verdickung hörte die Zellvermehrung auf; ein ferneres Wachsthum des Gebildes ist also ausgeschlossen, es hat keine Aehnlichkeit mit einer Sinnesplakode.

Den Versuch, die Neuroporusverdickung als Rudiment

eines Sinnesorgans zu erklären, müssen wir also fallen lassen. Wie kann man aber sonst ihr Auftreten deuten? Reicht es aus, eine mechanische Ursache dafür anzugeben, welche bei der Abschnürung des Gehirns diese Marken im Hornblatt hinterliess? Dann müssten sich auch beim Schluss anderer ectodermaler Organe ähnliche Verdickungen finden!

Und das ist in der That der Fall: auch bei der Abschnürung des Linsen- und des Labyrinthbläschens treten schwache Anschwellungen im Ectoderm auf. Allerdings ist die Beobachtung an diesen Organen dadurch erschwert, dass der Verschluss nicht im Bereich einer langen Naht erfolgt, sondern nur in einem Punkte, und dass die Marken — dies vorausgenommen — in Folge eines langsameren Ablaufens des Processes nur unbedeutend sind.

Durch einige Beispiele muss ich diese Verhältnisse illustriren. In Fig. 8 a, b sind zwei Schnitte — nur ein dazwischenliegender trennt sie — durch einen Eidechsenembryo von 27 Urwirbeln (Stad. 9) dargestellt, welche zeigen, dass die Abschnürung des Linsenbläschens in genau der gleichen Weise vor sich geht, wie die des Gehirns; auch hier sind die Ränder des Ectoderms nach der Einstülpung zu beträchtlich aufgewulstet und erscheinen erheblich verdickt gegen die angrenzenden Partieen des einschichtigen Epithels, und zwar die ventrale Falte in höherem Grade als die dorsale. Sie enthalten zwei Lagen von Zellen. An vielen Exemplaren des einschlägigen Entwicklungsgrades liess sich dasselbe beobachten. Später läuft die Hornschicht ohne Marke überall einschichtig über das abgeschnürte Linsenbläschen hinweg.

Auch beim Schluss des Gehörorgans lässt sich Aehnliches beobachten, wie drei einander folgende Schnitte, in Fig. 9 a, b, c dargestellt, erkennen lassen (Stad. 16). Hier ist es interessant, dass allein die stark wachsende ventrale Falte (der Schluss findet ziemlich weit nach dem Rücken zu statt) beim Anlegen an die kleinere dorsale stark verdicktes Epithel zeigt, während die letztere keine Aufwulstung besitzt. Das ähnliche Verhalten am Neuroporus ist bereits erwähnt worden und wird sofort seine Erklärung finden.

Diese mutatis mutandis gleichen Befunde beim Verschluss verschiedener ectodermaler Organe legen den Gedanken nahe, dass allein mechanische Vorgänge bei diesem Processe der Abschnürung im Stande sind, derartige Verdickungsmarken in dem Epithel zu hinterlassen:

Die schnell einander sich entgegenbiegenden und entgegenwachsenden Falten — der Reichthum an Kerntheilungsfiguren lässt das letztere erkennen — stossen an einander, und dabei werden die Ränder durch Stauung aufgewulstet. Bei der Abschnürung lösen sich die verdickten Stellen mit dem Hornblatt los und erscheinen so als mehrzelliger Wulst über der Verschlussstelle, manchmal noch ihre Verwachsung aus zwei Stücken zeigend. Erst allmählich wird mit der Grössenzunahme des Embryo dieser Dickenunterschied der Epidermis ausgeglichen, und die Zellen ordnen sich in eine Lage, was durch den auffallenden Mitosenmangel in der Verdickung beschleunigt wird.

Nun ist es aber auffällig, dass solche Aufwulstungen allein im Bereiche der vorderen, frontalen Naht auftreten und an der dorsalen völlig fehlen. Dieser gerechtfertigte Einwand gegen obigen Erklärungsversuch ist leicht zu beseitigen; ich habe bereits davon gesprochen, dass die frontale Naht sich schnell schliessend eine Verdickungsmarke hinterlässt; das Rückenmark schnürt sich aber ganz allmählich ab; eine Stauung der sich berührenden Falten findet dabei nicht statt.

Dieser Unterschied in der Wachsthumsintensität ist unschwer zu beobachten. Die Distanz der Medullarfalten im Bereich der dorsalen Naht, die ja viel geringer ist als am Kopfende, verringert sich ganz allmählich, ohne dass an den einander entgegenstrebenden Kanten, weder im neuralen, noch im epidermoidalen Theile ein besonders intensiver Kernvermehrungsprocess wahrzunehmen wäre. Langsam nähern sich die Falten, legen sich aneinander ohne besonderen Wachsthumsdruck, der sich durch Mitosen documentirte, und verschmelzen langsam, so dass man das Rückenmark auf lange Strecken hin geschlossen, aber nicht abgeschnürt finden kann. So kann keine Stauung stattfinden, das Epithel besitzt keine aufgewulsteten Ränder, und es kann auch keine Schlussmarke entstehen. Im Gegentheil ist das Hornblatt der Umschlagsfalte eher verdünnt, sieht wie gedehnt aus, und auch über dem geschlossenen Nervenrohr sind seine Elemente niedriger (s. Fig. 10.)

Während das ganze Rückenmark bereits abgeschnürt ist, klaffen die Medullarfalten am Kopfende noch weit und zeigen noch gar keine Tendenz zur Näherung. Schon im Stadium von 5 Ursegmenten sind sie bis ans Nackenende des Kopfes genähert und verschmolzen — der ventral umgebogene Theil ist dagegen noch flach ausgebreitet. Auch das Exemplar mit 10 Urwirbeln zeigte den Neuroporus noch weit offen, während die dorsale Naht kaum vorgeschritten war; dagegen waren im modellirten Stadium (16 Urwirbel) die vorderen Neuralfalten bereits ein ziemliches Stück verschmolzen und hatten sich bis auf den Längsspalt genähert; während dieses schnell vor sich gehenden Schlusses der vorderen Naht hatte sich die dorsale wieder kaum merklich vorgeschoben.

So erklärt sich der eigenthümliche Befund, dass Verdickungen des Epithels sich nur an den ventralen Lippen des Neuroporus vorfinden, ungezwungen dadurch, dass allein die rapide sich entgegenwachsenden vorderen Theile des Medullarrohrs im Stande sind, durch Stauung ein Aufwulsten der Ränder hervorzubringen, während bei dem sich langsam schliessenden Rückenmarkstheil keine Verdickungen entstehen können.

III. Die sogen. mediane Riechplakode der übrigen Wirbelthierclassen.

Nachdem im Vorhergehenden gezeigt worden ist, dass die Verdickung des Hornblatts am vorderen Neuroporus bei Eidechsenembryonen nicht als mediane Riechplatte aufzufassen ist, — sie hängt weder mit den paarigen Geruchsfeldern zusammen, noch hat sie das Aussehen einer Sinnesplakode — sondern dass sie allein auf Stauungsvorgänge beim schnellen Schluss des Gehirns zurückzuführen ist, — da sich ähnliche Bilder auch bei der Abschnürung der Linse und des Ohrbläschens zeigten — so fragt es sich, wie es um die bei anderen Wirbelthierclassen als unpaarige Riechplakode gedeuteten Bildungen beschaffen ist. Kupffer selbst bildet dieselbe bei Acipenser ruthenus ab und erwähnt ihr Vorkommen für Acanthias, Rana und Ovis.

Er beruft sich betreffs des Selachiers Acanthias auf eine Abbildung von Miss Platt. Die betreffende Figur (Fig. 5 ist wohl gemeint,) zeigt im Sagittalschnitt die Stelle des letzten Zusammenhanges des Gehirns mit der Epidermis, dagegen nichts von einer lokalen Wucherung des Hornblatts daselbst, nichts von einer „Plakode"; das Ectoderm ist im ganzen Bereiche des Vorderkopfes etwas verdickt, ohne dass dies an der Schlussstelle besonders auffiele; so kann ich dieser Zeichnung keine Beweiskraft für Kupffers Deutung zuerkennen. Dagegen konnte ich an einem Embryo von Pristiurus (5 mm Länge) als Rest des Neuroporus eine circumscripte Verdickung der Epidermis constatiren, welche genau in Lage und Aussehen der in Fig. 7 abgebildeten Anschwellung bei der Eidechse glich. Ich zögere daher nicht, für sie dieselben Entstehungsmomente anzunehmen.

Auch die eigenen Abbildungen Kupffers vom Sterlet finde ich nicht beweiskräftig. Er bezeichnet in Fig. 13 mit r (mediane Riechplatte) die durchaus unverdickte Deckschicht über dem Neuroporus, die auch in späteren Stadien sich von ihrer Umgebung in nichts unterscheidet: (bei den Ganoiden ist die Epidermis bekanntlich wie bei Teleostiern und Amphibien doppelschichtig.) Auch die Sinnesschicht, deren Umschlagsränder in die Gehirnwand beim vorderen Schluss die gleichen Stauungserscheinungen aufweist, wie ich sie ausführlich für Lacerta beschrieben habe, besteht nach der Abschnürung nur aus einer Schicht Zellen, die in der Gegend der früheren Stauung eine geringe, bald sich ausgleichende Verlängerung aufweisen, eine so geringfügige Veränderung, dass ich ihr keinen morphologischen Werth beizulegen vermag und sie wie bei der Eidechse auf mechanische Factoren zurückführen muss.

Dass ich bei Knochenfischen ohne Erfolg nach einer Stelle des letzten Zusammenhangs des Gehirns mit dem Hornblatte und einer dort befindlichen Marke suchte, ist ohne Weiteres verständlich durch die eigenartige Bildungsweise ihres Medullarrohrs, bei welcher der Einfaltungsprocess zur soliden Kielbildung modificirt wird.

Weiterhin hat Kupffer seine mediane Riechplatte bei Froschlarven bemerkt, und führt an, dass auch Goette sie bei der Unke beobachtet hätte. Corning und Hinsberg geben in neuerer Zeit nähere Details über das von Kupffer erwähnte und im Sagittalschnitt leicht an der Kopfspitze zu erkennende Organ. Man hat in einem so geführten Schnitte, wie Kupffer selbst angiebt, den Eindruck einer Sinnesknospe, wenn ich auch an derselben nicht „Stift- und Mantelzellen scharf unterscheiden" kann.

Goette indess hat wohl etwas Anderes im Sinne gehabt, da er von einer „zwischen den Riechplatten gelegenen medianen Sinnesplatte" spricht, welche die Anlage der Hypophysis darstellen soll und durch Wucherung der Innenschicht des Ectoderms entsteht, denn das erwähnte knospenförmige Gebilde nimmt, wie Corning richtig hervorhebt, allein aus der Deckschicht seine Entstehung.

Nun ist es aber bekannt — ich habe dies anderweitig genauer ausgeführt —, dass den beiden ectodermalen Schichten der Anuren ganz bestimmte Aufgaben zufallen; die innere, die Sinnesschicht, lässt alle Sinnesorgane und nervösen Elemente aus sich hervorgehen; aus ihr allein, ohne Betheiligung der Decklage, entstehen Centralnervensystem, Linse, Ohr, Nasengrube. Die obere Zellschicht, die aus differenzirten Flimmerzellen besteht, liefert nur die Haftnäpfe und das fragliche Organ. Schon dieser Gegensatz genügt, wie auch Hinsberg hervorhebt, um diesem die Bedeutung einer Sinnesplakode zu nehmen; eine solche könnte allein aus der Innenschicht der Epidermis ihren Ursprung nehmen.

Ferner hat Corning schon hervorgehoben, dass diese Verdickung der Deckschicht nicht nur in der Mittellinie anzutreffen ist, sondern beiderseits über den Riechgruben hin bis an die Linsenanlage reicht, also eher einen Stirnstreifen darstellt. Da in seinem Bereiche eine starke Pigmentanhäufung statt hat, so suchte ich ihn auch an ungeschnittenen Larven im Lupenbild zu entdecken. Man muss zu diesem Zwecke den Kopf von vorn betrachten, dann bemerkt man leicht einen quer über die Stirn laufenden, in beiden Hälften etwas gebogenen schwarzen Streifen, senkrecht zu der ebenfalls stark pigmentirten Medianlinie, die den Schluss des Nervenrohrs anzeigt. Diese Lage hat es wohl mit sich gebracht, dass das Organ noch nirgends gezeichnet wurde. Ueberhaupt sind unsere Froschlarven, so leicht sie zu erlangen sind, in ihrem äusseren Ansehen sehr wenig bekannt; in einer späteren Arbeit hoffe ich wenigstens eine Differentialdiagnose derselben geben zu können.

Der Stirnstreif — wegen seiner Schicksale verweise ich auf

Corning und Hinsberg — ist also nicht als unpaare Riechplakode aufzufassen: eine quer über den Kopf ziehende Verdickung kann nicht als Marke eines letzten Zusammenhanges des Gehirns mit dem Hornblatt angesehen werden.

Dieser letzterwähnte Punkt ist schwer zu bestimmen, da ein offener Neuroporus den Froschlarven fehlt und das Aneinanderlegen der Medullarfalten in breiter Fläche, fast ohne Lumen vor sich geht. Dennoch erhielt ich an einer Frontalschnittserie durch eine Larve von Bufo cinerea von 2 mm Länge Auskunft über die wichtige Frage, in welcher Beziehung der Stirnstreifen zum Schlusse des Neuralrohrs steht.

Eine Anlagerung der Medullarfalten in breiter Fläche findet auch am Vorderende des Gehirns statt; der Ort des Verschlusses ist noch lange Zeit durch eine Reihe pigmentirter Zellen ausgezeichnet, die median lagern und den oben erwähnten schwarzen Mittelstreif hervorbringen. Die Ablösung des Gehirns vom Exoderm geschieht demnach auch ziemlich gleichzeitig im ganzen Bezirke; doch will es mir scheinen, als ob auch bei Anuren eine „frontale Naht“ existire, so dass die Abschnürung von caudal und apical gegen einen Punkt zu vorrückte, der allerdings nicht fest anzugeben ist.

Bei der Larve von zwei mm Länge findet man die hohen, an ihrer Aussenseite mit Pigment beladenen Elemente des Stirnstreifens deutlich differenzirt vor; eine knospenförmige Anordnung derselben hat noch nicht stattgefunden; sie ziehen ohne irgend eine Unterbrechung über die Mittellinie herüber. An dieser Stelle ist also die Deckschicht bereits völlig abgelöst.

Nicht so liegt es wenig weiter ventral, wo die Elemente der Deckschicht in der Mittellinie noch kaum von den darunter liegenden Zellen, die durch Einstülpung hierher verlagert wurden, abzugrenzen sind. Die einschichtige Decklage hat sich hier noch nicht abgelöst: es ist dies die Gegend zwischen den Riechgruben. Ebenso ist die Abschnürung des Gehirns noch nicht beendet; in der Mittellinie ist es an mehreren Stellen noch mit den darüber liegenden Zellen verbunden.

Jedenfalls liegt der Punkt der letzten Ablösung der Deckschicht ventral vom Stirnstreifen; eine Marke oder Plakode ist daselbst nicht zu entdecken, und den Streif selbst darf man auch nicht als eine solche auffassen.

Bei Vögeln ist keine mediane Riechplatte gefunden worden, van Wijhe betont, dass es ihm nicht gelungen sei, an Entenembryonen einen Zusammenhang der Riechgruben mit der Schlussstelle des Nervenrohrs nachzuweisen, und fand auch keine mediane Verdickung an diesem Ort.

Indess konnte ich bei einer achtundvierzig Stunden bebrüteten Keimscheibe vom Hühnchen ganz ähnliche Verhältnisse beobachten, wie ich sie bei Lacerta gefunden hatte. Der Neuroporus stand noch als ziemlich langer Schlitz offen, seine Ränder waren am ventralen Theil aufgewulstet. Zwar ragten sie nicht so weit hervor, wie bei der Eidechse, aber ihre Zellen, die seitlich im Leiterepithel locker gefügt waren, hatten sich enge aneinander geschlossen. Ventral vom Schluss bewies eine ähnliche Marke, hier aus eng gedrängten Zellen bestehend und deutlich zweiseitig, die Existenz einer „vorderen Naht“. Auch hier herrschte Stauung beim Berühren der Medullarfalten, wenn sie auch andere Wirkung hervorbrachte, als bei Lacerta; es ist natürlich, dass die lockeren Elemente des Leiterepithels auf Druck sich erst zusammendrängen müssen. Dieselben zu häufen und in mehrere Reihen übereinander zu legen, würde erst stärkeren Kräften gelingen, als sie hier wirksam sein können. So spricht auch dieser abweichende Befund für unsere Erklärung der Neuroporusverdickung.

Endlich hat Kupffer die unpaare Verdickung auch bei Schafembryonen, bei welchen die Rachenmembran noch nicht durchgerissen war, aufgefunden. Embryonen dieser Art standen mir leider nicht zur Verfügung, doch war Herr Prof. Keibel so freundlich, mir eine Reihe von Schnittserien des Schweines zu schicken, wofür ich ihm auch hier besten Dank ausspreche.

An diesen zeigte sich, dass kein principieller Unterschied den Sauropsiden gegenüber existirt. Nur ist die Wachsthumstendenz der Medullarfalten am vorderen Neuroporus nicht so intensiv, wie bei jenen, so dass es zu keiner Aufwulstung des einschichtigen Epithels der Lippen kommt. Indess liess doch ein Embryo von 20—22 Ursegmenten (Nr. 58 der Normentafel) ventral vom Neuroporus, der 30 μ lang geöffnet war, als Marke der frontalen Naht eine Faltung des Hornblatts erkennen, die auf einen gewissen Druck beim Aneinanderlegen der jetzt verschmolzenen Falten schliessen lässt, und ein ähnliches Stadium von 20—23 Urwirbeln (No. 59 a der Normentafel) zeigte an der Kopfspitze als Rest des letzten Zusammenhanges eine undeutliche Verdickung des Epithels. Es sind also die Marken am Neuroporus hier geringer als bei Lacerta.

Leider giebt Kupffer keine Abbildung von der Verdickung, die er bei Ovis beobachtete, an welcher man die Grösse derselben ersehen könnte. Indess glaube ich kaum, dass diese Art sich wesentlich von Sus unterscheiden sollte, und kann wohl mit Recht diesen Wulst als Stauungsmarke beim Schluss des Gehirns deuten, wie es bei vielen Wirbelthierclassen geschehen ist. Ich bestreite demnach das Vorkommen einer medianen Riechplatte auch für die Säuger.

Das Resultat dieser Zeilen war also ein negatives; ich kann nicht zugeben, dass sich bei amphirhinen Vertebraten in der Gegend des Neuroporus eine unpaare Riechplatte ausbildet, die dort auftretende Verdickung des Hornblatts ist auf mechanische Factoren bei der Abschnürung des Gehirns zurückzuführen. Eine Anknüpfung an das von Kupffer beschriebene Verhalten bei Petromyzon existirt also nicht. Die Monorhinie der Cyclostomen ist wohl nur secundär entstanden, der paarige Riechnerv lässt dies vermuthen (Scott), und in diesem Sinne ist die ganze Entwicklung der Nase bis in weit fortgeschrittene Stadien, wie sie Kupffer nicht mehr vorlagen, neu zu untersuchen.

Auch die Beziehnung der Lage der Riechplakode zum letzten Zusammenhang des Gehirns mit der Haut ist zu berücksichtigen, — Kupffer verlegt beide bekanntlich an dieselbe Stelle — seitdem Legros es durch Darstellung des Entwicklungsvorgangs wahrscheinlich zu machen gesucht hat, dass bei Amphioxus gar nicht die Flimmergrube Koelliker's am vorderen Neuroporus, sondern das in die Mundbucht mündende Flimmerorgan Hatschek's als Homologon des Riechorgans der Neunaugen aufzufassen ist[1]). Besonders spricht aber gegen den Versuch, Koelliker's Flimmerorgan des Lanzettfischchens der

[1]) Anm während d. Korrektur. Dieser Punkt ist seitdem von Lubosch neu untersucht worden (Die erste Anlage des Geruchsorgans bei Amocoetes und ihre Beziehungen zum Neuroporus, Morphol. Jahrb. XXIX, 1901.) Lubosch kam zu dem Resultat, dass das Geruchsorgan bei Amocoetes an der Stelle entsteht, wo der Neuroporus sich befand, aber entgegen Kupffer's Annahme erst nachdem Gehirn und Ektoderm sich getrennt hatten.

Geruchsgrube der Cyclostomen gleichzustellen, dass auch Kupffer selbst bei Bdellostoma die unpaare Riechplakode ventral vom Neuroporus (Fig. 17) zeichnet und ihr Vorhandensein bereits angiebt, bevor sich das Centralnervensystem völlig geschlossen hat (cf. Fig. 6)!

Immerhin ist es aber interessant, dass sich während der Entwicklung der Eidechse eine derartige, doch nicht unbedeutende Zellanhäufung allein durch Stauung zweier sich nach raschem Entgegenwachsen aneinander pressenden Falten bildet. Man könnte geneigt sein, diese Verdickung, der morphologisch gar kein Werth zuzuerkennen ist, als eine unpraktische Bildung zu bezeichnen, indem hier unnöthige Energie zum Hervorbringen bald schwindender Zellmassen aufgewandt wurde. Da möchte ich aber doch an die oben gegebene Thatsache erinnern, dass die Zellwucherung bereits vor Schluss des Gehirns am auffallendsten ist und abgeschnürt einen selbst gegen die seitlichen Epidermispartieen hervorstechenden Mangel an Mitosen zeigt. Durch diesen wird ausgeglichen, was früher zu reichlich producirt war, und bald reichen sich bei der allmählichen Grössenzunahme des Embryo die Zellen des Wulstes in eine Lage.

Der Reiz der Kerntheilung scheint demnach sofort aufzuhören, sobald die Gehirnfalten verwachsen sind. Die Ursache des plötzlichen Sistirens dieses Processes könnte übrigens eine doppelte sein, und sie zu finden, wäre dem Experiment wohl möglich: entweder besitzen die Zellen nämlich von vorn herein eine bestimmte, nur in geringen Grenzen schwankende Wachsthumsenergie — dann würde die Zellproduction auch bei verhindertem Schluss die Norm nicht überschreiten —, oder es giebt das Aneinanderstossen der Falten das Signal zum Aufhören der Kerntheilungen, — dann müssten sich, wenn man dies Aneinanderlegen verhindert, bedeutend reichlichere Zellmassen bilden. Ich glaube, dass dies experimentell nachweisbar ist, und damit wäre ein Factor von principieller Wichtigkeit für das Verständniss des Wachsthums gefunden.

Breslau, den 5. März 1901.

Characterisirung der beschriebenen Embryonen.

Um unnöthige Längen zu vermeiden, verweise ich bezüglich der bereits beschriebenen Stadien auf die früheren Mittheilungen (I, II).

Stad. 11. (Lac. agil. 9. VI. 98. γ A.) 5 Urwirbel = Stad. 2 (II).

Stad. 1. (Lac. agil. 1900. 1) Grösste Länge 1,9 mm. Noch fast gestreckt, Herzwölbung kaum angedeutet. Amnion bis auf eine Strecke von 60 μ Länge geschlossen.

11 Ursegmente. Weit offener Neuroporus. Riechepithel verdickt. Hörfeld kaum eingesunken. Schlundtasche I erreicht das Ectoderm, II noch durch Mesoderm von demselben geschieden. Aortenbogen I vollständig. Vorderdarm 520 μ lang. Kopfhöhlen mit hohlem Stiel.

Stad. 2. (Lac. agil. 16. VI. 98. β B.) 10 Urwirbel = Stad. 4 (II).

Stad. 3. (Lac. agil. 12. VI. 1900. 3.) Grösste Länge 2,25 mm. Geringe Krümmung, Herzwölbung angedeutet. Amnion geschlossen.

12—13 Urwirbel. Neuroporus schliesst sich auch von ventral her. Riechfeld verdickt, Hörepithel eben sich einsenkend. Vorderdarm 480 μ lang. Kiementasche I erreicht Ectoderm (keine äussere Furche). II berührt es noch nicht. Aortenbogen I vollständig. Kopfhöhlen auf einer Seite mit deutlichem Lumen.

Stad. 4. (Lac. agil. 17. VI. 99. 4.) 16 Urwirbel = Stad. 5 (II).

Stad. 5. (Lac. agil. 17. VI. 99. 2.) Demselben Uterus entnommen. Grösste Länge 2,5 mm.

16—17 Urwirbel. Linse als Epithelverdickung angelegt.

Stad. 6. (Lac. agil. 22. VI. 99. A. 2.) 26 Urwirbel = Stad. 1 (I).

Stad. 9. (Lac. agil. 16. VI. 98. II.) 27 Urwirbel = Stad. 16 (II).

Stad. 10. (Lac. agil. 16. VI. 98. 2. A.) Grösste Länge 2,7 mm. Stark gekrümmt. Allantois blasenförmig hervortretend. Kiemenspalte I offen, II durchscheinend.

27 Urwirbel. Linse nicht völlig abgeschnürt. Seichte Riechgrube; Ohrblase abgeschnürt, aber noch mit der Schlussmarken tragenden Epidermis in Verbindung. Rachenmembran reisst ein. Vorderdarm 860 μ lang. Kiementasche I offen, II und III geschlossen. Thyreoidea offene Rinne mit verdicktem Epithel. Aortenbogen I, II vollständig, III unvollständig, Kopfhöhlen weite Säcke ohne Verbindungsstrang. Wolf'sche Gänge erreichen die Kloake nicht.

Stad. 7. (Lac. agil. 28. VI. 99. 1.) Grösste Länge 3,7 mm, wenig gekrümmt. 1 Schlundspalte, 2 weitere Taschen durchscheinend.

30—32 Urwirbel. Nervenrohr völlig abgeschnürt, aber noch Marken des letzten Zusammenhangs an Gehirn und Epidermis. Deutliche Neuromeren. Linse auf einer Seite völlig abgeschnürt. Kein Mesoderm im Augenbecher. Seichte Riechgruben. Ohrblasen noch nicht abgeschnürt. Rachenmembran gerissen. Schlundtasche I weit offen, II beginnt durchzubrechen, III ans Ectoderm angelagert. Kopfhöhlen weit offene Blasen. Wolf'sche Gänge berühren das Epithel der Kloake.

Stad. 8. (Lac. agil. 24. VI. 99. 2.) 35 Urwirbel = Stad. 17 (II).

Verzeichniss der citirten Literatur.

Corning, H. K. Ueber einige Entwicklungsvorgänge am Kopfe der Anuren. Morphol. Jahrb. XXVII. 1899.

Goette, A. Die Entwicklungsgeschichte der Unke. Leipzig 1876.

Hinsberg, V. Die Entwicklung der Nasenhöhle bei Amphibien Arch. f. mikrosk. Anat. LVIII. 1901.

His, W. Zur allgemeinen Morphologie des Gehirns. Arch. f. Anat. u. Phys. Anat. Abth. 1892.

Koelliker, A. Ueber das Geruchsorgan des Amphioxus. Müllers Archiv 1843.

Kupffer, C. Studien zur vergleichenden Entwicklungsgeschichte des Kopfes der Kranioten Heft I—IV. 1893—1900.

— Entwicklungsgeschichte des Kopfes. Ergebnisse der Anat. Bd. II. 1892.

— Ueber Monorhinie und Amphirhinie. Sitzungsber. der kgl. bayr. Akad. der Wissenschaften zu München 1894.

Legros, R. Développement de la cavité buccale de l' Amphioxus lanceolatus. Archives d'Anatomie micr. Tome I u. II, 1897—98.

Minot, C. S. Lehrbuch der Entwicklungsgeschichte des Menschen Uebers. v. Kästner. Leipzig 1894.

Orr, H. Contribution to the Embryology of the Lizard. Journ. of Morph. I. 1887.

Platt, J. B. Further Contribution to the Morphology of the Vertebrate Head. Anat. Anz. VI. 1891.

Scott, W. B. Notes on the Development of Petromyzon. Journ. of Morph. I. 1887.

Van Wijhe, J. W. Ueber den vorderen Neuroporus, Zool. Anz. 1884.

Verzeichniss der Abbildungen auf Tafel XXXII.

Sämmtliche Figuren beziehen sich auf Lacerta agilis. Die Schnittdicke beträgt stets 10 μ. Fig. 2—9 sind 150 fach vergrössert.

Allgemein giltige Bezeichnungen.

ABl = primäre Augenblasen
ABl[1] = durch dieselben hervorgebrachte Auftreibung der Haut
Ch = Chorda dorsalis
Ect = Ectoderm
Ent = Entoderm
Geh = Gehirn
H = Herzwölbung
Lk = Schlusskanal des Linsenbläschens
Lw = Wülste an den Umschlagslippen der Linseneinstülpung
MB = Mundbucht
NP = Neuroporus
OBl = Ohrblase
Ok = Ohrkanal
OW = Wülste in der Haut beim Schluss des Ohrbläschens.
R = Rinne dorsal vom Neuroporus
Ret = Retina
RF = Riechfeld
RM = Rückenmark

$I.SF$ = erste Schlundfurche
UL = Umschlagslippe des Ectoderms ins Medullarrohr
Ur = Urwirbel
Vd = Verdickung ventral vom Neuroporus
W = Wülste an den Umschlagslippen der Neuroporus
x = letzter Zusammenhang zwischen Gehirn und Haut
x^1 = Marke desselben am Gehirn
x^2 = Marke im Hautblatt.

Fig. 1. Modell des Vorderkörpers des Eidechsenembryos Stad. 4 von ventral gesehen. Vergrösserung etwa 75fach.

Man erkennt in der Mitte des Kopfes den Neuroporus (NP), dorsal in eine Rinne (R) auslaufend. Die Ausdehnung der Verdickung an demselben ist roth umrissen. Ebenso sind seitlich die Riechfelder (RF) roth umzogen. Sie liegen zwischen dem Neuroporus und der durch die Augenblasen hervorgebrachten Verdickung (Abl.[1]). Der Kopf hängt etwas ventral über. Von der Herzwölbung (H) trennt ihn die durch die Rachenmembran abgeschlossene Mundbucht (MB).

Die Striche und Zahlen seitlich geben die Lage der Schnitte 2–5 an, von denen nur die apicalen Partien abgebildet sind.

Fig. 2. Schnitt durch die dorsale Rinne (R). Gehirn und Hornblatt sind verschmolzen, in letzterem keine Wulstbildung.

Fig. 3. Schnitt durch den offenen Neuroporus (NP). Die Epidermisränder wulsten sich an demselben auf (W). Getrennt von diesen Verdickungen sind die Riechfelder (RF).

Fig. 4. Gehirn und Hornblatt ventral vom Neuroporus verschmolzen, Wülste deutlich.

Fig. 5. Gehirn vom Hornblatt abgeschnürt, in letzterem die mediane Verdickung.

Fig. 6. Schnitt durch die Gegend des geschlossenen Neuroporus des Stad. 6 Gehirn und Epidermis sind durch einen Stiel (x) in Verbindung.

Fig. 7. Ebensolcher Schnitt durch Stad. 7. Als Rest des letzten Zusammenhangs ein spitzer Fortsatz des Gehirns (x^1) und eine Verdickung des Epidermis (x^2).

Fig. 8 a b. Zwei Schnitte vom Schluss des Linsenbläschens des Stad. 9.

In a ist der haarfeine Schlusskanal (Lk) getroffen, beide Epidermislippen sind aufgewulstet (LW), im übernächsten Schnitt b erkennt man gut den nach Schluss zurückgebliebenen Hornblattwulst (LW).

Fig. 9 a, b, c. Drei aufeinanderfolgende Schnitte durch die Ohrgegend des Stad. 10.

a zeigt den eben geschlossenen Ohrkanal (OK) und die aufgewulstete ventrale Umschlagslippe (OW), deren Verdickung auch nach Schluss eine Marke hinterlässt (b, c OW).

Fig. 10. Schnitt durch die Urwirbelgegend des Stad. 11.

Das Rückenmark schliesst sich eben und schnürt sich vom Hornblatt ab, dessen Umschlagslippen (UL) verdünnt sind.

Das Cerebellum von Scyllium canicula.

Von

L. Edinger, Frankfurt a. M.

Hierzu Tafel XXXIII und XXXIV.

Das Kleinhirn der Selachier ist, so weit ich weiss, niemals genauer auf seine Faserung hin untersucht worden. Für die äusseren Formverhältnisse liegt als letzte und wichtigste Arbeit die Studie von Burckhardt[1]) vor, vom feineren Bau der Rinde handelt eine Arbeit von Schaper[2]), sonst findet man in der älteren Litteratur nur einige gute Abbildungen und mässige Beschreibungen und schliesslich sind einzelne Verhältnisse in einer Arbeit von Bela Haller[3]) berücksichtigt, auf die weiter unten einzugehen ist.

Schaper konnte zeigen, dass die Kleinhirnrinde von Mustelus vulgaris im Wesentlichen den gleichen Aufbau zeigt, wie die von anderen Wirbeltieren; er fand die gleichen Zellarten, die gleiche Schichtung und die gleichen Fasern. Vielleicht sind die Ausläufer der Zellen etwas weniger aufgezweigt als bei den Säugern. Die Stützsubstanz behält zeitlebens einen ependymartigen Character.

Burckhardt, der bestrebt war die mannigfachen Formen, welche das Kleinhirn bei den Selachiern aufweist, von einem Gesichtspunkte aus zu erfassen, hielt es für zweckmässig, Längszonen abzugrenzen, deren er von der Mittellinie ab bis in die Seitentheile — Rautenohren nennt er diese — 6 unterscheidet und in ihrem Verlaufe schildert. Die mittelste ist immer durch eine Epithelschicht gebildet, die lateraleren enthalten graue und weisse

[1]) Rud. Burckhardt: Beitrag zur Morphologie des Kleinhirnes der Fische. Arch. f. Anat. u. Physiol. Anat. Abth. Supplbd. 1897.

[2]) Alf. Schaper: The finer Structure of the Selachian cerebellum, Mustelus vulgaris, as shown by chrome-silver preparations. The Journal of comparative Neurology Bd. 8 No. 1. 1898.

[3]) Bela Haller: Vom Bau des Wirbelthiergehirnes. 1. Theil Salmo und Scyllium. Morphol. Jahrbuch Bd. XXVI. 1898.

Substanz. Die genaue Beschreibung mag man in der kurzen inhaltsreichen Arbeit Burckhardts einsehen. Für die Zwecke, welche die folgende Darstellung verfolgt, die sich nur an das Cerebellum eines einzigen Selachiers hält, hat sich, weil eben der Ursprung und das Ende der einzelnen Faserarten nicht scharf nach den Längszonen abzugrenzen ist, eine andere Eintheilung als vortheilhafter erwiesen. Es wird vielleicht später, wenn über andere Arten ähnliche Untersuchungen einmal vorliegen, gelingen, die Werthigkeit der einzelnen Burckhardt'schen Längszonen nach den Nerven etc. zu bestimmen, zu denen sie in Beziehung stehen.

I. Form und Schichtung.

Am Cerebellum von Scyllium canicula will ich das mächtige Hauptstück abscheiden von der caudal ihm anliegenden Aufwulstung. Das Hauptstück liegt einem hohlen Sacke gleich über der breiten Rautengrube; der Eingang in diesen Sack ist spaltartig enge, erweitert sich aber im Körper des Hauptstückes zu einem breiten Ventriculus cerebelli. Die Aufwulstung, welche die caudale Wand des Sackes bildet, liegt einem Querbalken gleich, am hinteren Kleinhirnende über der Rautengrube. Sie mag Rautenlippe heissen. In der Mittellinie geht diese Lippe direct in den mächtigen Plexus choroides über, der also ihre caudale Abgrenzung — ihre Unterlippe mag man sagen — bildet, an den Seitentheilen aber stülpt sie sich weit dorsolateral zu einem Sacke aus, dem Rautenohre Burckhardt's. Dabei verdünnt sie sich so, dass an der dorsalen Begrenzung der Rautenohren nur eine dünne Epithelschicht bleibt. Die Wand der Rautenohren hat Kleinhirngefüge. Am caudalen Ende der Rautenohren geht die Kleinhirnrinde direct auf die mächtigen Höcker der dorsolateralen Oblongata über, welche dem Nervus acusticus und dem sensiblen Facialis End- und Ursprungsstätte sind. Figur 2—6 Tub. acustico-fac.

Dicht frontal von den Rautenohren ziehen die Kleinhirnarme aus der Oblongata dorsalwärts in den Kleinhirnkörper hinein. In ihrem Bereiche, noch mehr aber direct frontal von ihnen, liegt, ebenfalls direct in die Kleinhirnmasse übergehend, eine Verdickung der dorsolateralen Oblongatawand, welche den Trigeminus aufnimmt soweit er nicht mit descendirenden und ascendirenden Bündeln im Hirnstamme endet. Fig. 11. Diese Trigeminusendstätte gehört schon nicht mehr dem Kleinhirn selbst an, sie ist vielmehr zur Oblongata zu rechnen, wenn schon sie mit dem Kleinhirn noch eng verwachsen ist. Vor dem Trigeminusursprung löst sich dann die Kleinhirn formation ganz von dem Hirnstamm ab. Hier liegt im letzteren das Ganglion isthmi (Fig. 12).

Das frontale Ende der Cerebellarplatte geht durch ein nur sehr kurzes Verbindungsstück, das kaum den Namen Velum anterius verdient, in die Mittelhirnplatte über. In diesem Verbindungsstück liegen u. A. der Trochlearis und die Decussatio veli (Fig. 1).

Die ganze Wand des Kleinhirnsackes zwischen dem Verbindungsstück mit dem Mittelhirndache und dem Tuberculum acustico-faciale ist völlig gleichartig gebaut (Fig. 4). Auf das Ventrikelepithel folgt eine Körnerschicht, der aussen eine Markfaserschicht anliegt. Diese letztere grenzt direct an die Schicht der Purkinjezellen, deren lange Fortsätze den Hauptbestandtheil der äussersten Schicht, der Molekularschicht ausmachen.

a) Die Molekularschicht ist am frontalen und caudalen Pole des Hauptkörpers ziemlich dünn, sie verdickt sich sehr mächtig beiderseits von der Mittellinie dorsal; ausserdem, wenn auch nicht so stark wie dort, an den ventralen Abschnitten; im frontalen Gebiet also da, wo das Kleinhirn an das Mittelhirndach grenzt und im caudalen da, wo es sich zur Rautenlippe aufstülpt. Im Gebiet der Rautenlippe und der Rautenohren hat sie eine mittlere Dicke. Sie zieht über das Tuberculum acustico-faciale hinweg und endet erst an dessen caudalem Pole. Die Seitenwände des Cerebellarsackes überzieht sie gleichfalls in mittlerer Dicke, dort vielfach durch kleine Furchen gewulstet. Am dünnsten ist diese Schicht in der Medianlinie. Hier trennt ihre spärliche Masse nur eine markhaltige Decussation von dem an dieser Stelle besonders geartenen Ventrikelepithel. Die Medianlinie nennt Burckhardt Dorsomedialzone. Dieselbe hat, einerlei wie sie sich krümmt, überall den gleichen Bau.

Auch die Rautenlippe wird an ihrer frontalen Wand von der Molekularschicht überzogen, doch ist diese hier nur sehr dünn. Die Hauptmasse der Rautenlippe besteht vielmehr aus der hier mächtig entwickelten Körnerschicht.

Ueber den feineren Bau habe ich dem, was Schaper auf Grund von Golgibildern angab, wenig nur zuzufügen. Die Purkinjezellen mit ihren Verzweigungen machen die Hauptgewebsmasse aus. Markhaltige Fasern habe ich bei Scyllium nicht hier gesehen wohl aber findet sich peripher von den Körpern der Purkinjezellen bei Torpedo (ocellata?) eine sehr kräftig ausgebildete Schicht markhaltiger Fasern innerhalb der Molekularschicht. Bei diesem Thiere sind auch diejenigen Purkinjezellen, welche unterhalb der frontalsten Querfurche des Cerebellum liegen, von ganz besonderer, in jedem Schnitt sofort auffassende Grösse.

b) Direct unter den Purkinjezellen liegen die Markfasern des Kleinhirnes. Sie sind zu einem Marklager von wechselnder Dicke geeint, das noch näher zu besprechen ist und aus diesem Marklager, das im Wesentlicheu den Kleinhirnarmen zustrebt, gehen noch zahlreiche Züge in die Körnersckicht, welche ventrikelwärts vom Marklager liegt. Sie sind bei Scyllium, wenigstens bei den Exemplaren, die ich untersuchte, nur zu sehr geringem Theile mit Markscheiden umgeben, bei Torpedo aculeata und (ocellata?) aber finde ich diese Markfasern der Körnerschicht reichlich.

Das Marklager ist eigentlich nur in den Seitentheilen des Kleinhirnhauptstückes und an der Basis der Rautenohren gut ausgebildet, an den übrigen Theilen lassen sich nur einzelne Fasern, Commissuren etc nachweisen.

Es soll gleich hier hervorgehoben werden, dass man dieses Marklager des Selachierkleinhirns nicht demjenigen bei den Vögeln und Säugern gleich setzen darf. Auch dort kommen ja an gleicher Stelle viele markhaltige Züge vor, aber die Mehrzahl derselben sammelt sich erst unterhalb der Körnerschicht, direct über dem Ventrikel.

c) Ebenso wie die Dicke der Molekularschicht, so wechselt auch diejenige der Körnerschicht. Am dünnsten ist sie in den lateralen Parthieen, da, wo sich unter den

Purkinjezellen die mächtigen Markfaserungen sammeln, eine mittlere Dicke hat sie in den Rautenohren, eine grössere in der Rautenlippe.

Die auffallendste Entwicklung aber erreicht die Körnerschicht beiderseits von der dorsalen Mittellinie (Fig. 1, 2). Hier liegen nämlich auf die ganze Länge des Kleinhirnes zwei mächtige Wülste. Burckardt hat sie Dorsolateralzonen genannt (Fig. 9, 10, 11). An Vorder-, Ober-, Unter- und Hinterseite einherziehend, verengen sie den Ventriculus cerebelli so sehr, dass dieser in eine Anzahl unter einander zusammenhängender Spalten (Fig. 8—12) geschieden wird. Man könnte den spaltförmigen Ventriculus medius von dem lateral liegenden Ventriculus lateralis abscheiden, der in den Seitentheilen des Cerebellarsackes liegend mit dem Ventriculus medius durch einen Horizontalspalt verbunden ist. Gleich wie die epitheliale Medianzone gehen auch diese Wülste auf die Rautenlippe über, welche sie also in der Mittellinie beiderseits verdicken (Fig. 8, 9).

d. Mitten in den caudalsten Fasern des Kleinhirnschenkels liegt ein mächtiger Kern, der einzige, welcher im Cerebellum der Selachier abzuscheiden ist (Fig. 3, 4). Er ist, so lange nicht Degenerationsversuche seine Faserbeziehungen feststellen, zunächst noch keinem der bei anderen Vertebraten bekannten Cerebellarkerne zu homologisiren. Möglicherweise ist er das als Deiterskern bei den anderen Vertebraten bekannte Gebilde. Dafür spricht einerseits seine Lage und andererseits der Umstand, dass der Faserzug, in welchen der Deiterskern bei den anderen Vertebraten einen guten Theil seiner Fortsätze sendet, das dorsale Längsbündel, auch bei den Selachiern gut ausgebildet ist. Einstweilen mag er Nucleus lateralis cerebelli heissen.

II. Faserung.

Die Faserung aus dem Kleinhirne habe ich einerseits an Schnittserien aller Richtungen untersucht, welche sorgfältig mit der Weigert'schen Markscheidenmethode gefärbt waren, und andererseits habe ich zahlreiche Gehirne untersuchen können, an denen Herr Bethe Durchschneidungen der Hirnnerven oder auch Verletzungen des Kleinhirnes und anderer Hirntheile vorgenommen hatte. Die Thiere blieben mehrere Wochen lang am Leben, dann wurden die herausgenommenen Gehirne mit der Marchimethode auf degenerirte Fasern untersucht.

Es haben sich mindestens drei Fasercategorien herausgestellt:

A. Eigenfasern des Cerebellums.

B. Fasern, welche das Cerebellum mit anderen Hirntheilen verbinden.

C. Fasern, welche direct in die sensorischen Hirnnerven gelangen oder aus diesen stammen.

A. Eigenfasern. Fig. 2, 3, 4.

Die Fasermasse, welche aus den Armen heraustritt, ist geringer als diejenige, welche sich auf Schnitten überall im Kleinhirn selbst enthüllt. Daraus schon geht hervor, dass ein mächtiges Eigensystem existiren muss. Diesem System gehört sicher, zunächst die Hauptmasse der Kreuzungsfasern an, welche auf die ganze Mittellinie des Cerebellums vertheilt, überall direct unter der medianen Epithelleiste anzutreffen sind. Auf Frontalschnitten erscheint diese Kreuzungscommissur dorsal und ventral, wegen der Umbiegung des Cerebellarsackes wie aus Fig. 1 leicht zu ersehen ist. Die Decussatio cerebelli enthält aber, wie wir später sehen werden, noch Fasern ganz anderer Provenienz, nämlich solche aus dem Rückenmarke und solche aus der directen sensorischen Kleinhirnbahn. Sie besteht, wie Horizontalschnitte lehren, aus zahllosen, von beiden Seiten an die Mittellinie herantretenden Pinseln ziemlich dicker markhaltiger Fasern. Die Stile dieser Pinsel, welche etwas dorsal von den grossen Wülsten der Körnerschicht, zwischen diesen und den Purkinjezellen liegen, sind dicke Bündel, welche im Wesentlichen aus den Seitenwänden stammen, allerdings auch Züge aus den Dorsalwänden aufnehmen. Die Degenerationsversuche haben ergeben, dass die in der Kreuzung liegenden Fasern aus oder zu den Hirnnerven die Minderzahl bilden, die Hauptmasse gehört jedenfalls dem Eigenapparat an.

Ausser den Fasern der Kreuzungen giebt es noch — mindestens in den Seitentheilen und zwischen Hauptkörper und Lippe, Fig. 2 — Fasern, welche einzelne Stellen der Rinde mit anderen gleichseitigen verbinden. Doch ist das nicht mit absoluter Sicherheit festzustellen, wenn schon die Schnittbilder oft genug es annehmen lassen.

An Horizontalschnitten erkennt man am besten die Theile des Eigenapparates An solchen sieht man auch, dass sie sich im Ursprungsgebiet nicht scharf von den Fasern zu den Armen sondern lassen.

B. Verbindungen des Kleinhirnes mit anderen Hirntheilen.

Aus dem Cerebellum ziehen Fasern zu mindestens 4 Bündeln.

1. Der Tractus cerebello-thalamicus cruciatus, der kreuzende Bindearm. Fig. 2, 3, 11, 12.) Er ist das medialste Bündel der Kleinhirnarme, gelangt in breiten Bogen aufgefasert an die Nachhirnbasis, sammelt sich da in zwei kräftigen Bündeln, die eine Strecke frontalwärts ziehen, dann im Bereich der Mittelhirnbasis, etwa da wo die Oculomotorii herabziehen, kreuzen und sich dann in das Grau dorsal vom Infundibulum und seitlich von demselben begeben, wo sie enden. Ich habe diesen Faserzug mehrfach abgebildet und längst beschrieben (Untersuchungen zur vergl. Anatomie des Gehirnes H. 2, in den Abhandlungen der Senckenbergischen Naturforschenden Gesellschaft Band 1892). Ausserdem ist er in meinen „Vorlesungen über die Anatomie des Gehirnes“ etc. 6. Auflage 1900 abgebildet.

2. Der Tractus cerebello-mesencephalicus. (Fig. 4, 5, 12). Ein Bündel, das lateral von dem vorgenannten in die Arme eintritt, dann die Mittelhirnbasis in schräg von oben nach unten frontal gerichtetem Zuge durchmisst und etwas frontal vom Ganglion interpedunculare, doch wesentlich lateral von diesem zunächst zu enden scheint. Aber eben da, wo die Fasern in dem einen Schnitt aufhören, beginnt im nächsten ein neues Bündel welches in leicht nach oben concavem Zuge die ganze Mittelhirnbasis durchmisst und zweifellos in dem Nucleus praetectalis, der an ihrem frontalen Ende liegt, sich auflöst. Es ist mir ausserordentlich wahrscheinlich, dass die beiden Züge nur einem Bündel angehören, das dann aus dem Cerebellum in den Nucleus praetectalis gelangte. Auf den Sagittalschnitten (Fig. 2—4) sind diese Verhältnisse wiedergegeben.

3. Tractus cerebello-spinalis (Fig. 4, 5, 6, 8, 9). Auch diese Verbindung, welche alle Wirbelthiere besitzen, ist

bisher bei Selachiern noch nicht gesehen worden. Sie ist namentlich auf sehr seitlich liegenden Sagittalschnitten leicht zu erkennen. Von den bisher genannten Bündeln ist die Kleinhirnrückenmarksbahn das am lateralsten liegende. Der Zug entspringt mit einem frontalen und mit einem caudalen Theil aus dem seitlichen Marke des Kleinhirnkörpers, wahrscheinlich auch aus der Kleinhirnlippe. Der caudale Abschnitt ist der weitaus stärkere. Er zieht unter der Rinde direct über den Nucleus cerebelli hinweg, aus dem er, wie es manchmal scheint, Fasern aufnimmt und gelangt rasch an die laterale Peripherie der Oblongata (Fig. 7), wo er rückenmarkwärts sich wendet. Ueber den frontalen Antheil kann ich mich weniger sicher ausdrücken, da ich ihn niemals ganz unzweifelhaft so weit rückwärts verfolgen konnte als den caudalen. Es ist sogar möglich, dass er diesem System gar nicht angehört.

Schliesslich seien noch zwei Fasercategorien genannt, deren zu den Kleinhirn-Zugehörigkeitverbindungen noch zweifelhaft ist.

4. Tractus cerebello-tectalis (Fig. 1). Dieses bei anderen Vertebraten mehrfach gesehene Bündel existirt auch bei den Selachiern. Seine dicken Markfasern sammeln sich aus der tiefsten Schicht markhaltiger Fasern, welche das Mittelhirndach besitzt, dicht über den grossen Zellen des Nucleus magnocellularis tecti, den man gewöhnlich dem Trigeminus zutheilt, indem man ihn dem Mittelhirnkern dieses Nerven, der für die Säuger ausser Frage gestellt ist, homologisirt. Seine Lage spricht für diese Auffassung, dennoch halte ich es für durchaus möglich, dass diesen Zellen die Fasern des Tractus cerebellotectalis entstammen. Der ganze Zug, der übrigens aus nur relativ wenigen, sehr dicken Fasern besteht, verschwindet im Velum anticum caudal von der Trochleariswurzelkreuzung. Er bedarf, da auch die Möglichkeit besteht, dass es sich um eine dorsale Trochleariswurzel und nicht um ein Kleinhirnbündel handelt, noch durchaus der Untersuchung auf degenerativem Wege.

5. Die Bündel zur Decussatio veli (Fig. 2, 7, 12). Die Decussatio veli liegt frontal und auch etwas dorsal von der Trochleariskreuzung, direct vor dem Cerebellum. Ihr Vorkommen bei allen Wirbelthieren habe ich zuerst 1896 in meinem Lehrbuche beschrieben. Es handelt sich hier bei den Selachiern um eine kleine feinfaserige Kreuzung. Man sieht, dass mindestens

drei Faserzüge zu ihr in Beziehung stehen. Aus der medialen Mittelhirnwand taucht ein Zug auf, (Fig. 7), der den Trochleariswurzeln benachbart, aber durch das dünnere Faserkaliber von ihnen wohl unterscheidbar, hinauf zur Kreuzung zieht und in diese sicher eingeht. Aus der Kreuzung entwickeln sich caudalwärts zwei Bündel. Das mediane derselben gelangt, der mesencephalen Trigeminuswurzel medial anliegend, in die Oblongata, wo es verschwindet In ihm ist wahrscheinlich die Fortsetzung der kreuzenden erstgenannten Fasern gegeben. Das laterale ist ein viel mächtigeres Bündel. Aus der Kreuzung ziehen seine Fasern (Fig. 12) bis ganz in die lateralste Partie der Oblongata und hier wenden sie sich, das Ganglion isthmi überziehend und immer in der Peripherie bleibend, ventralwärts und caudalwärts Für eine Strecke weit kann man diese Fasern, welche die dorsalen zwei Drittel der Oblongata umgürten, caudal verfolgen, dann gehen sie innerhalb der Trigeminuswurzeln verloren. Aber es ist sehr wahrscheinlich, dass sie viel weiter rückwärts ziehen. Bei den Säugern ist nämlich ein ganz analog verlaufendes Bündel degenerativ bis in das Rückenmark verfolgt — Tractus cerebello-spinalis ventralis und ebenso verläuft ein Faserzug bei der Taube aus dem Rückenmarke zum Kleinhirn, via decussatio isthmi. Aus diesen Gründen halte ich es für wahrscheinlich, dass wir im lateralen Bündel zur Decussatio veli den Tractus cerebello-spinalis ventralis vor uns haben.

B. Haller beschreibt die Decussatio veli, es ist nicht sicher, ob vom Hai oder von Salmo fario, da die betreffenden Textabbildungen nicht bezeichnet sind. Die caudalsten Fasern sollen den Trigeminuswurzeln angehören, frontal von ihnen kreuzen die beiden eben beschriebenen Bündel, von denen Haller ebenfalls das mediale in der Oblongata verloren gehen sah Er giebt an, dass die Fasern caudalwärts etwa vom Glossopharyngeusursprunge nicht mehr zu erkennen seien. Er hält die beschriebene Bahn für „eine secundäre Verbindung zwischen dem ventralen motorischen Gebiete der gleichseitigen und der anderseitigen Oblongatahälfte.“ Diese Bahn ist nach Haller wahrscheinlich doppelläufig.

Ausser diesem System kennt aber Haller noch ein zweites, das noch weiter lateral caudalwärts ziehend zu Längsfasern der lateralen Oblongatabasis wird. Von diesem, offenbar dem gleichen, das von mir s. o. für eine Kleinhirnrückenmarkbahn gehalten wird, giebt er noch an, dass er einen Theil nach Umspannung der entsprechenden Oblongatahälfte in die Raphe eintreten sah.

Die Trochleariskreuzung sehe ich als einfache Kreuzung aus den dicht caudal vom Oculomotoriuskerne liegenden Trochleariskernen.

Haller beschreibt aber einen ganz andersartigen Ursprung des Trochlearis, der hier erwähnt werden muss, weil Theile desselben in die Decussatio veli eingehen sollen. Haller kennt zwei Kerne des Nerven, einen medialen, identisch mit dem eben von mir erwähnten und einen mächtigen lateralen. In diesem erkennt man sofort an Hallers Abbildungen das Ganglion isthmi, einen Körper, der zur Zeit der Abfassung seines Buches bereits so weit bekannt war, dass es wohl ein Wort der Discussion bedurft hätte, wenn er zu den Trochleariskernen gerechnet wird. Das Ganglion isthmi und seine Faserbeziehungen sind in zahlreichen früheren Arbeiten kurz, ausführlicher in Gaupp's Anatomie des Froschgehirnes und genauer noch in meinem Lehrbuche geschildert. Niemand, der bisher das Ganglion isthmi untersucht hat, entdeckte aber Beziehungen desselben zum Trochlearis. Aus den beiden Kernen soll der Nerv aber nur einen Theil seiner Wurzeln beziehen, ein anderer wächst ihm via Decussatio veli aus dem Kleinhirne zu und dieser ist sowohl gekreuzt als ungekreuzt. Die Kreuzung des letzteren Theiles dürfte, wenn ich die Abbildung richtig verstehe, der gekreuzten Endigung des Tractus cerebello-spinalis in der Kleinhirnrinde entsprechen, welche bisher zwar noch nicht von den Fischen, wohl aber von Säugern und Vögeln bekannt ist.

Die Hauptmasse der Fasern im Kleinhirnarme gehört keinem der bisher beschriebenen Systeme an, sie gehört vielmehr zu den

C. Fasern aus den sensiblen Hirnnerven.

Verbindungen der sensiblen Nerven mit dem Kleinhirn hat bei Fischen zuerst Mayser gesehen, doch hatten schon vor ihm Benedict Stilling und dann Meynert angegeben, dass bei den Säugern mit der medialen Abtheilung des Corpus restiforme und auch noch frontal von derselben Nervenfasern des Acusticus und des Trigeminus in das Kleinhirn eintreten. 1888 konnte ich auf Grund von Untersuchungen an menschlichen Embryonen, an Reptilien und an Fischen darauf aufmerksam machen, dass wahrscheinlich derartige Kleinhirnantheile der sensorischen Kopfnerven etwas allgemein Vorkommendes sein möchten. Ich habe die für den Trigeminus, Acusticus und wahrscheinlich für den Vagus vorhandene Bahn als directe sensorische Kleinhirnbahn bezeichnet. Weitere Untersuchungen, deren Ergebnisse zuerst 1896 in meinem Lehrbuche niedergelegt wurden, lehrten, dass in der That auch bei Amphibien solche directe Fasern zu den Hirnnerven vorkommen. Inzwischen hatte es sich durch zahlreiche Untersuchungen an verstümmelten Säugergehirnen etc. gezeigt, dass wahrscheinlich ausser den directen Bahnen zu den Hirnnerven noch solche zu einzelnen ihrer Kerne existirten. Diese Dinge sind in einem Aufsatz der No. 20 des Neurologischen Centralblattes 1899 näher von mir besprochen. Im Jahre 1898 kam in der mehrfach citirten inhaltreichen Arbeit Bela Hallers, der für Salmo, Mustelus und Scyllium direct durch Golgibilder erbrachte Nachweis von Fasern, die aus dem Trigeminus stammend, in das Kleinhirn eintreten. Ausserdem giebt Haller an, dass in einem, dorsal von allen Hirnnervenbündeln, der Oblongata aufliegenden Felde, der dorsalen Kleinhirnbahn, Fasern aus den sensiblen Hirnnervenkernen zum Cerebellum und solche aus dem Cerebellum zu den Kernen verliefen. Diese Bahn ist ungekreuzt während für die directe Bahn aus dem Trigeminus angegeben wird, dass sie gekreuzte und ungekreuzte Fasern enthalte.

Dass bei den Selachiern directe Verbindungen aus dem Trigeminus, Acusticus, Glossopharyngeus und Vagus zu dem Cerebellum bestehen, war mir seit langem bekannt, aber erst in den letzten Jahren konnte ich der Verfolgung dieser Fasern näher treten.

Im Wesentlichen handelt es sich hier um die lateralsten Bündel und auch um die caudalsten der Kleinhirnarme. Die Hirnnervenfasern gelangen nicht nur in den Kleinhirnkörper, sondern auch in die Rautenohren, ja diese bilden eine wesentlich für sie bestimmte Stätte.

Da die Untersuchung einfacher Schnittbilder niemals unzweideutige Präparate ergab, musste ich vor Allem Bedacht darauf haben, Gehirne zu bekommen, an denen durch Abtrennung der Nerven eventuelle Züge zum Kleinhirn entartet waren. Auf meinen Wunsch hatte Herr Dr. A. Bethe die Güte anlässlich seiner bekannten Versuche am Gehirne lebender Haie eine Anzahl Kleinhirnverletzungen und Nervendurchschneidungen vorzunehmen. Er hat die Thiere nach 2—3 Wochen getödtet und mir die Gehirne in Müller'scher Flüssigkeit zugehen lassen. So war ich im Stande, dünne Abschnitte in Ueberosmiumsäure nach dem Verfahren von Marchi und Alghieri zu behandeln und durfte erwarten, etwa degenerirte Züge von der Schnittstelle bis zu ihrem Endpunkt verfolgen zu können. Doch zeigten sich dabei unerwartete Schwierigkeiten. Zunächst war das Material, obgleich recht gross, doch immer nicht gross genug, um das Optimum der Degeneration festzustellen, auch war es nicht gelungen, eines der für mich operirten Thiere länger als drei Wochen am Leben zu erhalten. Dann aber verhält sich bei den Haien der Nervenzerfall anders als bei den höheren Vertebraten. Es finden sich nämlich niemals so dichte Reihen von Zerfallproducten geschwärzt wie bei jenen. Zahllose Rundzellen beladen sich sofort mit den in Osmiumsäure sich schwärzenden Körnchen und führen sie mehr oder weniger weit fort. Man muss deshalb diese transportirten intercellulär liegenden Gebilde von der Berücksichtigung ausschliessen, wenn man den Faserverlauf erschliessen will. Immerhin blieb in einzelnen Fällen ein so deutlicher Rest von Degenerationsmaterial in und zwischen den Fasern, dass ein Schluss möglich wurde. Ausserdem treten bei der Osmiumsäurebehandlung noch an Stellen, wo keine degenerirten Nerven liegen, schwarze Producte auf. Zahlreiche Schnitte mussten die dadurch möglichen Fehler auszuschalten lehren.

Bei allen Selachiern, einerlei welche Operation sie durchgemacht hatten, fanden sich grobe Schollen durch Osmiumsäure geschwärzter Massen im Bereiche des dorsalen Längsbündels, und zwar in allen Höhen desselben bis in die Ventralstränge des Rückenmarks hinein. Ausserdem liegen immer, auch bei normalen Thieren, grosse Ballen ähnlicher Massen zwischen dem Ventrikelepithel und im Hohlraume des Ventriculus quartus selbst, meist dem Epithel dicht auf. Es scheint sich nach anderen Färbungen um Gemische von Fett mit colloiden Substanzen zu handeln. Ob sie auch bei nichtoperirten Thieren vorkommen, weiss ich nicht. Ich fand sie aber bei allen meinen Haien, einerlei ob sie den Olfactorius, das Vorderhirn, den Acusticus u. s. w. verloren hatten.

Regelmässig zeigten einige Fasern des Oculomotorius Körnungen, wie das übrigens bei allen Thieren der Fall ist. Ich habe an anderem Orte die in diesem Nerven regelmässig nachweisbaren Zerfallproducte darauf zurückgeführt, dass der Oculomotorius als ein ständig in Anspruch genommener Hirnnerv einen regeren Stoffwechsel hat und dass es desshalb wahrscheinlicher ist, dass man in ihm den Zerfallproducten auch normaliter häufiger begegne.

An den vortrefflich conservirten Gehirnen liess sich auch immer erkennen, dass von den Epithelien des Ventrikels oder von den Zwischenräumen zwischen denselben lange Secretströme in den Ventrikel hineinreichten, welche sich dann häufig zu einer geronnenen, körnig glasigen Masse vereinten. In diesen Strömen wurden die Körnchen weiter transportirt. Aber es handelt sich nicht immer um schon zerfallenes Mark. Die Weigert-Färbung, welche dieses nicht färbt, liess viele der Körnchen blauschwarz erscheinen. Man hat den Eindruck, dass Verbrauchsstoffe des Gehirns in den Ventrikelraum hinein abgeschieden werden. Die langen Secretlinien waren durch die Lage der Myelin- und Fettkörnchen oft weithin in den intraventriculären Gerinnungsballen zu verfolgen.

Eine grosse Anzahl meiner Gehirne zeigte, auch nach sorgfältigster Ueberosmiumsäurebehandlung ausser an den eben genannten Stellen keine schwarzen Körnchen, wahrscheinlich deshalb, weil die betreffenden Thiere nicht lange genug die Operation überlebt hatten. So besitze ich Präparate von Abtrennung des Olfactorius, des Vorderhirnes, Durchschneidung des Zwischenhirnes, Abtragung einer Mittelhirndachhälfte, Abtragung einer Cerebellarhälfte und Durchschneidung eines Vagus, an denen man, abgesehen von der Schnittstelle selbst, keine Degenerationslinien findet, ebenso sind sie in den zwei Fällen von Trigeminusdurchschneidung nur sehr fraglich vorhanden.

Eine sehr merkwürdige Beobachtung wurde am Olfactorius gemacht. Bei allen Wirbelthieren, die bis jetzt untersucht wurden, stammen die Fila olfactoria aus den Epithelzellen der Riechschleichhaut. Ist dem bei den Selachiern auch so, und es spricht die Entwicklungsgeschichte durchaus dafür, so müsste man erwarten, dass nach Abtrennung des Bulbus, wo die Fila enden und neue Bahnen zum Gehirn entspringen, diese letzteren Bahnen entarteten. Die Fila müssten intact gefunden werden. An einem Gehirn, das einen Schnitt durch den Bulbus erfahren hatte, fand sich aber gerade das Gegentheilige. In der Formatio bulbaris und im Gehirn waren gar keine degenerirten Fasern, wohl aber war der ganze periphere Olfactorius bis in die Septa der Nase weit hinein schwarz bestäubt und von Körnchenzellen überall durchsetzt, die mit den geschwärzten Zerfallproducten der Nervenscheiden beladen waren.

Die Nerven sind immer dicht am Gehirn abgetrennt worden. Selten waren in dem über den Hirnstamm hinausragenden Stumpfe Degenerationsproducte zu finden, fast immer solche im intramedullären Stück. Wahrscheinlich werden sie aus dem peripheren Ende rasch weggeschwemmt.

Leider war also eine sehr grosse Zahl der durch mühsame Operationen und sorgfältige Nachbehandlung erlangten Präparate unbrauchbar, meistens deshalb, weil die Thiere zu kurz — nur 8—14 Tage — gelebt hatten. Am besten verwerthbar bleiben zwei Durchschneidungen der Vaguswurzeln, eine Glossopharyngeusdurchschneidung, zwei Operationen am Acusticus und ein Thier, dem der sensible Facialis dicht am Tuberculum abgetrennt war.

Ueber die Benennung einzelner Hirnnervenwurzeln befinde ich mich mit Haller in Differenz. Speciell scheint mir seine „obere äussere Wurzel des V." nicht diesem Nerven anzugehören, sondern dem sensiblen Facialis. Dafür spricht zunächst ihr Ursprung direct frontal und medial vom Acusticus, dann aber vor Allem der Umstand, dass das mächtige Tuberculum, aus dem sie stammt, nur bei solchen Thieren gefunden wird, die einen sensiblen Facialis haben, ebenso wie es bei den Thieren, welche einen solchen nicht besitzen, keine einzige Nervenwurzel von so auffallendem Verlaufe giebt, wie die hier in Rede stehende. Die nahen räumlichen Beziehungen zu einem der Acusticuskerne, ferner der Umstand, dass zu dem gleichen Endgebiete, in welches diese Nervenwurzel eintritt, auch der Ramus lateralis gelangt, der zweifellos dem sensiblen Facialis angehört, und mit ihm schwindet, wenn das Wasserleben aufgegeben wird, können in gleichem Sinne verwerthet werden.

Zu den Gehirnen, welche keine brauchbaren Degenerationen hatten, gehört auch eins, an dem der Nerv der Seitenlinie peripher vom Vaguscomplex getrennt war.

Das Degenerationsfeld (Fig. 13—18), welches nach der Nervenabtrennung entsteht, hat immer einen gleichartigen Character. Zunächst finden sich im Eintrittsgebiete der Wurzelfasern seitlich in der Oblongata zahlreiche Körnchen. Mit den Wurzelfasern erreichen die Körnchen das centrale Grau, den Endkern. Aber sie verschwinden da nicht, vielmehr legt sich schon innerhalb des Endkernes und deutlicher noch frontal von ihm ein Querschnittfeld an, das im allgemeinen das dorsolaterale Oblongatagebiet einnimmt, aber sich vom lateralen Rande doch abhält. Die Abbildungen zeigen das besser als eine Beschreibung. Von diesem Degenerationsfeld geht allemal ein Zug in den Kleinhirnarm hinein. Frontalwärts von dem Wurzeleintritt rückt das degenerirte Feld immer etwas mehr medial. So kommt es, dass im Kleinhirnarme und in dem aufsteigend entarteten Felde die Fasern des Vagus am weitesten medial zu liegen kommen, dann folgt etwas lateral das Bündel aus dem Glossopharyngeus, auf dieses das Acusticusbündel, und am weitesten lateral findet man dann die erst vor den Rautenohren eintretenden Trigeminusfasern zum Kleinhirn. Diese letzteren sind allerdings nicht durch die Degeneration nachgewiesen, sie treten aber an Markscheidenpräparaten so deutlich und rein hervor, dass ein Zweifel gar nicht auftauchen kann (Fig. 11).

Das Gehirn, an dem der sensible Facialis durchschnitten war, zeigte keine Degenerationen, die bis in das Kleinhirn hineingingen. Vielmehr beschränkten sich die deutlichen Körnchenreihen nur auf die Wurzeln selbst und auf das nächste Endgebiet im Lobus acustico-facialis. Doch waren sie auch hier nur sehr gering. Zweierlei ist möglich, entweder war die Zeit zur Entwicklung der Degeneration zu kurz gewesen, oder es existiren keine so directen Facialisbahnen zum Cerebellum. Das würde auch gar nicht Wunder nehmen, denn, wie schon oben erwähnt, wird der grösste Theil des Lobus acustico-facialis von echter Cerebellarrinde überzogen. Haller hat nachgewiesen, dass diese in directen Beziehungen zu den beiden Nerven steht. So sind Züge zum Kleinhirn gar nicht zu erwarten, denn die Cerebellarformation liegt mit ihrem caudallateralen Ausläufer direct auf dem Endkerne selbst (Fig. 8).

Das degenerirte Feld, welches also dem Zuwachs entspricht, den die sensorischen Nerven aus dem Kleinhirn empfangen resp. in dieses hineinsenden, liegt am dorsolateralen Oblongatarande, ventral von dem Tuberculum acusticum, wenn es durch Abtrennung des Vagus oder Glossopharyngeus entstanden ist. In diesem selbst, wenn der Acusticus abgeschnitten war. Haller hat dieses Areal auch gesehen und als „commissurale Kleinhirnhinterstrangsbahn“ bezeichnet. Einerlei, welcher Nerv durchschnitten war, immer, ausser in dem Facialisfalle, liessen sich die Degenerationslinien in das laterale Kleinhirnmark verfolgen und immer zogen aus diesem einige degenerirte Fasern über die Mittellinie zum Marke der anderen Seite.

Auch in der Rautenlippe habe ich einzelne Degenerationsproducte immer gefunden, dagegen bisher keine in den Rautenohren. Ich hege nach den Ergebnissen anderer Färbungen die Vermuthung, dass die Rautenohren ausschliesslich dem Trigeminus angehören.

Der grösste Theil des Kleinhirnmarkes besteht zweifellos aus solchen Antheilen der peripheren sensiblen Nerven. Schon an meinen Präparaten liess sich das deutlich erkennen, und doch habe ich keine solche, an denen auch die mächtigen, durch die Markscheidenmethode und von Haller auch durch die Versilberung nachgewiesenen Trigeminusbündel genügend geschwärzt sind. Rechnet man diese zweifellos vorhandenen Bahnen noch ein, so muss man zu der Ansicht kommen, **dass das Kleinhirn der Selachier im Wesentlichen nur Endstätte der directen sensorischen Bahn aus den Hirnnerven ist und dass alle anderen in es eingehenden Fasern nur eine kleine räumliche Rolle spielen.**

Ganz richtig bezeichnet also Burckhardt in seiner Fig. 3 die Gesammtmasse des Kleinhirnarmes als: „gemeinsame sensible und motorische Bahnen des Kleinhirnes, theils aus den sensiblen Aesten des Nerven V—IX eintretend, theils aus den Purkinje'schen Zellen absteigend.“

Anhang: Das sensible Wurzelfeld.

Dass eintretende Fasern in ungeheurer Menge existiren, daran kann jetzt, nach den Ergebnissen des Degenerationsversuches, kein Zweifel mehr sein, ob austretende Fasern vorhanden sind, darüber kann ich nichts aussagen, da in den zwei Fällen von Kleinhirnverletzung, über die ich verfüge, es nicht zu Degenerationsbildungen gekommen ist.

Auf den Frontalschnittbildern durch die Oblongata erkennt man, dass in dem gleichen dorsolateralen Areal der Oblongata, welches von der directen sensorischen Kleinhirnbahn durchzogen wird, noch zahlreiche andere Längsbahnen aus den einzelnen sensiblen Hirnnerven liegen, es sind die ascendirenden und descendirenden Wurzeln derselben. Solche kommen allen Oblongatanerven zu. Bei den Selachiern sind diejenigen des sensiblen Facialis, des Acusticus und des Vagus besonders kräftig, bei den anderen Vertebraten treten sie bekanntlich mehr und mehr zurück, es erhält sich aber bis zum Menschen hinauf überall als gesondertes Bündel die descendirende Vagoglossopharyngeuswurzel und die descendirende Quintuswurzel, ebenso ist, für eine kurze Strecke wenigstens, die descendirende Acusticuswurzel immer nachweisbar.

Es entsteht also am dorsolateralen Rande der Oblongata ein mächtiges Feld, das nur aus Bestandtheilen der sensiblen Nerven zusammengesetzt ist, aus ihren Kleinhirnfasern und aus den gerade bei den Selachiern sehr mächtigen descendirenden Wurzelfasern.

Ich schlage vor, diesen Theil der Oblongata als sensibles Wurzelfeld oder als Wurzelfeld überhaupt zu bezeichnen.

Ueberall im Wurzelfelde liegen graue Massen, in welchen die descendirenden Fasern enden. Ihr Rest bei den Säugern ist in der Substantia gelatinosa Quinti und in dem grauen Endkerne des solitären Bündels längst bekannt.

Schon vor Jahren hat Strong bei Amphibien diese ganze Formation und ihre Beziehungen zu den sensiblen Nerven erkannt. Er leitet aus seinem „Fasciculus communis“ die Mehrzahl der Fasern der sensiblen Hirnnerven der Amphibien her, nur die absteigende Quintuswurzel trennt er ab.

B. Haller hat diesen descendirenden Wurzeln, wie überhaupt dem Verhalten der Hirnnervenwurzeln, besondere Aufmerksamkeit geschenkt. Ich kann seine ausführlichen Schilderungen, soweit Markscheidenfärbungen in Betracht kommen — andere habe ich nicht gemacht — nur durchaus bestätigen. Auch er constatirt ausdrücklich, dass die ganze laterale Hälfte des oberen sensorischen Oblongatagebietes von Längsfasersystemen eingenommen wird, die zum Theil absteigende Kleinhirnbahnen enthalten, zum grössten Theil aber von aufsteigenden für die Trigemino-Fascialisgruppe bestimmten Bündeln gebildet werden, welche entweder aus dem oberen sensorischen Oblongatagebiete oder, zum Theil wenigstens, aus der Cerebellarleiste entspringen und vielfach Bahnen zweiter Ordnung sind. Cerebellarleiste nennt Haller den Ueberzug, welchen das Tuberculum acustico-faciale von Kleinhirnmasse bekommt.

Auf den Frontalschnitten Fig. 8—12 ist das seitliche Wurzelfeld leicht roth getont, um es sofort erkennbar zu machen. Die Abscheidung scheint mir aus mehr als einem Grunde vortheilhaft. Vor Allem gewinnen wir nun eine viel übersichtlichere Darstellungsweise der ganzen Oblongata, auch der des Menschen. Wir haben dann: dorsal die Nervenkerne, lateral das sensible Feld und ventral von ihm die Nerveneintritte. Darauf folgt bei den Säugern ventral die Olive und dann die secundäre motorische Bahn. Dorsal von dieser, beiderseits von der Mittellinie liegen die Tractus tecto-spinales et bulbares, sowie der Tractus thalamospinalis. Und ganz dorsal in der Mittellinie liegt der Fasciculus longitudinalis dorsalis. Die lateralste Peripherie wird von den Kleinhirnbahnen eingenommen und was nun noch — im Wesentlichen central — unbenannt blieb, gehört fast durchweg dem Associationsfelde an.

Erklärung der Figuren auf Tafel XXXIII und XXXIV.

Alle Bezeichnungen fast ungekürzt eingeschrieben. Alle Schnitte von Scyllium.

Fig. 1—6. Sagittalschnitte, von der Mediallinie nach aussen nummerirt.

Fig. 7. Ein Stückchen aus einem zwischen 1 und 2 liegenden Schnitte zur Demonstration des frontalen Abschnittes der Decussatio veli.

Fig. 8—12. Frontalschnitte, Markscheidenfärbung.

Fig. 13—18. Degenerationsbilder nach Nervendurchschneidung. Ueberosmiumsäurebehandlung, die deg. Fasern geschwärzt. Sie sind etwas dunkler gezeichnet als sie in Wirklichkeit waren, weil bei der schwachen Vergrösserung die geschwärzten Schollen sich nicht richtig wiedergeben liessen, doch kommt es wesentlich ja nur auf die Localisation dieser Zerfallproducte hier an.

Fig. 13—15. Durchtrennung der frontalen Vaguswurzeln.

Fig. 16—18. Durchtrennung des Acusticus.

Aus dem pathologisch-anatomischen Institut der k. ung. Universität zu Budapest. Director Professor Dr. Otto Pertik.

Modificirte Hoyer'sche Schleimfärbung mittelst Thionin.

Von

Dr. Paul Hári

in Budapest.

Hierzu Tafel XXXV.

Hoyer[1]) publicirte im Jahre 1890 seine Erfahrungen über Thionin, das sich ihm als Schleim-Färbemittel gut bewährt hatte. Seine Methode lautet im Original wie folgt:

„Kurzdauernde (mehrstündige) Fixation in starker Sublimatlösung, Einschluss in Paraffin, Eintauchen der von Paraffin befreiten Schnitte für etwa $^1/_2$ Minute in starke Sublimatlösung, Ausspülen in Alcohol und dann erst Tinction mit der entsprechenden Farblösung . . . .
Zu 5 ccm destillirten Wassers setzte ich gewöhnlich zwei Tropfen einer gesättigten wässerigen Lösung von . . . . . Thionin . . . .
und liess diese diluirte Lösung durch 5—15 Minuten auf den Schnitt einwirken, bis derselbe eine dunkle Färbung angenommen hatte."

Auf diese Weise erhielt Hoyer eine roth-violette Färbung der Mucin enthaltenden Zellen, während die übrigen Gewebselemente rein blau blieben: Der Typus einer metachromatischen Färbung.

---

1) H. Hoyer. Ueber den Nachweis des Mucins in Geweben mittels der Färbe-Methode. Archiv für Mikroskopische Anatomie. Band 36 Seite 310.

Dieselbe gelang Hoyer am Nabelstrang, an Schleimdrüsen, an den meisten Becherzellen des Körpers, **jedoch nicht an den Oberflächen-Epithelien des Magens.**

Aus einer brieflichen Mittheilung von Hoyer an Unna citirt letzterer[1]) Hoyer's Methode, doch bereits in einigen Details modificirt: „Die Schnitte . . . . . . werden . . . . in 5% wässerige Sublimatlösung und Wasser (auf je 3—5 Minuten) gebracht und sodann in schwacher Thioninlösung 10—15 Minuten gefärbt. Hierauf kommen sie in Alcohol, dann in die Minot'sche Mischung (1 Theil Nelkenöl, 5 Theile Thimianöl) und schliesslich in Terpentinöl oder Cedernholzöl."

Struiken[2]) schreibt: „Die Schnitte, wie Hoyer angiebt, vor der Tingirung in Sublimat zu tauchen, fand ich nach Sublimathärtung nicht vortheilhaft; nur nach vorhergegangener Alcohol-Fixirung konnte ich einigen Unterschied wahrnehmen."

Warburg[3]) und Schmidt[4]) kamen mit dem Thionin zu ähnlichen Resultaten wie Hoyer, dass nämlich das Oberflächen-Epithel im Magen nicht metachromatisch sich färbe, wenn es auch anzunehmen ist, dass es Schleim enthalte.

W. Okada[5]) äussert sich über die Thionin-Färbung wie folgt: „Mit Hilfe dieser Methode habe ich durchaus zufriedenstellende, die Metachromasie in schöner Weise zeigende Präparate erhalten."

Merkwürdig finde ich, was Okada (ebenso 1893 Struiken) über die von Hoyer als Grundbedingung für das Gelingen der metachromatischen Reaction bezeichnete Vorbehandlung mit Sublimat schreibt: „Meiner Erfahrung nach ist es sogar nachtheilig, wenn man, wie dies Hoyer empfiehlt, die mit Alcohol fixirten Präparate nachträglich noch mit Sublimat (in saurer Lösung) behandelt." —

Ich erprobte Hoyer's Thionin-Färbung zunächst an der lebensfrisch fixirten, reichlich Becherzellen führenden, menschlichen Dünndarmschleimhaut; und zwar mit sehr wechselndem Erfolg. Mir unbekannt gebliebene Bedingungen schienen den Ausfall der Reaction wesentlich zu beeinflussen, denn bei peinlicher

[1]) P. G. Unna. Ueber specifische Färbung des Mucins. Monatshefte für practische Dermatologie 1895 Band XX Seite 371.

[2]) H. L. Struiken. Beiträge zur Histologie und Histochemie des Rectumepithels und der Schleimzellen. Inaug.-Diss. Freiburg i. B. 1893.

[3]) Warburg, Fr. Beiträge zur Kenntniss der Schleimhaut des menschlichen Magens. Inaug.-Diss. Bonn 1894. Citirt nach Oppel Albert: Lehrbuch der vergleichenden Mikroskopischen Anatomie der Wirbelthiere. Erster Theil 1896. Seite 222.

[4]) Adolf Schmidt. Untersuchungen über das menschliche Magenepithel unter normalen und pathologischen Verhältnissen. Virchow's Archiv für pathologische Anatomie und Physiologie. Band 143, 1896 S. 484.

[5]) W. Okada. Beiträge zur Pathologie der sogenannten Schleimpolypen der Nase nebst einigen Bemerkungen über Schleimfärbung. Archiv für Laryngologie und Rhinologie 1898 Band VII Heft 2 und 3.

Einhaltung der Vorschrift gelang die Färbung bald vorzüglich, bald gar nicht, bald trat die Reaction mehrere Male hintereinander prompt, bald bei lange wiederholten Versuchen überhaupt nicht ein. Ebenso erging es mir mit Schnitten aus Becherzellen führenden Magenschleimhaut-Stückchen; noch weit seltener fiel die Reaction positiv aus an Schnitten mit einfachen, am Ende „verschleimten" Cylinderepithelien der Magenschleimhaut. —

Schon bei diesen ersten Versuchen fiel mir aber auf, dass die positive Reaction bei Gasglühlicht oder electrischem Glühlampenlicht weit besser als bei Tagesbeleuchtung oder electrischem Bogenlicht zu erkennen war.

Nach langer Bemühung fand ich endlich eine Modification der Hoyer'schen Thioninfärbung, die von unbekannten Zufällen unabhängig, den Schleim in scharfer Farben-Nuance erkennen lässt.

Die Modification bezieht sich auf die Zusammensetzung und Einwirkungsdauer der Sublimat- und Farbstofflösung einerseits und auf die Decoloration anderseits. Ich gehe folgendermassen vor:

1. Gründliche Entfernung des Celloidins[1]) mittelst Aether und Aether-Alcohol.

2. Entziehen des Aethers durch Alcohol absolutus: fünf Minuten lang.

3. Uebertragen des Schnittes in Wasser: drei Minuten.

4. Der Schnitt verweilt 10—12 Minuten lang in einer Sublimatlösung, wie sie zum Fixiren gewöhnlich verwendet wird: Sublimat 7, Kochsalz 0,5, Wasser 100.

5. Auswaschen in Alcohol absolutus und in Wasser je ½ Minute lang.

6. Hierauf Uebertragen des Schnittes in eine frisch filtrirte 1 procentige wässerige Lösung von Thionin (Grübler), Verweilen daselbst 3—4 Minuten lang

7. Der stark überfärbte Schnitt wird in Wasser gründlich ausgewaschenl so lange er noch reichlich Farbstoff abgiebt: in der Regel 2—3 Minuten.

8. Auswaschen in absolutem Alcohol, so lange der fleissig umhergeschwenkte Schnitt noch blaue Streifen von abgegebenem Farbstoff nach sich zieht: 1—2 Minuten.

9. Decoloration in einem frisch bereiteten Gemisch von Carbol-Xylol (Acidum carbolicum 1, Xylol 2 Theile) und Nelkenöl zu gleichen Theilen. An dieses decolorirende Gemisch wird überflüssiger Farbstoff in grosser Menge und sehr rasch abgegeben; ich lasse daher den Schnitt nicht länger als 1 Minute darin und untersuche dann am Objectträger (ohne Deckgläschen) bei schwacher Vergrösserung (z. B. Leitz: Ocul. III, Obj. 3), ob die gesuchte Reaction in den betreffenden Zellengruppen bereits sichtbar sei; in der Regel

[1]) Ich verwendete ausschliesslich Celloidin-Präparate.

ist dies nach dem ersten Verweilen in der Decolorationsflüssigkeit noch nicht der Fall, da der ganze Schnitt fast gleichmässig dunkelviolett bis blauroth zu sein pflegt; ich decolorire nun im selben Gemisch weiter und zwar wieder nur 1 Minute lang unter fortwährendem Umschwenken und wiederhole dies so oft, bis die sonstigen Gewebselemente rein blau, die schleimführenden Zellen respective Zellabtheilungen in der characteristischen violett-rothen Nuance erscheinen.

10. Entfernung des Carbol-Xylols durch längeres Verweilen in reinem Xylol (bis zu 1 Stunde) bei mehrmaligem Wechsel der Flüssigkeit.

11. Wie ich schon weiter oben vorwegnahm, untersuche ich die Schnitte ausschliesslich bei Gasglüh- oder electrischem Glühlampenlicht.

Hieran habe ich folgende Bemerkungen zu knüpfen:

ad 1) Die Entfernung des Celloidins ist durchaus nöthig; dasselbe hindert die Einwirkung der Sublimatlösung und auch des Farbstoffes weit mehr als die der meisten anderen Farbstofflösungen.

ad 2) Die vollständige Entfernung jeder Aetherspur ist ebenfalls aus sub 1 angeführten Gründen unerlässlich. Zu wiederholten Malen misslang mir die Färbung bei Ausserachtlassung dieses Momentes in folgender Weise: als ich den vermeintlich bereits gefärbten Schnitt in Wasser auswusch, lösten sich von jenem dicke Krusten des angelagerten Farbstoffes stückweise ab, worauf der Schnitt selbst gänzlich ungefärbt zu Tage kam.

ad 3) Zu Beginn meiner Versuche übertrug ich die Schnitte aus dem absoluten Alcohol direct in die wässerige Sublimat-Lösung: nur bekam ich auf diese Weise sehr oft in ihrer Gänze und namentlich an allen Rändern intensiv roth gefärbte Präparate. Ich erklärte mir diese unerwünscht starke Reaction folgendermassen: man kann zu jeder Zeit an Schnitten, die aus Alcohol in Wassser kommen, die grosse Intensität der Diffusion (gegenseitiger Austausch von Alcohol und Wasser zwischen Schnitt und dem wässerigen Medium) beobachten, die den Schnitt in förmlichem strudelndem Tanz an der Oberfläche des Wassers schwimmen lässt. Mit dem rasch eindringenden Wasser dürfte nun auch Sublimat in unerwünschter Menge und in alle Gewebslücken eindringen und so Mucin-Reaction auch dort vortäuschen, wo sie als ausgeschlossen gelten kann. Die an solchen Präparaten intensiv roth gefärbten Schnittränder weisen sofort darauf hin, dass es sich um ein Kunstproduct, richtiger um einen technischen Mangel handelt. Wenn man den Schnitt erst seinen Alcohol gegen Wasser austauschen lässt, erfolgt das Einströmen des

Sublimats offenbar viel langsamer und man erhält weitaus bessere Resultate.

ad 4) Dass die Sublimat-Vorbehandlung zur richtigen Reaction nicht entbehrlich ist, betont schon Unna[1]): „Die Thioninbilder der Sublimatpräparate zeigen stets den Schleim in rother Contrastfarbe gegen blaues Protoplasma, blaue Intercellularsubstanzen und Kerne. Die letzteren haben nur hier und da einen blau-violetten Farbenton. Bei den mit Thionin gefärbten Alcohol-Präparaten wird durch die meisten Entfärbungsmethoden das Protoplasma der Schleimdrüsen auch violett gefärbt, der Schleim bleibt aber nach Ausziehung des Roth's blassblau zurück, sodass nur umgekehrter und bedeutungsloser Contrast entsteht."

Unna's Befund des „umgekehrten Contrastes" kann ich vollinhaltlich bestätigen: sowohl Becherzellen des Dünndarmes und des Magens[2]) als auch die schleimhaltigen Oberenden der Cylinderepithelien erscheinen, falls eine Sublimat-Behandlung nicht vorausgeschickt wurde, in rein blauer, die übrigen Gewebselemente aber in deutlich violetter Farbe.

Anfangs benützte ich die von Hoyer angegebene 5 procentige wässerige Sublimat-Lösung, kam aber später durch irrthümliche Benützung eines ausser dem Sublimat noch 0,5 % Kochsalz enthaltenden, sonst zur Fixation dienenden Flüssigkeit, also zufällig, darauf, dass diese auch Kochsalz enthaltende Lösung bessere Dienste leistet.

Die Dauer der Sublimat-Einwirkung gab Hoyer in einer ersten Publication mit $1/2$ Minute, in der brieflichen Mittheilung an Unna mit 3—5 Minuten; an ich sah sehr häufig, dass die Becherzellen an so behandelten Präparaten, die vor der Entwässerung oder vor der ersten Decoloration im schönsten Roth prangten, während der Entwässerung oder vor der ersten Decoloration den ganzen Farbstoff sofort abgaben. Aus diesem Grunde lasse ich den Schnitt länger im Sublimat. Behandlung mit erwärmter Sublimat-Lösung erwies sich als nicht zweckmässig; meistens gehen dann die Ränder des Schnittes aus der Thioninlösung intensiv roth gefärbt hervor, während die Mucin führenden Elemente nicht besser, als wenn sie in kalter Sublimat-Lösung vorbehandelt waren, sich färben.

[1]) l. c. S. 371.

[2]) Siehe die Figuren 20 und 21 auf Tafel XXXV.

ad 5) Hoyer empfiehlt Auswaschen in Alcohol und unmittelbar hierauf Eintragen des Schnittes in die Farbstofflösung. Da ich auf diese Weise oft störende grobe Farbstoff-Niederschläge am Schnitt bekam (was vielleicht wieder auf den oben beschriebenen starken Diffusionsströmen beruht, die beim Uebertragen in die wässerige Farblösung entstehen) zog ich es vor, dem Schnitte vorher den Alcohol zu entziehen und durch Wasser zu ersetzen; auf diese Weise konnte ich das Entstehen grober Niederschläge in der That vermeiden.

ad 6) Die Schwierigkeiten beim Entwässern des gefärbten Schnittes durch Alcohol, der oft unverwünscht viel Farbstoff entzieht, veranlassten mich, die Färbung von vornherein mit einer alcoholischen Thioninlösung zu versuchen; doch blieben diese Versuche erfolglos, indem keine metachromatische Färbung zu erhalten war.

Zu Beginn meiner Versuche färbte ich nach Hoyers Vorschrift bis 15 Minuten lang und konnte an den sehr stark überfärbten Schnitten den schleimführenden Zellen entsprechend, äusserst characteristische Rothfärbung wahrnehmen; um aber die sonstige Gewebestructur zu erkennen, musste ich nun auch entsprechend stark decoloriren, was in der Regel zur Folge hatte, dass, bevor dies erreicht war, die rothen Stellen bereits vollständig erblassten. Aus diesem Grunde zog ich kürzeres Verweilen des Schnittes in der Thioninlösung und kürzere Decolorationsdauer vor.

ad 7) Das Auswaschen im Wasser ist beendet, sobald kein Farbstoff mehr abgegeben wird; zu dieser Zeit muss der Schnitt, bei schwacher Vergrösserung ohne Deckgläschen beobachtet, noch so intensiv gefärbt erscheinen, dass an dem opaken, schwarz-violetten Gewebe keine feineren Details zu erkennen seien; sollte die Farbe weniger intensiv, ja feinere Gewebsstructur deutlich sichtbar sein, so muss der Schnitt wieder in die Thioninlösung zurück und dort 2—3 Minuten verweilen.

ad 8) Das Auswaschen in Alcohol ist ganz genau vorzunehmen; bei zu langem Verweilen der Schnitte in selbem verlieren in erster Linie die roth gefärbten Stellen ihre Farbe. War aber die Einwirkung des Alcohols von zu geringer Dauer, so läuft man Gefahr, nicht vollkommen entwässert und ungenügend entfärbt zu haben. Ersteres vereitelt selbstverständlich die nachherige Aufhellung (und hat Unbrauchbarkeit des Präparates zur Folge); anderseits lässt sich eine ungenügende Entfärbung in Alcohol, falls die Schnitte bereits in die nächste Decolorations-Flüssigkeit (Carbol-Xylol und Nelkenöl) eingetragen wurden, nicht mehr corrigiren; dann in Alcohol zurückgebracht, werden grosse Mengen des Farbstoffes fast momentan abgegeben und sieht man unfehlbar zunächst die roth gefärbten Stellen vollständig abblassen.

ad 9) Zur endgiltigen Decoloration und Aufhellung habe ich zu Beginn meiner Versuche Nelkenöl allein angewendet; es hatte den Vortheil, den Farbstoff nicht allzu stürmisch zu extrahiren; doch behielten in der Regel auch die nicht schleimführenden Gewebetheile einen röthlich-violetten Stich, der den erwünschten Farbencontrast nicht genug scharf hervortreten liess. Ich schloss daher eine weitere Decoloration mit Carbol-Xylol an, das sehr intensiv farbenentziehend wirkt, alle nicht schleimhaltige Gewebe-Elemente in rein blauer Farbe erscheinen lässt, aber auch den Nachtheil hat, den rothen Stellen ihren Farbstoff sehr häufig gänzlich zu entziehen. Ein gutes Expediens fand sich im Mischen beider erwähnten Flüssigkeiten.

ad 10) Um Dauerpräparate zu erhalten, muss dem Schnitt jede Spur von Carbol entzogen werden, doch kommt es auch bei der grössten hierauf verwendeten Vorsicht sehr oft vor, dass unter der Einwirkung einer im Schnitt zurückgebliebenen Spur Carbols die rothen Stellen in einigen Tagen bereits vollständig abblassen.

Unbedingt muss zugegeben werden, dass Dauerpräparate, die sich wochenlang tadellos gut erhalten haben, nach Monate langer Aufbewahrung viel von ihrer Brauchbarkeit eingebüsst haben. Manchmal ist es ein ganz feinkörniger, über das ganze Gesichtsfeld verstreuter Niederschlag, der namentlich bei der Untersuchung mit stärksten Systemen störend wirkt; bald sind es feinste rothe krystallinische Nadeln, die sich in grossen Mengen dort gebildet haben, wo früher die rothe Farben-Reaction die Anwesenheit von Schleim bekundet hat.

ad 11) Die am besten gelungenen Präparate zeigen bei Tagesbeleuchtung kaum wahrnehmbare Metachromasie. Unvergleichlich stärker ist der Farbencontrast, wenn man dasselbe Präparat bei Gasglüh- oder electrischem Glühlampenlicht betrachtet. Dass das electrische Bogenlicht sich in dieser Beziehung wie

Tageslicht verhält, musste ich bei einem Versuche, meine Präparate Demonstration halber zu projiciren, unliebsam erfahren.

Bezüglich der verwendeten Vergrösserung sei noch bemerkt das in ihrer Gänze roth gefärbte, weil in ihrer ganzen Ausdehnung von Mucin durchsetzte Zellen auch bei mittelstarken Systemen sehr gut differenzirt erscheinen; während an Zellen, die nur in gewissen Theilen Schleim enthalten (z. B. Oberenden der Oberflächen-Epithelien des Magens) der Farbencontrast nur bei stärksten Immersions-Systemen in tadelloser Schärfe hervortritt.

Zu welchen Resultaten ich mittelst dieser verbesserten Schleimfärbung speciell bezüglich des Oberflächen-Epithels des menschlichen Magens gelangte, wird an anderer Stelle[1]) ausführlich dargethan. Hier sei nur kurz erwähnt, dass die Schleim-Reaction sowohl im erwähnten Oberflächen-Epithel, als auch an den Becherzellen des Magens und Darmes, so wie am Nabelstrang immer eindeutig positiv ausfiel.

Aus dem pathologisch-anatomischen Institut der k. ung. Universität zu Budapest.
Director Professor Dr. Otto Pertik.

Ueber das normale Oberflächen-Epithel des Magens und über Vorkommen von Randsaumepithelien und Becherzellen in der menschlichen Magenschleimhaut.

Von
Dr. Paul Hári
in Budapest.

Hierzu Tafel XXXV und 2 Tabellen.

Wenn die pathologische Anatomie die Grundlage zur Erkenntniss des Wesens der Krankheitsprocesse im menschlichen Körper liefern soll, kann man sich der Befürchtung nicht erwehren, dass es um unser Wissen bezüglich des Wesens der

[1]) Dieses Archiv, dieser Band, dieses Heft, S. 685.

Magenkrankheiten ziemlich schlecht bestellt sei. Und wirklich krankt dieser wichtige Abschnitt der inneren Medicin trotz der bedeutsamen Fortschritte der letzten zwanzig Jahre bis zu einem gewissen Grade noch an dem Uebel, das vor mehreren Decennien der gesammten Medicin gemein war: die Auffassung ersetzt die Erkenntniss, der Terminus deckt den nicht erkannten Thatbestand. Symptome gelten als Krankheitsformen; daher gehen Nomenclatur, Klinik und Therapie der Magenkrankheiten jede ihren gesonderten Weg, als fehlte ihnen die auf objectiver Erkenntniss beruhende gemeinsame Grundlage, d. i. die specielle Pathohistologie des Magens. Diese ist in der That weit davon entfernt, ausgebaut zu sein.

Bei einigermassen exacten pathohistologischen Kenntnissen würden wir auch die Krankheitsprocesse im Magen genauer kennen; wir wären dadurch der Nothwendigkeit enthoben, functionelle Störungen so wie auch den etwa geänderten Chemismus oft als selbstständige Krankheitsformen anerkennen zu müssen und könnten sie einfach als consecutive Erscheinungen jener bis heute nicht genau erkannten Krankheitsprocesse deuten.

Hochgradige postmortale (und theilweise auch agonale) Veränderungen der oberen Schleimhautschichten (besonders der Epithelien) vereiteln die Verwendung des Cadavermagens zu feineren histo- und pathohistologischen Studien. Dies, sowie die Schwierigkeiten beim Erlangen lebensfrischen, respective lebensfrisch fixirten Materials machen die Lücken in unserem Wissen erklärlich.

Boas' anregende Hinweise, sowie mehrere Arbeiten der letzten Jahre, die an solch frischem Material vorgenommen wurden, sind daher um so höher anzuschlagen, als auch deren Ergebnisse genug verheissungsvoll sind, um den von ihren Autoren angetretenen Pfad als den richtigen erkennen zu lassen.

In Nachstehendem soll über Untersuchungen berichtet werden, die an einer grossen Anzahl von lebensfrisch fixirten Magenschleimhaut-Stückchen angestellt wurden, deren Ergebnisse aber hier nur insofern berücksichtigt sein sollen, als sie sich auf folgende, auch physiologisch wichtige Fragen beziehen:

1. Morphologie und Schleimreaction des Oberflächen- und Vorraum-Epithels;
2. Becherzellen und Randsaum-Epithelien im menschlichen Magen.

Zur Untersuchung kamen:

a) Schleimhautfragmente, wie sie durch den weichen Magenschlauch theils aus dem nüchternen Magen, theils nach einem Probefrühstück herausbefördert wurden. (18 Stücke):

b) Grössere Schleimhautstücke, die ich bei Magenoperationen (Gastrostomie, Gastroenterestomie, Totalexsterpation des Magens) erhielt (13 Fälle), und zum weitaus grössten Theile der Güte des Herrn Docenten Dr. Herczel in Budapest verdanke.

Die Fixation erfolgte zu Beginn meiner Arbeit mittelst Alcohol, später mittelst concentrirter Sublimatlösung (Sublimat 7, Kochsalz 0,5 auf 100 Wasser). Dass die nach letzterer Methode gewonnenen Präparate zum Studium der Verhältnisse des Oberflächen-Epithels weit mehr als Alcohol geeignet sind, soll weiter unten gezeigt werden.

I.

Aus den dargethanen Gründen ist über den Bau des Oberflächenepithels, das im Leichenmagen durch postmortale Verdauung zu allererst zerstört wird, das letzte Wort noch lange nicht gesprochen.

Oppel sagt in seinem grundlegenden Werke[1]): „Der Umstand, dass frisches menschliches Material sehr schwer zu bekommen ist und selbst solches sehr häufig pathologische Erscheinungen zeigt, erklärt es, dass die Forschungsergebnisse an Menschen hinter denen bei den Vertebraten zurückstehen. Dies kann aber nicht begründen, anzunehmen, dass hier andere Verhältnisse bestehen . . . ." Oppel unterscheidet an den Zellen des Oberflächenepithels, und zwar sowohl bei sämmtlichen Wirbelthieren im Allgemeinen[2]) als auch bei allen Säugern[3]) speciell zwei Abtheilungen, welche sich gegen einander scharf absetzen: „einen basalen protoplasmatischen und einen peripheren (der Oberfläche zu gelegenen) . . . . ."; letzteren bezeichnet er als Oberende. Wir haben daher allen Grund, anzunehmen, dass es sich im Menschenmagen genau so verhalte. In der That schreibt Ebner hierüber in Koelliker's[4]) Handbuch: „Im Allgemeinen kann man an jeder Zelle im frischen Zustande zwei Abtheilungen unterscheiden; eine tiefe, der Schleimhaut auf-

---

[1]) Oppel Albert. Lehrbuch der vergleichenden mikroskopischen Anatomie der Wirbelthiere. Erster Theil, 1896. S. 464.

[2]) l. c. S. 11.

[3]) l. c. S. 219.

[4]) A. Koelliker's Handbuch der Gewebelehre des Menschen. VI. Auflage. III. Band von Victor von Ebner. S. 152.

sitzende . . . . . . — und eine oberflächliche, welche etwas dunkler erscheint und von relativ grösseren Körnchen erfüllt ist . . . . . ."

Ebner's Angaben stimmen mit denen Oppel's so ziemlich überein, namentlich auch darin, dass

1. **offene Zellen nur Kunstproducte sein können.**

Oppel[1]) schreibt diesbezüglich: „ . . . . . . Das Oberende zeigt sich bei gut erhaltenen Zellen intact"; d. h. es kommt „unter normalen Verhältnissen nicht zum Ausfliessen derselben, wie manche Autoren annehmen wollten."

Bei Ebner[2]) heisst es: „ . . . . . . Aehnlich wie Schleimzellen sind die Cylinderzellen der Magenoberfläche sehr empfindliche Gebilde, die durch die meisten Reagentien und sehr bald beim Absterben eingreifende Veränderungen erleiden. Die dunkle oberflächliche Abtheilung quillt sehr stark auf, fliesst zum Theil oder ganz aus dem freien Ende hervor. Nun haben die Zellen ein den mit Reagentien behandelten Becherzellen ähnliches Aussehen."

Dies kann ich auch meinerseits vollinhaltlich bestätigen. Zu den vielen Irrthümern, die diesbezüglich begangen wurden, gaben die Qualitätsmängel der untersuchten Objecte, sowie fehlerhafte Technik, Veranlassung. Denn Schleimhautstücke, die nicht alsobald nach ihrer Loslösung vom lebenden Magen fixirt wurden, können keine getreuen Bilder über die Verhältnisse des Oberflächen-Epithels liefern; aber auch solche, die sofort in verdünnten oder absoluten Alcohol kamen, sind für diese Studien durchaus unbrauchbar. An solchen Objecten findet man in der That alle möglichen Epithelformen wieder, die von verschiedenen Autoren beschrieben und mannigfach gedeutet wurden: halbleere Zellen, an deren Mündung noch ein in Ausstossung begriffener Propf steht, leere Dütenformen, sowie auch andere leere Zellen, die Becherzellen vortäuschen. Bei Anfertigung von Querschnitten durch die Magenschleimhaut werden die Drüsenvorräume im Profil getroffen, oft derart, dass nebst den Seitenwänden des Drüsenvorraumes auch dessen Rückwand erhalten bleibt. Haben wir es nun mit einem in Alcohol fixirtem Präparat zu thun, so

[1]) Oppel l. c. S. 11.
[2]) Ebner l. c. S. 152.

bietet dasselbe das allbekannte, vielfach reproducirte, netzartige Bild mit leeren oder fast leeren Maschen (Fig. 1 u. 13). Von der Zellsubstanz sieht man nur spärliche, geschrumpfte Reste, die dem Balkenwerk des Netzes seitlich sich anschmiegen. Für viele Autoren lag nun die Deutung nahe, dass der Zellinhalt, zumindest des Oberendes, bereits in Form von Schleim ausgestossen ward, und nunmehr die Zellwände (verdicktes Ectoplasma) als leeres oder fast leeres Maschenwerk übrig blieben.

Man vergleiche hiermit das Bild eines mit Sublimat fixirten Schleimhautstückchens (Fig. 2). Statt der oben beschriebenen, durch Schrumpfung entstellten Formen, sind hier nur succulente vorzüglich erhaltene Zellen sichtbar, an denen das von Oppel sogenannte Oberende mit grösster Deutlichkeit nachweisbar ist und statt des leeren Netzes sieht man ein wohlangefülltes Mosaik, gebildet durch jene succulente Zellen.

Am besten eignet sich combinirte Hämatoxylin-Eosin-Färbung; nur soll man die wässerige Eosinlösung nur ganz kurz einwirken lassen, da sonst der ganze Zellleib nahezu homogen roth erscheint. Bei gelungener Färbung erscheint das Oberende hell rosenroth, der basale Theil aber dunkelroth.

Thioninfärbung eignet sich mehr zum Nachweise des chemisch differenten Verhaltens beider Zellabtheilungen als zur Darstellung der scharfen Grenze zwischen denselben.

2. An solchen Hämatoxylin-Eosin-Präparaten **grenzt sich das Oberende gegen das basale Ende in einer nach oben concaven Bogenlinie scharf ab,** genau wie dies Oppel sogar von einer Fischart, Raja asterias, abbildet (Fig. 22).

Ebner sieht am frischen Objecte[1], speciell auch im Salamandermagen[2]) keine scharfe Grenze zwischen beiden Zellabtheilungen.

Dies soll für lebensfrische Objecte, aber nur für diese, auch zugegeben sein; mit der Beschränkung jedoch, dass, wenn auch diese scharfe Grenze an der lebensfrischen Zelle zwar **nicht sichtbar** ist, man nicht behaupten kann, dass sie **nicht vorhanden** sei. Diesen meinen Standpunkt möchte ich durch Folgendes begründen:

---

[1]) l. c. S. 152.
[2]) l. c. S. 154.

Das in Frage stehende Oberende schliesst, wie dies am gehärteten, gefärbten und aufgehellten Schnitte zu sehen ist, mit einer, nach oben concaven, Linie nach unten ab. Auf körperlose Dimensionen bezogen, heisst dies soviel, dass das Oberende nach unten etwa eiförmig abgerundet endigt, das Basalende aber entsprechend eiförmig ausgekehlt ist. Diese beiden Theile sind nun dermassen ineinander gepasst, dass der eingeschlossene untere Pol des Oberendes eine deckende Hülse aus basaler Substanz erhält, die, nach oben an Dicke abnehmend, noch vor dem freien Zellende aufhört[1]).

An der lebensfrischen Zelle, die als geschlossener Körper (also nicht angeschnitten wie unsere Dauerpräparate) quasi in Vogel-Perspective betrachtet wird, kann man daher das Oberende, das mit gröberen Körnchen erfüllt und dunkler ist[2]), vom basalen Theil wohl unterscheiden, ohne aber zwischen beiden eine scharfe Grenze zu sehen. Denn einerseits werden die Conturen des unteren Poles des Oberendes durch eine hier noch dicke Schicht der deckenden basalen Substanz undeutlich gemacht, anderseits wird aber auch die Stelle, wo die schon ganz dünn gewordene Hülse aus basaler Substanz allmählich endet, über dem dunklen hier schon dicken Oberende nicht zu sehen sein.

Anders an den Schnittpräparaten: Hier werden die Zellen nicht als geschlossene Körper, sondern insoferne als sie auf den Firsten sitzen oder die Seitenwände der Drüsen-Vorräume bekleiden (in der Regel der Länge nach) aufgeschnitten betrachtet. Hier ist die Uebergangsstelle, richtiger die Trennungslinie von keiner anderen Schicht bedeckt und in Form der oben mehrmals erwähnten concaven Linie auf das Schärfste wahrnehmbar.

Dort wo diese Zellen nicht der Länge nach sondern quer getroffen sind und das ist an der Rückwand der Drüsen-Vorräume der Fall, entstehen Bilder, die obige Verhältnisse deutlich illustriren. — Fällt die Schnittebene schon ausserhalb (oberhalb) des Bereiches der basalen Hülse, erscheinen runde bis polygonale Scheiben, die genau so gefärbt sind, wie die Oberenden an den

---

[1]) Ich gebrauche diesen Vergleich, um mich besser verständlich zu machen, ohne dabei mehr sagen zu wollen, als dass ein Uebergang zwischen beiden Abschnitten zwar zweifelsohne besteht, jedoch so schnell erfolgt, dass er, auch mit Immersions-Systemen betrachtet, als scharfe Linie erscheint.

[2]) Ebner l. c. S. 152.

Längsschnitten; wurden aber die Zellleiber etwas weiter gegen das basale Ende zu getroffen, wo noch eine wenn auch dünne Hülse aus basaler Substanz vorhanden ist, sehen wir als Profilbild der neben einander gereihten Hülsen ein dünnbalkiges Maschenwerk, das genau so gefärbt ist wie die basalen Enden der Zellen; in die Lücken dieses Maschenwerks sind die runden Scheiben (in den Farben der Oberenden) aufgenommen.

Ohne weitere Belege anführen zu wollen oder zu können, halte ich es nicht für ausgeschlossen, dass das, was als seitliche Zellmembran[1]) (oder verdicktes Ectoplasma) des Oberflächenepithels vielfach beschrieben wurde, im Wesentlichen diesen Hülsen aus basaler Substanz entspricht.

3. Was die **Conturen** namentlich **am freien Ende des Oberflächenepithels** anbelangt, fand ich genau dieselben Verhältnisse, wie dies Ebner bezüglich der lebensfrischen Zelle[2]) beschreibt: „Das freie Ende der Zelle ist entweder fast gerade abgestutzt oder hervorgewölbt.“ — Schnitte von in Sublimat fixirten Objecten weisen beide Formen auf (Fig. 2, 14, 15, 16), die übrigens nichts wesentlich Verschiedenes haben. Aus dieser Uebereinstimmung des Bildes der lebensfrisch und in Sublimat fixirten Zelle geht wieder hervor, dass Sublimat durchaus geeignet ist, die Zellen in ihrer wahren Form zu fixiren; daher man auch füglich annehmen kann, dass an den Zellen, deren äussere Conturen unverändert erhalten sind, auch die scharfe Grenze zwichen basalem und Oberende nicht als Kunstproduct angesehen werden darf.

4. Betreffs der **räumlichen Ausdehnung** des basalen Theiles und des Oberendes innerhalb eines Zellleibes sagt Ebner, dass die dunklere Abtheilung (Oberende) bald grösser bald geringer sein kann[3]). — Dies entspricht genau dem, was ich an meinen Präparaten sah. Bald fand ich das Oberende auf das oberste Viertel oder Fünftel der Zelle beschränkt (Fig. 2), bald nahm es die halbe oder gar fast die ganze Höhe der Zelle ein, (Fig. 15, 16) sodass das protoplasmatische basale Ende den immer grossen, eventuell auch platt gedrückten Kern, nur in dünner Schicht umgab.

---

[1]) Oppel. l. c. S. 11.
[2]) Ebner. l. c. S. 152.
[3]) Ebner. l. c. S. 152.

Von hohem Interesse ist es, hiermit zu vergleichen, was Oppel bezüglich des Oberflächen-Epithels des Fischmagens schreibt: „Bei verschiedenen Fischen ist verschieden: einmal die Grösse der Epithelzellen, die Grösse des basalen (protoplasmatischen) Theiles und die Grösse des Oberendes, endlich Grösse und Lage des Kernes“ . . . „Auch bei ein und demselben Thiere zeigen die Zellen kleine Verschiedenheiten. Doch nicht so, dass etwa eine Zelle mit grossem Oberende neben einer solchen mit kleinem Oberende stände, vielmehr sind die Uebergänge stets ganz allmähliche . . .“ Da liegt die Frage nahe, ob es wohl angeht, aus der grösseren Ausdehnung des Oberendes (das als verschleimte, richtiger schleimführende Zellabtheilung aufgefasst wird) auf einen pathologischen Verschleimungsprozess zu folgern, während doch ähnliche Bilder, wie wir soeben sahen, auch bei Fischen zur Regel gehören, die doch gewiss nicht magenleidend sind!

Auf diese Frage wollen wir nach Besprechung der chemischen Beschaffenheit und der mikrochemischen Farbenreaction des Oberendes zurückkehren.

5. Bezüglich des **Schleimgehaltes des Oberendes** des Oberflächenepithels im Wirbelthiermagen sagt Oppel[2]) und Rawitz[3]), weiterhin Oppel vom Fischmagen[4]) und vom Säugethiermagen[5]), dann Bannwarth und Cremer[6]), dass die Oberenden wohl nicht ausschliesslich aus Schleim bestehen, jedenfalls aber Schleim oder schleimähnliche Substanzen enthalten.

Vom menschlichen Magen sagt Oppel[7]), dass: „. . . . die Forschungsergebnisse am Menschen hinter denen bei den Vertebraten zurückstehen. Dies kann aber nicht begründen, anzunehmen, dass hier andere Verhältnisse bestehen. . . . .“

---

[1]) Oppel l. c. S. 36.

[2]) Oppel l. c. S. 11.

[3]) citirt bei Oppel l. c. S. 16.

[4]) l. c. S. 36.

[5]) l. c. S. 219.

[6]) citirt bei Oppel l. c. S 222 und 223. Bannwarth, E., Histologie Leipzig 1894 und Cremer Werner, Untersuchungen über die chemische Natur des Schleimkörpers der Magenschleimhaut. Inaug. Diss. Bonn 1895.

[7]) l. c. S. 464.

Hoyer[1]) sagt: Das Secret, das die Zellen des Oberflächenepithels erfüllt, „wird . . . . von mucinfärbenden Lösungen durchaus nicht tingirt (auch nicht von Carmin). Trotzdem dürfte dieselbe dem Mucin sehr nahe stehen . . . .“

Aehnliches sagt auch Warburg[2]).

Cremer[3]) concludirt dahin, dass die Oberflächenepithelien im menschlichen Magen **keine** echte Mucinreaction zeigen.

Cohnheim[4]) kann sich auf Grund seiner Befunde der Ansicht Stöhr's nicht anschliessen, welche die schleimige Beschaffenheit der freien Enden der Cylinderepithelien für normal hält.

Schmidt[5]) muss „. . . . die Verschleimung des Protoplasmas im äusseren Ende als eine inhärente Eigenschaft des Magenepithels ansehen, die auch . . . . in dem Magen des fünfmonatlichen Embroyo . . . . bereits deutlich ausgesprochen war . . . .“

Nach Lubarsch's Ansicht[6]) ist die „Verschleimung . . . . ein normaler Vorgang, den man in ganz normalen Magen niemals vermisst, der aber mitunter auf die äusserste Peripherie der Zellen beschränkt ist.“

Schaffer[7]) kommt „zu einem ähnlichen Resultat; er hebt von den Magenschleimzellen[8]) hervor, „dass Delafield's Hämatoxylin-Thonerde, Mucicarmin etc. die Zellen intensiv färbt, wenn sie nur frisch genug zur richtigen Fixirung gelangen.“

Ebenso betont Ebner[9]) die schleimige Natur des Oberendes, das „. . . . mit den specifischen Schleimfärbemitteln (Mucicarmin etc.) sich färben lässt; freilich nicht so intensiv wie die Zellen der Schleimdrüsen oder Becherzellen.“

Die Ansichten der Autoren sind nach dem Angeführten in dieser Frage ziemlich divergirend. Am schroffsten nehmen Cremer und Cohnheim gegen die schleimige Natur, respective

---

[1]) H. Hoyer. Ueber den Nachweis des Mucins in Geweben vermittelst der Färbemethode. Archiv für microscopische Anatomie. Band 36. 1890.

[2]) Citirt bei Oppel. l. c. S. 222.

[3]) Citirt bei Oppel. l. c. S. 223.

[4]) Cohnheim, Paul. Die Bedeutung kleiner Schleimhautstückchen für die Diagnostik der Magenkrankheiten. Archiv für Verdauungskrankheiten. Band 1, Heft 3. S. 281.

[5]) Adolf Schmidt. Untersuchungen über das menschliche Magenepithel unter normalen und pathologischen Verhältnissen. Virchow's Archiv für pathologische Anatomie und Physiologie. Band 143. S. 483.

[6]) F. Martius. Achilia gastrica mit einem anatomischen Beitrage von O. Lubarsch. 1897. S. 132.

[7]) Josef Schaffer. Beiträge zur Histologie menschlicher Organe. Aus den Sitzungsberichten der kaiserlichen Akademie der Wissenschaften in Wien. Abth. III. October 1897.

[8]) D. h. die Zellen des Oberflächenepithels.

[9]) Ebner. l. c. S. 153.

gegen die echte Mucinreaction der Oberflächen-Epithelien Stellung, während die Mehrzahl neuerer Autoren direct dafür eintritt.

In dem von Hoyer 1890 näher beschriebenen und als Schleim-Reagens anempfohlenen Thionin[1]) fand ich ein vorzügliches Mittel, um diese Frage zu entscheiden und zwar gelang mir dies (meines Dafürhaltens) im Sinne des sicheren Schleimgehaltes, respective der echten Mucin-Reaction; jedoch erst, als ich eine von mir an anderer Stelle[2]) beschriebene Modification der Hoyer'schen Methode fand.

Das Ergebniss der Färbung mittelst dieser Metode war ein schwankendes, insolange es sich um Alcoholpräparate gehandelt hat; nach dem, was ich über die Nachtheile der Alcoholfixation weiter oben mitgetheilt habe, ist dies auch leicht verständlich: In dem Maasse, als die schleimhaltigen Oberenden im Alcohol mehr oder weniger zusammengeschrumpft waren, ist auch die Thionin-Reaction weniger oder mehr distinct ausgefallen; ich besitze Schnitte von zwei in Alcohol fixirten Schleimhautstückchen, die durchwegs vorzügliche Resultate gaben (Fig. 4 und 5), andere, bei denen man Mühe hat, einzelne gute Stellen zu finden.

Insgesammt handelt es sich um 15 Alcoholpräparate, von denen 5 deutliche Schleimreaction gaben.

Anders an den mit Sublimat fixirten, von denen mir 16 Stücke zur Verfügung standen; bei diesen konnte ich in den schleimführenden Theilen, d. h. in den Oberenden **ohne Ausnahme jedesmal** sicher Schleim nachweisen.

Wie in den Fig. 14, 15 und 16 sichtlich, färbten sich die Oberenden violett-roth, während die übrigen Gewebselemente, und namentlich auch die basalen Theile der Zellen des Oberflächenepithels blau blieben. Dass dieses Roth einmal heller (Fig. 16) ein anderesmal dunkler (Fig. 14, 15) ausfällt, ist wohl selbstverständlich; denn von anderen, weiter unten zu erörternden Umständen abgesehen, werden begreiflicherweise Färbung und Entfärbung, die so viele Phasen aufweisen, kaum vermeidliche Schwankungen in der Intensität der Endreaction zeitigen.

Die 16 mit Sublimat fixirten Objecte, die ohne Ausnahme positive Schleimreaction der Oberenden gaben, stammten theils

[1]) l. c.

[2]) Dieses Archiv, dieser Band, dieses Heft. S. 678.

von solchen Fällen ab, die einen clinisch (auch chemisch) vollkommen normalen Magenbefund boten; theils von solchen, die an den verschiedensten Erkrankungen litten: Hypersecretion, Hyperchlorhydrie, Gastritis acida, Carcinoma ventriculi, Carcinoma oesophagi, narbige Oesophagus- und Pylorus-Stenose, alte Ulcus-Narbe der kleinen Curvatur.

Diese Objecte liessen bald mit grösster Deutlichkeit ihre Zugehörigkeit zum Fundus- oder zum Pylorus-Theile erkennen, bald war eine solche Ursprungs-Bestimmung nicht möglich; Drüsen und interstitielles Gewebe boten in einer Reihe der Fälle keine Spur einer pathologischen Veränderung, waren in anderen Fällen hochgradig verändert; — das Verhalten des Oberflächenepithels blieb immer dasselbe.

Es ist hieraus zu ersehen, dass der Schleimgehalt der Oberenden eine inhärente Eigenschaft des Oberflächen-Epithels ist, ob nun dasselbe aus einem kranken oder gesunden Magen stammt.

Ich muss wohl zugeben, dass ich Präparate besitze, an denen die grossen und ganz grossen Oberenden überwiegen (Fig. 3); andere, die viele kleine Oberenden aufweisen (Fig. 2); immerhin sind bei jenen kleine, bei diesen grosse Oberenden doch in grosser Zahl anzutreffen.

Ich kann also einen wesentlichen Unterschied, geschweige denn einen typischen Befund nach keiner der beiden Richtungen hin (wenig oder stark verschleimt) statuiren; umsoweniger, da eine Coincidenz mit den pathologischen Veränderungen der übrigen Schleimhautelemente an den betreffenden Schnitten oder mit dem klinischen Befund (etwa Schleimgehalt des Mageninhaltes) nicht zu constatiren war.

Es ist möglich, dass Verdauungs-Phase[1]) oder Provenienz des Schleimhautstückchens (ob Fundus oder Pylorustheil) Unterschiede in der Ausdehnung des Oberendes bedingen, was aber erst durch weitere Untersuchungen klargestellt werden müsste.

Es variirt aber nicht nur die räumliche Ausdehnung, sondern augenscheinlich auch der Schleimgehalt der Oberenden und zwar vielleicht wieder den Verdauungsphasen entsprechend. Lehrreich sind in dieser Beziehung Bilder von Drüsenvorräumen, in deren

[1]) Wilhelm Ebstein. Beiträge zur Lehre vom Bau und den physiologischen Functionen der sogenannten Magenschleimdrüsen. — Archiv für microscopische Anatomie Band VI, 1870, S. 515.

Lumen ein Schleimpfropf von meistens etwas gewundenem Verlaufe sitzt; bald erscheinen nämlich Oberenden und Schleimpfropf, d. i. das reine Secret der ersteren, durch Thionin fast gleich stark gefärbt, bald fällt die Reaction am Pfropf, weil dieser eben reines Secret darstellt, viel intensiver aus (Fig. 3).

Diese Unterschiede in der Färbung sind auch leicht verständlich, wenn man den Inhalt des Oberendes sich so vorstellt, dass ein Gerüste aus protoplasmatischer (?) Substanz variable Mengen schleimigen Secrets enthält.

Wir begegnen bei den verschiedensten Autoren dem Ausdruck: Verschleimung des Oberflächen- und Vorraum-Epithels; und zwar handelt es sich das einemal um einfache Verschleimung der Cylinderzellen, ein anderes Mal um Verschleimung mit Bildung von Becherzellen und Randsaum-Epithelien. Dass Becherzellen und Randsaum-Epithelien mit einem pathologischen Processe, also auch mit Verschleimung, durchaus nichts zu thun haben, soll weiter unten gezeigt werden. Hier reflectire ich nur auf eine Verschleimung der Cylinderzellen, die ich nach Obigem, im Sinne einer pathologischen Veränderung, nicht zugeben kann, womit ich natürlich nicht in Abrede stellen will, dass die Oberenden, als schleimbildende Organe des Oberflächenepithels, in einem Falle wenig, in einem anderen aber überreichlich Schleim secerniren, ohne aber diese verminderte oder gesteigerte Thätigkeit an ihrer Form oder Grösse erkennen zu lassen. Analoga aus der Reihe anderer Drüsenzellen brauche ich hierfür wohl nicht anzuführen.

Bereits 1897 wendet sich Lubarsch[1]) gegen P. Cohnheim's Befunde, die sich auf verschleimte Cylinderepithelien, als pathologische Veränderungen beziehen: „Wenn P. Cohnheim .... mehrfach von einfachem, nicht verschleimtem Cylinderepithel spricht und im Gegensatz dazu das Vorkommen am freien Ende verschleimter Cylinderepithelien als einen pathologischen Vorgang ansieht, so ist mir das nicht ganz verständlich; entweder bezeichnet er nur solche Zellen als verschleimt, die die echte Schleimreaction (Thionin-, Methylgrün-Färbung) geben, oder er hat infolge ungenügender Färbung die Schleimpartikelchen im Oberende vermisst. Dass das Vorkommen von gewöhnlichem, mit Methylgrün färbbarem Mucin etwas pathologisches ist, muss ich allerdings auch anerkennen."

Dem ersten Theil dieser Lubarsch'schen Conclusion schliesse ich mich vollständig an. Versteht aber Lubarsch unter „gewöhnlichem" Schleim auch solchen, der mit Thionin sich

[1]) l. c. S. 132.

färbt und hält er dessen Vorkommen für pathologisch, so muss ich dies auf Grund des oben ausgeführten als nicht zutreffend bezeichnen. Das Verhalten des Oberflächenepithels zu Methylgrün ist mir nicht bekannt.

Meine Schluss-Conclusionen lauten daher:

Die Zellen des Oberflächenepithels und der Drüsenvorräume am menschlichen Magen sind nach dem allgemeinen Wirbelthier- und speciell auch nach dem Säugethier-Typus gebaut; sie bestehen aus dem kernhaltigen basalen und dem von Oppel sogenannten Oberende, das mikrochemisch nachweisbar Schleim enthält. Daher man von einer Verschleimung der Epithelzellen als von einer pathologischen Veränderung nicht sprechen kann.

II.

Becherzellen und Randsaum-Epithelien im menschlichen Magen.

Seit den diesbezüglichen Funden von Kupffer[1]), Ewald[2]) und Anderen mehren sich namentlich seit 1895 die Angaben verschiedener Autoren über das Auftreten von Becherzellen und Randsaum-Epithelien im menschlichen Magen. Diese Befunde sind in der That sehr eigenartig und werden in der Regel als Zeichen einer schleimigen Entartung der Magenepithelien aufgefasst.

Da sowohl die einschlägigen literarischen Angaben, wie auch die Ansichten bezüglich der Aetiologie und diagnostischer Verwerthbarkeit dieser Bilder zahlreich und vielfach widersprechend sind, wird es nöthig sein, einen kurzen Ueberblick über die erwähnten Befunde zu geben, erst aber genauer zu präcisiren, um was es sich eigentlich handelt.

An Schnitten aus manchen Magenschleimhaut-Stückchen zeigt das Oberflächen-Epithel und das der Drüsenvorräume stellenweise einen vom gewöhnlichen durchaus verschiedenen Character.

Während für gewöhnlich einander durchwegs gleichende cylindrische Zellen aneinander gereiht sind, die Zelle für Zelle

---

[1]) C. Kupffer. Epithel und Drüsen des menschlichen Magens. Abdruck aus der „Festschrift des ärztlichen Vereins München". München 1883;

[2]) Ewald. Klinik der Verdauungskrankheiten.

ein schleimführendes Oberende besitzen, sehen wir in einer anderen Reihe von Fällen das Epithel der Oberfläche und der Drüsenvorräume auf kürzere oder grössere Strecken den Character des Darmepithels bis ins letzte Detail nachahmen: schlanke cylindrische Zellen ohne schleimführendes Oberende, dagegen mit deutlichst gestricheltem oder gar zerfasertem Randsaum werden in regelmässigen Intervallen von typischen Becherzellen unterbrochen, die ihrerseits exquisiteste Schleimreaction geben. (Siehe hierüber die betreffenden Abbildungen im ersten Theil des Boas'schen Lehrbuches). Immer ist die Grenze zwischen den beiden Epithelarten, also dem erst beschriebenen Magen- und dem zuletzt beschriebenen typischen Darmepithel eine ganz scharfe.

Die Kupffer'schen Angaben über das Vorkommen von Becherzellen in dem von ihm beschriebenen Magen Nr. 3[1]) sind nicht ganz eindeutig: „In sämmtlichen Regionen dieses Magens zeigt das Epithel typische Becherzellen. . . . . Man findet ausserdem alle Zwischenstufen zwischen unveränderten Zellen und stark aufgeblähten."

Schaffer[2]) hegt bezüglich dieser von Kupffer gesehenen Becherzellen berechtigte Bedenken, namentlich weil dieser sie in „sämmtlichen Regionen" beobachtet haben will. Der Nachsatz „alle Zwischenstufen" ist noch mehr geeignet, Bedenken zu erregen.

Wie schwankend übrigens der Begriff „Becherzellen" selbst im Jahre 1890 noch war, geht aus einer Aeusserung Klein's[3]) hervor, der von den Epithelzellen des Magens behauptet, dass „die meisten mucinsecernirende Becherzellen sind."

Sehr richtig ist, was Oppel[4]) diesbezüglich sagt: „. . . . . mag mancher Autor für die Cylinderepithelien des Magens den Namen „Becherzellen" gebraucht haben, ohne dass er deshalb die Besonderheit dieser Zellen verkannte und vielleicht ohne dass er sie deshalb wahren Becherzellen gleichstellen wollte."

Dass in Kupffer's Magen Nr. 3 unter den vielen falschen auch echte Becherzellen gewesen sein mögen, geht aus Abbildung 2 auf seiner Tafel I hervor, wo zwei Epithelien ohne Oberende mit exquisitem Randsaum deutlich wiedergegeben sind, wenn auch ihrer im Text nicht ausdrücklich Erwähnung geschieht. Diese Randsaumepithelien nun kommen ohne echte Becherzellen nicht vor.

Vielfach werden von späteren Autoren die von Kupffer als „einfache Schleimdrüsen" beschriebenen Gebilde mit den in Frage stehenden in näheren

[1]) l. c. S. 16.

[2]) l. c. S. 88.

[3]) Klein, E. Grundzüge der Histologie 2. Auflage 1890, citirt bei Oppel l. c. S. 221. — Wie Klein in der 3. Auflage seines Buches, das mir nicht zur Verfügung stand, hierüber denkt, weiss ich nicht.

[4]) l. c. S. 11.

Zusammenhang gebracht, daher ich seine diesbezüglichen Worte[1]) hier citire: „ . . . . . In eine Magengrube mündet ein Schlauch von der Gestalt einer Fundusdrüse. . . . . . Der ganze Schlauch wird von dem Cylinderepithel der Oberfläche ausgekleidet. Ich fand solche einfache Schleimdrüsen nur in den mittleren Regionen bei verschiedenen Magen."

G. Meyer[2]) gab bereits 1889 eine vorzügliche Beschreibung und Abbildung der Darmepithelschläuche, die er in zwei Fällen beobachtete.

Sachs sah bei seinem Fall A[3]) eigenthümliche Drüsen, die meist zu 2—3 im normalen Gewebe sassen und hält dieselben für identisch mit den Darmschleimdrüsen der unteren Darmabschnitte; giebt ihnen daher den Namen Magenschleimdrüsen. Sie sollen übrigens nicht in Pylorus allein sondern auch im Fundus vorkommen.

Mangels einer Abbildung ist der Versuch einer Identificirung der von Sachs geschilderten Gebilde mit den in Frage stehenden sehr schwer: Die „am freien Ende augenscheinlich eine Membran besitzenden Zellen" entsprechen offenbar unseren Randsaumepithelien. Zutreffend ist auch, dass diese Gebilde zu zwei bis drei gruppirt im übrigen Gewebe erscheinen, so wie auch die Betonung der scharfen Grenze zwischen beiden Epithelarten.

Was die Bedeutung obiger Gebilde anbelangt, so hält sie Sachs: „ . . . . für ein pathologisches Product, ausgehend von den einfachen „Schleimdrüsen Kupffers."

Ich werde weiter unten beweisen, dass es nicht möglich ist, diese Auffassung, die von Sachs angefangen, wie ein rother Faden durch die meisten späteren Publicationen sich zieht, in Einklang zu bringen mit dem, was Sachs selbst mittheilt.

In dem von Adolf Schmidt[4]) 1895 beschriebenen Fall handelt es sich zweifels ohne um die in Frage stehenden Epithelformen; am betreffenden Stück aus der Pylorusschleimhaut sah er: „ . . . . ein stäbchensaumtragendes niedriges Epithel, welches eine ausserordentliche grosse Anzahl von stark secernirenden Becherzellen enthält." Ihre Bedeutung betreffend hält sie Schmidt, wenigstens in dieser Publication, nicht für pathologische Gebilde: es soll vielmehr „ . . . . . . um ein Erhaltenbleiben besonderer auch normaler Weise im Magen vorkommender Epithelschläuche . . . " d. i. der Kupffer'schen einfachen Schleimdrüsen sich handeln, mit denen Schmidt sie für identisch hält. Dies ist für mich durchaus unverständlich, da ein Blick auf die Kupffer'schen Abbildungen genügt, um zu sehen, dass es dort weder Becher- noch Randsaumzellen giebt.

---

[1]) l. c. S. 17.

[2]) G. Meyer. Zur Kenntniss der sogenannten „Magenatrophie". Zeitschrift für clinische Medicin. Band 16, 1889, S. 376.

[3]) Albert Sachs. Zur Kenntniss der Magenschleimhaut in krankhaften Zuständen. Archiv für experimentelle Pathologie und Pharmocologie. Band 24, S. 118.

[4]) Adolf Schmidt. Ein Fall von Magenschleimhautatrophie nebst Bemerkungen über die sogenannte „schleimige Degeneration der Drüsenzellen des Magens." Deutsche medic. Wochenschr. Nr. 19, 1895.

Dass Schmidt diesen seinen Standpunkt später vollständig aufgegeben hat und die Zahl jener vermehrt, die die gesagten Epithelschläuche als pathologische Bildungen ansehen, wird an betreffender Stelle gezeigt werden.

Hammerschlag[1]) und nach ihm Cohnheim[2]) sind der Ansicht, dass diese Schläuche den im Sinne Hayem's krankhaft verlängerten und erweiterten Drüsenvorräumen entsprechen. Bevor ich zur Besprechung der gründlichen und inhaltsreichen Cohnheim'schen Arbeit übergehe, sei es mir gestattet, zunächst den Irrthum richtig zu stellen, den Cohnheim[3] durch zweimalige Nennung der Ebstein'schen Magenschleimdrüsen begeht und der durch die irreleitende Neigung der Autoren, eigene Nomenclaturen zu schaffen, erklärlich ist. Ebstein bezeichnete 1870 sämmtliche Drüsen der Regio pylorica schlechtweg als Schleimdrüsen oder einfache Pepsindrüsen (im Gegensatze zu den zusammengesetzten Pepsindrüsen des Fundus, die Haupt- und Belegzellen enthalten). Während Sachs die von ihm gesehenen Gebilde als Magenschleimdrüsen benennt, bezeichnen spätere Autoren die specifischen Drüsen der Regio pylorica, also die Ebstein'schen Schleimdrüsen als zusammengesetzte Schleimdrüsen im Gegensatze zu den Kupffer'schen einfachen Schleimdrüsen.

Wenn sich nun Cohnheim gegen Schmidt wendet, der die fraglichen Gebilde, wie wir oben gesehen haben, mit den Kupffer'schen einfachen Schleimdrüsen identificirt, kann es sich ja nur um diese, keineswegs aber um die Ebstein'schen handeln. Dies zur Richtigstellung des Irrthums.

Cohnheim's Material bestand aus 31 Magenschleimhautstückchen, welche im Laufe der Jahre auf der Boas'schen Poliklinik gesammelt wurden; hiervon stammten 14 von solchen Patienten her, deren Mageninhalt freie Salzsäure aufwies, 17 aber von solchen, bei denen freie Salzsäure fehlte. Bei der ersten Reihe (mit Salzsäure) kamen Becherzellen nur ein bis zweimal, Randsaumzellen gar nicht vor; dagegen beide in grosser Menge bei den 17 Fällen ohne freie Salzsäure. An der Richtigkeit dieser Beobachtung ist nach der vorzüglichen Beschreibung nicht zu zweifeln und es kann nicht Wunder nehmen, wenn die Coincidenz des Salzsäuremangels mit dem nachweisbaren Auftreten der eigenartigen Schläuche in ursächlichen Zusammenhang gebracht wird. Wo der Fehlschluss liegt, erkläre ich im weiteren Verlauf dieser Arbeit.

Schmidt[4]) nimmt bereits im nächsten Jahre nach dem Erscheinen seiner und der Cohnheim'schen Arbeit einen wesentlich geänderten Standpunkt ein. Diesmal fand er die Schläuche in 13 von 23 pathologisch ver-

---

[1]) Hammerschlag, Albert. Zur Kenntniss des Magencarcinoms. Wiener Klinische Rundschau. 1895. No. 23—26; und: Untersuchungen über das Magencarcinom. II. Theil. Archiv für Verdauungskrankheiten. Band II. 1896.

[2]) l. c.

[3]) l. c. S. 292.

[4]) Schmidt. 1896. l. c.

änderten Magen. In der Polemik gegen Sachs, der die Schläuche von den Kupffer'schen einfachen Schleimdrüsen abstammen lässt, vergisst er vollkommen[1]), dass er 1895 die beiden sogar identificirt hat und erklärt[2]) ihr Auftreten aus der Fähigkeit einzelner Magenepithelien „sich unter pathologischen Verhältnissen in Darmepithelien umzuwandeln." —

Das Auftreten der Darmepithelschläuche hat Schmidt zweimal auch in der Umgebung von Ulcusgeschwüren beobachtet.[3]) Die Richtigkeit dieser Beobachtung mag zugegeben sein und auf ihre Bedeutung noch reflectirt werden; durchaus unzutreffend finde ich aber Schmidt's Berufung auf Hauser's[4]) ähnliche Fälle; denn in der ganzen 78 Seiten starken Abhandlung Hauser's wird von Becherzellen und Randsaumepithelien kein Wort erwähnt, es handelt sich immer bloss um das Auftreten atypischer bald sehr hoher, bald eher cubischer Epithelzellen.

Ebensowenig ist von Darmepithelschläuchen die Rede bei Griffini und Vassale[5]), sowie auch Poggi[6]), die die Umgebung heilender Magenwunden untersuchten.

Lubarsch stand ebenfalls ein reichliches Material zur Verfügung, und zwar 20 Stücke von 11 Patienten mit totalem Salzsäuremangel. Er fand Becherzellen und Randsaumepithelien in sechs Stücken, Becherzellen allein in weiteren vier Fällen. — Auch Lubarsch, der „die Aehnlichkeit der veränderten Magenschleimhaut mit Darmschleimhaut" besonders betont, ist[7]) der Ansicht, dass es sich um eine pathologische Umwandlung des Vorraumepithels im Darmepithel handelt.

Lubarsch beschreibt[8]) ein Präparat, an dem „sogar neben Beleg- und Hauptzellen zwei deutliche Becherzellen in einer Drüse vorhanden" waren. Diesem ganz vereinzelten Befunde glaube ich keine besondere Bedeutung zumassen zu dürfen; denn zwei zufällig hydropisch veränderte Zellen können sehr wohl becherförmig aufgetrieben sein, ohne irgend etwas mit echten Becherzellen zu thun zu haben, die im Magen sowohl als auch im Darm immer in typischer Abwechslung mit Randsaumepithelien vorkommen.

Schaffer warnt[9]) auch davor, „jede Schleimvacuolenbildung in einer Darmepithelzelle mit Becherzellenbildung in Zusammenhang zu bringen. . . . Nur wird man die gelegentliche Verschleimung einer Zelle, wodurch ein becher-

---

[1]) l. c. S. 497.

[2]) l. c. S. 499.

[3]) l. c. S. 503.

[4]) Hauser, Gustav. Das chronische Magengeschwür etc. Leipzig 1883.

[5]) Griffini, L. und Vassale, G. Ueber die Reproduction der Magenschleimhaut. Beiträge zur pathologischen Anatomie und zur allgemeinen Pathologie. Band III. 1888.

[6]) Poggi, Alphonse. La cicatrisation immédiate des blessures de l'estomac en rapport avec les duers modes de susure. Beiträge zur pathologischen Anatomie und zur allgemeinen Pathologie. Band III. 1888.

[7]) l. c. S. 133.

[8]) l. c. S. 117.

[9]) l. c. S. 78.

zellenartiges Gebilde entsteht, von den typischen mit andauernder Secretions-Fähigkeit ausgestatteten Becherzellen trennen müssen. . . . . . ."

Mein Object Nummer 27 fixirte ich versuchsweise zunächst in verdünntem, dann erst in absolutem Alcohol und konnte nun das Oberflächenepithel, das an einzelnen Stellen den Oberendentypus deutlich zeigte, grösstentheils so verändert sehen, dass Vacuolenbildung, Aufblähung in toto, Becherzellenformen, leere Zelltheken etc. und alle Uebergangsformen zwischen diesen, durcheinander gemischt, das vortäuschten, was ältere Autoren als totale Verschleimung bezeichneten. Dass es sich hierbei nur um ein Kunstproduct, respective um einen technischen Mangel handelt (Anwendung des verdünnten Alcohols) zeigen die ausführlichen Erörterungen über das Oberflächenepithel an meinen übrigen 30 Objecten.

In den Fällen von Lubarsch ist die Coincidenz zwischen Salzsäuremangel und dem Auftreten von Darmepithelschläuchen nicht auffallend, da er nur über Fälle mit Achylia gastrica spricht.

Die Befunde von Leuk[1]) zeigen nun, dass diese Coincidenz, die in Cohnheims Fällen so frappant hervortritt, keinen unmittelbar causalen Nexus bedeutet. Bei 9 von Leuk beschriebenen Fällen fehlt freie Salzsäure im Falle 5 und 9; sie wurde „einigemal" gefunden im Falle 7; in diesen 3 Fällen gab es weder Becher- noch Randsaumzellen; bei Fall 1, 4 und 8 dagegen, bei denen das Vorhandensein nicht unerheblicher Mengen freier Salzsäure ausdrücklich vermerkt ist, waren sowohl Becherzellen als auch Randsaumepithelien vorhanden. Es ist also hier nicht nur keine Coincidenz in obigem Sinne, sondern gerade das Gegentheil der Fall: Salzsäuregehalt und Darmepithelschläuche einerseits, Salzsäuremangel ohne Darmepithelschläuche anderseits.

Die Auffassung Leuk's bezüglich der Bedeutung dieser Gebilde[2]) ist eine vermittelnde: Dieselben Schläuche sollen, wenn sie spärlich vorkommen, als normal, wenn in grosser Menge, als pathologisch angesehen werden. Und zwar sollen sie normaliter auch im Fundus, allerdings in geringer Anzahl, vorkommen, wozu ich aber bemerken muss, dass letzterer Ausspruch ein wenig gewagt erscheint, da er auf einer einzigen Beobachtung (Fall 1) beruht.

Ich gehe nun an die Besprechung derjenigen unter meinen Präparaten, die Darmepithelschläuche aufwiesen.

Fall 3. Boczán Albert, 37 Jahre alt, klagt am 27./1. 1900 über Stuhlbeschwerden und morgendliches Erbrechen; Alcohol-Missbrauch zugestanden. Sehr gut genährt; Magen nüchtern stets leer; Ausheberung nach Probefrühstück ergab stets totalen Salzsäuremangel und reichliche Mengen von

[1]) Leuk. Untersuchungen zur pathol. Anatomie des menschlichen Magens mit Berücksichtigung der practischen Verwerthbarkeit anatomisch diagnosticirter Magenschleimhautstückchen. — Zeitschrift für clinische Medicin. Band 37. 1899.

[2]) l. c. S. 303.

Schleim. Diagnose: chronischer Magencatarrh. Gelegentlich der fortgesetzten Untersuchungen mit dem Magenschlauch erlangte ich am 3./4., 25./4. und 8./5. 1900 je ein kleines Stückchen Magenschleimhaut.

Fall 4. Till Leopold, 45 Jahre alt, klagt am 5./12. 1899 über zunehmende Schlingbeschwerden; bei fortgesetzten Sondirungen stösst die Sonde constant, in einer Entfernung von 32 cm von den Schneidezähnen gerechnet, auf ein unüberwindliches Hinderniss. Wegen zunehmender Schwäche und da die ausgesprochene Cachexie die Diagnose: Speiseröhrenkrebs sichert, wird Anfangs Februar 1900 die Gastrostomie in zwei Sitzungen ausgeführt, bei der zweiten ein Stückchen hervorquellender Magenschleimhaut mit der Scheere abgetragen und der mikroskopischen Untersuchung zugeführt. Die Feststellung der chemischen Reaction im eröffneten Magen wurde leider unterlassen.

Fall 6. Frl. Gr . . . . ., 27 Jahre alt, klagt über verringerten Appetit, Druck und Völle nach dem Essen; Athembeklemmungen; dieser Zustand soll bereits zwei Jahre dauern. Zwei Stunden post mensam an der gut genährten Patientin ausgiebiges Plätschern in der Magengegend, das sich bis zwei Querfinger unter die Nabelhöhe erstreckt. Der nach dem Probefrühstück exprimirte Mageninhalt enthält 0,5 ‰ freie Salzsäure, keinen Schleim. Bei wiederholten Expressionen wechselnder Befund: Salzsäure bald fehlend, bald in sehr geringen Mengen. Bei einer Gelegenheit zwei kleine Schleimhautfetzen.

Fall 13. Vitányi (?) Jahre alt; seit einem Jahre magenleidend, häufiges Erbrechen saurer Massen. Stark abgemagert; Magen dilatirt; in Nabelhöhe ein grosser harter Tumor zu fühlen, der stagnirende Mageninhalt sowohl, als auch das exprimirte Probefrühstück weisen totalen Salzsäuremangel auf. Diagnose: Carcinoma pylori. Am 6./11. 1900 Gastoenterostomie; ein kleines Stückchen vorquellender Magenschleimhaut wird abgeschnitten und der mikroskopischen Untersuchung zugeführt.

Fall 23. Hecht Georg, 49 Jahre alt; grosser Tumor im Epigastrium rechts; Salzsäure fehlend; Gastroenterostomie am 12. 2. 1901; ein vorquellendes Schleimhautstückchen wird abgeschnitten und der mikroskopischen Untersuchung zugeführt.

In den Schnitten aus diesen fünf Objecten finden sich die von den Autoren beschriebenen:

a) Darmepithelschläuche und zwar konnte ich sie bei Fall 4, 13 und 23, wo sämmtliche Schnitte bis zur Muscularis erhalten waren, bis zum blinden Ende verfolgen; im Falle 3 und 6 dagegen, wo die unteren Schichten fehlten, nur auf eine kurze Strecke hin. Ihre Anzahl war eine sehr verschiedene: im Falle 3 und 4 beherrschten sie das Gesichtsfeld, kamen bei Fall 13 zu zwei bis vier gruppirt, bald in der Mitte bald an einer Seite der Schnitte vor; bei Fall 6 und 23 endlich fand ich nur ein bis zwei solcher Schläuche und zwar nur in einigen Schnitten aus diesen Objecten. —

Die Schläuche sind in ihrem ganzen Verlauf von nahezu gleichmässiger Dicke (Fig. 7, 8); von einer oberen Erweiterung, die dem Drüsenvorraume entspräche, ist kaum etwas zu sehen. Die epitheliale Auskleidung besteht in einem einschichtigen Cylinderepithel ohne Oberende, das an gut gefärbten Präparaten deutlichsten Randsaum zeigt. An dickeren Stellen des Schnittes ist an diesem Randsaum keine feinere Structur zu erkennen; an dünneren Stellen sieht man ihn bei stärksten Vergrösserungen bald deutlich gestreift (parallel der Längsachse der Zelle), bald sogar wie aufgefranst (Fig. 17). Diese Randsaumepithelien sind in oft ganz regelmässigen Abständen von Becherzellen unterbrochen, deren freies Ende offen erscheint. Bei Hämatoxylin-Eosin-Färbung nehmen die Cylinderzellen rothe, die Becherzellen dagegen eine blassblaue Farbe an. Einen blassblauen Farbenton nimmt auch der im central gelegenen, engen Lumen des Schlauches angesammelte Schleim an. Viel anschaulichere Bilder liefert die Thioninfärbung in der von mir angegebenen Modification: gegen die durchwegs blau gefärbten Cylinderzellen stechen die violettrothen Becherzellen (Fig. 8, 9, 10) grell ab; da der im centralen Lumen der Schläuche enthaltene Schleim ebenfalls roth gefärbt ist und dieser Schleim mit dem noch in den Becherzellen befindlichen zusammenhängt, entsteht die abgebildete traubenförmige Zeichnung. Am Querschnitt der Schläuche sieht man (Fig. 10) genau das, was auch Cohnheim abgebildet hat.

An besonders dünnen Schnitten, die mit Thionin gefärbt wurden, zeigt der Randsaum bei sehr starker Vergrösserung eine vom Zellkörper verschiedene Färbung; während diese nämlich in einem blaugrauen Farbenton erscheinen, sehen wir (Fig. 17) den Randsaum rein himmelblau gefärbt. Genau dasselbe Verhalten sehen wir auch an den Randsaumepithelien und Becherzellen des Dünndarmepithels (Fig. 11 und 19).

b) Das interglanduläre Gewebe, das breite Interstitien zwischen obigen Schläuchen bildet, enthält nur spärlich Bindegewebsfibrillen, in reichlichster Menge Lymphocyten, eine wechselnde Anzahl von Plasmazellen, spärlich Mastzellen, wenig Leucocyten. Ich konnte an diesem Gewebe ausser den Plasmazellen, deren Natur noch fraglich ist, nichts Entzündliches wahrnehmen: keine Stauung in den Capillaren, keine Erweiterung, Schlängelung oder Vermehrung derselben, auch keine Bindegewebs-Neubildung, sondern nur ein sehr zellenreiches, adenoides Gewebe, das an gewissen Stellen des Darms genau in derselben

Form vorkommt, wie auch Ebner[1]) ausdrücklich bemerkt: „Im Pförtnertheil des Magens geht das Bindegewebe der Schleimhaut in adenoides Gewebe über, von derselben Beschaffenheit wie im Darm.“

Schnitte aus dem Magen Nr. 4 könnten nicht treffender abgebildet sein als in Figur 998 auf Seite 204 bei Ebner-Koelliker, die sich doch auf die Schleimhaut des Wurmfortsatzes bezieht.

Im selben Sinne schreibt auch Bonnet[2]): „....... viel reichlicher .... ist ...... die Bindesubstanz im Pylorus, gleichzeitig ausgezeichnet durch eine sehr bedeutende diffuse Infiltration mit Leucocyten ....“ Es ist nicht daran zu zweifeln, dass die grösste Zahl der von Bonnet als Leucocyten angenommenen Gebilde solche waren, die wir heute als Lymphocyten bezeichnen.

Die noch sehr fragwürdigen Plasmazellen, die von Manchen als Zeichen sehr gelinde verlaufender Entzündungsprocesse angesehen werden, können mit den Darmepithelschläuchen in gar keine Verbindung gebracht werden; denn einmal sind sie zwischen diesen nur in geringer Zahl anzutreffen, ein anderesmal wieder in grossen Mengen an Objecten, die gar keine Darmepithelschläuche aufweisen.

c) In dieses adenoide Gewebe eingebettet, finden sich bei Fall 4, 13 und 23 ausser den soeben beschriebenen Darmepithelschläuchen Längs- und Querschnitte von Drüsen, die einen ganz anderen Character aufweisen; sie haben meistens ein weites Lumen (Fig. 12), sind oft kolbig aufgetrieben, ihre Epithelial-Auskleidung besteht aus niederen meist cubischen Zellen mit glashellem Inhalt und platt der Basis anliegendem Kern; mit einem Wort: unverkennbare Pylorusdrüsen[3]). Andere sind ganz ähnlich gebaut, nur finden sich in der sonst ununterbrochenen Reihe der soeben beschriebenen kleineren Zellen weit grössere mit runden, mehr central gelegenem Kern. Diese färben sich bei Hämatoxylin-Eosin-Behandlung intensiv roth, während die übrigen blassroth bleiben; mit Thionin färben sich erstere hell-

---

[1]) l. c. S. 168.

[2]) Bonnet. Demonstrationen über den feineren Bau der Magenschleimhaut des Menschen etc. Deutsche medic. Wochenschr. 1893 No. 18.

[3]) Siehe bei Oppel l. c. S. 475, Fig. 375.

blau (Fig. 12) wie alle Belegzellen des Fundus im Gegensatze zu den übrigen hellrosenroth gebliebenen. Nach dem, was Stöhr[1]) und Oppel[2]) über die intermediäre Zone, das heisst Uebergang zwischen Pylorus und Fundusschleimhaut, schreiben und abbilden, kann es gar keinem Zweifel unterliegen, dass wir es hier mit Pylorusdrüsen zu thun haben, die aber die Nähe des Fundus durch das mehr oder minder sporadische Auftreten von Belegzellen erkennen lassen.

d) Zu unterst gegen die Muscularis zu finden sich in jedem Schnitte aus Object 4, 13 und 23 solitäre Follikel; die grosse Zahl derselben zeigt ebenfalls die pylorische Gegend oder wenigstens deren Nähe an.[3])

Der adenoide Character des interglandulären Gewebes, die Anwesenheit von Drüsenformen, die der Pylorusgegend oder der intermediären Zone angehören, die zahlreichen solitären Follikel lassen gar keinen Zweifel daran, dass die Schleimhautpartikelchen den genannten Magenregionen angehören und, abgesehen von den Darmepithelschläuchen und vielleicht auch von den Plasmazellen, in gar keiner Hinsicht von normalen, jene Gegenden characterisirenden Gewebe sich unterscheiden.

Es ergiebt sich nun die Frage, welche Rolle den Darmepithelschläuchen in dieser als pylorisch (oder intermediär) erkannten Magenregion zukommt?

1. Zunächst soll festgestellt werden, dass sie auch im normalen Magen vorkommen. Schmidt[4]) fand sie „nur in einem Magen (Nr. 4) . . . . . . , in dem auch jenseits der Grenze im Magen selbst noch einzelne versprengte Darmepithelien angetroffen wurden . . . .“ Auch Lubarsch, der die Darmepithelschläuche als pathologische Gebilde ansieht, hat sie nur einmal im normalen Magen gesehen und zwar[5]) bei einem 22jährigen Hingerichteten, „bei dem dicht am Pylorusring die

[1]) Siehe Oppel'sches Excerpt l. c. S. 473.
[2]) l. c. S. 469.
[3]) Ebner l. c. S. 169.
[4]) l. c. 1896. S. 487.
[5]) l. c. S. 132.

Magenschleimhaut geradezu den Character der Duodenalschleimhaut angenommen hatte."

Weit wichtiger ist für unsere Betrachtung, dass Schaffer[1]) und Ebner[2]), die doch über normale Histologie arbeiteten, die in einer Entfernung von 10—12 mm, resp. 1—2 cm vom Pylorus vorkommende Darmepithelschläuche als normale Vorkommnisse beschreiben.

Wir hätten also festgestellt, dass das Vorkommen der Darmepithelschläuche in der Nähe des Pförtners durchaus nichts pathologisches an sich hat. Nun wurden aber meine Objecte 4, 13 und 23 durch Gastrostomie resp. Gastroenterostomie gewonnen. Die technischen Umstände dieser Operationen bringen es mit sich, dass der Magen nicht hart am Pylorus, sondern immer in einiger Entfernung von demselben eröffnet wird; daher die Schleimhautstückchen wohl aus der Nähe des Pylorus, doch nicht aus seiner unmittelbaren Nachbarschaft herstammen können. Es ergiebt sich also die zweite Frage:

2. Ob unter Umständen auch eine vom Pylorus in grösserer Entfernung gelegene Region der Magenschleimhaut pylorischen (oder intermediären) Character haben könne? Wenn dies der Fall ist, so ist auch das Vorkommen von Darmepithelschläuchen in grösserer Entfernung vom Pylorus erklärt. Die Beantwortung dieser Frage fällt nicht schwer: Bereits Kupffer[3]) fand die Ausdehnung der Pyloruszone einmal 6 cm, die der Uebergangszone im selben Fall 3—4 cm; in einem weiteren Falle bei einem Hingerichteten[4]) war „die Pylorus- und Uebergangszone . . . . . . bis reichlich zur Mitte des Magens reichend, 14 cm von der Valvula Pylori entfernt, traf man noch immer den Bau dieser Region: tiefe, bis zur Mitte der Schleimhaut reichende Magengruben, kurze Drüsen mit vereinzelten Belegzellen."

Um wieder auf die normale Histologie mich zu berufen, führe ich Ebner[5]) an, der „die Ausdehnung des mit Pylorusdrüsen bedeckten Magenabschnittes . . . . . . individuell sehr verschieden" fand.

---

1) l. c. S. 90.
2) l. c. S. 163 und 164.
3) l. c. S. 11.
4) l. c. S. 19.
5) l. c. S. 163.

Solche individuelle Schwankungen zeigen sich auch an der Beschaffenheit der durch Gastrostomie und Gastroenterostomie gewonnenen Stückchen, wobei allerdings auch die Wahl der Operationsstelle am Magen eine gewichtige Rolle spielt. Eine ganze Anzahl zeigt unverkennbar pylorisches, andere wieder typisches Fundus-Gewebe; zuweilen findet man sogar intermediären Character sehr schön ausgeprägt.

Wenn ich nach dem Obengesagten nun annehmen darf — und ich habe allen Grund zu dieser Annahme — dass in den Fällen 4, 13 und 23 der Pylorusregion eine grössere Ausbreitung als in den meisten anderen Fällen hatte, wird auch das Auftreten der Darmepithelschläuche nichts Auffallendes mehr an sich haben: sie kommen für gewöhnlich nur in der Nähe des Pylorus vor, weil die pylorische Region eine eng beschränkte ist; hat diese letztere ein- oder das anderemal eine grössere Ausbreitung, so werden eben auch die Darmepithelschläuche in grösserer Entfernung angetroffen werden. Von zehn unter ähnlichen Umständen operirten Fällen traf ich sie drei Mal an, während sie sieben Mal fehlten. —

3. Welche Momente sind es nun, die an den Darmepithelschläuchen selbst erkennen lassen, dass sie keine pathologischen Gebilde sein können?

An den in Fig. 7 abgebildeten, mit Thionin gefärbten Schnitten aus Object 13 sieht man normale Drüsenvorräume, die das Gesichtsfeld rechts und links einnehmen, in der Mitte durch eine Gruppe von Darmepithelschläuchen unterbrochen; in ersteren sieht man, entsprechend den Oberenden, gleichmässige Rothfärbung aller Epithelien, in der letzteren dagegen eine Rothfärbung nur der in regelmässigen Abständen sitzenden Becherzellen, während die dazwischen liegenden Cylinderzellen blau blieben. Nach der von den Autoren vielfach vertretenen Anschauung wären diese Schläuche durch krankhafte Veränderung, speciell schleimige Degeneration, aus den normalen Drüsenvorräumen entstanden.

Kann man sich nun einen pathologischen Process so ablaufen denken, dass eine ganze Reihe von Zellen, deren jede einzelne früher ein schleimhaltiges Oberende besass, sich so verändere, dass der Schleimgehalt nurmehr in einzelnen Zellen bestehen bleibt (diesmal den ganzen Zellleib einnehmend: Becherzellen), in allen anderen Zellen dagegen, die noch zudem einen Randsaum erhalten sollen, gänzlich schwinde?!

Einen weiteren Beweis gegen die Auffassung der Darmepithelschläuche als pathologische Gebilde liefert auch Fig. 18, die nicht nur die scharfe Grenze zwischen beiden Epithelarten zeigt, so dass von einem Uebergang nichts zu sehen ist, sondern auch eine förmliche Stufe dort, wo die letze Randsaumzelle an die erste, ein Oberende besitzende Zelle stösst. Nach diesem ersten, am Object 13 erhobenen Befund liess ich es mir angelegen sein, die Grenze zwischen beiden Epithelarten in allen Fällen zu untersuchen, wo diese Schläuche vorkamen und fand überall dasselbe Verhalten. Selbstverständlich können es nur ganz dünne Stellen des Präparates sein, die für diese Untersuchung sich eignen.

Diese scharfe Grenze wird auch von mehreren jener Autoren angegeben, die trotzdem für den pathologischen Charakter der Schläuche eintreten.

Dieser Mangel an Uebergangsformen, die Stufenbildung, die die Grenze noch schroffer anzeigt, lassen keinen Zweifel daran aufkommen, dass es sich um keine pathologisch veränderte Magenschleimhaut-Elemente handelt, sondern um Gebilde, die eigentlich dem Darm angehören und hier als ganz fremdartige Elemente der Magenschleimhaut eingepflanzt sind.

4) Um das inselförmige Auftreten von Darmepithelschläuchen mitten zwischen normalen Drüsenvorräumen zu erklären, muss man daran denken, was Schmidt bereits 1896[1]) über versprengte Darmepithelien in der Pylorusregion vermuthete: „Sie bilden ein Analogon zu dem Capitel der „versprengten Drüsen“, für welches ebenfalls die Magenschleimhaut häufige Beispiele liefert. Am Bekanntesten ist in dieser Beziehung die als Uebergangszone bezeichnete Gegend zwischen Fundus und Pylorusschleimhaut, in welcher Fundus- und Pylorusdrüsen bunt durcheinander gemischt zu sein pflegen.“

An einem Objecte Nr. 15, wo eie Darmepithelschläuche nur in nächster Nähe des Pylorus vorkamen, und das ich deshalb

[1]) l. c. S. 487.

nicht als sechstes zu den oberwähnten fünf Fällen nehmen wollte, war dieses Durcheinandergemischtsein der zwei heterogenen Elemente in ausgezeichneter Weise zu sehen. Das Uebergangsstück zwischen Magen und Duodenum (Frau Uitz, grosses Carcinom, Totalexstirpation des Magens) hatte ich in toto in Schnitte zerlegt, die folgendes Bild zeigten: Genau wie bei Fall 13 waren auch hier mitten in das Magengewebe mit normal geformten Drüsenvorräumen Darmepithelschläuche eingpflanzt, immer mit scharfer Abgrenzung der beiden Epithelarten. Weiterhin fanden sich aber auch Bilder, die ein Analogon zur Einmündung von Brunner'schen Drüsen in Lieberkühn'sche Drüsen bilden[1]). Es trat nämlich in den Vorräumen einzelner Pylorusdrüsenschläuche typisches Darmepithel an Stelle der gleichmässigen Cylinderzellen mit Oberenden; auch hier zeigten sich die beiden Epithelarten gegeneinander schroff abgegrenzt. Dieses Durcheinandergewürfeltsein heterogener Elemente ging aber noch weiter: Es fanden sich Drüsenvorräume, die nur an einer Wand und nur auf eine kurze Strecke hin Darmepithelien trugen und umgekehrt Darmepithelschläuche mit einer kurzen Reihe von Oberenden tragendem Magenepithel; auch hier schärfste Abgrenzung zwischen beiden Epithelarten.

Dieses Ineinandergreifen verschiedener Elemente, das zwischen Fundus- und Pylorusdrüsen schon lange bekannt ist und das soeben für Magen- und Darmelemente beschrieben wurde, findet sein Analogon darin, was Schaffer[2]) über Magen und Oesophagus schreibt: Schaffer sah an menschlichen Mägen, dass das Pflasterepithel[3]) an der Grenze gegen den Magen grössere rundliche und unregelmässige Bezirke von Magenepithelien ganz umschliesst, so dass es durch diese Inselchen von Magenschleimhaut gitterartig durchbrochen erscheint.

Das inselförmige Auftreten von Darmepithelschläuchen in pylorischem Gewebe ist genau so aufzufassen.

5) Dass sie nicht an jedem Magen in gleicher Zahl und im selben Ausmaass vorkommen, ist einfach ndividuellen Schwankungen zuzuschreiben, die an anderen Stellen des Digestionstractus ebenfalls vor-

---

1) s. Ebner, l. c. S. 196. Fig. 991.

2) l. c. S. 75.

3) des Oesoghagus.

kommen. Solche beschreibt Schaffer[1]) sogar betreffs der normalen Oesophagusdrüsen; weit grössere aber[2]) betreffs der von ihmsogenannten oberen und unteren cordialen Oesophagusdrüsen, die auch typisches Darmepithel enthalten können. Er fand die ersteren (oberen) an 7 von 10 untersuchten Fällen in ungemein wechselnder Lage: von der Höhe des Ringknorpels bis zur Höhe des vierten bis fünften Luftröhrenknorpels; desgleichen in wechselnder Grösse, indem die Durchmesser 4 und $6^1/_2$ mm in einem, 0,65 und 0,8 mm im anderen Falle betrugen. Ebenso verschieden fand er auch ihr mikroskopisches Verhalten.

Es ist also nichts Merkwürdiges, dass auch die Darmepithelschläuche im Magen, als versprengte Keime so grosse individuelle Verschiedenheiten aufweisen.

Letztere sucht Schaffer[3]) folgendermassen zu erklären: „Wenn man bedenkt, ... dass bei der ontogenetischen Entwicklung der höheren Thiere das Magendarmrohr ursprünglich einen einheitlichen Epithelüberzug besitzt, dann erscheint die Erklärung des Vorkommens von darmdrüsenähnlichen Bildungen am Beginn und am Ende des Magens einfach darin zu liegen, dass es sich um, bei der secundären Differenzirung der typischen Magenschleimhaut stehen gebliebene Inseln von Darmschleimhaut handelt . . . .“

Bezüglich der grossen Schwankungen in der Vertheilung der versprengten Keime wäre nach Schaffer[4]) an „typische Unterschiede“ zwischen grosser und kleiner Curvatur, zwischen vorderer und hinterer Magenfläche zu denken. Diesbezügliche eingehende Untersuchungen sind noch der Zukunft vorbehalten, wobei aber nicht zu verhehlen ist, dass ihrer Ausführung grosse technische Schwierigkeiten, namentlich in der Beschaffung des Materials im Wege stehen.

Ich sagte Seite 706 dass die von mir untersuchten Schleimhautpartikelchen der Pylorusregion oder intermediären Zone angehören und „abgesehen von den Darm-

[1]) l. c. S. 60.
[2]) l. c. S. 66 ff.
[3]) l. c. S. 91.
[4]) l. c. S. 92.

epithelschläuchen und vielleicht auch den Plasmapellen in gar keiner Hinsicht von normalem, jene Gegenden characterisirendem Gewebe sich unterscheiden." Ich darf nun wohl hinzufügen: auch die Darmepithelschläuche sind keine pathologische Gebilde sondern durchaus normale Vorkommnisse, deren Zahl und Ausbreitung aber sehr grossen individuellen Schwankungen unterliegt.

Da ich mich auf diese Weise in strictem Widerspruch zu der Ansicht der meisten Autoren befinde, die die Darmepithelschläuche im menschlichen Magen als pathologische Bildungen bezeichnen, will ich nun an der Hand der betreffenden Publicationen versuchen, ihre Befunde mit meiner Auffassung in Einklang zu bringen. Ich muss soweit wie irgend möglich nachweisen — und dieser Nachweis ist selbstverständlich nicht immer leicht — dass die von den Autoren untersuchten Schleimhautstückchen in der Regel aus der Nähe des Pylorus herstammen. Als einen wichtigen Beleg zur Unterstützung meiner obigen Auslassungen werde ich auch ihre Angaben über die inselförmige Anordnung der Darmepithelschläuche so wie über die scharfe Grenze zwischen beiden Epithelarten in erster Linie berücksichtigen müssen.

Bezüglich der Bedenken, die die von Kupffer[1]) im Magen beobachteten Becherzellen erwecken müssen, verweise ich auf das Seite 698 Gesagte.

G. Meyer[2]) beschrieb die Darmepithelschläuche in zwei Fällen und gab auch treffende Illustrationen zu denselben. In einem Falle handelte es sich um eine Atrophie der Magenschleimhaut, welche Darmepithelschläuche „nur in der Pylorusgegend" zeigte; den zweiten ähnlichen Befund erhob er an einem „durch Resection wegen Pyloruscarcinom gewonnenen und lebenswarm in Alcohol gebrachten Stück von Magenschleimhaut."

Sachs[3]) fand die von ihm sog. „Magenschleimdrüsen" bei folgenden 7 von 13 daraufhin untersuchten Fällen: Fall A. starb an Kaiserschnitt (indicirt durch Eclampsie); C. und D. starben an Pneumonie; F. litt an Magengeschwür und Pleuritis; G. an Phthise; H. an Phthisis pulmonum et laryngis; N. war lange leidend und starb an Metastasenbildung nach einer

---

[1]) l. c.
[2]) l. c.
[3]) l. c.

traumatischen Panophthalmitis. Es sollen demnach eine ganze Reihe von Erkrankungen, in der Regel von Infectionskrankheiten die Fähigkeit besitzen, eine so abenteuerliche Veränderung des Magens zu bewirken.! — Man könnte dies noch — mit viel gutem Willen — bei Fall F., G., H. und N. zugeben, wo es sich offenbar um ein langes Siechthum handelt; doch keinesfalls bei Fall A., C. und D., wo acute Processe in relativ kurzer Zeit zum Tode führten. — Spätere Autoren liessen die Darmepithelschläuche bei Krankheitsprocessen entstehen, die im Magen selbst abliefen: das hätte noch den Anschein die Plausibilität; dass aber Erkrankungen entfernter Organe, dazu auch acute Processe, die Umwandlung des Magenepithels in Darmepithel bewirken sollen, halte ich für eine Auffassung, die nicht erst bekämpft werden muss.

Waren daher die eigenartigen Drüsen, die Sachs bei 7 von 13 Fällen **(nicht Magenkrankheiten!)** anführt, richtig die in Frage stehenden Darmepithelschläuche, so können sie nicht als pathologische Bildungen aufgefasst werden, sondern nur als durch individuelle Schwankungen bedingte Vorkommnisse.

In dem von Schmidt[1]) beschriebenen Fall stammt das untersuchte Schleimhautstückchen aus der Pylorusregion, wie dies in der Beschreibung ausführlich bemerkt ist. Er beschreibt das intergranduläre Gewebe in diesem Fall als pathologisch infiltrirt und stützt sich dabei auf die irrthümliche Annahme, dass „. . . . . normalerweise in der Pylorusgegend das Bindegewebe gegen die zelligen Elemente völlig zurücktritt.“ Nach dem, was ich über diese Verhältnisse weiter oben mittheilte, halte ich eine weitere Erörterung für überflüssig.

Schmidt ist der Meinung, dass „derartige Epithelschläuche auch unter normalen Verhältnissen vereinzelt zwischen den Labdrüsen, ganz besonders der Pylorusgegend, angetroffen werden . . . . .“ Das von Schmidt 1895 beschriebene Schleimhautstückchen fällt demnach unter dieselbe Beurtheilung wie meine Objecte 4, 13 und 23: es stammt aus der Pylorusgegend und hat nichts Pathologisches an sich.

Bei Cohnheim's Fällen sind vielfach unverkennbare Merkmale pylorischen Gewebscharacters angeführt; so beschreibt er[2]) bei Fall 19, wo Becherzellen in ungeheurer Anzahl vorkamen „in der tiefen Schicht . . . . in stark erweiterten, keulenförmig am Ende aufgetriebenen Drüsen grosse B.-Z.[3]) aber nur sporadisch . . . . . sind fein gekörnt . . . . .“ Diese Beschreibung passt vortrefflich auf die (Figur 12) abgebildeten Drüsen aus der Uebergangszone: Die spärlichen Belegzellen zeigen die Nähe des Fundus an, die weiten Lumina aber die der Pars pylorica. Dass „Becherzellen . . . . . niemals in der Nähe der B.-Z.[3])“ sich finden, rührt selbstverständlich davon her, dass letztere, also Belegzellen, nur in Drüsen vom Magentypus vorkommen können, nie aber in solchen vom Darmtypus,

---

[1]) l. c. 1895.

[2]) l. c. S. 286.

[3]) Abkürzung für Belegzellen.

d. i. in Darmepithelschläuchen. — Bei Cohnheim's Fall 25 deuten die zahlreichen solitären Follikel auf die pylorische Provenienz des Stückes.

Das von mir mehrfach erwähnte inselförmige Auftreten von Darmepithelschläuchen mitten zwischen Drüsenvorräumen ist auch schon von Cohnheim beobachtet, nur anders interpretirt worden. So beschreibt er zum Beispiel an Flachschnitten aus Fall 17 „Querschnitte von Vorräumen mit Becherzellen und Stäbchensaumepithel, neben Querschnitten von einfachen, schleimige Cylinderepithelien tragenden Vorräumen . . . .“ Diese gruppenweis abwechselnde Anordnung von Darmepithel- und Cylinderzellenschläuchen fand er an 7 von den 10 Schleimhautstückchen, die Darmepithelschläuche trugen (17, 18, 19, 21, 27, 29, 30).

So schwer die Beweisführung auch ist, glaube ich wenigstens für einzelne der Cohnheim'schen Objecte die Abstammung aus der pylorischen oder intermediären Region, für die meisten aber die inselförmig versprengte Anordnung der Darmepithelschläuche erwiesen zu haben, daher diese Cohnheim'schen Befunde in morphologischer Hinsicht meiner Annahme nicht widersprechend sind.

Ich will auch nicht unerwähnt lassen, dass speciell Cohnheim's Angaben über entzündliche Processe oder Zeichen der Atrophie, wie Vermehrung der Capillaren des interstitiellen Bindegewebes, die Durchwanderung von Leucocyten, die degenerativen Veränderungen an Haupt- und Belegzellen mit meiner Auffassung der Darmepithelschläuche, als nicht pathologische Gebilde, durchaus nicht in Widerspruch stehen. In meinen hierher gehörenden Fällen habe ich wohl ähnliche Veränderungen nicht gesehen; selbstverständlich können sie in anderen Fällen in ausgedehntestem Maasse vorkommen; nur haben die Darmepithelschläuche mit diesen Processen nichts zu thun. Diese können eben Schleimhautregionen, die Darmepithelschläuche aufweisen, ebenso befallen, wie solche, in denen sie fehlen.

Schmidt bezeichnet[1]) in seiner zweiten Publication vom Jahre 1896 als „ . . . . Hauptfundort der Darmepithelschläuche . . . . die Pylorusschleimhaut. Wenn sie spärlich vorhanden sind, sind sie eigentlich nur hier anzutreffen.“ Da Schmidt die fraglichen Gebilde in dieser Publication als pathologische Bildungen auffasst, legt er besonders Gewicht auf vermeintliche Zeichen eines pathologischen Processes; so erwähnt er auch[2]) „Anhäufung von Follikeln“, was aber einfach davon herrührt, dass die Schnitte aus der Pylorusregion stammen.

Auch die scharfe Grenze zwischen Magen- und Darmepithel, die ich als einen der stärksten Belege zu meiner Auffassung ansehen muss, betont er wiederholt[3]).

Am Rand und in der Umgebung heilende Magengeschwüre hat Schmidt[4]) in drei Fällen nach Darmepithelschläuchen gesucht. Er fand sie nicht im Falle 17, wo das Geschwür an der grossen Curvatur sich fand,

[1]) l. c. S. 496.
[2]) l. c. S. 495.
[3]) l. c. S. 486 und 495.
[4]) l. c. S. 503.

wohl aber im Falle 16, wo „an der Uebergangsstelle des Fundus in die Pylorusschleimhaut ein Zehnpfennigstück grosses Ulcus mit starken Rändern" sass. Also befanden die Darmepithelschläuche sich zweifellos wieder in der verbreiterten regio pylorica oder intermedia. Fall 15 verhielt sich mikroskopisch ebenso; doch erwähnt Shmidt nicht, ob die an der kleinen Curvatur sitzenden Geschwüre nahe zum Pylorus oder weit von ihm entfernt waren. Dieser letztere Fall ist daher nach keiner Richtung hin beweisend.

Hammerschlag[1]) fand die Darmepithelschläuche an 4 von 14 darauf untersuchten Stückchen; und zwar erhielt er dieselben dreimal bei Resectio pylori, neunmal gelegentlich der ausgeführten Gastroenterostomie und zweimal ex cadavere. Zwei Fälle (10 und 13) von den drei durch Resectio pylori gewonnenen Stückchen, die also zweifellos aus der Nähe des Pylorus herstammten, trugen Darmepithelschläuche, desgleichen 2 (Fall 4 und 9) von den 9 durch Gastroenterostomie gewonnenen Stückchen, während keine der beiden aus dem Fundus der Cadavermagen herausgeschnittenen Stücke diese Schläuche zeigten. Nun giebt Hammerschlag[2]) an, dass die 9 bei Gastroenterostomie gewonnenen Stückchen „durchweg dem Fundus" angehörten. Diesbezüglich glaube ich bemerken zu müssen, dass einerseits die verschiedenen Methoden dieser Operation, wie G. anterior, G. posterior etc. grosse Verschiedenheiten in der Wahl der anzuschneidenden Magenregion aufweisen — wie dies in den chirurgischen Handbüchern[3]) zu ersehen ist —, dass aber auch andererseits derselbe Operateur, wenn er stets nach derselben Methode operirt, durch verschiedene Umstände, wie Lage und Grösse der Strictur, beziehungsweise des Tumors, durch etwaige Formveränderung des Magens im Sinne einer Ectasie gezwungen wird, dem Pylorus bald näher zu kommen, bald sich wesentlich von ihm zu entfernen.

Meine 8 durch Gastroenterostomie gewonnenen Objecte gehörten, mit Ausnahme von zweien, solchen Patienten an, die vom selben Operateur, Docent Herczel, operirt wurden; und zwar wurde jedesmal eine G. posterior ausgeführt. Und doch zeigte ein Theil dieser Schleimhautstückchen (6) typischen Fundus, ein anderer Theil (2) typisches Pylorusgewebe. Aus diesem Grunde halte ich es nicht für wahrscheinlich, dass alle durch Gastroenterostomie gewonnenen Stücke Hammerschlag's dem Fundus angehörten; vielleicht waren gerade die Stücke 4 und 9 solche, die aus der Nähe des Pylorus herstammten. Ich kann dies selbstverständlich nicht beweisen; immerhin ist es aber auffallend und für meine Ansicht sprechend, dass von 9 vermeintlich und 2 sicher aus dem Fundus stammenden Stücken nur zwei Darmepithelschläuche trugen. Im Uebrigen sagt Hammer-

[1]) l. c. 1896.
[2]) l. c. 1896, S. 200.
[3]) Siehe Illustrationen bei Esmarch-Kowalzig. Chirurgische Technik. III. Auflage. 3. Band 1899; Bergmann-Bruns-Mikulicz. Handbuch der practischen Chirurgie; bei Forgue-Reclus, Traité de therapeutique chirurgicale heisst es Seite 739 sogar ausdrücklich: On choisira donc le fond de la poche prepylorique, trés prés de la grande courbure.

schlag selbst[1]), dass man die fraglichen Schläuche „besonders häufig in den regio pylorica, seltener in den Schleimhautstücken vom Fundus“ findet.

Lubarsch[2]) standen von 11 Kranken 20 durch den Magenschlauch losgerissene Schleimhautstücke zur Verfügung, von welchen 6 Stücke Becherzellen und Randsaumepithelien trugen: von Fall 6 Stücke 2 und 3; von Fall 7 Stücke 1 und 2; von Fall 8 Stücke 2 und 3. In der Lubarsch-schen ausführlichen Beschreibung vermissen wir bei keinem einzigen dieser 6 Stücke Merkmale pylorischer oder intermediärer Provenienz: so sind bei einem Stückchen ausdrücklich „Drüsen vom Character der Pylorusdrüsen“ verzeichnet; weiterhin sind es bald Stöhr'sche bald wieder Nussbaum'sche Zellen, die bekanntlich[3]) beide nur in der Pylorusregion vorkommen.

Sollten die letztgenannten, wie Lubarsch vermuthet, nicht Nussbaum'sche sondern Paneth'sche Zellen sein, so haben sie für die Bestimmung der Magenregion dieselbe Bedeutung, denn ihr gewöhnlicher Fundort ist der Darm; auf den Pylorus und auf die regio pylorica sehen wir sie nur (wie die Darmepithelschläuche) in vereinzelten Exemplaren übergreifen.

Es resultirt demnach aus Obigem, dass auch Lubarsch nur an solchen Schleimhautstückchen Darmepithelschläuche sah, die aus der regio pylorica oder intermedia herstammten.

Wie wenig Plausibilität der Erklärung der Darmepithelschläuche als pathologisch veränderte Drüsenvorräume innewohnt, geht am klarsten aus Lubarsch's folgender Beschreibung derselben hervor: „....... die Aehnlichkeit der veränderten Magenschleimhaut mit Darmschleimhaut ist so gross, dass man bei unseren Befunden in Fall 6 und 7 — wenn es nicht a priori ausgeschlossen wäre und zudem durch den Befund von Labdrüsen völlig unmöglich gemacht würde — versucht sein könnte, zu erörtern, ob man es nicht mit Darmschleimhaut zu thun habe. Bis in die kleinsten Einzelheiten ist diese Uebereinstimmung da: das Auftreten der Becherzellen, die Durchwanderung von Leucocyten, die Massenhaftigkeit der Mitosen, die grosse Zahl von acidophilen Wanderzellen und endlich das Vorkommen der fuchsinophilen Körnchen machen diese Uebereinstimmung zu einer vollkommenen.“

Je mehr diese Uebereinstimmung die Prüfung auf ihre Richtigkeit besteht — und Lubarsch prüfte, wie aus seiner Arbeit ersichtlich, mit äusserster Rigorosität, — um so eher scheint es mir ausgeschlossen, dass es sich um einen pathologischen Process handeln könne.

Lubarsch führt, wie früher auch Cohnheim, je einen Fall an, wo das von demselben Kranken zu einem späteren Zeitpunkte gewonnene Schleimhautstückchen bereits Bildung von Darmepithelschläuchen aufwies im Gegensatze zu dem früher erhaltenen, das normales Oberflächenepithel trug. Dem kann ich meinen genannten Fall 3 entgegenstellen, von dem ich am 3. 4. ein Schleimhautstückchen erhielt, das typische Darmepithelschläuche

[1]) l. c. S. 206.

[2]) l. c.

[3]) Oppel l. c. S. 246.

aufwies, am 25. 4. und 8. 5. desselben Jahres, also jedenfalls um Wochen später, nur Stückchen mit vollständig normalem typischem Magenepithel.

Wird daher in Lubarsch's und Cohnheim's Fällen ein progredienter Krankheitsprocess angenommen, der Darmepithelschläuche zeitigt, so müsste ich bei meinem soeben citirten Fall eine regressive, eigentlich regenerative Umwandlung von Darmepithel in Magenepithel annehmen. — Davon kann aber selbstverständlich keine Rede sein; um so weniger, da ja der chronische Catarrh während der ganzen Beobachtungszeit unverändert blieb.

Es liegt viel näher, so zusagen auf der Hand, anzunehmen, dass zufälligerweise bei Lubarsch und Cohnheim das später —, bei meinem Falle aber das zuerst gewonnene Schleimhautstückchen von derjenigen Magenregion losgerissen wurde, welche eben Darmepithelschläuche trug.

Leuk sah[1]) die Darmepithelschläuche dreimal, bei Fall 1, 4 und 8; und zwar enthielt das betreffende Magensecret, wie bereits oben erwähnt, jedesmal mehr minder ansehnliche Mengen freier Salzsäure. Bei Fall 4 und 8 ist wieder ausdrücklich erwähnt, dass die Darmepithelschläuche in der Umgebung des Pylorus, bei Fall 1 dagegen, dass sie in der dem Fundus zu gelegenen Umgebung des resecirten Tumors lagen.

Dieser letztere wäre der einzige einwandfreie Fall[2]), wo Darmepithelschläuche am Fundus vorkamen.

Bei der Analyse dieses Befundes stellt sich[3]) nun Folgendes heraus: Laut Leuk's Beschreibung ist am betreffenden Objecte „ . . . . . das Bindegewebe schmal und die Epithelschläuche bis zum Grunde gerade und parallel . . . . . , der ganze Process macht denselben nicht entzündlichen Eindruck, den man bei Betrachtung der „einfachen Schleimdrüsen" Kupffer's erhält. . . . . . ." Auf diese Betonung des Mangels an Entzündungserscheinungen lege ich grosses Gewicht, da ich hieraus wieder nur ersehen kann, dass die Darmepithelschläuche auch in diesem Falle keine pathologische Bildungen sein können. Wenn Leuk an diesen Gebilden trotz seines soeben citirten Eindruckes „einen von Grübchenepithel ausgehenden Regenerationsversuch des durch Atrophie zu Grunde gehenden Drüsenkörpers" sieht, macht er diese Concession gewiss nur der auch von ihm angenommenen Doctrin, die die Darmepithelschläuche als pathologische Gebilde erklärt.

Spricht dieses ganz vereinzelte Vorkommen von Darmepithelschläuchen am Fundus gegen meine Annahme, dass dieselben nur versprengte Darmelemente seien? Ich glaube nicht! Die grossen individuellen Schwankungen, die — wir wir gesehen haben — bezüglich versprengter Epithelien auch sonst am Digestionstract vorkommen, machen auch den Leuk'schen Fall Nr. 8 erklärlich. Wenn typische Darmepithelien nicht nur an der Cardia und in den sog. unteren, sondern auch in den sog. oberen cardialen

---

[1]) l. c.

[2]) Der Seite 715 besprochene Fall Nr. 15 Schmidt's, bei dem die Ulcera an der kleinen Curvatur sassen, könnte obigem Falle angereiht werden, wenn bei der wenig präcisen Ortsbezeichnung die Nähe des Pylorus auszuschliessen wäre.

[3]) l. c. S. 309.

Oesophagusdrüsen (Schaffer) in der Höhe der ersten Luftröhenknorpel vorkommen, so ist es ganz gut denkbar, dass Darmepithelschläuche ausser an ihrem häufigen Fundorte, der regio pylorica und intermedia, auch ein oder das anderemal am Fundus zu finden sein werden.

Die vielfach constatirte Coincidenz zwischen Salzsäuremangel und dem Auftreten der Darmepithelschläuche ist wohl geeignet, einen Causal-Nexus annehmen zu lassen, da ja Salzsäuremangel im Secret eine recht characteristische Eigenschaft des kranken Magens darstellt.

Boas, der überhaupt als Erster auf die grosse Bedeutung der durch den Magenschlauch losgerissenen Schleimhautstückchen hinwies und dieselben eingehend untersuchte, sagt bereits 1894[1]): „Besonders häufig kommt es zu Schleimhautexfoliationen in Fällen von chronischer Gastritis . . . . , . . ; ich habe hierbei den Eindruck gewonnen, als ob manche Schleimhäute stark aufgelockert sind und daher schon ein geringer Insult . . . . . . kleine Ablösungen der Mucosa hervorbringen kann." Aus dem Umstande, dass die chronische Gastritis sehr häufig mit Salzsäuremangel einhergeht, folgt unmittelbar, dass Schleimhautstückchen besonders häufig aus solchen salzsäurelosen Mägen erhalten werden.

Dasselbe sagt auch Cohnheim[2]): „B. Fälle ohne freie H Cl. In diese Gruppe fällt die überwiegende Mehrzahl unserer Fälle; die Schleimhaut der Gastritiker ist besonders leicht lädirbar."

Lubarsch's 20 Stücke stammen durchwegs von Patienten mit Achylia gastrica; da ist also die oben erwähnte Coincidenz nicht so auffallend; um so bemerkenswerther ist aber, was er über die Gewinnung von Schleimhautstückchen im Allgemeinen sagt[3]): „Eine sehr auffällige Eigenthümlichkeit der secretionslosen Mägen ist die grosse Vulnerabilität ihrer Schleimhaut . . . Die Expression, bezüglich Aspiration, nach dem Probefrühstück fördert fast bei jedem mit Achylia gastrica behafteten Individuum gelegentlich ein oder mehrere abgerissene Schleimhautstückchen zu Tage . . . . . . Seit Jahren wird in meiner Policlinik auf losgelöste Schleimhautstückchen und Gewebspartikelchen gefahndet. Die Mehrzahl der so behandelten Kranken sind nervöse Dyspeptiker

---

[1]) J. Boas. Dragnostik und Therapie der Magenkrankheiten III. Auflage S. 223.

[2]) l. c. S. 285.

[3]) l. c. S. 286.

mit theils normalem theils übersaurem Mageninhalt. Trotz der grossen Zahl der täglich an solchen Kranken gemachten Ausspülungen finden sich Gewebspartikel bei ihnen nur relativ selten . . . . Zwei Magenaffectionen sind es, die meiner Erfahrung nach in Bezug auf die mechanische Lädirbarkeit der Schleimhaut zu allen anderen in einem gewissen Gegensatze stehen: das Carcinom und die Achylia gastrica. Fast jeder, längere Zeit mit Spülung behandelte carcinomatöse Magen liefert gelegentlich ein Gewebspartikelchen und genau dasselbe ist, wie bereits gesagt, bei der Achylia gastrica der Fall."

Es darf demnach als erwiesen betrachtet werden, dass Achylia gastrica, chronische Gastritis und Carcinom, also gerade diejenigen Krankheitsformen, die immer, respective besonders häufig, mit Salzsäuremangel einhergehen, besonders häufig Schleimhautstückchen liefern.

Wenn meine früheren Auseinandersetzungen über den fast ausschliesslich pylorischen Fundort der Darmepithelschläuche richtig sind, muss auch aus dem Wesen der mit Salzsäuremangel einhergehenden Krankheitsprocesse abgeleitet werden können, warum die beim Bestehen dieser Processe losgerissenen Stücke aus der regio pylorica stammen; also muss auch die leichtere Vulnerabilität der Schleimhaut — nicht des ganzen Magens sondern speciell der regio pylorica — bewiesen werden. Der Beweis liegt auf der Hand, wenn man bedenkt, dass gastritische Processe, die doch auch beim Carcinom nie fehlen, constatirterweise hauptsächlich in der Pylorusregion sich abspielen; so äussern sich Kaufmann[1]) und Birch Hirschfeld[2]) übereinstimmend dahin, dass sowohl bei acuter als auch bei chronischer Gastritis hauptsächlich oder ausschliesslich die Pylorusgegend verändert ist.

So wird es also begreiflich, dass Darmepithelschläuche tragende Schleimhautstückchen, weil eben pylorischer Provenienz bei Salzsäuremangel so häufig vorkommen.

---

[1]) Kaufmann Eduard. Lehrbuch der speciellen pathologischen Anatomie 1896 S. 304.

[2]) Birch Hirschfeld F. V. Lehrbuch der pathologischen Anatomie II. Auflage, 2. Band 1885.

Dasselbe, was für chronische Gastritiden soeben erwiesen wurde, scheint mir auch bei Achylia gastrica der Fall zu sein. Ich kenne zwar keine Angaben, die sich auf besondere Localisation des hierbei zu Grunde liegenden pathologischen Processes in der pylorischen Region beziehen; doch spricht folgende Thatsache dafür: Ausser den sechs Darmepithelschläuche tragenden Objecten sind es noch drei der Lubarsch'schen Stücke, die in ihrer Beschreibung die pylorische Provenienz sicher erkennen lassen (Fall 1, 3/2, 6/1) also 6 + 3 = 9 von insgesammt 20 Stücken. Bei den übrigen 11 ist die Magenregion nicht festzustellen; sie können ebenso gut vom Fundus wie aus der pars pylorica herstammen.

Nicht so einfach und auch nicht so leicht ist der auffallende Umstand zu deuten, dass bei vierzehn Fällen Cohnheim's und meinen zwölf Fällen mit freier Salzsäure keine Darmepithelschläuche gefunden wurden. Es genügt nicht, zu wissen, dass die nichtcatarrhalische Schleimhaut weniger leicht lädirbar ist; ich muss auch annehmen, dass die gesunde Schleimhaut der pars pylorica noch resistenter ist, als die des ganzen übrigen Magens.

In der That zeigten meine, bei Anwesenheit freier Salzsäure losgerissene Stücke, insoferne als die Drüsenschichte vorhanden, also eine Ortsbestimmung möglich war, mit Ausnahme eines Falles, der intermediären Gewebscharacter erkennen liess, typisches Fundusgewebe. Oder sollten die Randsäume der Epithelien im verdauungstüchtigen Magensecret untergehen, die sonst gequollenen Becherzellen aber in der freien Salzsäure verschrumpfen und dadurch die Darmepithelschläuche als solche unkenntlich werden? Ich wage nicht, es zu behaupten; immerhin aber besteht diese Möglichkeit, wenn auch Leuk's Befunde von Randsaumepithelien und Becherzellen bei Vorhandensein freier Salzsäure dagegen sprechen.

Das Moment der örtlich gesteigerten Vulnerabilität kommt selbstverständlich bei den Befunden, die an Operationsstücken erhoben wurden, nicht in Betracht, wohl eben ein anderes Moment: nämlich der überaus häufige Salzsäuremangel der operirten Kranken in jenem Krankheitsstadium, wo eben die Operation bereits unvermeidlich geworden ist. So fehlt die freie Salzsäure in zehn von vierzehn Fällen Hammerschlag's und in neun von meinen elf Fällen, wo die Schleimhautstückchen durch Gastroenterostomie, resp. Resectio pylori oder ventriculi gewonnen wurden; dass in den zehn resp. neun, also insgesammt neunzehn Fällen ohne freie Salzsäure eher Darmepithelschläuche vorkommen werden, als in den vier resp. zwei, insgesammt sechs Fällen mit freier Salzsäure, ist von vornherein wahrscheinlich, um so eher, als an meinen zwei Objecten mit freier Salzsäure und ohne Darmepithelschläuche der rein typische Funduscharacter nicht zu verkennen war (daher auch keine Darmepithelschläuche zu erwarten waren); andererseits bei meinen drei Fällen ohne freie Salzsäure und mit Darmepithelschläuchen die Drüsenelemente sicheren pylorischen Character trugen.

Diese Coincidenz von Salzsäuremangel und Darmepithelschläuchen, die auch in Hammerschlag's Fällen eine Versuchung bildet, einen tieferen Zusammenhang anzunehmen, wird durch Leuk's besprochene Fälle ihrer scheinbaren Bedeutung entkleidet; denn wir sahen ja, dass dort drei Fällen mit Salzsäure und Darmepithelschläuchen drei andere ohne Salzsäure und ohne Darmepithelschläuche gegenüberstanden.

Ich will an dieser Stelle einer Vermuthung Ausdruck geben, die mangels sachlicher Belege nur den Anspruch haben kann, als Hypothese zu gelten. Doch drängt sich diese Vermuthung unwillkürlich auf, wenn eine Parallele zwischen den Fundorten der versprengten Darmelemente und dem häufigen Sitz von peptischen Geschwüren und Carcinomen gezogen wird. Ich brauche wohl nicht zu betonen, dass ich die Pylorusregion meine.

Sollten vielleicht die Randsaumepithelien, die kein schützendes schleimiges Oberende, wie die normalen Oberflächenepithelien des Magens, besitzen — eine Circulationsstörung und reichliches peptisches Secret immer vorausgesetzt —, in erster Linie angedaut werden und dadurch Veranlassung zur Bildung des peptischen Geschwüres geben?

Oder sollten die Darmepithelschläuche an solchen Stellen den Ausgangspunkt für Carcinombildung darstellen? (Siehe die alte Theorie über Neubildungen aus versprengten Keimen.)

Sollte demnach auch das Vorkommen von peptischen Geschwüren am unteren Oesophagusende mit den daselbst befindlichen unteren cardialen Oesophagusdrüsen, resp. mit den in diesen vorkommenden Darmepithelschläuchen in Verbindung stehen?

Die Schlüsse, welche ich aus meinen Untersuchungen, sowie aus der kritischen Betrachtung der Literatur ziehen zu sollen glaube, lauten:

1) Die mit Darmepithel ausgekleideten Schläuche des menschlichen Magens sind keine pathologischen Gebilde.

2) Sie sind als versprengte Darmelemente anzusehen, die der Magenschleimhaut als durchaus fremdartige Bildungen eingepflanzt sind.

3) Sie kommen fast ausschliesslich in der Regio pylorica und intermedia vor; bei den grossen individuellen Schwankungen in der Ausbreitung dieser Regionen werden sie unter Umständen auch in grösserer Entfernung vom Pylorus angetroffen.

4) Sie können auch in nächster Nähe des Pylorus vollkommen fehlen.

5) Der Schleimhautbezirk, in dem sie eingesprengt sind, kann jeder pathologischen Veränderung entbehren, aber auch die höchsten Grade interstitieller und Drüsenerkrankung zeigen.

6) Dass sie bei gewissen Krankheiten häufiger angetroffen werden als bei anderen, hängt von Umständen ab, die beim Erlangen der betreffenden Schleimhautstücke (durch Magenschlauch oder bei Operationen) eine gewisse Rolle spielen.

Es sei mir gestattet, Herrn Professor Pertik meinen ergebensten Dank für die gütige Förderung dieser Arbeit auszusprechen.

Tabelle 1. Durch den Magenschlauch gewonnene Stückchen.

Nummer	Namen	Krankheit	Salzsäure	Fixation	Thionin-Reaction der Oberenden	Darm-epithel-Schläuche	Magenregion
3a	Boczán	Gastritis chronica	—	Alcohol		+	nicht bestimmbar, weil nur oberste Schichte vorhanden
3b	„	„	—	„	undeutlich	—	„
3c	„	„	—	„	„	—	„
5	Fiala	Hyperchlorhydrie und Hypersecretion	+	„	deutlichst	—	Fundus
6	Gr	Gastritis	+ —	„		+	wie bei 3 unbestimmbar
7	Novák	Hypersecretion	+	„	deutlich	—	„
8	Vukovics	Cardiakrampf	+	„	undeutlich	—	Fundus
9	Hanecker	keine	+	Sublimat	deutlichst	—	„
12a	Strasser	Alte Ulcusnarbe	+	„	„	—	wie bei 3 unbestimmbar
12b	„	„	+	„	„	—	„
12c	„	„	+	„	„	—	„
14	?	?	?	Alcohol	undeutlich	—	„
16	Sztraka	keine	+	Sublimat	deutlichst	—	Regio intermedia
17	Sorger	„	+	„	„	—	wie bei 3 unbestimmbar
19	Gerstenbrein	„	+	„	„	—	Fundus
25	Krakovitz	Hypersecretion	+	„	„	—	„
26	Meisel	Enteroptose	+	„	„	—	wie bei 3 unbestimmbar
27	Zelina	Magenkrebs	—	verd. Alcohol	undeutlich	—	„

Tabelle II. Bei Operationen gewonnene Stückchen.

Nummer	Namen	Krankheit	Operation	Salzsäure	Fixation	Thionin-Reaction der Oberenden	Darm-epithel-Schläuche	Magenregion
1	Borsiczky	Compression des Pylorus durch mesenteriale Lymphdrüsenschwellung (Tuberculöser Natur)	Gastroenterostomie	—	Alcohol	deutlich	—	Fundus
2	Farkas	Ca Oesophagi	Gastrostom.	?	„	„	—	Regio intermedia
4	Till	„ „	„	?	„		+	Regio intermedia; theilweise rein pylorisches Gewebe
10	Kiss	Oesophagus- und Pylorus-Stenose nach Laugen-Verätzung	Gastroenterostomie	—	Sublimat	deutlichst	—	überwiegend Fundus-Character
11	Klein	narbige Pylorus-Stenose	„	+	„	„	—	Fundus
13	Vitányi	Ca Pylori	„	—	„	„	+	vorwiegend pylorischer, an einer Stelle Fundus-Character
15	Uitz	grosser Magenkrebs	Tot.-Exsterpation des Magens	—	Alcohol	deutlich	Nur hart am Pylorus	Stücke aus allen Regionen
18	Hári	Magenkrebs	„	—	Sublimat	deutlichst	—	„
20	Ringel	unstillbares Erbrechen (Neurose ?)	Gastroenterostomie	—	„	„	—	Fundus
21	Andris	Ca Pylori	„	—	Alcohol	undeutlich	—	überwiegend Fundus-Character, an einer Stelle Pylorusdrüsen
22	Fekete	grosser Magenkrebs	Tot.-Exsterpation des Magens	—	„	„	—	Stücke aus allen Regionen
23	Hecht	Ca Pylori	Gastroenterostomie	—	Sublimat	deutlichst	+	Regio pylorica
24	Ujvári	narbige Pylorus-Stenose	„	+	„	„	—	Fundus

Erklärung der Abbildungen auf Tafel XXXV.

Fig. 1. Fall 5. Magen. Fixat. Alcohol. Färb. Hämatox.-Eosin. Vergr. Leitz Oc. IV. Immers Die Zellen des Oberflächenepithels durch Alcohol verschrumpft, bilden ein leeres Netz.

Fig. 2. Fall 9. Magen. Fixat. Sublim. Färb. Hämatox.-Eosin. Vergr. Leitz Oc. IV. Immers. Intacte Oberenden; extravasirte rothe B.-K. (offenbar beim Abreissen des Stückchens.)

Fig. 3. Fall 10. Magen Fixat. Sublim. Färb. modif. Thionin. Vergr. Leitz Oc. IV. Immers. Sehr grosse Oberenden, der basale Theil kaum sichtbar; Schleimpfropf mit starker Thioninreaction.

Fig. 4. Fall 1. Magen. Fixat. Alcohol. Färb. modif. Thionin. Vergr. Leitz Oc. I, Obj 3. Deutliche Schleimfärbung, in den Drüsenvorräumen.

Fig. 5. Fall. 5. Magen. Fixat. Alcohol. Färb. modif. Thionin. Vergr. Leitz Oc I, Obj. 3. Deutliche Schleimfärbung in den Drüsenvorräumen.

Fig. 6. Fall 2. Magen. Fixat. Alcohol. Färb. modif. Thionin. Vergr Leitz Oc. I, Obj. 7. Drüsenvorräume verlängert mit deutlicher Schleimreaction.

Fig 7. Fall 13. Magen. Fixat. Sublim. Färb. modif. Thionin. Vergr. Leitz Oc. I, Obj. 3. In der Mitte des Gesichtsfeldes Darmepithelschläuche mit roth gefärbten Becherzellen; rechts und links gleichmässig hellroth gefärbte Drüsenvorräume; solitäre Follikel.

Fig. 8, 9, 10. Fall 4. Magen. Fixat. Alcohol. Färb. modif. Thionin. Vergr. Leitz Oc. I. Immers. Darmepithelschläuche längs und quer getroffen in adenoides Gewebe (mit spärlichen Plasmazellen) eingebettet.

Fig. 11. Fall 1. Dünndarm. Fixat. Alcohol. Färb. modif. Thionin. Vergr. Leitz Oc. I, Obj. 7. Dünndarmzotten mit Becherzellen.

Fig. 12. Fall 13. Magen. Fixat. Subl. Färb. modif. Thionin. Verg. Leitz Oc. III. Immers. Unten Pylorusdrüsen mit den characteristischen, dem Zellgrund platt angedrückten Kernen; links oben Drüsen von pylorischem Character mit einzelnen blau gefärbten Belegzellen (intermediäre Zone).

Fig. 13. Fall 5. Magen. Fixat. Alcohol. Färb. modif. Thionin. Vergr. Leitz Oc. IV. Immers. Durch Alcohol verschrumpfte Oberenden mittelst Thionin roth gefärbt. (Entsprechende Stelle von Fig. 5 stark vergrössert.)

Fig. 14. Fall 9. Magen. Fixat. Sublim. Färb. modif. Thionin. Vergr. Leitz Oc. IV. Immers. Kleine Oberenden, Basaltheil sehr stark gefärbt.

Fig. 15. Fall 1. Magen. Fixat. Alcohol. Färb. modif. Thionin. Vergr. Leitz Oc. IV. Immers. (Eine entsprechende Stelle von Fig. 4 in starker Vergrösserung.) Grosse Oberenden.

Fig. 16. Fall 12a. Magen. Fixat. Sublim. Färb. modif. Thionin. Vergr. Leitz Oc. IV. Immers. Mittelgrosse Oberenden schwach gefärbt. Zellgrenzen an den basalen Theilen undeutlich.

Fig. 17. Fall 4. Magen. Fixat. Alcohol. Färb. modif. Thionin. Vergr. Leitz Oc. IV. Immers. Randsaum himmelblau, Zellleiber hell graublau.

Fig. 18. Fall 13. Magen. Fixat. Sublim. Färb. Hämatox-Eosin. Vergr. Leitz Oc. IV. Immers. (Entsprechende Stelle von Fig. 7 stark vergrössert.) Links Darmepithel mit Randsaum und einer Becherzelle, rechts Magenoberfl.-Epith. mit Oberenden; deutliche Stufe zwischen beiden Epithelarten.

Fig. 19. Fall 1. Dünndarm. Fixat. Alcohol. Färb. modif. Thionin. Vergr. Leitz Oc. IV. Immers (Entsprechende Stelle von Fig. 11 stark vergrössert.) Himmelblauer Randsaum, Zellleiber hell blaugrau; zwei roth gefärbte Becherzellen.

Fig. 20. Fall 4. Magen Fixat. Alcohol. Färb. Thionin ohne Sublimat-Vorbehandlung. Vergr. Leitz Oc. IV. Immers. Becherzellen himmelblau, übrige Zellen violett.

Fig. 21. Fall 1. Dünndarm. Fixat. Alcohol. Färb. Thionin ohne Sublimat-Vorbehandlung. Vergr. Leitz Oc. IV. Immers. Dicker Schnitt, daher viele theilweise übereinander gelagerte Zellkerne in mehreren Reihen. Becherzellen himmelblau, übrige Zellen violett.

Fig. 22. Oberflächenepithel aus dem Magen von Raja asterias (aus Oppel l. c. S. 36).

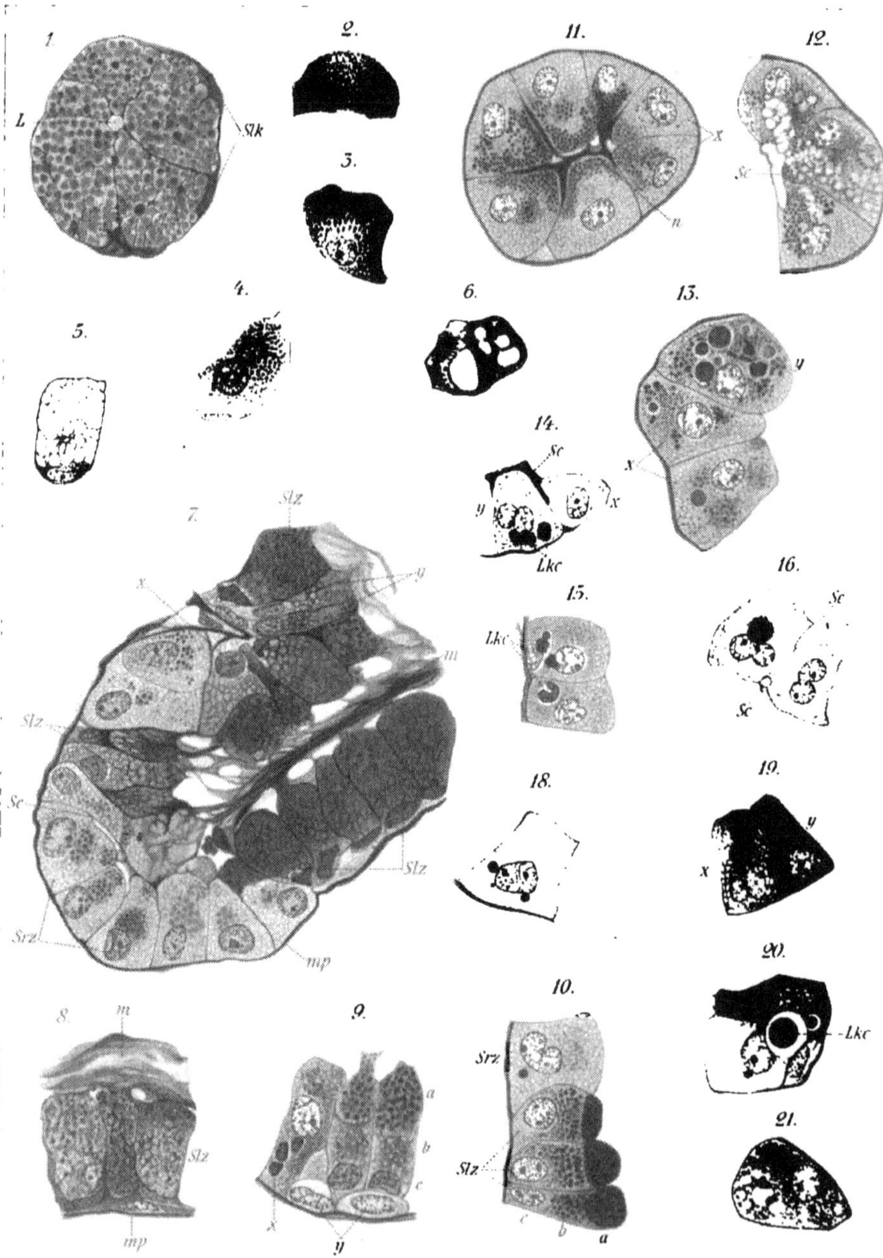
1.
L
Slk
2.
3.
11.
x
n
12.
Sc
4.
5.
6.
13.
y
x
14.
Sc
y
x
Lkc
7.
Slz
x
y
m
Slz
Sc
Slz
Srz
mp
15.
Lkc
16.
Sc
Sc
18.
19.
y
x
20.
Lkc
21.
8.
m
Slz
mp
9.
a
b
c
x
y
10.
Srz
Slz
c
b
a

Taf. I.

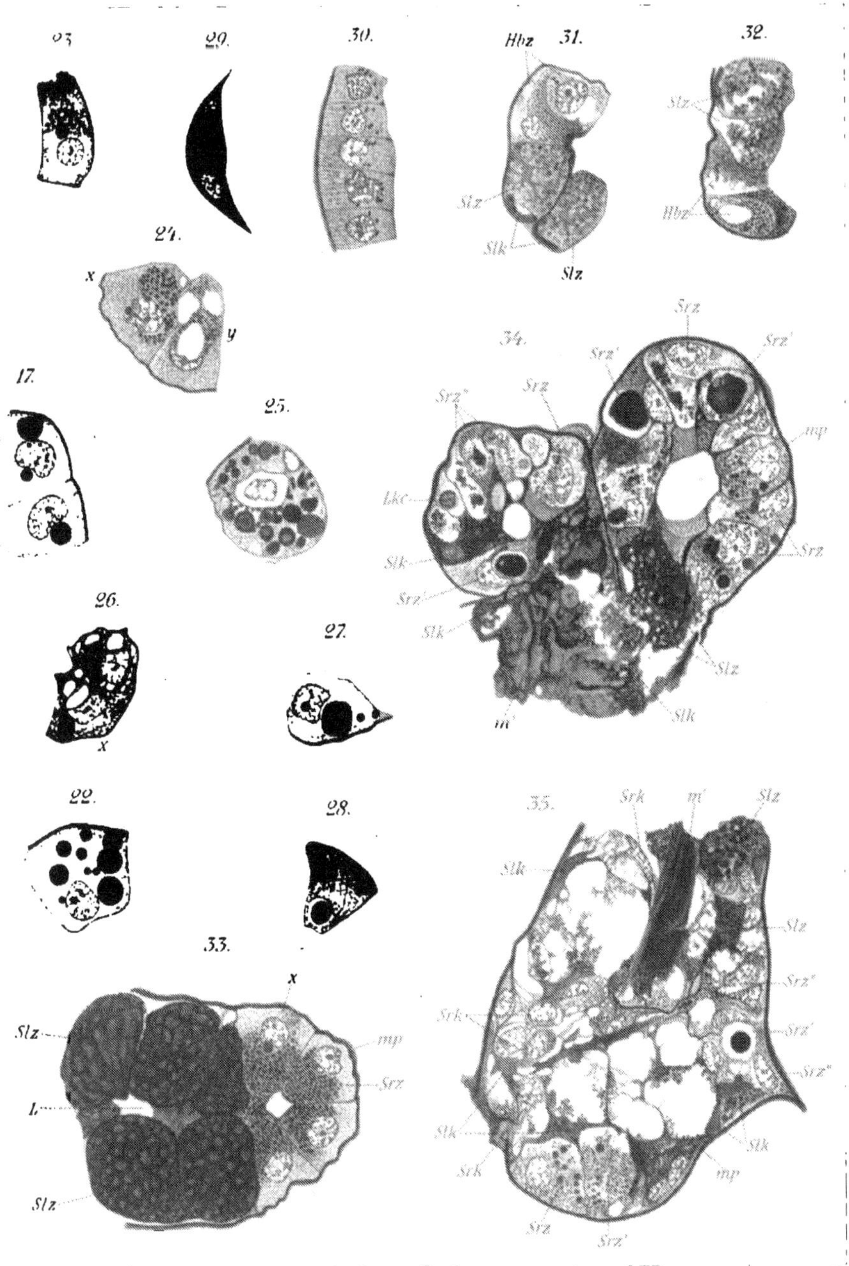

29.
30.
31.
32.
Hbz
Slz
Slk
24.
x
y
17.
25.
34.
Srz
Srz'
Srz"
mp
Lkc
Slk
Slz
m'
26.
27.
22.
28.
35.
Srk
Slk
33.
Slz
L
mp
Srz

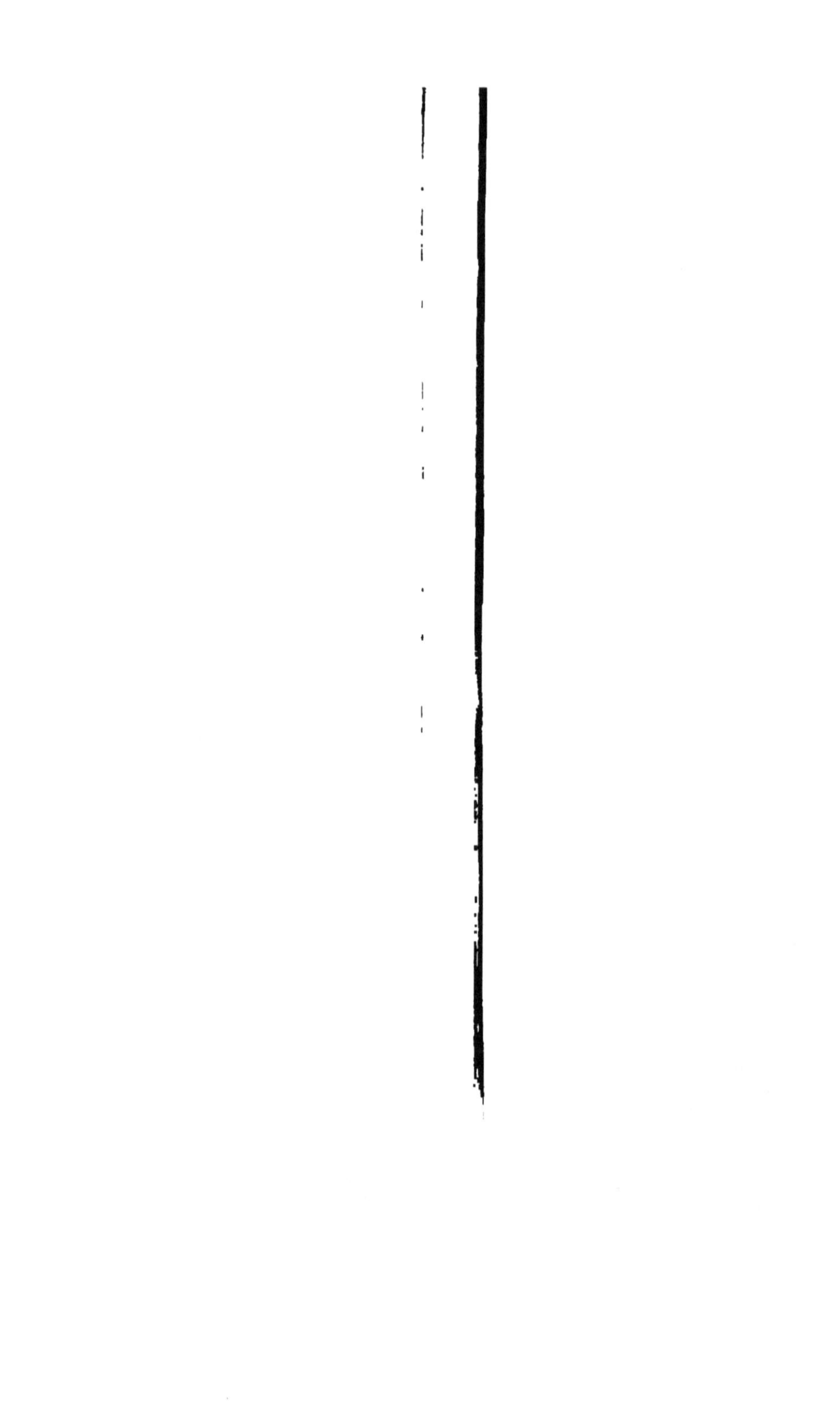

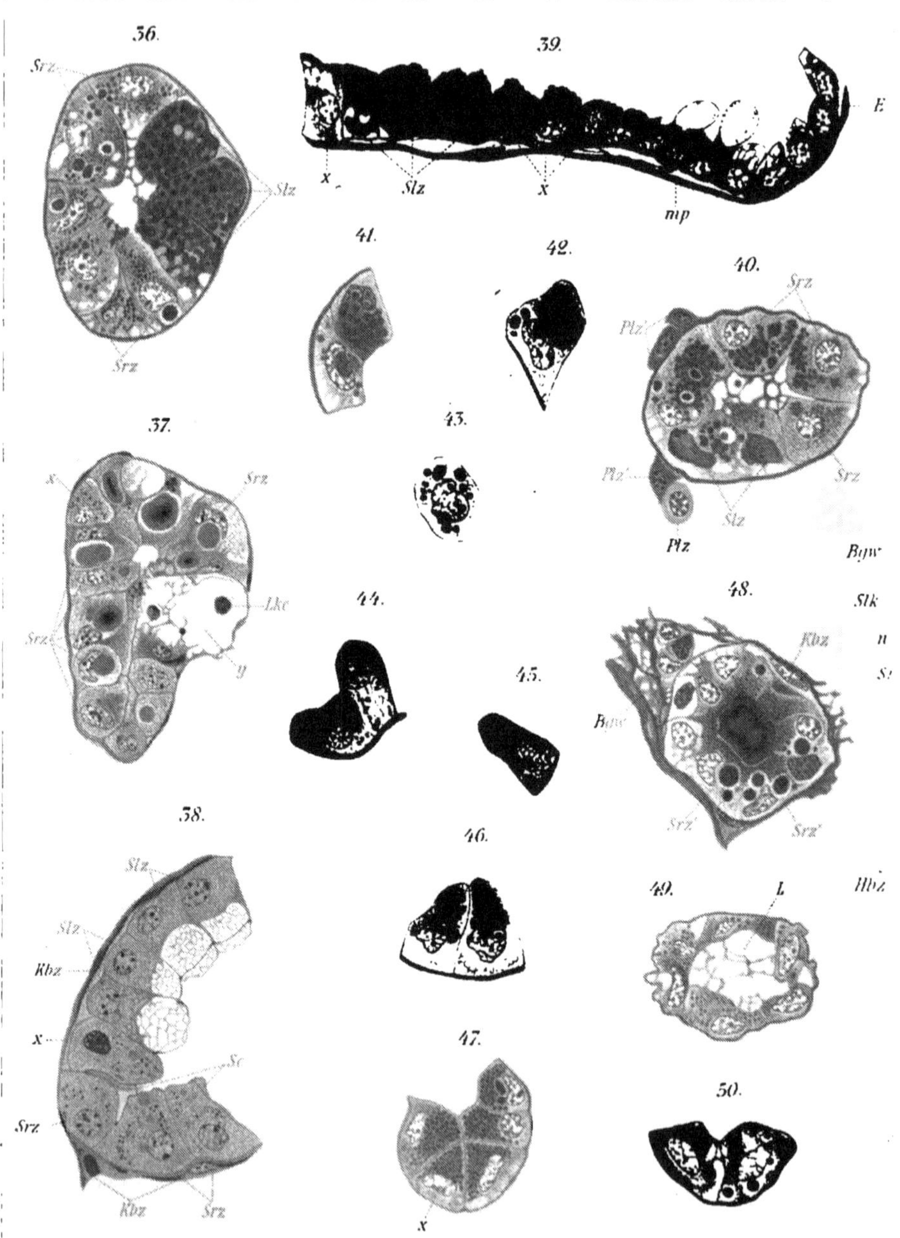
36.
Srz
Slz
Srz
37.
x
Srz
Lkc
y
Srz
38.
Slz
Slz
Kbz
x
Sc
Srz
Kbz
Srz
39.
E
x
Slz
x
mp
41.
42.
40.
Srz
Plz'
Plz'
Srz
Slz
Plz
43.
44.
45.
48.
Kbz
Bgw
Srz'
Srz'
46.
47.
x
49.
L
50.
Bgw
Slk
Hbz

Taf. II.

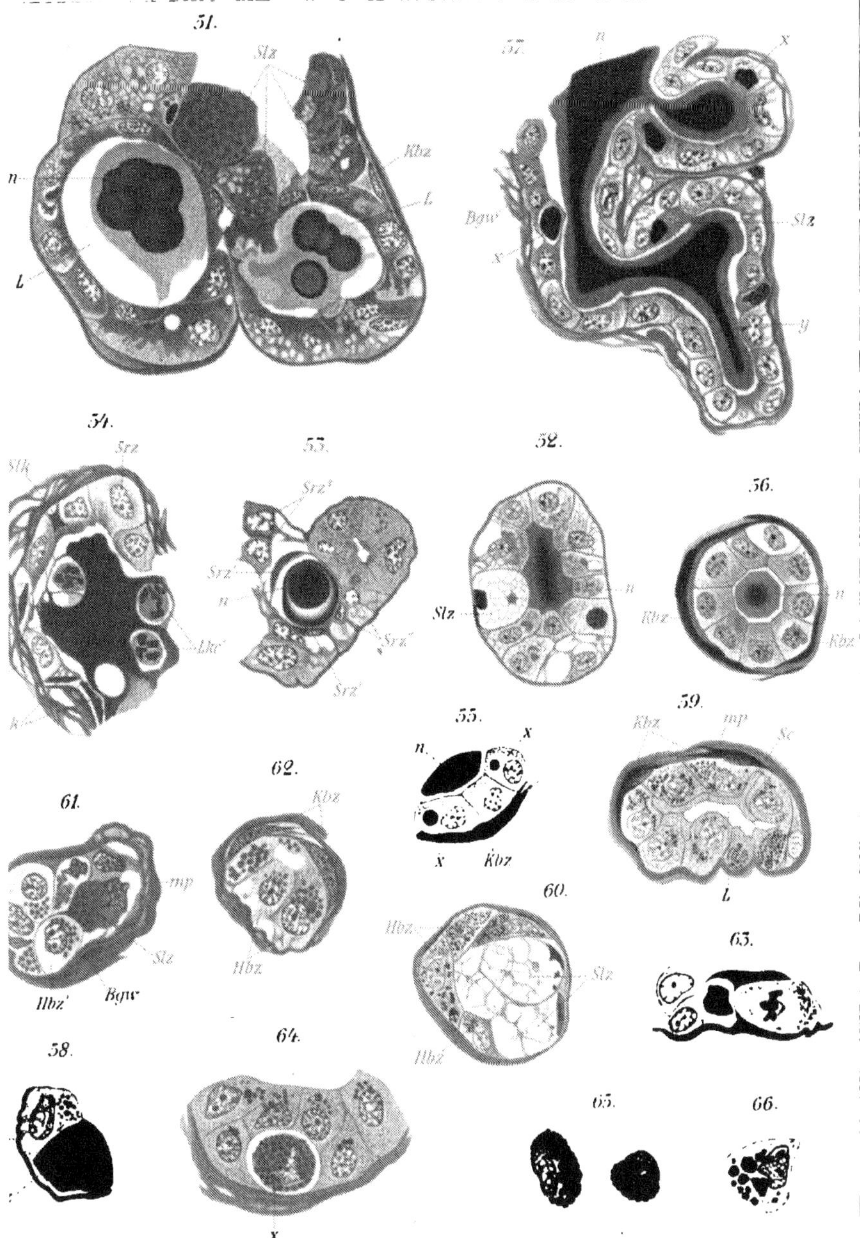

51.
Slz
n
L
Kbz
L
57.
n
x
Bgw
x
Slz
y
54.
Srz
Slk
Lkc'
k
53.
Srz'
Srz'
n
Srz"
Srz'
52.
Slz
n
56.
n
Kbz
Kbz'
55.
n.
x
x
Kbz
59.
Kbz
mp
Sc
L
62.
Kbz
Hbz
61.
mp
Slz
Hbz'
Bgw
60.
Hbz
Slz
Hbz
63.
58.
64.
x
65.
66.

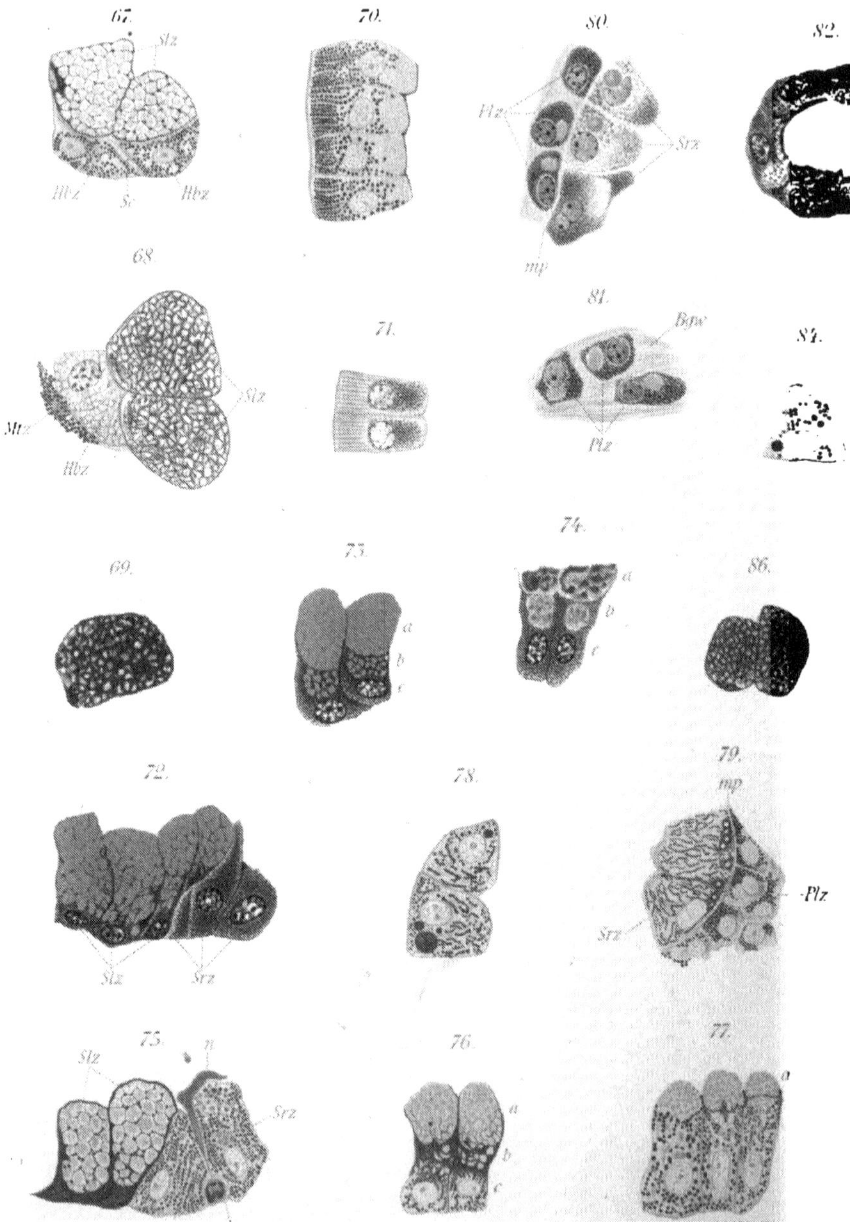
67.
Slz
Hbz
Sc
Hbz
70.
80.
Plz
Srz
mp
82.
68.
Slz
Mtz
Hbz
71.
81.
Bgw
Plz
84.
74.
a
b
c
69.
73.
a
b
c
86.
72.
Slz
Srz
78.
79.
mp
Plz
Srz
75.
Slz
n
Srz
Srz
Lkc
76.
a
b
c
77.
a

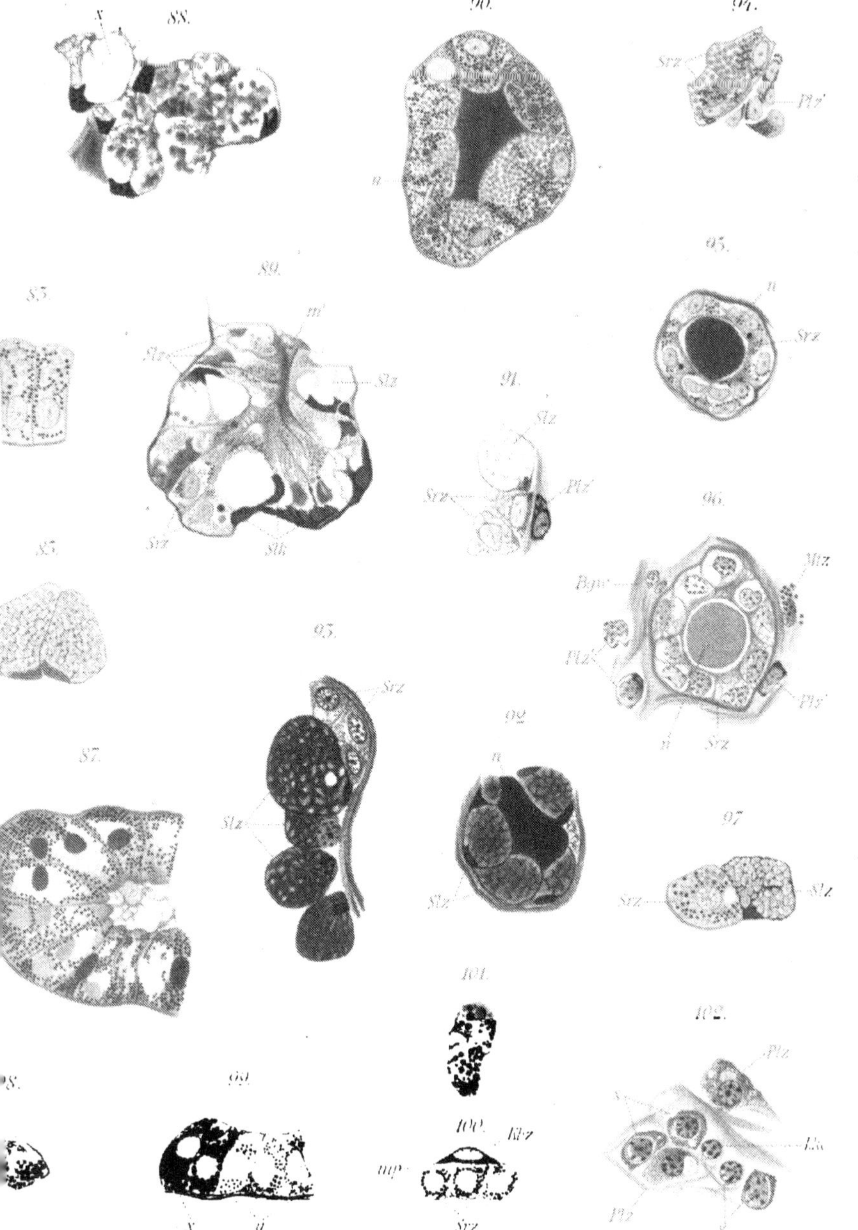
88.
90.
94.
89.
91.
93.
95.
96.
92.
97.
101.
102.
99.
100.
Srz
Plz
Slz
Mtz
Bgw
Kz
mp

1.

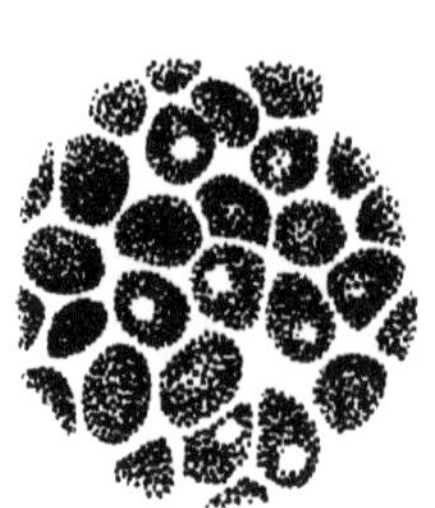

2.

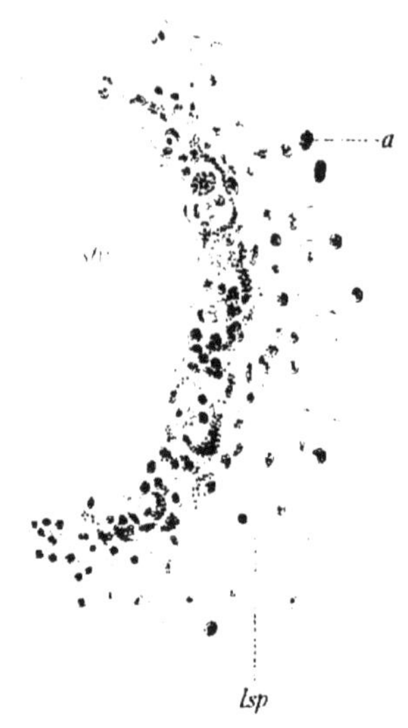

3.

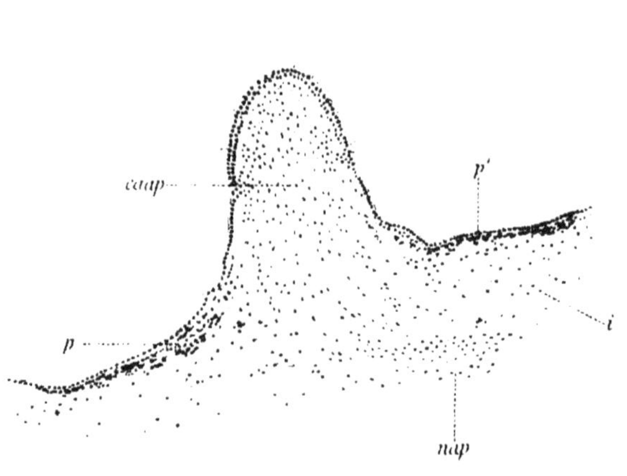

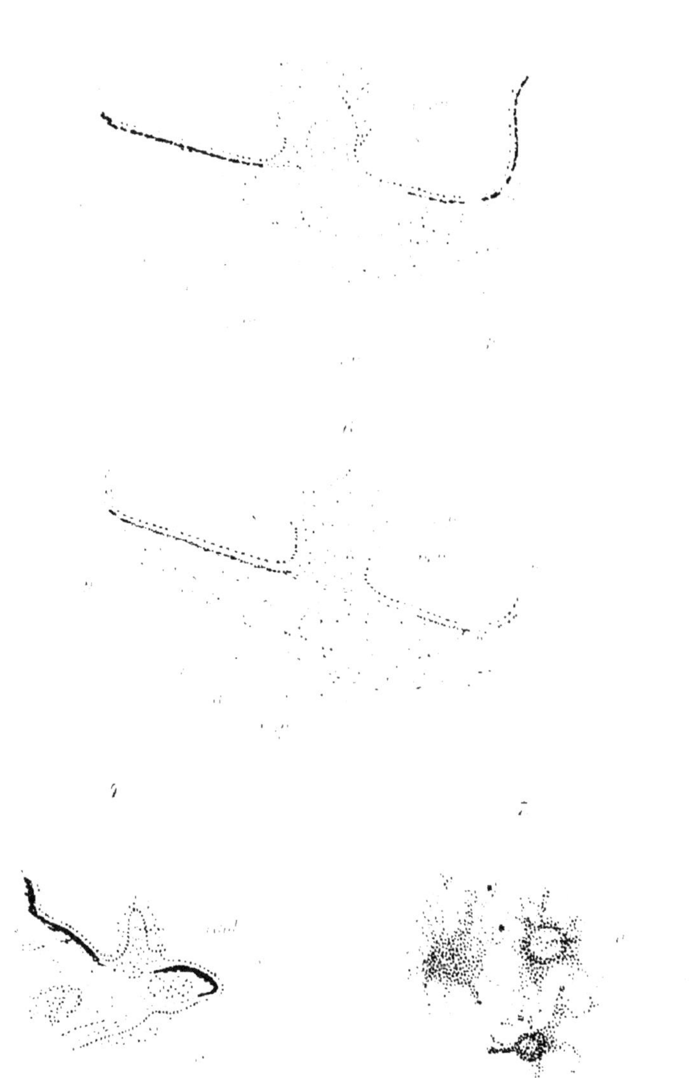

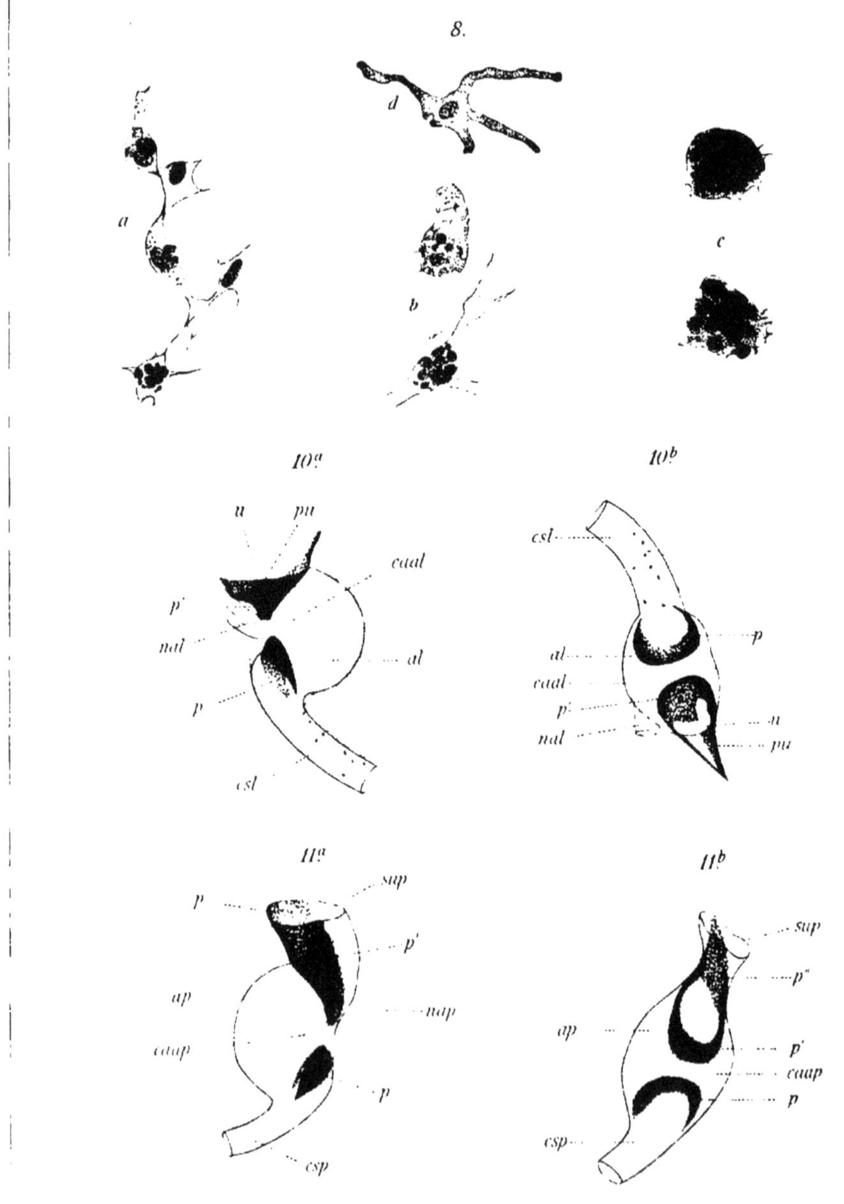
8.
a
b
c
d
10a
u
pu
caal
p'
nal
al
p
csl
10b
csl
p
al
caal
p'
nal
u
pu
11a
p
sup
p'
ap
nap
caap
p
csp
11b
sup
p''
ap
p'
caap
p
csp

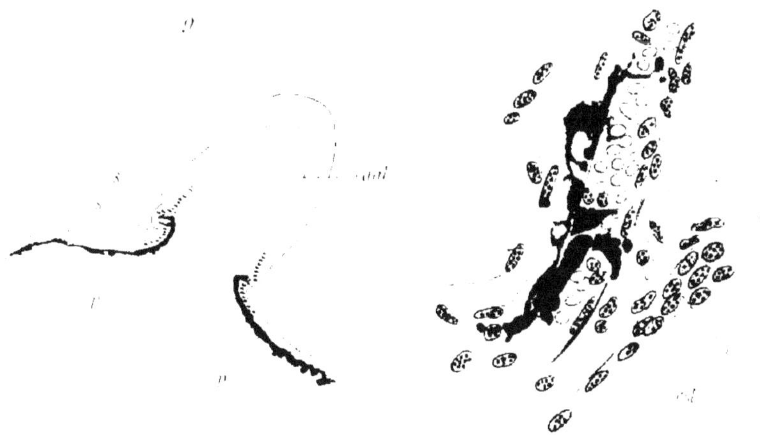

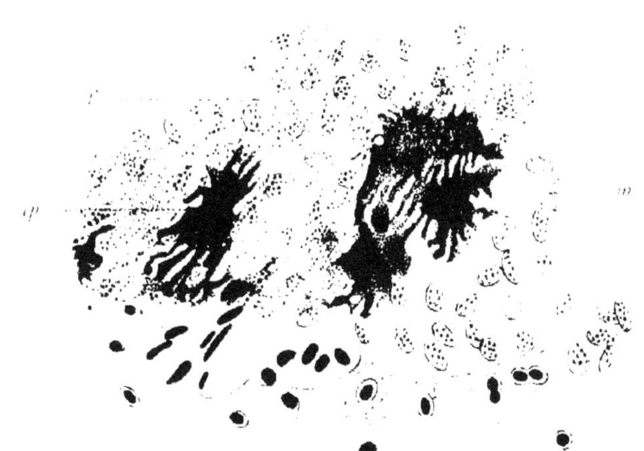

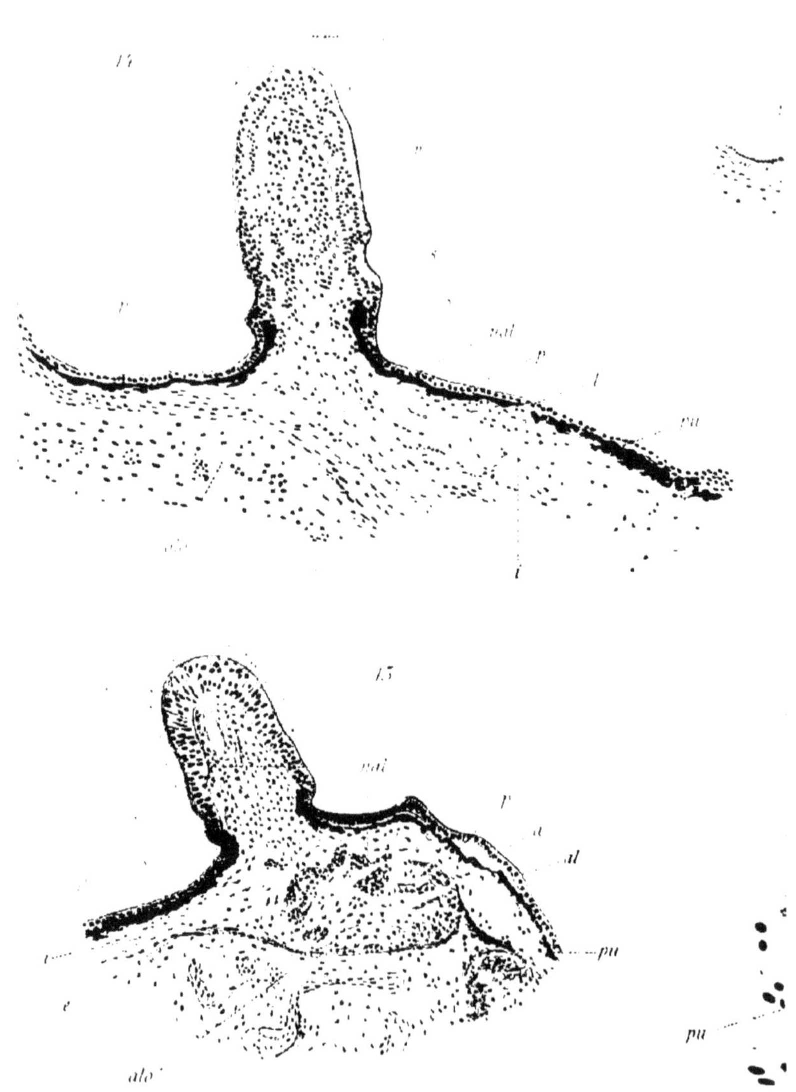
nal
pu
i
15
nal
al
pu
pu
alo

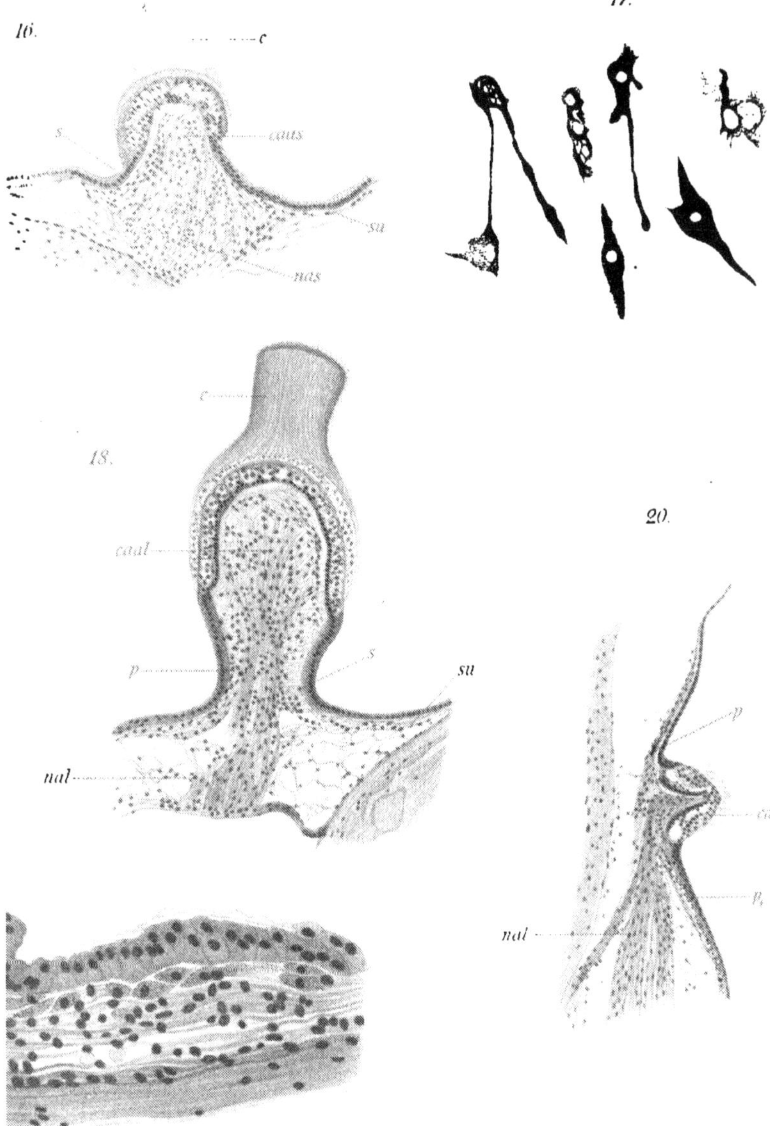
16.
c
caus
s
su
nas
17.
18.
c
caal
p
s
su
nal
20.
p
ca
p_1
nal

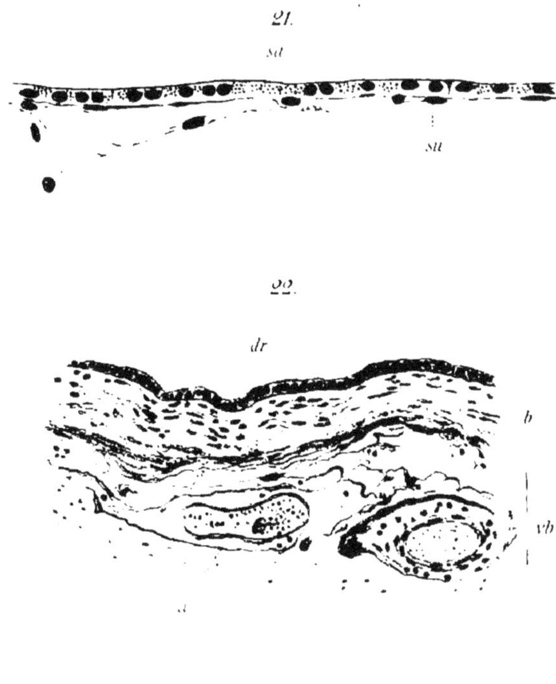

23. 24.

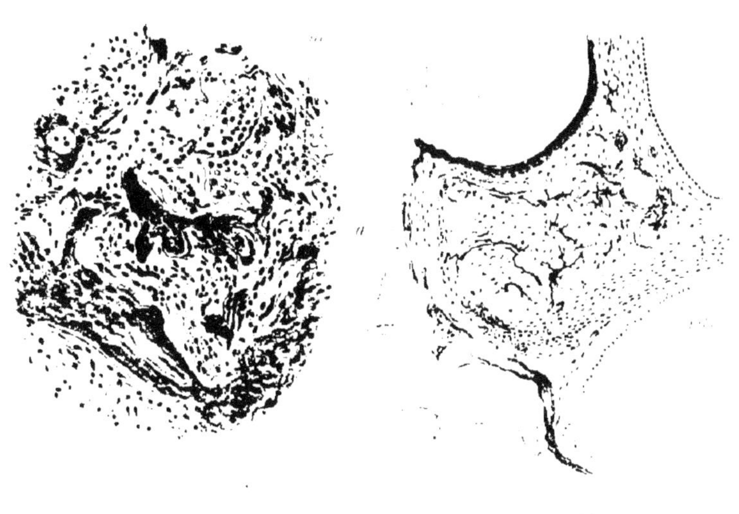

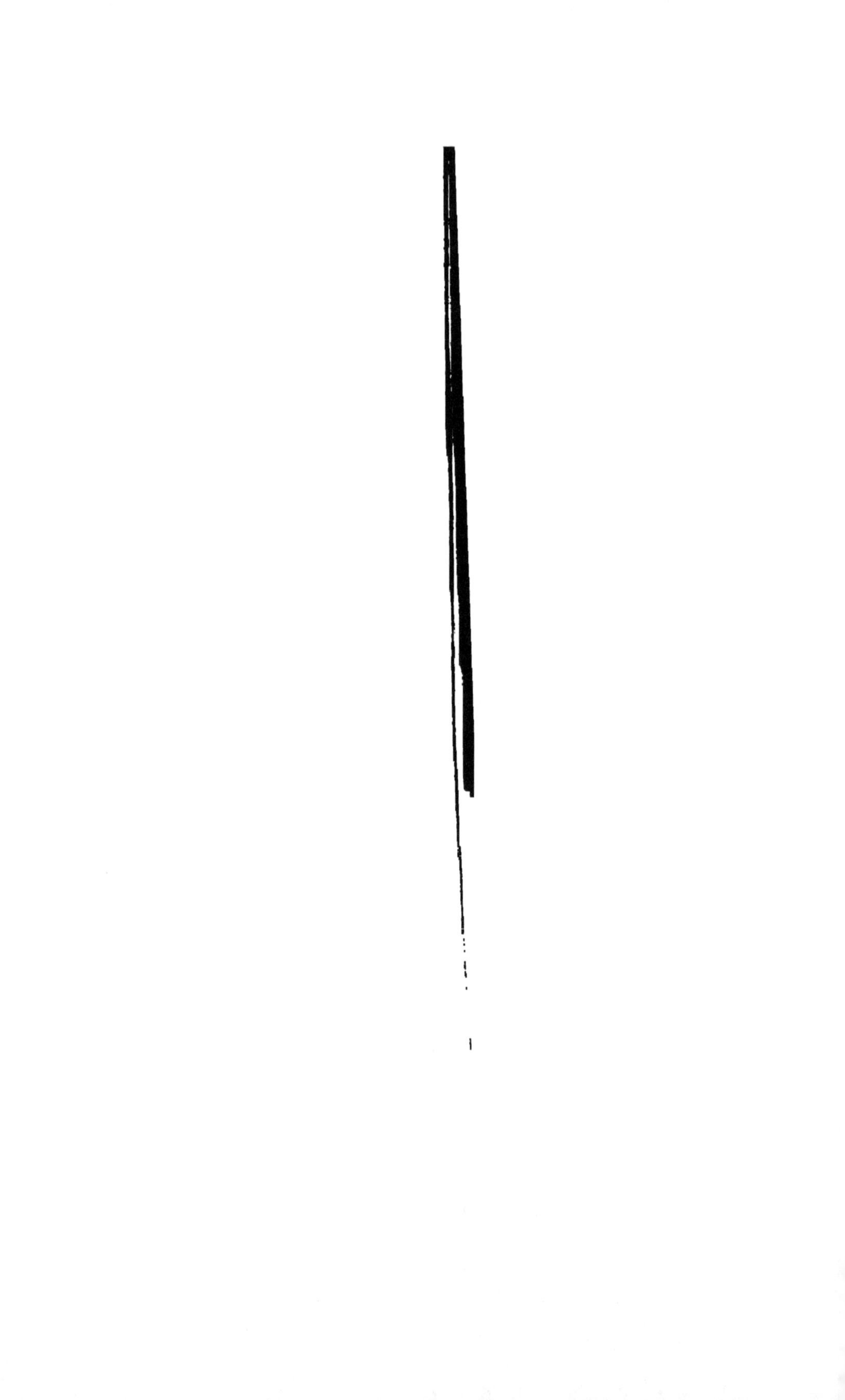

1.

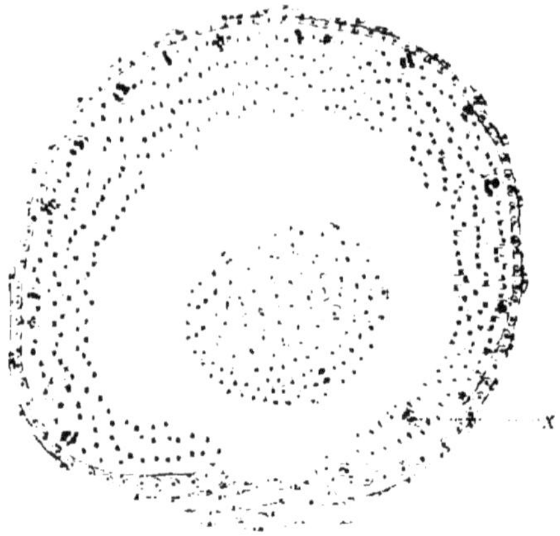

x

2.

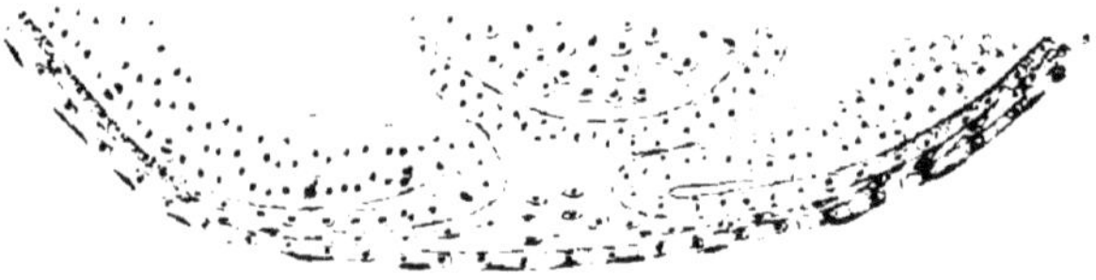

k

3.

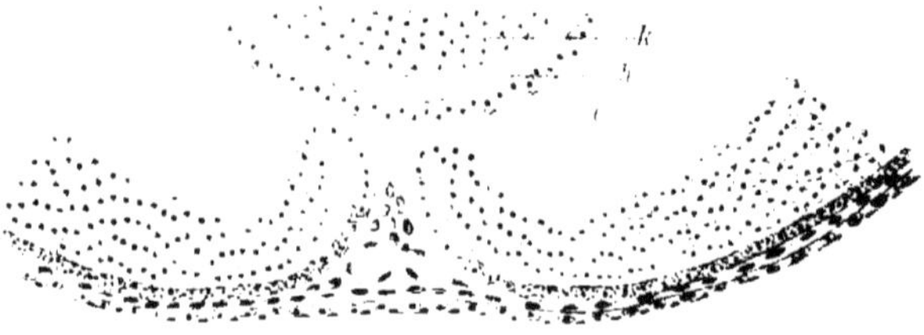

4.

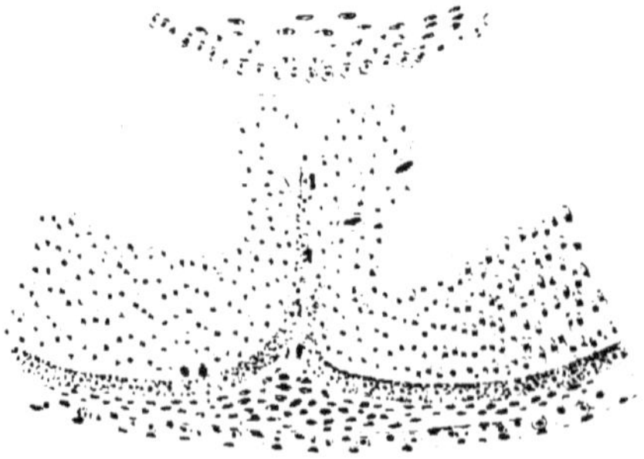

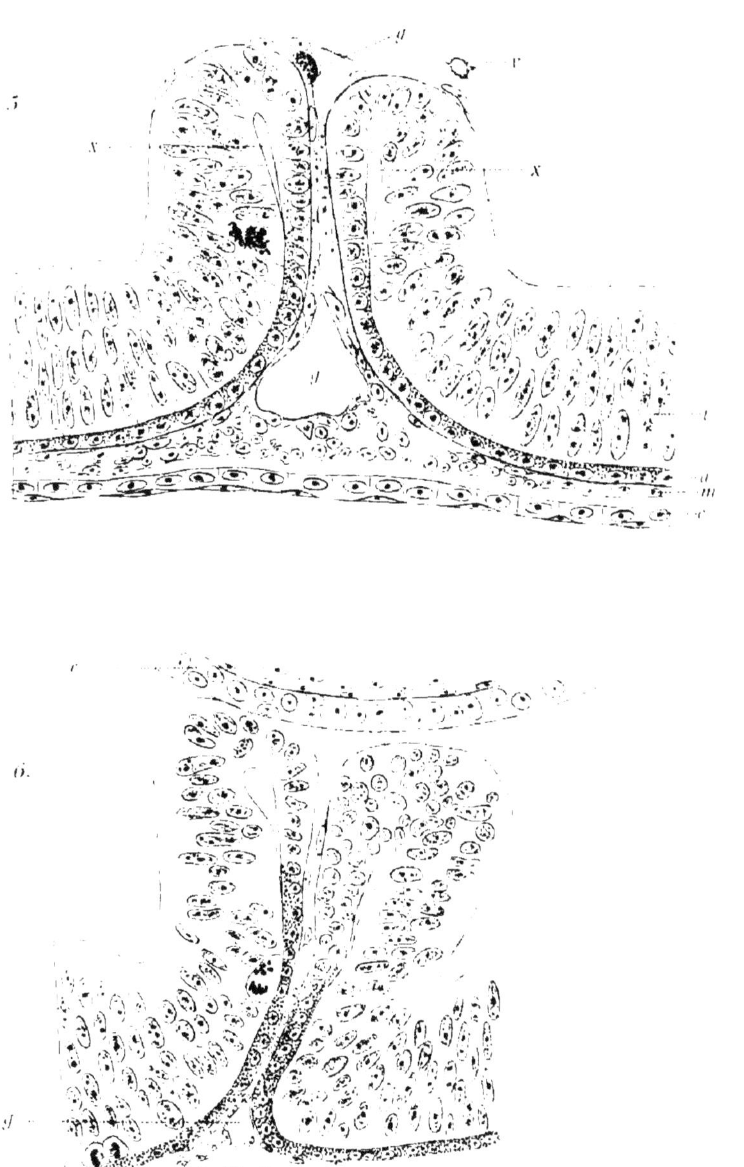

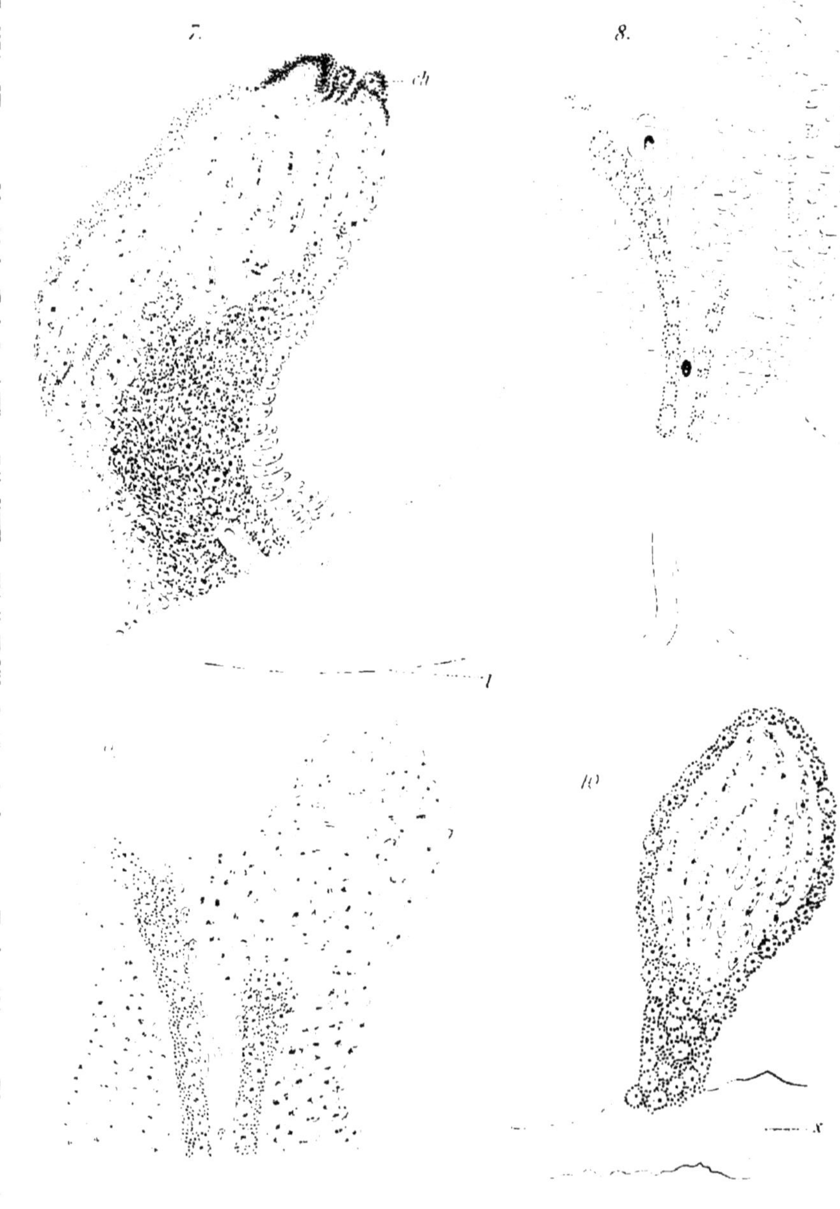
7.
ch
8.
l
10
x

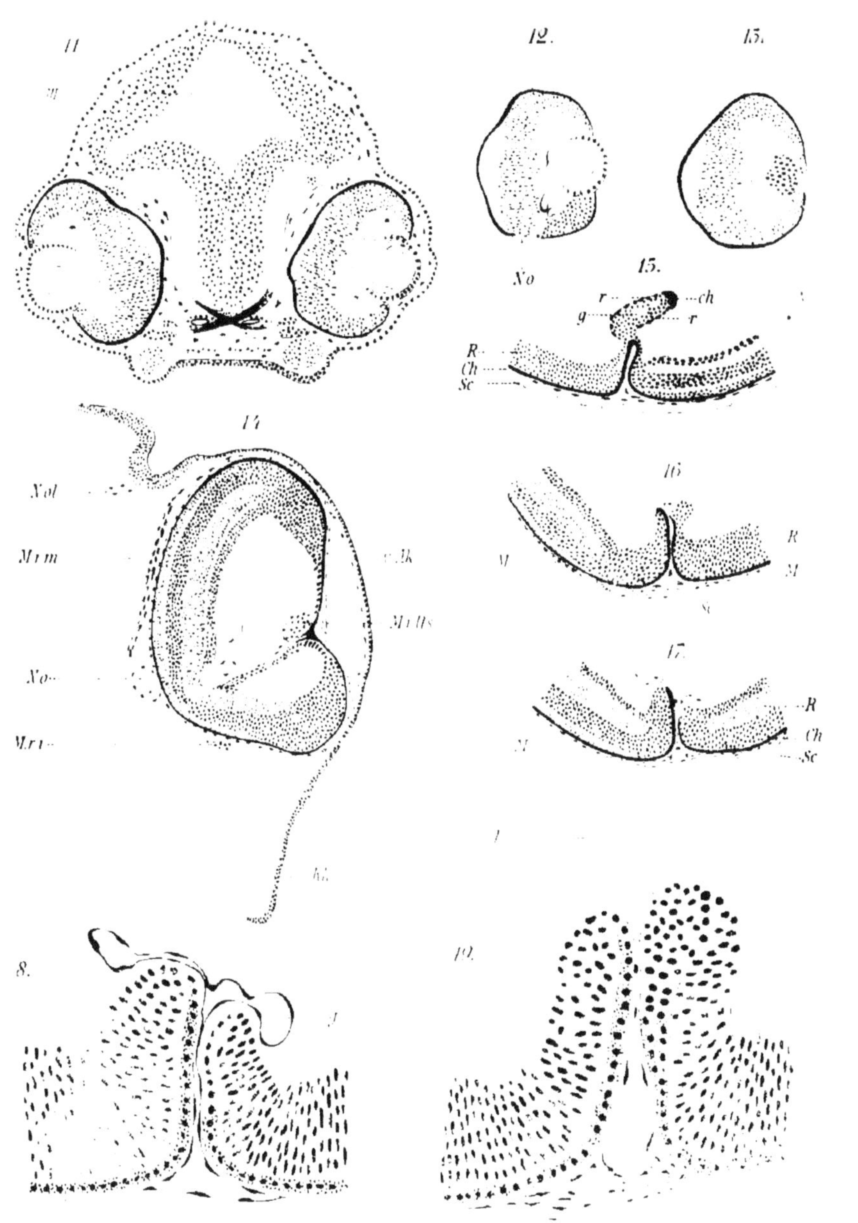
11
12.
13.
No
15.
r
ch
g
r
R
Ch
Sc
14
Nol
Mrm
Mills
No
16
R
M
M
17
R
Ch
Sc
M
8.
19.

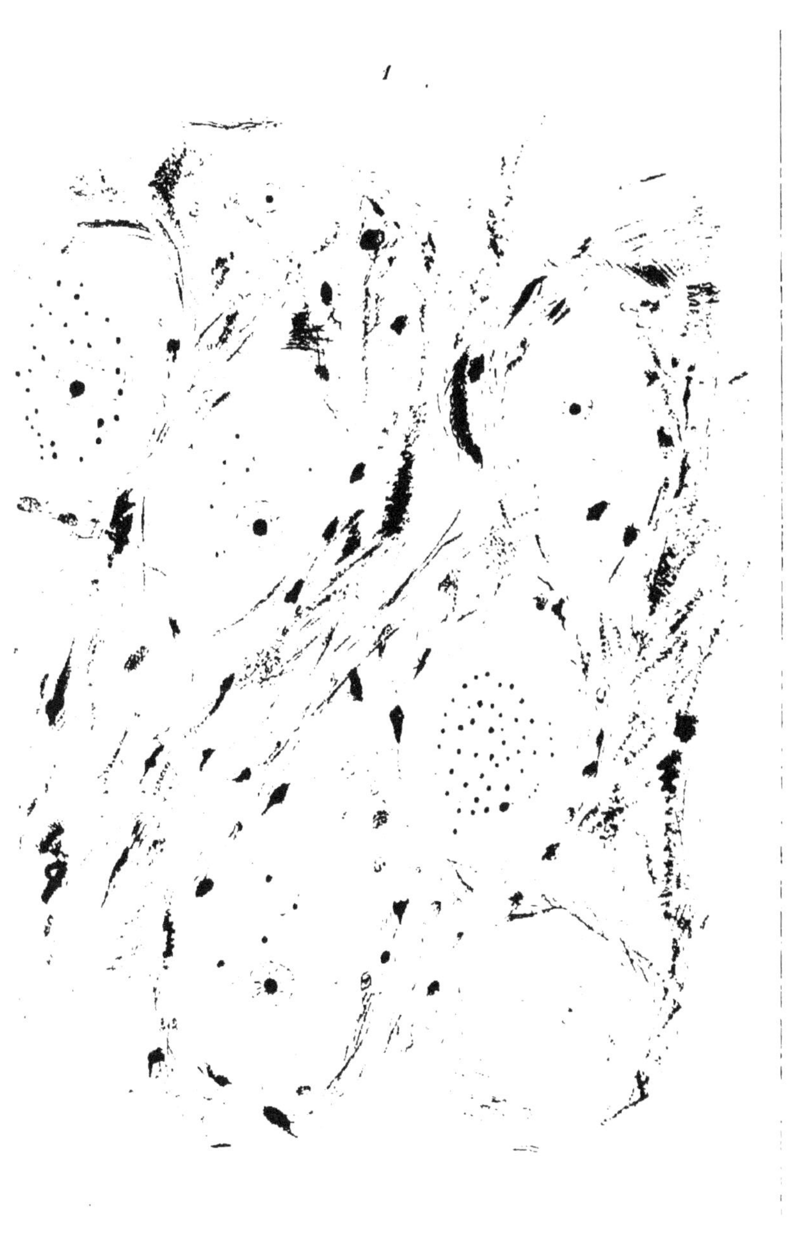

2.

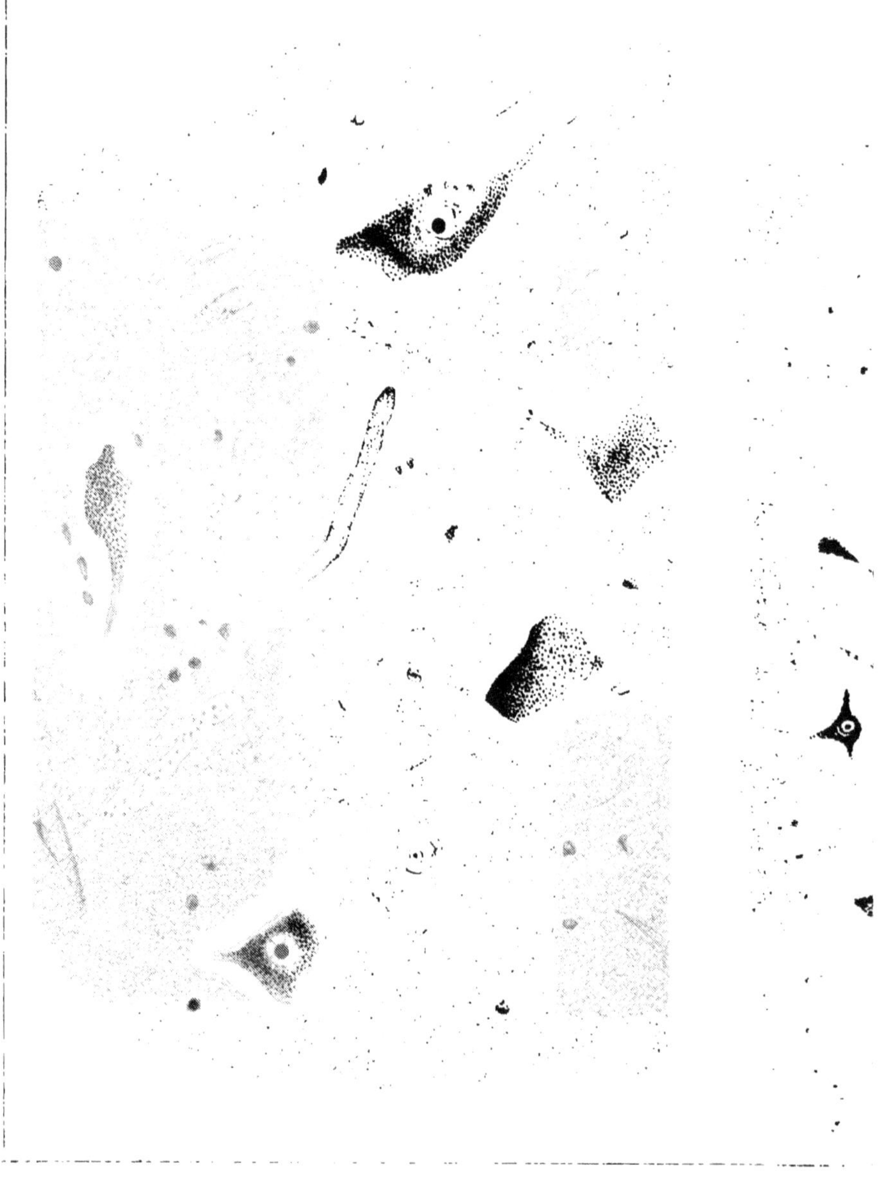

5

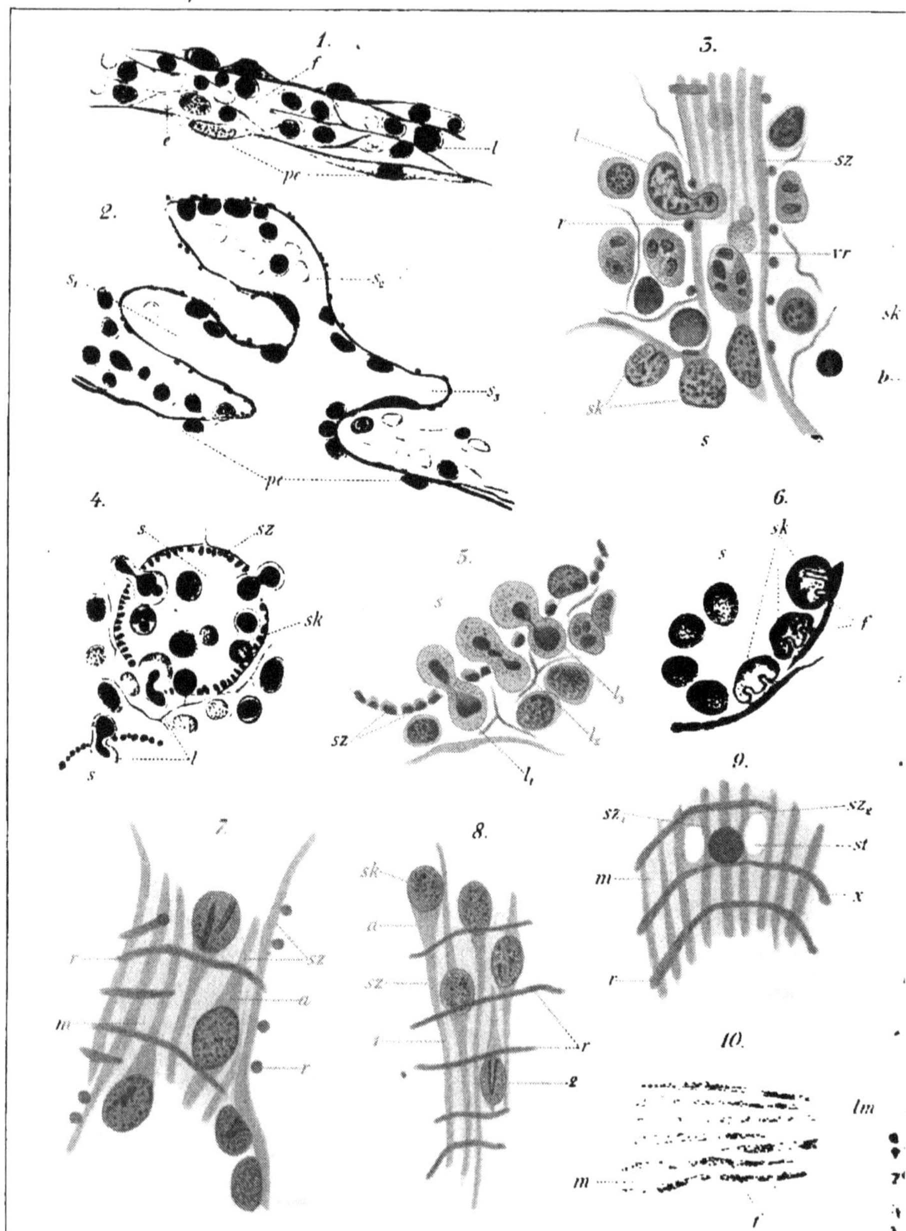
1.
f
e
l
pe
2.
s₁
s₂
s₃
pe
3.
l
sz
r
vr
sk
b
sk
s
4.
s
sz
sk
l
s
5.
s
sz
l₃
l₂
l₁
6.
sk
s
f
7.
r
sz
a
m
r
8.
sk
a
sz
r
g
9.
sz₁
sz₂
st
m
x
r
10.
lm
m
r

Taf. XIV.

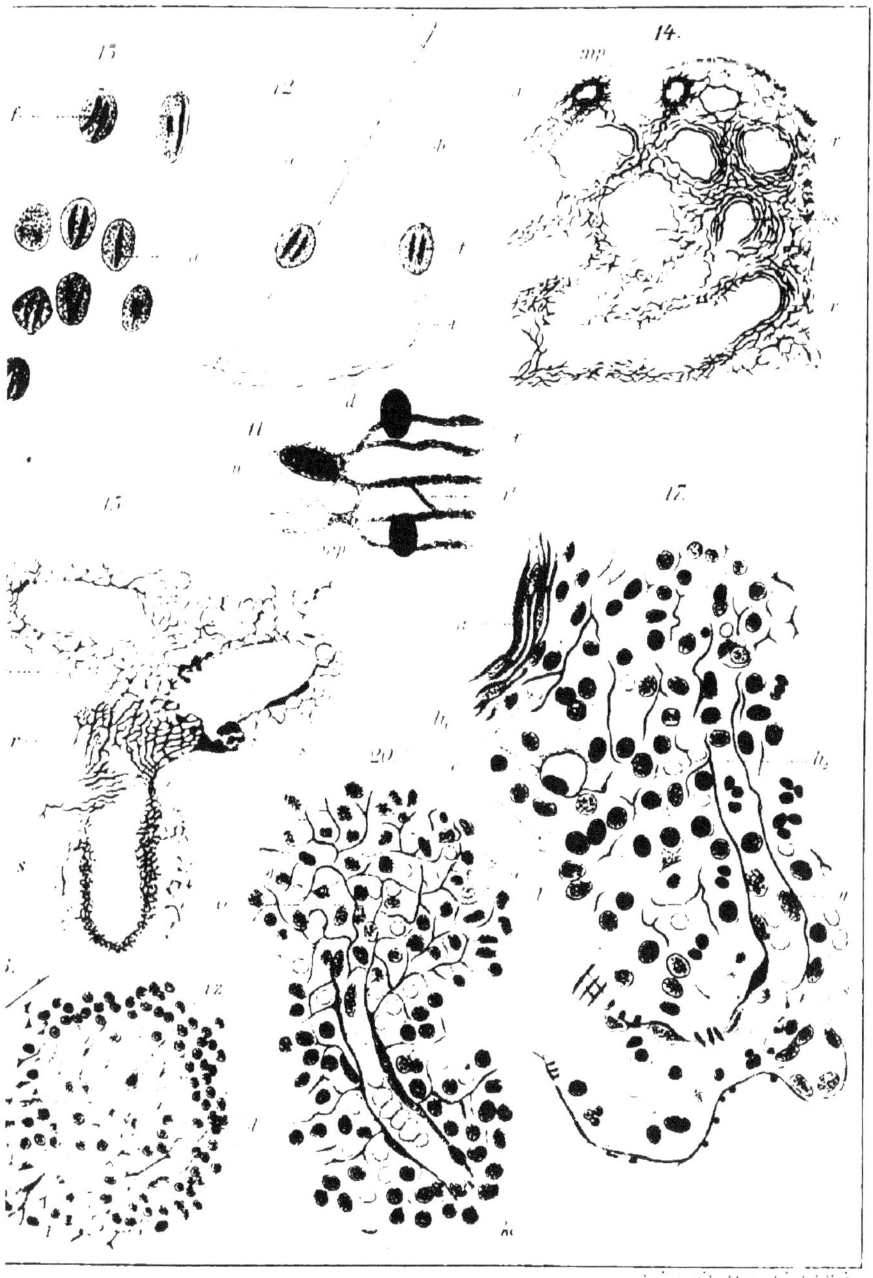

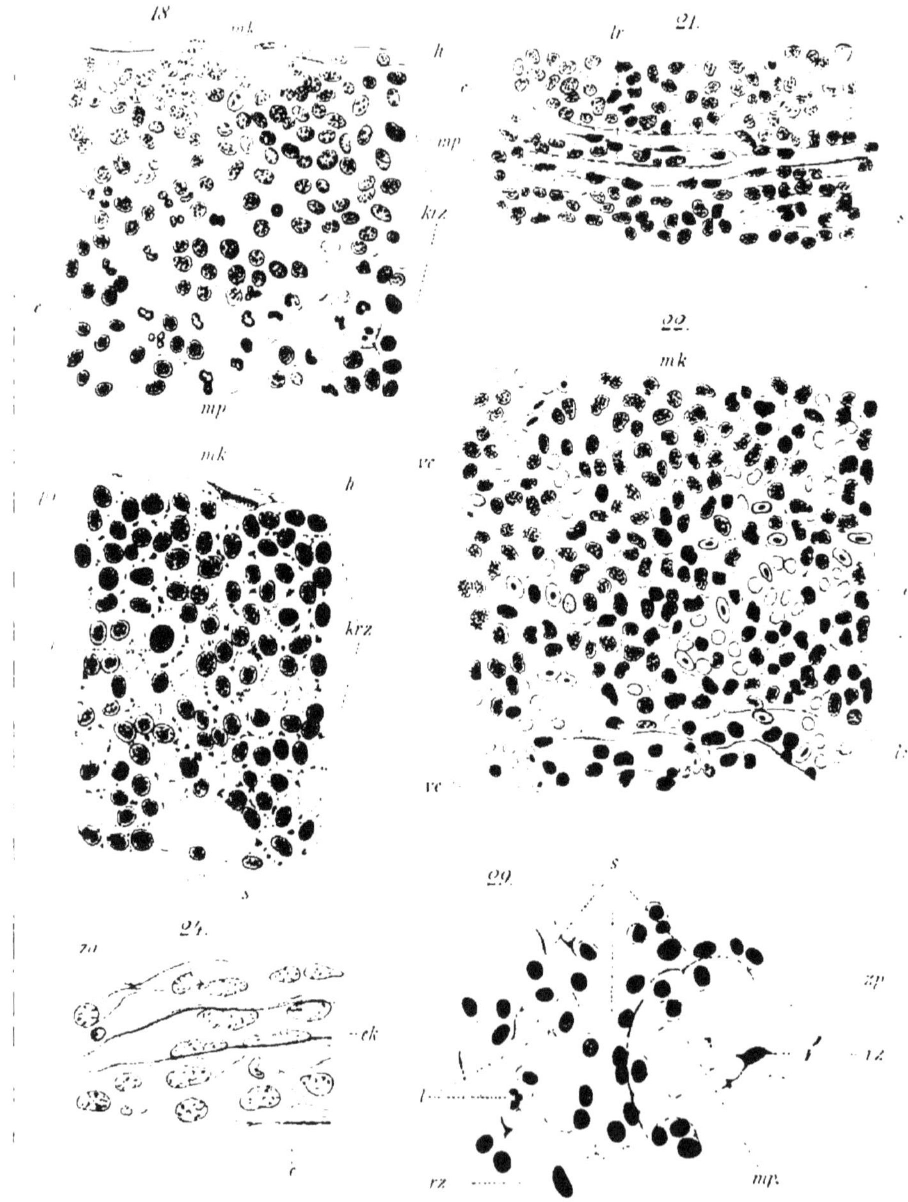
18.
mk
h
mp
krz
mp
21.
lr
mp
22.
mk
ve
ve
mk
h
krz
s
24.
ek
29.
s
zp
rz
mp

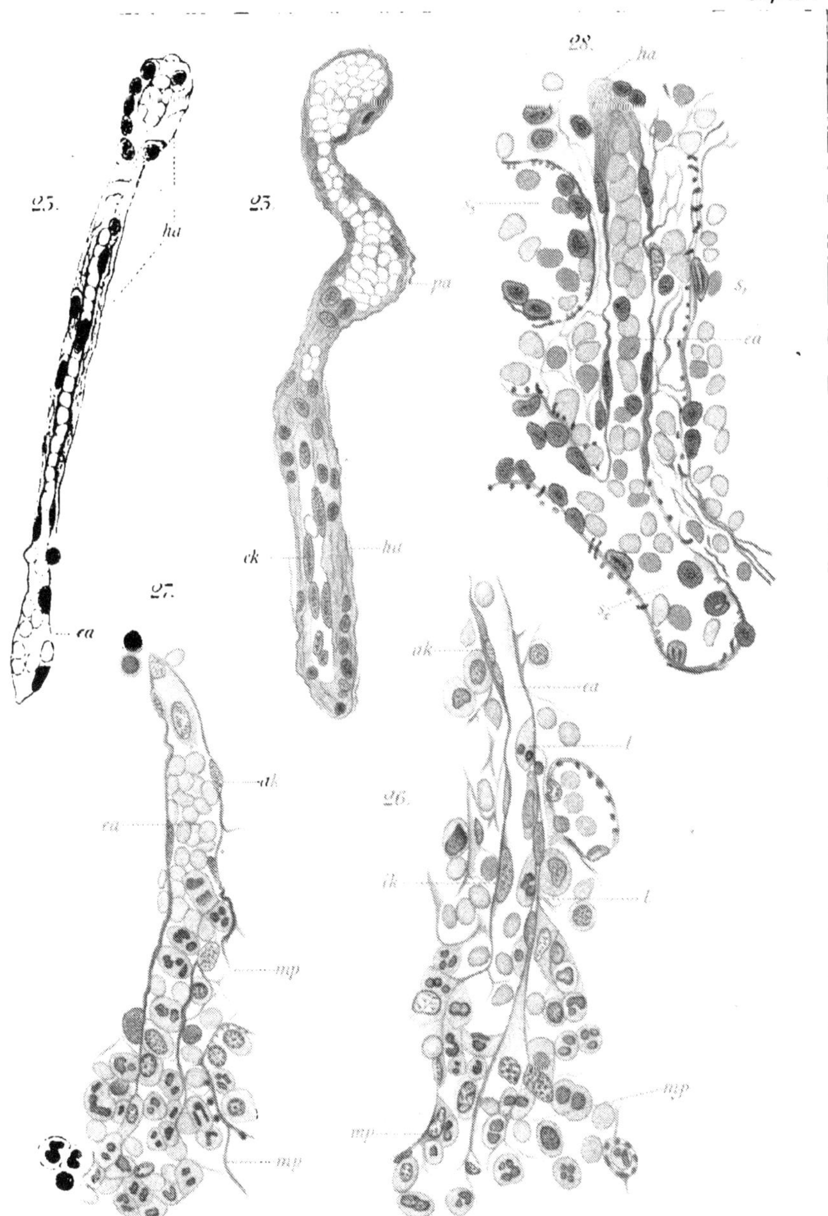

28.
ha
s_2
pa
s_1
ea
ha
ck
s_2
27.
ea
ak
ea
ea
l
26.
ea
ck
l
mp
mp
mp
mp

1. 2. 3. 4. 5. 6. 10. 12. 13. 15. 16. 17. 20. 21. 23.

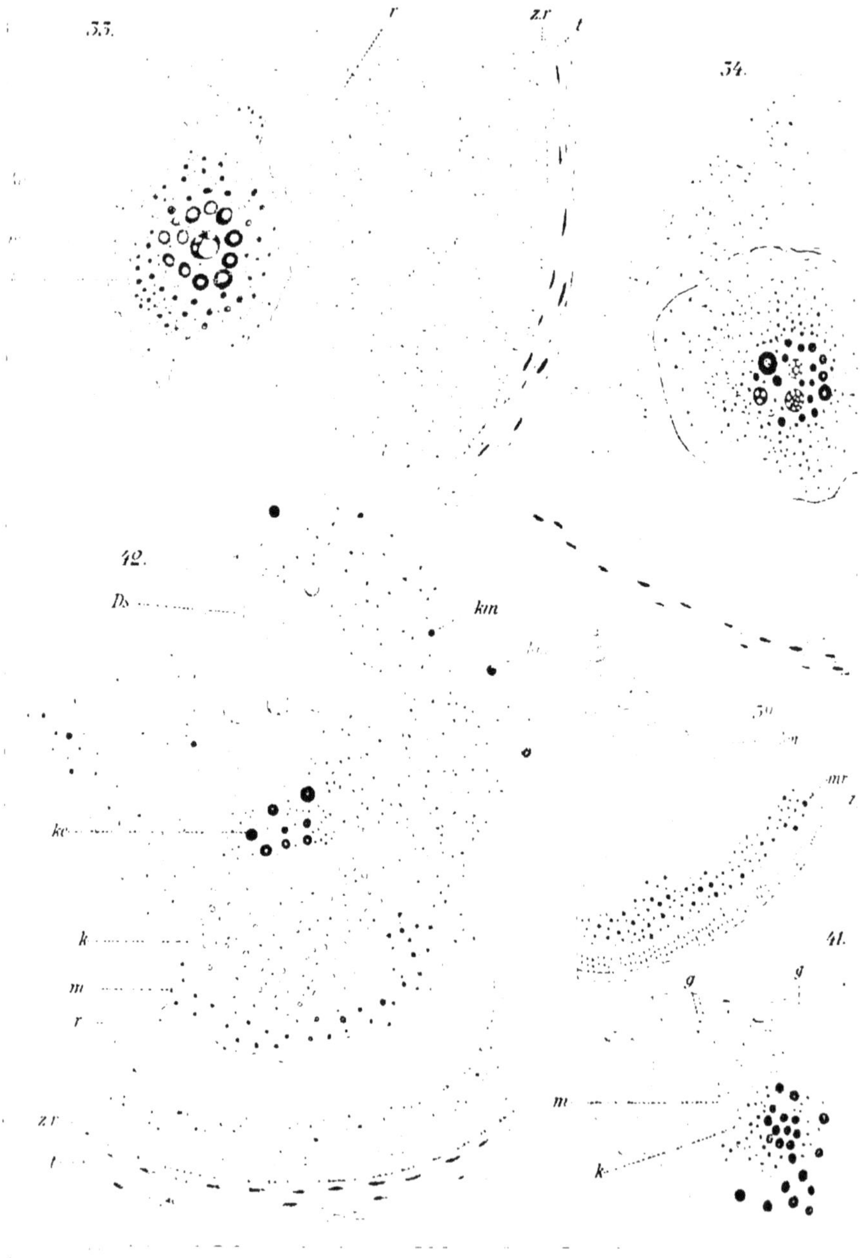

33.

r

z.r

t

34.

42.

Ds

km

ke

k

m

r

z.r

t

mr

41.

g

g

m

k

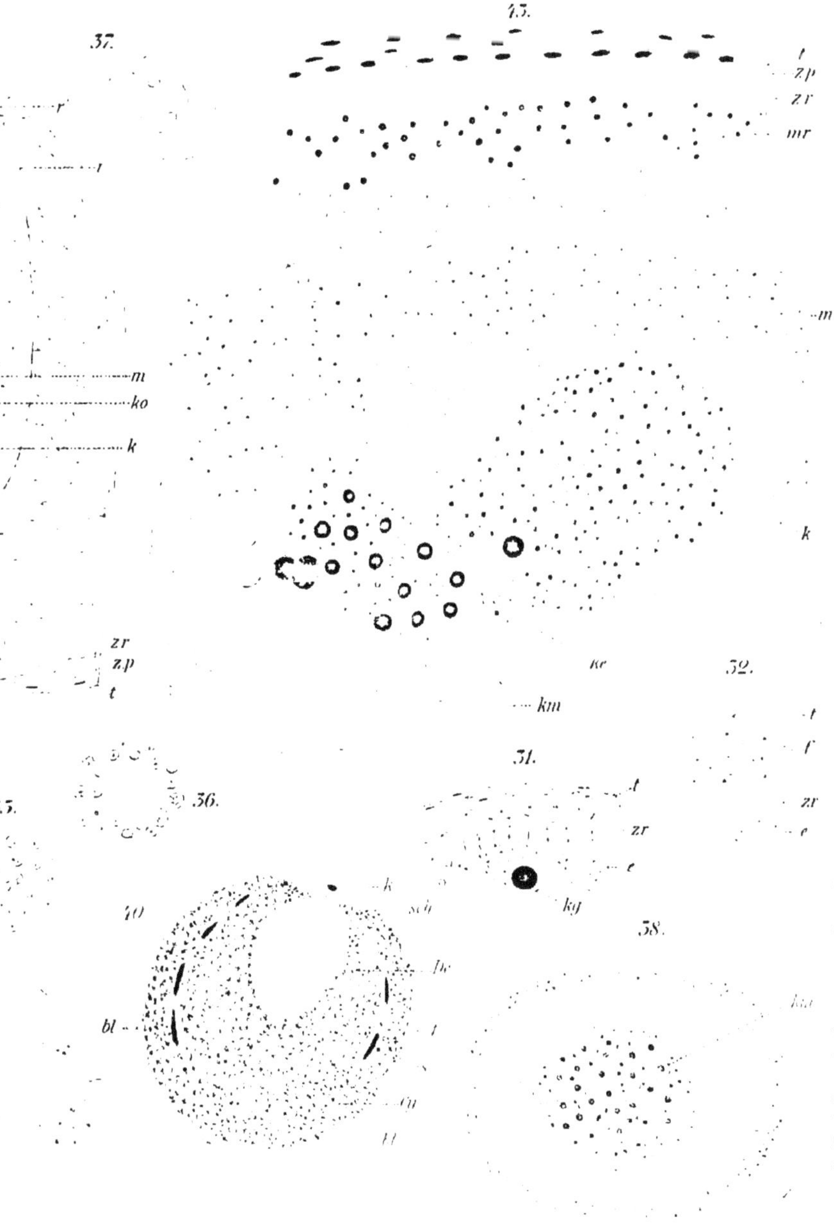
43.
37.
t
zp
zr
mr
r
t
m
m
ko
k
k
zr
zp
t
kr
km
32.
t
f
zr
e
31.
t
zr
e
kg
33.
36.
k
40
bl
t
38.

53.

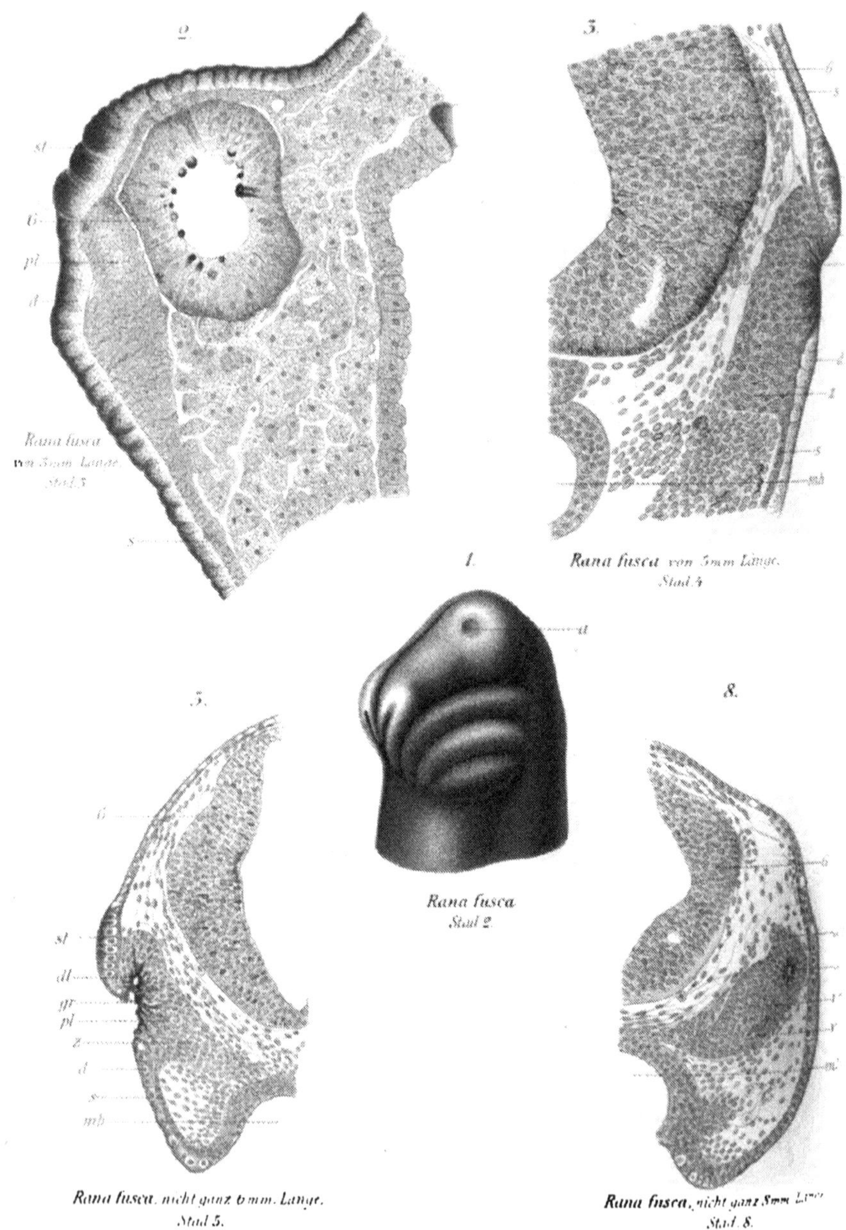

Rana fusca von 3 mm Länge. Stad. 3

Rana fusca von 5 mm Länge. Stad. 4

Rana fusca Stad. 2.

Rana fusca, nicht ganz 6 mm. Länge. Stad. 5.

Rana fusca, nicht ganz 8 mm Länge. Stad. 8.

Taf. XIX.

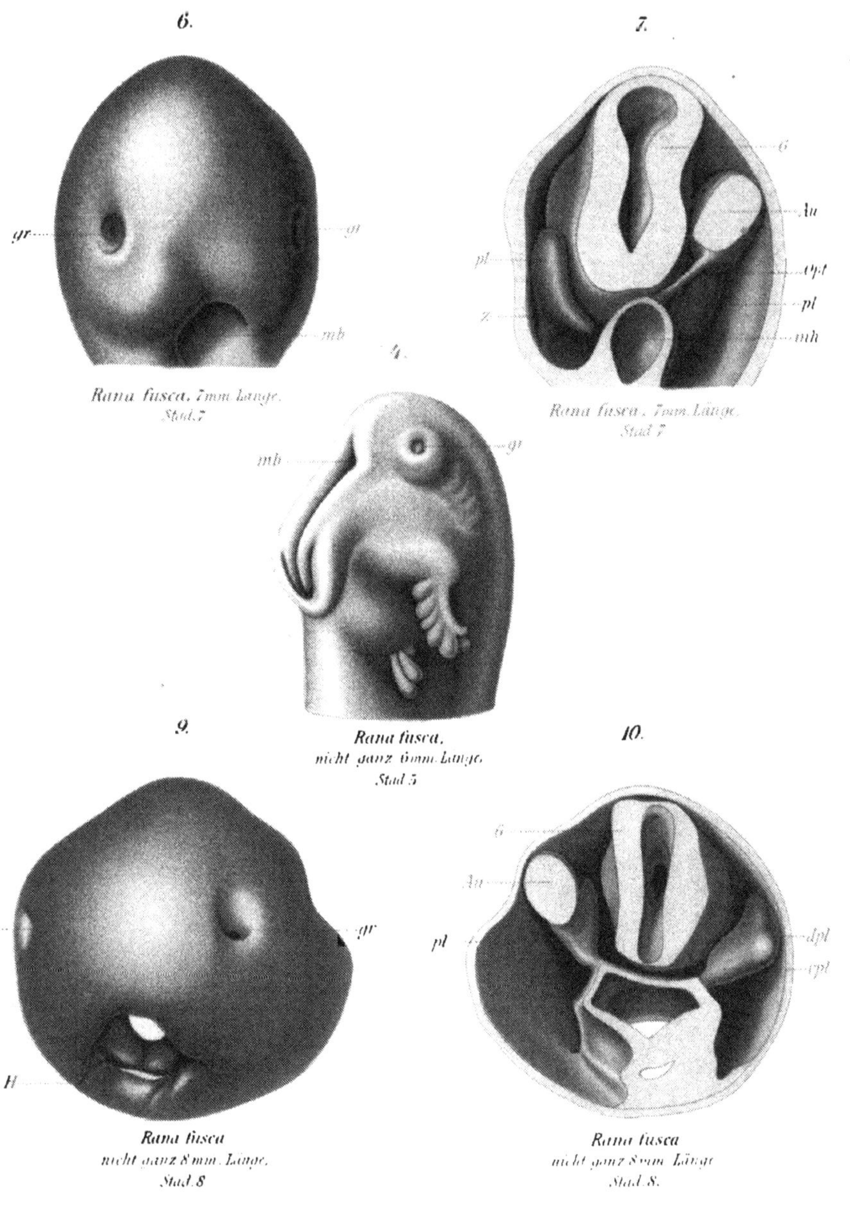

Rana fusca. 7mm Länge. Stad. 7

Rana fusca. 7mm Länge. Stad. 7

Rana fusca. nicht ganz 6mm Länge. Stad. 5

Rana fusca nicht ganz 8mm. Länge. Stad. 8

Rana fusca nicht ganz 8mm. Länge Stad. 8.

11. 12.

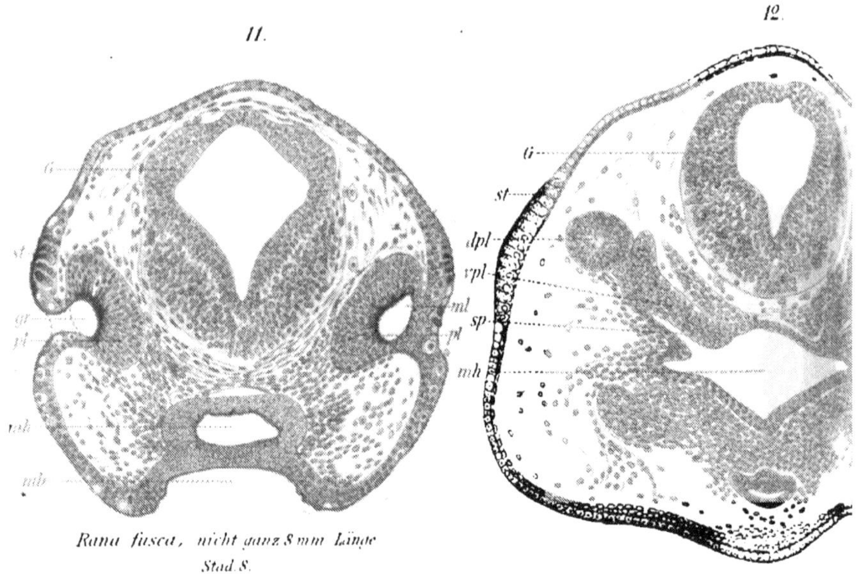

Rana fusca, nicht ganz 8 mm Länge
Stad. 8.

Rana fusca 9 mm

15.

Rana fusca, 11 mm. Länge
Stad. 12.

24

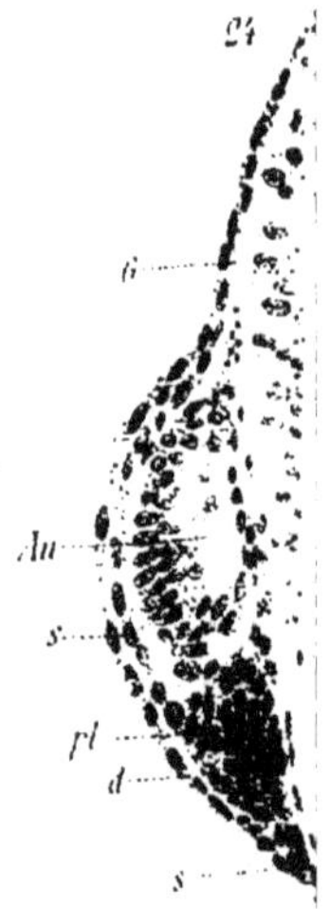

Triton

13. 14.

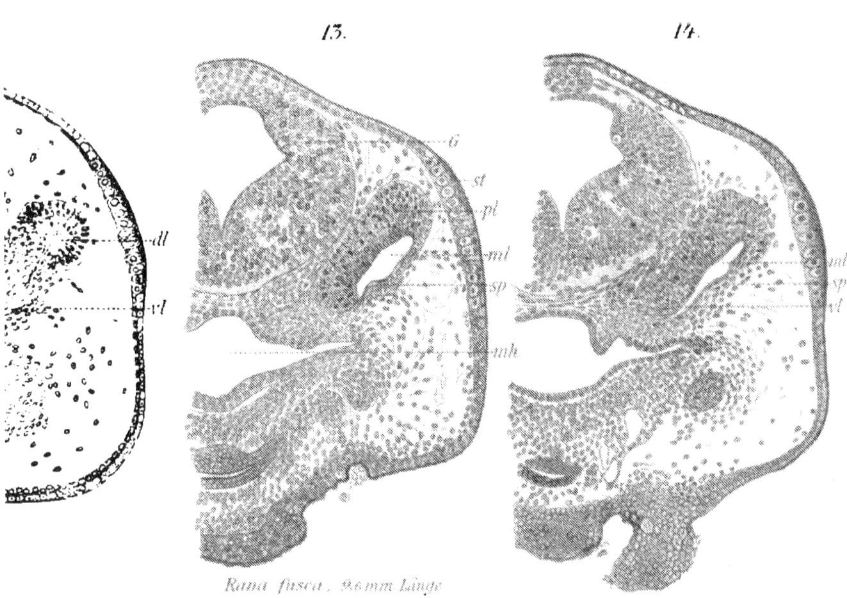

Rana fusca, 9,6 mm Länge
Stad. 11

Rana fusca, 9,6 mm Länge
Stad. 11

18.

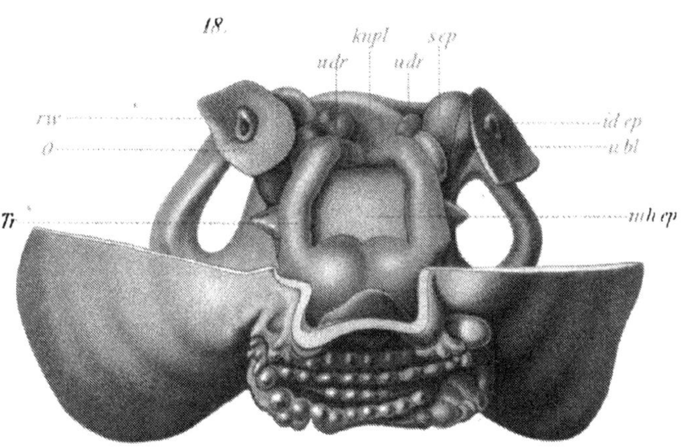

Rana fusca von 31 mm. Länge
Stad. 15.

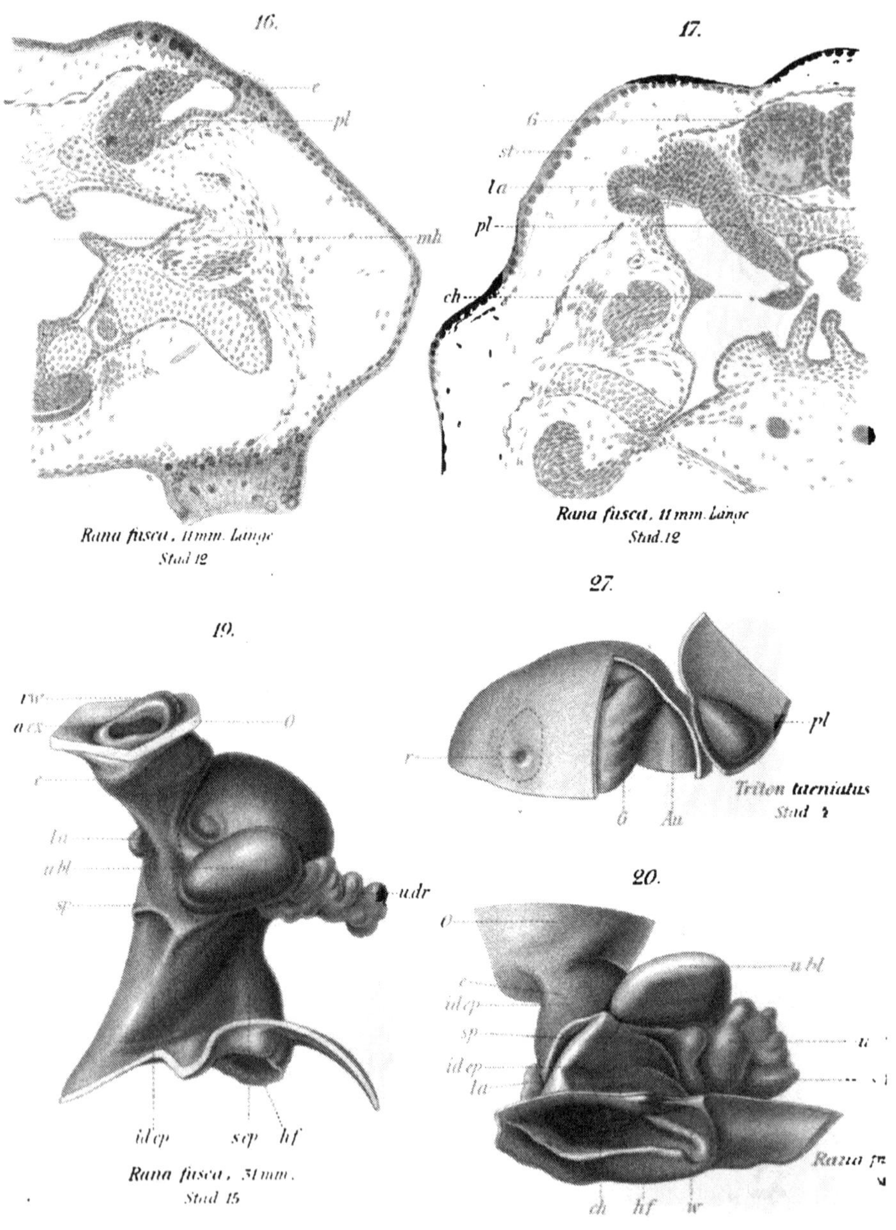

Rana fusca, 11 mm. Länge
Stad. 12

Rana fusca, 11 mm. Länge
Stad. 12

Triton taeniatus
Stad. 4

Rana fusca, 31 mm.
Stad. 15

Rana fu...

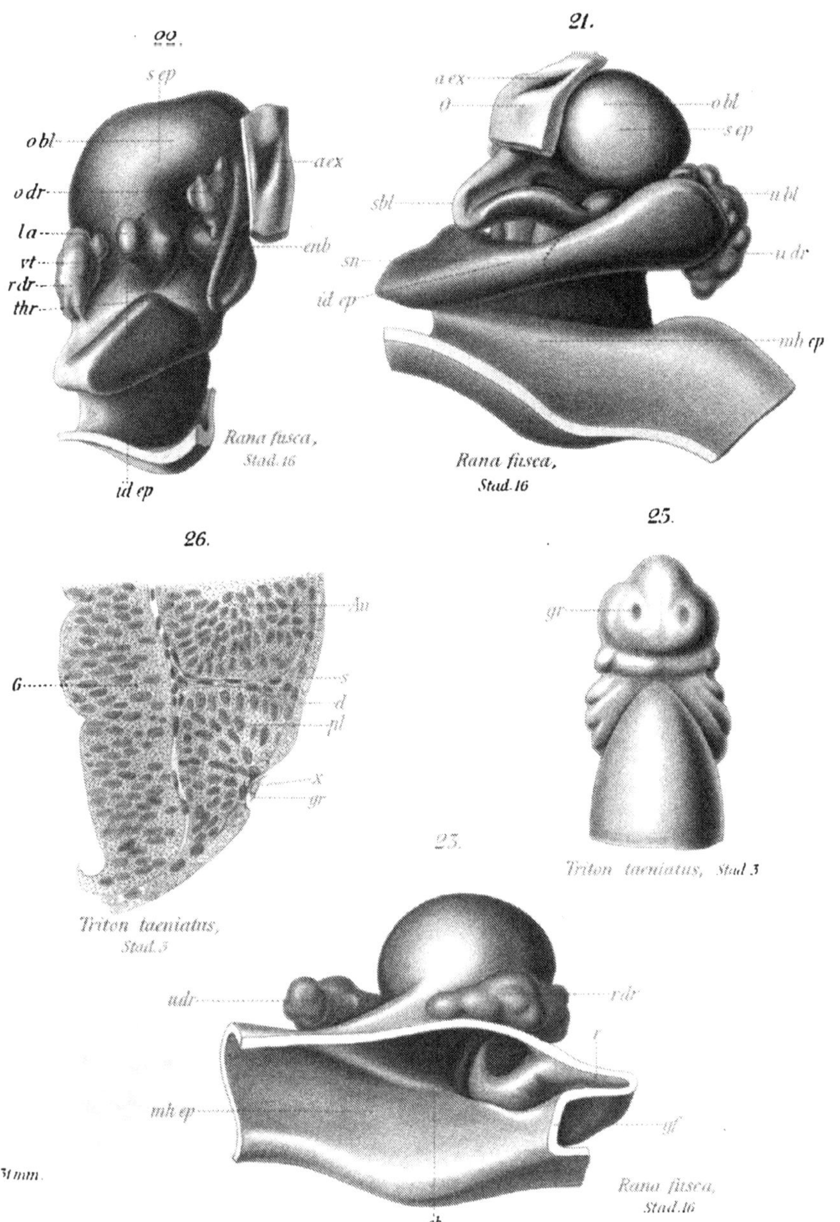
22.
s ep
o bl
o dr
la
vt
rdr
thr
aex
enb
id ep
Rana fusca,
Stad. 16
21.
a ex
o
o bl
s ep
sbl
u bl
u dr
sn
id ep
mh ep
Rana fusca,
Stad. 16
26.
G
Au
s
d
pl
x
gr
Triton taeniatus,
Stad. 3
25.
gr
Triton taeniatus, Stad. 3
23.
udr
rdr
r
mh ep
gf
ch
Rana fusca,
Stad. 16

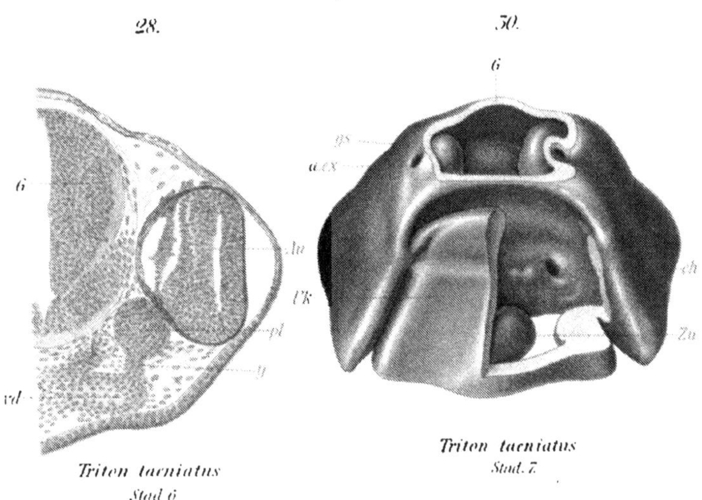

Triton taeniatus
Stad. 6

Triton taeniatus
Stad. 7

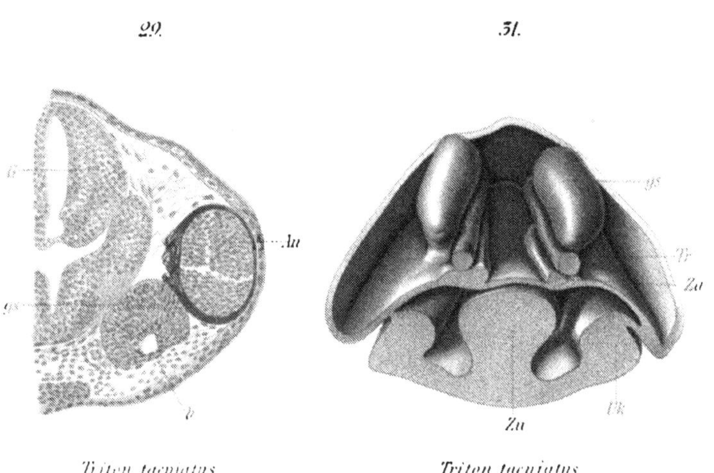

Triton taeniatus
Stad. 6

Triton taeniatus
Stad. 7

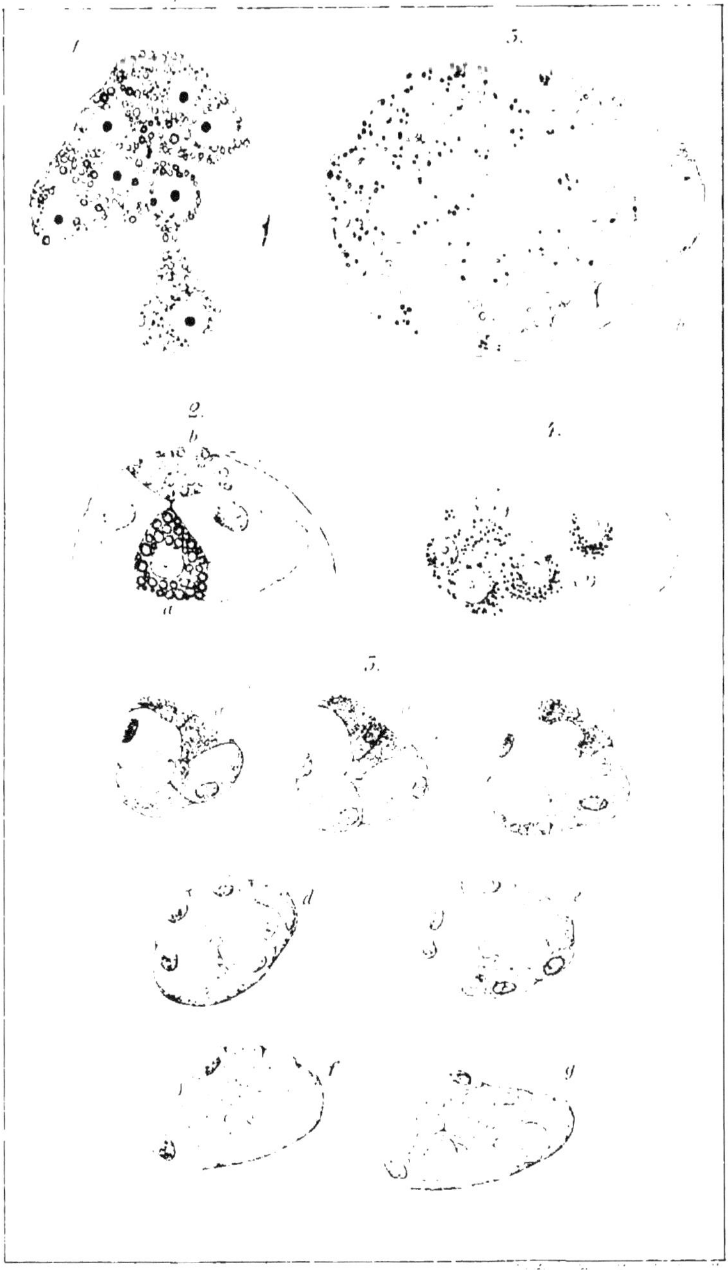

1

3.

2.

b

a

4.

5.

a

d

e

f

g

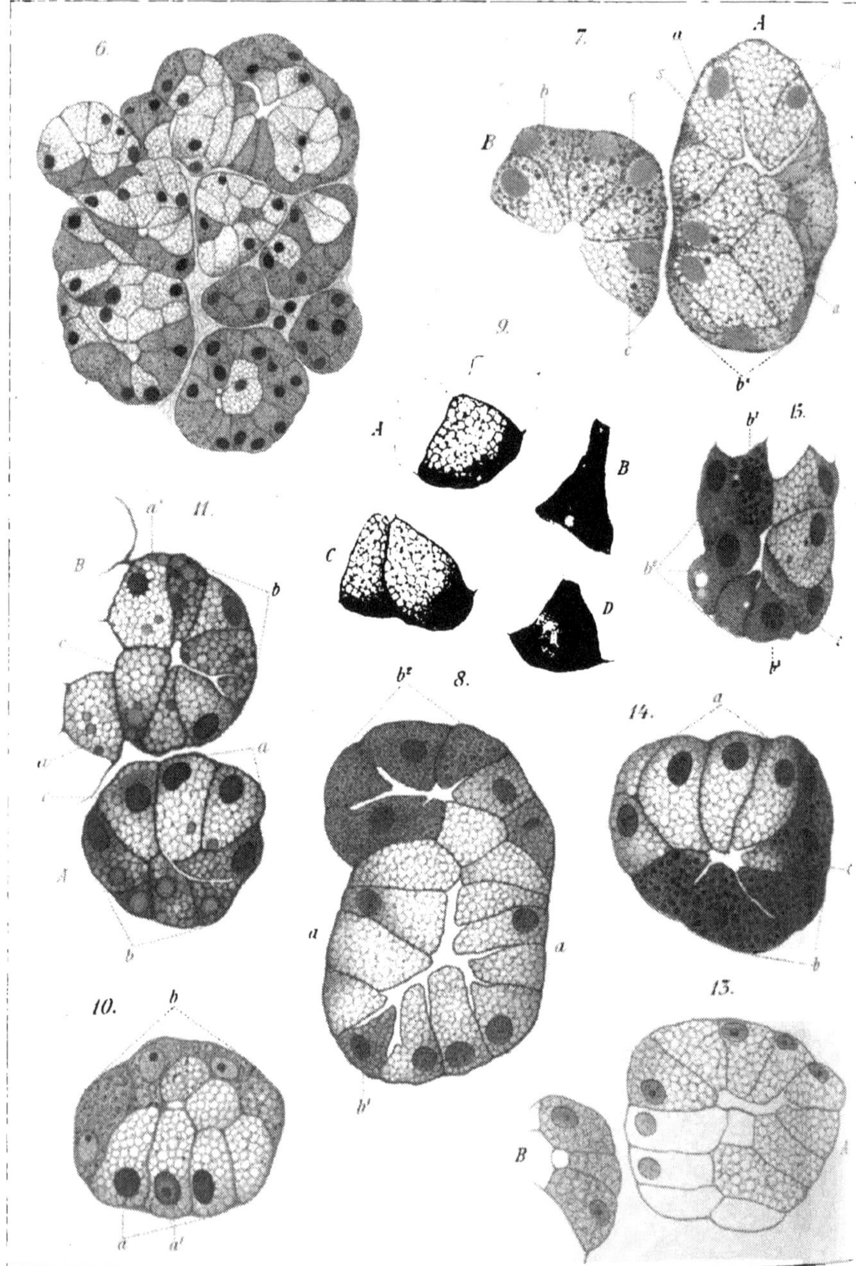
6.
7.
9.
15.
11.
8.
14.
10.
13.

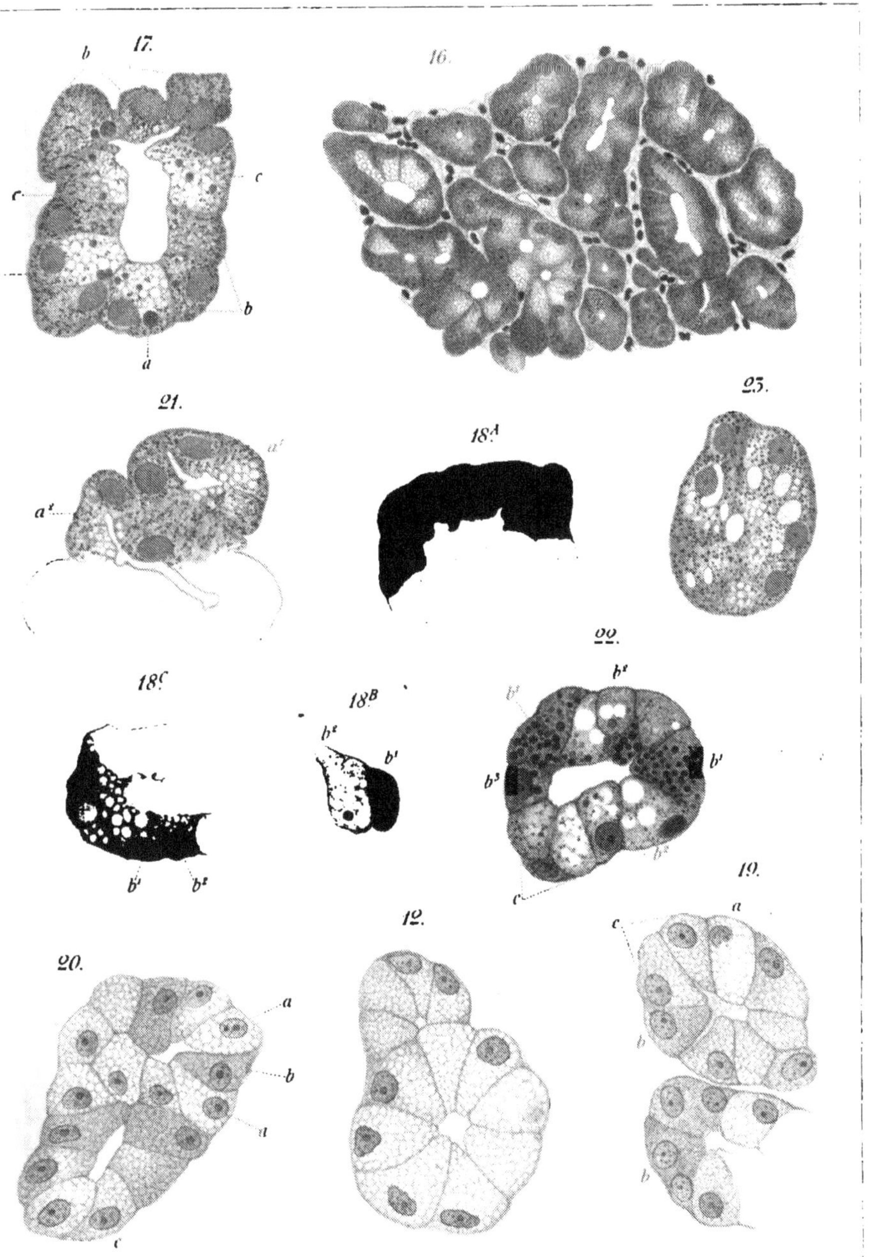
17.
16.
21.
18A
23.
18C
18B
22.
19.
12.
20.

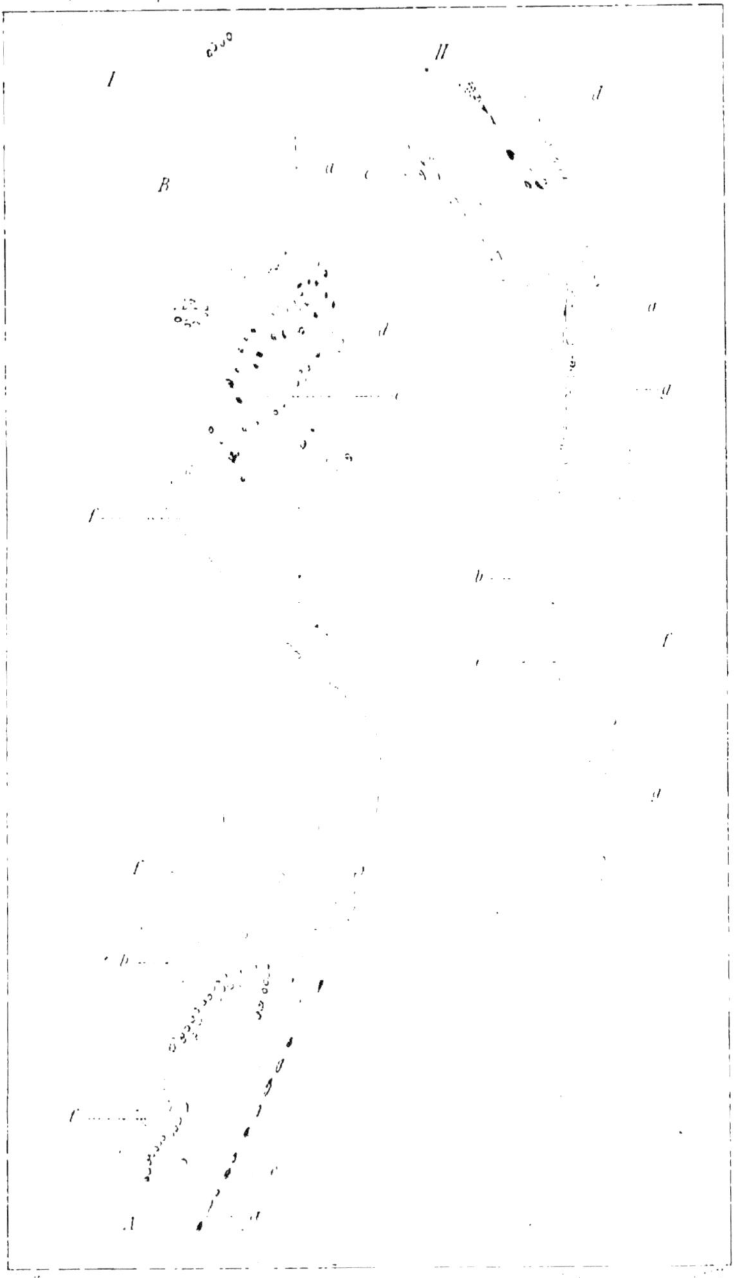

I

II

B

A

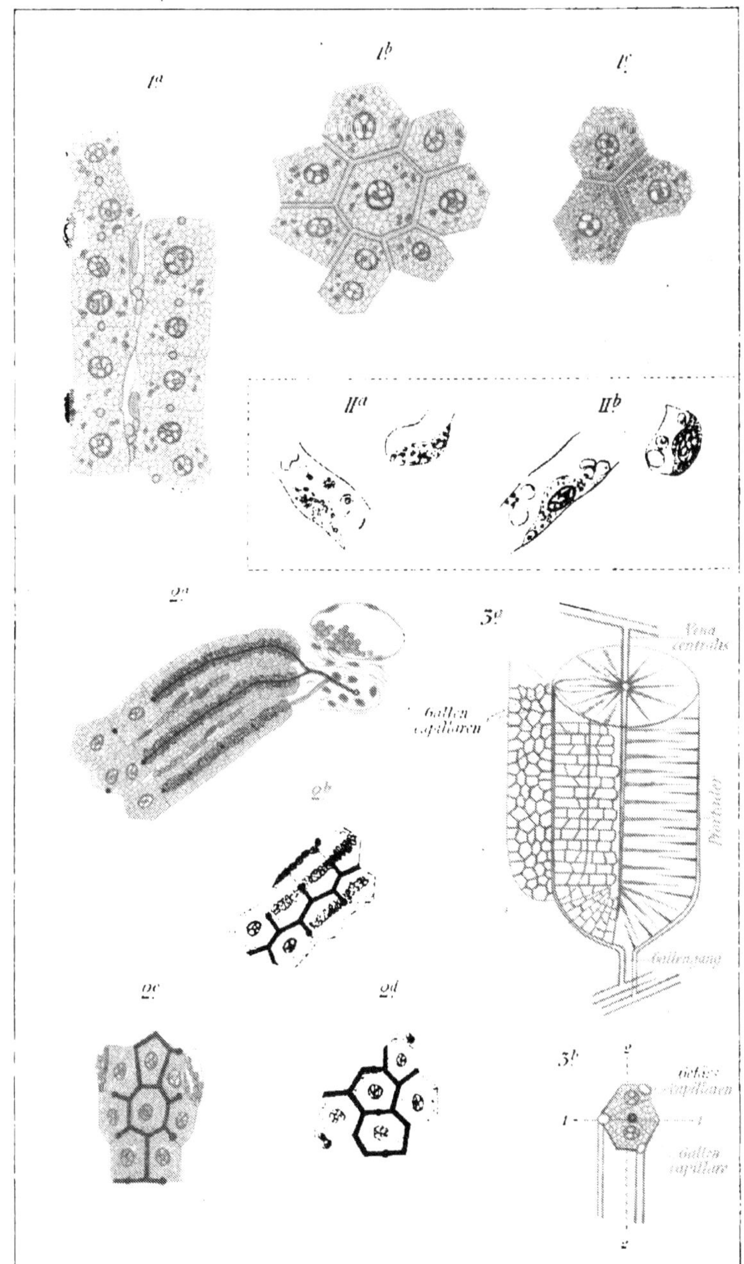
1a
1b
1c
IIa
IIb
2a
2b
2c
2d
3a
Vena centralis
Gallen capillaren
Pfortader
Gallengang
3b
Gefäss capillaren
Gallen capillare

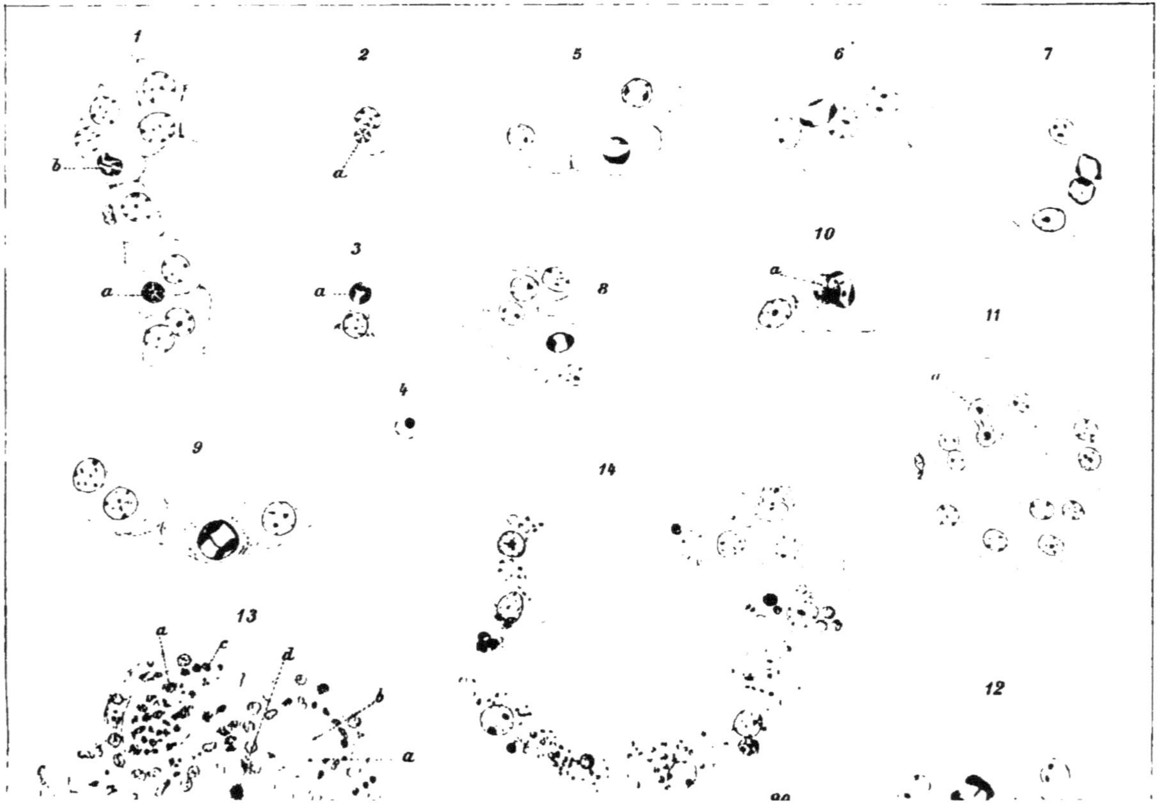

1
b
a
2
a
3
a
4
5
8
6
10
a
7
11
9
14
13
a
c
d
e
b
a
12

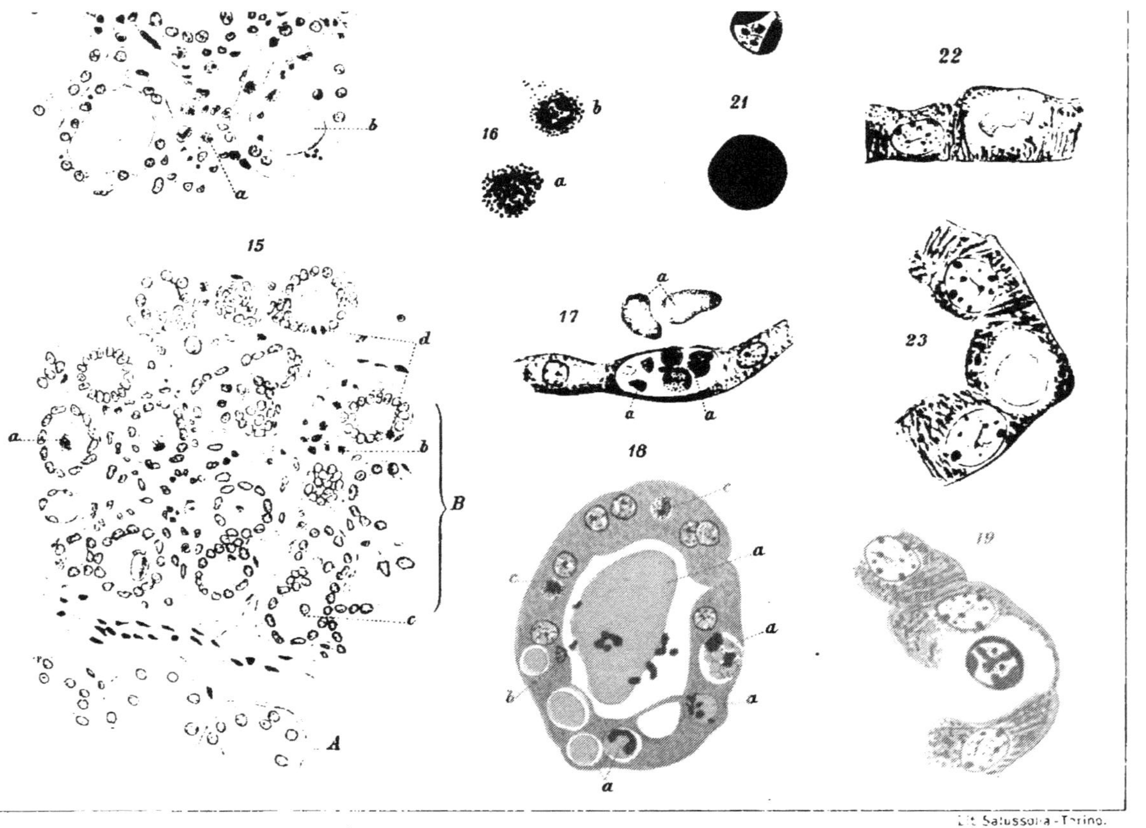
15
16
17
18
19
21
22
23
Lit. Salussolia-Torino.

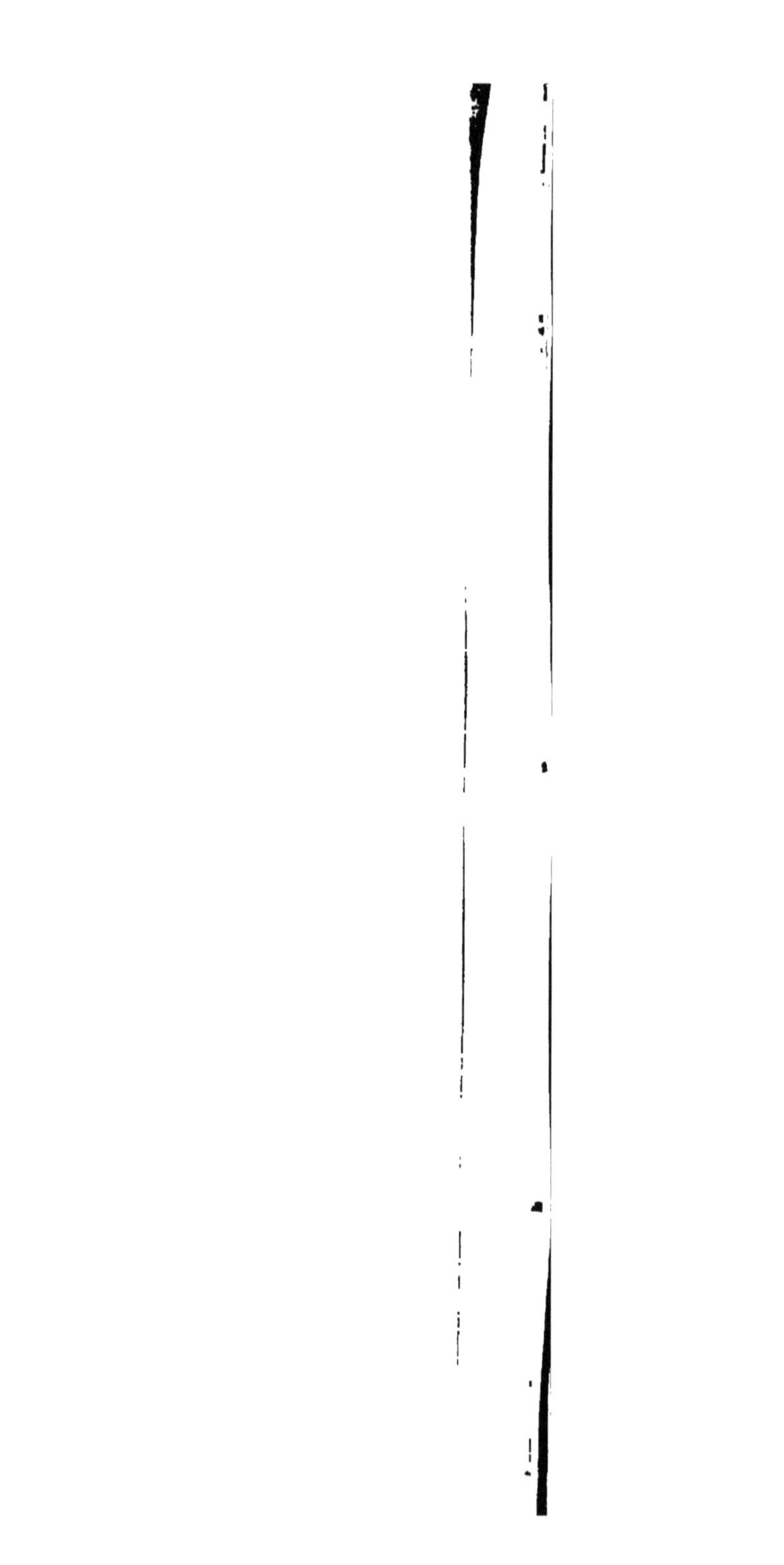

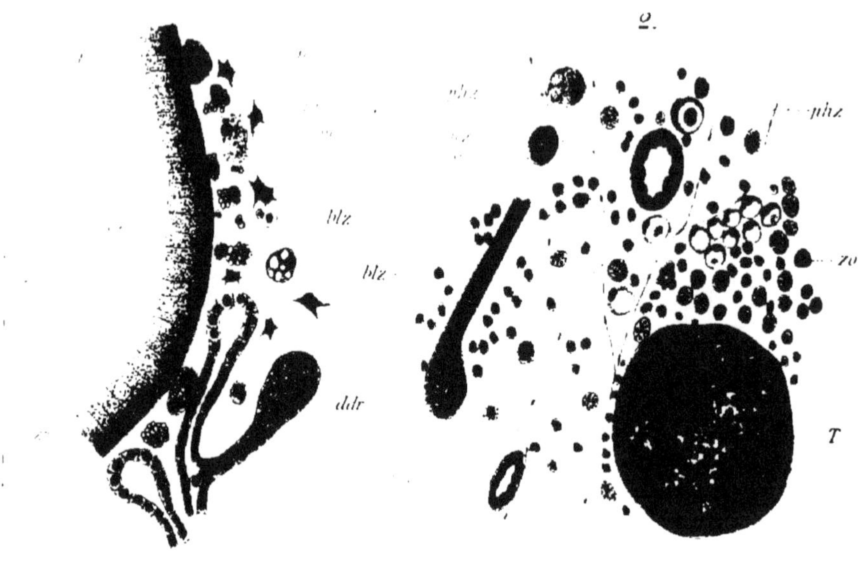
2.
phz
blz
blz
ddr
zo
T

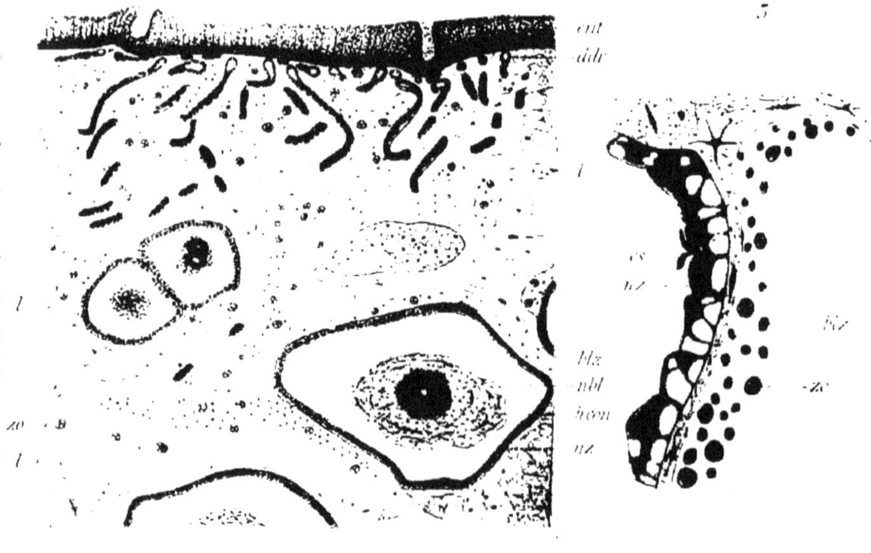
4.
5
ent
ddr
l
blz
nbl
hom
nz
zo
l
blz
zo

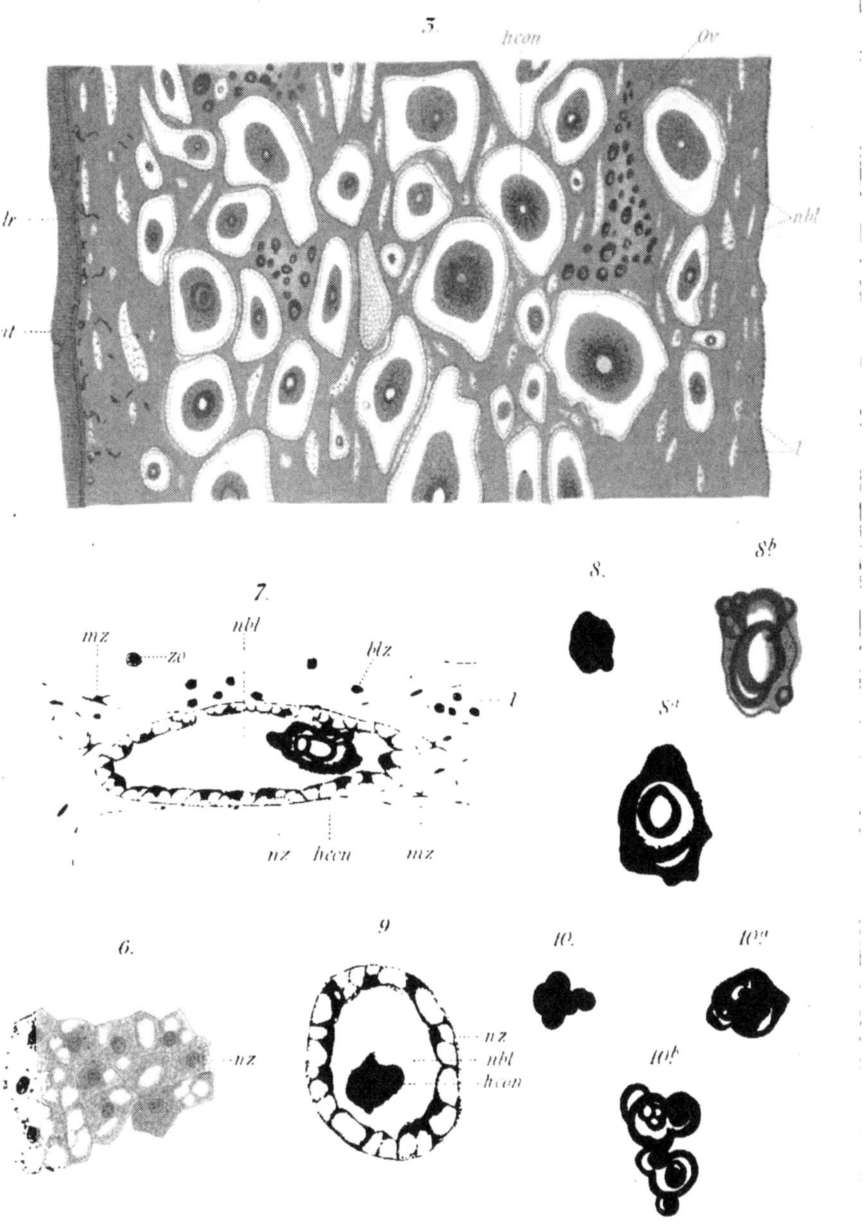
5.
hcon
Ov
br
nbl
nt
l
7.
mz
nbl
zo
blz
nz
hcen
mz
8.
8b
8a
6.
nz
9
nz
nbl
hcen
10.
10a
10b

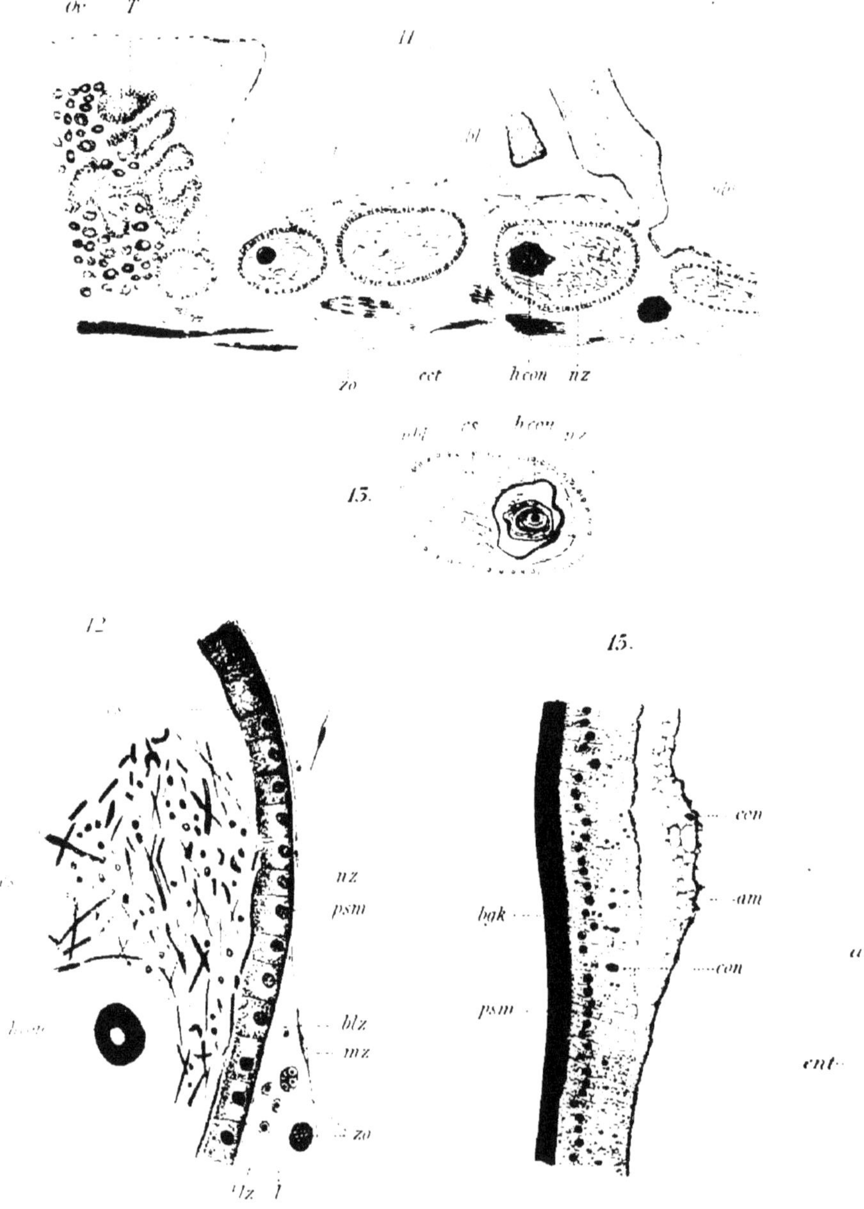
T
11
zo
ect
hcon
nz
12
nz
psm
blz
mz
zo
15.
con
am
bgk
con
psm
a
ent

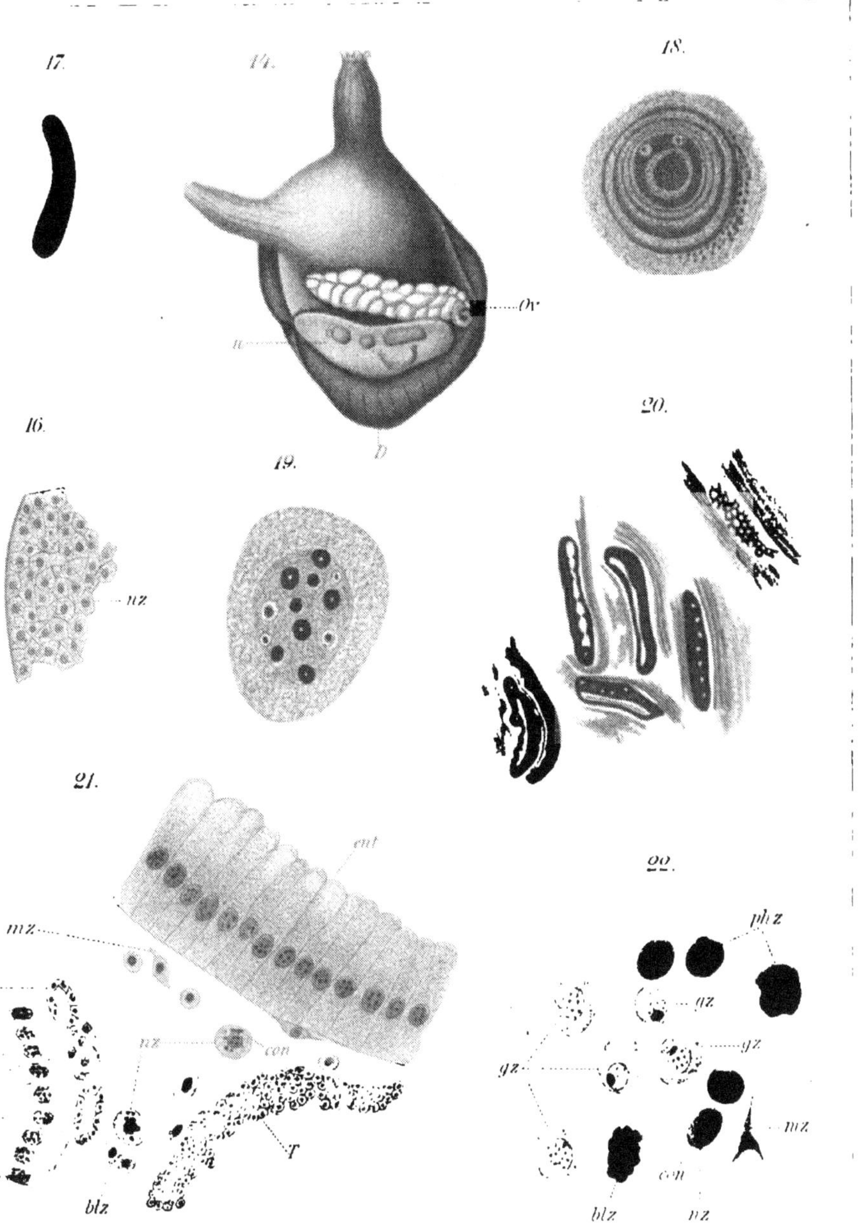

17.
14.
18.
Ov
n
D
16.
19.
20.
nz
21.
ent
22.
mz
phz
gz
nz
con
gz
T
mz
blz
con
blz
nz

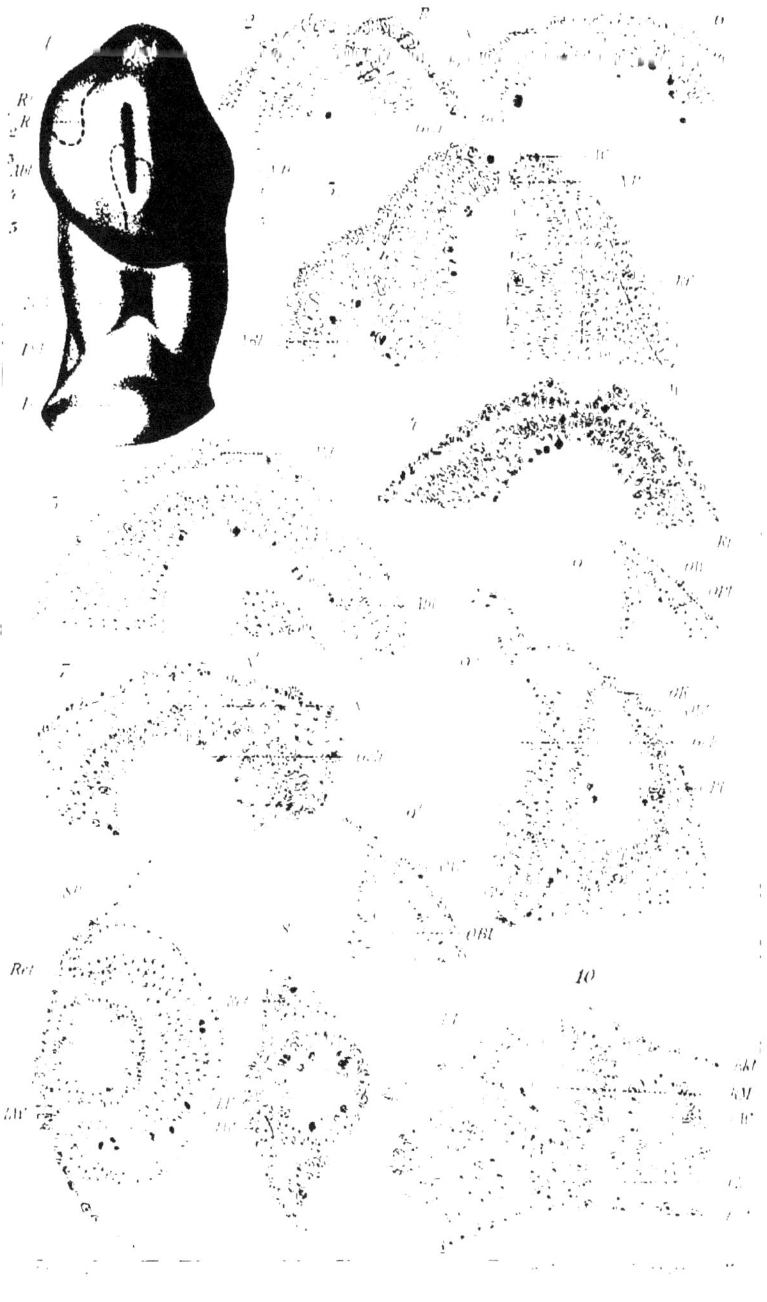

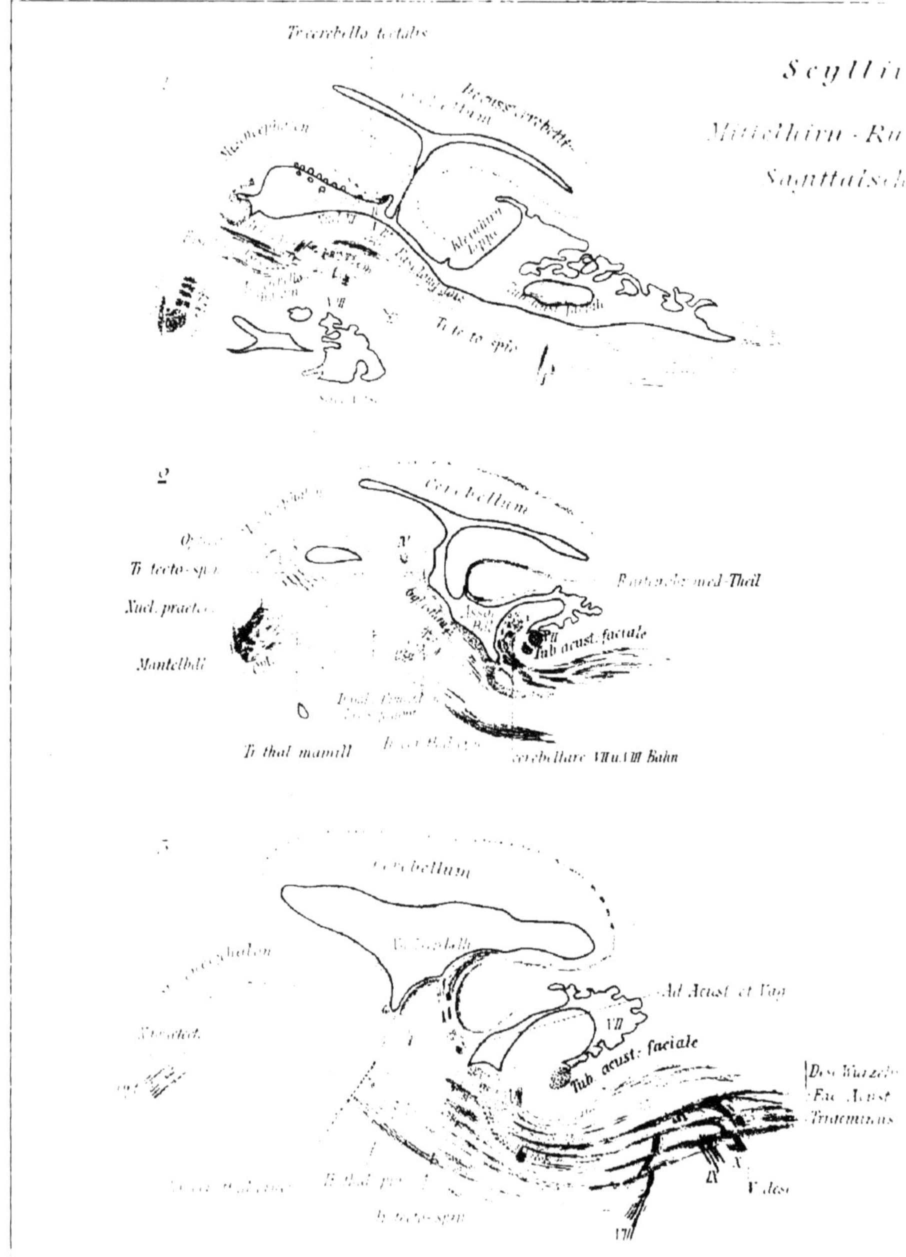
Scyllii
Mittelhirn - Ru
Sagittalsch
Cerebellum
Tub. acust. faciale
Ti. tecto-spi.
Nucl. praet.
Mantelbd.
Ti. thal. mamill.
cerebellare VII u. VIII Bahn
Ad. Acust. et Vag.
VII
VIII
IX
X
V desc.

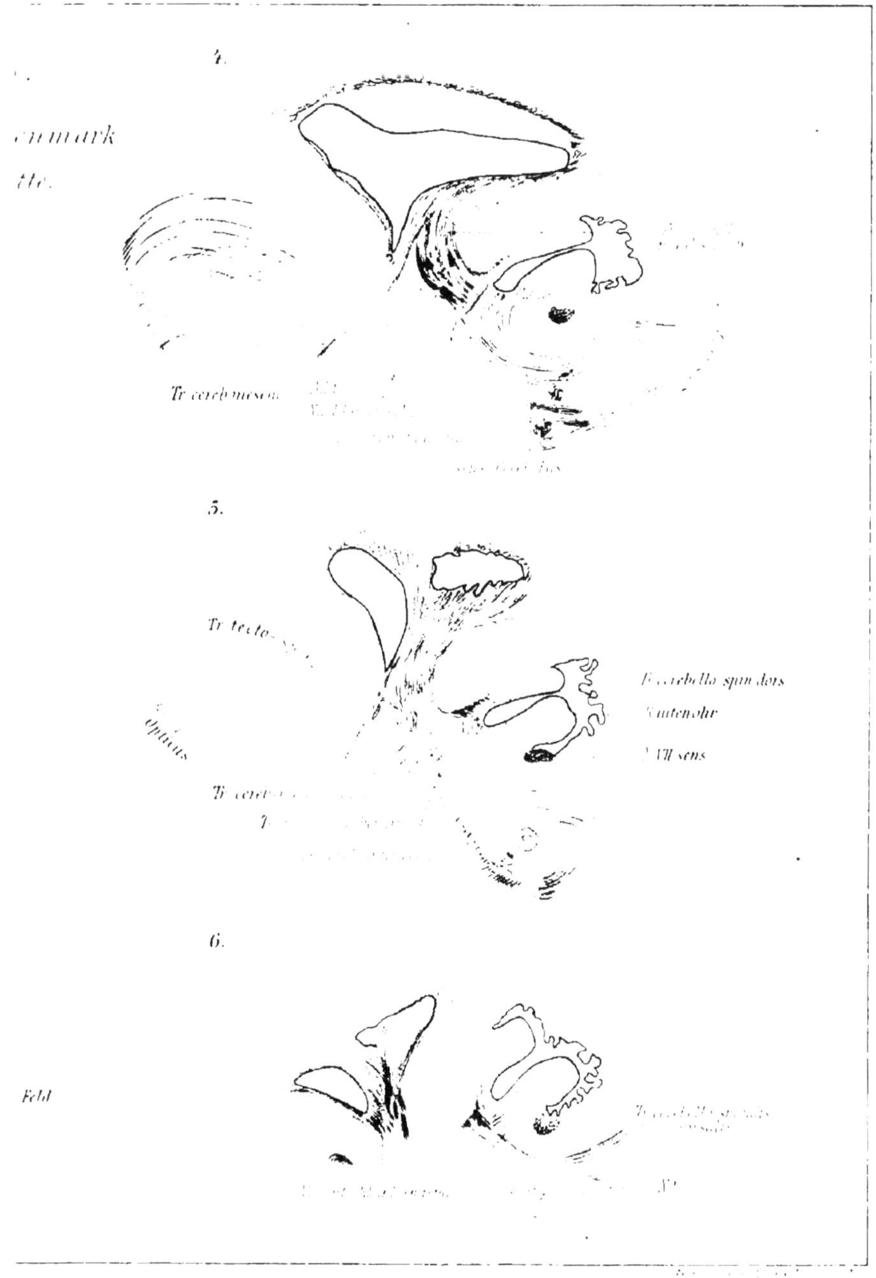
4.
Tr. cereb. mesen.
5.
Tr. tecto-
Opticus
Tr. cerebello spin. dors.
Cutenohr
N. VII sens.
6.
Feld

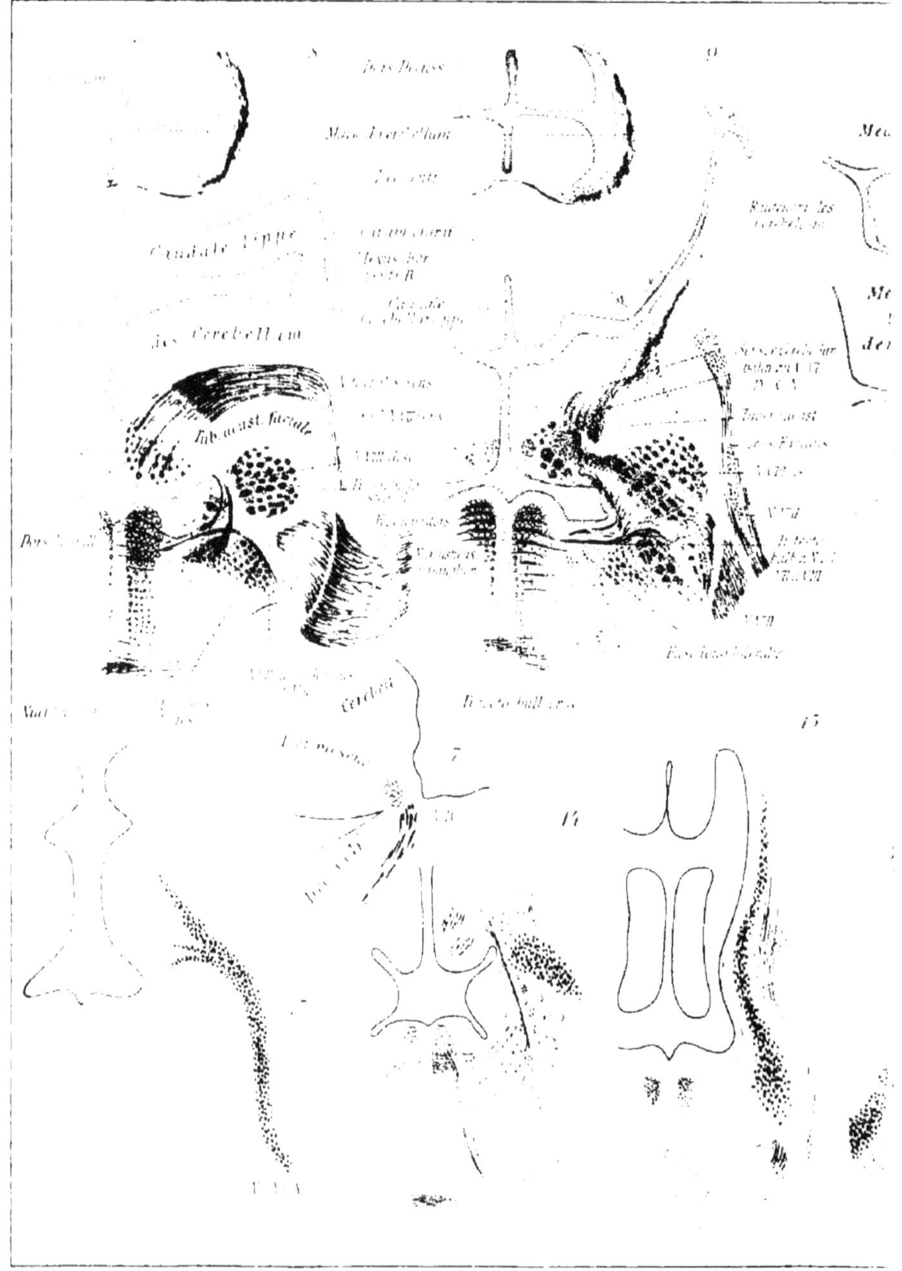
Caudale Lippe
des Cerebellum
Tub. acust. faciale
Cerebelli
7
14
15
9

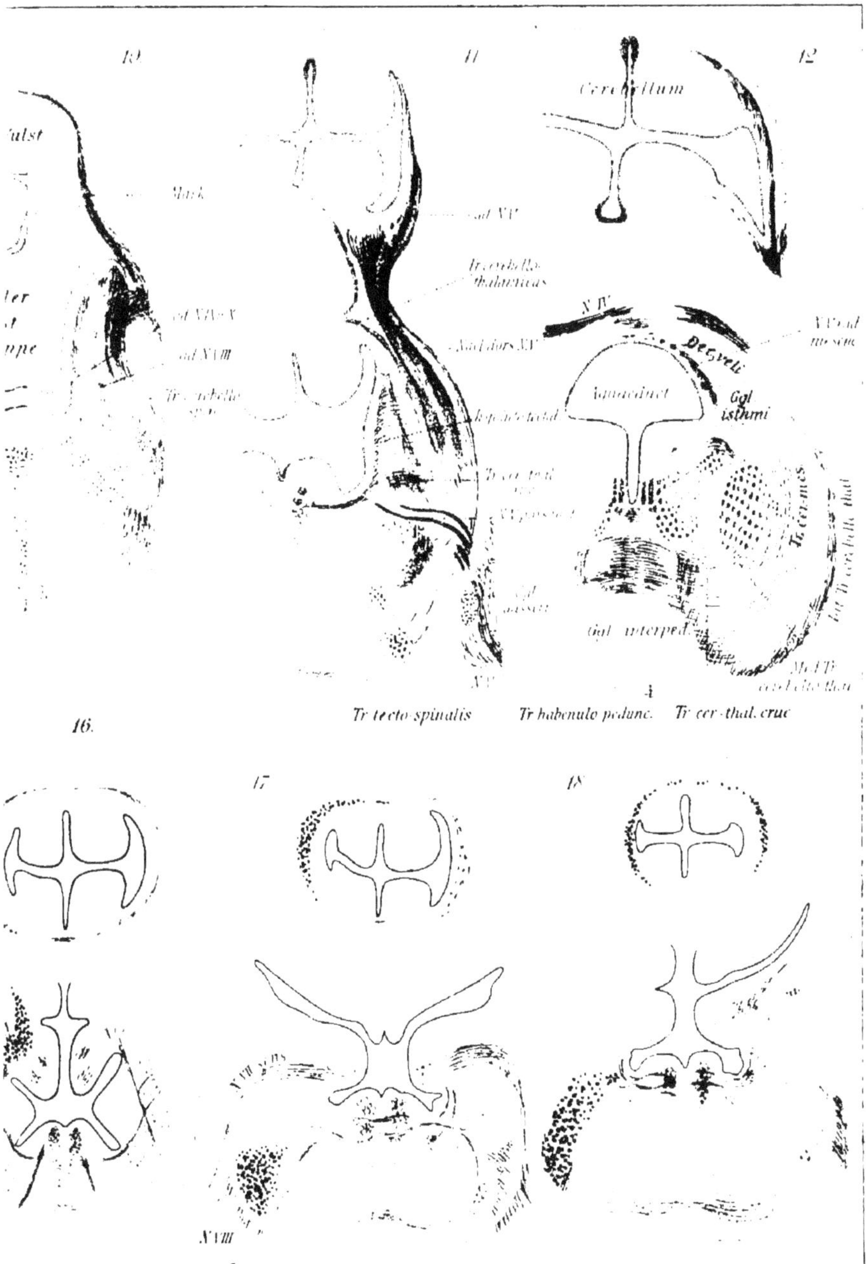
10
11
12
Cerebellum
N. IV
Dec. veli
Aquaeduct
Ggl. isthmi
Tr. cerebello thalamicus
Ggl. interped.
16.
17
18
N. VIII
Tr. tecto-spinalis
Tr. habenulo pedunc.
Tr. cer.-thal. cruc

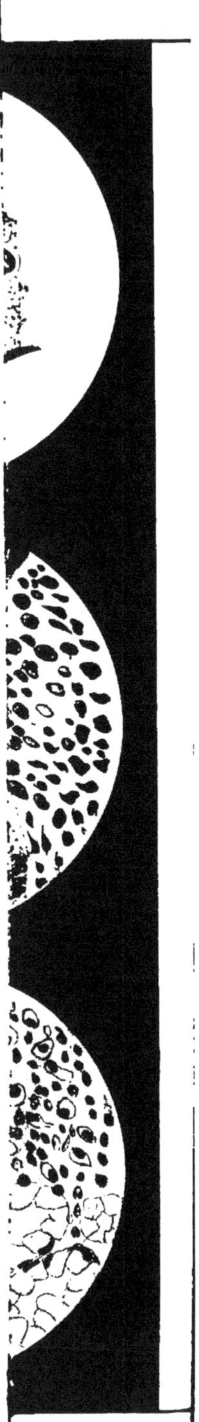